全国高职高专护理类教材

Surgical Nursing

外科护理

李春蓉 等 主编

河南大学出版社
HENAN UNIVERSITY PRESS

·郑州·

图书在版编目（CIP）数据

外科护理 / 李春蓉等主编 . -- 郑州 : 河南大学出版社, 2023.4
　ISBN 978-7-5649-5446-8

Ⅰ. ①外… Ⅱ. ①李… Ⅲ. ①外科学－护理学 Ⅳ. ①R473.6

中国国家版本馆CIP数据核字(2023)第075559号

责任编辑　阮林要
责任校对　张雪彩
封面设计　郭　灿

出　版	河南大学出版社
	地址：郑州市郑东新区商务外环中华大厦2401号
	邮编：450046
	电话：0371-86059701（营销部）
	网址：hupress.henu.edu.cn
排　版	河南树青文化
印　刷	广东虎彩云印刷有限公司

版　次	2023年4月第1版	印　次	2023年4月第1次印刷
开　本	787 mm×1092 mm　1/16	印　张	38.25
字　数	955千字	定　价	98.00元

前　言

　　为适应现代社会对医护人员岗位能力和职业素质的需要，迎合新的职业资格考试大纲的修订，我们力邀知名专家学者和骨干教师一起编写了《外科护理》这本书。

　　本书作为全国高职高专护理类教材之一，编写宗旨在于以就业为导向，适应学历证书和职业资格证书"双证"制度的要求，努力提高学生的实践能力、创新能力、就业能力和创业能力，将"三基"（基本知识、基本理论、基本技能）、"五性"（思想性、科学性、先进性、启发性、适用性）和"三特定"（特定的对象、特定的要求、特定的限制）贯穿于教材的编写过程，充分体现了当代医学高等专科教育的理论、学术体系。

　　本书的编写思想，首先是培养学生树立终身教育的理念，拓宽学生继续学习的渠道，利于学生日后进一步发展；其次是注重学生综合素质和专业能力的培养，专业理论与技术应用并重，强调以提高技术应用能力为宗旨，满足就业行业的需求；再者就是方便教师教、学生学，注重高等专科院校学生的思维特点，加强与医护实践间的有机联系，既方便学生对所学知识的理解和应用，也达到服务于临床工作的目的。这也体现了当前护士职业资格考试偏重实践应用、淡化理论知识死记硬背的新要求。

　　本书读者对象为经过中职护理专业教育并参加临床护理工作，具有一定护理经验的护理人员。结合读者对象，注重教学与实践相结合，强调以人为本，遵循护理程序，以整体护理为理念。在保持注重基本知识、基本理论和基本技能的基础上，追求教材设计的思想性、科学性、先进性、启发性和适用性，引导学生在学习过程中逐渐形成临床护理思维。在结构上，每个项目之前设定了学习目标，包括知识目标和技能目标，帮助读者更加明确地学习知识，读者需参加国家护士或护师资格证考试，以护士或护师资格证考试题型为模板，在每个项目之后附有课后练习题，通过练习提高学生的应试能力和考试过关率。

为保证本书的科学性，主编及编者反复斟酌、修定完成，但由于时间和水平有限，书中难免存在不足之处，在此恳请广大师生给予批评指正。

编　者

2023年3月

目　录

项目一 绪 论

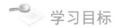

学习目标

知识目标

1. 掌握外科护理学的概念及外科疾病的分类。
2. 了解外科学、外科护理学的发展概况。
3. 通过学习达到外科护士应具备的素质。

技能目标

能应用外科护理学的学习方法学习本课程。

任务一 外科护理学的发展与范畴

一、外科护理学的发展进程

外科护理学是护理学的一个重要部分，与医学、外科学及护理学一样经历了漫长、艰苦的创业史。

古代外科学的起源并不十分清楚，早在旧石器时代我们的祖先就已开始用人工制造的器具——砭石治疗伤病，此为古代外科的萌芽时期。据甲骨文记载，夏商时代已有外科病症名及单列专科，有疾目、疾耳、疾齿、疾身、疾足的区分，且有疾医、疡医、食医、兽医的划分。至商周时代，我国已有对人体解剖知识的描述，此后更有扁鹊、华佗用酒或麻沸散作麻醉剂进行外科手术的记载。自张仲景描述肠痈（阑尾炎）、阴吹（阴道直肠瘘）起，至清末高文晋著《外科图说》一书，显示我国古代对外科伤病的认识和治疗在不断提高，但期间的发展过程漫长且曲折。古代外科学以诊治伤病为主，多为浅表疮、疡和外伤，古代医学专著中几乎未提到"护理"一词。

16世纪欧洲文艺复兴时期，文化、科学、技术全面发展，医学基础研究和临床工作开始启动。17世纪以后，随着人类思想的进步与发展，人们将疾病的起因从迷信与宗教归于人体受内外环境因素影响的结果，西方外科学进入初级发展阶段。

现代外科学奠基于19世纪40年代，科学技术和现代工业的崛起，相关基础学科如人体解剖学、病理解剖学以及实验外科学等学科的建立，为外科学的发展奠定了基础。加之麻醉镇痛、消毒灭菌、止血、输血技术的先后问世，解决了手术疼痛、伤口感染、出血和输血等阻碍外科学发展的问题，使外科学进入新的发展阶段。同期，南丁格尔首创了科学的护理学专业，护理学理论得以发展，这就是护理专业发展的开始。在克里米亚战争期间，南丁格尔克服重重困难前往前线护理伤员，千方百计地创造条件照顾伤员，使他们得到了精神慰藉，能够安心养伤，从而促进了疾病康复和伤口的愈合。她们在前线度过了两年艰辛的日日夜夜，伤员的死亡率由42%下降到2.2%，她们的护理业绩成为奇迹，震惊了英国，使英国政府改变了对护士的评价。南丁格尔在克里米亚的伟大功绩，向全世界充分证实了护理工作在外科疾病治疗过程中的独立地位和意义，由此创建了护理学，并延伸出外科护理学。

外科护理的发展与外科学的发展相辅相成、密不可分。外科学的发展对护理工作不断提出新的要求，从而引导外科护理的发展；而外科护理理论与专科技术的发展又有助于外科学临床实践的进展，为外科学开辟新领域提供必要的技术支持与配合。新中国成立后，我国建立了比较完善的外科体系，外科的专业人员队伍不断地发展壮大，外科的各专科也得到了迅速发展。按人体部位和系统分别设立神经外科、胸外科、心脏外科、腹外科、骨外科、泌尿外科、血管外科以及小儿外科，按手术方式不同又分出整复外科、显微外科、移植外科等。新的外科领域如心血管外科、显微外科［断肢再植、断指（趾）再植、同体异肢的移植］以及器官移植（心脏移植、肾移植、肝移植等），另外，微创技术、机器人等技术正在蓬勃发展。人工材料（如组织工程材料、纳米生物材料、人工关节、人工心脏瓣膜等）的应用为外科学的发展提供了新条件。目前，体外循环、心脏起搏器、纤维光束内镜、伽马刀、人造血管、人工心脏瓣膜、人工关节、微血管器械、数字减影、震波碎石等已广泛应用于临床，与外科学共同发展的外科护理学也随之发展起来，因为任何一个科室、任何一种外科检查、任何一个手术、任何一个外科患者的痊愈都离不开外科护士，都是通过护士与医生的共同努力来完成的。外科护士在患者的术前准备、术中配合、术后病情监护、并发症的预防、患者的心理护理以及外科重症患者的抢救中都起到了重要的作用。由于术后的观察及护理得当，许多大手术取得了成功。在护理学的理论研究和临床实践中，经历了以疾病护理为中心、以患者护理为中心和以人的健康护理为中心的三个发展阶段。在这三个发展阶段中，人们对人、护理、环境和健康的概念及相互联系的认识不断加深，从而将护理理论和实践推向更深层次的发展。

现代外科护理学广度和深度得到快速发展的同时，现代护理观也随之迅猛发展。现代护理方式是以护理程序为框架的整体护理。整体护理即是以现代护理观为指导，以护理程序为核心，将临床护理和护理管理的各个环节系统化的新兴护理工作模式。"以人的健康为中心"的护理理念使护理对象从患者扩展到健康者，工作场所从医院延伸至社区和家庭，护理时间从生病期间延伸至人的一生。这样的理念随着时代的进步和人类对新生事物认识的不断加深，以及各学科间学科内容的丰富和知识交叉，必然会使外科护理的内涵更加丰富，对从事外科护理专业者的要求越来越高。该理念不仅要求外科护理专业者掌握本专业独特的知识、技术，还要求其熟悉和了解社会伦理学、社会经济法规、护理心理学、人际关系与沟通等学科的知识。外科护士必须以"以人为本"的现代护理观来武装自己的头脑。对外科患者进行系统的护理评估，为其提供身心整体护理和个体化的健康教育，真正体现"以人为本""人性化服务"的宗旨。

现代外科学的发展，新的医学模式和现代护理观的确定，使外科护理学在一定的理论基础上不断向更专、更细、更深的层次发展。外科护理工作者应不断认清形势，立足自身，加强与各国外科护理人员的专业交流，互通有无，遵照以人为本的原则，不断提高自身素质，努力承担历史重任，为外科护理的发展做出贡献。

二、外科护理学的范畴

外科护理学是阐述和研究对外科患者进行整体护理的一门临床护理学科，是基于医学科学的整体发展而形成的，具有独立性、综合性等特点。它不仅综合了医学基础理论、外科学基础理论、护理学基础理论和护理技术操作等相关学科的知识，还将护理心理学、护理伦理学、社会学等人文科学知识贯穿始终。

随着现代外科学的发展，外科护理学已经成为护理课程体系中的一门核心课程。外科护理学以创伤、感染、肿瘤、畸形、功能障碍等外科疾病患者为研究对象，在现代医学模式和现代护理观的指导下，以人的健康为中心，根据患者身心健康与社会家庭文化需求为患者提供整体护理，以应用护理程序为患者去除病灶、预防残障、促进康复为最终目标的一门学科。外科护理学的范畴基本依据外科学的发展现状和范畴而定，包括数类疾病和多个专科的患者护理。因外科疾病需要护理的患者包括感染患者、损伤患者、肿瘤患者、畸形患者、内分泌疾病患者、器官移植患者、寄生虫病患者及其他需要外科治疗的空腔器官的梗阻性疾病、部分血管疾病和门脉高压症等。随着外科学的专业细化，外科护理学的专业也可按人体系统、人体部位、疾病性质、年龄特点和手术方式等方法划分。

（任希燕）

任务二　如何学习外科护理学

随着外科领域的不断拓展、计算机的广泛应用、有关生命科学新技术的不断引入、医学分子生物学和基因研究的不断深入，外科学和外科护理学的发展迎来了新的机遇，也面临新的挑战。作为外科护士，不仅要热爱护理学专业，秉承全心全意为人类健康服务的思想，更要努力提高自身素质，着眼本学科的发展趋势，与时俱进，加强国际交流与合作，学习先进的技术和理论，发展成功的专科护理模式，承担起时代赋予的重任，为外科护理学的发展做出应有的贡献。

一、明确学习目的与方法

随着外科学的发展，外科护理学也在不断地发展。新技术的引进，新仪器设备的不断增加，对外科护理人员提出了更高的要求。怎样能将原来掌握的外科护理技术与实践结合起来，巩固原有知识，尽快掌握新开展手术的护理，并掌握新仪器设备的使用，学好外科护理学是关键。我们要充分认识到学好外科理论与护理技术是为了提高自身为人民服务的本领，为人类健康做出贡献，我们还要认识到外科护理学在整个护理工作中具有相当重要的位置。所以，我们在学习中，要热爱护理专业，要努力学习，要刻苦钻研业务。

学习外科护理学是要运用扎实的外科护理学知识和理论，为患者提供良好的护理，要以"患者的健康为中心"为主旨，随时对患者进行健康教育，鼓励患者主动接受护理，不断增加战胜疾病的信心，以便早日恢复健康。在学习中，要从头学起，要学深、学细，将理论与实践有机地结合起来，塑造合格的、综合素质高的外科护士。

学习外科护理学的基本目的是掌握知识，更好地为人类健康服务。作为一个护理工作者，仅有知识远远不够，欲有效体现所学知识的价值并学以致用，关键在于树立正确、稳固的职业思想。不能将学习过程仅看作是丰富自己知识的一次机会或人生旅途中的一次镀金，不能将护理工作仅看作是谋生的手段。护理是人类的一项崇高事业，我们正处于社会事业飞速发展的时代，时代进步对医疗护理的要求越来越高，每一位护士应牢记自己的历史使命，要为人民健康、祖国的繁荣昌盛、现代护理学的发展做贡献。只有学习目的明确、有学习欲望和乐于为护理事业无私奉献者，才能心甘情愿地付出精力并学好外科护理学。只有当一个人所学的知识为人所需、为人所用时，才能真正体现知识的价值。

二、掌握外科护理学的特点

外科患者的特点是急症多、重症多、病种多，且病情变化快，所以，要求外科护士不仅要有敏锐的观察力，能及时发现问题并当机立断解决问题，而且对患者要有高度的责任感，只有这样，才能及时有效地挽救患者的生命。随着我国社会的进步，经济建设的快速发展，人民生活水平的不断提高，社会对医疗护理服务的要求越来越高。为了满足人们不断增加的护理服务需求，护理人员还应掌握对外科患者护理的发展趋势，重视综合能力的学习。护理职业活动仅具备一般意义的专业能力是不够的，还应该掌握一定的技巧方法和社会能力。护士应具有的综合能力包括领导能力、团队合作能力、组织协调能力、社交能力、敬业精神、竞争力、创造能力、挫折承受能力、独立性、决策能力、社会责任感和良好的心理素质。

要做好外科护理工作，首先要掌握现代护理的整体观，领悟护理宗旨。在护理实践中，应严格要求自己，始终以人为本，以现代护理观为指导，坚持以护理程序为框架的整体护理模式，收集资料，提出护理问题，采取有效的护理措施，并加以分析，随时发现患者现有的和潜在的护理问题，采取必要的护理措施。护理患者时要有整体观念，要透过现象看本质，要利用一切机会，用心观察，发现问题。现代医学模式拓宽了护士的职能，不仅要帮助患者早日康复，而且还要在患者的术前、术后提供健康咨询和指导服务。

了解外科患者的心理状态，做好患者的心理护理对于外科护士也非常重要。虽然大多数患者都是为了"手术"而来，但作为个体经历，通常是平生第一次，尤其是外伤后的患者，他们除了要承受疾病带来的痛苦之外，还要承受"手术"带给他们的身心压力。由于缺乏医学知识，患者常出现心理问题，这些心理问题存在于术前、术中及术后，并随着疾病的变化而变化。大部分患者术后都有暂时的功能障碍，一些患者经康复治疗、功能训练可在一定时期内恢复，但有少数患者可能长期乃至终生功能障碍。所以，要学会对外科患者察言观色，了解其心理状态和产生心理压力的原因，找出他们的心理需求。利用一切接触患者的机会，结合病情给予相应的心理护理，引导患者正视现实，提高战胜疾病的信心，从而积极配合治疗与护理，提高自我护理能力。

三、以整体护理理论指导学习

现代护理学强调以人的健康为中心的整体护理观念，把护理服务对象看成生理、心理、社会、精神和文化等多种因素构成的统一体，护理的宗旨是帮助患者适应和改善内外环境的压力，达到最佳的健康状态。整体护理要求以现代护理观为指导，以护理程序为手段，针对不同的身心需要、社会文化需要提供最适合的照顾。

护理服务的对象既包括患者又包括健康人，不仅帮助患者恢复健康，还要对健康人的疾病预防和保健工作给予指导，护理服务地点也从医院扩展到家庭和社区，护理服务的期限从胎儿、新生儿、儿童、青年、中年、老年直至生命结束，即人生命的全过程。

1977年，美国的恩格尔（G.L. Engel）提出的生物—心理—社会医学模式，丰富了护理的内涵，拓宽了护士的职能，护士不仅要帮助和护理患者，还需提供健康教育指导。因此，护士是护理的提供者、决策者、管理者、沟通者和研究者，也是教育者。护士具有这种特殊地位和职能，将患者看作是生物、心理、社会、文化、发展的有机统一体，不仅为患者提供舒适的医疗护理环境，更为患者提供温馨的心理环境，有助于与患者建立良好的信任关系，调动患者的信心与积极性，主动地参与治疗护理过程，提高医疗护理质量。护理是护士与患者共同参与的互动过程，护理的目的是增强患者的应对和适应能力，提高其参与能力，满足患者各种需要，使其达到最佳的健康状态。如外科患者手术前会存在种种顾虑，外科护士通过观察、沟通交流等与患者建立信任关系，了解其术前主要的需求，有针对性地讲解有关疾病与手术的相关知识，消除其焦虑情绪，增强其信心与力量，使其从被动接受护理转向主动参与和配合护理。手术后患者的护理重点应向患者的病情观察、伤口护理、营养支持、心理护理、疼痛管理和并发症的预防等方面转变。对即将出院的患者，则应积极对其健康问题进行指导和宣教，以促进患者康复。

总而言之，外科护士在护理实践中，应始终以人为本，以现代护理理念为指导，依据以护理程序为框架的整体护理模式，收集和分析资料，明确患者现有的和潜在的护理问题，采用有效的护理措施并评价其效果，最终达到帮助患者解决健康问题的目的。

四、理论与实践相结合

医学发展本身就体现了理论与实践相结合的成果，而护理学又是一门实践性很强的应用性学科。因此，学习外科护理学同样必须遵循理论与实践相结合的原则，一方面，要认真学习书本上的理论知识；另一方面，必须将书本知识与临床护理实践灵活结合，使学习过程不仅仅停留在继承的水平，更使其成为吸收、总结、提高的过程。如对较大的胃肠道手术后患者，以往的认识是术后早期必须禁食，以免发生腹胀或吻合口瘘等，但近年的研究和实践表明，如果患者胃肠道具有一定功能，术后早期给予肠内营养有助于减少肠黏膜屏障的损害和肠源性感染的发生，从而有利于康复。

此外，学习外科护理学还应结合临床病例，使学习内容生动形象地展示，进一步印证、强化书本知识。只有这样，才能更加牢固地掌握所学知识，才能更有助于解决护理实践中的一系列问题。外科护士应审时度势，具体情况具体分析，根据患者病情的变化及时采取相应的护理措施。如外科患者手术后，局部解剖关系和生理功能发生了变化，术后的护理问题也相应发生改变，护理重点以及护理的首要问题自然也随之转移。即使是同一疾病，由于患者身心的差异性，患者的护理问题也可能迥然不同。这些都提示我们必须综合运用所学的解剖、生理、病理、生化和外科学知识，结合患者年龄、性别、社会文化背景、性格心理特点、工作性质等，发现和分析患者的护理问题，有针对性地制订护理计划和实施护理措施，充分进行循证护理。

作为护士，还必须具备整体观念，将患者看作一个整体的人。在护理实践中，不能只看到局部问题，头痛医头，脚痛医脚，还要注意由局部问题导致的全身反应，严密观察，加强护理，及时评价护理效果。通过自己独立思考，将临床经验与理论知识、操作技能紧密结合，提高发现问题、分析问题和解决问题的能力，以不断拓展自己的知识，提高业务水平，更好地贯彻整体护理观念。只有这样，才能塑造成一名合格的外科护士。

（任希燕）

任务三　了解外科护士应具备的素质

随着现代医学科学的进步，医学模式与护理理念的转变，各种新理论、新技术、新设备不断应用于临床，各学科间的相互渗透和交叉，使护理工作的范畴不断扩大，外科护理学的内涵得到更广阔的延伸和发展，这些变化对外科护士也提出了更高的要求。外科护士必须与时俱进，不断拓展知识领域，勇于探索，努力使自己成为具有临床护理、护理教学和护理科研能力及良好综合素质的专科护士。

一、身心素质

外科疾病具有突发性强、急诊和抢救较多、疾病复杂多变等特点，麻醉与手术又存在潜在并发症的危险。工作节奏快、突击性强、工作强度大是外科护理工作的特点，如果没有健康的身体素质，就不能胜任现代护理工作。只有具备良好的身体素质，才能保持精力充沛，全力以赴地投入到紧张而又繁忙的护理工作中。离开了身体健康，一切都无济于事。

外科工作特点要求外科护士不仅要具有强健的体魄，还需具备良好的心理素质。工作中，护士要时刻保持旺盛的精力和积极的工作热情，以快乐的白衣天使形象给患者以良好的心理感受，激发患者对美好生活的热爱和创造美好生活的愿望，取得患者积极主动的配合。良好的心理素质还要求我们心胸开阔，具有开朗的性格和坦诚豁达的气度，不因受到某些委屈和伤害而影响自己的情绪和工作。

因此，外科护士要有健康的体质、乐观的生活态度、开朗的性格，并以饱满的精神状态，有效地适应外科护理工作的需求。加强自我修养、自我磨炼、自我体验是培养护士良好心理素质的重要方法和途径。还可通过情景模拟训练，培养沉着冷静、处变不惊的心理素质，以促进护理质量的提高，最大限度地服务于患者。

二、品德素质

护士是人们心目中的白衣天使，肩负救死扶伤、促进人类健康的神圣职责，这就要求护士具备崇高的道德素质和无私的奉献精神。作为外科护士，不仅要学习和掌握本学科相关的知识与技能，将其应用于实践，还必须树立良好的职业思想。职业思想是护士社会价值和理想价值的具体体现，要与护士的职业劳动紧密结合。治病救人、维护生命、促进健康、全心全意为患者服务是护士的基本职责。在这种思想的指导下，要学会在实践中运用知识和奉献爱心，不仅要有正确的人生观、世界观，还要有高尚的护理职业风范、爱岗敬业精神，充分认识到外科护理工作的重要性。作为外科护士，要有严谨的工作作风、崇高的职业道德、高度的责任感，要有爱心、耐心、同情心，尊重生命，尊重护理对象。

三、文化素质

为适应医学模式的转变和护理学科的发展，现代护士应具备一定的文化知识素养，具备自然科学、社会科学、人文科学等多学科知识，掌握一门外语及计算机的应用技术。随着外科护理学的快速发展和新技术、新诊疗手段的不断引入，对外科护士的要求也越来越高。外科护士除了要重视基本知识、基础理论和基本技能外，还必须不断扩充、更新知识，才能适应时代发展的步伐和满足现代外科护理学发展的需求。如临床广泛使用的计算机，正在使护理工作日趋向网络化、数字化和智能化方向发展；ICU病房的建立和专科化发展趋势要求护士能尽快熟悉和掌握不断更新的先进仪器的使用方法及各种仪表显示的数据和图形所代表的临床意义、正常值以及治疗时所允许的变化范围。外科护理学的学习除要求学习者掌握先进理论和先进技能外，还必须具备一定的教学和科研能力，能投身于与外科护理学相关的教学和科学研究活动中，以促进外科护理学的发展。

四、职业素质

随着时代的发展和社会文化的进步，护理对象对护理服务的要求越来越高，"以人为本、人文关怀"成为现代护理的主题，要全面提高护理质量，就必须在护理工作中坚持"以人为本"的核心理念，尊重患者、关心患者、理解患者，让患者感受到人文关怀和医学抚慰生命的善意，领悟到医务人员全心全意为患者服务的诚意。因此，要求外科护士仪表文雅大方，举止端庄稳重，服装整洁美观，待人彬彬有礼，对患者具有爱心、耐心、细心、诚心、责任心与同情心，在护理工作中关注患者在生理、心理、社会等各方面对健康问题的反映和对护理的需求，真正做到"以人为本"。

外科患者病情大多急且变化快，患者时常表现为恐惧、悲观和无助。护士在认真按照操作规程执行各种治疗和护理措施，保证患者得到及时、准确治疗的同时，也要充满爱心，采用恰当的沟通方式，缓解患者的心理压力。此外，护士还应注重患者家属的心理状态，积极对其进行疏导，以帮助促进患者的身心健康。

护理人员除了要在思想上树立救死扶伤、维护人民健康的神圣道德规范意识之外，还应充实法律知识，提高服务意识和风险意识。护理人员应积极主动地运用法律手段，维护护患双方的合法权益，依靠法律维护医院正当权利，这就要求护士要认真学习有关法律知识，掌握法律的尺度，懂得在工作中如何运用法律保护患者和自我保护。如果每一个护理人员都增强了法律意识，丰富了法律知识，增强了工作的责任心，提高运用法律手段保护自身合法权益的能力，就会减少或避免护患纠纷的发生。在护理工作中，要避免生、冷、硬的工作态度，护士应自觉地提供主动、优质服务，能切身体会患者就医的情况。护理人员应与患者建立良好的护患关系，及时沟通，防范护理纠纷。

五、专业素质

扎实的基础理论知识，是临床中观察病情、掌握病情动态变化、综合分析病情的首要条件。大多病情在变化前都有一定的先兆，如果没有良好的理论基础，在工作中会力不从心，使病情得不到及时控制从而失去抢救良机。所以，外科护士必须具备丰富的专业知识、娴熟的操作技能、敏锐的观察力和判断力。作为一名优秀的外科护士，丰富的专业知识是保证护理服务质量不可缺少的重要因素。在临床工作中，护士必须善于发现问题、解决问题，学会构建评判性思维方式；善于运用语言及非语言表达方式，与患者及家属进行有效沟通；正确评估患者，及时发现患者现存的、潜在的生理或心理问题，为患者提供个性化的整体护理。

护士的科研能力也是专业素质的一项重要内容。护理学的发展需要护理科研的支撑和推动。护理学理论的构建，护理技术、方法的改进，护理设备的更新，护理管理模式的改革等，都需要护理工作者去探索规律，总结经验，开拓创新。因此，外科护士要认真钻研业务，逐步培养并不断提高科研能力。

护士素质提高的过程是终身学习的过程，也是自我修养、自我完善的过程。每个护士都必须明确护士必备素质的内容、目标和要求，并自觉在实践中主动锻炼，努力使自己成为一名素质优良的合格护士。外科护理学的发展期待着涌现出一批愿意为促进人类健康服务、具有良好综合素质、具有不断开拓创新和勇于探索精神的外科专业护士。

（任希燕）

思考与练习

1．关于外科护理学的概念，下列哪项最确切　　　　　　　　　　　　　　　（　　）

A．是研究对外科患者的护理方法

B．是研究护理外科患者的各种操作技术

C．是研究外科病房中护士的职责和任务

D．是协助外科医生做好手术前、后患者的基础护理工作

E．是研究对外科患者进行整体护理的临床护理学科

2．外科疾病的范畴大致包括　　　　　　　　　　　　　　　　　　　　　（　　）

A．创伤、畸形、肿瘤、休克和功能障碍

B．创伤、感染、烧伤、肿瘤和畸形

C．创伤、感染、肿瘤、休克和功能障碍

D．感染、疼痛、肿瘤、休克和畸形

E．创伤、感染、肿瘤、畸形和功能障碍

项目二 水、电解质、酸碱平衡失调患者的护理

学习目标

知识目标

1．了解等渗性缺水、低渗性缺水、高渗性缺水、水中毒、低钾血症、高钾血症、代谢性酸中毒、代谢性碱中毒、呼吸性酸中毒和呼吸性碱中毒的概念及病因。

2．掌握等渗性缺水、低渗性缺水、高渗性缺水、水中毒、低钾血症、高钾血症、代谢性酸中毒、代谢性碱中毒、呼吸性酸中毒和呼吸性碱中毒的临床表现、处理原则及护理措施。

技能目标

1．运用相关知识，识别外科常见水、电解质和酸碱平衡失调。

2．运用护理程序，为水、电解质和酸碱平衡失调患者制定护理计划。

任务一 概述

人体内环境的稳定主要由体液、电解质和渗透压所决定。正常的体液容量、渗透压、电解质及酸碱平衡是机体代谢和各器官生理功能的基本保证。创伤、感染、手术和其他外科疾病均可导致体内水、电解质和酸碱平衡失调，若代谢失衡的程度超越人体的代偿能力，便可影响疾病的转归，甚至危及生命。因此，认识和处理水、电解质和酸碱平衡失调是医护人员为外科患者治疗和护理的一个重要内容。

一、体液的组成与分布

（一）体液的容量与分布

体液的总量与性别、年龄和胖瘦有关。成年男性体液量约占体质量的60%；女性因脂

肪组织较多，体液量约占体质量的50%；婴幼儿的脂肪较少，体液量占体质量的比例可高达70%~80%。随年龄增长和体内脂肪组织的增多，体液量有所下降，14岁以后少年的体液量占体质量的比例已近似成人。

体液由细胞内液和细胞外液两部分组成。男性细胞内液约占体质量的40%，女性细胞内液约占体质量的35%；男性、女性的细胞外液均占体质量的20%。细胞外液主要由血浆和组织间液两部分组成，其中血浆量约占体质量的5%，组织间液量约占体质量的15%。组织间液中有一小部分分布于一些密闭的腔隙中，如胸腔液、心包液、腹腔液、脑脊液、关节液、滑膜液和前房水等，仅占体质量的1%~2%，在维持体液平衡方面的作用甚小，故又称无功能性细胞外液。

（二）体液的组成

体液的主要成分是水和电解质。细胞外液中最主要的阳离子为Na^+，主要阴离子为Cl^-、HCO_3^-和蛋白质。细胞内液中的主要阳离子为K^+和Mg^{2+}，主要阴离子为HPO_4^{2-}和蛋白质。细胞内、外液的渗透压基本相等，正常为290~310 mmol/L。

二、体液的平衡和调节

（一）水平衡

人体内环境的稳定有赖于体内水分的恒定，人体每日摄入一定量的水，同时也排出相应量的水，达到每日出入水量的相对恒定（表2-1）。

表2-1　正常人体每日水分摄入量和排出量的平衡

项目	摄入量/mL	项目	排出量/mL
饮水	1 000~1 500	呼吸道蒸发	350
固体食物含水	700	皮肤蒸发	500
代谢氧化内生水	300	粪便	150
		尿	1 000~1 500
总量	2 000~2 500	总量	2 000~2 500

（二）电解质平衡

正常情况下，食物中摄入的电解质经消化道吸收并参与体内代谢，大多经肾脏排出，维持体液电解质平衡的主要电解质为Na^+和K^+。

1. 钠的平衡　钠是细胞外液最重要的阳离子，体内钠主要来自食物中的食盐，通过小肠吸收，主要通过尿液排出。钠的日需量为5~9 g，正常血清钠浓度为135~145 mmol/L。钠的主要生理功能是维持细胞外液的渗透压及神经肌肉的兴奋性。

2. 钾的平衡　钾是细胞内液最重要的阳离子。体内钾总量的98%在细胞内，仅约2%存在细胞外液中。钾的日需量为2~3 g，经消化道吸收，主要经尿液排出体外，正常血清钾浓度为3.5~5.5 mmol/L。钾具有多种生理功能，如参与维持细胞新陈代谢、调节细胞内外的渗透压及调控酸碱平衡、维持神经肌肉组织的兴奋性及心肌的生理功能等。

（三）体液平衡的调节

体液在正常情况下有一定的容量、分布和各种电解质离子浓度。机体必须保持它们的稳定，才能进行正常的新陈代谢，主要通过神经—内分泌系统调节，通过肾脏功能来维持体液的平衡，保持内环境的稳定。当体内水分缺乏或丧失时，细胞外液渗透压增高，刺激下丘脑—神经垂体—抗利尿激素系统，产生口渴感而增加主动饮水；同时，抗利尿激素（ADH）分泌增加，ADH作用于肾远曲小管和集合管上皮细胞，加强对水分的重吸收，减少尿量，使水分保留于体内而达到降低细胞外液渗透压的效果。反之，体内水分过多时，细胞外液渗透压降低，ADH分泌减少，尿量排出增加以维持渗透压。

此外，肾素和醛固酮也参与体液平衡的调节。当细胞外液减少，尤其是循环血容量减少时，肾素分泌增加，进而刺激肾上腺皮质增加醛固酮的分泌，后者促进远曲小管和集合管对Na^+的重吸收和K^+、H^+的排泄，使肾小管对水的重吸收增加，尿量减少，细胞外液量逐渐增加。

体液失衡时，先通过下丘脑—神经垂体—抗利尿激素系统恢复和维持体液的正常渗透压，再经肾素—血管紧张素—醛固酮系统恢复和维持血容量。但在血容量锐减时，人体将以牺牲体液渗透压为代价，优先保证和恢复血容量，使重要生命器官的灌注得到保证。

（任希燕）

任务二　水、钠代谢紊乱

水和钠在体液平衡中密切相关，一旦发生代谢紊乱，缺水和缺钠常同时存在。水钠代谢失衡有以失水为主的，也有以缺钠为主的，或两者等比例丧失。因此，代谢紊乱的类型、病理生理、临床表现、治疗原则和护理措施亦不同。

一、等渗性缺水

等渗性缺水又称急性缺水或混合性缺水，是外科最常见的缺水类型。水和钠成比例丧失，血清钠和细胞外液渗透压维持在正常范围。

（一）病因

常见的病因有：①消化液的急性丧失，如肠外瘘、大量呕吐等；②体液丧失于感染区或软组织内，如膜腔内或腹膜后感染、肠梗阻、大面积烧伤等。丧失的体液成分与细胞外液基本相同。

（二）病理生理

细胞外液量迅速减少，刺激肾小球小动脉壁压力感受器，同时，肾小球滤过率下降使远曲小管内Na^+减少，引起肾素—血管紧张素—醛固酮系统兴奋，醛固酮的分泌增加促进远曲小管对Na^+和水的重吸收，使细胞外液量增加。由于丧失的体液为等渗液，细胞内、外液的渗透压无明显变化，细胞内液一般不发生变化。但是，若此类体液失衡持续时间较长，细胞内液将逐渐外移，随细胞外液一起丧失，导致细胞内缺水。

（三）临床表现

患者出现恶心、呕吐、厌食、口唇干燥、眼窝凹陷、皮肤弹性降低和少尿等症状，早期口渴不明显。当短期内体液丧失达体质量的5%时，可表现为心率加快、脉搏细速、血压不稳或降低、肢端湿冷等血容量不足的症状；当体液继续丧失达体质量的6%～7%时，则有更严重的休克表现，常伴代谢性酸中毒；若丧失的体液主要为胃液，则可伴发代谢性碱中毒。

（四）辅助检查

红细胞计数、血红蛋白和血细胞比容均明显增高，血清 Na^+、Cl^- 等含量一般无明显变化，尿比重增高，动脉血气分析可判断是否伴有酸中毒或碱中毒。

（五）治疗原则

消除病因，防止或减少水和钠的继续丧失，并积极补充体液，一般可用平衡盐溶液或等渗盐水补充血容量。但因等渗盐水中 Cl^- 含量高于血清 Cl^- 含量，大量补充有导致高氯性酸中毒的危险。而平衡盐溶液内电解质含量与血浆相似，用于治疗等渗性缺水更为合理，常用的有碳酸氢钠等渗盐水和乳酸钠林格溶液。

二、低渗性缺水

低渗性缺水又称慢性缺水或继发性缺水。水和钠同时丢失，但失水少于失钠，血清钠和细胞外液渗透压均低于正常范围。

（一）病因

常见病因有：①大量消化液持续丢失，如长期胃肠减压、反复呕吐及慢性肠梗阻等；②大创面慢性渗液；③应用排钠利尿剂时未注意补给适量钠盐；④等渗性缺水时补充水分过多而补钠不足。

（二）病理生理

由于体内失钠多于失水，细胞外液呈低渗状态，机体通过减少抗利尿激素（ADH）分泌，促使远曲小管和集合管重吸收水分减少，尿量增加，以提高细胞外液渗透压。但此代偿调节会使细胞外液进一步减少，循环血容量下降，此时机体将不再顾及渗透压的维持，优先保持和恢复血容量，表现为：一方面兴奋肾素—血管紧张素—醛固酮系统，以增加远曲小管对 Na^+ 和水的重吸收；另一方面刺激ADH的分泌，以增加水分重吸收，减少尿量。

（三）临床表现

低渗性缺水一般无口渴，主要为缺钠表现。根据缺钠程度，低渗性缺水可分为三度：

1. 轻度缺钠　血清钠低于135 mmol/L，感觉疲乏、手足麻木、软弱无力、厌食；尿量正常或增多，尿比重降低。

2. 中度缺钠　血清钠低于130 mmol/L，除上述临床表现外，还伴恶心、呕吐、脉搏细速、血压不稳或下降、脉压变小、浅静脉瘪陷、视物模糊、直立性晕倒；尿量减少，尿中几乎不含 Na^+ 和 Cl^-。

3. 重度缺钠　血清钠低于120 mmol/L，主要表现为严重周围循环衰竭，低血容量性休克；患者神志不清、肌痉挛性疼痛、腱反射减弱或消失、木僵甚至昏迷。

（四）辅助检查

红细胞计数、血红蛋白量、血细胞比容及血尿素氮值均增高，血清钠 < 135 mmol/L，尿比重 < 1.010，尿 Na^+、Cl^- 明显减少。

（五）治疗原则

积极治疗原发病，静脉输注含盐溶液或高渗盐水，以纠正细胞外液的低渗状态和补充血容量。轻、中度缺钠患者，一般补充体积分数为 5% 的葡萄糖氯化钠溶液。重度缺钠患者，应静脉滴注高渗盐水，一般体积分数为 3%~5% 的氯化钠溶液，以提高细胞外液渗透压；若出现休克者，应先补足血容量，以改善微循环和组织器官的灌注，晶体溶液常选用平衡盐溶液，胶体溶液常选用血浆，但晶体液的用量一般要比胶体液的用量大 2~3 倍。低渗性缺水的补钠量可按下列公式计算：需补钠量（mmol）=［正常血钠值（mmol/L）−测得血钠值（mmol/L）］×体质量（kg）×0.6（女性为 0.5）。一般当日先补 1/2 量，其余的 1/2 量第 2 日补给。此外，注意补给成人每日钠的正常需要量。

三、高渗性缺水

高渗性缺水又称原发性缺水，水和钠同时缺失，但失水多于失钠，血清钠和细胞外液渗透压高于正常范围。

（一）病因

主要病因为：①水摄入不足，如食管癌晚期吞咽困难、危重患者补水不足等；②水丧失过多，如高热大量出汗、大面积烧伤暴露疗法等。

（二）病理生理

由于体内失水多于失钠，细胞外液呈高渗状态，水分由细胞内液向细胞外液转移，导致细胞内、外液量都减少。机体对高渗性缺水代偿性调节，表现为：一方面细胞外液的高渗状态刺激口渴中枢，患者出现口渴而主动饮水，以增加体内水分和降低细胞外液渗透压；另一方面高渗状态引起 ADH 分泌增加，使远曲小管和集合管对水分重吸收增加，尿量减少，使细胞外液的渗透压降低和恢复其容量。若缺水加重致循环血容量显著减少时，又会引起醛固酮分泌增加，加强对钠和水的重吸收，以维持容量。

（三）临床表现

根据缺水程度不同可分为三度：①轻度缺水：缺水量达体质量的 2%~4%，主要表现为口渴；②中度缺水：缺水量达体质量的 4%~6%，除明显口渴外，常伴烦躁、乏力、唇舌干燥、皮肤弹性差、眼窝凹陷、尿少和尿比重增高；③重度缺水：缺水量超过体质量的 6%，除上述症状外，可出现躁狂、幻觉、谵妄甚至昏迷等脑功能障碍的表现。

（四）辅助检查

红细胞计数、血红蛋白量、血细胞比容升高，血清钠 > 150 mmol/L，尿比重增高。

（五）治疗原则

尽早祛除病因，防止体液继续丢失。鼓励患者多饮水，无法口服的患者，可经静脉滴注体积分数为 5% 的葡萄糖溶液或体积分数为 0.45% 的氯化钠溶液。估计补液量的方法：①先根据临床表现估计失水量占体质量的百分比，然后按每丧失体质量的 1% 补液 400～500 mL 计算；②根据血清钠浓度计算，补水量=［测得血钠值（mmol/L）－正常血钠值（mmol/L）］×体质量（kg）×4。为避免输入过量致水中毒，计算得出液体量一般分 2 日补给。此外，补液量还应包括每日正常生理需要量 2 000 mL。

四、水中毒

水中毒又称稀释性低钠血症，是机体摄水量超过排出量，水潴留体内致血清钠、血浆渗透压下降和循环血量增多。

（一）病因

常见原因有：①各种原因导致 ADH 分泌过多；②肾功能不全，排尿能力下降；③机体摄入水分或输入低渗液体过多。

（二）病理生理

因体内水分潴留，细胞外液量骤增，血清钠浓度因被稀释而降低，细胞外液渗透压下降；细胞外液向细胞内转移，导致细胞水肿，同时，细胞内、外液量都增加而渗透压均降低。细胞外液量的增加抑制醛固酮分泌，使远曲小管和集合管对 Na$^+$ 重吸收减少，尿中排Na$^+$ 增加，血清钠和细胞外液渗透压进一步降低。

（三）临床表现

根据起病的急、缓程度分为急性和慢性两类：①急性水中毒因脑细胞肿胀可造成颅内压增高，引起神经、精神症状，如头痛、躁动、嗜睡、谵妄甚至昏迷，严重者可发生脑疝；②慢性水中毒的症状往往被原发病的症状所掩盖，可有软弱无力、恶心、呕吐、嗜睡等，体质量明显增加，皮肤苍白而湿润。

（四）辅助检查

血红细胞计数、血红蛋白量、血细胞比容、血浆蛋白量和血浆渗透压均降低，红细胞平均容积增加和红细胞平均血红蛋白浓度降低。

（五）治疗原则

立即停止水分摄入。轻者在机体排出多余的水分后，水中毒即可解除；严重者除严禁水摄入外，还需使用利尿剂以促进水分的排出，一般用渗透性利尿剂，如体积分数为 20% 的甘露醇 200 mL 静脉快速滴注（20 min 内滴完），可减轻脑细胞水肿和增加水分排出，也可静脉注射利尿剂，如呋塞米。

（任希燕）

任务三　其他电解质紊乱

一、低钾血症

因钾离子摄入减少、丢失过多或体内分布异常，使血清钾浓度低于3.5 mmol/L，并有相应的临床表现，称低钾血症。

（一）病因与发病机制

1. 摄入不足　如长期禁食且静脉补钾不足。

2. 丧失过多　如频繁呕吐、腹泻、长期胃肠减压、醛固酮增多症、急性肾衰竭多尿期、应用排钾利尿剂及肾小管性酸中毒等。

3. 体内钾分布异常　如大量输注葡萄糖和胰岛素，或代谢性、呼吸性碱中毒等。

（二）临床表现

1. 肌无力　是最早的临床表现，先出现四肢软弱无力，后延及呼吸肌和躯干；累及呼吸肌时出现呼吸困难甚至窒息；还可有软瘫、腱反射减弱或消失。

2. 消化道症状　有厌食、恶心、呕吐、腹胀、肠蠕动减弱或消失等肠麻痹表现。

3. 神经系统功能抑制　患者表情淡漠、倦怠、嗜睡，严重者神志不清。

4. 心脏功能异常　主要表现为传导阻滞和节律异常。

5. 代谢性碱中毒　血清钾过低时，K^+从细胞内移出，与Na^+和H^+交换增加（每移出3个K^+，即有2个Na^+和1个H^+移入细胞），使细胞外液的H^+浓度下降；另外，肾远曲小管Na^+、K^+交换减少，Na^+、H^+交换增加，使排H^+增多，尿液呈酸性（反常性酸性尿），结果发生低钾性碱中毒。

（三）辅助检查

血清钾 < 3.5 mmol/L；典型的心电图表现为早期T波降低、变平或倒置，后期出现ST段降低、QT间期延长和U波。

（四）治疗原则

1. 防治原发病　尽快恢复饮食和肾功能，减少或终止钾的继续丧失。

2. 根据缺钾的程度制定补钾计划　动态观察病情变化，不断修订和完善补钾计划。补钾应遵循以下原则。

（1）尽量口服补钾：常选用体积分数为10%的氯化钾溶液10～20 mL口服，3次/d。对不能口服者可经静脉滴注。

（2）见尿补钾：一般尿量超过40 mL/h方可补钾，避免肾功能不良影响钾离子排出。

（3）补钾总量：根据血清钾水平，一般补钾量为40～80 mmol/d，以每克氯化钾相等于13.4 mmol钾计算，需补充氯化钾3～6 g/d。严重缺钾患者，可增加补钾量，但不宜超过6～8 g/d。

（4）补钾浓度：静脉补液中钾浓度不宜超过0.3%，严禁直接经静脉推注，以免血钾突然升高，导致心搏骤停。

（5）控制滴速：补钾速度不宜超过60滴/分。

（6）密切观察心率、心律，定时测定血钾浓度。

此外，因低钾血症常伴碱中毒，在补钾的同时，Cl^-还有助于减轻碱中毒，增强肾的保钾作用，有利于低钾血症的治疗。同时，低钾血症易伴发低镁血症，由于缺镁可以引起低钾，故保钾同时要注意补充镁。

二、高钾血症

钾离子摄入过多、排出减少或体内分布异常，血清钾浓度超过5.5 mmol/L，并有相应的临床表现，即为高钾血症。

（一）病因与发病机制

1. 排出减少　肾功能衰竭；长期应用保钾利尿剂，如螺内酯；盐皮质激素不足等。

2. 摄入过多　静脉补钾过量、速度过快或浓度过高，大量输入库存血等。

3. 体内钾分布异常　如严重挤压伤、溶血、大面积烧伤、代谢性酸中毒等，细胞内钾转移到细胞外。

（二）临床表现

1. 神经、肌肉功能异常　轻度高钾血症常有肢体感觉异常、麻木，手部小肌群酸痛伴肌肉震颤，进一步发展表现为肢体软弱无力，严重者出现软瘫、吞咽困难、呼吸困难、腱反射消失。中枢神经系统表现为烦躁不安、神志淡漠，甚至昏迷。

2. 心功能异常　因钾离子对心肌有抑制作用，常发生心动过缓、心律不齐，甚至心搏骤停于舒张期。

3. 代谢性酸中毒　高钾血症时，细胞外液K^+升高，使其内移，细胞内液H^+外移，导致细胞外液酸中毒。

4. 其他　患者可有腹胀、腹泻、皮肤苍白、湿冷等症状，并伴有早期血压升高，后期血压下降。

（三）辅助检查

血清钾 > 5.5 mmol/L；典型的心电图表现为早期出现T波高而尖和QT间期延长，后期出现QRS波增宽和P-R间期延长。

（四）治疗原则

1. 积极治疗原发病。

2. 降低体内总钾量　立即停止含钾食物和含钾药物，禁输库存血。用透析、阳离子交换树脂口服或保留灌肠、静脉注射利尿剂等方法增加肠道和肾脏的排钾量。

3. 纠正心律失常　因Ca^{2+}能拮抗K^+对心肌的抑制作用，故可用体积分数为10%的葡萄糖酸钙溶液20 mL静脉缓慢推注，必要时可重复用药。

4. 促使K^+转移到细胞内　可静脉输注体积分数为5%的碳酸氢钠溶液，以促进

Na^+、K^+ 交换，促使 K^+ 移入细胞内或由尿排出；或用体积分数为 25% 的葡萄糖 100 ~ 200 mL，以每 5 g 葡萄糖加入胰岛素 1U 静脉滴注，促使 K^+ 从细胞外转入细胞内，以暂时降低血清钾浓度。

三、钙、镁代谢紊乱

（一）钙代谢异常

体内钙的 99% 以磷酸钙和碳酸钙形式存在于骨骼中，细胞外液中钙含量很少。正常血清钙浓度为 2.25 ~ 2.75 mmol/L，钙离子起着维持神经、肌肉稳定的作用。血清钙浓度受甲状旁腺素、降钙素和维生素 D 的调节和影响。钙代谢异常分为低钙血症和高钙血症，以前者多见。

1. 低钙血症　血清钙浓度低于 2.25 mmol/L。

（1）病因：可发生于维生素 D 代谢障碍、甲状旁腺功能受损、肾衰竭、高磷血症、低镁血症、降钙素分泌亢进、急性重症胰腺炎、坏死性筋膜炎、小肠瘘等。

（2）临床表现：主要表现为神经肌肉的兴奋性增高，如口周和指（趾）尖麻木及针刺感、手足抽搐、腱反射亢进，以及 Chvostek 征和 Trousseau 征阳性。

（3）辅助检查：血清钙低于 2.0 mmol/L 有诊断价值，部分患者可伴有血清甲状旁腺素降低。

（4）治疗原则：以处理原发病和补钙为原则。可用体积分数为 10% 的葡萄糖酸钙 10 ~ 20 mL 或体积分数为 5% 的氯化钙 10 mL 静脉注射，必要时 8 ~ 12 h 后重复注射。纠正同时存在的碱中毒，有利于提高血清离子钙的浓度。长期治疗的患者可口服钙剂和维生素 D，以逐步减少钙剂的静脉用量。

2. 高钙血症　血清钙浓度高于 2.75 mmol/L。

（1）病因：多见于甲状旁腺功能亢进，其次是骨转移性癌症。

（2）临床表现：早期症状无特异性，可出现疲乏、食欲减退、恶心、呕吐等；血钙进一步升高，可出现头痛、背部和四肢疼痛、口渴、多尿等。血清钙高于 4.5 mmol/L 时，有生命危险。

（3）辅助检查：血清钙 > 2.75mmol/L，血清甲状旁腺素明显增高，部分患者可同时伴有尿钙增加。

（4）治疗原则：去除病因，促进钙排泄。甲状旁腺功能亢进者经手术切除腺瘤可彻底治愈，骨转移性症患者可通过低钙饮食、补液和利尿等措施降低血清钙浓度。

（二）镁代谢异常

体内约半数的镁存在于骨骼中，其余大部分存在于细胞内，只有 1% ~ 2% 存在于细胞外液中，正常的血清镁浓度为 0.70 ~ 1.10 mmol/L。镁对神经活动的控制、神经肌肉兴奋性的传递、肌肉收缩及心脏激动性等方面有重要作用。镁代谢异常主要指细胞外液中镁浓度的变化，包括低镁血症和高镁血症。

1. 低镁血症

（1）病因：多见于禁食、吸收障碍、慢性腹泻、消化液丧失、应用利尿剂以及长期静脉输液中不含镁的患者。

（2）临床表现：表现为神经、肌肉系统功能亢进，其症状及体征与钙缺乏相似，如精神紧张、易激动、手足抽搐、肌肉震颤、Chvostek 征阳性，严重者烦躁不安、精神错乱、惊厥、昏迷，还可伴高血压、心动过速等。临床上镁缺乏常伴有钾和钙的缺乏，故在排除或纠正钾和钙的缺乏后，对症状未改善者应疑有镁缺乏的存在。

（3）辅助检查：血清镁低于正常，常伴有血清钾和钙的缺乏；心电图示 QT 间期延长。

（4）治疗原则：去除病因。症状轻者可口服镁剂；严重者可静脉输注硫酸镁溶液或氯化镁溶液，但应避免过量和过速，以防急性镁中毒和心搏骤停。完全纠正镁缺乏需较长时间，故对低镁血症者在症状缓解后仍应继续补充镁制剂 1~3 周。治疗低镁血症的同时要注意血压、肾功能变化，及有无低钙、低钾血症并存的情况。

2. 高镁血症

（1）病因：主要发生于肾功能不全者，偶见于应用硫酸镁治疗子痫的过程中；烧伤早期、大面积损伤或外科应激反应、严重细胞外液不足和酸中毒也可引起血清镁增高。

（2）临床表现：表现为乏力、疲倦、腱反射减弱或消失、血压下降等，严重者可出现呼吸肌麻痹、嗜睡、昏迷甚至心搏骤停。

（3）辅助检查：血清镁水平高于正常，常同时伴有血清钾的升高；心电图的改变与高钾血症相似。

（4）治疗原则：立即停用含镁制剂；静脉缓慢推注体积分数为 10% 的葡萄糖酸钙 10~20 mL，以对抗镁对心肌的抑制作用；同时，积极纠正水和电解质紊乱、酸中毒，改善肾功能，必要时采用透析疗法。

（任希燕）

任务四　酸碱平衡及失调

一、酸碱平衡的维持

体液的酸碱度适宜是维持人体组织、细胞正常生命活动的重要保证。人体在代谢过程中不断产生酸性和碱性物质，并摄入酸性食物和碱性食物，但机体可通过体内各种缓冲系统、肺及肾的调节，使体液的酸碱度维持于 pH 7.35~7.45 正常范围。

（一）血液缓冲系统

血液中的缓冲系统是由弱酸及其相对应的缓冲碱组成，亦称为缓冲对。血液中的缓冲对以 HCO_3^-/H_2CO_3 最为重要，当体内有过多酸性物质时，HCO_3^- 立即与之中和；当体内有过多碱性物质时，H_2CO_3 立即与之中和。HCO_3^-/H_2CO_3 比值决定血浆 pH，其比值保持于 20∶1 时，血浆 pH 维持于 7.4。缓冲系统的调节作用是迅速的，同时也是短暂的、有限的，体内过多的 HCO_3^- 与 H_2CO_3 还得依靠肺和肾来调节。

（二）肺的调节

主要通过排出 CO_2 调节血浆 H_2CO_3 的浓度，使血浆中的 HCO_3^- 与 H_2CO_3 比值接近正常，以保持 pH 相对恒定。当血二氧化碳分压（$PaCO_2$）升高时，呼吸加深加快，CO_2 排出增多，使

血浆 H_2CO_3 浓度下降；反之，当血 $PaCO_2$ 降低时，肺的代偿会使血浆 H_2CO_3 浓度升高。肺的调节量是很大的，但只对挥发性酸起作用。

（三）肾的调节

肾在酸碱平衡调节系统中起最重要的作用，但调节速度是缓慢的，主要通过 Na^+—H^+ 交换、HCO_3^- 重吸收、分泌 NH_4^+ 和排泄有机酸四种方式调节体内酸碱平衡。

二、酸碱平衡失调

正常情况下，机体通过体内完善的调节机制维持体液酸碱平衡。若体内酸、碱过多超过人体的代偿能力，或对酸、碱具有调节功能的肺、肾功能发生障碍时，人体内酸碱平衡状态将被破坏，形成不同形式的酸碱平衡失调。根据原发因素不同，酸碱失衡可分为代谢性和呼吸性失衡。即代谢性酸中毒、代谢性碱中毒、呼吸性酸中毒和呼吸性碱中毒。该四种类型可以单独出现或是两种以上并存，后者称为混合性酸碱平衡失调。

pH、HCO_3^- 及 $PaCO_2$ 是反映机体酸碱平衡的三大基本要素。其中，HCO_3^- 反映代谢性因素，HCO_3^- 原发减少或增多，可引起代谢性酸中毒或代谢性碱中毒；$PaCO_2$ 反映呼吸性因素，$PaCO_2$ 原发性增加或减少，可引起呼吸性酸中毒或呼吸性碱中毒。

（一）代谢性酸中毒

由各种原因引起体内酸性物质积聚或产生过多，或 HCO_3^- 丢失过多，即可引起代谢性酸中毒，是临床最常见的一种酸碱平衡失调。

1. 病因

（1）酸性物质摄入过多。过多进食酸性食物或输入酸性药物。

（2）酸性物质生成过多。严重损伤、腹膜炎、高热、休克、心脏骤停等原因引起的缺氧或组织低灌注使细胞内无氧酵解增加，产生过多的酸性物质，如乳酸、酮酸等。

（3）碱性物质丢失过多。腹泻、胆瘘、肠瘘或胰瘘等致大量碱性消化液丧失或肾小管上皮不能重吸收 HCO_3^- 等。

（4）氢离子排出减少。肾功能不全时肾小管排出 H^+ 障碍。

2. 病理生理　代谢性酸中毒时体内 HCO_3^- 减少，H_2CO_3 相对增加，人体通过肺和肾的调节，使之重新达到平衡。H^+ 浓度升高刺激呼吸中枢产生代偿反应，表现为呼吸加快加深，以加速 CO_2 排出、降低动脉血 $PaCO_2$，使 HCO_3^-/H_2CO_3 的比值接近 20∶1，从而维持血液 pH 于正常范围。同时，肾小管上皮细胞中的碳酸酐酶和谷氨酰胺酶活性增加，促进 H^+ 和 NH_3 生成，两者形成 NH_4^+ 后排出，致 H^+ 排出增多。此外，$NaHCO_3$ 重吸收亦增加，但该代偿能力有限。

3. 临床表现　轻度代谢性酸中毒症状常被原发病掩盖，重者可有疲乏、眩晕、嗜睡、感觉迟钝或烦躁不安。最突出的症状是呼吸加深加快，呼吸频率可增至 40 ~ 50 次/min，呼出气体有酮味；患者面颊潮红、心率加快、血压偏低；可出现腱反射减弱或消失，神志不清或昏迷；患者常伴有不同程度的缺水症状。代谢性酸中毒可降低心肌收缩力和周围血管对儿茶酚胺的敏感性，患者常发生休克、心律不齐和急性肾衰竭。

4. 辅助检查

（1）动脉血气分析：代偿期，血浆 pH、HCO_3^- 和 $PaCO_2$ 均有一定程度降低；失代偿期，血浆 pH 和 HCO_3^- 明显下降，$PaCO_2$ 正常。

（2）电解质检查：可伴有血清钾的升高。

（3）尿常规检查：尿呈酸性。

5. 治疗原则

（1）首先积极治疗原发病，去除诱因。

（2）轻度酸中毒经消除病因和补液纠正缺水后，常可自行纠正，不必使用碱性药物。因为机体可加快肺部通气以排出更多的 CO_2，又能通过肾排出 H^+、保留 Na^+ 及 HCO_3^-，即具有一定的调节酸碱平衡的能力。

（3）对血浆 HCO_3^- 低于 10 mmol/L 的重症酸中毒者，需立即输液并用碱性药物治疗。常用碱性药物为体积分数为 5% 的碳酸氢钠溶液，首次可补给 100～250 mL，用药后 2～4 h 复查动脉血气分析和血浆电解质浓度，依其结果再制订后续治疗方案。

（4）酸中毒时，由于离子化的 Ca^{2+} 增多，即使患者有低钙血症，也可以不出现症状，但酸中毒被纠正后，离子化的 Ca^{2+} 减少，便会出现手足抽搐。应及时静脉注射葡萄糖酸钙以控制症状。此外，在纠正酸中毒的同时因大量 K^+ 转移到细胞内，可致低钾血症，故纠正酸中毒应遵循逐步纠正的原则，同时补充碳酸氢钠溶液后应注意观察缺钙或缺钾症状的发生，并及时纠正。

（二）代谢性碱中毒

各种原因引起体内 H^+ 丢失或 HCO_3^- 增多可引起代谢性碱中毒。

1. 病因

（1）酸性物质丢失过多是代谢性碱中毒最常见的原因，如瘢痕性幽门梗阻引起严重呕吐、长期胃肠减压丢失大量 HCl 等。

（2）碱性物质摄入过多。如长期服用碱性药物或大量输注库存血，后者所含抗凝剂入血可转化为 HCO_3^-。

（3）低钾血症。钾缺乏时，细胞内外 K^+ 与 H^+ 的互换转移，及肾的 H^+—Na^+ 交换增加，可致低钾性碱中毒。

（4）利尿剂的作用。呋塞米和依他尼酸等可抑制肾近曲小管对 Na^+ 和 Cl^- 的再吸收，并不影响远曲小管内 Na^+ 和 H^+ 的交换。因此，随尿排出的 Cl^- 比 Na^+ 多，重吸收的 Na^+ 和 HCO_3^- 增多，引起低氯性碱中毒。

2. 病理生理　代谢性碱中毒时，血浆 H^+ 浓度下降致呼吸中枢受抑制，呼吸变浅、变慢，CO_2 排出减少，使 $PaCO_2$ 升高，HCO_3^-/H_2CO_3 的比值接近 20：1，而保持血液 pH 在正常范围。同时，肾小管上皮细胞中的碳酸酐酶和谷氨酰胺酶活性降低，使 H^+ 排出和 NH_3 生成减少，HCO_3^- 重吸收亦减少，经尿排出增多，从而使血浆 HCO_3^- 减少。代谢性碱中毒时，氧合血红蛋白解离曲线左移，使氧不易从氧合血红蛋白中释放。此时尽管患者的血氧含量和氧饱和度属正常，但组织仍存在缺氧。

3. 临床表现　一般无明显症状，有时可有呼吸变浅、变慢，或有精神神经方面的异常，如嗜睡、谵妄、精神错乱，甚至昏迷，也可伴有低钾血症和缺水的表现。

4. 辅助检查

（1）动脉血气分析：代偿期，血浆 pH 可基本正常，HCO_3^- 有一定程度增高；失代偿期，血浆 pH 和 HCO_3^- 明显增高，$PaCO_2$ 正常。

（2）尿常规检查：尿呈碱性，但缺钾性碱中毒时可出现反常性酸性尿。

（3）电解质检查：可伴有血清钾和氯的降低。

5. 治疗原则

（1）积极治疗原发病。

（2）药物的应用。轻度代谢性碱中毒患者需补充等渗盐水或葡萄糖盐水即可纠正碱中毒。另外，因碱中毒时几乎都同时存在低钾血症，故须补给氯化钾，但须在尿量大于40 mL/h 后才可考虑补钾。严重代谢性碱中毒者，可应用稀释的盐酸溶液或盐酸精氨酸溶液，尽快中和细胞外液中过多的 HCO_3^-，每 4～6 h 重复监测血气分析及血电解质，并根据检测结果及时调整治疗方案。

（三）呼吸性酸中毒

由于肺泡通气及换气功能减弱，不能充分排出体内生成的 CO_2，以致血液中 $PaCO_2$ 增高可引起高碳酸血症。

1. 病因 凡能引起肺泡通气、换气不足的疾病均可导致呼吸性酸中毒。①呼吸中枢抑制：如颅脑外伤、麻醉过深、镇静剂过量、吗啡类药物中毒等；②胸部活动受限：严重胸壁损伤、血气胸、胸膜腔积液等；③呼吸道梗阻或肺部疾病：支气管异物、喉或支气管痉挛、水肿、慢性阻塞性肺疾病、急性肺水肿等；④呼吸机管理不当。

2. 病理生理 呼吸性酸中毒时，血液中 H_2CO_3 与 Na_2HPO_4 结合，形成 $NaHCO_3$ 和 NaH_2PO_4，后者从尿中排出，使 H_2CO_3 减少，HCO_3^- 增多。其次，肾小管上皮细胞中的碳酸酐酶和谷氨酰胺酶活性增加，使 H^+ 和 NH_3 的生成增加；H^+ 与 Na^+ 变换，H^+ 与 NH_3 形成 NH_4^+ 后排出，H^+ 排出增多，$NaHCO_3$ 重吸收增加。但这两种代偿过程很慢且弱。

3. 临床表现 患者可有胸闷、呼吸困难、躁动不安等，因换气不足致缺氧，可出现发绀和头痛。严重者可伴血压下降、谵妄、昏迷等。脑缺氧可致脑水肿、脑疝，甚至呼吸骤停。患者因严重酸中毒导致的高钾血症可出现突发性心室纤颤。

4. 辅助检查 动脉血气分析显示，血浆 pH 明显降低，$PaCO_2$ 增高，血浆 HCO_3^- 正常。

5. 治疗原则 积极治疗原发疾病和改善通气功能，必要时行气管插管或气管切开术并使用呼吸机辅助呼吸，能有效地改善机体的通气和换气功能。若因呼吸机使用不当发生的呼吸性酸中毒，应及时调整呼吸机的各项参数，促使体内蓄积的 CO_2 排出。

（四）呼吸性碱中毒

由于肺通气过度，体内 CO_2 排出过多，致血液中的 $PaCO_2$ 降低而引起的低碳酸血症。

1. 病因 凡引起过度通气的因素均可导致呼吸性碱中毒，常见于癔症、高热、中枢神经系统疾病、疼痛、创伤、感染、低氧血症、呼吸机辅助通气过度等。

2. 病理生理 $PaCO_2$ 降低可抑制呼吸中枢，使呼吸变浅、变慢，CO_2 排出减少，致血中 H_2CO_3 代偿性增高；但该代偿很难维持，因其可致机体缺氧。肾的代偿作用表现为肾小管上皮细胞分泌 H^+ 减少，HCO_3^- 的重吸收减少，排出增多，使血中 HCO_3^- 降低，HCO_3^-/H_2CO_3 的比值接近正常，尽量维持 pH 在正常范围。

3. 临床表现 多数患者可有呼吸急促的表现，可有眩晕、手足和口周麻木及针刺感，肌震颤及手足抽搐，伴心率加快。危重患者发生急性呼吸性碱中毒常提示预后不良，或将发生急性呼吸窘迫综合征。

4. 辅助检查　动脉血气分析显示，pH增高，$PaCO_2$和HCO_3^-下降。

5. 治疗原则　在治疗原发疾病的同时对症治疗。为提高$PaCO_2$，呼吸时可用纸袋罩住口鼻以减少CO_2的呼出，或吸入含体积分数为5%CO_2的氧气，可以改善症状。若因呼吸机使用不当造成的通气过度，应及时调整呼吸机的呼吸频率和潮气量。同时，应注意及时纠正电解质紊乱。

（任希燕）

任务五　水、电解质、酸碱平衡失调患者的护理

水、电解质、酸碱平衡失调是外科常见且复杂的临床综合征，其预后除与原发病有关外，还与代谢失衡的持续时间、发展速度及人体的代偿能力密切相关。应积极采取预防措施，严密观察，正确评估与判断，采取有效的护理措施。

一、护理评估

1. 健康史

（1）一般资料：了解患者的年龄、性别、体质量及生活习惯，包括有无慢性疾病和各类药物服用史，近期饮食和液体摄入等，有助于评估体液失衡的原因。

（2）既往史：了解既往是否存在易导致体液失衡的相关因素，如长期禁食、腹泻、糖尿病、肝肾疾病、充血性心力衰竭、消化道梗阻、瘘或严重感染等；易诱发体液失衡的治疗，如快速输注高渗液体、长期胃肠减压、应用利尿剂或强效泻剂等。

2. 身体状况

（1）症状：评估患者的精神状态、意识情况，有无感觉异常，如针刺感、麻木感、乏力、麻痹，以及手足抽搐等症状；有无皮肤弹性差、眼窝凹陷、血压下降、肢端湿冷、少尿等血容量不足的症状；有无躁狂、幻觉、惊厥或谵妄，甚至昏迷等脑功能障碍的表现。

（2）体征：评估患者是否有生命体征紊乱，有无水电解质及酸碱平衡失调的可能。

①皮肤和黏膜：观察患者皮肤弹性、干湿度及温度，观察患者有无口唇干燥及色泽改变。皮肤弹性下降或口腔黏膜干燥，常提示体液不足。体液过多时，可出现肢体水肿。

②生命体征：a.体温过高时大量出汗可导致体液和Na^+丢失，体温过低可能为低血容量所致；b.脉搏增快是体液不足时的一种代偿性表现，脉搏微弱可能为血容量不足，脉搏不规则可能与低钾或低镁血症有关；c.呼吸短促或困难，可能为体液过多所致肺水肿，呼吸深而快且呼出气体有酮味，可能为代谢性酸中毒；d.血压下降多为体液不足的表现。

③出入水量：入水量包括经胃肠道和非胃肠道摄入的液体，如饮食、管饲和静脉输液量等。出水量包括尿液、呕吐物、粪便、汗液及从呼吸道、各类创面引流、蒸发的液体量等。尿量是反映微循环灌注的重要指标，体液缺乏常伴有尿量减少。

3. 辅助检查　了解血清K^+、Na^+、Ca^{2+}、Mg^{2+}、Cl^-等电解质成分，血浆渗透压及动脉血

气分析，血常规，尿常规，心电图等检测结果，有助于判断病情程度。

4. 心理—社会状况　主要评估患者和家属对疾病及其伴随症状的认知程度、心理反应和承受能力，以便采取针对性措施。

二、护理诊断

1. 体液不足　与高热、呕吐、腹泻、肠梗阻、大面积烧伤等导致的大量体液丢失或摄入水分不足有关。

2. 体液过多　与水分摄入过多或体内水分潴留有关。

3. 有受伤的危险　与感觉、意识障碍和低血压有关。

4. 活动无耐力　与低钠、低钾、低镁导致的肌无力及体液丢失所致的低血压有关。

5. 低效性呼吸形态　与呼吸过快、不规则或呼吸困难、高热、颅脑疾病、呼吸道梗阻有关。

6. 焦虑或恐惧　与担心治疗效果和预后有关。

7. 潜在的并发症　休克、心律失常、心脏骤停、呼吸困难和窒息等。

三、护理目标

（1）患者体液量恢复平衡，无脱水、水中毒等症状和体征。

（2）患者对受伤危险的认知程度增加，并能采取有效措施，预防受伤现象。

（3）患者活动耐力增强。

（4）患者恢复正常的气体交换形态，改善呼吸功能。

（5）患者焦虑恐惧程度减轻，情绪稳定，配合治疗和护理。

（6）防止并发症的发生，并能及时处理出现的并发症。

四、护理措施

（一）维持充足的体液量

1. 去除病因　积极处理原发疾病，以减少体液的继续丢失。

2. 液体疗法　对已发生体液不足的患者，依其生理状况和各项实验室检查的结果，遵医嘱及时正确补充液体。静脉补液时须注意四个方面问题，即补多少（补液总量）、补什么（液体种类）、怎样补（输液方法）、补得如何（疗效观察）。

（1）补液总量：包括生理需要量、已经丧失量、继续损失量。

①生理需要量：即正常日需量。一般成人每日需水量为 2 000～2 500 mL，其中氯化钠 5～9 g，氯化钾 2～3 g，葡萄糖 100～150 g。小儿每日的需水量平均为 100 mL/（kg·d），体质量大于 20 kg 者每日的需水量少于 100 mL/（kg·d），体质量小于 20 kg 者可略多于此量。

②已经丧失量：指从发病到就诊时累计已丧失的体液总量。已经丧失量按临床缺水程度补充，轻度缺水补充液体量为体质量的 2%～4%，中度为 4%～6%，重度为 6% 以上。

③继续损失量：指治疗过程中非生理性的体液丢失量，又称额外丧失量，包括外在性和内在性丧失。外在性失液，应按不同部位消化液中所含电解质的特点，尽可能等量和等质补充。对呕吐、腹泻、体液引流、消化道瘘等患者要严格记录其实际体液丢失量。内在性失液，如腹（胸）腔内积液、胃肠道积液等，其不出现体质量减轻，故补液量必须根据

病情变化估计。此外，体温升高可增加皮肤蒸发，体温每升高1℃，每日每千克体质量皮肤蒸发水分增加3~5 mL，出汗湿透一套衣裤时约丧失体液1 000 mL；气管切开者每日经呼吸道蒸发的水分为700~1 000 mL。

（2）液体种类：补液的种类取决于水、钠代谢紊乱的类型，原则上"缺什么，补什么"。

①生理需要量：成人需钠量NaCl 5~9 g，相当于生理盐水500~1 000 mL；需钾量KCl 2~3 g，相当于体积分数为10%的KCl 20~30 mL，再加体积分数为5%或体积分数为10%的葡萄糖溶液1 500 mL。

②已经丧失量：根据体液失衡的性质和程度补充矫正。等渗性缺水以补充等渗液为主；低渗性缺水以补充钠盐为主，严重者可补充高渗性盐水；高渗性缺水则应以补充水为主。严重的代谢性酸碱失衡，需用碱性或酸性液体纠正；电解质失衡，应根据其丧失程度适量补充。

③继续损失量：可按实际丢失液体的成分配置，如消化液丢失者可用平衡盐溶液或林格溶液补给，气管切开者主要以体积分数为5%的葡萄糖溶液补充。

（3）输液方法：为了保证液体疗法的效果，可遵循以下几点原则：

①先盐后糖：一般应先输入无机盐等渗溶液，然后再输葡萄糖溶液。先输入无机盐利于稳定细胞外液渗透压和恢复细胞外液容量。但高渗性缺水患者要先输入体积分数为5%的葡萄糖溶液，以迅速降低细胞外液高渗状态。

②先晶后胶：一般是先输入一定量的晶体溶液进行扩容，改善血液浓缩，利于微循环，常首选平衡盐溶液；再输入适量胶体溶液以维持血浆胶体渗透压，稳定血容量。

③先快后慢：患者的缺水程度、体液丢失的速度及重要器官的功能状态是确定补液速度的重要因素。如机体代偿功能良好，输液可采用先快后慢的原则，第一个8 h补充总液量的1/2，以迅速改善缺水缺钠状态；剩余液体在后16 h内补充，待患者一般情况好转后，就应减慢滴速，以免加重心肺负担。

④液种交替：液体量多时，对盐类、碱类、酸类、糖类、胶体类各种液体要交替输入，有利于机体发挥代偿调节作用。如果在较长时间内单纯输注一种液体，可能造成新的体液失衡。

⑤尿畅补钾：缺水、缺钠也常伴缺钾，缺水及酸中毒纠正后钾随尿排出增多，亦会使血清钾下降，故应及时补钾。但尿量必须达到40 mL/h方可补钾，否则可导致高钾血症。

（4）疗效观察：补液过程中，应严密观察治疗效果，注意不良反应；随时调整护理计划，积极处理异常情况。

①记录液体出入量：准确记录24 h出入水量，危重患者需1次/h或随时小结。

②生命体征：如血压、脉搏、呼吸的变化情况。

③精神状态：如乏力、萎靡、烦躁、嗜睡等症状的好转情况。

④脱水征象：如口渴、皮肤弹性、眼窝凹陷等表现的恢复情况。

⑤尿液分析：监测尿量和尿比重，可作为估计补液量是否足够及判断液体疗法效果的指标之一。尿量30~40 mL/h，尿比重在1.010~1.030，一般表示补液量恰当，患者缺水情况有改善。如尿量在30 mL/h以下，比重增高，提示补液量不足。

⑥辅助检查：血常规检查、尿常规检查、血清电解质及肝肾功能、心电图及中心静脉

压等指标的变化情况。

（二）纠正体液量过多

（1）严密观察病情变化，每日测量体质量、出入液量、生命体征、尿比重，及时评估患者脑水肿、肺水肿等并发症的发生、发展。

（2）停止继续增加体液量的各种治疗，如大量应用低渗液或清水洗胃、灌肠等。

（3）对易引起 ADH 分泌过多的高危患者，如疼痛、失血、休克、创伤、大手术或急性肾衰竭等，严格按治疗计划补充液体，切忌过量和过速。

（4）严格控制水的摄入量，每日限制摄水量在 700～1 000 mL。

（5）对重症水中毒者遵医嘱给予体积分数为 20% 的甘露醇溶液和利尿剂（如呋塞米等）脱水利尿处理，同时，注意观察病情的动态变化和尿量。

（6）对肾衰竭患者必要时行透析治疗以排出体内过多水分。

（三）减少受伤的危险

1. 定时监测血压　告知血压偏低或不稳定者在改变体位时动作宜慢，以免因直立性低血压造成眩晕而跌倒受伤。

2. 建立适当且安全的活动模式　患者因水、电解质代谢紊乱导致骨骼肌收缩乏力、活动无耐力而易发生受伤的危险。护士应与患者及家属共同制订活动的时间、量及形式，如患者除在床上主动活动外，也可由他人协助在床上做被动运动，并根据患者肌张力的改善程度，逐渐调整活动内容、时间、形式和幅度，以免长期卧床致失用性肌萎缩。

3. 加强安全防护措施　移去环境中的危险物品，减少意外受伤的可能；对定向力差及意识障碍者，建立安全保护措施，如加床栏保护、适当约束及加强监护等，以免发生意外。

（四）增强活动耐受力

（1）加强血钠、血钾等电解质的动态监测，准确记录每日体液出入量。

（2）去除引起患者活动无耐力的因素，如纠正低血压，恢复血钠、钾、钙、镁等电解质水平。

（3）增加患者活动耐受力：依据患者耐受程度，为其制订循序渐进的活动计划，并根据其肌张力的改善程度，逐渐调整活动内容、时间、形式和强度，主动协助或鼓励患者实施活动计划，使之逐渐增加活动耐力。

（五）维持正常的气体变换形态

（1）消除或控制导致酸碱代谢紊乱的危险因素。

（2）持续监测患者的呼吸频率、深度、呼吸肌运动情况及评估呼吸困难程度，以便及早发现、及时处理。

（3）协助患者取适当的体位，如半坐卧位，以增加横膈活动幅度，利于呼吸。

（4）指导患者有效深呼吸和咳嗽的方法及技巧，对于气道分泌物多者，给予雾化吸入，以湿化痰液，利于排痰。必要时行呼吸机辅助呼吸，并做好气道护理。

（六）提供患者和家属心理上的支持

由于病情的复杂性、对手术治疗的恐惧、输液以及各种治疗管道放置会给患者造成疼痛、放置后的不适以及由此而产生的紧张、焦虑、烦躁等各种心理障碍，护士应掌握不同患者的心理特点，给予关心、体贴和必要的护理指导，在为患者进行各种护理操作时，应力争准确、迅速、轻柔，最大限度地减轻输液时及留置管道带来的各种不适、疼痛。树立患者对护士的信任感和对疾病治愈的信心。

（七）预防并发症

严密观察病情变化，加强对患者生命体征，水、电解质和血气分析等变化趋势的动态监测，加强心电图监测。一旦患者出现休克、心律失常等应立即通知医生，积极配合抢救治疗；若出现心搏骤停，应做好心肺复苏的急救和复苏后的护理。

（八）健康教育

（1）高温环境作业者和进行高强度体育活动者出汗较多时，应及时补充水分且宜饮用含盐饮料。

（2）进食困难、呕吐、腹泻、高热者，及时就诊和治疗。

（3）对进食困难、长时间禁食者，呕吐、腹泻和胃肠道引流者，应注意补充液体和钾盐，以防缺水和低钾血症。

（4）肾功能减退者和长期使用抑制排钾的利尿剂，应限制含钾食物和药物的摄入，并定期复诊，监测血钾水平，以防发生高钾血症。

（5）急性肾衰竭或慢性心功能不全者，应严格控制摄入水量。

（6）高度重视易导致水、电解质、酸碱代谢平衡失调的原发病和诱因的治疗。

（任希燕）

思考与练习

1．正常男性的细胞外液占体质量的百分比为　　　　　　　　　　　　　　　　（　　）

A．60%　　　　　　B．40%　　　　　　C．35%　　　　　　D．15%　　　　　　E．20%

2．细胞外液最重要的阴离子是　　　　　　　　　　　　　　　　　　　　　　（　　）

A．HCO_3^-　　　　　　　　　　　　　　B．HPO_4^-

C．SO_4^{2-}　　　　　　　　　　　　　　D．Cl^-

E．蛋白质

3．患者男性，38岁。诊断为食管癌，进食困难1月，乏力，极度口渴，尿少色深，体温、血压正常，唇干舌燥，皮肤弹性差。此患者存在　　　　　　　　　　　　　　　　　（　　）

A．轻度高渗性脱水　　　　　　　　　　B．中度高渗性脱水

C．重度高渗性脱水　　　　　　　　　　D．轻度低渗性脱水

E．中度低渗性脱水

4．等渗性脱水患者，首先应输入的液体是　　　　　　　　　　　　　　　　　（　　）

A．体积分数为5%的葡萄糖　　　　　　B．林格溶液

C．平衡盐溶液　　　　　　　　　　　　D．体积分数为5%的氯化钠

E．体积分数为5%碳酸氢钠

5．高钾血症和低钾血症共同的临床表现是　　　　　　　　　　　　　　　（　　）

A．心动过速　　　　　　　　　　　　B．手足麻木

C．心肌抑制　　　　　　　　　　　　D．继发酸中毒

E．乏力、软瘫

6．关于补钾，下列哪项是错误的　　　　　　　　　　　　　　　　　　　（　　）

A．首选口服

B．静脉补钾常选用体积分数为10%的氯化钾，经体积分数为5%的GS或NS稀释

C．浓度不超过0.3%

D．紧急时用体积分数为10%的氯化钾静脉推注

E．每日总量不超过6~8 g

7．外科最常见的酸碱代谢失衡类型是　　　　　　　　　　　　　　　　　（　　）

A．代谢性酸中毒　　　　　　　　　　B．代谢性碱中毒

C．呼吸性酸中毒　　　　　　　　　　D．呼吸性碱中毒

E．代谢性酸中毒合并呼吸性碱中毒

8．治疗严重的代谢性酸中毒时首选　　　　　　　　　　　　　　　　　　（　　）

A．体积分数为0.9%的生理盐水　　　B．体积分数为5%的葡萄糖

C．体积分数为5%的碳酸氢钠　　　　D．右旋糖酐

E．乳酸钠林格溶液

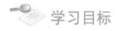

技能目标

1．运用相关知识，熟练掌握休克患者的抢救。

2．运用护理程序，为休克患者制订护理计划并得以实施。

技能目标

1．运用相关知识，熟练掌握休克患者的抢救。

2．运用护理程序，为休克患者制订护理计划并得以实施。

任务一　概述

休克是机体受到强烈的致病因素侵袭后，有效循环血量锐减、微循环灌注不足、细胞缺氧以及各重要器官功能代谢紊乱的一种急危临床综合征。有效循环血量是指单位时间内在心血管系统中运行的血液量，取决于充足的血容量、有效心搏出量和适宜的周围血管张力三个因素。休克发病急骤，进展迅速，并发症严重，若未能及时发现及治疗，则可发展至不可逆阶段而引起死亡。

一、病因和分类

外科休克大多为失血性、创伤性和感染性原因引起，失血和创伤都可引起血容量降低，因此，低血容量性休克和感染性休克是外科最常见的休克类型。根据引起休克的原因，对休克进行如下分类。

1．低血容量性休克　常因大量出血、失液或体液积聚在组织间隙导致有效循环血量降低所致。如大血管破裂、脏器（肝、脾）破裂出血、多发骨折、大手术引起血液及血浆的同时丢失等。

2. **感染性休克** 主要由于细菌及毒素作用所致，常继发于以释放内毒素为主的革兰阴性杆菌感染，如急性化脓性腹膜炎、急性梗阻性化脓性胆管炎、绞窄性肠梗阻、泌尿系统感染及脓毒症等。

3. **心源性休克** 主要由于心功能不全引起，常见于急性心肌梗死、急性心肌炎、心包填塞等。

4. **神经源性休克** 常由剧烈疼痛、脊髓损伤、麻醉平面过高或创伤等引起。

5. **过敏性休克** 常由接触、进食或注射某些致敏物质，如油漆、花粉、药物、疫苗、异体蛋白质等引起。

二、病理生理

有效循环血量锐减和组织灌注不足，以及由此引起的微循环障碍、代谢改变、炎症介质的产生及继发性器官系统损害是各类休克的共同病理生理基础。

1. **微循环障碍** 根据微循环障碍的严重程度，可将微循环障碍分为三期。

（1）微循环收缩期：又称缺血缺氧期。休克早期，机体有效循环血量减少，血压下降、组织灌注不足和细胞缺氧，刺激主动脉弓和颈动脉窦压力感受器，引起血管舒缩中枢加压反射，交感—肾上腺轴兴奋，引起大量儿茶酚胺释放，肾素—血管紧张素分泌增加，引起心跳加快、心排血量增加；内脏血管平滑肌及毛细血管前后括约肌受儿茶酚胺等物质的影响发生收缩，同时，动静脉短路开放，使外周循环血量减少、回心血量增加，以保证内脏器官的供血。因流经微循环的血量减少，组织处于低灌注、缺氧状态。此期为休克代偿期。

（2）微循环扩张期：又称瘀血缺氧期。若休克发展，流经毛细血管的血流量继续减少，组织因严重缺氧而处于无氧代谢状态，大量酸性代谢产物积聚，使毛细血管前括约肌松弛，而后括约肌由于对酸性物质耐受力较强仍处于收缩状态，致大量的血液淤滞于毛细血管，引起毛细血管内压力升高及通透性增加。血浆外渗至第三间隙，血液浓缩，血黏稠度增加，回心血量进一步减少，血压下降，重要内脏器官灌注不足。此期为休克失代偿期。

（3）微循环衰竭期：又称弥散性血管内凝血期。由于血液浓缩、黏稠度增加，加之酸性环境中的血液处于高凝状态，红细胞与血小板容易发生凝集形成微血栓，甚至发生弥散性血管内凝血。随着各种凝血因子的大量消耗，纤维蛋白溶解系统被激活，可出现严重的出血倾向。由于组织缺少血液灌注、细胞严重缺氧、加之酸性代谢产物和内毒素的作用，使细胞内溶酶体膜破裂，释放多种水溶酶，造成组织细胞自溶、死亡，引起广泛的组织损害甚至多器官功能衰竭。此期为休克晚期。

2. **代谢改变** 休克引起的应激状态使儿茶酚胺大量释放，促进胰高血糖素生成并抑制胰岛素分泌，以加速肝糖原和肌糖原分解，同时，刺激垂体分泌促肾上腺皮质激素，使血糖水平升高。血容量降低时，促使抗利尿激素和醛固酮分泌增加，通过肾脏使水、钠潴留，以保证有效血容量。在组织灌注不足和细胞缺氧的状态下，体内葡萄糖以无氧酵解为主，产生的三磷酸腺苷（ATP）减少，而丙酮酸和乳酸产生过多；同时，肝脏因灌注量减少，处理乳酸的能力减弱，使乳酸在体内的清除减少而血液内含量增多，引起代谢性酸中毒。休克时蛋白质分解加速，可引起血中尿素氮、肌酐及尿酸含量增加。

3. 内脏器官的继发损伤　由于持续的缺血、缺氧，细胞可发生变性、坏死，导致内脏器官功能障碍甚至衰竭，造成 MSOF，是休克患者的主要死因。

（1）肺：低灌注和缺氧可损伤肺毛细血管和肺泡上皮细胞。内皮细胞损伤可导致肺毛细血管通透性增加而引起肺间质水肿；肺泡上皮细胞损伤可使表面活性物质生成减少、肺泡表面张力升高，继发肺泡萎陷而引起肺不张，进而出现氧弥散障碍、通气/血流比例失调。患者出现进行性呼吸困难和缺氧，称为急性呼吸窘迫综合征（ARDS）。

（2）肾：休克时儿茶酚胺、抗利尿激素和醛固酮分泌增加，引起肾脏血管收缩、肾血流量减少和肾滤过率降低，致水、钠潴留，尿量减少。此时，肾内血流重新分布并主要转向髓质，致肾皮质血流锐减，肾小管上皮细胞大量坏死，引起急性肾衰竭（ARF）。

（3）心：由于代偿，心率加快，舒张期缩短或舒张压降低，冠状动脉灌流量减少，心肌因缺血缺氧而受损。一旦心肌微循环内血栓形成，可引起局灶性心肌坏死和心力衰竭。此外，休克时缺血、缺氧，酸中毒以及高血钾等均可加重心肌功能的损害。

（4）脑：休克晚期，由于持续性的血压下降，脑灌注血流量下降可引起脑缺氧并丧失对脑血流的调节作用。脑毛细血管通透性升高致血浆外渗可引起继发性脑水肿和颅内压增高。

（5）肝：肝灌注障碍使单核—吞噬细胞受损，导致肝解毒及代谢功能减弱并加重代谢紊乱及酸中毒。由于肝细胞缺血、缺氧，肝血窦及中央静脉内微血栓形成，肝小叶中心区可发生坏死而引起肝功能障碍，患者可出现黄疸、转氨酶升高等，严重时出现肝性脑病和肝衰竭。

（6）胃肠道：缺血、缺氧可使胃肠道黏膜上皮细胞的屏障功能受损，并发急性胃黏膜糜烂、应激性溃疡或上消化道出血。由于肠道屏障结构和功能受损，肠道内细菌及毒素移位，患者可并发肠源性感染或毒血症。

三、临床表现

休克按发展过程分为休克前期、休克期和休克晚期。

1. 休克前期　失血量低于总血容量的20%。患者表现为精神紧张，烦躁不安，面色苍白，四肢湿冷；脉搏增快（<100次/分），呼吸增快；收缩压正常或稍高，舒张压升高，脉压缩小（<4.0 kPa）；尿量正常或减少（25～30 mL/h）。此时若处理及时，休克可很快得到纠正，否则，病情继续发展，进入休克期。

2. 休克期　失血量达总血容量的20%～40%。患者表情淡漠，反应迟钝，皮肤黏膜发绀或花斑、四肢冰冷；脉搏细速（>100次/分），呼吸浅促；血压进行性下降；尿量减少；浅静脉萎缩，毛细血管充盈时间延长；患者出现代谢性酸中毒的症状。

3. 休克晚期　失血量超过总血容量的40%。患者意识模糊或昏迷，全身皮肤、黏膜发绀，甚至出现瘀点、瘀斑，四肢厥冷；脉搏微弱，血压测不出，呼吸微弱或不规则；无尿；并发 DIC 者，可出现鼻腔、牙龈、内脏或全身表皮广泛出血。若出现进行性呼吸困难、烦躁、发绀，虽给予吸氧仍不能改善时，提示并发急性呼吸窘迫综合征。此期患者常继发多系统器官功能衰竭而死亡。

四、辅助检查

1. 实验室检查

（1）血、尿、便常规检查：红细胞计数、血红蛋白量和血细胞比容降低提示失血，升高提示失液；白细胞计数和中性粒细胞比例增高常提示感染。尿比重增高常表明血液浓缩或容量不足。消化道出血时大便隐血阳性或呈黑便。

（2）血生化检查：包括肝、肾功能检查，动脉血乳酸盐、血糖、电解质等检查，可了解患者是否合并多器官功能衰竭、细胞缺氧，及酸碱平衡失调的程度等。

（3）凝血功能：包括血小板、出血时间、凝血时间、凝血因子、凝血酶原时间等。注意有无DIC的发生。

（4）动脉血气分析：有助于了解酸碱平衡状况；还可以提示肺功能状态，及时发现急性呼吸窘迫综合征。

2. 影像学检查　创伤引起的休克，行相应部位的影像检查，有助于判断有无骨骼、内脏或颅脑的损伤。

3. 血流动力学监测

（1）中心静脉压（CVP）：代表右心房或者静脉内的压力，其变化可反映血容量和右心功能。正常值为$5 \sim 10 \, cmH_2O$，CVP降低表示血容量不足，增高提示有心功能不全。

（2）肺毛细血管楔压（PCWP）：反映肺静脉、左心房和左心室压力。PCWP降低提示血容量不足，增高提示肺循环阻力增加。

（3）心排血量（CO）和心排血指数（CI）：通过Swan—Ganz漂浮导管应用热稀释法可测CO。休克时，CO多见降低，但某些感染性休克者可见增高。

五、治疗原则

尽早祛除病因，迅速恢复有效循环血量，纠正微循环障碍，恢复组织灌注，增强心肌功能，恢复正常代谢和防治多器官功能障碍综合征。

1. 一般处理　积极处理引起休克的原发伤、病。创伤处包扎、固定、制动和控制大出血，保持呼吸道畅通等；采取头和躯干抬高$20° \sim 30°$，下肢抬高$15° \sim 20°$的体位，以增加回心血量。及早建立静脉通路，吸氧，注意保温等。

2. 补充血容量　补充血容量是治疗休克最基本和首要的措施，也是纠正休克引起的组织低灌注和缺氧状态的关键。在连续监测血压、CVP和尿量的基础上，及时、快速、足量补液。输液种类包括晶体液和胶体液。一般先输入扩容作用迅速的晶体液，再输入扩容作用持久的胶体液，必要时进行成分输血或输入新鲜全血。

3. 积极处理原发病　由外科疾病引起的休克，多存在需手术处理的原发病变。对此类患者，应在尽快恢复有效循环血量后及时手术处理原发病，才能纠正休克。有时甚至需要在积极抗休克的同时施行手术，以赢得抢救时机。

4. 纠正酸碱平衡失调　组织缺氧加重，酸性代谢产物积聚使患者很快形成代谢性酸中毒。轻度酸中毒患者，随扩容治疗时输入平衡盐溶液所带入的一定量碱性物质和组织灌流的改善，无须应用碱性药物即可得到缓解。但对酸中毒明显、经扩容治疗不能纠正者，仍需应用碱性药物，如体积分数为5%的碳酸氢钠溶液。

5. 应用血管活性药物　血管活性药物辅助扩容治疗，主要包括血管收缩剂、扩张剂及强心药物三类。血管收缩剂可加重组织缺氧，应慎重选用；血管扩张剂只能在血容量已基本补足的基础上才考虑使用；强心药物可以增强心肌收缩力、减慢心率、增加心排血量。血管活性药物的选择应结合病情，为兼顾重要脏器的灌注水平，临床常将血管收缩剂与扩张剂联合应用。

6. 改善微循环　休克发展到DIC阶段，需应用肝素抗凝治疗。DIC晚期，纤维蛋白溶解系统功能亢进，可使用抗纤溶药。

7. 控制感染　原发感染灶的存在是引起休克的主要原因，应尽早处理才能彻底纠正休克和巩固疗效。对病原菌尚未确定者，可根据临床判断应用抗生素；对已知致病菌种者，则应针对性选用敏感的抗生素，以提高抗菌效果和减少耐药性。

8. 应用皮质类固醇　对于严重休克及感染性休克的患者可使用激素治疗。

（任希燕）

任务二　低血容量性休克患者的护理

低血容量性休克包括失血性休克和创伤性休克。失血性休克通常是由于各种原因引起的大失血，机体迅速失血超过全身总血量的20%，即出现休克；严重的体液丢失，可造成大量的细胞外液和血浆的丧失，以致有效循环血量减少，也能引起休克。创伤性休克见于严重的外伤，引起血液或血浆的丧失，损伤处炎性肿胀和体液渗出，致有效循环血量进一步降低。另外，创伤可刺激神经系统，引起疼痛和神经—内分泌系统反应，影响心血管功能，造成休克。

一、临床表现

休克的临床表现和程度，如表3-1所示。

表3-1　休克的临床表现和程度

因子	轻度（微循环收缩期）	中度（微循环扩张期）	重度（微循环衰竭期）
神志	清楚，精神紧张，烦躁不安	尚清楚，表情淡漠，反应迟钝	意识模糊，嗜睡甚至昏迷
口渴	口渴	口渴加重	非常口渴
皮肤色泽	开始苍白	苍白	明显苍白、青紫、瘀斑
皮肤温度	正常或发凉	发冷	四肢厥冷
脉搏	尚有力，<100次/min	细速，>100次/min	微弱，甚至摸不到
血压	收缩压正常或稍高，舒张压升高，脉压<30 mmHg	收缩压70~90 mmHg，舒张压降低，脉压<20 mmHg	收缩压<70 mmHg，甚至测不出血压

因子	轻度（微循环收缩期）	中度（微循环扩张期）	重度（微循环衰竭期）
体表血管	正常	浅静脉塌陷	毛细血管充盈非常迟缓
尿量	正常	尿少，15～25 mL/h	无尿，＜15 mL/h
失血量*	＜20%（＜800 mL）	20%～40%（800～1 600 mL）	40%以上（1 600 mL以上）

注：*成人发生低血容量性休克。

二、护理评估

（一）健康史

了解引起休克的病因，如有无因严重烧伤、损伤或感染等引起的大量失血和失液，患者受伤或发病后的救治情况。

（二）身体状况

1. 全身表现

（1）意识和表情：患者有无精神紧张或烦躁不安状态，有无表情淡漠、反应迟钝、意识模糊甚至昏迷，对刺激有无反应。

（2）生命体征：①血压：患者的血压和脉压是否正常。②脉搏：休克早期脉率增快，加重时脉细弱，临床常用脉率/收缩压（mmHg）计算休克指数：0.5为无休克；＞1.0～1.5提示有休克；＞2.0为严重休克。③呼吸：评估呼吸次数及节律，有无呼吸急促、变浅、不规则；呼吸增至30次/min以上或降至8次/min以下表示病情危重。④体温：患者体温是否降低或高热。多数患者体温偏低，但感染性休克患者可有高热；若体温突升至40 ℃以上或骤降至36 ℃以下，提示病情危重。

（3）皮肤色泽及温度：皮肤和口唇黏膜有无苍白、发绀、花斑、瘀斑和出血点，四肢有无湿冷。

（4）尿量：是反映肾血流灌注情况的重要指标之一。若患者尿量＜25 mL/h，表明血容量不足；尿量＞30 mL/h，表明休克有改善。

2. 局部表现　有无骨骼、皮肤、软组织的损伤，有无局部出血，有无颅脑损伤或其他脏器损伤。

3. 辅助检查　了解各项实验室检查和血流动力学监测的结果，有助于判断病情和制订护理计划。

（三）心理—社会状况

休克患者起病急，病情进展快，并发症多，抢救过程中使用的监护仪器较多，易使患者和家属产生紧张、焦虑和恐惧，护士应及时评估患者和家属的情绪变化、心理承受能力及对治疗和预后的了解程度，并了解引起其不良情绪反应的原因。

三、常见护理诊断

1. 体液不足　与大量失血、失液有关。
2. 气体交换障碍　与微循环障碍、缺氧和呼吸形态改变有关。
3. 有体温失调的危险　与感染、组织灌注不足有关。
4. 有感染的危险　与免疫力降低、介入性治疗有关。
5. 有受伤的危险　与烦躁不安、意识不清、疲乏无力等有关。

四、护理目标

（1）患者体液维持平衡，表现为生命体征平稳，尿量正常，肢体温暖。
（2）患者微循环改善，呼吸道通畅，呼吸平稳，血气分析结果维持在正常范围。
（3）患者体温维持正常。
（4）患者未并发感染或感染发生后被及时发现和处理。
（5）患者未发生意外损伤。

五、护理措施

（一）迅速补充血容量，维持体液平衡

1. 建立静脉通路　迅速建立两条以上静脉输液通道，大量快速补液（心源性休克除外）。若周围血管萎陷和肥胖患者静脉穿刺困难时，应选择静脉切开或中心静脉穿刺置管，并同时监测CVP。

2. 合理补液　根据失血量、失液量、血压及CVP等监测指标及心肺功能，调整输液量和速度，如表3-2所示。

表3-2　中心静脉压、血压与补液的关系

中心静脉压	血压	原因	处理原则
低	低	血容量严重不足	充分补液
低	正常	血容量相对不足	适当补液
高	低	心功能不全或血容量相对过多	给强心药，纠正酸中毒，舒张血管
高	正常	容量血管过度收缩	舒张血管
正常	低	心功能不全或血容量不足	补液试验*

*补液试验：用250 mL生理盐水，在5～10 min内经静脉快速滴入，若血压升高而CVP不变，提示血容量不足；若血压不变而CVP升高，提示心功能不全。

3. 观察病情变化　定时监测脉搏、呼吸、血压及CVP变化，并观察患者的意识、面唇色泽、肢端皮肤颜色、温度及尿量变化。患者意识变化可反映脑组织血液灌注情况，如神志清醒，提示循环血量基本充足。皮肤色泽、温度可反映体表灌流情况，如患者唇色红润、肢体转暖，提示休克好转。

4. 准确记录出入量　输液过程中，应准确记录输入液体的种类、数量、速度等，并详细记录24 h液体出入量以作为后续治疗的依据。

5. 辅助动态监测 留置尿管，并测定每小时尿量和尿比重。尿量可反映肾灌流情况，是观察休克变化简便而有效的指标。同时监测三大常规、血电解质、肝肾功能、血气分析、CVP等，以了解休克状态和治疗效果。

（二）改善组织灌注，促进气体正常交换

1. 体位 将患者置于仰卧中凹位，以利膈肌下移促进肺扩张，并可增加肢体回心血量，改善重要器官的供血。

2. 使用抗休克裤 抗休克裤常用于出血患者的紧急处理。充气后在腹部和腿部加压，使血液回流到心脏，同时可控制腹部和下肢的出血。休克纠正后，为避免气囊放气过快引起低血压，应由腹部开始缓慢放气，每15 min测量血压1次，防止放气太快加重休克。

3. 用药护理 血管活性药物使用时应从低浓度、慢速度开始，同时用心电监护仪5~10 min测1次血压，血压平稳后15~30 min测1次。根据血压测定值调整药物浓度和速度，血压平稳后，应逐渐降低药物浓度、减慢速度后撤除，避免突然停药引起不良反应。对于有心功能不全的患者，遵医嘱给予强心药，并观察患者心率及药物的不良作用。

4. 维持有效的气体交换 给予吸氧，以提高血氧浓度。观察患者的呼吸状况，动态监测动脉血气分析，以了解缺氧程度及呼吸功能。呼吸困难者，可行气管插管或气管切开，并尽早用呼吸机辅助呼吸。昏迷患者，应将其头偏向一侧或置入通气管，以防舌后坠或呕吐物、气道分泌物等误吸引起窒息。鼓励患者定时做深呼吸，协助拍背并鼓励其有效咳嗽、排痰。

（三）观察和防治感染

休克时机体处于应激状态，患者免疫功能下降，抵抗力减弱，容易继发感染，应加以预防。严格执行无菌技术操作规则；遵医嘱合理应用有效抗生素；避免误吸引起肺部感染；加强留置尿管的护理，预防泌尿道感染；加强创面或伤口的护理，预防伤口感染。

（四）维持正常体温

监测体温，4 h测体温1次。体温下降者应注意保暖，可用加盖棉被或调节室温等保暖措施。切忌用热水袋、电热毯等局部加温方法提升患者体表温度，以免烫伤及皮肤血管扩张加重组织缺血。对高热患者应予以物理降温，必要时按医嘱使用药物降温。保持室内通风以调节室内温度，及时更换被汗液浸湿的衣物，保持床单位清洁、干燥。

（五）预防皮肤受损和意外受伤

若病情许可时，间隔2 h为患者翻身、拍背1次，按摩受压部位的皮肤，预防皮肤压疮发生；对于躁动或神志不清的患者，应加床旁护栏以防坠床，输液肢体必要时进行固定。

（六）健康指导

（1）加强自我保护，避免损伤或其他意外伤害。

（2）指导患者合理膳食，防止水、电解质紊乱和酸碱平衡失调。

（3）发生高热或感染时应及时到医院就诊。

（任希燕）

任务三　感染性休克患者的护理

感染性休克又称内毒素性休克，常继发于以释放内毒素的革兰阴性杆菌为主的感染，如急性腹膜炎、绞窄性肠梗阻等。从血流动力学的改变来看，感染性休克可分为两种类型：①低排高阻型休克，又称低动力型休克，其血流动力学特点是外周血管收缩致血管阻力增高，心排血量减少。由于皮肤血管收缩、血流量减少，使皮肤温度降低，故又称为冷休克。大多数（革兰阴性杆菌）感染性休克均属此类，临床上最常见。②高排低阻型休克，又称高动力型休克，其血流动力学特点是外周血管扩张致血管阻力降低，心排血量正常或增加。由于皮肤血管扩张、血流量增多，使皮肤温度升高，故又称暖休克。部分（革兰阳性菌）感染性休克属于此类。

一、临床表现

除有休克的共同表现外，感染性休克患者的临床表现因血流动力学有低动力型和高动力型改变而各异。

1. 低排高阻型休克　表现为体温降低，烦躁不安，神志淡漠或嗜睡，面色苍白、发绀、呈花斑样，皮肤湿冷，脉搏细速，血压降低，脉压缩小和尿量减少。

2. 高排低阻型休克　表现为神志清醒、面色潮红、手足温暖、血压下降、脉率慢而有力。革兰阳性菌感染引起的休克加重时也可转变为冷休克，至晚期甚至可因心力衰竭、外周血管瘫痪而成为低排低阻型休克。

二、护理评估

（一）健康史

引起感染性休克的病原菌包括革兰阴性杆菌、革兰阳性杆菌、病毒、真菌等，其中革兰阴性杆菌最常见，应注意的感染部位有胆道、肠道、腹膜、泌尿道、呼吸道等。

（二）身体状况

1. 肾功能减退　低血压和毒素作用，肾小球滤过减少或停止，还可造成肾小管坏死，导致少尿、无尿甚至肾衰竭。

2. 脑部缺氧　脑缺血、酸中毒及有毒物质的蓄积影响脑功能，通过意识的改变可以判断脑功能的状态。

3. 心血管功能　能较好反映休克的严重程度，密切观察心率、血压和其他监测指标，能及早发现休克的变化，指导治疗。

4. 呼吸功能异常　缺氧及毒素作用造成肺泡渗出、水肿，进而气体交换障碍加重，呼吸功能改变，形成呼吸性酸中毒甚至ARDS。

5. 肝功能障碍　肝血流减少，使肝的解毒功能降低，外加细菌毒素作用，可造成肝细胞坏死，机体产生能量不足，抗感染能力降低，加重休克。

三、常见护理诊断

1. **体液不足**　与感染所致的微循环扩张、血液淤滞有关。
2. **气体交换障碍**　与呼吸道感染、痰液阻塞和呼吸形态改变有关。
3. **心排血量减少**　与体液不足及心功能下降有关。
4. **有体温失调的危险**　与感染、组织灌注不足有关。
5. **皮肤完整性受损**　与不能活动、长期受压、分泌物刺激皮肤等有关。

四、护理目标

（1）患者感染得到控制和治疗，血容量得到补充，肢体温暖。
（2）患者呼吸道通畅，氧利用增加，缺氧改善，呼吸平稳。
（3）患者体液得到及时补充，心功能正常。
（4）患者体温和组织灌注维持正常。
（5）保障安全，预防意外。

五、护理措施

（一）控制感染

积极处理原发感染病灶是治疗感染性休克的关键。术前、术后应遵医嘱及时、足量给予有效抗生素。

（二）补充血容量

发生休克时，因体液转移，血容量下降，因此补充血容量极为重要。一般应以平衡盐溶液为主，配合适量的血浆和全血。由于感染的影响，患者常有心肌损害和肾损害，过多的补液将导致不良后果，补液不足又难以纠正休克，故补液时应根据心、肾功能监测及CVP调整输液量和速度。

（三）纠正酸中毒

在补充血容量的同时，根据酸中毒情况，遵医嘱经静脉补给体积分数为5%的碳酸氢钠溶液100～200 mL，观察其效果，以后再根据检测血二氧化碳结合力或动脉血气分析结果调整用量。

（四）血管活性药物的应用

感染性休克时，心功能受到一定程度损害，可采用毛花苷C等治疗。在补充血容量、纠正酸中毒，甚至已去除病因后休克仍未好转时，应采用血管扩张剂治疗。血管收缩剂常在收缩压低于60 mmHg、生命器官灌注无法维持时暂时使用，以维持生命器官的灌注。使用血管收缩剂会加重组织的缺血，因此，应从低浓度、慢滴速开始，并密切观察血压的变化。

（五）皮质类固醇的应用

对于感染性休克的患者可使用皮质类固醇治疗。其主要作用是：阻断受体兴奋作用，扩张血管，降低外周血管阻力，改善微循环；保护细胞内溶酶体，防止细胞溶酶体破裂；增强心肌收缩力，增加心排血量；促进糖异生，使乳酸转化为葡萄糖，减轻酸中毒。

（任希燕）

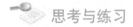 思考与练习

1．各型休克共同的病理生理特点是　　　　　　　　　　　　　　　　　　　　　（　　）

A．面色苍白　　　　　　　　　　　B．血液丢失

C．血压下降　　　　　　　　　　　D．血管扩张

E．有效循环血量锐减

2．抗休克最基本最有效的措施是　　　　　　　　　　　　　　　　　　　　　　（　　）

A．扩充血容量　　　　　　　　　　B．吸氧

C．使用血管活性药物　　　　　　　D．纠正酸中毒

E．使用糖皮质激素

3．休克早期血压的变化为　　　　　　　　　　　　　　　　　　　　　　　　　（　　）

A．收缩压升高、舒张压正常

B．收缩压下降、舒张压下降

C．收缩压正常、舒张压升高

D．收缩压、舒张压均无明显变化

E．收缩压升高、舒张压下降

4．反应休克患者组织灌流量最简单而有效的指标是　　　　　　　　　　　　　　（　　）

A．血压　　　　　　　　　　　　　B．脉搏

C．尿量　　　　　　　　　　　　　D．中心静脉压

E．神志

5．患者血压和中心静脉压均低，提示　　　　　　　　　　　　　　　　　　　　（　　）

A．血容量严重不足　　　　　　　　B．血容量相对不足

C．血容量相对过多　　　　　　　　D．心功能不全

E．血管过度收缩

6．休克患者扩容疗法时首选的液体是　　　　　　　　　　　　　　　　　　　　（　　）

A．乳酸钠林格溶液　　　　　　　　B．碳酸氢钠等渗盐水

C．体积分数为0.9%的生理盐水　　　D．体积分数为5%的葡萄糖氯化钠

E．低分子右旋糖酐

7．表明休克在改善的患者的尿量为　　　　　　　　　　　　　　　　　　　　　（　　）

A．10 mL/h　　　　B．20 mL/h　　　　C．30 mL/h　　　　D．40 mL/h　　　　E．50 mL/h

学习目标

知识目标

1．掌握急性肾衰竭和急性呼吸窘迫综合征的临床表现和护理措施。

2．熟悉急性肾衰竭和急性呼吸窘迫综合征的预防和治疗。

技能目标

能运用护理知识对急性肾衰竭和急性呼吸窘迫综合征患者提出护理诊断和护理问题，并对其实施整体护理。

任务一　概述

多器官功能障碍综合征（MODS）是指在急症过程中同时或相继出现两个或两个以上器官和（或）系统发生功能障碍直至衰竭的严重综合征。一般是肺先受累，其次为肾、肝、中枢神经、心血管和凝血功能，病死率较高。MODS的发病机制较复杂，一般认为它的发病基础是全身炎症反应综合征（SIRS）或非感染性疾病诱发，如果能够得到及时合理的治疗和护理，仍有逆转的可能。

一、病因与分类

1．感染　如严重的脓毒症或合并脏器坏死的腹腔感染。

2．创伤　严重的创伤、烧伤或心跳、呼吸骤停复苏后。

3．血流动力学改变　大手术致失血、失液等原因导致严重的组织器官缺血—再灌注损伤。

4. 其他　输血、输液、药物使用不当或呼吸机使用不当；具有其他患病基础，如肾病、糖尿病等。

MODS有两种类型：一种为速发型，是指原发急症在发病24 h后有两个或两个以上的器官系统同时发生功能障碍。此型发生多由于原发病为急症且甚为严重。另一种为迟发型，是先发生一个重要器官或系统的功能障碍，经过一段较稳定的维持时间，继而发生更多的器官、系统功能障碍。此型多见于继发感染或存在持续的毒素或抗原。

二、临床表现

临床表现可因障碍的程度、对机体的影响、是否容易发现而有较大的差异。如肺、肾等器官和呼吸、循环系统的功能障碍临床表现较明显，故较易诊断；肝、胃肠道和血液凝血功能障碍在较重时临床表现才明显，不易早期诊断。采用化验、心电图、影像学和介入性导管监测等检查方法，有助于早期诊断器官功能障碍。因此，MODS的诊断需要对病史、临床表现、辅助检查结果做综合分析，如表4-1所示。

表4-1　MODS 的初步诊断

器官	病症	临床表现	辅助检查
心血管	休克、心衰、心梗	无血容量不足情况下血压降低，肢端发凉，尿少，心动过速，心律失常	ECG显示异常，CVP、MAP、PAWP、CI等失常
肺	ARDS	呼吸加快，窘迫，皮肤发绀，需吸氧和辅助呼吸	PaO_2 或 $PaCO_2$ 失常，呼吸功能失常
肾	ARF	无血容量不足的情况下尿少	尿比重低，血肌酐增加
胃肠	消化道出血、应激性溃疡	呕血、便血，不耐饮食，易致肠源性感染	内镜见胃黏膜病变
肝	急性肝衰竭	进展时呈黄疸，神志失常	肝功异常，血胆红素增高
血液	DIC	皮下出血、瘀斑，胃肠出血等	血小板减少，凝血酶原时间延长，凝血功能失常
脑	中枢神经功能衰竭	意识障碍，对刺激反应减退，瞳孔对光反射失常	

三、治疗原则

1. 治疗原发病　首先要抢救患者的生命，积极治疗原发病，才能有效防治MODS。

2. 监测生命体征　生命体征是最容易反映患者器官或系统变化的征象。对可能发生MODS的高危患者，必要时应扩大监测项目，可早期发现MODS。

3. 防治感染　感染是MODS的启动因素或直接原因，对可疑感染或已有感染的患者，合理使用抗生素进行治疗；对有明确感染病灶且有手术指征者，在进行抗生素治疗的同时要及时手术治疗。

4. 改善全身情况和免疫调理治疗　及时纠正水、电解质紊乱和酸碱平衡失调，维持内环境稳定。加强营养，增强机体的免疫功能，提高抵抗力。

5. 保护肠黏膜的屏障作用　尽可能采用肠内营养，可防止肠道细菌的移位。有效纠正休克，改善肠黏膜的灌注，能维护肠黏膜的屏障功能。

6. 及早治疗首先发生功能障碍的器官　MODS多从一个器官功能障碍开始，连锁反应导致多个器官的功能障碍。治疗单个器官功能障碍的效果胜过治疗MODS。早诊断、早治疗，阻断MODS的发展。

（李　琴）

任务二　急性肾衰竭患者的护理

急性肾衰竭（ARF）是指由于肾本身或肾外因素引起肾功能减退，代谢产物潴留而导致水与电解质代谢紊乱、酸碱平衡失调和氮质血症等一系列症状的临床综合征。ARF主要表现为少尿（每日尿量少于400 mL）或无尿（每日尿量少于100 mL）、氮质血症、高钾血症和代谢性酸中毒。有少数患者尿量并不减少（甚至多尿），但仍伴有代谢产物的蓄积，此即"非少尿型"急性肾衰竭。

一、病因与分类

1. 肾前性ARF　肾本身无原发性损害。由于各种原因引起心排出量减少和血容量不足，使肾的血液灌流量减少，肾小球滤过率下降，导致肾功能损害，如严重失血、脱水、烧伤等。若肾前性ARF的病因不能及时祛除，则可转变为肾实质性损害。

2. 肾性ARF　由肾本身疾患所致肾实质性损害。常见原因主要是肾缺血或肾中毒（如重金属、药物、造影剂、有机溶剂及蛇毒等）所导致的急性肾小管坏死。

3. 肾后性ARF　从肾到尿道外口任何部位的尿路梗阻，都可能引起肾后性ARF。肾后性ARF的早期并无肾实质的器质性损害，若能及时解除梗阻，可使肾功能很快恢复。

二、发病机制

由于各种原因引起肾缺血或肾中毒，使肾小球滤过率下降，肾小管阻塞及原尿由坏死的肾小管漏回间质等因素，可使患者少尿或无尿；而肾小管上皮重吸收水和钠的功能障碍，常使尿比重低（尿比重不超过1.015，多固定在1.010左右）；肾小管阻塞，影响肾小球滤过，加重肾间质水肿、受压，使肾小球滤过率进一步减少。由于肾小球滤过功能障碍和肾小管上皮坏死脱落，尿中可含有蛋白及红、白细胞和管型等成分。另外，肾缺血、缺氧导致细胞产生一系列代谢改变，最初为与缺血程度相关的细胞内ATP减少，随缺血时间延长，可造成线粒体功能不可逆地丧失，使ATP生产进一步减少。这些因素导致细胞水肿、细胞内钙离子浓度升高、细胞内酸中毒及细胞损害，最终引起肾脏细胞功能障碍和死亡。

三、临床表现

ARF对机体造成的影响主要是代谢产物的蓄积和内环境紊乱的表现，临床上按病程发展分为三期：少尿期、多尿期和恢复期。

1. 少尿期或无尿期　此期持续时间一般为7~14 d，有时可超过2周或更长。时间越长预后越差，若少尿或无尿期超过1 mon，肾功能不全常难以恢复。其主要表现如下：

（1）水中毒：由于肾泌尿功能急剧降低，使水分在体内潴留，严重者出现肺水肿和脑水肿。肺水肿表现为呼吸困难、咯血性泡沫痰及肺部湿啰音，脑水肿表现为头痛、头晕、视力模糊、躁动、嗜睡、昏迷等神经系统症状。水中毒是ARF早期常见死亡原因之一。

（2）高钾血症：是少尿期最重要的并发症，也是ARF常见的死亡原因。高钾血症多因肾排泄功能障碍使尿钾排出减少而引起。血钾升高至6.0~6.5 mmol/L，即可出现心跳缓慢、心律失常及心电图异常改变。如不及时处理，则可导致心搏骤停而危及患者生命。

（3）其他电解质紊乱：细胞外液增多，稀释血钠和氯致稀释性低钠血症和低氯血症。由于无机磷不能从肾排出而大部分改由肠道排泄，并在肠道中与钙结合形成不溶解的磷酸钙，影响钙的吸收而引起高磷、低钙血症。镁与钾在ARF时呈平行改变，肾排镁减少即可引起高镁血症。一般情况下，血镁升高至3.0 mmol/L时，也可产生嗜睡、肌无力等神经肌肉症状。

（4）代谢性酸中毒：由于肾功能减退以及组织分解代谢增强，促使酸性代谢产物在体内蓄积，从而引起代谢性酸中毒。患者表现为呼吸深快、呼气有酮味、恶心呕吐、面色潮红、脉搏细速，严重时出现休克或昏迷。

（5）尿毒症：肾功能障碍后，机体的代谢产物不能排出，血中尿素氮、肌酐等非蛋白含氮物质增多称为氮质血症。尿素氮升高的同时，血内酚胍类等毒性物质增加，出现恶心、呕吐、头痛、烦躁、乏力、意识模糊或昏迷、抽搐等症状时称为尿毒症。血中尿素氮、肌酐上升越快，表示病情越重，预后越差。

2. 多尿期　多尿期一般持续1~2周。在少尿或无尿后7~14 d，如尿量逐渐增多，每日超过400 mL，即表示进入多尿期，此期每日尿量可高达3 000 mL以上，甚至更多。尿比重固定在1.005~1.006，患者未脱离危险。因大量水分和电解质排出，可出现脱水、低钾血症和低钠血症。此期患者肾功能仍然很差，免疫力十分低下，极易并发感染，绝不能放松警惕。

3. 恢复期　此期常需数月至1年。病后1 mon左右进入恢复期，肾功能逐渐恢复，血肌酐、尿素氮水平逐渐下降，但因尿的浓缩和尿素等物质的清除功能仍不完全正常，恢复还需较长时间。少数患儿肾功能迟迟不能恢复，发展为慢性肾衰竭。

非少尿型急性肾衰竭：24 h尿量在800 mL以上，但血肌酐呈进行性升高，与少尿型相比较，其升高幅度较低，临床表现轻，进展缓慢，严重的水、电解质和酸碱平衡紊乱、胃肠道出血和神经系统症状均少见，感染发生率较低，预后较好。

四、辅助检查

1. 尿液检查　包括尿常规和生化检查等。
2. 肾功能检查　明确血肌酐和尿素氮的升高情况。
3. 血生化检查　了解电解质和酸碱失衡状态。
4. 影像学检查　利用超声、平片、造影等方法确定有无引起肾衰竭的因素。
5. 补液试验　可用于鉴别血容量不足引起的少尿。
6. 肾穿刺活检　以明确肾脏病变性质。

五、治疗原则

1. **少尿或无尿期**　治疗原则是维持内环境的稳定。

（1）控制入水量：补液原则为"量出为入，宁少勿多"，以防摄入水过多。可参考下列公式：每日补液量=显性失水+非显性失水-内生水。

（2）高钾血症：严格限制含钾食物、药物；勿输库存血；彻底清创，控制感染，以减少组织分解和钾的释放。在紧急情况下，可用体积分数为10%的葡萄糖酸钙20~40 mL静脉注射，以对抗钾离子对心肌的抑制作用。对高钾血症最有效的处理方法是透析疗法，一般以血液透析为佳。

（3）代谢性酸中毒治疗：通常酸中毒发展较慢，早期并不严重。严重酸中毒根据病情给予体积分数为5%的碳酸氢钠溶液100~200 mL静脉滴注。

（4）饮食：给予低蛋白、高热量、高维生素饮食。热量供应以糖为主，能减少蛋白质分解代谢。可给适量的脂肪乳剂及必需氨基酸制剂，同时补充各种维生素。严禁含钾食物、药物。对不能进食的患者，可行全胃肠外营养。

（5）预防感染：感染也是ARF主要并发症及死亡原因之一，一般多发生在肺、泌尿系统、伤口及血液系统。需使用抗生素时应考虑对肾有无毒性作用，并根据其半衰期调整用量和治疗次数。

（6）透析疗法：ARF患者，血尿素氮高于25 mmol/L，血肌酐高于442 μmol/L或血钾高于6.5 mmol/L，水中毒经一般措施不能改善，酸中毒经补碱而难以纠正者均应进行透析疗法。常用透析疗法有血液透析和腹膜透析。

2. **多尿期**　多尿期患者并未脱离危险，体内各种紊乱依然存在，应重视其治疗。多尿初期补液量以出水量的1/2或者2/3为宜；根据血电解质的测定结果，补给氯化钠和氯化钾，纠正低钠、低钾血症；使用抗生素预防感染；加强营养，注意蛋白质的摄入，纠正贫血，提高患者抵抗力。

3. **恢复期**　此期较长，约1年。给予高热量、高维生素、富含蛋白质易消化的饮食，积极补充营养，促进肾功能恢复；要避免各种对肾有害的因素，如疲劳、创伤、感染、妊娠及对肾有毒性的药物等。

六、护理评估

1. **健康史**　询问患者的病史，有无严重脱水、失血、急性溶血、泌尿道梗阻等可能导致ARF的因素。

2. **身体状况**

（1）症状：评估患者是否出现水中毒、高钾血症、尿毒症等症状。

（2）体征：评估患者有无全身水肿、血压升高、肺水肿、脑水肿及心力衰竭等。

（3）辅助检查：评估患者的各项辅助检查，如尿比重、尿素氮、血肌酐、血清电解质的监测，分析电解质失衡情况。

3. **心理—社会状况评估**　患者及家属心理及情绪变化，有无心情紧张、焦虑或恐惧等表现；治疗时间较长者，患者有无意志消沉、悲观或绝望等。

七、常见护理诊断

1. 排尿障碍　少尿或无尿与ARF有关。
2. 焦虑或恐惧　与肾功能障碍、病程较长、知识缺乏等因素有关。
3. 体液过多　与肾泌尿功能障碍有关。
4. 有感染的危险　与免疫降低有关。
5. 潜在并发症　高钾血症、代谢性酸中毒、尿毒症等。

八、护理目标

（1）患者排尿恢复正常，体液保持平衡。
（2）患者和家属焦虑、悲观减轻或消失，能初步了解ARF的科普知识，并对健康有正确的认识。
（3）患者能够维持正常的体液平衡。
（4）患者不发生感染或感染被及时发现并防治。
（5）患者肾功能恢复，并发症得到及时治疗。

九、护理措施

1. 心理护理　消除患者的紧张、悲观情绪，增加患者康复信心；向患者及家属宣传ARF的基本知识，以取得各方面的积极配合，完成治疗方案。

2. 控制出入量　根据病情，遵循"量出为入，宁少勿多"的原则，制订补液计划。准确记录24 h液体出入量，监测患者的生命体征及肾功能变化，监测水电解质，注意有无心力衰竭、肺水肿等表现。补液恰当的指标有：①体质量每日减轻0.5 kg；②血钠大于130 mmol/L；③中心静脉压正常；④无肺水肿、脑水肿及循环衰竭等现象。

3. 饮食护理　少尿期应限制水、含钾食物、蛋白质的摄入，避免加重水中毒、高钾血症及尿毒症。补充适量的糖供应热量，以减少组织蛋白的分解。不能进食的患者，可行全胃肠外营养补充葡萄糖、氨基酸、脂肪乳等；能进食者，应指导其进食高效价蛋白质及含水量少的低盐饮食。

4. 维持电解质、酸碱平衡　禁用含钾食物和含钾药物，不输库存血，密切监测血钾的变化，如血钾超过5.5 mmol/L，及时处理；定期监测血钠水平，以免血钠骤然变化而出现神经功能紊乱；低钙血症者，一般可用体积分数为10%的葡萄糖酸钙10～20 mL静脉注射，或加入体积分数为5%的葡萄糖溶液中静脉缓滴。注意控制含磷食物的摄入。

5. 代谢性酸中毒的护理　少尿早期，如能补充足够热量，减少体内组织分解，一般代谢性酸中毒并不严重。定期监测血pH及二氧化碳结合力等实验室指标的变化。严重酸中毒时，应遵医嘱补充体积分数为5%的碳酸氢钠溶液，既可纠正酸中毒，也可使钾离子进入细胞，有利于降低血钾浓度。

6. 观察和防治感染　注意病房环境清洁，做好消毒隔离；严格遵守无菌操作过程；尽量减少不必要的留置管道；根据细菌培养及药物敏感试验，选用抗生素并注意其对肾脏的毒性作用。

7. **透析疗法护理**　腹膜透析安全、简单易行、使用广泛，具体方法和护理要点如下。

（1）原理：腹膜不仅面积大，而且具有吸收、分泌和半透膜的渗透作用，腹膜透析就是利用腹膜的这种生理特性，达到排除体内有毒物质，调节水与电解质平衡的目的。

（2）操作方法：取耻骨联合与脐连线的中点，通过套管针穿刺法或腹壁小切口法，将硅胶管开有小孔的一端插至盆腔直肠前窝内，以避免大网膜覆盖堵塞；另一端通过 Y 形接管分别与准备好的透析液瓶和床边引流瓶相连。每次透析时，应将已配制的透析液 1 500～2 000 mL 加热至 37～40 ℃，在 15 min 内经管滴入，于腹腔内停留 20～30 min 后开放引流管使其流向床边引流瓶，直至流尽为止。根据病情需要每日或隔日透析 1 次（1 个疗程约需 10 L 透析液）。透析间歇期要将引流皮管夹住，使管道保持有水充盈，以免空气进入使虹吸中断。

（3）护理要点：①患者取半卧位，鼓励患者深呼吸和咳嗽，帮助翻身，预防肺部并发症；②一切操作应严格遵守无菌原则，并做好引流导管的常规护理，预防插管部位及腹腔感染；③透析过程中，皮管内不得有空气进入，更换透析瓶时不能使正常运作中断，以便保证持续虹吸引流作用；④密切观察病情变化，注意有无发热、腹痛，定时监测生命体征；⑤准确记录每次排出液量及 24 h 排液量总和。如每次排液量过少或排液不畅，必须检查引流管是否堵塞、扭曲或脱出，并做出相应的处理。若不能排除阻塞因素，应及时报告医生。

8. **健康指导**

（1）指导 ARF 患者积极治疗原发病，对急性脱水、失血要早期治疗，避免导致血容量不足。

（2）注意增加营养，加强锻炼，提高机体抵抗力。

（3）避免一切对肾脏有害的诱因。

（4）定期复查。

（李　琴）

任务三　急性呼吸窘迫综合征患者的护理

急性呼吸窘迫综合征（ARDS）是指在创伤、感染、休克、大手术等严重疾病的过程中继发的一种以进行性呼吸困难和难以纠正的低氧血症为特征的急性呼吸衰竭。病理改变主要是肺血管内皮组织和肺泡的损害，形成肺间质水肿，患者表现出严重的低氧血症。在临床上治疗 ARDS 的关键在于迅速纠正缺氧，消除肺水肿和积极处理原发病。

一、病因

1. **直接肺损伤因素**　常见为吸入烟雾、毒气、胃内容物等，也可见于肺炎、肺挫伤、脂肪栓塞、切除或肺移植后的再灌注性肺水肿等。长期、持续性纯氧或高浓度吸氧也可引起本病。

2. **间接性肺损伤**　常见为脓毒症、严重创伤伴休克、大量输血等，偶见于急性胰腺炎、心肺转流术、输注血液制剂等。

3. 肺部感染或肺外感染　如腹腔脓肿、化脓性胆管炎等。

4. 肺外其他器官系统的病变　如急性肾衰竭、急性肝衰竭、DIC 等均可引起 ARDS，进而形成多系统器官衰竭。

二、病理生理

由于各种损伤和疾病，引起肺泡上皮和肺毛细血管内皮损伤，血管通透性增高，血液成分渗漏，导致肺泡水肿、肺间质水肿、肺出血、肺泡透明膜形成、肺泡萎陷（肺不张）等，病情严重时肺内 DIC 形成。以上病理改变可能造成肺通气与血流比例失调以及肺气体弥散交换功能障碍，形成低氧血症。

三、临床表现

主要临床表现为进行性呼吸困难，以及严重缺氧。根据病情发展的严重程度，可将 ARDS 分为以下三期。

1. 初期　患者突然出现呼吸加快，有呼吸窘迫感，肺部听诊无啰音；X 线检查无变化；动脉血氧分压下降，一般吸氧不能缓解。

2. 进展期　患者明显呼吸困难、发绀，意识障碍，体温升高，有支气管呼吸音和细湿啰音；X 线平片可见网状阴影，并渐呈斑点状浸润，也可融合成片；动脉血氧分压更低，出现呼吸性和代谢性酸中毒；此时行气管插管并以机械通气支持，才能缓解缺氧症状。

3. 末期　患者呈深昏迷，心律失常；动脉血氧分压继续下降，酸中毒继续加重。当动脉血氧分压降到 3.33 kPa，动脉血二氧化碳分压升至 7.33 kPa，提示呼吸衰竭已达临终状态。此时心搏停止，行心肺复苏也很少有效果。

四、治疗原则

ARDS 的治疗包括改善换气功能及氧疗，纠正缺氧，同时要去除病因。

1. 迅速纠正低氧血症，改善肺泡换气功能　主要治疗方法是机械通气，选用呼气末正压通气（PEEP），压力应从 3 ~ 5 cmH$_2$O 开始逐步增加，以 5 ~ 15 cmH$_2$O 为宜。同时吸氧，使动脉血氧饱和度在 90% 以上即可。

2. 维持有效循环　在保证血容量充足、血压稳定的情况下，要求出入液量呈轻度负平衡，每日体液减少 500 ~ 1 000 mL 为宜，促进肺水肿的消退。必要时可应用利尿剂。

3. 治疗感染　感染是 ARDS 的常见原因，ARDS 发生后又可并发肺部感染，必须积极有效地控制感染，清除坏死病灶及合理使用抗生素。

4. 营养支持　ARDS 患者多处在高代谢状态，营养支持应尽早开始，最好用肠内营养，避免营养失衡。

五、护理评估

1. 健康史　有无严重创伤、感染、休克等病史，有无心肺病史。

2. 身体状况　评估患者是否出现呼吸困难的症状，包括呼吸频率、深度、呼吸音，有无鼻翼扇动、三凹征、发绀等；循环状况，包括血压、心率、节律、尿量等。

3. 心理—社会状况　突然的意外事故、感染的日趋加重，给患者造成一定的心理打击或压力，如情绪低落、忧虑等。在ARDS初期患者可能更加焦虑，甚至绝望。

六、常见护理诊断

1. 低效性呼吸形态　与肺水肿、肺不张等病理改变有关。

2. 气体交换障碍　与肺泡—毛细血管膜损伤有关。

3. 有感染的危险　与呼吸不畅、肺水肿、全身抵抗力降低及某些治疗护理操作等有关。

4. 焦虑与意外　与创伤或病情加重等因素有关。

七、护理目标

（1）患者发生ARDS的危险性减小或者ARDS可及时发现。

（2）患者的呼吸功能得以改善。

（3）患者发生感染的危险性减少。

（4）患者的焦虑减轻。

八、护理措施

1. 纠正低氧血症　ARDS的患者单纯吸氧不能提高血氧分压，故临床上多采用人工呼吸机进行通气。常用的通气方式是呼气终末正压通气（PEEP），即呼吸机在吸气相产生正压，在呼气相以一定装置仍保持气道压力高于大气压。此法可防止肺泡萎陷，促进肺泡气体中的氧向血液弥散，提高血氧分压。但是PEEP可使静脉回心血量减少，并使肺泡压增加而导致肺气压伤和心脏循环负担加重等，所以，在护理时必须加强呼吸、循环的监测和临床症状、体征的观察。

2. 维持血容量和控制肺水肿　对ARDS患者应及时输液支持循环，但须避免输液过量或过快而加重肺水肿。一般输液时应在中心静脉压监测下进行。液体以晶体液为主，胶体液为辅，并酌情使用利尿剂。

3. 抗感染　保持呼吸道通畅，正确选用有效抗生素，各项护理操作时必须严格执行无菌原则。

4. 营养支持　及时补充体内必需氨基酸和维生素，必要时少量多次输注新鲜血液或白蛋白，提高机体的抗病能力。病情恢复期可给予易消化、富含蛋白质的饮食。

5. 心理护理　根据患者的病情，做好解释、安慰等心理护理工作。

6. 健康教育

（1）向患者及家属讲解ARDS发病机制、发展和转归，使患者了解机械通气的作用和意义。

（2）鼓励患者进行呼吸功能锻炼，教会患者有效咳嗽、咳痰技术。

（3）指导低氧血症患者正确氧疗的方法。

（4）教会机械通气患者有效沟通的方法。

（李　琴）

思考与练习

1．属于肾前性肾功能衰竭的病因是　　　　　　　　　　　　　　　　　　（　　）

A．大出血、休克　　　　　　　　　　　B．肾中毒

C．双侧输尿管结石　　　　　　　　　　D．前列腺增生

E．盆腔肿瘤压迫输尿管

2．急性肾功能衰竭少尿期日补液量应等于　　　　　　　　　　　　　　　（　　）

A．尿量　　　　　　　　　　　　　　　B．显性失水量

C．显性失水量+不显性失水量+内生水　　D．显性失水量+不显性失水量−内生水

E．显性失水量+不显性失水量

3．MODS中最常见的器官是　　　　　　　　　　　　　　　　　　　　　（　　）

A．脑　　　　　　　B．心脏　　　　　C．肺脏　　　　　　D．肝脏　　　　　　E．肾脏

4．急性肾衰患者的营养，正确的是　　　　　　　　　　　　　　　　　　（　　）

A．高蛋白、高糖、多维生素　　　　　　B．高脂、高糖、高蛋白

C．低蛋白、高脂、低维生素　　　　　　D．低蛋白、低糖、多维生素

E．低蛋白、高糖、多维生素

5．ARDS初期的临床特点是　　　　　　　　　　　　　　　　　　　　　（　　）

A．呼吸困难　　　　　　　　　　　　　B．有严重发绀

C．有明显肺部体征　　　　　　　　　　D．有严重低氧血症

E．胸部X线检查可见网状阴影

6．关于ARDS错误的是　　　　　　　　　　　　　　　　　　　　　　　（　　）

A．进行性呼吸困难　　　　　　　　　　B．呼吸大于等于35次/min

C．进行性缺氧　　　　　　　　　　　　D．PaO_2小于60 mmHg

E．鼻导管吸氧无效，面罩吸氧有效

项目五　麻醉患者的护理

学习目标

知识目标

1. 掌握麻醉前患者的护理评估、护理诊断、护理措施。
2. 掌握麻醉后患者的护理评估、护理诊断、护理措施。
3. 掌握麻醉意外及并发症的处理。
4. 了解麻醉的概念、分类与方法。

技能目标

1. 能对麻醉前患者进行准备，能正确使用麻醉前药物。
2. 能对麻醉后患者进行护理。
3. 能识别麻醉患者出现的并发症及麻醉意外，并提出相关处理措施。

任务一　概述

一、麻醉的概念

　　麻醉（anesthesia）是指用药物或其他方法使患者的中枢神经（整体）或周围神经系统（局部）的某些部位暂时失去感觉，达到无痛、安全的目的，为患者接受手术和（或）有创操作提供条件。现代麻醉学发展的历史是伴随着外科学的发展而发展的，外科学的需求是麻醉学发展的物质基础，麻醉则是为外科手术提供一个安全舒适的条件，同时也有自己发展的能力和需求。现代麻醉学的范畴比较广泛，包括临床麻醉学、急救与复苏、重症监测、疼痛的治疗及其他任务等多亚科的临床二级学科。本项目重点介绍临床麻醉患者的护理知识。

二、麻醉的分类

临床麻醉方法根据作用部位和所用药物的不同，可分为局部麻醉、椎管内麻醉和全身麻醉。常用的局部麻醉方法有表面麻醉、局部浸润麻醉、区域阻滞麻醉、神经干（丛、节）阻滞麻醉。椎管内麻醉包括蛛网膜下腔麻醉和硬膜外麻醉。全身麻醉可分为吸入麻醉和静脉麻醉。若两种或两种以上麻醉药物或方法联合应用称为复合麻醉，可提高麻醉效果、减少麻醉药用量。理想的麻醉要求：患者安全舒适、毒副作用小、便于手术、作用快、易恢复。

三、麻醉前访视和评估

为了提高手术患者麻醉的安全性，麻醉医师一般在麻醉前1～3 d访视患者，并详细了解病史、临床诊断及与麻醉相关的检查，解答患者对麻醉的疑问，使患者对麻醉过程有较全面的了解，消除其对麻醉和手术的恐惧心理。访视时应询问手术麻醉史、吸烟史、药物过敏史及药物治疗情况，患者平时体力活动及目前的变化，重点检查生命体征、脊柱及神经系统，并对现有疾病进行评估。

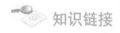 知识链接

麻醉前评估主要是评判患者对麻醉和手术的耐受力，一般采用国际通行的美国麻醉医师协会（ASA）标准，如表5-1所示。

表5-1　美国麻醉医师协会（ASA）分级标准及危险性

病情分级	健康状况	死亡率/%
Ⅰ级	体格健康，发育营养良好，各器官功能正常	0.1
Ⅱ级	有轻度系统性疾病，功能代偿健全（包括＞70岁者或新生儿）	0.2
Ⅲ级	有严重系统性疾病，日常活动受限	1.8
Ⅳ级	有严重系统性疾病，且经常面临威胁生命的危险	7.8
Ⅴ级	不论手术与否，生命均难以维持24 h的濒死患者	9.4

注：如系急诊患者，在每级数字后标"急"或"E"，如1E、2E等。

一般认为，Ⅰ级、Ⅱ级患者对麻醉耐受良好，风险性较小；Ⅲ级患者对麻醉的耐受力减弱，风险性较大，如术前准备充分，尚能耐受麻醉；Ⅳ级、Ⅴ级患者麻醉危险性极大，麻醉和手术都异常危险，不宜行手术。

ASA分级虽然是标准的病情评估标准，但是并没有完全包括与麻醉危险性有关的所有危险因素，比如年龄、气管插管的难度以及一些特殊患者、特殊手术的特殊要求等。所以，在进行术前评估时，要尽量考虑周全，具体分析，才能最大限度地保证患者的安全和手术的顺利进行。

四、局部麻醉

(一) 局部麻醉概念

局部麻醉 (local anesthesia) 是使用局部麻醉药暂时阻断某些周围神经的冲动传导, 使受这些神经支配的相应区域产生麻醉作用, 简称局麻。广义的局麻包括椎管内麻醉 (蛛网膜下腔阻滞和硬膜外阻滞), 但由于椎管内麻醉有其特殊性, 故习惯于将其作为单独的麻醉方法。局麻适用于表浅、局限的中小型手术, 优点在于局麻下患者保持清醒, 对机体重要器官的影响较小, 并发症少, 操作简便且费用低廉, 但其止痛效果局限。常用的局部麻醉有表面麻醉、局部浸润麻醉、区域阻滞麻醉、神经干 (丛) 阻滞麻醉。

(二) 常用局麻药物

局麻药物根据化学结构的不同, 可分为酯类和酰胺类。

1. 酯类　常用的酯类局麻药物有普鲁卡因、丁卡因等。酯类药在血浆内被胆碱酯酶分解, 肝硬化、严重贫血、恶病质和晚期妊娠等情况下胆碱酯酶的量可减少, 所以使用该类药物时需谨慎。普鲁卡因偶有过敏反应, 适用于局部浸润麻醉, 成人一次最大剂量为 1 g。

2. 酰胺类　酰胺类局部麻醉药物有利多卡因、丁哌卡因、罗哌卡因、甲哌卡因、依替卡因等。利多卡因用于硬膜外神经阻滞麻醉时一次最大剂量为 400 mg。丁哌卡因适用于产科麻醉, 罗哌卡因适用于无痛分娩和手术或分娩后镇痛。甲哌卡因易从母体传至胎儿, 不宜用于产科麻醉, 依替杜卡因对运动神经阻滞大于感觉神经, 不适用于无痛分娩。酰胺类局麻药在肝内被肝微粒体酶系水解, 肝功能不全者慎用。

(三) 局麻方法

1. 表面麻醉 (surface anesthesia)　将穿透力强的局麻药物施用于黏膜表面, 使其透过黏膜而阻滞黏膜下的神经末梢, 产生麻醉效应。常用于浅表手术和内镜的检查, 如眼部手术用滴入法, 鼻用涂敷法, 咽喉、气管用喷雾法或环甲膜穿刺注射法, 尿道用灌入法。常用药物为体积分数为 2%~4% 的利多卡因和体积分数为 1%~2% 的丁卡因。

2. 局部浸润麻醉 (local infiltration anesthesia)　局部浸润麻醉是将局麻药沿手术切口分层注入, 阻滞神经末梢而达到麻醉效应。常用药物为体积分数为 0.5%~1% 的普鲁卡因和体积分数为 0.25%~0.5% 的利多卡因。操作方法: 先从手术切口部位进针, 进入皮下后推注局麻药形成橘皮样皮丘, 再经皮丘刺入分层注药。注意事项: ①每次注药前都要回抽, 防止药物注入血管; ②在药液中加入肾上腺素可减缓局麻药的吸收, 延长作用时间; ③感染及癌肿部位不宜用局部浸润麻醉。

3. 区域阻滞 (regional block)　区域阻滞是在手术区四周和底部注射局麻药, 阻滞手术区的神经纤维而达到麻醉效应, 适用于局部肿块切除, 如乳腺良性肿瘤切除术。用药同局部浸润麻醉。

4. 神经干或神经丛阻滞 (nerve plexus block)　是将局麻药注射到神经干、神经丛、神经节的周围, 阻滞神经冲动的传导, 使其所支配的区域产生麻醉作用。其操作较简单, 注射一处即可获得较大区域的阻滞麻醉, 适用于肋间神经、眶下神经、坐骨神经、指 (趾) 神经干的神经阻滞, 颈丛、臂丛神经阻滞等。

五、椎管内麻醉

椎管内麻醉是将局麻药注入椎管内的不同腔隙，阻滞脊神经根或脊神经的传导以达到相应区域无痛的麻醉效应。椎管内麻醉根据注射部位不同分为蛛网膜下腔阻滞、硬脊膜外腔阻滞和骶管阻滞。

（一）蛛网膜下腔阻滞

将局麻药注入蛛网膜下腔，作用于脊神经前根和后根，阻断部分脊神经的传导功能而引起相应支配区域的麻醉作用，又称脊麻或腰麻。蛛网膜下腔阻滞是临床麻醉的基本方法之一，具有操作容易掌握、肌肉松弛满意、麻醉效果确切等优点。但并发症较多，有的并发症比较顽固，后果严重，麻醉范围广泛时可引起低血压，以及受麻醉时间的限制等。因此，临床上已逐步为硬脊膜外阻滞所替代。

1. 分类　按麻醉平面不同分类：①高位蛛网膜下腔阻滞：脊神经阻滞达T_4以上；②中位蛛网膜下腔阻滞：脊神经阻滞在T_4和T_{10}之间；③低位蛛网膜下腔阻滞：脊神经阻滞在T_{10}以下。

2. 蛛网膜下腔阻滞的临床应用

（1）适应证：适用于手术时间$2\sim3$ h的下腹部、盆腔、下肢、肛门、会阴等部位的手术，如疝修补术、阑尾切除术、膝关节手术、痔核摘除术和肛瘘切除术等。

（2）禁忌证：有以下情况者列为绝对禁忌证：①凝血机制严重障碍；②穿刺部位有皮肤感染；③脓毒症；④有中枢神经系统疾病；⑤休克。有些情况禁忌是相对的：①出血部位低，如痔核大出血、下肢撕裂伤等；②呼吸系统病变；③腰背部疾病；④精神病及不合作的小儿等。

3. 常用的局麻药　根据手术的方法和手术持续时间选用不同的局麻药。如普鲁卡因用于短时间手术，利多卡因用于中等手术，丁哌卡因和丁卡因用于长时间手术。

4. 操作方法　一般选择第$3\sim4$腰椎间隙穿刺，见有脑脊液流出证实穿刺针进入了蛛网膜下腔，然后注入药物。麻醉平面受穿刺间隙，患者的体位，药物的比重、剂量和给药速度等因素的影响。

5. 控制麻醉平面　为满足手术的要求应控制麻醉平面，并减少对机体生理的干扰。麻醉平面的高度，一般比手术要求高出$3\sim5$个节段。影响麻醉平面的因素有：①局麻药的剂量、容量和浓度；②体位，用重比重溶液时，取头低位，则平面升高；③穿刺点选择和注药速度，腰麻穿刺点一般选择第$3\sim4$腰椎间隙，药液注射时间$15\sim30$ s；④任何增加腹壁和胸壁张力的活动，如恶心、呕吐等，可促使颅内压升高，使麻醉平面上升。

（二）硬脊膜外腔阻滞

将局麻药注射到硬脊膜外腔，阻滞部分脊神经的传导功能，使其所支配区域的感觉和运动功能消失的麻醉方法。硬脊膜外腔阻滞是我国临床麻醉的最主要麻醉方法之一。其特点是：手术适应范围广，对循环和呼吸的影响比蛛网膜下腔阻滞小，麻醉管理和术后护理简便，术后并发症少。

1. 分类

（1）按给药方式分类：分为单次法和连续法，临床上常用连续法。

（2）根据硬脊膜外腔阻滞部位不同可分为：①高位硬膜外阻滞：在 $C_5 \sim T_6$ 部位穿刺，适于甲状腺、上肢和胸壁的手术，易出现严重的并发症和麻醉意外，现临床少用；②中位硬膜外阻滞：在 $T_6 \sim T_{12}$ 部位穿刺，适于腹部手术；③低位硬膜外阻滞：在腰部各棘突间隙部位穿刺，适于下肢、盆腔手术；④骶管阻滞：经骶骨裂孔穿刺，适于肛门、会阴部手术。

2. 硬脊膜外腔阻滞的临床应用

（1）适应证：常用于横膈以下的各种腹部、腰部和下肢手术，且不受时间限制。

（2）禁忌证：基本同腰麻。

3. 常用的局麻药　利多卡因、布多卡因、丁卡因。

4. 操作方法　选择适当的椎间隙用硬膜外穿刺针穿刺，用阻力消失法或毛细管负压法验证穿刺针到达硬膜外腔时，置入硬膜外导管，拔出穿刺针。先给试验量药物，观察5~10 min，确认没有穿破蛛网膜下腔麻醉现象时，再根据试验剂量的效果决定追加剂量。麻醉平面与患者的体位、穿刺间隙、导管的位置和方向、局麻药的容量和浓度、注药速度等有关。

六、全身麻醉

（一）全身麻醉的概念与分类

全身麻醉（general anesthesia）是指全麻药通过呼吸道、静脉或肌肉等途径进入体内，使中枢神经系统暂时受到抑制，患者出现意识和痛感的丧失，且有一定的肌肉松弛作用的麻醉方法。全身麻醉药物对机体的抑制状态具有可逆、易控特点。全身麻醉适用于全身各个部位的手术，是目前临床上最常用的麻醉方法。

按麻醉药进入体内的途径不同，全身麻醉分为吸入麻醉和静脉麻醉两种。吸入麻醉是指将气体或挥发性的麻醉药经呼吸道吸入而产生全身麻醉的方法。静脉麻醉是指麻醉药经静脉注射进入体内，通过血液循环作用于中枢神经系统而产生的全身麻醉。

（二）常用的全身麻醉药物

1. 吸入麻醉药

（1）氧化亚氮（N_2O）：俗名笑气，麻醉效能较低，是毒性最小的吸入麻醉药，常与其他药物复合使用。由于其一次性吸入的浓度很大，单纯吸入 N_2O 时易引起缺氧，麻醉时须维持吸氧浓度 > 30%。此外，N_2O 易使体内闭合空腔的容积增大，肠梗阻、气胸的患者禁用；长时间吸入高浓度的 N_2O 易产生骨髓抑制。

（2）恩氟烷：也称安氟醚，可用于麻醉诱导与维持，可使眼压降低，对眼内的手术有利；能松弛子宫平滑肌，引起产后出血，所以子宫手术禁用；能增强非去极化肌松药的作用，麻醉维持时肌松药应减量；麻醉过深时能诱发癫痫发作，故癫痫病史者慎用。

（3）异氟烷：也称异氟醚，多用于麻醉维持，易维持循环的稳定，而且患者苏醒时间快；对脑血管的颅内压升高作用较安氟醚为轻，所以常用于颅脑手术；对外周血管扩张明显，可用于控制性降压。

（4）七氟烷：也称七氟醚，用于麻醉诱导和维持，麻醉过程平稳，苏醒快；但对脑血管有舒张作用，使颅内压升高；有较强呼吸道抑制的作用。

2. 常用的静脉麻醉药

（1）硫喷妥钠：超短效巴比妥类静脉全麻药，易引起严重的喉痉挛，必须辅以肌松药才可完成插管，有支气管哮喘者应属禁忌；用于小儿基础麻醉时，需臀部肌肉深层注射，1岁以内小儿禁用，以防出现呼吸抑制；也可用于短小手术的麻醉、控制惊厥等。

（2）氯胺酮：是一种非巴比妥类快速作用的静脉麻醉药，有较强的镇痛效果，用于全麻诱导和小儿基础麻醉。氯胺酮用后，患者周围环境改变不再敏感，意识与感觉分离，具有分离麻醉的作用，特点是患者表情淡漠，麻醉不深，甚至仍能保持清醒状态，但对手术刺激有深度镇痛作用，与传统全身麻醉完全不同。可使唾液和支气管分泌物增多，术中须保持呼吸道的通畅；可使脑血管扩张，颅内压、眼内压升高，可兴奋交感神经，使心率增快、血压升高、肺动脉压升高，故高血压、冠心病、颅脑与青光眼手术的患者慎用；苏醒期有幻觉、噩梦等不良反应。氯胺酮麻醉适用于烧伤换药和各种浅表手术，特别适合于小儿麻醉。

（3）丙泊酚（异丙酚、普鲁泊福）：超短效静脉麻醉药，对呼吸、循环有抑制作用，对静脉有轻微的刺激作用，但其起效迅速，苏醒快，有镇静、催眠和轻微的镇痛作用。现在临床上普遍用于全麻的诱导和维持。

（三）全身麻醉的实施

1. 麻醉前准备　麻醉前准备包括患者生理和心理的准备，麻醉前病情评估，麻醉方法的选择，麻醉设备的准备，麻醉前用药。

2. 全身麻醉的诱导　给予全麻药后，患者由清醒状态到意识消失，并进入全麻状态后进行气管内插管，这一阶段称为全麻诱导期。

（1）吸入诱导法：

①开放点滴法：用金属丝网面罩绷以纱布扣住患者的口鼻，将挥发性的麻醉药滴到纱布上，麻醉药的蒸汽靠患者的呼吸进入体内，使患者进入麻醉状态。如乙醚麻醉。

②面罩吸入诱导法：将面罩扣于患者口鼻，开启麻醉机蒸发器，通过患者的自主呼吸吸入麻醉药，当患者意识消失进入麻醉状态后辅以肌肉松弛药行气管插管。

（2）静脉诱导法：经静脉注入静脉麻醉药、镇痛药、肌肉松弛药后，行气管插管。诱导迅速，但分期不明显，对循环干扰大。目前，临床上最常用。

3. 全身麻醉的维持　经呼吸道吸入一定浓度的麻醉药或经静脉单次、分次或连续给入麻醉药，维持适当的麻醉深度以满足手术的要求，手术过程中要加强对患者的管理，保证呼吸、循环等生命体征的平稳。

（王艳艳）

任务二　麻醉患者的护理

为了保障手术患者在麻醉期间的安全，减少并发症的发生，必须做好患者的护理工作。

一、麻醉前护理

（一）护理评估

1. 健康史

（1）个人史：包括劳动史、烟酒史和成瘾史等。

（2）过去史：有无中枢神经系统、心血管和呼吸系统等疾病。

（3）既往史：包括患者以往所用的麻醉药物、方法和手术中、术后的详细情况。

（4）用药史：详细了解患者近期是否使用降压药、降糖药、强心药、利尿药、抗生素、镇静剂、三环类药物等，用药剂量、时间及有无不良反应。

（5）家族史：家族成员中有无遗传、过敏性疾病及其他疾病史。

2. 身体评估　了解心血管系统、呼吸系统、泌尿系统、神经系统、内分泌系统、血液系统状况，穿刺部位皮肤有无感染，脊柱有无畸形或活动受限，牙齿有无松动、脱落等。

3. 辅助检查　了解各项实验室检查结果，如血、尿、便常规和血生化系列，心、肺功能检查，B超、X线、CT等影像学检查，了解水电解质和酸碱平衡情况，凝血功能是否正常等。

4. 心理—社会状况　麻醉前的患者因为担心自己疾病的严重程度，手术、麻醉效果及预后等，会产生多种不良的心理反应，如紧张不安、焦虑、恐惧、害怕，表现为呼吸、脉搏加快，手发抖，肢体湿冷，小便次数增加等。麻醉前应全面评估患者的心理状况，正确引导和及时纠正患者不良心理。

（二）护理诊断

1. 焦虑和恐惧　与担心疾病、麻醉与手术、预后及经济等方面有关。

2. 疼痛　与脑脊液压力降低有关。

3. 有窒息的危险　与舌后坠、痰液堵塞、误吸等呼吸道阻塞因素有关。

4. 知识缺乏　缺乏有关麻醉与手术的相关知识。

5. 潜在并发症　麻醉药过敏、麻醉意外、呼吸道梗阻、肺不张、心律失常、心脏停搏等。

（三）护理目标

（1）患者情绪稳定。

（2）患者头痛减轻或消失。

（3）患者呼吸道通畅，呼吸和循环功能维持正常。

（4）患者了解麻醉的相关知识。

（5）早期预防、早发现患者麻醉并发症，并得到及时对症处理。

（四）护理措施

1. **心理护理**　积极主动地与患者沟通，了解患者焦虑、恐惧的原因。根据患者的年龄、文化程度、身体状况等情况，就病情、麻醉可能出现的不适和处理措施做详细的解释，解除患者的疑虑，使患者有积极的心态接受和配合麻醉。

2. **胃肠道准备**　参见手术前患者的护理。

3. **局麻药过敏试验**　酯类局麻药的代谢产物可成为半抗原，引起少数患者发生过敏反应，使用前应常规做皮肤过敏试验。酰胺类局麻药极少引起过敏反应。

4. **麻醉前用药**　为了消除患者紧张，提高痛阈，减少分泌物，消除不良反应，更好地完善麻醉效果，应根据患者的全身状况、麻醉药物、麻醉方法、手术方案合理选择药物。

（1）镇痛药：能提高痛阈，且与全身麻醉药物起协同作用，从而减少全身麻醉药物的用量。常用药物有吗啡、哌替啶、芬太尼等，于麻醉前30 min肌注或皮下注射。呼吸功能不全、颅内压升高或临产妇禁用吗啡和哌替啶。

（2）抗胆碱能药：能阻断M胆碱能受体，主要使气道黏膜及唾液腺分泌减少，便于保持呼吸道通畅。常用药物有阿托品、东莨菪碱等。阿托品还有抑制迷走神经反射的作用，能增快心率，甲亢、体温升高及心动过速的患者不宜使用阿托品，改用东莨菪碱。成人剂量：阿托品0.5 mg、东莨菪碱0.3 mg于麻醉前30 min肌内注射。

（3）镇静催眠药：具有镇静、催眠、抗焦虑及抗惊厥作用，对局麻药的毒性作用也有一定的预防作用。常用药物有苯二氮䓬类的地西泮、咪达唑仑和巴比妥类的苯巴比妥钠、司可巴比妥。

5. **麻醉设备和药品的准备**　麻醉前应准备和检查麻醉所需的麻醉设备、用具及药品，包括麻醉机、吸引器、面罩、喉镜、穿刺包、供氧设备和监测仪等。无论实施何种麻醉，都必须准备急救设备和药品。

6. **核对患者情况**　患者入手术室后，在麻醉前仔细核对患者的基本情况。

二、各种麻醉后患者的护理

（一）局部麻醉患者的护理

1. **一般护理**　局麻方法对机体影响较少，一般无须特殊护理。门诊手术患者若术中用药量较大或手术时间较长，应在术后休息片刻，观察无不良反应后方可离开。

2. **不良反应的护理**

（1）毒性反应：

①引起毒性反应的原因：一次用药量超过患者的耐受量，药物误注入血管内，注入部位血管丰富或局麻药中未加肾上腺素，患者的耐受力降低。

②毒性反应的临床表现：主要表现为中枢神经系统和心血管系统的改变。中枢神经系统表现为患者出现头晕、目眩、多语、寒战、惊恐不安和定向障碍等，严重者可引起抽搐和惊厥。心血管系统表现为抑制作用，如心肌收缩力下降，心排血量减少，心率减慢，血压降低，出现房室传导阻滞，甚至心脏停搏。

③预防及护理措施：给药前应回抽无回血时再注药；对于年老体弱者应减量；局麻药

中适量加肾上腺素以减慢其吸收，但高血压、甲状腺功能亢进症（简称甲亢）患者、四肢末梢循环部位禁用；加强观察和积极处理毒性反应。

（2）过敏反应：在临床上主要表现为皮肤瘙痒、荨麻疹、哮喘、呼吸困难、血管神经性水肿等。预防及护理措施包括尽量选用酰胺类局麻药；麻醉过程中仔细观察患者的呼吸、血压、皮肤改变，注意有无呼吸困难、荨麻疹等的发生；一旦发生过敏反应立即停药、吸氧，肌内注射抗组胺药和皮质激素，出现支气管痉挛的患者应给予氨茶碱或异丙肾上腺素。

（二）椎管内麻醉患者的护理

1. 一般护理

（1）麻醉前评估患者血压有无异常，穿刺部位皮肤有无感染，脊柱有无畸形。

（2）穿刺时协助麻醉医师摆好患者体位。

（3）麻醉穿刺给药后，辅助患者转为平卧位，并根据麻醉要求调节体位。

（4）麻醉期间密切监测患者的生命体征，防止并发症的发生。

2. 腰麻常见并发症的防治及护理

（1）血压下降、心率缓慢：系脊神经被阻滞，麻醉区域的血管扩张，回心血量减少，心排血量降低所致。若麻醉平面超过T_4，心交感神经被阻滞也易引起血压下降，心动过缓。预防及护理措施：加快输液速度，扩充血容量；严格控制麻醉平面过高。血压过低时可静脉注射麻黄碱，心率过缓者可静脉注射阿托品。

（2）恶心、呕吐：常见于麻醉平面过高引起的低血压；迷走神经亢进，胃肠蠕动增强；内脏牵拉反应等原因。预防及护理措施：麻醉前给予抑制迷走神经兴奋的药物，如阿托品。麻醉期间发生恶心、呕吐时，应提升血压、吸氧、暂停手术牵拉等。

（3）呼吸抑制：麻醉平面过高，胸段脊神经被阻滞，肋间肌麻痹，患者感到胸闷气促，呼吸减弱，甚至发绀。预防及护理措施：术中密切监测，发现患者呼吸功能不全时应给予吸氧，并同时借助面罩辅助呼吸。一旦出现呼吸停止，应立即进行气管内插管和人工呼吸。

（4）头痛：典型的头痛发生于麻醉后2～7 d，抬头或坐起时头痛加重，平卧后减轻或消失。系脑脊液外漏，导致颅内压降低和脑血管扩张所致。预防及护理措施：用细针穿刺，避免反复多次穿刺；腰麻后应去枕平卧6 h；对于发生头痛的患者应平卧休息，按医嘱给予镇静类药，严重者可在硬膜外腔注入少量生理盐水。

（5）尿潴留：支配膀胱的神经纤维恢复缓慢，患者不习惯卧床小便，腹部及会阴区手术后的疼痛等都是引起尿潴留的原因。预防及护理措施：术前练习卧床大小便，术后热敷下腹部，以及针刺或导尿等方法。

3. 硬膜外麻醉常见并发症的防治及护理

（1）全脊椎麻醉：是硬膜外阻滞最危险的并发症。穿刺针或导管误入蛛网膜下腔未发现，将超量的局麻药注入蛛网膜下腔，导致全部脊神经甚至脑神经都被阻滞，引起心跳和呼吸停止。预防及护理措施：严格遵守操作规则，穿刺和置入导管后都应检查是否有脑脊液流出；给药时先给试验量，确认无腰麻现象后再继续给药；如可疑硬膜被穿破时，不宜再施行硬膜外麻醉。麻醉期间密切观察血压、呼吸、心率和意识，一旦发现患者出现严重的低血压、意识丧失、呼吸抑制、心跳减弱或停止，应立即给予心肺复苏。

（2）硬膜外腔出血、血肿：硬膜外穿刺或置管时损伤血管引起出血，血肿可压迫脊髓导致截瘫，多见于凝血功能障碍的患者。预防及护理措施：凝血功能障碍和在抗凝治疗期间的患者禁用硬膜外麻醉；穿刺时动作要轻柔；术后观察患者有无进行性肌力减退、肌无力，甚至截瘫，一旦发现应报告医师，及早行硬膜外穿刺抽血或椎板切开减压。

（3）硬膜外腔脓肿：未严格遵守无菌操作技术或穿刺时经过感染组织，引起硬膜外间隙感染并逐渐形成脓肿。患者表现出脊髓和神经根受压的症状，如放射性疼痛、肌无力及截瘫，并伴有感染症状。预防及护理措施：穿刺部位有感染的患者严禁椎管内麻醉；穿刺时严格执行无菌操作；一旦明确脓肿形成应予大剂量抗生素治疗，并及早进行椎板切开引流。

（三）全身麻醉患者的护理

1. 一般护理

（1）麻醉期间护理：密切观察患者的呼吸系统、循环系统和中枢神经系统的功能，判断麻醉深度；注意监测麻醉机的工作状况。

（2）麻醉恢复期的护理：全身麻醉后药物对机体仍有一定的影响，在恢复过程中可能会出现呼吸、循环等方面的异常，需要定期监测患者的生命体征。评估患者麻醉苏醒情况，待患者神志清醒，呼吸、血压和脉搏平稳30 min以上，心电图示无心律失常，可转回病房。

（3）麻醉后的护理：

①体位：去枕平卧，头偏向一侧，保持呼吸道通畅；安装好各种监测仪器；保持各种管道和引流物的通畅。

②监测生命体征：15 min监测并记录1次，严密观察患者的意识状态、肌力恢复情况等。

③保护措施：苏醒期间患者可能有躁动，要防止坠床、自我伤害等意外，以及敷料和各种管道的脱落，同时应注意保暖。

2. 常见并发症的防治及护理

（1）呼吸暂停：多见于未插管的静脉全麻患者，如使用丙泊酚、氯胺酮、硫喷妥钠等的门诊手术；也可见于全麻患者苏醒拔管后，因苏醒不完全所致。预防及护理措施：麻醉前备好急救设备与抢救药品；麻醉期间密切监测各项指标；全麻结束拔管时，一定等患者完全苏醒后方可拔管。一旦发生呼吸暂停立即进行人工呼吸，必要时在肌肉松弛药的辅助下行气管插管。

（2）上呼吸道梗阻：常见原因如舌后坠、口腔内分泌物及异物阻塞、喉头水肿、喉痉挛等机械性梗阻，表现为呼吸困难并有鼾声，完全梗阻时出现鼻翼扇动和三凹征。预防及护理措施：麻醉期间密切观察，一旦发现应立即处理，舌后坠时可将头后仰托起下颌，使口咽或鼻咽气道畅通，同时，清除咽喉部的分泌物和异物，即可解除梗阻；喉头水肿多发生于婴幼儿及气管内插管困难者，轻者可静脉滴注糖皮质激素或雾化吸入肾上腺素，严重者应急行气管切开；轻度喉痉挛经加压给氧即可解除，严重者可经环甲膜穿刺置管后加压给氧。

（3）下呼吸道梗阻：常见原因为气管导管扭折、导管斜面过长贴在气管壁上、分泌物或呕吐物误吸后堵塞气管及支气管。轻度梗阻时肺部可听到啰音，梗阻严重者可呈现呼吸困难、发绀、心率增快、血压降低，如处理不及时可危及患者的生命。预防及护理措施：及时清理呼吸道；麻醉期间密切观察，一旦发现立即告知医师并配合治疗；注意患者因改变体位而引起气管导管扭折。

（4）肺炎和肺不张：常见原因有胸部或上腹部大手术患者、服用具有抑制中枢神经系统药物的患者、吸烟及肥胖患者。麻醉期间呼吸道分泌物较多且引流不畅易引发肺炎，术后气道被黏稠的分泌物堵塞易发生肺不张。预防及护理措施：术前禁烟至少2周；预防性使用抗菌药物；麻醉期间随时清理呼吸道分泌物；术后定时翻身叩背，鼓励患者有效咳嗽、咳痰，对于痰液黏稠不易咳出者，可雾化吸入以稀释痰液，必要时可在纤维支气管镜下吸出痰液并进行冲洗。

（5）低氧血症：麻醉机故障、氧气供应不足、呼吸道梗阻、肺不张、误吸、肺水肿等都可引起低氧血症。预防及护理措施：仔细观察患者有无出现呼吸急促、发绀、躁动不安、心动过速、血压升高等症状；密切监测血气分析结果，一旦发生低氧血症应给予有效供氧，必要时配合医师行机械通气。

（6）低血压：麻醉过深、术中牵拉脏器引起迷走神经反射、术中失血过多等都可导致低血压的发生。预防及护理措施：密切观察患者的生命体征，做到及早发现；根据失血量及时补充血容量；调节麻醉深度，避免麻醉过深；术中牵拉内脏时常可引起反射性的血压下降，应及时解除刺激，必要时给予阿托品治疗。

（7）高血压：与原发性高血压、颅内压增高等原发疾病，以及麻醉过浅、镇痛药量不足、氯胺酮麻醉及手术、麻醉操作等因素有关。预防及护理措施：麻醉期间密切观察血压变化；一旦发生高血压应积极对症处理，如加深麻醉、加大镇痛剂的用量、应用降压药物和其他心血管药物等。

（8）心律失常：麻醉过浅、血容量较低、贫血及缺氧可致心动过速；手术牵拉内脏或心眼反射引起迷走神经功能亢进，表现为心动过缓，甚至心脏停搏。预防及护理措施：密切监测心律，一旦发现心律失常及时报告医师，并协助治疗；窦性心动过速与高血压同时出现时，应适当加强麻醉；因迷走神经反射所致心动过缓甚至心脏停搏者，应立即停止操作，必要时静脉注射阿托品。麻醉引起的偶发室性期前收缩无须特殊治疗。

（9）术后苏醒延迟与躁动：苏醒延迟与吸入麻醉药析出不彻底、低体温以及静脉麻醉药代谢不完全等有关，躁动与苏醒延迟、苏醒不完全、镇痛不足有关。预防及护理措施：术中避免低体温，用高流量氧气洗出残余的吸入性麻醉药，拔管前使用肌肉松弛药的拮抗剂，对于躁动的患者给予异丙酚和适量的镇痛药。

（王艳艳）

思考与练习

1．体积分数为0.5%的普鲁卡因用于硬膜外神经阻滞麻醉，成人一次最大用量是（　）

A．50 mL　　　　　　　　　　B．100 mL

C．150 mL　　　　　　　　　　D．200 mL

E．250 mL

2．硬脊膜外腔阻滞最严重的并发症是　　　　　　　　　　　　　　　（　　）

A．全脊髓麻醉　　　　　　　　　　　B．血压下降

C．心跳缓慢　　　　　　　　　　　　D．呼吸抑制

E．导管折断

3．关于麻醉前用药的目的，以下叙述不正确的是　　　　　　　　　　（　　）

A．稳定情绪，减轻焦虑

B．抑制呼吸道分泌物，保持呼吸道通畅

C．抑制迷走神经反射，防止麻醉意外

D．提高痛阈，增强麻醉效果

E．促进凝血机制，减少术中出血

4．利多卡因用于局部浸润麻醉一次限量为　　　　　　　　　　　　　（　　）

A．100 mg　　　　　B．200 mg　　　　C．300 mg　　　　D．400 mg　　　　E．500 mg

5．决定硬膜外阻滞平面的最主要因素是　　　　　　　　　　　　　　（　　）

A．药物容积　　　　　　　　　　　　B．药物比重

C．药物浓度　　　　　　　　　　　　D．患者的体位

E．给药的速度

6．麻醉前用药常给予抗胆碱药，其目的在于　　　　　　　　　　　　（　　）

A．消除患者紧张情绪　　　　　　　　B．减少全麻药用量

C．提高痛阈　　　　　　　　　　　　D．防止误吸

E．产生遗忘作用

项目六　手术室护理工作

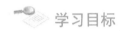 学习目标

知识目标

1．掌握手术中的无菌操作原则。

2．掌握手术室配备护理人员的主要职责；手术室的分区。

3．熟悉手术室物品的种类和处理；患者和手术人员的准备内容。

4．了解洁净手术室的基本概念；手术室布局和设置要求。

技能目标

1．能正确执行外科手消毒、穿无菌手术衣及戴手套。

2．能为手术室不同类别物品选择合适的消毒灭菌方法。

3．能根据手术需要安置手术体位。

　　手术室护理工作是医院护理工作的重要组成部分，有技术性强、知识面广、无菌操作严格等特点。要求手术室护士不仅要有爱岗敬业的思想素养、严谨的业务能力，还要有敏锐、灵活的心理素质，以及良好的耐力和适应能力，才能默契地与手术医师、麻醉医师配合，保证手术的顺利进行。

任务一　概述

一、手术室的布局与环境

　　手术室（operating room）应安排在医院安静、污染较少的地区，靠近手术科室，以方便接

送患者；应与监护室、病理科、血库、中心化验室相邻，最好有直接通道，并设立安静标志。

1. 手术室的分区　为了防止医院感染（nosocomial infection），控制无菌手术区域的范围，减少各区之间的相互干扰。按洁净程度将手术室分为三个区域：洁净区、准洁净区和非洁净区。

（1）洁净区：包括手术间、刷手间、手术间内走廊、无菌物品间、药品室、麻醉准备室等，应设在手术室内侧。此区内的一切人员及其活动必须严格遵守无菌原则。

（2）准洁净区：包括器械室、敷料室、消毒室、恢复室和石膏间等，应设在中间。该区是由非洁净区进入洁净区的过渡性区域。

（3）非洁净区：包括办公室、会议室、标本室、污物室、值班室、更衣室、换鞋区、医护人员休息室和患者家属等候区等。该区应设在手术室的最外侧。

2. 手术间的设置和要求　手术间的面积可根据综合手术和专科手术而定，普通手术间仅放置一个手术床以 30～40 m^2 为宜，仪器设备较多的手术间以 60 m^2 为宜，如心血管手术间。手术室内部走廊宽度不少于 2.5 m。手术间的室内温度为 20～25 ℃，相对湿度为 50%～60%。门窗结构密闭性要好，一般为封闭式无菌手术间。手术间最好采用感应自动门，地面多用易清洗、耐腐蚀的材料铺设，室内应设有空调、隔音和净化装置。墙壁应设有足够的电源插座并有防火、防水装置。手术间内光线要柔和，无影灯应低温、聚光、可调节。手术间的内部设置力求简洁，基本配备包括中心供氧装置、多功能手术床、器械台、麻醉机、无影灯、吸引器、输液轨、脚踏凳、污物桶、敷料柜、读片灯、药品柜、各种用以扶托及固定患者的物品。

3. 辅助工作间的要求　刷手间设备为感应或脚踏式水龙头、无菌毛刷、无菌擦手巾、泡手桶等，麻醉恢复室应配备必要的监测仪、急救设备和药物等，无菌物品间储藏无菌物品和器械，药品室存放相关药品；另外，手术室应设有快速灭菌装置，便于物品的紧急消毒。

二、手术室的无菌管理

手术室必须制定各项规章和管理制度，做到分工合理、职责明确，做好对人员、物品、环境的管理。凡进入手术室的人员必须更换手术室专用衣裤、鞋帽和口罩，无关人员禁止入内。参观手术的人员每手术间不超过 2 人。急性呼吸道感染和其他急性感染者不得进入手术室。同一手术间一日内先进行无菌手术，后进行有菌手术，术毕应立即清除污物，洗涮地面，开启紫外线灯进行室内空气消毒。每周至少彻底打扫一次手术间。手术室内无菌物品应定期消毒。乙型病毒性肝炎表面抗原（HBsAg）阳性的患者术中最好使用一次性物品，术后应用 1 g/m^3 过氧乙酸熏蒸消毒，密闭 30 min，然后通风。人类免疫缺陷病毒（HIV）阳性患者最好使用专用手术间，手术要使用一次性物品，用过的物品焚毁处理。

（王艳艳）

任务二　常用手术器械和物品

一、布类物品

布类物品包括手术衣、各种手术单及手术包的包布。

1. 手术衣　手术衣分大、中、小三号，具有隔离作用。手术衣前襟及腰部为双层，防止血液浸透。袖口为松紧口，便于手套盖住袖口。折叠时衣身反面向外。

2. 手术单　手术单包括大单、中单、手术巾、各种部位手术单、洞巾等。

3. 包布　包布多用双层，用以包裹手术用品及敷料。

目前，应用一次性无纺布制作并经灭菌处理的手术衣帽、布单可直接使用，但不能完全代替布类物品。所有布类物品均需高压蒸气灭菌。

二、敷料类

敷料类包括棉花类和纱布类，用于术中止血、拭血、压迫及包扎等。

1. 棉花类敷料　常用的棉花类敷料包括棉球、棉签、棉垫及带线棉片。

2. 纱布类敷料　纱布类敷料包括不同大小的纱布球、纱布块、纱布垫及纱布条。手术敷料须经高压蒸气灭菌。

三、手术器械

手术器械是手术操作的必备物品，其中基本器械包括刀刃及解剖器械、夹持及钳制器械、牵拉器械、探查及扩张器械、吸引器械等。另外，一些手术需要应用特殊器械，如内镜类（腹腔镜、关节镜等）、吻合器、其他精密仪器及专科器械等。金属类器械可高压蒸气灭菌，锐利器械应用化学药物消毒处理，精密仪器则行熏蒸消毒。

四、缝针及缝线

1. 缝针　缝针有弯、直两种，粗细各异，根据用途及外形可分为圆针和三角针两种。三角针用于缝合皮肤或韧带等坚韧组织，圆针用于缝合血管、神经、脏器、肌肉等软组织。

2. 缝线　缝线可分为可吸收和不可吸收两类。

（1）可吸收缝线包括天然和合成两类，天然可吸收线，如肠线、胶原线；合成缝线，如聚乳酸羟基乙酸线、聚二氯杂环己酮线等。

（2）不可吸收性缝线有丝线、金属线、尼龙线等，其中丝线最常用。

缝线用于缝合各类组织及脏器，粗细各异，用号码表明。缝线有1～10号，号码越大线越粗；细线用0表示，0越多，线越细。采用化学药物消毒处理。

五、引流物

应根据手术部位、引流液量及性质选用引流物，常用的引流物有普通引流管、"烟卷"引流、纱布引流条、乳胶片引流条等。

1. 引流管　普通引流管、双腔引流管多用于胸、腹腔或深部组织引流，T形引流管用于胆总管引流，蕈状引流管用于膀胱或胆囊造瘘引流。须煮沸消毒或高压蒸气灭菌。

2. "烟卷"引流　用细纱布卷成卷烟状，外用橡胶膜包绕即可，用于腹腔或深部组织引流。需高压蒸气灭菌。

3. 纱布引流条　纱布引流条包括干纱条、盐水纱条、凡士林纱条、抗生素纱条等，用于浅表部位引流。需高压蒸气灭菌。

4. 乳胶片引流条　乳胶片引流条一般用于浅部切口和少量渗液的引流。经煮沸灭菌后，置于罐内，用体积分数为75%的乙醇浸泡备用。

（王艳艳）

任务三　手术人员的准备

手术人员的无菌准备是避免患者切口感染，确保手术成功的必要条件之一。

一、术前的一般准备

手术人员必须严格执行无菌操作的规程。呼吸道感染、手臂破损或感染者不得参加手术。术前应剪短指甲，并除去甲缘下的积垢，用肥皂洗去手、前臂、肘部及上臂下半部的污垢及油脂。进手术室要换穿手术室准备的清洁鞋和清洁衣裤，戴好口罩及帽子，口罩要盖住鼻孔，帽子要盖住全部头发。

二、手臂消毒法

在皮肤皱纹内和皮肤深层如毛囊、皮脂腺等都藏有细菌。手臂消毒法仅能清除皮肤表面的细菌，并不能完全消灭藏在皮肤深处的细菌。在手术过程中，这些细菌会逐渐移到皮肤表面，故在手臂消毒后，还要戴上无菌手套和穿无菌手术衣，以防止这些细菌污染手术野。

1. 肥皂刷手法　先用肥皂做一般的洗手后，再用无菌毛刷蘸消毒肥皂液开始刷手臂。从指尖到肘上10 cm，分三段（第一段：双手指尖至腕关节范围；第二段：双侧腕关节至肘关节范围；第三段：双侧肘关节至肘上10 cm范围），两侧分段交替刷洗，一次刷3 min，特别应注意甲缘、甲沟、指蹼等处。一次刷完后，手指朝上肘朝下，用流动水冲洗手臂上的肥皂，冲洗时手臂不得触及任何部位，如此反复刷洗3遍约10 min。用消毒小毛巾从手到肘及肘上部擦干，擦过近端的毛巾不可再返回擦远端。刷洗完后的手、臂不可触碰其他物品，如误触他物，必须重新刷洗。然后将双手臂泡于盛有体积分数为70%的乙醇或体积分数为0.1%的苯扎溴铵溶液的桶内，同时用小毛巾轻轻擦洗5 min，浸泡范围稍低于上臂刷洗平面

（一般为肘上6 cm处），手不可触碰泡桶口。乙醇应每周过滤并校正浓度。每桶苯扎溴铵溶液使用30～40人次后应更换。浸泡完毕，拧干消毒小毛巾，擦去手臂上的乙醇或苯扎溴铵，自然晾干。洗手消毒完毕后，保持拱手姿势，不再接触任何未经消毒物品。

2. **碘附刷手法** 按以上方法用肥皂水刷洗双手、前臂至肘上10 cm，一遍约3 min，清水冲洗，无菌毛巾擦干，再用浸透体积分数为0.5%的碘附溶液的纱布依次分段涂擦双侧手、前臂至肘上6 cm，约3 min，注意涂满。保持拱手姿势，自然晾干，然后穿无菌手术衣和戴无菌手套。碘尔康、活力碘等消毒液的刷手方法基本与碘附的刷手方法相同。

3. **灭菌王刷手法** 灭菌王是不含碘的高效复合型消毒液。用清水洗净双手、前臂至肘上10 cm后，用无菌刷蘸灭菌王3～5 mL刷双手、前臂及肘上约3 min，流水冲净，用无菌毛巾擦干，再取吸足灭菌王的纱布球涂擦1次手指至肘上6 cm。自然晾干后穿无菌手术衣和戴无菌手套。

4. **紧急手术洗手法** 紧急情况下，可先用普通肥皂清洗手和前臂的污垢，再用体积分数为2.5%的碘酊涂擦手及前臂，并以体积分数为70%的乙醇脱碘，先戴无菌手套，后穿无菌手术衣，袖口压在手套外面，然后再戴一双手套。

三、穿无菌手术衣

将手术衣拿起，认清衣服的上下和正反面，双手提起衣领两端，在空间大的地方轻轻将手术衣抖开，注意避免同其他物品相接触，使正面朝前，看准衣袖口，轻抛手术衣，双手顺势插入袖筒，两臂前伸，待巡回护士或其他人员从背后协助穿衣，然后双臂交叉提起腰带向后递，由巡回护士在身后将带系紧（图6-1）。注意穿好手术衣后，双手保持拱手姿势置于胸前，避免触碰周围的人或物。在等待手术期间或手术暂歇期，可将双手置于手术衣胸前的胸袋内，切不可将手置于腋下、上举或下垂。

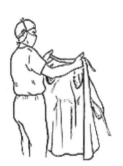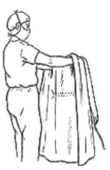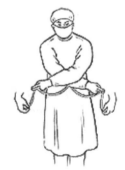

(1) 手提衣领两端抖开全衣　(2) 双手伸入衣袖中　(3) 提起腰带，由他人系带

图6-1 穿无菌手术衣

四、戴无菌手套

无菌手套有干、湿两种。湿式无菌手套现已较少使用。

1. **戴干手套** 先穿手术衣，再戴手套。根据手的大小选择合适号码的手套。掀开手套袋，双手各捏起手套的翻折部将两手套分开。分辨左右侧手套，左手捏起两手手套的翻折部的外面，先将右手插入手套内（注意手勿触及手套的外面），再用已戴好手套的右手指插入左手套的翻折部里面，帮助左手插入手套内。双手整理好手套后将手术衣袖口卷入手套翻折部内（注意翻转手套腕部时，已戴手套的手勿触及手套翻折部的外面及皮肤）。术前用无菌盐水彻底冲净手套上的滑石粉，并检验手套有无破损（图6-2）。

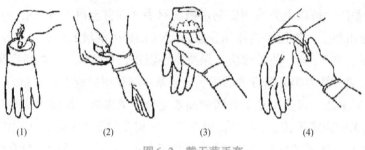

(1)　　　　　　(2)　　　　　　(3)　　　　　　(4)

图6-2　戴无菌手套

2. 戴湿手套　先戴手套，再穿手术衣。手套内要先盛放适量的无菌水，使手套撑开，便于戴上。戴好手套后，将手腕部向上举起，使水顺前臂沿肘流下，再穿手术衣（图6-3）。

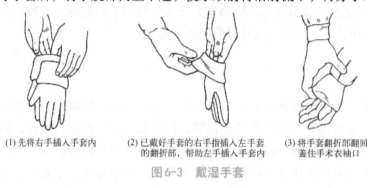

(1) 先将右手插入手套内　　(2) 已戴好手套的右手指插入左手套　　(3) 将手套翻折部翻回
　　　　　　　　　　　　　　 的翻折部，帮助左手插入手套内　　　盖住手术衣袖口

图6-3　戴湿手套

（王艳艳）

任务四　患者的准备

巡回护士提前接患者到手术室，再次核对患者的姓名和所施手术的种类，做好三查七对和麻醉前的准备工作；同时做好患者术前的心理护理，消除患者的紧张和恐惧心理。

一、手术体位

手术体位是指患者在手术台上的姿势。巡回护士根据手术方式的不同安置患者适当的体位。安置手术体位的要求是：①保证患者的舒适和安全；②有利于暴露手术部位；③保证呼吸和循环通畅；④肢体托垫妥当，防止神经、血管受压和肌肉扭伤。

常用手术体位有以下几种。

1. 仰卧位　仰卧位最常用，适用于胸部、腹部、骨盆及下肢等部位的手术。患者仰卧于手术床上，头部和膝下各垫一软枕，足跟部用软垫保护；两臂掌面朝下在体侧用中单固定，膝部用较宽的固定带固定。手术床的头端放置麻醉架或升降器械台，足端放置的升降器械台应高于患者身体约20 cm。乳腺手术时将手术侧靠近手术床边，肩胛下垫以卷折的中单，上臂外展于托手架上，对侧肢体用中单固定于体侧。颈前部手术时将手术床上部抬高

$10° \sim 20°$，头板放下$60° \sim 70°$或颈下垫一卷枕，使颈部过伸，头部两侧用沙袋固定。

2. 俯卧位 俯卧位适用于脊柱和背部手术。患者俯卧于手术床上，头侧向一边，双肘略屈曲置于头旁。胸部、耻骨下各垫一软枕，使腹肌放松，足下垫小枕。颈后部手术时患者头面部应置于头架上，口鼻部位于空隙处且稍低于手术床。腰椎手术时，患者胸腹部垫弧形拱桥，足端稍低，使腰椎间隙增宽，暴露手术野。

3. 侧卧位 侧卧位适用于胸部、腰部及肾脏手术。

（1）胸部手术患者采用$90°$侧卧位，背、胸、肋处各垫一软枕，使手术野暴露，双手伸直固定于托手架上，上面的腿呈$90°$屈曲，下面的腿伸直，两腿间垫软枕。用固定带固定髋部和膝部。

（2）肾脏手术患者采用$90°$侧卧位，手术床腰桥抬高，两手臂伸展固定于托手架上，腰部垫一软枕，用固定带固定臀部及膝部。

4. 膀胱截石位 膀胱截石位适用于肛门、会阴区、尿道手术及妇科检查和手术。患者仰卧位，臀部位于手术床尾部摇折处，必要时垫一小枕，两腿套上无菌袜套，分别置于两侧的搁脚架上，腰窝垫一软枕，并用固定带固定。

5. 半坐卧式 半坐卧式适用于鼻及咽部手术。手术床头端升高$75°$，足端降低$45°$，头与躯干依靠在升高的手术床上，两腿半屈，整个手术床后仰$15°$，中单固定两臂于体侧。

二、手术区的无菌准备

1. 手术区皮肤消毒 目的是消灭切口处及其周围皮肤上的病原微生物。如皮肤上有较多油脂或胶布粘贴的残迹，可先用汽油或乙醚拭去，然后用体积分数为0.5%的碘附棉球涂擦2遍。对婴儿、面部皮肤、口腔、肛门及外生殖器，一般用体积分数为0.1%的苯扎溴铵溶液消毒2次，也可用体积分数为0.75%的吡咯烷酮碘消毒。在植皮时，供皮区的消毒可用体积分数为70%的乙醇涂擦$2 \sim 3$次。

手术区皮肤消毒遵循的原则：①消毒前，检查皮肤有无破损及感染。②消毒时，应由手术区中心部向四周涂擦。如为感染伤口或肛门、会阴等部位手术，则应自手术区外周向感染伤口或肛门、会阴区消毒；已经接触污染部位的药液纱布，不应再返擦清洁区。③手术区皮肤消毒范围要包括手术切口周围15 cm的区域，如手术时有延长切口的可能，则应适当扩大消毒范围。

2. 手术区铺无菌单 手术区皮肤消毒后，由手术医师（第一助手）及器械护士协同在手术区铺无菌单。铺盖无菌布单的目的是仅显露手术切口所必需的皮肤区，遮盖住其他部位，以避免和尽量减少手术中的污染。也可在手术区的皮肤上粘贴无菌塑料薄膜，切开后薄膜仍黏附在伤口边缘，可防止皮肤常存细菌在术中进入伤口。小手术仅盖一块孔巾即可，较大手术时，手术区周围要铺$4 \sim 6$层，外周至少铺2层。如腹部手术需铺无菌巾4块，中单2块，手术洞单1块，具体操作方法如下。

（1）铺无菌巾。器械护士立于无菌桌旁，把无菌巾折边1/3，传递第1、2、3块无菌巾时折边向着助手，第4块无菌巾折边向着护士。助手通常先铺对侧或相对不洁区（如会阴部、下腹部），最后铺近侧。然后器械护士传递布巾钳给助手固定无菌巾的四个交角。无菌巾铺下后，不可随便移动，如位置不准确，只能由手术区向外移，而不应向内移动。

（2）铺无菌中单。切口部位上、下各铺1块中单。

（3）铺手术洞单。洞单开口正对切口部位，先向上展开盖住麻醉架，再向下展开盖住器械托盘，且沿手术床两侧和足端下垂至少30 cm。

（王艳艳）

任务五　手术中的无菌原则

在手术进行中，手术人员必须遵守一定的规则来保持相对的无菌环境，避免已经灭菌和消毒的物品或手术区域受到污染，引起伤口感染，甚至导致手术失败，危及患者的生命。

1. 明确无菌观念，建立无菌区域　手术人员"洗手"后的手臂不准接触未经消毒的物品。穿无菌手术衣及戴好无菌手套后，手术衣的无菌范围仅限于腹侧肩以下、腰以上区域和衣袖，其他部位应视为有菌。无菌桌仅桌缘平面以上为无菌区，手术台边缘及以下的布单不可接触，凡下坠超过手术台边缘以下的物品一概不可再拾回使用。任何无菌包及容器的边缘均视为有菌，取用无菌物品时不可触及。术中污染的器械物品应隔离放置，勿与其他器械接触。无菌桌面如被水或血浸湿，应加盖无菌巾保护。手术过程中手术人员须面向无菌区，并在规定区域内活动。

2. 保持无菌物品的无菌状态　无菌区内所有物品都必须是灭菌的，若无菌包破损、潮湿、怀疑被污染时均应视为有菌。手术中若手套破损或接触到有菌物品，应立即更换。前臂或肘部若污染应立即更换手术衣或加套无菌袖套。无菌区的布单若湿透应加盖无菌单。巡回护士须用无菌持物钳夹取无菌物品，并与无菌区保持一定距离。

3. 保护皮肤切口　皮肤切开及缝合前均应使用体积分数为70%的乙醇再次消毒，或切开皮肤前先用无菌聚乙烯薄膜覆盖，再经薄膜切开皮肤。切开皮肤和皮下脂肪层后，应以大纱布垫或手术巾遮盖边缘并固定。凡与皮肤接触的刀片和器械，手术中不可再用。暂停手术时，切口用无菌巾覆盖。

4. 正确传递物品及调换位置　手术中传递器械及物品时，应由器械台正面方向递给，不可由手术人员背后或头顶方向传递。若手术同侧人员需调换位置，应先退后一步，转过身背对背地转至另一位置。

5. 减少空气污染　手术时应关闭门窗，参观手术人员不可在室内频繁走动，也不可过于靠近手术人员或站得过高。手术过程中禁止大声喧哗，尽量避免咳嗽、打喷嚏，注意不要面对无菌区咳嗽、打喷嚏。口罩潮湿应更换。请他人擦汗时，头应转向一侧。

6. 正确隔离污染　在进行空腔脏器（如胃肠道、呼吸道、宫颈等部位）、感染坏死组织或脓液等污染手术中，切开这些脏器、组织或脓肿前先用纱布垫保护周围组织，并随时吸净外流的内容物。被污染的器械和物品应放在专放污染器械的盘内，避免与其他器械接触。污染的缝针及持针器应用等渗盐水刷洗。全部污染步骤完成后，移去被污染的物品，手术人员应更换无菌手套或用无菌水冲洗，必要时加盖无菌单重建无菌区，尽量减少污染的可能。

（王艳艳）

思考与练习

1．手术前手术人员的无菌准备，以下不正确的是　　　　　　　　（　　）

A．刷洗前先用肥皂一般洗手

B．刷洗的范围从指尖到肘上 10 cm

C．两臂交替刷洗

D．冲洗时水应从指尖流下

E．洗手后双手保持拱手姿势

2．以下除哪项外，均不可使用碘酊消毒　　　　　　　　　　　（　　）

A．婴儿　　　　　B．面部皮肤　　　　C．口腔　　　　D．会阴部　　　　E．腹部

3．手术护士在手术中不应该出现的动作是　　　　　　　　　　（　　）

A．医生要切开肠管递上一块纱垫

B．手套刺破立即用乙醇棉球消毒

C．器械台面弄湿立即加盖无菌巾

D．缝线尾拖到台面以下立即将其丢弃

E．医生要缝合切口递上乙醇棉球

4．关于安置手术体位的注意事项，以下不正确的是　　　　　　（　　）

A．最大限度地保证患者的舒适和安全

B．暴露患者的全身

C．肢体不应悬空，需托垫稳妥

D．保证呼吸和循环通畅

E．避免神经和血管受压

5．手术护士和巡回护士的共同职责是　　　　　　　　　　　　（　　）

A．提供手术台上用品　　　　　　　　　　B．安置手术体位

C．传递手术器械　　　　　　　　　　　　D．管理器械台

E．清点器械物品

项目七　手术前后患者的护理

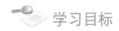 学习目标

知识目标

1. 能复述围手术期护理的概念。
2. 能掌握各种常用手术皮肤准备的范围。
3. 能列出术后常见的并发症及其观察要点。
4. 能根据病情阐明术前及术后健康宣教。
5. 能解释术前合并有糖尿病、高血压等患者的血糖、血压的控制范围及特殊用药观察和注意事项。
6. 能概括术后的主要病情观察要点。

技能目标

1. 能运用相关知识，指导患者进行术前胃肠道准备工作。
2. 能运用护理程序制订护理计划。
3. 能运用所学知识，对常见并发症采取护理措施及正确的预防措施。

任务一　概述

手术是治疗外科疾病的重要手段，但手术创伤、麻醉也会加重患者的生理负担，导致并发症、后遗症，甚至死亡。因此，重视围手术期护理，对保证患者安全、提高治疗效果有着极其重要的意义。

（一）围手术期的概念

围手术期是指从确定手术治疗至与这次手术有关的治疗基本结束为止的这一段时间，

包括以下三个阶段。

1. **手术前期**　从患者决定手术至将患者送到手术室。

2. **手术期**　从患者被送上手术室至患者手术后被送入复苏室（观察室）或外科病房。

3. **手术后期**　患者被送到复苏室或外科病房至患者出院或继续追踪。

围手术期护理是指在围手术期为患者提供全程、整体的护理。其目的在于加强术前、术后整个治疗过程中患者的身心护理，通过充分的术前准备，采取有效的护理措施以及患者的积极配合，达到满意的治疗效果。

（二）手术分类

1. **按手术目的分类**

（1）诊断性手术：目的是明确诊断。

（2）根治性手术：目的是彻底治愈。

（3）姑息性手术：目的是减轻症状，用于无法进行根治手术时而不得不采取的手术方法。

2. **按手术时限分类**

（1）急症手术：病情危急，需要在最短时间内进行手术准备立即实施手术，如外伤导致的肝、脾破裂和肠穿孔、大血管破裂等。

（2）限期手术：手术时间可以选择，一般在尽可能短的时间里做好术前准备以免错过最佳手术时机，如各种恶性肿瘤的根治术等。

（3）择期手术：手术时间没有限制，可在充分的术前准备后进行手术，如腹股沟疝修补术等。

（王艳艳）

任务二　手术前患者的护理

完善术前准备是手术成功的重要条件，而手术前不仅要重视疾病本身，而且要对患者的全面情况进行了解，充分评估手术风险或手术可能带来的并发症。因此，需要详细询问病史，进行全面体检，准确估计患者的手术耐受力，增加手术的安全性。

一、护理评估

（一）健康史

了解患者的一般情况，如性别、年龄、生活习惯、烟酒嗜好等，尤其注意与现疾病有关的现病史、用药史、药物过敏史、手术史、外伤史、家族史、遗传史。女性患者还需了解其婚育史及月经史等。

（二）身体状况

1. **主要器官及系统功能状况**

（1）呼吸系统：①胸廓形状；②呼吸频率、深度和形态（胸式/腹式呼吸是否存在）；③呼吸运动是否对称；④有无呼吸困难、咳嗽、咳痰、胸痛、哮喘或发绀等；⑤有无上呼吸道感染、肺结核、支气管扩张、慢性阻塞性肺病，是否长期吸烟，以及每日的吸烟量。

（2）心血管系统：①脉搏速率、节律和强度；②皮肤色泽、温度及有无水肿；③血压有无异常；④有无心肌炎、心脏瓣膜疾病、心绞痛、心肌梗死、心力衰竭；⑤体表血管有无异常，有无颈静脉怒张和四肢浅静脉曲张等。

（3）泌尿系统：①尿液的量、颜色、透明度及尿比重；②有无排尿困难，有无尿频、尿急、尿痛；③有无肾功能不全、前列腺增生或急性肾炎。

（4）血液系统：有无牙龈出血、皮下紫癜或外伤后出血不止。

（5）神经系统：①有无头痛、头晕、眩晕、耳鸣、瞳孔不对称或步态不稳；②有无意识障碍和颅内高压。

（6）其他：①内分泌系统：有无甲状腺功能亢进、糖尿病及肾上腺皮质功能不全；②肝脏：有无腹水、黄疸或肝硬化。

2. 辅助检查　了解实验室各项检查结果，如血、尿、粪三大常规和血生化检查结果；了解 X 线、B 超、CT 及 MRI 等影像学检查结果，心电图、内镜检查报告和其他特殊检查结果。

（三）心理—社会状况

了解患者的心理问题及产生心理问题的原因，了解家庭成员、单位同事对患者的关心及支持程度，了解患者的经济能力等。

通过上述评估内容，了解患者的手术耐受力情况，全身营养情况较好对外科手术影响较小；反之，患者全身情况较差，重要脏器损害较重，对手术后伤口愈合及身体恢复有较大的影响。

二、常见护理诊断

1. 焦虑和（或）恐惧　与罹患疾病、接受麻醉（手术）、担心预后、住院费用及医院环境等有关。

2. 营养失调：低于机体需要量　与疾病消耗、营养摄入不足、机体分解代谢增强等有关。

3. 体液不足　与疾病所致体液丢失或体液分解代谢转移有关。

4. 睡眠形态紊乱　与疾病导致的不适、环境改变和担忧有关。

5. 有感染的危险　与疾病抵抗力下降、营养不良、糖尿病或肥胖等有关。

6. 知识缺乏　缺乏麻醉、手术及术前准备相关知识。

三、护理目标

（1）患者情绪平稳，能够配合各项检查和治疗。

（2）患者营养状态得以改善，无明显体质量下降。

（3）患者体液得以维持平衡，无水、电解质失衡或平衡紊乱，各主要器官灌注良好。

（4）患者能安静入睡，每日能保证 8 h 睡眠。

（5）患者未发生感染或感染得以及时发现和有效控制。

（6）患者对疾病有充分的认识，能说出治疗及护理的相关知识，配合医护人员做好术前准备。

四、护理措施

（一）入院宣教

主动热情地接待患者，消除其紧张情绪，使其尽快地适应患者的角色；并与患者建立良好的护患关系，采用适当的沟通方式，取得患者的信任；同时，帮助患者适应病房的环境，介绍病区环境及主管医生和护士。

（二）制订健康教育计划

帮助患者认识疾病、手术的相关知识和应对能力；指导患者正确认识手术后用药的注意事项；向患者说明手术前准备的必要性，逐步掌握疾病的康复知识；使患者及其家属对手术的风险及可能出现的并发症有足够的认识及心理准备，从而积极配合治疗。

（三）术前准备与护理

1. 术前宣教 根据患者的年龄和文化程度等特点，结合病情利用图片资料、宣传手册、录音、录像或小课堂等多种形式进行术前宣教；邀请同类手术康复者介绍手术前、后身体健康状况，使患者通过后者的现身说法，体会手术的成功经验，不仅可以纠正对疾病的错误认识，还可以提高其健康意识，减少恐慌，积极主动地配合治疗和护理。

2. 饮食和休息 加强饮食指导，鼓励患者根据需要摄入营养丰富、易消化的食物。创造安静舒适的环境，促进患者睡眠。病情允许的情况下，可适当增加白天活动，必要时遵医嘱给予镇静安眠药。

3. 术前适应性训练

（1）指导床上使用便盆的方法，以适应术后床上排尿和排便。

（2）教会自行调整卧位和床上翻身的方法，以适应术后体位的变化。

（3）教会患者正确深呼吸、咳嗽、咳痰方法并进行练习。

（4）有些患者还应指导其练习术中体位，如甲状腺手术者。

4. 输血和输液 拟行大手术前，遵医嘱做好血型鉴定和交叉配血试验，备好一定量的红细胞或血浆。凡有水电解质、酸碱平衡失调、贫血和血容量不足者，在术前遵医嘱补液、输血或血浆代制品，予以纠正。

5. 协助完成术前检查 遵医嘱完成各项相关检查，术前对心、肺、肝、肾功能及凝血功能、血小板计数等进行检查，必要时遵医嘱应用止血药和护肝药，提高患者手术耐受力。

6. 胃肠道准备

（1）成人择期手术前禁食 8~12 h，禁饮 4~6 h，以防麻醉后术中呕吐引起窒息或吸入性肺炎。

（2）术前一般不限制饮食种类，多以高热量、高维生素、富含蛋白的饮食为主；拟行消化道手术者，术前 1~2 d 应进流质饮食。

（3）消化道手术或某些特殊疾病应放置胃管，但一般手术除外。

（4）肠道手术术前 3 d 开始肠道准备，口服抑制肠道细菌药物和缓泻剂，术前 1 d 晚清洁灌肠，排空肠道内容物，保持肠道处于空虚状态，减少并发感染的机会。

（5）胃部及幽门梗阻者，术前1 d晚清洁灌肠，术晨洗胃。

7. 手术区皮肤准备　术前1 d晚清洁皮肤，手术区备皮，皮肤准备范围包括切口周围15 cm的区域。不同手术部位的皮肤准备范围如表7-1和图7-1所示。

表7-1　不同手术部位的皮肤准备范围

手术部位	备皮范围
颅脑手术	剃除全部头发及颈部毛发、保留眉毛
颈部手术	上自唇下，下至乳头水平线，两侧至斜方肌前缘
胸部手术	上自锁骨上及肩上，下至脐水平，包括患侧上臂和腋下，胸背均超过中线5 cm以上
上腹部手术	上自乳头水平，下至耻骨联合，两侧至腋后线
下腹部手术	上自剑突，下至大腿上1/3前内侧及会阴部，两侧至腋后线，剃除阴毛
腹股沟手术	上自脐平线，下至大腿上1/3内侧，两侧至腋后线，包括会阴，剃除阴毛
肾脏手术	上自乳头平线，下至耻骨联合，前后均过正中线
会阴及肛门手术	上自髂前上棘，下至大腿上1/3，包括会阴及臀部，剃除阴毛
四肢手术	以切口为中心包括上、下方各20 cm以上，一般超过远、近端关节或整个肢体

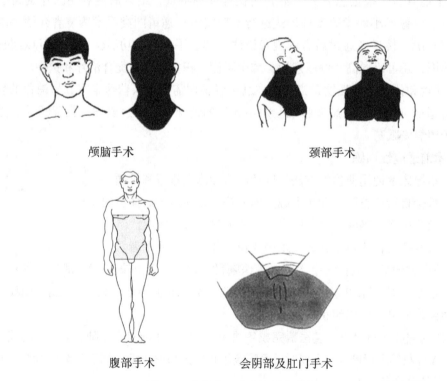

颅脑手术　　　　　　　　　颈部手术

腹部手术　　　　会阴部及肛门手术

图7-1　各部位手术皮肤准备范围

（四）术前特殊准备与护理

1. 急症手术者　应在最短时间内进行必要的术前准备，如立即输液，改善患者水、电解质及酸碱平衡失调状况，若患者休克，立即建立2条以上静脉通路，迅速补充血容量。

2. 营养不良、抵抗力低下者　血清蛋白在30～35 g/L，术前尽可能改善其营养，经口服或静脉补充热量、蛋白质和维生素，以利于组织的修复和创口愈合。

3. 心血管疾病者　心血管疾病可直接影响患者对手术的耐受力，患者血压在 160/100 mmHg 以上者，术前 2 周停用利血平等药物，指导患者改用钙通道阻滞剂或 β - 受体阻滞剂等以控制血压，但不要求血压降至正常水平。伴有心脏疾病者，术前应低盐饮食，有心率 ≥100 次/min 以上，遵医嘱给予毛花苷 C 或口服普萘洛尔，心率 ≤50 次/min，遵医嘱应用阿托品，如急性心肌梗死患者发病 6 mon 内不宜手术，6 mon 以上无心绞痛发作者，可在良好监护下实施手术。

4. 呼吸功能障碍者　术前禁烟，防止呼吸道分泌物增加；鼓励患者术前练习深呼吸运动、有效咳嗽和咳痰等方法；痰液黏稠者进行雾化吸入；重症肺部感染者，必要时采取相应措施，改善呼吸功能。

5. 肝、肾疾病者　由于手术创伤和麻醉会加重肝、肾负荷，因此术前应做各项肝、肾功能检查，了解患者肝、肾功能。肝功能损害严重或失代偿者，有明显营养不良、腹水、黄疸者不宜手术。术前应给予高糖、高蛋白饮食，必要时输注入人血白蛋白，少量多次输新鲜血液以纠正贫血、低蛋白血症，改善全身情况。依据 24 h 内肌酐清除率和血尿素氮测定值可将肾功能损害分为轻、中、重度。轻、中度肾功能损害者经内科治疗多能耐受手术，重度术前应最大限度地改善肾功能。

6. 糖尿病　患者易发生感染，应定期监测血糖，术前应积极控制血糖及相应并发症，血糖在 5.6 ~ 11.2 mmol/L，尿糖在 + ~ ++ 为宜。

7. 妊娠　患者患有外科疾病需要手术时，应将疾病对母体及胎儿的影响放在首位，如果手术可以选择时机，妊娠中期相对安全，必须用药时，尽量选择对孕妇、胎儿安全性较高的药物。

8. 纠正凝血功能　定期监测凝血功能、血小板，对肝硬化、脾功能亢进患者可根据实际情况输新鲜血小板或浓缩红细胞，注射维生素 K 等止血药，以改善患者凝血功能。

（五）术日早晨的护理

进入手术室前，指导患者排尽尿液；预计手术时间持续 4 h 以上及接受下腹部手术或盆腔手术者，留置尿管；拭去指甲油、口红等化妆品，取下活动义齿、眼镜、发夹、手表、首饰和其他贵重物品；认真检查、确定各项准备工作的落实情况；胃肠道及上腹部手术者，留置胃管；遵医嘱给予术前用药；体温升高或女性患者月经来潮时，应延迟手术；备好手术需要的病历、X 片、CT 片、特殊用药或物品等，随患者带入手术室；与手术室人员仔细核对患者、手术部位及名称等，做好交接；根据手术类型及麻醉方式准备麻醉床，备好床旁用物，如负压吸引装置、输液架、心电监护仪及吸氧装置。

（王艳艳）

任务三　手术后患者的护理

患者手术完毕回到病房至康复出院阶段的护理，称为手术后护理。手术损伤可导致患者防御能力下降，术后切口疼痛、禁食及应激反应等均可增加患者的生理心理负担，影响康复，导致并发症的发生。术后护理的重点是根据患者的病情变化确定护理问题，采取相应的护理措施，预防并发症的发生，促进患者的康复。

一、护理评估

（一）术中情况

了解手术方式和麻醉方式，手术过程是否顺利，术中输血、补液量，判断手术创伤的大小及对机体的影响。

（二）身体状况

身体状况的评估主要有以下几个方面：

1. 生命体征　评估患者回到病房时的神志、血压、脉搏、呼吸、体温。

2. 切口情况　了解切口部位及敷料包扎情况，有无渗血、渗液。

3. 引流管　了解引流管的种类、数量、位置及作用，引流是否通畅，引流液的量和性状，以及尿液的量、颜色。

4. 疼痛等不适　了解有无切口疼痛，有无恶心、呕吐、腹胀、呃逆、尿潴留等，评估不适的种类和程度。

5. 体液平衡　评估患者术后尿量、引流量的丢失、失血量及术后补液量和种类。

6. 肢体功能　了解术后肢体感知觉的恢复情况及四肢活动度。

7. 营养状况　评估患者术后每日摄入营养素的种类、量和途径，了解术后体质量变化。

8. 辅助检查　了解血、尿常规、生化、血气分析等结果，尤其注意尿比重、血清电解质、血清蛋白及血清转化铁蛋白的变化。

（三）心理—社会状况

评估患者及家属对手术的认识和看法，了解患者术后的心理感受，进一步评估有无引起术后心理变化的原因：

（1）失去部分肢体或身体外观改变，如截肢、乳房切除或结肠造瘘等。

（2）术后出现的各种不适，如切口疼痛、尿潴留或呃逆等。

（3）留置各种导管的不适。

（4）术后身体恢复缓慢及并发症等。

（5）担心不良的病理结果、预后差或危及生命。

（6）担忧住院费用及继续治疗。

二、常见护理诊断

1. 低效性呼吸形态　与卧床、活动量少、切口疼痛、呼吸运动受限和使用镇静剂等有关。

2. 有体液不足的危险　与手术创伤、术后禁食和摄入不足有关。

3. 急性疼痛　与特殊体位及手术创伤有关。

4. 营养失调：低于机体需要量　与术后禁食、创伤后机体代谢率增高和分解代谢旺盛有关。

5. 活动无耐力 与手术创伤所致乏力、倦怠有关。

6. 体像紊乱 与手术创伤、留置各类导管及卧床有关。

7. 潜在并发症 术后出血、切口感染、切口裂开、肺炎、肺不张、泌尿系统感染或深静脉血栓形成等。

三、护理目标

（1）患者术后生命体征平稳，病情稳定，呼吸功能改善。

（2）患者体液得以维持，循环功能稳定。

（3）患者主诉疼痛减轻或缓解。

（4）患者术后营养状况得以维持或改善。

（5）患者活动耐力增加，逐步增加活动量。

（6）患者情绪稳定，仪表形象合体，能主动配合治疗和护理。

（7）患者术后并发症得以预防或被及时发现和处理，术后恢复顺利。

四、护理措施

（一）一般护理

1. 体位 根据麻醉类型和手术方式安置患者体位。

（1）全麻未清醒的患者，取平卧位，头偏向一侧，避免口腔分泌物或呕吐物流出导致窒息，麻醉清醒后根据需要调整体位。

（2）蛛网膜下腔麻醉者，取去枕平卧位 6~8 h，防止脑脊液外渗而导致头痛。

（3）硬脊膜外阻滞者，平卧 6 h 后根据手术部位安置体位。

（4）颅脑手术者，如无休克或昏迷，可取 15°~30° 头高脚低斜坡卧位。

（5）颈、胸部手术者，取高半坐卧位，以利呼吸和引流。

（6）腹部手术者，取低半坐卧位或斜坡卧位，以减少腹壁张力，便于引流，并可使腹腔渗血渗液流入盆腔，避免形成膈下脓肿。

（7）脊柱或臀部手术者，取俯卧位或仰卧位。

（8）腹腔内有污染者，病情允许的情况下，尽早改为半卧位或头高脚低位。

（9）休克患者，取平卧位或抗休克体位。

（10）肥胖患者，可取侧卧位，以利呼吸和引流。

2. 安置患者

（1）与麻醉师和手术室护士进行床头交接。

（2）搬运患者时动作轻稳，注意保护头部、手术部位及各引流管和输液管道并检查是否通畅。

（3）正确连接各引流装置妥善固定。

（4）遵医嘱吸氧。

（5）注意保暖，但避免热水袋直接贴放身体，导致烫伤。

3. 病情观察

（1）生命体征：中、小手术患者，手术当日每小时测量 1 次脉搏、呼吸、血压，监测 6~

8 h至平稳。对大手术、全麻及危重患者，必须密切观察，每15～30 min测量1次脉搏、呼吸、血压及瞳孔、神志，至病情稳定后可改为每小时测量1次或遵医嘱定时测量，并做好记录。有条件者可使用心电监护仪。

（2）中心静脉压：如果术中有大量血液、体液丢失，在术后早期应监测中心静脉压。

（3）体液平衡：大、中手术，术后详细记录24 h出入量，对于病情较重的患者，留置尿管，观察并记录每小时尿量。

4. 静脉治疗和药物治疗　由于手术野的不显性液体丢失、手术创伤及术后禁食等原因，患者多需要接受静脉输液至恢复，输液的量、成分和输注速度，取决于手术的大小、器官功能状态和疾病严重程度，必要时遵医嘱输血浆、红细胞等，以维持有效循环血量。

5. 休息与活动

（1）休息：保持室内安静，保证其安静休息及充足的睡眠。

（2）活动：早期活动有利于增加肺活量、减少肺部并发症、改善血液循环、促进切口愈合、预防深静脉血栓形成、促进肠蠕动恢复和减少尿潴留的发生。大部分患者术后24～48 h内可下床活动，鼓励患者早期活动，协助患者进行深呼吸、自行翻身，活动时妥善固定引流管，防止跌倒。

6. 饮食护理

（1）非腹部手术：视手术大小、麻醉方式及患者的全身反应而定，体表小手术者术后可进食；手术范围较大、反应重者，待反应消失后可进食。局麻者，术后即可进食；全麻者，应待麻醉清醒后，无恶性、呕吐后可进食；椎管内麻醉者，无恶心、呕吐，术后一般先给予流质饮食，以后逐渐改为半流食或普食。

（2）腹部手术：消化道手术后，一般需禁食24～48 h，待肠蠕动恢复、肛门排气后进少量流食，逐渐增加至全流食，至第5～6日进半流食，第7～9日可进软食，第10～12日开始进普食。术后留置有空肠营养者，可在术后第2日自营养管滴入营养液。

7. 观察手术切口　注意观察切口有无渗血、渗液，以及切口周围皮肤有无红肿等情况，及时发现切口感染、切口裂开。切口愈合等级：①甲级愈合，指愈合良好，无不良反应；②乙级愈合，指切口有炎症反应，如红肿、血肿、积液，但未化脓；③丙级愈合，指切口处有炎症反应，化脓，需要做切开引流等处理。临床上常根据手术切口分类及切口愈合分级记录切口的愈合情况，如"Ⅰ/甲"（即清洁切口甲级愈合）"Ⅱ/乙""Ⅲ/丙""Ⅰ/丙""Ⅲ/甲"等。保持术区清洁，并注意切口包扎是否限制胸、腹部呼吸运动，对于昏迷患者及不合作的患儿，可适当使用约束带并防止敷料脱落。切口愈合时间可因部位、局部血液供应情况、患者年龄及全身营养状况不同而异，因而缝线拆除时间也各异。一般头、面、颈部切口于术后4～5 d拆线，下腹部和会阴部切口于术后6～7 d拆线，胸部、上腹部、背部和臀部切口于术后7～9 d拆线，四肢切口于术后10～12 d拆线，减张缝线于术后14 d拆线，年老、营养不良或糖尿病患者需要适当延迟拆线时间。

8. 引流管的护理　区分各引流管放置的位置和作用，并做好标记，妥善固定。经常检查管道有无堵塞或扭曲，保持引流管通畅。如有异常及时通知医生，每日更换1次连接管及引流管，熟悉各种引流管的拔管指征，一般术后1～2 d拔出；烟卷引流一般术后3 d拔出；作为预防性引流渗血的腹腔引流管，若引流液甚少，可于术后1～2 d拔出；若作为预防性引流渗液用，需保留至所预防的并发症可能发生的时间后再拔出，一般术后 5 ~ 7 d；连接胸腔引流管与水封引流瓶，24 h 内引流量不超过 50 ~ 60 mL，经物理诊断证实肺膨胀良好者，可于 36 ~ 48 h 内拔出；胃肠减压管在肠蠕动恢复、肛门排气后拔出。

（二）术后不适的观察与护理

1. **发热**　发热是术后患者最常见的症状，由于手术创伤的反应，术后患者的体温可略升高，变化幅度在 0.1 ~ 1 ℃，一般不超过 38 ℃，称之为外科手术热或吸收热，术后 1 ~ 2 d 逐渐恢复正常。术后 24 h 内体温过高（＞39 ℃），常为代谢性或内分泌异常、肺不张和输血反应等。术后 3 ~ 6 d 的发热或体温降至正常后再发热，应警惕继发感染的可能，如果发热持续不退，要查找原因并针对性治疗。主要的护理措施：①监测体位及伴随症状；②及时检查切口部位有无红、肿、热、痛或波动感；③遵医嘱应用退热药或物理降温；④结合病史进行胸部 X 片、B 超、CT、切口分泌物涂片和培养、血培养、尿液检查等，及时给予对症治疗。

2. **切口疼痛**　一般麻醉作用消失后，患者开始感觉切口疼痛，在术后 24 h 内最剧烈，2 ~ 3 d 后逐渐减轻。剧烈的疼痛可影响各器官的正常生理功能和休息，故应关心患者，并给予相应的处理。主要采取的护理措施有：①评估和了解疼痛的程度；②观察患者疼痛的时间、部位、性质和规律；③遵医嘱给予镇静、止痛剂；④鼓励患者表达疼痛的感受，简单解释切口疼痛的规律；⑤大手术后 1 ~ 2 d，可持续使用自控镇痛泵，患者自控镇痛是指患者感觉疼痛时，通过按压计算机控制的微量泵按钮，向体内注射医生事先设定的药物剂量进行镇痛，给药途径以静脉、硬膜外常见；⑥尽可能满足患者对舒适的需要，协助更换体位；⑦指导患者运用正确的非药物止痛方法，如分散注意力等，减轻机体对疼痛的敏感性。

3. **尿潴留**　术后出现尿潴留的常见原因：①排尿反射受到抑制；②患者不习惯床上排尿；③切口疼痛引起后尿道括约肌和膀胱反射性痉挛；④蛛网膜下隙麻醉后或全麻后；⑤合并有前列腺增生的老年患者；⑥盆腔及会阴手术患者；⑦应用大量镇静剂的患者等。对于术后 6 ~ 8 h 尚未排尿或尿量较少者，应在耻骨联合区叩诊检查，明确是否存在尿潴留。护理措施：稳定患者情绪，采用诱导排尿法，如变换体位、下腹部按摩或听流水声，遵医嘱采用药物或针灸等。上述措施无效时，在无菌操作下进行留置导尿，一次放尿不超过 1 000 mL；尿潴留时间过长或导尿时尿量超过 500 mL 者，留置尿管 1 ~ 2 d。

4. **呃逆**　术后呃逆一般是神经中枢或膈肌直接受到刺激所致，多为暂时性。术后早期发生时，压迫眶上缘，及时吸出胃液、胃内积气，遵医嘱给予镇静剂或解痉药；上腹部手术后出现顽固性呃逆者，要警惕吻合口瘘或十二指肠残端漏、膈下积液或感染的可能，及时进行超声检查可明确病因，一旦确诊应及时处理，原因尚未明确时，协助医生进行颈部膈神经封闭治疗。

5. **恶心、呕吐**　最常见的原因是麻醉反应，待麻醉作用消失后症状可减轻或消失；腹部手术患者手术对胃肠道的刺激或引起幽门痉挛；某些药物也可导致呕吐，如复方氨基酸、脂肪乳等；严重腹水和水电解质及酸碱平衡失调等。护理措施：呕吐时头偏向一侧，及时清除呕吐物，部分患者可给予止吐药、镇静药及解痉药，持续呕吐者应查明原因并及时处理。

6. 腹胀　术后早期腹胀是由于胃肠蠕动受抑制所致，待胃肠蠕动恢复后可自行缓解；若术后数日仍未排气且腹胀明显伴有阵发性绞痛、肠鸣音亢进，可能是早期肠粘连或其他原因所致的机械性肠梗阻，应进一步检查。护理措施：必要时给予胃肠减压、肛门排气或高渗溶液低压灌肠等；协助患者多翻身；离床活动；可遵医嘱应用促进肠蠕动药物；若因腹腔内感染或机械性肠梗阻导致的腹胀，非手术治疗不能缓解者，做好再次手术的准备。

（三）并发症的观察与护理

1. 术后出血　常见于术中止血不完善、创面渗血未完全控制、原先痉挛的小动脉断端舒张、结扎线脱落、凝血功能障碍等。护理措施：①密切观察生命体征的变化，手术切口敷料渗血，应打开敷料检查切口出血状况和原因；②观察引流液的性质、量和颜色变化；③未放置引流管者，可通过密切观察，评估有无低血容量性休克的早期表现，如烦躁、心率加快、尿量少、中心静脉压低于 $5\ cmH_2O$ 等，特别是补液或输血后未改善，提示术后出血；④腹部手术后腹腔出血，早期表现不明显，密切观察病情，必要时腹腔穿刺；⑤少量出血时，一般经更换敷料、加压包扎或全身使用止血药物可止血。大量出血时，应加快输液速度，遵医嘱输血或浓缩红细胞，做好再次手术准备。

2. 切口感染　引起切口感染的原因是切口有无效腔、血肿、异物或局部组织供血不良，合并有贫血、糖尿病、营养不良或肥胖等。护理措施：①术中严格执行无菌操作，操作仔细，防止残留无效腔；②保持切口清洁、敷料干燥；③术后加强营养支持，增强抗感染能力；④合理应用抗生素；⑤若术后 $3\sim4\ d$，切口疼痛加重，有红、肿、热、痛或波动感，伴有体温升高、白细胞升高，应怀疑切口感染。感染早期给予局部理疗，使用凡士林纱条引流脓液，定期更换敷料，争取二期愈合，必要时进行二期缝合。

3. 肺部并发症　常发生在胸、腹部大手术后，尤其是老年患者，有长期吸烟史，术前急慢性呼吸道感染者。术后呼吸运动受限，呼吸道分泌物积聚及排出不畅是引起术后肺部感染的主要原因。护理措施：①术后卧床期间，鼓励患者做深呼吸运动，协助翻身、拍背，教会患者保护切口和进行有效咳嗽，促进气道内分泌物排出。咳痰的方法：用双手按住季肋部或切口两侧以限制咳嗽时胸部或腹部活动幅度，保护切口并减轻因咳嗽震动引起的切口疼痛；指导患者在数次短暂轻咳后，再深吸气用力咳嗽；②保持室内温度在 $18\sim22\ ℃$、湿度在 $50\%\sim60\%$，维持每日液体入量在 $2\ 000\sim3\ 000\ mL$；③痰液黏稠者给予雾化吸入；④协助患者半卧位，尽早离床活动；⑤遵医嘱应用抗生素。

4. 泌尿系统感染　诱发感染的基本原因是尿潴留，患者主要表现为尿急、尿频、尿痛，伴排尿困难，感染常起自膀胱炎，上行感染可引起肾盂肾炎。长期留置导尿管或反复多次导尿也可引起尿路感染。护理措施：指导患者自主排尿，防止尿潴留，出现尿潴留时若残余尿量超过 $500\ mL$ 时，应严格执行无菌操作原则留置导尿，留置导尿一次放尿不超过 $1\ 000\ mL$。

5. 切口裂开　多见于腹部及肢体邻近关节处，一般发生在术后 1 周左右或拆线后 24 h 内。切口裂开可分为全层裂开和深层裂开而皮肤缝线完整的部分裂开。切口裂开的常见原因是：营养不良使组织愈合能力差；缝合不当；切口感染或腹内压突然增高，如打喷嚏、呕吐或腹胀等。护理措施：①对于年老体弱、营养状态差者，估计切口愈合不良时，术前应加强营养；②腹部手术者，手术时用全层腹壁减张缝线，术后腹带加压包扎，减轻局部张力，延迟拆线时间；③及时消除慢性腹内压增高因素；④手术切口位于四肢或关节活动部位，拆线后应避免大幅度动作；⑤一旦发生出血，应稳定患者情绪，告知患者勿咳嗽和进食、进饮，用无菌生理盐水纱布覆盖切口，与医生联系，立即进行手术缝合；⑥切口裂开，部分肠管脱出，切勿将其直接回纳腹腔，以免引起腹腔感染。

6. 压疮　由于手术后需要长期卧床的患者，局部受压时间过长，同时受到各种引流液、汗液、尿液等刺激，加之长期营养不良造成的。护理措施：定期翻身，2 h翻身1次；保持床单及皮肤清洁干燥；鼓励患者早期离床活动，如出现压疮按外科换药处理。

7. 深静脉血栓形成　多见于下肢，开始时患者自感腓肠肌疼痛或紧束，继而下肢出现凹陷性水肿，沿静脉走向有触痛，可扪及条索状变硬的静脉，一旦栓子脱落可引起肺动脉栓塞，导致死亡。深静脉血栓形成的原因有：术后卧床太久、活动较少引起下肢血流缓慢，血细胞凝集性增高，处于高凝状态或因手术、外伤、反复穿刺置管或输入高渗性液体、刺激性药物等导致血管壁和血管内膜损伤。护理措施：①严禁经患肢静脉输液，严禁局部按摩，防止栓子脱落；②抬高患肢、制动，局部用质量分数为50%的硫酸镁湿热敷，配合理疗；③遵医嘱应用抗生素、抗凝剂、溶栓药等进行治疗。

（四）健康指导

1. 饮食与活动　恢复期患者合理摄入均衡饮食，注意休息，活动量从小到大，一般出院后2~4周仅从事一般性工作和活动。

2. 康复锻炼　告知患者康复锻炼的知识，指导患者锻炼的具体方法。

3. 用药指导　术后继续药物治疗者，应遵医嘱按时、按量服用。

4. 疾病知识指导　切口局部拆线后可用无菌纱布覆盖1~2 d，以保护皮肤。若有开放性伤口出院者，将门诊换药时间及次数向患者及家属交代清楚。

5. 复诊　一般手术患者手术后1~3 mon门诊随访1次，以了解评估康复过程及切口愈合情况。

（王艳艳）

思考与练习

1. 胃肠道手术的术前准备，下列哪项是错误的　　　　　　　　　　　　　　（　　）

A. 手术前1 d开始进流质饮食　　　　　　B. 手术前12 h开始禁食

C. 手术前4 h开始禁止饮水　　　　　　　D. 必要时可使用胃肠减压

E. 手术前2~3 d开始应用抗生素

2. 手术患者一般在术前12 h开始禁食、4 h开始禁饮的理由是　　　　　　　（　　）

A. 让胃肠道适当的休息　　　　　　　　　B. 防止麻醉或手术过程中发生呕吐

C. 减少胃肠道手术时的污染　　　　　　　D. 防止术后腹胀

E. 减少术后排便

3. 腹部手术选择开始进流质饮食的时间是　　　　　　　　　　　　　　　　（　　）

A. 切口疼痛轻微　　　　　　　　　　　　B. 体温低于37.5 ℃

C. 肛门排气之后　　　　　　　　　　　　D. 患者要求进食时

E. 恶心、呕吐消失

4. 男性患者，45岁，欲择期行腹股沟斜疝修补术，一般情况尚好，BP：140/95 mmHg，针对这一情况应选择下列哪项处理　　　　　　　　　　　　　　　　　　　　　　　　　　（　　）

A. 用降压药使血压下降至正常水平　　　　B. 可以不用降压药物

C. 用降压药使血压稍有下降　　　　　　　D. 用降压药使血压显著下降

E. 用降压药使血压下降至略低于正常水平

5. 关于手术后患者早期活动的优点，下列哪项说法不恰当　　　　　　　　　　　　（　　）

A. 减少肺部并发症　　　　　　　　　　　B. 减少下肢静脉血栓形成

C. 有利于减少腹胀　　　　　　　　　　　D. 有利于减少尿潴留

E. 有利于减少切口感染

6. 胃大部切除术后第8天拆线，切口有轻度炎症反应，拆线2 d后炎症消失，该切口属于　　（　　）

A. Ⅰ/甲　　　　　　B. Ⅱ/甲　　　　　　C. Ⅰ/乙　　　　　　D. Ⅱ/乙　　　　　　E. Ⅲ/乙

7. 下列关于术后尿潴留的描述，哪项是错误的　　　　　　　　　　　　　　　　　（　　）

A. 术后6～8 h未排尿，耻骨上叩诊有浊音即可明确诊断

B. 较多见于肛门手术后

C. 是引起术后尿路感染的主要原因

D. 治疗时应先安定患者的情绪

E. 导尿时尿量＞300 mL，就应留置导尿1～2 d

8. 已确诊为晚期胃窦癌伴幽门梗阻和大便潜血，应行　　　　　　　　　　　　　　（　　）

A. 急诊手术　　　　　　　　　B. 择期手术

C. 限期手术　　　　　　　　　D. 紧急手术

E. 不宜手术

9. 某男性患者行阑尾切除术，术后3 d切口疼痛未减轻，体温高达38.5 ℃，首先应考虑为　（　　）

A. 肺部感染　　　　　　　　　B. 泌尿系统感染

C. 切口感染　　　　　　　　　D. 水电解质紊乱

E. 腹腔内有异物存留

10.　68岁，男性，行胰十二指肠切除术后6 d，出现烦躁不安、呼吸急促、咳嗽，体温39.8 ℃，P：120次/min、R：38次/min，白细胞计数1.8×10⁹/L，N：90%，患者最可能并发　　　　　（　　）

A. 肺部感染　　　　　　　　　B. 急性胃扩张

C. 切口感染　　　　　　　　　D. 水、电解质紊乱

E. 切口裂开

项目八 外科营养支持患者的护理

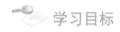 学习目标

知识目标

1．能描述肠内营养和肠外营养的概念。

2．能列出肠内营养和肠外营养的适应证和禁忌证。

3．能阐明营养状况的评定指标、营养不良的分类及能量需要的计算方法。

4．能概括肠内营养和肠外营养的营养制剂、给予途径和方法。

技能目标

能运用相关知识，实施肠内营养和肠外营养患者的护理。

任务一　概述

机体的正常代谢及良好的营养状态，是维护生命活动的重要保证。外科患者经过手术治疗能否成功，取决于很多因素，其中之一就是患者的营养状况。营养不良的病员，手术耐受力差，术后恢复延迟，并发症较多，并影响术后康复。所以，外科护士应该了解患者在疾病状态下的代谢特点，对患者的营养状况做出及时评估，根据患者的营养状况和实际需要，给予恰当的营养支持，做好营养失调患者的护理。

临床营养支持历史上以外科医师作为先驱，又称为外科营养。临床营养支持包括肠内营养（enteral nutrition，EN）与肠外营养（parenteral nutrition，PN）。肠内营养是将营养物质经胃肠道途径供给患者进行营养支持的方式；肠外营养是将营养物质通过胃肠道以外途径供给患者进行营养支持的方式，其中将患者所需的全部营养物质都经静脉供给称为完全胃肠外营养（total parenteral nutrition，TPN）。

一、外科患者的机体代谢特点

（一）饥饿时机体代谢的变化

1. 内分泌及代谢变化　饥饿状态下，为了维持糖代谢活动的稳定，体内胰岛素分泌减少，胰高血糖素、生长激素、儿茶酚胺、糖皮质激素分泌增多。内分泌的变化导致机体代谢的变化：①饥饿早期，糖原分解加速，机体首先利用肝脏及肌肉的糖原储备消耗以供能直至糖原耗尽；②肝脏及肌肉蛋白质分解加速，所产生的氨基酸进入糖异生过程，为中枢神经细胞、红细胞、肾髓质及视网膜等需糖组织的生理活动提供热能，蛋白质合成下降；③脂肪动员供能，成为饥饿时主要的能源物质。心肌、肝、肾皮质、骨骼肌等组织可以直接利用游离脂肪酸和酮体，减少对葡萄糖利用，较少依赖糖异生作用，从而减少了骨骼肌蛋白分解程度。

2. 机体结构和功能的变化　随着饥饿时间的延长，可造成体液失衡；脂肪、蛋白质的分解，使体内酶、激素、介质和其他重要蛋白质合成不足，造成各系统组织、器官重量减轻，功能减退。

（二）创伤或感染时机体代谢的变化

1. 内分泌变化　创伤或感染时，交感神经系统兴奋，胰岛素分泌减少，体内促分解代谢激素包括肾上腺素、去甲肾上腺素、胰高血糖素、促肾上腺皮质激素、肾上腺皮质激素及抗利尿激素分泌均增加。

2. 代谢变化　创伤或感染时，机体在应激状态下，以分解代谢为主，热能消耗增加，而合成代谢降低。碳水化合物代谢改变主要表现为：①热能消耗增加，代谢率升高；②高血糖伴胰岛素抵抗；③蛋白质分解代谢增加；④脂肪分解加速等。

二、外科患者的营养需要量

（一）能量需要量

通常正常机体每日需要能量为 7 531 ~ 8 368 kJ（1 800 ~ 2 000 kcal），估算方法为 105 ~ 125 kJ（25 ~ 30 kcal）/（kg·d），此需要量因年龄和性别不同而异。可以根据患者的基础能量消耗、病情、活动程度、治疗需要估算患者的能量需求。

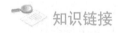 知识链接

（1）基础能量消耗（basal energy expenditure，BEE）：是指机体在安静、平卧、禁食的状态下维持最基本生命活动所需要的能量。健康成年人按 Harris—Benedict 公式（H-B公示）计算。

①男性 BEE（kcal）=66+13.8×体质量（kg）+5.0×身高（cm）-6.8×年龄（岁）

②女性 BEE（kcal）=65.5+9.6×体质量（kg）+1.85×身高（cm）-4.7×年龄（岁）

（2）静态热能消耗（resting energy expenditure，REE）：代表进食后休息状态下的能量消

耗。可用代谢仪测出，REE 约是 BEE 的 110%。

（3）实际能量消耗（actual energy expenditure，AEE）：实际能力消耗取决于基础能量消耗、活动因素、手术及创伤因素、发热因素等。实际能量消耗估算公式为：AEE=BEE×AF×IF×TF，其中 AF 为活动因素（active factor），完全卧床 1.1，卧床加活动 1.2，正常活动 1.3；IF（injury factor）为手术、创伤等因素，中等手术 1.1，脓毒症 1.3，腹膜炎 1.4；TF 为发热因素（thermal factor），正常体温 1.0，每升高 1 ℃，系数增加 0.1。

（4）过去以"千卡（kcal）"为能量单位，现国际上通用焦耳（joule，J）为能量单位，两者的换算关系为 1 cal=4.184 J。

（二）营养素需要量

营养素中的能源物质主要来源于碳水化合物、脂肪和蛋白质。

1. 碳水化合物　维持正常成年人功能所需的能量中，一般 60% 由碳水化合物提供，每日大致需要供给碳水化合物 400～450 g。在营养支持时，为了争取稳定体内代谢的平衡，减轻肝、肾等重要器官的负担，应适当减少碳水化合物的供能，一般占能量供给的 45%。

2. 脂肪　正常人每日摄入 50 g 脂肪即能满足机体要求，一般占供给总能量的 25%。应激状态下，应增加氮量，脂肪成为主要的供能物质，30% 的能量来自于脂肪。

3. 蛋白质　正常人机体所需能量 15% 由蛋白质提供，每日需要蛋白质 0.8～1.0 g/（kg·d），相当于氮量 0.15 g/（kg·d）。应激、创伤时蛋白质需求量增加，可达 1.2～1.5 g/（kg·d），占能量供给的 25%。

4. 其他营养成分　根据病情适当补充钾、钠、氯、钙、镁和磷等电解质。

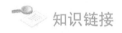 知识链接

1 g 葡萄糖能提供 16.7 kJ（4 kcal）热能，1 g 脂肪能提供 38.9 kJ（9 kcal）热能，1 g 蛋白质或氨基酸氧化可产生 18 kJ（4.3 kcal）热能。在总热能中脂肪提供的热能应占 30%～50%，非蛋白热量与氮量之比为（418.4～627.6）kJ∶1 g，成人每日所需氮量为 0.13～0.24 g/kg（1 g 氮=6.25 g 蛋白质）。在此基础上补充水分、电解质、维生素和微量元素。

三、外科患者营养状况评估

（一）营养状况的评估

营养状况的评估应综合病史、体格检查、人体测量、实验室检查等多方面的资料。

1. 病史　了解患者有无影响进食的病史和手术史等，如呕吐、腹泻、肠瘘、长期发热、大手术或创伤感染、肿瘤等，均可使营养需要量增加。此外，还要注意患者的膳食习惯及近期进食状况。

2. 体格检查　营养不良患者可能出现毛发脱落、指（趾）甲无光、皮肤干燥、肌力减弱、水肿或腹水等情况，应重点检查，并注意与其他疾病相鉴别。

3. 人体测量

（1）体质量：是既方便又实用的重要评价指标，可反映体内蛋白质作为代谢热能被消耗的情况。我国常用标准体质量计算公式为：

男性标准体质量（kg）=身高（cm）-105

女性标准体质量（kg）=身高（cm）-100

结果判定：实测体质量为标准体质量的80%~90%为轻度营养不良，70%~79%为中度营养不良，低于69%为重度营养不良；110%~120%为超重，>120%为肥胖。实际应用中，要注意排除脱水原因出现的体质量下降，应根据病前3~6 mon的体质量变化加以判断。

（2）体质量指数（bodymass index，BMI）：BMI是反映蛋白质热量营养不良及肥胖症的可靠指标。计算公式为：BMI=体质量（kg）/〔身高（m）〕^{2}。理想值介于19~25（19~34岁），21~27（>35岁）。BMI<19为消瘦，其中17~18.5为轻度营养不良，16~17为中度营养不良，<16为重度营养不良；>27.5为肥胖，其中27.5~30为轻度肥胖，30~40为中度肥胖，>为重度肥胖。

（3）三头肌皮褶厚度与臂围：三头肌皮褶厚度与臂围是间接测定机体脂肪储存的指标，能间接反映热能的变化。因测量误差较大，故临床价值不高。

4. 实验室检查

（1）血浆蛋白：血浆蛋白是临床上常用的营养评价指标之一，包括血清蛋白（白蛋白）、转铁蛋白及前白蛋白。清蛋白的半衰期为18 d，是营养不良患者最明显的生化特征，但不能及时反映患者营养状态的变化。转铁蛋白及前白蛋白的半衰期均较短，是反映营养状况更好、更敏感、更有效的指标。

（2）氮平衡：氮平衡是评价机体蛋白质营养状况可靠和常用的指标，用于初步评判体内蛋白质合成与分解代谢状况，动态反映体内蛋白质的平衡情况。在正常口服饮食情况下，氮平衡计算公式为：

氮平衡=24 h摄入氮量（g）-24 h总氮丧失量（g）

氮平衡正常值为（实际所测值±1）g。若摄入的氮量大于排出氮量，则为正氮平衡，反之为负氮平衡。临床上可根据患者的氮平衡状态，指导营养支持治疗。

（3）免疫指标：营养不良时多以细胞免疫系统受损为主。①淋巴细胞总数：是反映细胞免疫状态的一项简易参数。周围血中淋巴细胞总数=周围血白细胞总数×淋巴细胞%，正常值应大于$1.5×10^9$/L，在严重感染时，该指标的参考价值受影响；②迟发性皮肤超敏试验：能基本反映人体细胞免疫功能，通常用几种抗原于双前臂不同部位做皮内注射，24~48 h后观察反应，皮丘直径≥5 mm者为阳性，否则为阴性。人体细胞免疫能力与阳性反应程度成正比。

（二）营养不良的类型

营养不良包括营养素缺乏和营养过剩。外科患者常见的蛋白质—能量营养不良（PEM）有三种类型：①消瘦型营养不良：表现为体质量下降，人体测量指标值下降，但内脏蛋白指标基本正常；②低蛋白血症型营养不良：主要表现为血清蛋白水平降低，人体测量指标值基本正常而易被忽视；③混合型营养不良：是慢性能量缺乏、慢性或急性蛋白质丢失所致，临床兼有上述两种类型的特征。

（王艳艳）

任务二　肠内营养支持患者的护理

肠内营养是将营养物质经胃肠道途径供给患者进行营养支持的方式，临床上多指经管饲提供肠内营养物质。它具有符合生理状态，能维持肠道结构和功能的完整，费用低，使用和监护简便，并发症较少等优点，是临床营养支持首选的方法。

一、适应证

有营养支持的指征，胃肠道具有吸收所提供的各种营养素的能力，能耐受肠内营养制剂，不愿（或不能）经口摄食，或摄食量不足以满足机体合成代谢需要的患者，均可实施肠内营养支持。

二、禁忌证

肠梗阻，消化道活动性出血，严重腹泻，吸收不良，休克等。

三、肠内营养制剂

肠内营养制剂根据其组成可分为非要素型、要素型、组件型及疾病专用型四类。临床选择时应考虑患者的年龄、疾病种类、消化吸收功能、喂养途径及耐受力。

1. 非要素型制剂　该制剂也称整蛋白型制剂，以整蛋白或蛋白质游离物为氮源，渗透压接近等渗，口感较好，口服或管饲均可，使用方便，耐受性强。其适用于胃肠道功能较好的患者，是应用最广泛的肠内营养制剂。

2. 要素型制剂　该制剂是以氨基酸混合物或蛋白质水解物为氮源，以不需要消化或很容易消化的糖类为能量，混以矿物质、维生素及少量必需脂肪酸的混合物。渗透压高易产生腹泻，口感较差，需加强护理。适用于胃肠道消化、吸收功能不全的患者。

3. 组件型制剂　该制剂是仅以某种或某类营养素为主的肠内营养制剂，供给特殊的患者。主要有蛋白质组件、脂肪组件、糖类组件、维生素组件和矿物质组件，以适应患者的特殊需要。

4. 疾病专用型制剂　该制剂有糖尿病、肝病、肿瘤、婴幼儿、肺病、肾病、创伤等专用制剂。

四、输入途径和方式

（一）输入途径

肠内营养的输入途径有口服和管饲两种途径。由于肠内营养制剂均有特殊气味，患者常不愿口服，或口服量不能达到治疗剂量，因此，肠内营养的实施多采用管饲。具体输入途径的选择取决于疾病情况、营养支持时间长短、患者精神状态及胃肠道功能。

1. 经鼻胃/十二指肠、鼻空肠置管　通过鼻胃/十二指肠、鼻空肠置管进行肠内营养简单易行，是临床上使用最多的方法。鼻胃/十二指肠管适用于短期（<2 mon）肠内营养、胃肠功能良好的患者。鼻空肠置管适用于需长期肠内营养治疗且胃功能不良或消化道手术后需胃肠减压又需营养支持者。

2. 胃造瘘或空肠造瘘　胃造瘘适用于需较长时期肠内营养的患者。空肠造瘘适用于已做胃切除或误吸危险性较大的患者。

（二）输注方式

1. 间歇性注入法　用注射器或漏斗，在5~10 min内缓慢注入，每次200~400 mL，每日4~6次，适用于胃功能良好及经鼻胃管或胃造瘘管行胃内营养者；优点是操作方便，费用低廉；缺点是较易引起误吸以及恶心、呕吐、腹胀、腹泻等胃肠道症状。

2. 持续性注入法　利用重力或肠内营养输液泵连续24 h滴注，以肠内营养输液泵效果为佳，适用于胃肠道耐受性差或导管尖端位于十二指肠的患者；优点是减少误吸危险性，降低胃肠道症状的发生；缺点是限制活动，花费较高。

3. 循环间歇性注入法　介于以上两者之间，利用重力或肠内营养输液泵滴注，但每日仅持续10余小时。

五、并发症

（一）机械并发症

1. 营养管滑脱　由于固定不牢、长期置管或固定造瘘管的缝线松脱以及患者神志不清、躁动不安或活动时牵拉等原因导致滑脱。

2. 营养管堵塞　多因膳食残渣或粉碎不全的药片、碎片黏附于管壁或药物与食物不兼容造成混合液凝固所致，管径太细也是原因之一。

3. 鼻咽部和食管黏膜损伤　喂养管质硬、管径粗、置管时用力不当或放置时间较长，可压迫损伤鼻咽部和食管黏膜。

（二）感染并发症

1. 吸入性肺炎　误吸所致的吸入性肺炎是肠内营养最严重的并发症，死亡率高，多见于经鼻胃管喂养者。

2. 造口渗漏　感染多因造口局部愈合不良，胃肠内容物自导管周围漏入腹腔，可导致腹腔内感染，或溢出体外，导致皮肤发红、糜烂等，常见于严重营养不良、老年及糖尿病患者等。

（三）胃肠道并发症

胃肠道并发症是肠内营养最多见的并发症，主要有恶心、呕吐、腹胀、腹泻、便秘等。其中腹泻最常见，主要原因包括脂肪吸收不良、营养液的高渗透压、营养液被污染、营养液输注速度过快、营养液温度过低、乳糖不耐受、药物的不良反应以及低蛋白血症等。

（四）代谢并发症

1. 高血糖症和低血糖症　高血糖症常见于接受高能量喂养者合并糖尿病、高代谢、类固醇类药物治疗的患者。低血糖症多发生于长期肠内营养而突然停止者。

2. 水电解质紊乱　由于营养液用量不当、腹泻等原因导致低钠或高钠血症、低钾或高钾血症等。

六、护理诊断

1. 有误吸的危险　与患者咽反射消失、管道位置不当、灌注量过多、胃排空障碍和患者体位等有关。

2. 腹泻　与营养液的配方、浓度、温度、输注速度等有关。

3. 有皮肤完整性受损的危险　与长期置管刺激、张口呼吸致黏膜干燥等有关。

4. 潜在并发症　感染、糖代谢异常、水电解质紊乱、高渗性非酮症昏迷等。

七、护理目标

（1）患者未发生误吸或发生误吸的危险性降低。

（2）患者接受肠内营养期间维持正常的排便形态，未出现腹胀或腹泻。

（3）患者未发生皮肤、黏膜的损害。

（4）患者未发生与肠内营养支持相关的感染，或感染被及时发现和处理。

八、护理措施

（一）预防误吸的发生

1. 选择合适的体位　滴注营养液时患者应采取坐位、半卧位或床头抬高30°~45°，输注完毕后继续保持该体位30 min。

2. 明确管道位置　输入食物前明确管道位置是否正确。

3. 估计胃残留量　定期抽吸并估计胃内残留量，若残留量大于150 mL，应延迟或暂停灌注，必要时给予胃动力药，以促进胃排空。

4. 病情观察　在喂食过程中，监测呼吸状态，咳嗽、呼吸短促都是误吸的指征，一旦发生应停止输注，立即吸出气管内的液体或食物，鼓励患者咳嗽、排痰，必要时进行气管内吸引。

（二）预防管道的移位和阻塞

1. 妥善固定　妥善固定营养液输入管道，如有松动立即更换或通知医师。

2. 避免阻塞　滴注的食物最好用过滤器过滤，避免食物颗粒过大阻塞管道。每次注入食物后，用20 mL温开水冲洗管道。若出现阻塞，可使用胰酶溶液冲洗。

（三）预防腹泻的发生

1. 控制营养液输注的量和速度　一般先从20 mL/h开始，若耐受良好可逐渐递增。

2. 营养液的温度适宜　一般为38~40 ℃。

3. 避免营养液污染、变质　营养液应现用现配，配好的营养液如暂时不用，应放入 4 ℃左右的冰箱保存，放置时间一般不超过24 h。

（四）其他护理

（1）做好口腔、鼻腔护理。

（2）保持造口周围皮肤清洁、干燥，及时换药。

（3）定期测体质量，评估患者营养改善状况。

（王艳艳）

任务三　肠外营养支持患者的护理

肠外营养是将营养物质通过胃肠道以外途径供给患者进行营养支持的方式，其中将患者所需的全部营养物质都经静脉供给称为完全胃肠外营养。

一、适应证

凡是需要营养支持，但又不能或不宜接受肠内营养支持超过7 d的患者均为肠外营养支持的适应证，具体为：

1. 不能从胃肠道正常进食　如食管或胃肠道先天性畸形、高位肠瘘、短肠综合征等。

2. 高代谢状态　如大面积烧伤、严重感染、大手术等。

3. 消化道需要休息或功能障碍　如溃疡性结肠炎、消化道大出血、长期腹泻等。

4. 特殊病情　如急性肾衰竭、肝衰竭、重症胰腺炎等。

二、禁忌证

严重水电解质、酸碱平衡失调，凝血功能异常，休克等。

三、肠外营养制剂

1. 碳水化合物制剂　碳水化合物（葡萄糖）是肠外营养支持最主要的能源物质。成人常用量为3~3.5 g/（kg·d），供给机体总能量的50%，常用浓度为25%、50%。使用时要注意：①高浓度葡萄糖不宜从周围静脉输入；②输入速度不宜过快，一般为5 mg/（kg·min）；③每8~10 g葡萄糖给予1 U胰岛素，以补充外源性胰岛素。

2. 脂肪乳剂制剂　脂肪乳剂是肠外营养中较理想的能源物质。成人常用量为1~2 g/（kg·d），供给机体总能量的20%左右，常用浓度为10%、20%、30%。脂肪乳剂的输注速度为1.2~1.7 mg/（kg·min），临床上对于危重患者、肝功能不良者选用中/长链脂肪乳剂混合液。

3. 氨基酸制剂　氨基酸是肠外营养的氮源物质，是机体合成蛋白质所需的底物。肠外营养理想的氨基酸制剂是含氨基酸种类较齐全的平衡型氨基酸溶液，包括所有必需氨基酸。肠外营养时，氨基酸的摄入量一般为1.2~1.5 g/（kg·d），病情严重时可增至 2.0 ~ 2.5 g/（kg·d）。

4. 电解质制剂　肠外营养时需补充钾、钠、钙、镁等，常用制剂有质量分数为 10% 的氯化钾、质量分数为 10% 的葡萄糖酸钙、质量分数为 25% 的硫酸镁等。

5. 维生素及微量元素　肠外营养时需要添加水溶性维生素和脂溶性维生素及微量元素制剂，避免出现维生素及微量元素缺乏症。水溶性维生素在体内无贮备，应每日给予；脂溶性维生素在体内有一定贮备，禁食超过 2 周才需补充；微量元素制剂短期禁食者可不予补充，TPN 超过 2 周时静脉给予。

四、输注途径及方式

1. 输注途径

（1）周围静脉输注：适用于营养支持在 2 周以内，用量少，或因单纯肠内营养不能满足需要而辅以肠外营养的患者。

（2）中心静脉输注：适用于营养支持在 2 周以上，或因需要的能量高难以由周围静脉提供，常经颈内静脉或锁骨下静脉穿刺将导管置入至上腔静脉。

2. 输注方式

（1）全营养混合液（total nutrient admixture，TNA）输注法：在无菌条件下，将氨基酸、脂肪乳剂、葡萄糖、电解质、维生素、微量元素等营养素混匀配制在静脉输液袋中。因为这种静脉输液袋的容量是 3 000 mL，所以也称 3 L 袋。TNA 又称"全合一"（all in one，AIO）营养液，强调了所供营养物质的完全性和有效性。

（2）单瓶输注：在无条件以 TNA 方式输注时，可以单瓶方式输注。但由于各营养素输入不同步，可造成某些营养素的浪费或负担过重。

五、并发症

1. 与中心静脉置管有关的并发症　主要有胸腔积液、气胸、血胸、胸导管损伤、空气栓塞、导管位置不当、静脉血栓形成等，以空气栓塞最为严重，可发生于穿刺或更换输液管道时。

2. 代谢性并发症

（1）低血糖症及低血糖休克：是由于外源性胰岛素用量过大或突然停止输入高浓度葡萄糖所致。

（2）高血糖症及高渗性非酮症昏迷：是由于葡萄糖溶液输注速度过快或机体的糖利用率下降所致，表现为多尿、口渴、头痛，甚至昏迷，有生命危险。

（3）血清电解质紊乱：常见低钾血症及低磷血症。

（4）微量元素缺乏：长期肠外营养可导致锌、铜、铬等微量元素缺乏。

（5）肝功能损害：主要的原因是葡萄糖的超负荷引起的肝脂肪变性。

3. 感染性并发症

（1）导管性脓毒症：表现为突然出现寒战、发热，重者可致感染性休克。应拔除导管并将导管尖端送细菌培养。

（2）肠源性感染：TPN 患者可因长期禁食、胃肠道黏膜缺乏食物刺激致肠黏膜结构和屏障功能受损、通透性增加而导致肠内细菌移位和内毒素吸收，并发全身性感染。故提倡尽可能应用肠内营养或在 TPN 时增加经口饮食机会。

六、护理诊断

1. 有感染的危险　与中心静脉持续输入静脉营养液、患者营养状况差有关。

2. 潜在并发症　电解质紊乱、高血糖或低血糖、高渗性非酮症昏迷、肝功能损害、空气栓塞等。

七、护理目标

（1）患者未发生与肠外营养支持相关的感染或感染被及时发现和处理。

（2）患者未发生与静脉穿刺和肠外营养支持相关的并发症。

八、护理措施

1. 确保营养液的有效输注

（1）保持周围或中心静脉导管在位通畅，定期巡视，保证输液通畅。最好使用输液泵控制营养液输入速度。输注结束时，使用肝素液封管，以防导管内血栓形成。

（2）妥善固定输液管道，避免导管受压、扭曲或滑脱。

（3）遵医嘱按时、按量补充营养素。

2. 预防感染

（1）置管过程中应严格遵守无菌原则，穿刺点应定期换药。密切观察插管局部情况，一旦发生感染迹象，应及时拔除导管，并对导管尖端做细菌培养及药敏试验。

（2）定期更换输液管道及静脉营养袋。

（3）营养液现用现配，配好后暂时不用时应放入 4 ℃的冰箱内冷藏。

（4）不要在配好的静脉营养液中添加任何成分。禁止通过静脉营养液输入管道输入其他药物、输血、取血标本或测中心静脉压。

3. 预防空气栓塞

（1）锁骨下静脉穿刺时，置患者于头低平卧位，屏气，使上腔静脉充盈。

（2）置管成功后及时、妥善连接输液管道。更换输液管道或输液袋时，注意排净空气。输液结束后旋紧导管塞。

（3）若疑有空气栓子，应嘱患者左侧卧位，取头低脚高位；通知医师，并协助医师用大注射器从导管吸出空气；必要时准备开胸手术。

4. 维持血糖水平稳定

（1）以适当的速度输入静脉营养液。在营养液输注间歇期，可输入质量分数为 10% 葡萄糖溶液。

（2）监测血糖水平，保持血糖在 6.67 ~ 8.89 mmol/L，尿糖在（±）~（++）。

（3）怀疑低血糖时，可口服或遵医嘱静脉注射葡萄糖。

（4）出现高渗性非酮症昏迷时，应停输含糖溶液，输入低渗或等渗氯化钠溶液，以降低血浆渗透压，同时给予胰岛素，以降低血糖水平。

5. 严密观察病情

（1）注意有无脱水、水肿，有无发热、黄疸等。

（2）定期评估患者营养状况，了解其对营养支持的反应，如体质量、血浆蛋白水平、淋巴细胞计数等。

（3）观察并记录出入量，监测血糖水平、血清电解质水平、血气分析、肝肾功能等。

（王艳艳）

思考与练习

1．成人对静脉注入葡萄糖的利用速度一般为　　　　　　　　　　　　　　　　（　　）

A．2.5 g/（kg·h）　　　　　　　　　　　　B．2.0 g/（kg·h）

C．1.5 g/（kg·h）　　　　　　　　　　　　D．1.0 g/（kg·h）

E．0.3 g/（kg·h）

2．应用浓缩白蛋白的适应证为　　　　　　　　　　　　　　　　　　　　　（　　）

A．术后软弱、不愿进食　　　　　　　　　B．慢性腹泻

C．严重营养不良　　　　　　　　　　　　D．急性低血浆蛋白症

E．消化道瘘

3．下列关于静脉高价营养的适应证，哪项是错误的　　　　　　　　　　　　（　　）

A．十二指肠瘘　　　　　　　　　　　　　B．严重的大面积烧伤

C．胰十二指肠切除术后并发胰瘘　　　　　D．复杂大手后

E．严重营养不良

4．一般情况下，糖提供机体所需能量的　　　　　　　　　　　　　　　　　（　　）

A．40%～50%　　　　　　　　　　　　　B．50%～60%

C．60%～70%　　　　　　　　　　　　　D．70%以上

E．80%以上

5．长期输注静脉高价营养后，出现高渗性非酮性昏迷的主要原因是　　　　　（　　）

A．深静脉插管感染导致的败血症

B．高价营养液被污染

C．渗透性利尿、水电解质酸碱平衡紊乱

D．胰岛素分泌不足

E．中枢神经系统功能失常

6．下列对糖、脂肪、蛋白质三大物质互变的描述哪项是不正确的　　　　　　（　　）

A．葡萄糖可以转变为蛋白质中的非必需氨基酸的碳架部分

B．脂肪可转变为蛋白质

C．脂肪中的甘油部分可转变为蛋白质

D．脂肪中的甘油部分可转变为葡萄糖

E．葡萄糖可转变为脂肪

项目九　外科感染患者的护理

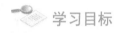
任务一　概述

一、概念及特点

（一）概念

感染是指在一定条件下，病原微生物入侵机体组织，在其中生长繁殖并与机体相互作用，引起的一系列局部和（或）全身炎症反应。外科感染（surgical infection）是指需要手术治疗的感染或发生在创伤、手术及某些介入性诊疗操作后的感染。

（二）特点

（1）多为几种需氧菌与厌氧菌的混合感染。

（2）以内源性感染为主，病原菌多来自人体的正常菌群。

（3）多数患者有明显的局部症状和体征，病变常集中于局部，常引起组织化脓、坏死，导致组织结构破坏，愈合后形成瘢痕；严重时可有全身表现。

（4）常需手术治疗，如引流、清创、切除等。

二、分类

1. 按致病菌种类和病变性质分类

（1）非特异性感染：又称化脓性感染或一般性感染，占外科感染的大多数。感染可由单一病菌引起，也可由数种病菌共同致病引起。其特点是一菌多病或多菌一病，各病间临床表现、防治原则基本相同。常见致病菌为金黄色葡萄球菌、溶血性链球菌、大肠埃希菌、变形杆菌和铜绿假单胞菌等非特异性致病菌，常见疾病有疖、痈、丹毒、急性淋巴结炎、手部感染、脓肿等。

（2）特异性感染：是由特异性病原菌引起的感染。其特点是一菌一病，各病间临床表现、防治原则各不相同，如结核病、破伤风、气性坏疽等。

2. 按感染病程分类

（1）急性感染：是指病程在 3 mon 以内的感染。

（2）慢性感染：是指病程超过 2 mon 的感染。部分急性感染迁延不愈可转为慢性感染。

（3）亚急性感染：病程介于急性与慢性感染之间的感染。

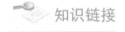 知识链接

感染的其他分类方法

1. 按病原菌来源分类

（1）内源性感染：是指由原存在体内的病原体引起的感染。

（2）外源性感染：是指病原体由体表或外环境侵入人体造成的感染。

2. 按病原体入侵时间分类

（1）原发性感染：是指由伤口直接污染引起的感染。

（2）继发性感染：是指在伤口愈合过程中发生的感染。

3. 按发生感染的条件分类

（1）条件性感染：又称机会性感染，是指通常条件下非致病菌或致病力低的病菌，由于数量多或机体免疫力下降而引起的感染。

（2）医院内感染：在住院期间发生的感染。

三、病程演变

病原菌侵入人体并不都发生感染，感染的发生取决于人体的抵抗力、细菌种类、数量和毒力等综合因素。当人体抵抗力低、细菌的数量多及毒力大时，才能发生感染。外科感染发生后可有四种结局。

1. 感染消退　机体抵抗力强，治疗及时有效，炎症消退，感染痊愈。

2. 感染局限　机体抵抗力较强，病原菌数量少、毒力小，治疗及时得当，机体抵抗力占优势，感染可被局限化；经有效治疗，小的脓肿可被吸收消退；较大的脓肿经手术引流后感染好转，最终瘢痕形成而痊愈。

3. 转为慢性　当机体抵抗力与病原菌的毒力处于平衡状态时，感染虽不扩散，但也未吸收消散；当机体抵抗力转弱时，慢性感染可重新急性发作；当机体抵抗力增强时，慢性感染也可吸收、消散。

4. 感染扩散　当病原菌毒力超过机体抵抗力时，感染向周围组织或远处扩散，引起全身化脓性感染，甚至发生感染性休克，严重时危及生命。

四、临床表现

1. 局部表现　感染处于急性期，局部表现为红、肿、热、痛和功能障碍等炎症反应的典型表现。当感染未局限化时，病变与正常组织之间界限不明显，脓肿形成后界限比较清晰，浅表脓肿可触及波动感。深部组织感染者局部症状不明显。

2. 全身表现　感染轻重不同全身表现不一。感染轻微可无全身症状，感染重者有寒战、发热、头痛、乏力、恶心、呕吐、食欲减退及呼吸、心跳加快等表现。严重感染导致脓毒症时，可并发感染性休克、多器官功能障碍等。

3. 器官功能障碍　感染侵及某一器官，该器官可出现相应的功能异常。如感染侵及泌尿系统，可有尿频、尿急、尿痛等；感染侵及胆道系统，可有腹痛和黄疸等症状。

五、辅助检查

1. 实验室检查

（1）血常规检查：细胞计数及中性粒细胞比例增加，若白细胞计数大于$12×10^9$/L或低于$4×10^9$/L，或发现未成熟白细胞，常提示感染严重。

（2）尿液检查：可诊断泌尿系统感染。

（3）血生化检查：有助于明确患者营养状况和各脏器功能状态。

（4）涂片、细菌培养及药物敏感试验：血液、尿液、分泌物、渗出液、脓液或穿刺液作涂片、细菌培养及药物敏感试验，可明确致病菌种类，有助于指导临床医生选择有效抗生素。

2. 影像学检查

（1）B型超声检查：可用于探测肝、胆、胰、肾等脏器的化脓性病灶及胸腔、腹腔和关节腔内的积液。

（2）放射线检查：X线透视或摄片有助于诊断胸腹部或骨关节等处的病变，也可了解有无膈下游离气体。

（3）其他检查：CT、MRI有助于发现体内病变部位及范围。

六、治疗要点

外科感染的治疗原则是消除感染因素，去除致病菌，增强机体抵抗力，促进组织修复。

1. 局部治疗

（1）局部制动、休息。避免感染部位受压，适当抬高患肢，局部制动，必要时加以固定，以利于炎症局限、消退和减轻疼痛。

（2）物理疗法。炎症早期可局部热敷、超短波或红外线照射等物理疗法，以改善局部血液循环，促进炎症吸收、消散或局限。

（3）局部用药。浅表的急性感染在未形成脓肿时，可选用鱼石脂软膏、金黄膏等局部外敷；组织肿胀明显者，可用质量分数为50%的硫酸镁溶液湿敷，加速肿胀消退和感染局限化。伤口或创面的感染需局部清洁和换药处理。

（4）手术治疗。包括脓肿切开引流或穿刺引流、切除感染坏死的组织或器官等。

2. 全身治疗

（1）应用抗菌药物。根据细菌培养和药物敏感试验结果，正确、适当地应用抗菌药物是治疗外科感染的重要措施之一。在细菌培养和药物敏感试验出结果前或无条件作细菌培养时，可依据感染部位、临床表现和脓液性状等来估计病原菌的种类，选择适当的抗菌药物。

（2）支持疗法。保证患者充足的休息和睡眠，给予高营养、易消化的饮食，适当补充维生素B和维生素C，维持水电解质和酸碱平衡；对不能进食、明显摄入不足或高分解代谢者，酌情提供肠内或肠外营养支持；对严重贫血、低蛋白血症或白细胞减少者，适当输血或成分输血，提高机体免疫抵抗力；对严重感染者，在应用足量有效抗菌药物的同时，可应用肾上腺皮质激素。

知识链接

不可忽略的外科处理原则：①任何抗菌药物都不能取代或弱化外科处理，如无菌技术、清创术、切开引流术等；②重视全身治疗，如纠正体液失衡、营养支持治疗等，通过提高患者的抵抗力，发挥机体的防御能力，以达到事半功倍的效果。

（李书琴）

任务二　浅部软组织化脓性感染患者的护理

浅部软组织化脓性感染是指发生于皮肤、皮下组织、淋巴管和淋巴结、肌间隙及疏松结缔组织等处，由化脓性致病菌引起的各种感染。

一、疖

疖（furuncle）是单个毛囊及其所属皮脂腺的急性化脓性感染，好发于毛囊与皮脂腺丰富的头、面、颈项、背部等处。身体不同部位同时发生疖，或在一段时间内反复发生的疖，称为疖病，常见于免疫力较低的糖尿病患者或小儿。

（一）病因及发病机制

疖易发生于皮肤不洁、摩擦损伤、皮脂腺分泌物排泄不畅或机体抵抗力降低时。致病菌大多为金黄色葡萄球菌，炎症多为局限性，常有黄白色的脓栓形成。

（二）临床表现

疖初期局部皮肤呈红、肿、痛的小结节，逐渐呈锥形隆起，数日后感染组织坏死、溶解，形成脓肿，中央出现黄白色小脓栓，脓栓多能自行破溃，排出脓液后逐渐消失而愈合。

疖一般无明显的全身症状。面部"危险三角区"，即上唇、鼻及鼻唇沟范围的疖禁忌挤压。处理不当如被挤压，致病菌或脓栓可沿内眦静脉、眼静脉进入颅内的海绵状静脉窦，引起化脓性海绵状静脉窦炎。患者表现为头痛，眼部周围红、肿、压痛，可有寒战、高热、呕吐、昏迷，甚至死亡。

（三）治疗要点

保持皮肤清洁，局部可采用热敷、超短波、红外线等理疗，也可外敷药物，如金黄散、玉露散或鱼石脂软膏等。当疖有脓栓时，可在顶部涂苯酚或碘酊，或用细针头、刀尖将脓栓剔除，但禁忌挤压。有全身症状的疖和疖病，应口服或静脉应用青霉素类或磺胺类抗菌药物。

二、痈

痈（carbuncle）是相邻的多个毛囊及其周围组织的急性化脓性感染，也可由多个疖融合而成。其多见于中老年患者，尤其是免疫力低下的糖尿病患者，好发于皮肤较厚的颈部和背部。

（一）病因及发病机制

痈的发生与皮肤不清洁、局部擦伤和机体抵抗力下降有关，主要致病菌为金黄色葡萄球菌。感染常从单个毛囊底部开始，沿阻力较小的疏松结缔组织蔓延，再沿深筋膜向外周扩散，并向上传入毛囊群而形成多个脓头。痈的全身反应较重，甚至发生脓毒症。

（二）临床表现

1. 局部表现　早期皮肤呈片状暗红色硬肿，病灶略高于体表，边界不清，继之中央皮肤坏死，形成多个脓栓，中央部皮肤坏死、溃烂，脓栓脱落后中央部塌陷，形似"火山口"或"蜂窝"状，其中有大量脓液及坏死组织，溢出脓血样分泌物。发生唇痈时，由于口唇多动，可引起颅内化脓性海绵状静脉窦炎。

2. 全身表现　患者常有不适、乏力、寒战、高热、食欲缺乏等全身表现，严重者可发生脓毒症。

（三）辅助检查

1. 血常规检查　血白细胞计数和中性粒细胞比例明显增高。
2. 脓液细菌培养　痈的脓液作细菌培养及药物敏感试验可明确致病菌种类。
3. 血糖和尿糖检查　检测血糖和尿糖可了解是否存在糖尿病。

（四）治疗要点

1. 局部治疗　早期红肿阶段，无破溃者，可用质量分数为50%的硫酸镁或体积分数为70%的乙醇湿热敷、超短波理疗，亦可外敷鱼石脂软膏、金黄散等。当局部已出现多个脓点，皮肤表面呈紫褐色或已破溃流脓时，应及时手术切开引流脓液，可采用"+"或"++"字形切口，清除坏死组织，伤口用体积分数为3%的过氧化氢溶液冲洗、湿敷，伤口内可填塞碘仿纱条压迫止血，术后24 h更换敷料，改用呋喃西林沙条敷于创面抗炎。以后每日更换敷料，待肉芽组织健康时进行植皮，以加快组织修复。唇痈易引起颅内海绵状静脉窦炎，故一般不宜切开。

2. 全身治疗　早期及时、足量应用有效的广谱抗菌药物（如青霉素类或磺胺类），以后根据细菌培养和药物敏感试验结果选药。应注意糖尿病患者的饮食护理，根据病情及时应用降血糖药物以控制血糖，保证休息，加强营养。

三、急性蜂窝织炎

急性蜂窝织炎（acute cellulitis）是指发生在皮下、筋膜下、肌间隙或深部疏松结缔组织的急性化脓性感染。

（一）病因及发病机制

急性蜂窝织炎多因皮肤、黏膜损伤或皮下疏松结缔组织受细菌感染而引起，致病菌主要是溶血性链球菌，其次是金黄色葡萄球菌，偶见于大肠埃希菌、其他链球菌和厌氧菌等。链球菌感染机体后，产生溶血素、透明质酸酶和链激酶等，使病变不易局限，与正常组织分界不清、扩散迅速，常累及附近淋巴结，可导致全身炎症反应综合征；金黄色葡萄球菌感染者易形成脓肿。

（二）临床表现

1. 一般性皮下蜂窝织炎　浅表者局部红、肿、热、痛较明显，中央部呈暗红色，炎症迅速向四周扩散且边界不清，中央部位常出现缺血、坏死。深部的急性蜂窝织炎，局部红肿多不明显，常只有局部水肿和深部压痛，但病情严重，有寒战、高热、头痛、全身无力等。

2. 产气性皮下蜂窝织炎　产气性皮下蜂窝织炎主要由厌氧菌所引起，病变主要局限于皮下结缔组织，不侵及肌层，常发生在易被大小便污染的会阴部或下腹部的伤口处。早期表现类似一般性皮下蜂窝织炎，病情加重时表现为进行性的皮肤、皮下组织及深筋膜坏死，脓液恶臭，局部可触及皮下捻发音，全身状况迅速恶化。

3. 口底、颌下和颈部急性蜂窝织炎　多见于小儿，病情危急，可导致喉头水肿、压迫气管，引起呼吸困难甚至窒息，需及早切开引流。

4. 新生儿皮下坏疽　多见于新生儿背部、臀部等经常受压部位。其特点是起病急，发展快，病变不容易局限，数小时内病变迅速向四周扩散。致病菌主要为金黄色葡萄球菌。患儿常有持续性发热、哭闹、拒食，也可发生呕吐、腹泻，严重者可出现精神不振，甚至昏迷。

（三）辅助检查

1. 血常规检查　白细胞计数和中性粒细胞比例增高。

2. 脓肿穿刺或脓液涂片检查　穿刺抽取脓液或分泌物作涂片检查或细菌培养及药物敏感试验可明确致病菌种类。

3. 血细菌培养　疑有菌血症时，抽血作细菌培养和药物敏感试验，以明确诊断及治疗。

4. 影像学检查　有助于了解深部组织的感染情况。

（四）治疗要点

1. 局部治疗　患部制动、抬高，注意休息。①一般性皮下蜂窝织炎，早期可给予中、西药局部湿热敷、理疗等，脓肿形成后手术切开引流并清除坏死组织；②产气性皮下蜂窝织炎：及早行广泛的切开引流，清除坏死组织，伤口用体积分数为3%的过氧化氢溶液反复冲洗并湿敷；③口底、颌下和颈部急性蜂窝织炎：经短期积极的抗感染治疗无效时，在脓肿形成前尽早切开引流减压，防止喉头水肿、压迫气管，避免引起呼吸困难和窒息，危及生命；④新生儿皮下坏疽：应早期多处切开引流，以防广泛性组织坏死。

2. 全身治疗　保持皮肤清洁卫生，防止皮肤受损，及时应用有效抗菌药物，如青霉素类或头孢类抗菌药物。对于厌氧菌感染者应给予甲硝唑。对婴儿和老年人患者，要加强营养支持，增强机体抵抗力，重视生活护理。

四、急性淋巴管炎和淋巴结炎

急性淋巴管炎（acute lymphangitis）是指致病菌侵入皮下、黏膜下管状淋巴管，引起淋巴管或淋巴结及其周围组织的急性炎症，一般属非化脓性感染。急性淋巴管炎波及所属淋巴结时，即为急性淋巴结炎。

（一）病因及发病机制

急性淋巴管炎主要致病菌为乙型溶血性链球菌、金黄色葡萄球菌。致病菌经破损的皮肤、黏膜或从其他感染灶侵入淋巴管，引起淋巴管炎；淋巴液中的细菌累及淋巴结即形成淋巴结炎。浅部急性淋巴结炎好发于颈部、腋窝和腹股沟。

（二）临床表现

1. 急性淋巴管炎　急性淋巴管炎分为网状淋巴管炎和管状淋巴管炎。

（1）网状淋巴管炎：又称丹毒（erysipelas），好发于面部和下肢，局部很少有组织坏死或化脓。起病急，有明显的全身症状。局部皮肤呈鲜红色片状红疹，中央稍淡，炎症区与正常皮肤边界清楚，略隆起。手指轻压发红区时颜色变白，松开后红色很快恢复。当红肿向四周扩散时，中央的红色逐渐消退，表面脱屑，颜色转为棕黄色。在病变部位有时可出现含有浆液的水疱，局部有烧灼样疼痛。病变附近淋巴结增大，并有疼痛和压痛。足癣或血丝虫引起的下肢丹毒易反复发作，并可出现淋巴水肿，甚至"象皮肿"。

（2）管状淋巴管炎：常发生于四肢，以下肢多见，可分为浅、深两种。皮下浅层淋巴管炎常在伤口近侧出现一条或多条"红线"，质硬而有压痛；深层急性淋巴管炎则患肢肿胀，局部有条形触痛区。两种淋巴管炎都可有全身不适、畏寒、发热、头痛、乏力和食欲缺乏等表现。

2. 急性淋巴结炎　轻者仅局部淋巴结增大，触之有压痛，大多能自愈。较重者局部有红肿、疼痛，并伴有全身症状。炎症早期多为单一淋巴结增大，随着炎症继续扩散，可有多个淋巴结增大并逐渐融合成肿块，脓肿形成时有波动感，少数可破溃流脓，并有全身感染症状。

（三）辅助检查

1. 血常规检查　血常规白细胞计数和中性粒细胞比例增多。

2. 脓液细菌培养　检查严重淋巴结炎形成脓肿时，穿刺抽取脓液作细菌培养及药物敏感试验可明确致病菌种类。

（四）治疗要点

1. 丹毒　嘱患者注意休息，抬高患肢，局部用质量分数为50%的硫酸镁溶液湿热敷，全身应用大剂量青霉素或头孢菌素类抗菌药物。有足癣者，应积极治疗。

2. 管状淋巴管炎　应积极治疗原发感染病灶，伴有红线时，可给予呋喃西林溶液局部湿敷。

3. 急性淋巴结炎　如有原发感染灶，应先处理，淋巴结炎可暂不处理。如形成脓肿，应穿刺抽脓或切开引流。

五、脓肿

化脓性感染病灶组织坏死、液化，周围纤维结缔组织增生将其包裹所形成的包块，称为脓肿（abscess）。

（一）病因及发病机制

致病菌多为金黄色葡萄球菌。脓肿多发生于急性化脓性感染的后期，如急性蜂窝织炎、急性淋巴结炎、疖、痈或损伤后感染；也可从远处感染灶经血液转移而形成。

（二）临床表现

1. 浅表脓肿　浅表脓肿表现为略高于体表的局限性红、肿、热、痛和波动感，与正常组织界限清楚，触之剧痛，全身症状可不明显。

2. 深部脓肿　局部红肿多不明显，一般无波动感，但局部有疼痛和压痛，并在疼痛区的某一部位可出现凹陷性水肿。常伴有明显的全身中毒症状。

（三）辅助检查

1. 血常规检查　血白细胞计数和中性粒细胞比例增多。

2. 脓肿穿刺　可抽得脓液。

3. B超检查　可测得脓腔及脓液。

（四）治疗要点

及时行切开引流或穿刺引流。全身症状明显时，应用抗生素治疗。

六、甲沟炎和脓性指头炎

（一）概念及病因

甲沟炎是指甲沟或其周围组织的感染。脓性指头炎是末节手指掌面皮下组织的化脓性感染。甲沟炎常因手指微小损伤，如刺伤、剪指甲过深和逆剥皮刺等引起。脓性指头炎可由甲沟炎扩展、蔓延所致，也可发生于指尖或手指末节皮肤受伤后。两者致病菌主要为金黄色葡萄球菌。

（二）临床表现

1. 甲沟炎　常表现为一侧甲沟局部红、肿、热、痛，可蔓延至甲根部及对侧甲沟，形成半环形脓肿；若未及时切开引流，感染向深层蔓延可形成甲下脓肿或指头炎。甲下脓肿时可见指甲下灰白色积脓，有波动感，但不易破溃。

2. 脓性指头炎　早期表现为指尖有针刺样疼痛，随之指头肿胀、发红，疼痛转为搏动样跳痛，尤以肢体下垂时为明显。患者多伴有寒战、发热、全身不适等症状。若病变进一步发展，神经末梢因受压和营养障碍而麻痹，疼痛反而减轻，皮肤由红转白。此时如不及时处理，常发生末节指骨缺血坏死，形成慢性骨髓炎。

（三）辅助检查

1. 实验室检查　血常规检查示白细胞计数和中性粒细胞比例增加。脓性指头炎可采集脓液检测致病菌种类。

2. X片　感染手指的X片可明确有无指骨坏死。

（四）治疗要点

感染初期未形成脓肿者，予以局部热敷、理疗；甲沟已有脓液时，在甲沟处作切开引流；形成甲下脓肿者，可行拔甲术。脓性指头炎出现搏动性跳痛时（即不能等到化脓），应及时在末节患指侧面纵行切开减压引流，合理使用抗生素。

七、软组织感染患者护理

（一）护理评估

1. 健康史　注意患者的年龄、营养状况，了解患者个人的卫生习惯、职业、生活和工作环境，有无皮肤黏膜开放性损伤，有无足癣，有无糖尿病，近期是否应用抗癌药物、肾上腺皮质激素等药物。

2. 身体状况评估　注意毛囊与皮脂腺丰富的头面颈部（项部）、背部，有无红、肿、热、痛的局部炎症表现及程度。患者有无颅内化脓性感染的征象，有无呼吸困难出现。注意新生儿局部皮肤有无红、肿、发硬、边界不清的情况出现，触诊有无皮下空虚、漂浮、波动感，皮肤坏死等。患者是否有足癣表现。注意四肢是否出现"红线"，局部淋巴结有否红、肿、疼痛及压痛和波动感。注意手指有无外伤及炎症表现，并密切注意手指疼痛的变化特点。对于严重化脓性感染的患者，应注意全身症状和生命体征的变化，有无感染性休克的存在。

3. 辅助检查 实验室检查了解有无白细胞计数和中性粒细胞比例增高，检测红细胞、血蛋白、尿糖、血糖，以了解营养不良、贫血和糖尿病等情况。血液或脓液细菌培养有无细菌生长。必要时行B超、X线、CT等检查，了解病灶的具体部位、范围和程度。

4. 心理—社会状况 应密切观察患者的情绪反应，及时发现心理问题，并予以处理。

（二）护理诊断

1. 体温过高 与细菌感染有关。
2. 疼痛 与炎症刺激有关。
3. 潜在并发症 颅内化脓性海绵状静脉窦炎、脓毒症、窒息、指骨坏死。

（三）护理措施

1. 控制感染，维持正常体温

（1）密切观察体温变化。每日测量体温3~6次，必要时可随时测量。调节室内温度、湿度，使患者感觉舒适。

（2）维持正常体温。当体温超过39 ℃时，给予物理降温，如乙醇擦浴、冰敷等，并观察其反应，30 min后复测体温。遵医嘱合理使用药物降温，并注意患者出汗情况，出汗后予以妥善处理以防虚脱、受凉。

（3）及时应用抗生素。按医嘱及时、合理应用抗生素，并协助采血或脓液行细菌培养和药物敏感试验。

（4）促进创口愈合。保持感染灶周围皮肤清洁、干燥，防止感染扩散。对感染灶已破溃或脓肿切开引流者，在严格无菌操作下，及时更换敷料，清除坏死组织和脓液，促进创口愈合。

（5）注意休息，加强营养。嘱患者注意休息，加强营养，鼓励患者摄入富含维生素、容易消化的食物，鼓励患者多饮水。必要时遵医嘱行静脉补液，以维持水电解质的平衡。

2. 缓解疼痛

（1）休息、制动。注意休息，指导和协助患者抬高患肢并制动，以减轻局部肿胀和疼痛。

（2）促进炎症消退。遵医嘱给予药物外敷、热敷或理疗，促进炎症消退；正确、及时应用抗菌药物。

（3）缓解疼痛。采取适当方法分散患者注意力，如听音乐、聊天、看书报等，以减轻患者对疼痛的反应，必要时遵医嘱合理使用止痛药物。

3. 防治并发症

（1）颅内化脓性海绵状静脉窦炎：避免挤压、刺激未成熟的疖，尤其是面部危险三角区的疖，以免感染扩散引起颅内化脓性海绵状静脉窦炎。密切观察患者有无寒战、发热、头痛、呕吐、意识障碍及眼部周围是否有红、肿、疼痛、压痛等颅内化脓性感染征象，若发现异常，及时报告医师处理。

（2）脓毒症：密切观察病情变化，注意患者有无寒战、高热、头痛、头晕、意识障碍、心率及脉搏加快及呼吸急促。注意有无血白细胞计数增加、血液细菌培养阳性等全身化脓性感染现象，如发现异常，及时报告医师并积极配合抢救。

（3）窒息：对口底、颌下和颈部急性蜂窝织炎患者，应密切观察有无呼吸困难、发绀甚至窒息等症状，一旦发现异常，应立即报告医师，并做气管切开等急救准备。

（4）指骨坏死：密切观察患指的局部状况，注意有无指头剧烈疼痛突然减轻，皮肤由红转白等指骨坏死的征象。脓肿切开者，保持引流通畅，及时更换敷料。对经久不愈的创面，应协助医师采集脓液作细菌培养，并判断是否发生骨髓炎。

4. 健康指导

（1）注意个人卫生，保持皮肤清洁。常洗澡，勤换衣服，避免皮肤受伤，在夏天和其他炎热环境中生活工作，应避免汗渍过多和干渴，多饮水，多吃蔬菜水果等，若有条件，可取金银花、菊花或地丁等煎水饮用。

（2）避免使用油性膏剂，以免毛囊孔阻塞。

（3）积极治疗糖尿病。

（4）不应任意挤压感染病灶，以免感染扩散，引起严重后果。

（5）做好新生儿护理，经常为其翻身，避免某一部位长时间受压。预防尿布湿疹，避免粪便液浸渍皮肤。

（6）口底、颌下、颈部急性蜂窝织炎要早诊断，及早切开引流，以防窒息发生。

（7）日常保持手部清洁，对于手部的任何微小损伤，应及时正确处理，以防发生感染。手部的轻度感染应及早就诊，以免延误诊治。

（8）手部感染愈合后，指导患者活动患处附近关节，以利于早期恢复手部功能。

（李书琴）

任务三　全身性感染患者的护理

全身性感染是指致病菌侵入人体血液循环，并在体内生长繁殖或产生毒素而引起的严重的全身感染症状或中毒症状，包括脓毒症和菌血症等。脓毒症是指由细菌或其他微生物引发的全身炎症反应，菌血症是血培养检出病原菌的脓毒症。

一、病因及发病机制

全身性感染常继发于严重创伤后的感染和各种化脓性感染，如大面积烧伤创面感染、开放性骨折合并感染、急性弥漫性腹膜炎、急性梗阻性化脓性胆管炎等。另外，一些医源性原因亦可引起全身性感染，如长期留置导管（中心静脉置管、导尿管、气管导管、T管等）、长期应用抗肿瘤药物、抗生素及激素应用不当等。常见的致病菌是革兰染色阴性杆菌、革兰染色阳性球菌（如金黄色葡萄球菌、表皮葡萄糖球菌、肠球菌）、无芽孢厌氧菌和真菌。其中大部分由革兰染色阴性杆菌引起，主要有大肠埃希菌、铜绿假单胞菌、变形杆菌等。革兰染色阴性杆菌所致的脓毒症比较严重，常引起感染性休克。

病原菌侵入人体后是否发病取决于致病菌的数量、毒力，以及人体的抵抗力。只有当侵入血液循环的细菌数量大、毒力强，在血液中生长繁殖，产生毒素时才会引起全身性感染。容易导致全身性感染的因素有机体抵抗力降低、免疫功能受损和局部病灶处理不当。

二、临床表现

全身性感染起病急，病情重，发展快。患者突发寒战，继以高热，体温可达40～41 ℃，或低体温；伴头痛、头晕、恶心、呕吐、腹胀、面色苍白或潮红、出冷汗、脉搏细速、呼吸急促，甚至呼吸困难、神志淡漠或烦躁、昏迷；严重者出现感染性休克、多器官功能障碍或衰竭等。

三、辅助检查

1. 血液检查　白细胞计数明显增高，可达（20～30）×10⁹/L以上，出现核左移、幼稚型粒细胞增多、中毒颗粒等。血生化检查有不同程度的酸中毒、氮质血症、溶血、肝肾功能受损征象等。

2. 尿常规检查　尿中可出现蛋白、血细胞、酮体等。

3. 血细菌培养和药物敏感试验　在患者寒战时、高热前采血行细菌培养，阳性率比较高。如果血培养出致病菌，还可进行药物敏感试验，以指导临床医师选择有效抗菌药物。

四、治疗要点

治疗原则为积极处理原发感染灶、合理使用抗菌药物和增加患者抵抗力等。

1. 处理原发感染灶　积极处理原发感染灶是治疗的重点，根据其性质，采取不同的方法，包括清除坏死组织和异物、消灭无效腔、充分引流脓肿、拔除体内的导管等；改善易致感染的相关因素，如血液循环障碍、梗阻等；对暂时不能明确原发感染灶者，应全面检查；急性腹膜炎、急性梗阻性化脓性胆管炎、绞窄性肠梗阻等诊断明确后应及时手术治疗。

2. 合理使用抗菌药物　一般先根据原发病灶的性质初步判断致病菌是何菌属，适当选用广谱抗生素，或联合用药，再根据治疗效果、病情变化和病原菌血培养及药物敏感试验结果合理使用抗菌药物。对真菌性脓毒症，应尽量停用广谱抗生素，应用抗真菌药物，如两性霉素B、氟康唑等。

3. 增强患者抵抗力　嘱患者卧床休息，给予高营养、易消化、富含维生素的饮食，必要时提供肠内外营养支持；高热者给予物理降温，必要时使用药物降温，及时输液纠正水电解质紊乱及酸碱平衡失调。

五、护理评估

1. 健康史　评估患者有无严重创伤、深静脉营养、浅表软组织感染和慢性消耗性疾病史，有无营养不良、免疫缺陷、长期应用广谱抗生素、免疫抑制剂、皮质激素或抗癌药物等情况。

2. 身体评估

（1）局部：原发感染灶的部位、性质、范围、分泌物或脓液的性状、组织破坏程度等，有无皮肤瘀点、瘀斑，有无肝脾肿大、黄疸。

（2）全身：评估生命体征、意识状态、面色、尿量等有无异常，有无寒战、高热、代谢性酸中毒、感染性休克及多器官功能障碍等表现。

3. **辅助检查**　明确白细胞计数的变化情况，是否出现中性核左移、幼稚型粒细胞增多、中毒颗粒及细菌培养和药敏试验的结果，重要脏器功能检查结果有无异常等。

4. **心理—社会状况**　密切观察患者的情绪反应并及时了解导致其情绪变化的原因，评估患者和家属对疾病和治疗方法的认知程度。

六、护理诊断

1. **体温过高**　与全身感染有关。
2. **体液不足**　与高热、进食不足有关。
3. **焦虑**　与发病突然、病情严重有关。
4. **潜在并发症**　感染性休克、多器官功能障碍综合征。

七、护理措施

1. **防治感染，维持正常体温**

（1）密切观察。注意患者体温、脉搏变化。

（2）卧床休息。应限制患者活动，保持安静，避免情绪激动，以降低新陈代谢，减少产热。降低室内温度，必要时可开窗通风。

（3）维持正常体温。当体温超过38.5 ℃时，应局部给予冰袋、冰囊、温水或乙醇擦浴等物理降温，必要时遵医嘱应用药物降温。

（4）应用抗菌药物。遵医嘱及时、正确应用抗生素控制感染。

（5）正确处理伤口。对有脓肿切开者应注意观察伤口，保持引流通畅，经常更换敷料，保持局部清洁、干燥，换药时严格执行无菌操作。

（6）及时做血培养。患者寒战时、高热前，协助医师采集血液标本作细菌培养或真菌培养，以利于确定致病菌和及时治疗。

2. **维持体液及酸碱平衡**　协助患者多饮水，增加液体摄入量，必要时静脉补液，纠正代谢性酸中毒。定时监测水电解质及酸碱平衡水平的变化，发现异常及时报告医师。

3. **心理护理**　护士要关心体贴患者，及时与患者或家属交谈，了解患者产生焦虑、恐惧的原因，根据相关因素采取相应措施解除焦虑和恐惧。

4. **加强营养**　鼓励患者进食高蛋白、高热能、高维生素、低脂饮食，必要时给予营养支持，以满足代谢增加的需要，增强机体抵抗力，促进康复。

5. **观察和防治并发症**

（1）感染性休克。密切观察病情，注意患者有无意识障碍、体温升高或降低、心率加快、呼吸急促、面色苍白或发绀、尿量减少、白细胞计数明显增多等感染性休克的表现，发现问题及时报告医师，并积极配合抢救治疗。

（2）多器官功能障碍综合征。密切观察患者各脏器功能状态，应用心电监护仪监测患者生命体征、意识、尿量及心电图的变化，监测实验室检查指标；同时，密切注意患者的临床表现，如病情有变化及时报告医师，及时处理。

6. 健康指导

（1）注意劳动保护，避免损伤。对已有损伤者，要采取措施防止感染。

（2）指导患者发现明显的感染病灶应及时就医，防止感染进一步发展，对于隐匿的病灶应尽早查明并正确处理。

（3）在医师指导下正确应用抗生素。

（4）加强营养，锻炼身体，提高机体抵抗力。

（李书琴）

任务四　特异性感染患者的护理

一、破伤风

破伤风（tetanus）是由破伤风梭菌侵入人体伤口，并在伤口内生长繁殖、产生外毒素，毒素进入血液循环所引起，以持续性肌肉收缩和阵发性肌肉痉挛为特征的一种急性特异性感染。常发生在各种创伤后，也可发生于不洁条件下分娩的产妇和新生儿。预后严重，但可以预防。

（一）病因及发病机制

引起破伤风的致病菌是梭形芽孢杆菌属中的破伤风梭菌，为革兰染色阳性的专性厌氧菌。其正常存在于人畜的肠道，随粪便排出体外，以芽孢状态分布于自然界，尤以泥土中常见。破伤风梭菌及其毒素不能侵入正常皮肤和黏膜，故破伤风都发生在创伤后。但是，创伤患者的伤口被破伤风梭菌污染后，破伤风的发病率大约只占1%～2%。破伤风的发生除了和细菌毒力强、数量多、机体免疫力低下等情况有关外，局部伤口缺氧是发病的重要因素。因此，当伤口窄深、缺血、坏死组织多、引流不畅，并混有需氧菌感染时，破伤风便容易发生。

在缺氧的环境中，破伤风梭菌的芽孢发育为增殖体，迅速繁殖产生大量外毒素（痉挛毒素和溶血毒素，临床表现以痉挛毒素为主）。痉挛毒素与神经组织有特殊亲和力，经血液循环作用于脊髓前角细胞或脑干运动神经核，与联络神经细胞的突触相结合，抑制突触释放抑制性介质，使运动神经元失去正常的抑制作用而兴奋性增强，引起横纹肌紧张性收缩和阵发性痉挛；同时，还可阻断脊髓对交感神经的抑制而导致血压升高、心率加快、大汗等。溶血毒素可引起局部组织坏死和心肌损害。

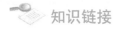 **知识链接**

破伤风梭菌的生物学特性：为革兰染色阳性的专性厌氧芽孢梭菌，芽孢呈圆形，比菌体粗，位于菌体顶端。破伤风梭菌最适宜的生长温度为37 ℃。菌体易灭活，但其芽孢在体积分数为100 ℃时需1 h，120 ℃高压蒸气需10 min才能致死，体积分数为5%的苯酚

10~15 h方能杀死，在体积分数为2%的过氧化氢中可生存24 h，阳光照射下可生存18 d以上，在干燥的土壤和尘埃中可存活数十年。

（二）临床表现

破伤风的临床经过分为三期：潜伏期、前驱期和发作期。

1. 潜伏期　潜伏期长短不一，一般为5~10 d，但也有短为24 h或长达数月或数年。新生儿破伤风一般在断脐带后7 d左右发病，故俗称"七日风"。潜伏期越短，预后越差。

2. 前驱期　前驱期一般持续12~24 h，症状不具有特异性，表现为全身不适、乏力、头晕、头痛、咀嚼无力、反射亢进、烦躁不安、局部肌肉发紧，咀嚼肌酸胀、紧张，打哈欠，以张口不便为特征。

3. 发作期　发作期典型表现为在肌肉紧张性收缩的基础上，呈阵发性强烈痉挛。通常最先受影响的肌群是咀嚼肌，以后顺序是面部表情肌、颈项、背、腹、四肢肌，最后是膈肌、肋间肌。患者开始感到咀嚼不便、张口困难，随后出现牙关紧闭；面部表情肌受累出现蹙眉、口角下缩，呈现咧嘴"苦笑面容"；颈项肌收缩出现颈强直、头后仰；背、腹肌紧张性收缩，表现为"角弓反张"或"侧弓反张"；四肢肌痉挛时出现半握拳、屈肘、屈膝；膈肌及肋间肌痉挛时患者出现面唇青紫、呼吸困难，甚至窒息。患者肌肉持续紧张性收缩的基础上，任何轻微的刺激，如光线、声响、接触或饮水等，均可诱发全身肌群强烈的阵发性痉挛。发作时，患者口吐白沫、大汗淋漓、呼吸急促、口唇发绀、流涎、牙关紧闭、磨牙、头颈后仰，手足抽搐不止。每次发作持续数秒至数分钟不等，间歇时间长短不一。发作时表情痛苦，但神志清楚。发作越频繁，提示病情越严重。强烈肌痉挛可导致肌肉断裂，甚至骨折；膀胱括约肌痉挛可引起尿潴留。肌痉挛和大量出汗可导致水电解质紊乱及酸碱平衡失调，严重者可发生心力衰竭。患者一般无高热，严重患者可并发肺炎、肺不张，呼吸肌和喉肌痉挛可导致窒息，常为患者死亡的主要原因。破伤风的病程一般为3~4周，如处理得当，症状一般逐渐缓解，但肌紧张和反射亢进仍可持续一段时间。

（三）辅助检查

实验室检查：患者常有水电解质紊乱及酸碱平衡失调；如合并肺部感染，血白细胞计数增多，中性粒细胞比例增高；伤口渗出物作涂片检查可发现破伤风梭菌。

（四）治疗要点

破伤风的治疗应采取积极的综合措施，治疗原则为清除毒素来源，中和游离毒素，控制和解除痉挛，保持呼吸通畅和防治并发症。

1. 清除毒素来源　正确处理伤口是消除毒素来源的关键。用体积分数为3%的过氧化氢溶液冲洗伤口，清除坏死组织、异物并充分引流。对伤口已愈合者，应仔细检查痂下有无窦道或无效腔。

2. 中和游离毒素　应用破伤风抗毒素来中和血中未与神经组织结合的毒素，应早期应用。

（1）破伤风抗毒素（TAT）。一般剂量为1万~6万U，肌内注射或加入体积分数为5%的葡萄糖溶液500~1 000 mL缓慢静脉滴注。剂量不宜过大，用药前应作过敏试验，以免引起过敏反应或血清病。

（2）破伤风人体免疫球蛋白（TIG）。剂量为3 000 ~ 6 000 U，肌内注射。早期应用有效，一般只用一次。

3. 控制和解除痉挛　患者应住隔离病室，避免光、声等刺激。可根据病情交替应用镇静、解痉药物：①体积分数为10%的水合氯醛：保留灌肠，每次20 ~ 40 mL。②苯巴比妥钠每次0.1 ~ 0.2 g肌内注射，或地西泮10 ~ 20 mg肌内注射或静脉滴注，每日1次。③冬眠Ⅰ号合剂：即氯丙嗪50 mg、异丙嗪50 mg、哌替啶100 mg及体积分数为5%的葡萄糖溶液250 mL缓慢静脉滴注，适用于病情严重者。④体积分数为2.5%的硫喷妥钠：用于痉挛发作频繁不易控制者，每次0.25 ~ 0.5 g，缓慢静注，但要警惕发生喉痉挛和呼吸抑制。

4. 防治并发症　主要并发症发在呼吸道，如窒息、肺不张、肺部感染。亦可出现体液代谢失衡、心力衰竭。强烈的肌肉痉挛也可造成肌肉断裂、骨折、舌咬伤、坠床等并发症。

（1）防治呼吸道并发症：保持呼吸道通畅，预防窒息、肺不张、肺部感染等，对于抽搐频繁、药物不易控制的严重患者，应尽早行气管切开，行人工辅助呼吸，以改善通气和有效清理呼吸道分泌物，必要时可用高压氧舱辅助治疗。

（2）防治水电解质紊乱：由于患者不断痉挛、出汗及不能进食等，每日消耗热能和水分丢失较多，应注意补充营养和调节水电解质的平衡。

（3）防治感染：短期应用青霉素、甲硝唑有防治作用。一般剂量：青霉素80万 ~ 100万U，肌内注射，间隔4 ~ 6 h 1次，或大剂量静脉滴注，可抑制破伤风梭菌；给予甲硝唑2.5 g，分次口服或静脉滴注，持续7 ~ 10 d。如合并肺部感染，应针对致病菌选用敏感抗菌药物。

（五）预防

1. 正确处理伤口　创伤后早期彻底清创，改善局部血液循环，用体积分数为3%的过氧化氢溶液冲洗和湿敷伤口，破坏有利于破伤风梭菌生长的缺氧环境是预防的关键。

2. 人工免疫　人工免疫包括主动免疫和被动免疫。

（1）主动免疫：通过注射破伤风类毒素，使机体产生抗体，从而达到免疫目的，是一般健康人群预防破伤风的最有效方法。方法是在现行小儿计划免疫中注射"百白破"三联疫苗，共注射3次。通常首次皮下注射破伤风类毒素0.5 mL，间隔4 ~ 6周再注射0.5 mL，第二针后6 ~ 12 mon注射0.5 mL，这种免疫力可保持10年，以后每隔5年强化注射1次。实施主动免疫者，一旦受伤，只需再注射破伤风类毒素0.5 mL，即可在3 ~ 7 d内形成有效的免疫抗体，不需注射破伤风抗毒素。

（2）被动免疫：是对伤前未接受过主动免疫的伤员尽早皮下注射破伤风抗毒素（TAT）或人体破伤风免疫球蛋白（TIG）。①破伤风抗毒素：1 500 ~ 3 000 U，皮下注射，儿童与成人剂量相同。有效期为10 d左右，对深部创伤、有潜在厌氧菌感染的患者，应在1周后追加一次剂量。TAT易致过敏反应，注射前必须作皮敏感试验，若有过敏反应，应按脱敏法注射。②人体破伤风免疫球蛋白：本品系用乙型肝炎疫苗免疫后再经吸附破伤风疫苗免疫的健康人血浆，经提取、灭活病毒制成，无过敏反应，在人体内存留时间为4 ~ 5周。用法为臀部肌内注射，不需作皮试，用量为儿童、成人一次用量250 U，创伤严重或创面污染严重者可加倍。

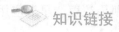 知识链接

破伤风抗毒素（TAT）脱敏注射法

脱敏注射法是采用小剂量、短时间、连续多次注射，剂量逐渐增加，直至治疗量使机体逐渐适应，不发生严重过敏反应的给药方法。方法是将 TAT 1 mL 分成 0.1 mL、0.2 mL、0.3 mL、0.4 mL，用生理盐水分别稀释成 1 mL，按自小到大的剂量顺序分次肌内注射，每次间隔半小时，直至全量注完。每次注射后观察患者有无面色苍白、皮疹、皮肤瘙痒、打喷嚏、关节疼痛和血压下降等症状。一旦发生，应立即停止注射 TAT，同时，皮下注射肾上腺素 1 mg 或肌内注射麻黄碱 30 mg（成人剂量）。如反应轻微，待消退好转后，酌情减少剂量，增加注射次数，顺利注射完毕。

（六）护理评估

1. 健康史询问　患者有无开放性损伤史，受伤后伤口处理经过；新生儿患者应向其父母了解出生过程、脐带残端是否严格消毒，了解破伤风预防接种史。

2. 身体评估　评估患者有无损伤及类型，明确损伤的部位、范围、深度和有无红、肿及污染程度等。评估患者的肌紧张、肌痉挛状况，注意患者有无呼吸困难、窒息或肺部感染等并发症出现。

3. 辅助检查　了解伤口渗出物涂片检查结果，了解实验室、影像学等检查，评估患者有无肺不张、肺炎、骨折及重要脏器功能障碍等并发症情况。

4. 心理—社会状况　隔离治疗可使患者产生孤独和无助感。

（七）护理诊断

1. 恐惧　与病情危急、反复发作，担心预后有关。
2. 有窒息的危险　与喉头、呼吸肌痉挛、误吸、痰液阻塞气道等有关。
3. 有受伤的危险　与肌肉强直性痉挛有关。
4. 体液不足　与大量出汗及进食受限有关。
5. 营养失调：低于机体需要量　与反复肌痉挛消耗、摄入障碍有关。
6. 潜在并发症　肺不张、肺部感染、尿潴留、骨折等。

（八）护理目标

（1）患者情绪稳定。
（2）患者呼吸道通畅，呼吸平稳。
（3）患者未发生坠床、骨折及舌咬伤等意外伤害。
（4）患者体液平衡得以维持，生命体征及尿量正常。
（5）患者能经口进食，营养摄入能满足机体代谢需要。
（6）患者未发生并发症或及时有效处理并发症。

（九）护理措施

1. 做好心理护理，缓解患者焦虑、恐惧　患者因开口困难而致难以表达需求，护士应注意观察患者的躯体语言，善于通过其眼神或形体动作等了解患者的情绪反应，及时了解患者的心理活动，进行心理疏导。

2. 严格隔离，预防发作　置患者于单人隔离病室，保持病室内安静，室内遮光，照明灯最好用红灯泡。减少各类干扰，治疗及护理操作要集中进行，尽量在使用镇静剂后30 min内完成。严格执行消毒隔离制度。室温15～20 ℃，湿度60%左右，备好急救药物和物品。护理人员接触患者时穿隔离衣，戴帽子、口罩和手套，身体有伤口者不能参与护理。接触过伤口的器械先用体积分数为1%的过氧乙酸浸泡10 min，再高压灭菌消毒。换药后的敷料要立即焚烧，患者的用品及排泄物均应严格消毒，防止交叉感染。尽可能使用一次性材料的物品。

3. 保持呼吸道通畅　床旁常规准备气管切开包、氧气吸入及吸痰设备。鼓励协助患者咳痰，及时清理呼吸道分泌物。对频繁抽搐不易控制者，应尽早行气管切开并供氧，必要时行人工辅助呼吸。

4. 保护患者，防止受伤　专人看护，严密观察病情。使用带护栏的病床，必要时加用约束带固定患者，防止坠床或自我伤害。床上置治疗气垫，在关节处置软垫，防止压疮、肌腱断裂或骨折。抽搐发作时，应用牙垫防止舌咬伤。

5. 保持体液平衡，保证营养　在痉挛发作间歇期应鼓励患者进食高热能、高蛋白、高维生素的流质或半流质饮食，进食应少量多次，以免引起呛咳、误吸。重症不能进食者给予营养支持。在抽搐发作后应及时检查静脉管道，防止因抽搐引起的输液管道堵塞或脱落而影响治疗。

6. 留置尿管　因膀胱括约肌痉挛而诱发尿潴留时应留置尿管持续导尿，应做好会阴护理、膀胱冲洗，防止发生泌尿系统感染。

7. 遵医嘱及时、准确应用破伤风免疫球蛋白、镇静解痉药、肌肉松弛药、抗生素等药物，观察并记录用药后的疗效及不良反应。

8. 健康指导　①宣传破伤风的发病和预防知识，指导公众加强自我保护意识；②普及新法接生；③做好预防破伤风的主动免疫注射；④受伤后及时、正确地处理伤口，及时就医。

二、气性坏疽

气性坏疽（gas gangrene）是由梭状芽孢杆菌引起的一种以肌坏死或肌炎为特征的急性特异性感染，多见于肌肉组织广泛损伤的患者，特别是伤口较深而污染严重处理不及时者。感染发展急剧，预后差，死亡率极高。

（一）病因及发病机制

气性坏疽的病原菌是革兰染色阳性梭状芽孢杆菌，已知的梭状芽孢杆菌有多种，引起气性坏疽的主要有产气荚膜梭菌、水肿杆菌、腐败杆菌和溶组织杆菌等。梭状芽孢杆菌广泛存在于泥土和人畜粪便中，其芽孢抵抗力强。气性坏疽的发生，不仅取决于梭状芽孢杆菌的存在，更主要决定于人体抵抗力和伤口是否处于缺氧环境。如开放性骨折伴有血管损伤、挤压伤、长时间使用止血带或石膏包扎过紧、邻近肛周和会阴部的严重创伤等情况易继发气性坏疽。

梭状芽孢杆菌可产生多种有害的外毒素和酶，可引起溶血，并可损害心、肝、肾等器官。一部分酶能引起组织的糖和蛋白质分解，糖类分解产生大量气体，使组织膨胀；蛋白质的分解和明胶的液化，产生硫化氢，使伤口发生恶臭。

（二）临床表现

气性坏疽的临床特点是病情发展迅速，最早在创伤后 8~10 h 即可发病，最迟为 5~6 d，潜伏期一般为 1~4 d。

1. 局部表现　早期患者诉患肢沉重，有包扎过紧或疼痛感，持续加重，伤处出现"胀裂样"剧痛，难以忍受，一般止痛剂不能缓解。局部肿胀明显，呈进行性加剧，有明显压痛。伤口周围皮肤水肿、紧张、苍白、发亮如大理石样斑纹，很快变为紫黑色，并出现大小不等的水疱。轻压伤口有气泡从伤口溢出，可触及捻发音。伤口内流出稀薄、恶臭的血性或浆液性液体。肌肉坏死呈暗红色或土灰色，失去弹性。

2. 全身表现　患者极度衰弱，表情淡漠或烦躁不安，可伴有恐惧或欣快感，并有头痛、恶心、呕吐、出冷汗、高热、脉搏快速、呼吸急促，有进行性贫血。晚期可出现溶血性黄疸、感染性休克、周围循环障碍和多器官功能障碍。

（三）辅助检查

1. 细菌学检查　伤口内分泌物涂片检查有革兰阳性梭状芽孢杆菌。
2. 血常规检查　可见红细胞计数和血红蛋白降低，白细胞计数增加。
3. X 线检查　显示患处软组织间积气。

（四）治疗要点

对疑为气性坏疽的伤口，应完全敞开，用大量体积分数为 3% 的过氧化氢或 1∶5 000 高锰酸钾溶液冲洗和湿敷。一旦确诊，必须采取综合措施，积极抢救，以挽救患者的生命，减少组织的坏死或截肢率。

1. 紧急手术清创　在全身麻醉下行病变区广泛、多处切开，清创范围达正常组织，切口敞开、不缝合。若整个肢体已广泛感染，应进行截肢以挽救生命，残端不缝合，术后伤口用体积分数为 3% 的过氧化氢溶液冲洗、湿敷，经常更换敷料，必要时再次清创。

2. 应用抗生素　术前、术中、术后静脉滴注大剂量青霉素，每日应在 1 000 万 U 以上。大环内酯类和硝咪唑类也有一定的疗效。

3. 高压氧治疗　可提高组织间的含氧量，方法为第 1 日 3 次，第 2、3 日各 2 次，3 日内共行 7 次，每次 2 h，间隔 6~8 h。

4. 全身支持疗法　给予患者高营养、易消化的饮食，补充维生素，维持水电解质平衡，必要时少量多次输新鲜血。

5. 隔离　为了防止该病传播应将患者隔离，患者衣物、用过的敷料、器材等单独收集进行消毒处理，以防止发生交叉感染。

（五）预防

（1）彻底清创是预防创伤后发生气性坏疽的最可靠方法。在伤后 6 h 内清创，几乎可完全防止气性坏疽的发生。即使受伤已超过 6 h，在大量抗生素的使用下，清创术仍能起到良好的预防作用。故对一切开放性创伤，特别是有损伤严重、泥土污染、无活力的肌肉，都应及时进行彻底清创。战伤伤口，在清创后，一般应敞开引流，不做缝合。

（2）对怀疑有气性坏疽的伤口，可用体积分数为 3% 的过氧化氢或 1∶1 000 高锰酸钾等溶液冲洗、湿敷；对已缝合的伤口，应将缝线拆去，敞开伤口，待创面情况好转再延期缝合处理。

（3）青霉素和四环素类抗生素在预防气性坏疽方面有较好的作用，可根据创伤情况在清创前后应用。但不能代替清创术。

（六）护理评估

1. 健康史　询问患者有无创伤史，有无引起伤口局部缺氧的情况，了解伤口的污染程度及处理情况。询问患者受伤部位或伤肢的感觉，疼痛的性质、范围、程度及应用止痛剂的效果。

2. 身体状况　评估伤口有无水疱、气体产生。明确伤口分泌物的性状、颜色和气味。观察伤口周围皮肤的颜色、肿胀程度及有无捻发音。评估患者的生命体征、意识状态、皮肤黏膜的色泽和温度及重要器官的功能状态。

3. 辅助检查　了解伤口分泌物涂片、细菌培养、X 线检查及血常规、生化检查结果等。

4. 心理—社会状况　因本病病情急、进展快，伤肢剧痛，患者可能面对截去肢体的现实，故患者常有焦虑或恐惧、悲观等心理反应。应评估患者的情绪反应，及时了解患者及家属的心理状态。对可能截肢者应评估其对截肢的接受程度、截肢后适应性训练的了解程度等方面的心理状态。

（七）护理诊断

1. 疼痛　与创伤和感染有关。
2. 组织完整性受损　与伤口和组织坏死有关。
3. 体温过高　与细菌感染、坏死组织和毒素吸收有关。
4. 自我形象紊乱　与失去部分组织和肢体有关。
5. 潜在并发症　感染性休克。

（八）护理目标

（1）患者疼痛减轻或缓解。
（2）患者受伤的组织得以修复，恢复皮肤的完整性。
（3）患者体温维持正常。
（4）患者能接受且应对自身体形和肢体功能的改变。
（5）患者未发生感染性休克，或发生后被及时发现和处理。

（九）护理措施

（1）隔离。患者住单间病室，严格执行消毒隔离制度，详见破伤风的隔离措施。

（2）缓解疼痛。观察并详细记录疼痛的性质、程度和特点，特别是突发的伤口剧痛，应高度重视，及时报告医师。对清创或截肢者，应经常协助变换体位，以减轻因肌肉牵拉、外部压力和肢体疲劳引起的疼痛。

（3）控制感染，维持正常体温。遵医嘱应用抗生素，密切观察体温变化情况。患者体温超过38.5 ℃时给予物理降温，必要时按医嘱应用退热药物。

（4）加强伤口护理，促进组织修复。密切观察、记录伤口的变化情况，及时协助对伤口进行清创，伤口敞开，应用体积分数为3%的过氧化氢溶液冲洗、湿敷，及时更换敷料。按医嘱做好高压氧疗法的护理，观察每次氧疗后伤处的变化，并做好记录。

（5）感染性休克的观察和预防。对重症患者，密切观察生命体征，或发现患者意识障碍、体温降低或升高、脉搏及心率加快、呼吸急促、尿量减少、血白细胞计数明显增多或低于正常等感染性休克表现时，应及时报告医师，并积极配合抢救和护理。

（6）加强营养，维持水电解质平衡。鼓励患者进食高蛋白、高热能、高维生素饮食，纠正水电解质失衡，不能进食者可给予鼻饲或全胃肠外营养。

（7）健康指导：①教育患者加强劳动保护，避免受伤，伤后及时、正确处理伤口并及时就诊。及时彻底清创是预防气性坏疽的根本方法。②协助伤残者制定出院后功能锻炼计划，恢复其自理能力，提高生活质量。

（李书琴）

思考与练习

1．外科感染的特点，下列哪项是错误的 （　　）

A．一般是指需要手术治疗的感染性疾病

B．明显的局部症状

C．多由几种细菌引起的混合感染

D．不会引起严重的全身性感染

E．以上均错误

2．处理破伤风伤口时，下列哪项是错误的 （　　）

A．彻底清创术 　　　　　　　　　B．清除坏死组织和异物

C．反复氧化剂冲洗伤口 　　　　　D．伤口应尽量予以缝合

E．用1%的高锰酸钾湿敷

3．破伤风患者气管切开的主要指征是 （　　）

A．呼吸中枢麻痹 　　　　　　　　B．肺部感染

C．抽搐频繁而不易用药物控制 　　D．胸腹肌强直，呼吸受限

E．吞咽困难

4．破伤风最早出现并有诊断意义的症状是 （　　）

A．苦笑面容 　　　　　　　　　　B．张口困难

C．角弓反张 　　　　　　　　　　D．腹肌紧张

E．颈项强直

5．破伤风患者，最先受累的肌肉是　　　　　　　　　　　　　　　　　（　　）

A．面肌　　　　　　　　　　　　　　　　　B．背腹肌

C．四肢肌　　　　　　　　　　　　　　　　D．嚼肌

E．以上均不是

6．破伤风的潜伏期通常为　　　　　　　　　　　　　　　　　　　　　（　　）

A．1～5 d　　　　B．6～12 d　　　　C．1 mon　　　　D．2～3 mon　　　　E．3周左右

7．为提高脓毒症血培养阳性率，抽血时间最好选择在　　　　　　　　　（　　）

A．发热开始时　　　　　　　　　　　　　　B．发热最高峰时

C．寒战结束时　　　　　　　　　　　　　　D．预计发生寒战、发热前

E．寒战初起时

8．关于丹毒的临床表现，下列哪项是错误的　　　　　　　　　　　　　（　　）

A．局部鲜红　　　　　　　　　　　　　　　B．易复发

C．常化脓　　　　　　　　　　　　　　　　D．边界清楚

E．局部皮温高

9．深部脓肿的主要诊断依据是　　　　　　　　　　　　　　　　　　　（　　）

A．局部皮肤潮红　　　　　　　　　　　　　B．局部有波动感

C．局部压痛明显　　　　　　　　　　　　　D．试验穿刺抽到脓液

E．有全身症状

10．联合应用抗生素，下列哪项是错误的　　　　　　　　　　　　　　　（　　）

A．联合以多为好　　　　　　　　　　　　　B．能提高抗菌效果

C．可降低药物剂量　　　　　　　　　　　　D．能防止或延迟药物出现耐药性

E．联合用药应避免敢用不敢停的弊病

11．脓性指头炎的切开引流切口应是　　　　　　　　　　　　　　　　　（　　）

A．波动最明显处　　　　　　　　　　　　　B．患指侧面纵向切开

C．患指侧面横行切开　　　　　　　　　　　D．患指背侧

E．患指甲沟旁切开

12．真菌性脓毒症临床表现中，无下列哪项　　　　　　　　　　　　　　（　　）

A．突然发生寒战、高热

B．周围血象常可出现类白血病样反应

C．一般情况迅速恶化、神志淡漠、嗜睡、休克

D．常有皮疹

E．可有消化道出血

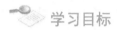

学习目标

知识目标

1. 掌握烧伤的临床表现、抢救措施和治疗原则。
2. 熟悉烧伤的病理分期。

技能目标

1. 能够准确评估烧伤患者的烧伤面积、烧伤深度和严重程度。
2. 能够对烧伤患者进行急救并行健康指导。

任务一　烧伤患者的护理

广义的烧伤是指由热力、电流、化学物质、放射线、激光等所造成的组织损伤。通常所称的烧伤，主要为热力烧伤，是指由火焰、蒸汽、热液、热固体等引起的组织损伤。

一、烧伤的病理生理及临床分期

根据烧伤的病理生理特点，将烧伤病程大致分为三期，各期之间往往相互重叠，相互影响。

1. **休克期（渗出期）**　常发生于伤后48 h内。热力作用致使毛细血管通透性增加，大量血浆外渗至组织间隙及创面，引起有效循环血量锐减，导致低血容量性休克发生。体液渗出在伤后2~3 h急剧，8 h达高峰，随后逐渐减缓，至48 h趋于稳定并开始回吸收。休克是烧伤早期的主要死亡原因，应予以警惕。

2. **感染期**　烧伤使皮肤生理屏障受到破坏，细菌在创面及坏死组织中生长繁殖并产生毒素。烧伤后48 h，创面及组织中的渗出液逐渐回吸收，细菌、毒素和其他有害物质随渗出液也被回吸收入血，引起烧伤早期的全身感染，严重时可致脓毒症。深度烧伤形成的凝固性坏死及焦痂，在伤后2~3 mon可进入广泛组织溶解阶段，此期细菌极易通过创面侵入机体引起感染，此阶段为烧伤并发全身性感染的又一峰期。感染是烧伤患者死亡的主要原因之一。

3. 修复期 烧伤后组织的修复过程在炎症反应的同时即已开始。创面的修复与烧伤的面积、深度及感染的程度密切相关。浅度烧伤大多能自行修复，无瘢痕形成；深Ⅱ度烧伤靠残存的皮肤和上皮修复，若无感染，3~4 mon逐渐恢复，留有瘢痕；Ⅲ度烧伤形成瘢痕或挛缩，将导致肢体畸形和功能障碍，需要通过皮肤移植修复。

二、临床表现

（一）烧伤面积和深度

1. 烧伤面积 目前我国多采用中国新九分法和手掌法，以相对于体表面积的百分率表示。

（1）中国新九分法（表10-1）：适用于较大面积烧伤的估算。将成人体表面积分为11个9%，另加会阴区1%的估算方法；12岁以下小儿头部面积相对较大，双下肢面积相对较小，测算方法应结合年龄进行计算（图10-1）。

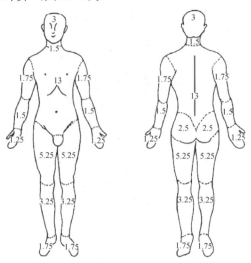

图10-1 成人体表各部位表面积的估计（%）

（2）手掌法：适用于小面积烧伤的估计，也可辅助九分法评估烧伤面积。用患者自己的手掌测量其烧伤面积，无论年龄、性别，将其五指并拢、单掌掌面的面积约为体表总面积的1%。

表10-1 中国新九分法

部位		占成人体表面积/%		占儿童体表面积/%
头面颈部	头部	3		
	面部	3	9×1	9+（12-年龄）
	颈部	3		
双上肢	双手	5	9×2	9×2

部位		占成人体表面积/%	占儿童体表面积/%
躯干	双前臂	6	
	双上臂	7	
	躯干前	13	
	躯干后	13	9×3
	会阴部	1	9×3
双下肢	双臀	5*	
	双大腿	21	
	双小腿	13	9×5+1
	双足	7*	46-（12-年龄）

注：*成年女性的双臀和双足各占6%。

2. 烧伤深度　按组织损伤层次，用三度四分法将烧伤分为Ⅰ度、浅Ⅱ度、深Ⅱ度、Ⅲ度（表10-2、图10-2）。其中，Ⅰ度、浅Ⅱ度烧伤属于浅度烧伤，深Ⅱ度和Ⅲ度烧伤属于深度烧伤。

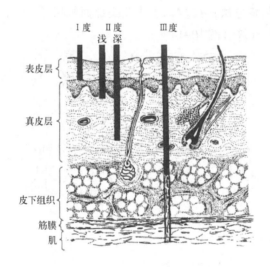

图10-2　热烧伤深度分度示意图

表10-2　烧伤深度鉴别

分度	损伤深度	临床表现	愈合过程
Ⅰ度（红斑型）	表皮层	创面红斑状、干燥、灼痛、无水疱	3~5 d后痊愈，无瘢痕
浅Ⅱ度（水疱型）	真皮浅层	水疱较大、疱壁薄、基底潮红、明显水肿，有剧痛	2周左右愈合，无瘢痕，可有色素沉着
深Ⅱ度（水疱型）	真皮深层	水疱较小或无水疱、疱壁较厚、基底发白或红白相间，或可见网状栓塞血管，感觉迟钝	3~4周愈合，有瘢痕和色素沉着

分度	损伤深度	临床表现	愈合过程
Ⅲ度（焦痂型）	皮肤全层，有时深达皮下组织、肌肉和骨骼	无水疱，蜡白或焦黄，皮革状甚至炭化，感觉消失，或可见树枝状栓塞血管	3～4周后焦痂自然脱落，范围小者可瘢痕愈合，范围大者需植皮

（二）烧伤的程度

烧伤严重程度取决于烧伤面积和烧伤深度，通常情况下将烧伤程度分为以下四类（烧伤总面积的计算不含Ⅰ度烧伤）。

1. 轻度烧伤　Ⅱ度烧伤面积在9%以下。

2. 中度烧伤　Ⅱ度烧伤面积在10%～29%，或Ⅲ度烧伤面积不足10%。

3. 重度烧伤　烧伤总面积在30%～49%，或Ⅲ度烧伤面积在10%～19%；或总面积、烧伤程度虽未达到上述范围，但合并吸入性损伤、休克或有严重复合伤者。

4. 特重烧伤　总面积达50%以上，或Ⅲ度烧伤面积在20%以上，或发生严重的吸入性损伤、复合伤等。

（三）吸入性损伤表现

吸入性损伤又称为呼吸道烧伤，是指因吸入气体、火焰、化学性烟尘等所引起的呼吸系统损伤，严重者可直接损伤肺实质。吸入性损伤的原因主要是热力作用，但同时吸入大量未燃尽的烟雾、炭粒或有刺激性的化学物质等，同样损伤呼吸道及肺泡。吸入性损伤多发生于头面部烧伤患者。

（四）全身表现

小面积、浅度烧伤者无全身症状；大面积、重度烧伤患者在伤后48 h内极易发生低血容量性休克，伴有口渴、血压下降、脉搏细速、皮肤湿冷、尿量减少、烦躁不安等表现；随着病情发展，感染者可出现体温骤升或骤降、心率加快、呼吸急促、血气分析等多项化验室指标异常。

三、治疗原则

（一）现场急救

去除致伤病因，迅速抢救危及患者生命的因素，如窒息、大出血、开放性气胸、张力性气胸等。若心跳呼吸停止，立即实施心肺复苏术。

1. 迅速脱离致热源　若火焰所致烧伤者，应尽快脱离火场，脱去燃烧衣服，就地翻滚或跳入水池进行灭火，也可用毛毯、棉被等覆盖，以隔绝灭火。忌双手扑打火焰或奔跑。被热液等烫伤者，立即脱去或剪开浸湿的衣服。小面积烧伤者应立即用冷水连续冲洗或浸泡，既减轻疼痛，又防止余热继续损伤组织。电击伤者，迅速切断电源。

2. 保持呼吸道通畅　火焰、烟雾可致呼吸道吸入性损伤，引起呼吸困难，应特别注意保持呼吸道通畅，必要时放置通气管，行气管切开术。如合并一氧化碳中毒的患者，应移至通风处，并给予高流量氧气吸入。

3. 保护创面　迅速剪开并取下伤处衣裤，忌剥脱；创面可用干净的敷料或布类简单包扎后送医院处理，防止创面再损伤和污染；协助患者调整体位，避免创面受压；避免用有色药物涂抹，以免影响对烧伤深度的判断。

（二）防止休克

烧伤早期，患者易出现低血容量性休克，液体疗法是防治休克的主要措施。

1. 补液总量

（1）伤后第一个24 h：每1%烧伤面积（Ⅱ度、Ⅲ度）每千克体质量应补充晶体液和胶体液共1.5 mL（儿童为1.8 mL、婴儿为2.0 mL），另加每日生理所需量2 000 mL（儿童为80 mL/kg、婴儿为100 mL/kg）。

第一个24 h补液量=体质量（kg）×烧伤面积（Ⅱ度、Ⅲ度）×1.5 mL（儿童为1.8 mL、婴儿为2 mL）+2 000 mL（儿童为80 mL/kg、婴儿为100 mL/kg）

（2）伤后第二个24 h：电解质和胶体液为第一个24 h的一半，再加每日生理需要的2 000 mL。

2. 补液种类　一般烧伤者，晶体液和胶体液的比例为2∶1；特重度烧伤者，两者比例为1∶1。晶体液首选平衡盐液，其次为生理盐水。胶体液首选血浆，也可用低分子量的血浆代用品，Ⅲ度烧伤患者可适量输全血。生理需要量一般用体积分数为5%~10%的葡萄糖溶液。

3. 补液速度　输液速度先快后慢、先盐后糖、先晶后胶、见尿补钾、适时补碱；因烧伤后第一个8 h渗液最快，所以补液总量的一半应在伤后首个8 h内输入，另一半于之后16 h输完。

4. 补液监测

（1）成人尿量以维持30 mL/h以上为宜。

（2）心率<120次/min，收缩压在90 mmHg以上，脉压在20 mmHg以上。

（3）呼吸平稳。

（4）安静，无烦躁及口渴。

（三）处理创面

1. 初期清创　Ⅰ度烧伤主要是保护创面，避免再损伤，无须特殊处理；浅Ⅱ度创面的小水疱可不予处理，自行吸收，大水疱可用无菌注射器抽吸，并剪去破裂的疱皮，表面用无菌敷料覆盖；深Ⅱ度创面的水疱皮及Ⅲ度创面的坏死表皮应及时去除。

2. 包扎疗法　适用于烧伤面积小或四肢的浅度烧伤。在清创后用凡士林纱布覆盖创面，用多层吸水性强的干纱布包裹，以绷带加压包扎，包扎厚度为2~3 cm，包扎范围应超过创面边缘5 cm。若发现有感染可疑征象时，及时检查创面更换敷料。如无感染现象，可延至10 d左右更换敷料。

3. 暴露疗法　将患者的创面暴露在清洁、温暖、干燥的空气中，使创面的渗液及坏死组织干燥成痂，暂时保护创面。创面可涂磺胺嘧啶银霜、碘附等。一般适用于头面部、会阴部烧伤及大面积烧伤或创面严重感染者。

4. 手术疗法　对深度烧伤创面者，应及早施行手术治疗，即切痂（切除烧伤组织达深筋膜平面）、削痂（削除坏死组织至健康组织平面）和植皮，以修复皮肤与组织的严重缺损或功能障碍。

（四）防治感染

烧伤创面感染常见菌种为铜绿假单胞菌、金黄色葡萄球菌、大肠埃希菌、白色葡萄球菌等。正确处理创面是防治全身感染的关键措施。可行创面细菌培养和药敏试验选择敏感抗生素，同时，使用破伤风抗毒素。治疗期间要加强营养，提高机体抵抗力。

四、护理评估

1. 健康史 了解烧伤发生的原因和性质、有无吸入性损伤、现场情况等；迅速评估有无危及生命的损伤及现场采取急救的措施；患者有无呼吸系统疾病，是否合并高血压、糖尿病等慢性疾病及有无营养不良。

2. 身体状况评估 患者生命体征是否平稳，有无口渴、发绀、面色苍白、皮肤湿冷、尿量减少、意识障碍等血容量不足的表现；对烧伤面积、深度、程度做评估，判断有无全身感染征象；评估有无呼吸困难、声音嘶哑等吸入性损伤的表现。

3. 心理—社会状况 头面部烧伤患者因担心面部留下瘢痕而影响日后的生活和工作，出现恐惧、焦虑、绝望等情绪；大面积烧伤的患者可能会给患者造成功能障碍或畸形，故应评估患者及家属心理承受程度及心理变化。

五、常见护理诊断

1. 有窒息的危险 与头、面部、呼吸道或胸部等部位烧伤有关。
2. 皮肤完整性受损 与烧伤导致组织破坏有关。
3. 体液不足 与烧伤创面渗出液过多、血容量减少有关。
4. 有感染的危险 与皮肤完整性受损有关。
5. 体像紊乱 与烧伤后外形改变、肢体残障及功能障碍有关。

六、护理目标

（1）患者呼吸道通畅，呼吸平稳。
（2）患者烧伤创面逐渐愈合。
（3）患者生命体征平稳，血容量恢复正常，平稳度过休克期。
（4）患者未发生感染。
（5）患者能够逐渐恢复外形及适应组织器官功能的改变，敢于面对伤后的自我形象。

七、护理措施

1. 维持有效呼吸
（1）保持呼吸道通畅：及时清除呼吸道分泌物，并鼓励患者深呼吸、有效咳嗽及咳痰；对呼吸道分泌物较多者，应定时协助患者翻身、叩背、改变体位，以便分泌物排出；痰液不易咳出者，可行雾化吸入；必要时行气管插管或气管切开。

（2）给氧：吸入性损伤患者可通过鼻导管或面罩给氧，氧浓度为40%左右，氧流量为4~5 L/min；合并CO中毒者给予高浓度氧或纯氧吸入，有条件者可进行高压氧治疗。

（3）密切观察：密切观察呼吸情况，若患者出现刺激性咳嗽、咳黑痰、呼吸困难、呼吸频率增快、血氧饱和度下降、血氧分压下降等表现时，应积极做好气管插管或气管切开的准备。

2. 加强创面护理，促进愈合

（1）抬高患肢并保持各关节功能位，适当进行局部肌锻炼。

（2）采用包扎法时，应保持敷料清洁和干燥，压力均匀，松紧适宜，指（趾）端应外露，以便观察血循环改变；若敷料被渗液浸湿、污染或有异味时应及时更换。

（3）应用暴露法时，应注意隔离，防止交叉感染；创面应暴露在温暖、干燥、清洁的空气中，室温应保持在28~32 ℃，相对湿度以50%为宜；保持创面干燥，表面涂以抗生素，以减少细菌繁殖。若发现痂下有感染，应立即去痂引流，清除坏死组织。

（4）定时翻身或使用翻身床，避免创面长时间受压而影响愈合。极度烦躁或意识障碍者，适当约束肢体，以防止抓伤。

（5）特殊烧伤部位的护理：

①眼部烧伤：及时用无菌棉签清除眼部分泌物，局部涂烧伤膏或用烧伤膏纱布覆盖加以保护，以保持局部湿润。

②耳部烧伤：及时清除流出的分泌物，在外耳道入口处放置无菌干棉球并经常更换；耳周部烧伤应用无菌纱布铺垫，尽量避免侧卧，以防耳郭受压，防止发生中耳炎或耳软骨炎。

③鼻烧伤：及时清理鼻腔内分泌物及痂皮，鼻黏膜表面涂抹烧伤膏以保持局部湿润和预防出血，合并感染者用抗生素液滴鼻。

④口唇烧伤：局部涂烧伤湿润膏或抗菌膏，以保持局部湿润、痂皮软化和防止感染，患者早期可用吸管吸食流质饮食，积极做好口腔护理，避免口腔感染。

⑤会阴部烧伤：多采用暴露疗法，及时清理创面分泌物，保持创面清洁、干燥，并在严格无菌操作下，进行留置导尿术，每日进行会阴部护理和膀胱冲洗，预防尿路及会阴部感染。

3. 维持有效循环血量　迅速建立2~3条静脉通道，合理安排输液种类和速度，遵循输液原则，保证各种液体及时输入，尽早恢复有效的循环血量；密切监测尿量、中心静脉压等各项指标。

4. 防治感染　遵医嘱早期应用抗生素，密切观察病情变化，及时发现感染征象；正确处理创面，必要时采取消毒隔离措施，防止交叉感染；同时给予高蛋白、高能量、高维生素、清淡易消化的饮食，增强抗感染能力。

5. 心理护理　烧伤患者心理压力尤为严重，应耐心倾听患者的感受，给予真诚安慰和劝导，取得患者的信任；利用社会支持系统的力量，鼓励患者面对现实，树立战胜疾病的信心，积极参与社交活动，减轻心理压力，从而促进康复。

6. 健康教育

（1）宣传防火、灭火和自救等安全教育知识。

（2）指导患者有效护理烧伤创面的措施，烧伤部位在1年内避免太阳暴晒。

（3）制订康复训练并予以指导，使其最大程度恢复机体的生理功能。

（4）指导生活自理能力的训练，增强参与家庭生活和社会活动的意识，提高生活质量。

（李书琴）

任务二　整形手术患者的护理

整形外科是应用外科手术的方法或组织移植的手段来修复或再造各种原因所致的组织、器官缺损或畸形以及对正常人再塑造，达到恢复功能、改善形态、美化外表的目的。

一、治疗方法

最常见的手术方式为皮片移植、皮瓣移植、皮肤软组织扩张术。

1. 皮片移植　是指一块与机体完全游离的皮肤，不带皮下脂肪，由身体的某处（供皮区或称取皮区）取下，移植于另一处（受皮区或称为植皮区），重新建立血液循环而成活，是最基本最常用的一种封闭伤口和消灭创面的简单、有效方法。

2. 皮瓣移植　皮瓣是一自带血液供应的皮肤和皮下组织构成的组织块，可以由身体的一处向另一处转移。在转移过程中需一个或两个蒂相连，也可游离，进行血管吻合。其一般适用于：①修复有肌腱、骨、大血管神经等外露的新鲜创面或有深部组织缺损的创面；②器官再造；③洞穿性缺损的创面；④压疮。

3. 皮肤软组织扩张术　经手术方法，应用皮肤软组织扩张器（硅胶囊）埋置于皮肤或肌肉下层，定期注入生理盐水，使其表面皮肤逐渐伸展，以提供额外的皮肤与皮下组织，用来修复缺损或器官再造，适用于秃发、瘢痕、组织缺损、器官再造。

二、常见护理诊断

1. 急性疼痛　与手术组织损伤、伤口包扎过紧有关。

2. 体像紊乱　与各种原因所致的组织、器官缺损或畸形有关。

3. 潜在并发症　出血、血液循环障碍。

三、护理目标

（1）患者疼痛缓解或消除。

（2）患者逐渐接受自我形象改变的情况。

（3）患者未发生并发症或并发症及时发现并积极治疗。

四、护理措施

1. 术前局部皮肤护理　主要是备皮，减少术中感染概率。备皮范围如下：

（1）颜面部手术：面颈部及锁骨上皮肤，刮脸并剃胡须，切忌剔除眉毛，女患者一般不剔除头发，只需术前3日用苯扎溴铵溶液洗发2次，术前戴上一次性帽子，耳郭及近发际区手术，应剔去该周围至少3 cm直径范围的毛发。

（2）眼部手术：术前3日用氯霉素眼药水滴眼，3次/d，一般不剔除眉毛。

（3）鼻部手术：检查鼻部有无疖肿、皮疹等，术前1日剔除鼻毛并消毒鼻前庭，注意保暖，防止感冒而流涕。

（4）口腔手术：刷牙后应用复方氯己定含漱液（口泰液）漱口。

（5）腹部手术：上至乳头连线，下至耻骨联合及会阴部，两侧以腋中线为界。

（6）四肢手术：应剪除指（趾）甲，手部手术备皮范围应过肘，足部应达膝关节以上。

（7）肛周、会阴部手术：成年患者应剔除阴毛和肛门周围的毛，并清洗会阴和肛门周围的皮肤。

2. 术前床旁宣教

（1）术前1日叮嘱患者做好个人卫生。

（2）告知患者麻醉、手术方式和具体进食时间。

（3）告知手术当日注意事项。

3. 术后护理

（1）环境准备：准备好麻醉床，更换床单位避免感染，室内通风良好，温度在24～26 ℃，根据需要准备好氧气、心电监护等设备。

（2）观察病情：密切监测患者体温、脉搏、呼吸、血压，保持呼吸道通畅，麻醉未清醒患者禁食6 h，观察局部伤口情况，保持伤口局部敷料干燥，避免手术部位长时间受压。

（3）饮食护理：非腹腔内手术的患者，麻醉清醒后6 h无胃肠反应者，一般可以给予高热量、高蛋白、高维生素饮食；颌面部及口腔手术者，可根据病情进食流质饮食或半流质饮食。

（4）根据患者手术部位安置合适体位，并保持功能位，皮片移植术后抬高患肢并制动。

4. 缓解疼痛

（1）观察患者疼痛部位、性质及伴随症状，分析诱因，必要时遵医嘱给予镇痛药。

（2）抬高患肢，头面部手术者取坐位或半坐位，可缓解手术部位的张力，减轻疼痛。

（3）分散患者注意力，鼓励患者听音乐或提出感兴趣话题，同时做好患者心理护理。

（4）适当的活动锻炼，病情允许的情况下，尽早下床活动。

5. 有效控制并发症

（1）出血：①术前严格检查，排除全身疾病，术中配合医生有效止血，对预见术后可能出血者，遵医嘱可适当给予止血药；②避免引起出血的诱因，如用力不当及外力碰撞；③若发现出血，应立即按压止血，并通知医生，配合其进行缝合结扎止血，遵医嘱及时输液输血，维持循环稳定。

（2）血液循环障碍：①动脉供血不足表现为皮瓣颜色苍白，常发生在术后72 h内，遵医嘱可给予镇静止痛、促进微循环、扩张血管的药物等；②静脉回流障碍者，通常表现为皮瓣局部颜色发绀，轻者为淡紫红色或青紫斑点，重者可出现水疱，皮肤呈紫黑色，一般发生在术后2～3 d；③静脉回流障碍轻者可表现为脱皮，对治疗效果不会有很大的影响，重者需补充植皮，严重者因皮瓣坏死而致手术失败，通常采用抬高肢体的远端、局部按摩、高压氧治疗等方法处理。

（李书琴）

思考与练习

1．浅Ⅱ度烧伤创面特点是　　　　　　　　　　　　　　　　　　　　　　　　　　（　　）

A．水疱基底苍白　　　　　　　　　　　　　B．水疱内含淡黄色澄清液体

C．皮肤干燥、红斑　　　　　　　　　　　　D．创面焦黄失去弹性

E．树枝状栓塞静脉

2．烧伤后引起休克的最主要原因是　　　　　　　　　　　　　　　　　　　　　　（　　）

A．创面剧烈疼痛　　　　　　　　　　　　　B．精神刺激

C．大量水分蒸发　　　　　　　　　　　　　D．大量血浆自创面外渗和渗向组织间隙

E．大量组织坏死分解产物吸收

3．大面积烧伤患者24 h内主要的护理措施是　　　　　　　　　　　　　　　　　　（　　）

A．镇静止痛　　　　　　　　　　　　　　　B．心理护理

C．预防感染　　　　　　　　　　　　　　　D．保持呼吸道通畅

E．保证液体输入

4．男性，46岁，体质量60 kg，Ⅱ度烧伤面积50%，医嘱大量补液，第一天补液总量应为（　　）

A．4 500 mL　　　B．5 400 mL　　　C．6 000 mL　　　D．6 500 mL　　　E．8 000 mL

5．患者，男性，27岁，被沸水烫伤，右手掌焦痂呈皮革样，不痛；面部红斑，表面干燥；左上肢、颈部、胸腹部、双足和双小腿均有水疱，伴剧痛，并发生低血容量性休克，估计该患者Ⅱ度烧伤面积为

（　　）

A．54%　　　　　B．48%　　　　　C．45%　　　　　D．58%　　　　　E．39%

项目十一　器官移植患者的护理

学习目标

知识目标

1. 熟悉移植术、器官移植的概念和分类，以及排斥反应的分类及表现。
2. 掌握肾移植、肝移植患者的护理评估及并发症的护理。

技能目标

能运用护理程序对肾移植、肝移植患者实施整体护理。

任务一　概述

一、概念和分类

（一）概念

移植是指将一个个体的细胞、组织或器官用手术或介入等方法，植入到自体或另一个体的同一或其他部位，以替代或增强原有细胞、组织或器官功能的一门医学技术。根据移植物不同，分为细胞移植、组织移植和器官移植。

器官移植是指通过手术的方法将某一个体的活性器官，整体或部分移植到另一个体的体内，并需要进行器官所属血管及其他功能管道结构重建，继续发挥原有功能的移植。被移植的器官称为移植物，提供移植物的个体称为供者或供体，接受移植物的个体称为受者或受体。器官移植是治疗各类终末期内脏器官功能衰竭的有效手段。

（二）分类

1. 根据供体和受体的遗传学关系分类

（1）自体移植：指供、受体是同一个体，移植后不会引起排斥反应。

（2）同质移植：指供体和受体虽非同一个体，但两者遗传基因完全相同，移植后不会发生排斥反应，如同卵双生间的移植。

（3）同种异体移植：为临床最常见的移植类型，指供体和受体属同一种属但遗传基因不相同的个体间的移植，如人与人、狗与狗之间的移植。因供体和受体遗传学上的差异，移植后会发生排斥反应。

（4）异种移植：指不同种属之间的移植，如人与狒狒之间的移植，移植后会发生强烈的异种排斥反应。

2. 根据移植物植入部位不同分类

（1）原位移植：指将受体原器官切除后，将移植物植入该器官的原解剖部位，如原位心脏移植。

（2）异位移植：指将移植物植入到受体原解剖位置以外的部位，也称辅助移植。一般情况下，不必切除受体原来的器官，如肾移植。

（3）原位旁移植：指将移植物植入到受体该器官解剖位置旁，不切除原器官，如胰腺移植。

3. 根据移植物供体来源分类

（1）尸体供体移植：指供体器官或组织来源于尸体的移植。尸体供体又分为有心跳的脑死亡供体、心搏停止的脑死亡供体和无心跳的尸体供体，其中无心跳的尸体供体必须是心搏停止很短时间内的死亡供体，这是我国目前主要供体来源。

（2）活体供体移植：指供体器官或组织来源于活体的移植。活体又分为活体亲属（有血缘关系）和活体非亲属。

4. 根据移植物的数量分类

（1）单一或单独移植：指每次仅移植单个器官，如肾脏、肝或心脏移植。

（2）联合移植：指两个器官同时移植到同一个体的体内，如胰肾、肝肾、心肺联合移植等。

（3）多器官移植：指同时移植3个或更多的器官到一个个体的体内。

二、移植免疫反应

目前，临床移植多属于同种异体移植，免疫排斥反应是成功移植的最大障碍，其本质是一种受体对供体特异性的免疫反应，具有获得性免疫反应的特征，如特异性与记忆性，包括T细胞介导的细胞免疫和抗体类物质介导的体液免疫反应。

（一）移植抗原

引起免疫应答的供体移植物抗原称为移植抗原，包括主要组织相容性复合物分子（MHC）、次要组织相容性抗原（mH）和内皮糖蛋白。

（二）排斥反应的分类和机制

排斥反应是受体免疫系统对具有抗原特异性的供体器官抗原的特异性免疫应答反应。临床上根据排斥反应发生的时间和强度、免疫机制和病理表现分为超急性排斥反应、急性排斥反应和慢性排斥反应。

1. 超急性排斥反应　移植后24 h内或更短时间内出现，通常是由于受体预先存在的抗供体抗原的抗体（如ABO血型不容、妊娠、输血或曾接受过器官移植而致过敏）与移植物内皮细胞结合，激活抗体和凝血反应，导致溶解反应，移植物微血管系统广泛血栓形成，移植物迅速被破坏，病理特征为广泛的急性动脉炎及血栓形成，可见器官实质内明显水肿、出血和坏死，毛细血管与小血管内血栓，管壁有多形核粒细胞浸润和纤维素样坏死。

2. 急性排斥反应　此反应是临床上最常见的一种排斥反应。病理特征为明显的炎性细胞浸润。临床表现常有发热，局部出现炎症反应，如肿胀、疼痛、白细胞增多、小血管栓塞、移植的器官功能减弱或丧失等。一旦确诊，应尽早治疗，大剂量激素冲击或调整免疫抑制方案通常有效。

3. 慢性排斥反应　此反应是移植物功能丧失的常见原因，表现为移植数月或数年后逐渐出现功能减退直至衰竭。其病理特征主要是移植物动脉血管内膜因反复的免疫损伤以及修复增生而增厚，形成移植物血管病，继而导致移植物广泛缺血、纤维化，直至功能丧失。

（三）排斥反应的防治

1. 组织配型　包括以下四个方面。

（1）ABO血型配型：供受体ABO血型必须相同或相容。

（2）人类白细胞抗原（HLA）配型。

（3）群体反应性抗体检测：用于检测受体体内预存的HLA抗体，超过10%即为致敏。移植、妊娠、输血均可能使受体致敏。

（4）淋巴细胞毒交叉配合试验：交叉配型试验阳性（＞10%）是器官移植的禁忌证，对于肾脏移植和心脏移植尤为重要。

2. 免疫抑制治疗

（1）治疗方案。

1）基础治疗：应用免疫抑制剂有效预防排斥反应发生。由于移植物血流开通后即开始免疫应答过程，因此，在术后早期免疫抑制剂用量较大，这一阶段称为诱导阶段。随后可逐渐减量，达到维持量以预防急性排斥反应发生，此阶段称为维持阶段。一般情况下，免疫抑制剂需终身维持。

2）挽救治疗：指当发生急性排斥反应时，需加大免疫抑制剂用量或调整免疫抑制剂方案，以逆转排斥反应。

（2）治疗原则。

理想的免疫抑制治疗方案要求既能保证移植物不被排斥，又对受体免疫系统影响最小和毒副作用最少。免疫抑制剂的基本原则是联合用药，利用药物的协同作用增强免疫抑制效果，同时，减少各种药物的剂量而降低其毒性作用。

（3）药物种类。

1）免疫诱导药物：常有抗淋巴细胞制剂和静脉注射用免疫球蛋白。其中，抗淋巴细胞制剂主要是一些免疫球蛋白制剂；静脉注射用免疫球蛋白由供者血库的血浆制成，含有正常人体的全部抗体，主要应用于ABO血型不相容及交叉试验阳性的受者。

2）免疫维持用药：①类固醇皮质激素：是预防和治疗同种异体移植排斥反应的一线药物，临床上最常用的是泼尼松和甲基泼尼松龙。②增殖抑制药物：硫唑嘌呤（Aza）是免疫抑制治疗的经典药物，主要作用是抑制所有分裂活跃细胞尤其是T细胞DNA的合成，毒副作用是骨髓抑制、肝毒性、胃肠道反应和脱发等；霉酚酸酯（MMF）特异抑制T、B淋巴细胞的增殖，副作用主要表现为呕吐、腹泻和白细胞减少，无肝肾毒性，剂量一般为每次0.5～1.0 g，2次/d。③钙神经蛋白抑制剂（CNI）：环孢素A（CsA）是目前免疫抑制维持治疗的最基本药物之一，其主要的副作用是肝肾毒性、高血压、神经毒性、牙龈增生、多毛症等；他克莫司（FK506）的肝肾毒性较CsA小，高血压和高胆固醇血症发生较少，但神经毒性、致糖尿病作用较CsA稍多。④哺乳类雷帕霉素靶分子（mTOR）抑制剂：西罗莫司（SRL），又名雷帕霉素，与CsA和FK506相比是肾毒性最低的免疫抑制剂，且无神经毒性，用量小。

三、移植前准备

（一）移植物的准备

1. 供者的选择

（1）免疫学方面的选择：

①ABO血型相容试验：检测供者与受者的红细胞血型抗原是否相同或相容。同种异体移植时要求供、受者血型相同，至少要符合输血的原则。若供、受者ABO血型不合，移植后可发生超急性排斥反应而导致移植失败。

②人类白细胞抗原（HLA）配型：国际标准要求检测供体与受体Ⅰ类抗原HLA‑A、B位点，Ⅱ类抗原HLA‑DR位点。大量研究表明，HLA 6个位点配型与亲属肾移植、骨髓移植的存活率有较密切关系。HLA‑A、B和DR不相匹配的情况影响器官移植的效果。

③淋巴细胞毒交叉配合试验：指受体的血清与供体淋巴细胞之间的配合试验，是临床移植前必须检查的项目。如果受体以前曾经接受过输血、有过妊娠或接受过同种异体移植，在其血清内可能已产生抗淋巴细胞的抗体，对HLA敏感，此时，淋巴细胞毒交叉配型试验可呈阳性（＞10%），器官移植术后将可能发生超急性排斥反应。淋巴细胞毒交叉配合试验＜10%或为阴性才能施行心、肾移植；肝移植可相对放宽，但仍以10%为佳。

（2）供者的非免疫学要求：移植器官功能正常，供者无血液病、结核病、恶性肿瘤、严重全身性感染和人类免疫缺陷病毒（HIV）感染等疾病。供者年龄以小于50岁为佳，但随着移植技术的提高和经验的积累，年龄界限已放宽。活体移植以同卵孪生间最佳，然后依次是异卵孪生、同胞兄弟姐妹、父母子女、血缘相关的亲属及无血缘者之间。

2. 器官的灌洗保存　安全有效的器官保存是移植成功的先决条件，目的是保持移植器官的最大活力。低温、合适的渗透压和减少缺血再灌注损伤是器官保存必须遵循以下三个原则。

（1）低温：保存器官的低温状态，从器官切取时即必须开始，一般用特制的灌注液（0～4 ℃），经血管系统进行灌洗，使供者器官的中心温度迅速且均匀地降至0～4 ℃，随后保存于低温的保存液中直至移植，以降低保存器官的代谢率，降低器官对氧、能量及其他营养物质的摄取和利用。

（2）合适的渗透压：有效的器官保存液须含有一定的渗透压成分，以抵抗细胞内胶体渗透压，同时保存液内的钾、钠离子也应保持与细胞内离子水平相应的浓度。

（3）减少缺血再灌注损伤：器官在获取和保存期间经过一段时间的缺血状态，当血供恢复之后，血液再灌注后释放大量氧自由基、缩血管物质以及炎性细胞的聚集、细胞内钙超负荷、能量合成障碍等，因此，保存液内往往加入抗自由基成分，以减少器官缺血再灌注损伤。

（二）受体的准备

1. **心理准备**　患者长期患病、体质虚弱，往往对手术有恐惧心理，对治疗缺乏信心。在患者等待供体期间，即开始了解其病情和生活习惯，为患者提供术前指导，告知器官移植的相关知识，解除思想顾虑，减轻对手术的恐惧和不安，增加对治疗的信心，以良好的心态接受手术。

2. **完善相关检查**　除一般常规检查外，还要检查肝、肾、心、肺和神经系统功能，肝炎病毒相关指标、HIV 及电解质水平，尿及咽拭子细菌培养。此外，应根据不同的移植器官进行相关的免疫学检查，如血型、HLA 配型等。

3. **免疫抑制剂的应用**　手术前或术中即开始用药，具体药物、剂量、用法及用药时间应根据移植器官的种类和受体情况严格按照医嘱执行。

4. **预防感染**　早期预防和治疗咽喉部及尿道等处的潜伏感染病灶，遵医嘱合理使用抗生素。

5. **其他准备**

（1）皮肤准备：保持皮肤清洁卫生，预防皮肤感染；注意防寒保暖，防止呼吸道感染。

（2）肠道准备：术前晚给予生理盐水或肥皂水灌肠 1 次。

（3）饮食护理：加强营养，供给足够的热量，增强患者的抵抗力；术前 1 d 进少渣饮食，术晨禁食水。

（4）保证足够的睡眠：术前晚遵医嘱可口服地西泮，以利于患者入睡。

（5）体质量监测：术晨测量体质量。

（三）病室准备

1. **病房设施**　房间应光线充足、通风良好，配备有空气层流设备或其他空气消毒设备、中心供氧、负压吸引等设备。

2. **物品准备**　床上物品和患者衣裤经灭菌处理，备专用的体温计、血压计、听诊器、各种注射泵和监护仪、精密度尿袋、体外引流袋、量杯、便器等。在病房的外间准备隔离衣、帽、鞋等，以备医护人员进入病房时更换。

3. **专用药柜**　备齐所需免疫抑制剂、抗生素、抗排斥药、肝素、止血药、降压药、白蛋白、利尿剂及急救药等。

4. **消毒与隔离**　术前 1 d 和手术当日用体积分数为 0.5% 的过氧乙酸或其他消毒液擦拭病室内一切物品和门窗，然后用乳酸熏蒸或其他方法进行空气消毒。医护人员或患者家属进入移植隔离病房前应洗手，穿戴隔离衣、帽、口罩和鞋等。

（李　琴）

任务二 肾移植患者的护理

肾移植是把一个异体的肾移植到受体体内，并使其较快地恢复原有的生理功能。肾移植与透析疗法结合已成为目前常规治疗不可逆的慢性肾功能衰竭的有效措施。肾移植后长期存活者的工作、生活、心理、精神状态均属满意。

一、适应证与禁忌证

1. 适应证　肾移植适用于经其他治疗无效、须靠透析治疗才能维持生命的终末期肾病患者。如慢性肾小球肾炎、慢性肾盂肾炎、多囊肾、糖尿病性肾病、间质性肾炎和自身免疫性肾病等所致的不可逆的慢性肾衰竭。受者年龄以 12～65 岁为宜；高龄患者，如心肺等重要脏器功能正常、血压平稳、精神状态良好，也可以考虑肾移植。

2. 禁忌证　以下情况者不适合肾移植或移植前需做特殊准备：①恶性肿瘤或转移性恶性肿瘤；②慢性呼吸功能衰竭；③严重心脑血管疾病；④泌尿系统严重的先天性畸形；⑤精神病和精神状态不稳定者；⑥肝功能明显异常者；⑦活动性感染，如活动性肺结核和肝炎等；⑧活动性消化道溃疡；⑨淋巴毒试验或 PRA 强阳性者。

二、手术方式

肾移植基本采用异位移植，即髂窝内或腹膜后移植，前者多见。将移植肾放在腹膜后的髂窝，供肾动脉与受者的髂内或髂外动脉吻合，供肾静脉与受者的髂外静脉吻合，供肾输尿管经过一段膀胱肌层形成的短隧道与受者的膀胱黏膜吻合，以防止尿液回流。一般无须切除受者的病肾，某些特殊情况下则必须切除，如肾病为肾肿瘤、严重肾结核、巨大多囊肾、多发性肾结石合并感染等。

三、护理评估

（一）术前评估

1. 健康史　了解患者肾病的发生、发展及诊疗情况，出现肾衰竭的时间及治疗经过，行血液透析治疗的频率和效果等；评估其他器官如心、肝、肺等的功能情况；评估有无慢性感染、消化性溃疡、心血管、呼吸、泌尿系统疾病及糖尿病等既往病史；有无手术史及过敏史等。

2. 身体状况

（1）症状：评估患者有无感染、水肿、贫血或皮肤溃疡等，评估有无排尿及排尿情况，评估有无其他并发症或伴随症状。

（2）体征：评估患者的生命体征、营养状况，评估肾区有无疼痛、压痛、叩击痛及疼痛的性质、范围、程度。

（3）辅助检查：除术前常规实验室检查及影像学检查外，还应评估供、受体间相关的免疫检查情况，了解尿及咽拭子细菌培养结果等。

3. 心理—社会状况　评估患者是否恐惧手术、担心手术失败，有无犹豫不决、不安、失眠等；评估患者及家属对肾移植手术、术后治疗、康复等相关知识的了解及接受程度；评估其对手术的期望值、有无攀比心理等；评估家属对肾移植手术的风险、术后并发症的认知程度及心理承受能力，家属及社会支持系统对肾移植所需高额医疗费用的承受能力等。

（二）术后评估

1. 术中情况　了解术中血管吻合、出血、补液及尿量情况，是否输血及输血量；移植肾植入的部位、是否切除病肾等。

2. 术后情况评估　患者的神志、生命体征及切口情况，尤其是血压和中心静脉压的情况；评估引流管是否通畅有效，引流液的颜色、性状和量；评估移植肾的排泄功能及体液代谢变化情况；评估移植肾区局部有无肿胀疼痛等；有无出现出血、感染、排斥反应等并发症。

3. 心理—社会状况　评估移植后患者对移植肾的认同程度，患者及家属对移植后治疗、康复、保健知识的了解和掌握情况，出院前患者及家属的心理状况。

四、常见护理诊断

1. 焦虑/恐惧　与担心手术效果及移植后治疗、康复有关。
2. 营养失调：低于机体需要量　与食欲减退、胃肠道吸收不良及低蛋白饮食有关。
3. 有体液不足的危险　与术前透析过度或不足、术后多尿期体液排出过多有关。
4. 潜在并发症　出血、感染、急性排斥反应、泌尿系统并发症等。

五、护理目标

（1）患者情绪稳定，焦虑、恐惧减轻或缓解。
（2）患者营养状况得到改善。
（3）患者未发生水、电解质、酸碱代谢紊乱，或发生后得以及时发现并纠正。
（4）患者未发生并发症，或并发症得到及时发现与处理。

六、护理措施

（一）术前护理

1. 心理护理　由于长期受疾病折磨，患者迫切希望通过手术治疗延续生命，对手术的期望值很高，而手术后因并发症多且移植肾的功能易受多种因素的影响使其效果存在诸多不确定因素，患者又常常出现犹豫不决、恐惧不安、失眠等心理反应。应根据患者的心理反应，针对性地给予相应的心理护理。给患者讲解移植成功的范例，增强对手术的信心；告知手术及术后护理、康复相关知识，使患者对肾移植有科学的认识，减少对手术的恐惧和担心，以积极的心态接受和配合手术。

2. 营养支持　根据病情指导并鼓励患者合理进食低钠、优质蛋白、高碳水化合物、高维生素饮食，必要时遵医嘱通过肠内、外途径补充营养，以改善患者的营养状况，提高对手术的耐受性。

3. 预防感染 观察患者有无局部或全身的感染病灶，若有及时给予治疗；注意保暖，避免感冒；条件允许者可安置在空气层流病室。

4. 完善术前检查和治疗 如心电图、血尿常规、肝肾功能、组织配型、术中备血等。术前24 h协助患者行血液透析1次，以保证水、电解质在正常的水平。

（二）术后护理

1. 术后常规监测与护理

（1）生命体征：每小时测量1次生命体征和中心静脉压，待平稳后逐渐延长测量间隔时间。术后如体温 > 38 ℃注意是否发生排斥反应或感染。

（2）监测尿量与维持体液平衡：详细记录出入量，尤其应严密监测每小时尿量，并根据尿量及时调整输液速度和补液量，保持出入量平衡。

1）监测尿量：尿量是反映移植肾功能状况及体液平衡的重要指标，术后第1日尿量宜维持在200 ~ 500 mL/h为宜，需要注意的是：①尿毒症患者由于术前存在不同程度的水钠潴留，因而多数患者术后早期（一般3 ~ 4 d）出现多尿的现象，尿量可达1 000 mL/h以上，称为多尿期，应注意预防低钠和低钾血症；②部分患者术后未出现多尿期，而是表现为少尿或无尿，其原因可能为术前血液透析过度、术中失血造成血容量不足、术后发生急性肾小管坏死或急性排斥反应等；③注意支架管和尿管的通畅，防止血块阻塞，疑有不通时，可在无菌操作下用等渗盐水冲洗导尿管；④应仔细分析和查找多尿或少尿、无尿的原因，为补液提供依据。

2）监测引流量：观察记录髂窝引流管引流液的颜色、性质和量。若引流血性液体 > 100 mL/h，提示有活动性出血的可能；若引流出尿液样液体且引流量 > 100 mL，提示尿瘘的可能；若引流出乳糜样液，则提示淋巴漏，均应及时报告医生。

3）合理补液：①静脉的选择：原则上不在手术侧下肢及作血液透析用的动静脉造瘘肢体建立静脉通道，其肢体不要用血压计及止血带；应建立两条静脉通路，且保证有一条通路能提供输血或快速输液用，确保输液通畅。②补液原则：静脉输液应遵循"量出为入"的原则。根据尿量和CVP及时调整补液速度与量，24 h出入量差额一般不超过1 500 ~ 2 000 mL；根据病情确定输液的种类，合理安排输液顺序及速度。

4）饮食护理：术后第2日，待患者胃肠功能恢复后，可给予少量饮食，以后逐渐加量，并严格记录饮食和饮水量，以维持出入量平衡。

2. 并发症的预防和护理

（1）出血。

1）表现：常发生在术后72 h内，表现为心率增快，血压迅速下降、CVP降低，出现血尿，引流管短时间内有大量鲜血流出或伤口敷料大量渗血，移植肾区有肿胀。若胃肠道黏膜发生应激性溃疡，患者可因消化道出血出现便血的情况。

2）护理：密切观察患者的神志、生命体征变化；注意观察外周循环情况、手术切口及各引流管引流情况、有无移植肾区的肿胀和便血的情况；遵医嘱预防性应用止血药物、保护胃黏膜药物及抗酸药物；一旦发现出血征象，应及时报告医生，并配合进行相应的处理。

3）防止血管吻合口破裂：①体位：术后平卧24 h，要求移植肾侧下肢髋、膝关节水平屈曲15° ~ 25°，禁忌突然改变体位，以减少血管吻合口的张力，防止血管吻合口破裂出血；

②指导活动：术后第2日指导患者进行床上活动，术后第3日可根据病情协助其下床活动，活动量以逐渐增大为原则；③避免腹压增高：避免剧烈咳嗽、咳痰，保持大便通畅，避免排便时因屏气引起腹压增高而致血管吻合口张力增加。

（2）感染。

1）表现：感染是器官移植后最常见的致命并发症，肾移植术后以并发肺部感染和脓毒症的病死率较高，常发生于伤口、肺部、尿道、皮肤、口腔等部位。若患者出现体温逐渐升高、无尿量减少但血肌酐上升等改变，常提示感染的存在。

2）护理：①呼吸道护理：呼吸急促的患者应及时做X线检查明确有无肺部感染，鼓励床上活动，按时翻身叩背，协助咳嗽、咳痰，预防肺部感染及坠积性肺炎。②伤口护理：严格按无菌技术操作原则护理伤口，遵医嘱预防性应用对肾损害小的抗生素，防止伤口感染。③尿道护理：每日按无菌原则更换无菌尿袋，并用活力碘擦拭尿道口，防止尿路感染；拔除尿管后，每1～2 h鼓励患者排尿1次，避免膀胱胀满引起输尿管膨胀，不利于吻合口愈合。④口腔护理：根据患者口腔pH选择适当的漱口液，保持口腔清洁。⑤皮肤护理：应用大量激素时易发生皮疹、痤疮、脓疱疹等，应注意保持皮肤清洁、干燥。⑥严格病房管理，做好病室消毒隔离工作，患者衣、被和床单须经高压灭菌后使用。⑦预防交叉感染：医护人员进入病室前应洗手并穿戴隔离衣、帽、鞋和口罩；术后早期，患者不宜外出，若必须外出进行检查或治疗，应注意保暖，并戴好口罩、帽子。⑧定期复查血、尿、大便、痰、咽拭子、引流液的培养及药敏，以早期发现感染病灶；一旦出现疑似感染的症状，遵医嘱应用敏感抗生素或抗病毒药物治疗，以便及时、有效地控制感染。

（3）急性排斥反应的预防和护理。

1）表现：突然出现精神不振、少语乏力、头痛、关节酸痛、食欲减退、心悸气短、心力衰竭等，也可出现多汗、多语、恐惧、体温突然升高且持续高热、心率增快、血压增高、尿量减少、血肌酐上升、体质量增加、两肺干湿啰音及喘鸣音等，移植肾区闷胀感、压痛、肾增大、质硬、阴茎水肿等。

2）护理：①心理护理，解释发生排斥反应的原因、药物治疗的效果，消除其紧张、恐惧的心理；②密切观察患者的生命体征、尿量、肾功能及移植肾区局部情况；③加强消毒隔离和基础护理；④术后遵医嘱使用抗排斥反应的药物；⑤排斥逆转的判断：抗排斥治疗后如体温下降至正常，尿量增多，体质量稳定，移植肾肿胀消退、质变软、无压痛，全身症状缓解或消失，血肌酐、尿素氮下降，往往提示排斥逆转。

（4）泌尿系统并发症：术后观察伤口引流管有无尿液流出、有无尿量突然减少或无尿、血尿、移植肾区胀痛和压痛、移植肾质地改变、血尿素氮和肌酐升高等来判断有无出现尿瘘、移植肾输尿管梗阻、肾动脉血栓形成或栓塞、移植肾自发性破裂等并发症的发生。如有异常，及时报告医生，协助行B超检查，并做好再次手术的准备。

（三）健康指导

1. 生活指导　指导患者正确对待手术，合理安排作息时间，保持心情愉悦；适当的体育锻炼，其强度和运动幅度应循序渐进，以不劳累为宜；如肾功能恢复正常，一般术后半年可全部或部分恢复正常工作；避免不良情绪刺激，采取适当方式宣泄抑郁情绪，保持心理健康。

2. 用药指导　指导患者严格遵医嘱服用免疫抑制剂及其他药物，不能擅自增减药物的剂量或服用替代药物；不宜服用对免疫抑制剂有拮抗作用的药品和食品。

3. 自我监测　指导患者自我监测体温、血压和尿量等指标，以随时判断自身的健康状况，为进一步检查和治疗提供依据。监测的内容和方法是：①每日晨起和下午各测量体温1次并记录；②每日早晨测空腹体质量并记录；③记录24 h总尿量；④指导患者自我检查的方法，如轻压移植肾区，了解移植肾的大小和硬度，是否有压痛及肿胀等。

4. 预防感染　注意保暖，预防感冒，术后6个月内外出时应戴口罩，尽量不到公共场所或人多嘈杂的环境，避免交叉感染；注意个人卫生和饮食卫生。

5. 定期复查　出院后3个月内每周复查1次，第4～6个月每两周复查1次，6个月后每月复查1次，以后根据患者的身体状况安排随访时间，每年至少有2次门诊随访；若病情有变化，应及时就诊。

（李　琴）

任务三　肝移植患者的护理

肝移植是目前治疗终末期肝病的最有效方法。肝移植手术创伤大、病情多变且复杂，必须做好病情观察，及时处理。

一、适应证与禁忌证

1. 适应证

（1）终末期良性肝病变：如酒精性肝硬化失代偿期、肝炎后肝硬化、坏死性肝硬化、暴发性肝功能衰竭等。

（2）先天性代谢障碍性疾病：如α抗胰蛋白酶缺乏病、肝豆状核变性、糖原累积综合征等。

（3）终末期胆道疾病：如先天性胆道闭锁、胆汁性肝硬化等。

（4）肝脏良恶性肿瘤：如原发性肝癌等。

2. 禁忌证

（1）绝对禁忌证：主要包括HIV阳性、肝道以外的恶性肿瘤，难以控制的感染，合并有严重的心、肺、脑、肾等重要器官器质性病变等。

（2）相对禁忌证：包括门静脉血栓形成、胆管细胞癌、腹主动脉瘤及年龄大于65岁者等。

二、手术方式

1. 经典原位肝移植　指将切除病肝时连同下腔静脉一并切除，供肝原位植入时一次吻合肝上下腔静脉、肝下下腔静脉及门静脉、肝动脉和胆管。

2. 背驮式肝移植　指切除病肝，保留受体肝后下腔静脉，将受体肝静脉与供肝肝静脉作吻合。由于此术式容易造成流出道梗阻，目前采用较多的是改良背驮式肝移植，两者均只用于良性终末期肝病，一般不适宜肝癌患者。

3. 减体积肝移植　是按 Couinaud 的肝分段原则，根据供、受者体质量比选择性部分肝移植，通常肝左外叶或左叶移植给供者较小的受者，而肝右叶只能移植给予供者体积相似的受者。

4. 活体部分肝移植　指取近亲属的部分肝移植给受体，前提是务必保证供体危害性尽量少，而受体又能获得与常规肝移植相似效果的原则。

5. 其他　如劈裂式肝移植、辅助性或异位肝移植等。

三、护理评估

（一）术前评估

1. 健康史　了解患者肝病病史、诊疗情况，有无腹膜炎、消化道出血、冠心病、呼吸系统疾病及糖尿病病史，有无腹部、肝胆手术史及药物过敏史。

2. 身体状况

（1）症状：评估患者的营养状况，有无肝性脑病、腹水及其程度，有无其他并发症或伴随症状；对暴发性肝功能衰竭的患者还应了解患者是否存在出血、感染、脑水肿、肾衰竭和呼吸功能衰竭等症状。

（2）体征：评估患者肝区有无疼痛或压痛，皮肤、巩膜有无黄染及其程度，皮肤有无出血点和感染灶。

（3）辅助检查：了解实验室检查、影像学检查和免疫检查情况，了解肝炎病毒的相关指标，评估心、肺、肾、脑及神经系统功能状态，注意咽拭子细菌培养结果。

3. 心理—社会状况评估　患者及家属对肝移植手术及其风险的认识、心理承受能力及对手术的期望值等。

（二）术后评估

1. 术中情况　了解手术过程及经历时间、术中血流动力学的变化及出血、输血和补液情况等。

2. 生命体征及重要器官功能　了解患者生命体征、中心静脉压、肺毛细血管楔压、血氧饱和度等情况，评估术后清醒时间、有无出血倾向及皮肤、巩膜黄染消退情况，了解血清胆红素、凝血酶原时间及肝功能其他相关指标。

3. 心理—社会状况　患者对移植肝的认同程度，患者及家属对肝移植后治疗、康复、保健知识的了解和掌握情况。

四、常见护理诊断

1. 焦虑与恐惧　与担心手术及其效果有关。
2. 低效性呼吸形态　与手术时间长、创伤大及气管插管有关。
3. 有体液不足的危险　与摄入减少、腹水、利尿等有关。
4. 营养失调：低于机体需要量　与慢性肝病消耗、禁食或摄入减少有关。
5. 潜在并发症　出血、感染、急性排斥反应等。

五、护理目标

（1）患者情绪稳定，焦虑、恐惧心理得到减轻或缓解。

（2）患者能维持有效呼吸。

（3）患者未发生水、电解质、酸碱代谢紊乱，或发生后得以及时发现并纠正。

（4）患者能维持良好的营养状况。

（5）患者未发生并发症，或并发症得到及时发现并配合处理。

六、护理措施

（一）术前护理

除与肾移植患者类似术前准备外，还需做好以下特殊准备。

1. **合理补液**　遵医嘱输入血浆、清蛋白，补充维生素K_1、凝血酶原复合物等以纠正体液失衡、贫血、低蛋白血症、凝血异常等，维持血红蛋白 > 90 g/L，清蛋白 > 30 g/L。

2. **备血**　肝移植患者因本身凝血功能差、手术创伤大等原因易导致术中出血较多。术前常规备血 4 000 mL 以上，血浆 3 000 ~ 4 000 mL，以及一定数量的凝血因子、清蛋白、血小板等。

3. **营养支持**　给予高热量、高维生素、低脂、低盐、适量蛋白质，饮食少渣，限制水的摄入，鼓励患者进食，以增加营养摄入量，必要时给予肠内或肠外营养支持，改善患者营养状况，提高手术的耐受性，促进术后恢复。

4. **肠道准备**　术前 2 ~ 3 d 开始口服肠道不吸收抗生素；术前 1 d 进流质饮食，12 h 禁食、禁饮；术前晚清洁灌肠 1 次，肝脏疾病患者不能用肥皂水灌肠，以减少氨的吸收，防止肝性脑病。

5. **其他**　如术前乙肝患者应用抗病毒药物，有消化道溃疡者尽早治疗，肝性脑病或严重黄疸的患者常需人工肝治疗以争取时间过渡到肝移植，腹水继发感染时积极抗感染治疗。

（二）术后护理

1. **维持有效呼吸**

（1）监测呼吸功能：术后需要通过气管插管及呼吸机辅助呼吸 24 ~ 48 h，以保证足够的氧气摄入；密切观察呼吸功能，保持呼吸道通畅，及时吸痰；监测动脉血气分析指标，每次在改变呼吸机参数或改变吸氧浓度后 30 min 均应进行动脉血气分析。脱机指标：患者神志清楚、咳嗽有力、血流动力学稳定、神经肌肉反射及动脉血气分析的各项指标正常后，可考虑脱机并拔除气管插管。拔管后，注意观察患者呼吸的频率、节律和深浅度，监测血氧饱和度及动脉血气分析等。

（2）指导呼吸功能锻炼：指导患者早期床上活动，定时进行深呼吸运动，鼓励咳嗽并协助叩背排痰，防止肺炎和肺不张。

2. **维持体液平衡**

（1）监测血流动力学：持续、动态监测患者心率、血压、血氧饱和度、中心静脉压、毛细血管楔压等，15 ~ 30 min 记录 1 次，稳定后改为 1 次/h，以了解患者的血容量情况。

（2）监测水、电解质及酸碱平衡：准确记录出入量，定期监测动脉血气分析及电解质，保持电解质及酸碱平衡。

（3）合理补液：维持静脉补液通道通畅，遵医嘱输入晶体、胶体及免疫抑制剂，注意药物的配伍禁忌；根据患者心率、血压、CVP、出入量、电解质及血气分析等情况，合理安排各类液体的输注顺序和速度，维持体液平衡。

3. 病情监测　观察患者意识、凝血功能、胆汁及肝功能的各项生化指标，了解移植肝的功能状况。术后患者常并发肾功能不全，表现为血肌酐、尿素氮升高、少尿或无尿等。应注意保护肾功能，慎用肾毒性药物。

4. 营养支持　根据病情指导并鼓励患者进食优质蛋白、高热量、高维生素、低脂、易消化及少渣饮食，必要时遵医嘱给予肠内或肠外营养支持，以改善患者的营养状况，提高耐受力。

5. 各种引流管的护理　术后患者可能留置胃管、胆管引流管、腹腔引流管等，应注意保持引流通畅，观察并记录引流液的量、颜色和性状，如有异常，及时报告医生。

6. 并发症的预防和护理

（1）出血。

1）表现：常发生于术后72 h内，表现为腹胀、心率增快、脉搏细速、血压进行性下降，腹腔引流管引流出的血性液量增多。消化道出血常见于术后出血性胃炎、胆道出血、食管胃底静脉曲张破裂出血，表现为呕血和黑便，胃管常引流出较多的血性液体。

2）护理：①严密观察患者的生命体征、引流液和血流动力学的各项指标，定期检测凝血功能；②建立两条以上静脉通路，以保证输液、输血及其他药物给药途径的通畅；③遵医嘱配备并应用止血药物、血小板、凝血因子及凝血酶原复合物等；④根据病情调整输液顺序和速度，以维持有效循环血量，保证组织器官有效的血流灌注；⑤经上述处理仍不能控制出血时，应做好手术止血的准备。

（2）感染：术后针对感染的预防与护理措施参见本章"肾移植患者的护理"相关内容。

（3）急性排斥反应。

1）表现：常发生于术后7～14 d，患者突然出现发热、食欲减退、精神萎靡、乏力、昏睡，伴腹胀、腹水，移植肝区胀痛并出现胆汁分泌量减少、稀薄、颜色变浅，伴有黄疸。

2）护理：①密切观察患者生命体征、腹部体征及胆汁排泄情况；②监测肝功能、凝血功能、血生化变化，及时发现排斥反应；③留置T管引流者，应评估肝细胞分泌胆汁的情况，如胆汁的量、颜色及性质等；④遵医嘱应用免疫抑制剂，定期监测血药浓度；⑤根据排斥反应的程度，遵医嘱应用抗排斥反应的药物，密切观察治疗效果。若经上述治疗仍不能有效控制排斥反应时，可遵医嘱使用大剂量激素冲击治疗或改用其他免疫抑制药物。

（三）健康指导

肝移植患者出院健康教育指导基本同肾移植（参见"肾移植患者的护理"中的相关内容）。带T管出院者，指导其保持T管周围皮肤及敷料清洁干燥，定时换药，避免管道扭曲、受压或脱出，防止胆汁逆流感染，术后3～6 mon拔管。术前为慢性乙型肝炎者，术后必须坚持抗病毒治疗。定期到医院复查，若病情有变化，应及时就诊。

（李　琴）

项目十二 肿瘤患者的护理

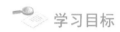 学习目标

知识目标

1. 能复述肿瘤的定义，恶性肿瘤患者的临床表现，化疗、放疗患者的护理要点。

2. 能比较肿瘤的三级预防措施，恶性肿瘤的临床分期，恶性肿瘤的病因、病理特性和治疗原则，良性肿瘤患者与恶性肿瘤患者的心理反应特点。

技能目标

1. 能运用相关知识，识别常见的体表肿瘤。

2. 能运用护理程序对恶性肿瘤患者制订护理计划。

任务一 概述

一、概念

肿瘤（tumor）是机体正常细胞在不同的始动与促进因素长期作用下，细胞遗传物质基因表达失常，细胞异常增殖与分化而形成的新生物。肿瘤细胞失去正常生理调节功能，具有自主或相对自主生长能力，肿瘤新生物在病因消除后仍能继续生长。恶性肿瘤可转移至其他部位，治疗困难，危及生命，是构成人类死亡的重要原因之一。

二、分类

根据肿瘤的生长特性及其对机体的危害程度，可将肿瘤分为良性、恶性及交界性三类。

1. 良性肿瘤（benign tumor） 一般称为"瘤"，无浸润和转移能力。肿瘤细胞形态近似正常细胞。分化好，异型性小，核分裂象小；肿块通常有包膜或边界清楚，呈膨胀性或

外生性生长，生长速度缓慢，彻底切除后不复发或很少复发，对机体的危害小。

2. 恶性肿瘤（malignant tumor） 来自上皮组织者称为"癌（carcinoma）"；来源于间叶组织者称为"肉瘤（sarcoma）"；胚胎性肿瘤通常称为母细胞瘤，如神经母细胞瘤；某些恶性肿瘤仍沿用传统名称"瘤"或"病"，如恶性淋巴瘤、白血病等。恶性肿瘤具有浸润和转移能力，肿瘤细胞分化不好，异型性大，核分裂象多，可见病理性核分裂象。肿块通常无包膜，边界不清楚，向周围组织浸润性生长，生长速度较快。常继发出血、坏死、溃疡和感染等，有转移，易复发，对机体危害较大。患者常因复发、转移而死亡。

3. 交界性肿瘤（bord erline tumor） 组织形态和生物学行为介于良性和恶性之间的肿瘤。其形态上属于良性，但常呈浸润性生长，切除后易复发，甚至可出现转移，又称为"临界性肿瘤"。

（李书琴）

任务二　恶性肿瘤患者的护理

恶性肿瘤（malignant tumor）是机体在各种致瘤因素长期作用下，某一正常组织细胞异常分化和过度增生而形成的新生物。恶性肿瘤具有向周围组织甚至全身浸润和转移的特性。其生长速度与机体免疫功能有关。

一、病因

恶性肿瘤的病因尚未完全明晰。目前，多数专家认为，肿瘤是由于环境因素和基因相互作用而致，为多因素作用的结果。人类生存的环境与肿瘤发病密切相关。据估计，80%以上的恶性肿瘤与环境因素有关，但并非环境因素单一作用就足以产生肿瘤，须通过与基因的相互作用才能最终导致肿瘤。机体的内在因素在肿瘤的发生、发展中也起着重要的作用，基因改变是肿瘤在分子水平上最直接的病因。

1. 环境因素

（1）物理因素：电离辐射是最主要的物理性致癌因素，主要包括电磁波的辐射、长期放射性核素辐射。如电离辐射可致皮肤癌、白血病，紫外线可引起皮肤癌，石棉可导致肺癌等。

（2）化学因素：化学致癌物种类繁多，多数化学致癌物均通过代谢活化形成亲电子衍生物，与DNA结合而致DNA损伤。多环芳香羟类化合物（如煤焦油中的3，4-苯并芘、煤烟垢、沥青等）与皮肤癌和肺癌有关，某些金属（如镍、铬、砷）与肺癌有关，亚硝铵类与食管癌、胃癌和肝癌的发生有关，黄曲露素与肝癌、胃癌发病有关，烷化剂（如有机农药、硫芥等）可致癌变、突变和畸形，氨基偶氮类易诱发膀胱癌、肝癌等。

（3）生物因素：病毒是最主要的生物致癌因素，如EB病毒与鼻咽癌、伯基特淋巴瘤有关，人类乳头状病毒、人巨细胞病毒、人免疫缺陷病毒与宫颈癌密切相关，乙型肝炎病毒与肝癌有关等。少数寄生虫和细菌也可导致人类肿瘤，如华支睾吸虫与肝细胞肝癌和胆管癌有关，埃及血吸虫与膀胱癌有关，日本血吸虫与大肠癌发生有关，幽门螺杆菌与胃癌发病有关等。

2. 个体因素

（1）遗传因素：越来越多的学者认为，肿瘤的发病与遗传密切相关，如恶性肿瘤家族聚集现象（如食管癌、胃癌、肝癌、乳腺癌或鼻咽癌），遗传缺陷疾病患者更易罹患肿瘤（如携带缺陷基因 BRCA－1者易患乳腺癌）。某些遗传性综合征与肿瘤密切相关，如家族性结肠腺瘤病患者几乎都会发展成结、直肠癌，着色性干皮病可发展为皮肤癌等。

（2）内分泌因素：某些激素与肿瘤发生有关，如雌激素和催乳素与乳腺癌的发生有关，长期服用雌激素可能引起子宫内膜癌，生长激素可刺激肿瘤发展等。

（3）免疫因素：先天性或获得性免疫缺陷者易发生肿瘤，如艾滋病患者易患恶性肿瘤；器官移植后长期使用免疫抑制剂者，肿瘤发生率较正常人群高 50～100 倍。

（4）营养/饮食因素：营养缺乏，微量元素缺乏，不良饮食习惯，进食霉变、腌制、烟熏、煎炸食物以及高脂肪、低纤维、低维生素C等饮食与肿瘤发病密切相关。此外，大量饮酒、吸烟、吸毒者也易患恶性肿瘤。

（5）心理—社会因素：人的性格、情绪、工作压力与环境变化等，可通过影响人体内分泌和免疫系统功能等而诱发肿瘤。流行病学调查发现，经历重大精神刺激、剧烈情绪波动或抑郁者较其他人群易患恶性肿瘤。

二、病理生理

1. 恶性肿瘤的发生发展　　恶性肿瘤的发生发展过程包括癌前期、原位癌和浸润癌三个阶段。癌前期表现为上皮增生明显，伴有不典型增生。原位癌通常指癌变细胞限于上皮层、未突破基膜的早期癌。浸润癌指原位癌突破基膜向周围组织浸润、发展，破坏周围组织的正常结构。

2. 肿瘤细胞的分化　　根据肿瘤细胞分化程度不同，其恶性程度和预后各异。恶性肿瘤细胞可分为高分化、中分化和低分化（或未分化）三类，又称Ⅰ、Ⅱ、Ⅲ级。高分化细胞形态接近正常，恶性程度低，预后较好；未分化细胞核分裂增多，恶性程度高，预后差；中分化细胞恶性程度及预后介于两者之间。

3. 转移方式　　恶性肿瘤的转移方式可分为直接蔓延、淋巴转移、血行转移及种植转移四种：

（1）直接蔓延：为肿瘤细胞向与原发病灶相连续的组织扩散生长。

（2）淋巴转移：多数情况为区域淋巴结转移。

（3）血行转移：肿瘤细胞侵入血管，随血流转移至远隔部位，造成全身性播散。

（4）种植转移：肿瘤细胞脱落后在体腔或空腔脏器内发生转移。

4. 肿瘤分期　　国际抗癌联盟提出 TNM 分期法。T 指原发肿瘤（tumor），N 为淋巴结（node），M 为远处转移（metastasis）。以此三项为基础，再根据肿块大小、浸润程度在字母后标以 0～4 的数字，表示肿瘤的发展程度，其中，0 表示无，1 代表小，4 代表大。不同的 TNM 组合，诊断为不同的期别，临床将其分为Ⅰ、Ⅱ、Ⅲ、Ⅳ期。肿瘤的分期不同，其治疗方案各异，预后也不尽相同。各类肿瘤的 TNM 分类具体标准由各专业会议确定。

5. 肿瘤细胞的增殖周期　　增殖细胞群为细胞繁殖活动中的细胞。其细胞增殖周期分 G_0 期、S 期、G_1 期和 M 期四期，每期细胞均有不同的生物化学活动。G_0 期细胞为暂时静止细胞，一旦条件成熟很快进入细胞增殖周期，此为肿瘤复发的根源。

（1）G$_0$期（DNA合成前期）：此期在细胞周期中占时最长，超过总周期一半的时间。肿瘤细胞合成RNA和蛋白质，为S期合成DNA做准备。

（2）S期（DNA合成期）：此期占细胞周期的1/4～1/3时间。肿瘤细胞合成DNA，使DNA含量增加1倍，以后平均分配到两个子细胞中。DNA是细胞基因的化学物质。

（3）G$_1$期（分裂前期）：此期约占细胞周期的1/5时间。肿瘤细胞以S期合成的DNA为模板转录合成RNA，再翻译合成蛋白质。

（4）M期（有丝分裂期）：此期时间最短，为1～2 h。肿瘤细胞发生有丝分裂，生成两个含有全部遗传信息的子细胞。

不同增殖周期细胞对化疗药物的敏感性不同，S期细胞对细胞周期特异性药物敏感性较高，而M、G$_0$与G$_1$期细胞对细胞周期非特异性药物较为敏感，多数化疗药物对G$_0$期细胞杀伤作用较小。

三、临床表现

肿瘤的临床表现取决于肿瘤性质、发生组织、所在部位及发展程度，一般早期多无明显症状。不同类型肿瘤表现各不相同，但有其共同特点。

1. 局部表现

（1）肿块：常为体表或浅表肿瘤的首发症状。肿瘤性质不同，其硬度和活动度不同。

（2）疼痛：因肿块膨胀性生长、破溃、继发感染刺激或压迫末梢神经而致，可表现为局部刺痛、跳痛、烧灼痛、隐痛、放射痛或痉挛性绞痛，晚期肿瘤疼痛常难以忍受，尤以夜间更明显。

（3）溃疡：体表或空腔器官恶性肿瘤因生长迅速、血供不足可继发坏死或感染而发生溃烂，表现为菜花状或肿瘤表面溃疡，可有恶臭及血性分泌物。

（4）出血：体表及与体外相交通的肿瘤，发生破溃、血管破裂可致出血。肿瘤部位不同，出血表现各异，如上消化道肿瘤可表现为呕血或黑便，下消化道肿瘤可有血便或黏液血便；泌尿道肿瘤主要表现为血尿；肺癌则主要表现为咯血或血痰。

（5）梗阻：随着空腔器官内或其邻近器官肿瘤的逐渐长大，可出现空腔器官梗阻。梗阻部位及程度不同，其临床表现各异，如胃癌伴幽门梗阻可致呕吐，肠道肿瘤可致肠梗阻，胆管癌和胰头癌可致黄疸。

（6）浸润与转移症状：肿瘤沿组织间隙、神经纤维间隙或毛细淋巴管、血管扩展，可出现区域淋巴结肿大、局部静脉曲张、肢体水肿等。若出现骨转移，可有疼痛、硬结或病理性骨折等表现；若出现胃、肝、肺转移，则表现为相应器官的转移症状。

2. 全身表现　早期多无全身症状或仅有非特异性症状，如贫血、低热、消瘦、乏力等。肿瘤晚期，肿瘤影响营养摄入（如消化道梗阻）或合并感染、出血时，则可引起明显全身症状，患者出现恶病质（cachexia）、严重贫血、消瘦、黄疸、腹水、肢体水肿等全身衰竭的表现。不同部位肿瘤恶病质出现迟早不一，如消化道肿瘤患者出现较早。

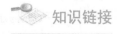 知识链接

恶病质（cachexia）——来源于希腊语的"kakos"和"hexis"，字面意思是"恶劣的状

况"。它可见于多种疾病，包括肿瘤、AIDS、严重创伤、手术后、吸收不良及严重的败血症等，其中以肿瘤伴发的恶病质最为常见，称为肿瘤恶病质。它是肿瘤通过各种途径使机体代谢发生改变，使机体不能从外界吸收营养物质，肿瘤从人体固有的脂肪、蛋白质获取营养构建自身，故机体失去了大量营养物质，特别是必需氨基酸和维生素（由脂肪蛋白质分解而形成）。体内氧化过程减弱，氧化不全产物堆积，营养物质不能被充分利用，造成以浪费型代谢为主的状态，热量不足，进而引起食欲缺乏，只能进少量饮食或根本不能进食，极度消瘦，形如骷髅，贫血，无力，完全卧床，生活不能自理，极度痛苦，全身衰竭等综合征。

四、辅助检查

1. 实验室检查

（1）血常规、尿常规及粪便常规阳性检查并非是恶性肿瘤的特异标志，仅可提供肿瘤诊断的线索。

（2）肿瘤标志物检测，如某些激素、糖蛋白、酶和代谢产物，其特异性较差，多用作辅助诊断。具有特异性与灵敏性的免疫学检测指标对于恶性肿瘤的筛查、诊断、预后判断均有重要意义，常用的有：①癌胚抗原（CEA）：结肠癌、胃癌、肺癌和乳腺癌患者均可增高；②癌胚胎抗原（AFP）：肝癌及恶性畸胎瘤患者均可增高。

（3）由于细胞或分子水平的变化常早于临床症状出现之前，故近年建立的用于了解细胞分化的流式细胞分析技术以及基因诊断技术，因其敏感和特异而有助于诊断和估计预后。

2. 影像学检查　应用X线、超声波、各种造影、核素、X线计算机断层扫描（CT）、磁共振（MRI）等各种方法检查有无肿块及其所在部位、阴影的形态与大小，以判断有无肿瘤及其性质。

3. 内镜检查　应用内镜，如食管镜、胃镜、纤维肠镜、直肠镜、乙状结肠镜、气管镜、腹腔镜、纵隔镜、膀胱镜、阴道镜及子宫镜等直接观察空腔脏器、胸腔、腹腔及纵隔等部位有无病变，并可抽取细胞或组织进行病理检查，对肿瘤的诊断具有重要价值。

4. 病理学检查　应用临床细胞学检查和组织学检查来确定肿瘤的性质、类型及分化程度等，是目前诊断肿瘤最直接而可靠的检查方法。细胞学检查包括体液自然脱落细胞、黏膜细胞、细针穿刺涂片或超声导向穿刺涂片等。病理组织学检查根据肿瘤部位、大小、性质等采取不同取材方法，凡经小手术能切除者行切除送检；位于深部或体表的较大肿瘤，可经超声或CT导向下穿刺活检，活检术中切取组织行快速冷冻切片检查。活组织检查有可能促使恶性肿瘤扩散，故应于治疗前短期内或术中进行。

五、治疗原则

肿瘤治疗一般采用综合治疗方法，根据肿瘤的性质、发展程度及全身状况选择手术治疗、放射线治疗、抗癌药物治疗（简称化疗）、生物治疗（肿瘤疫苗、肿瘤基因治疗和抗血管生成治疗）等方法。良性肿瘤及临界性肿瘤以手术切除为主。恶性肿瘤则采用手术、放疗、化疗及其他治疗方法的综合治疗。

1. **手术治疗**　目前手术切除实体肿瘤仍然是最有效的治疗方法。手术治疗方式根据目的不同分为以下几种。

（1）预防性手术：是对癌前期病变的切除治疗。

（2）诊断性手术：是采取不同方式，如活检术或探查术，获取肿瘤组织标本，并经病理学检查明确诊断后再进行相应的治疗。

（3）根治性手术：是包括原发癌所在器官的部分或全部，连同周围正常组织和区域淋巴结的整块切除。在根治范围基础上进一步扩大手术范围，适当切除附近器官及区域淋巴结者，为扩大根治术。

（4）对症手术或姑息性手术：是通过手术解除或减轻症状，而非根除肿瘤。

（5）其他手术：如激光手术切割或激光气化治疗、超声手术切割、冷冻手术等。

2. **化学药物治疗**　化学药物治疗简称化疗，指用抗癌药物治疗肿瘤，是中、晚期恶性肿瘤综合治疗中的重要方法之一。目前，已能单独应用化疗治愈绒毛膜上皮癌、急性淋巴细胞白血病等，还能使许多晚期肿瘤得以长期缓解，使患者的生命得以明显延长。

（1）常用化疗药物：抗肿瘤药物种类繁多，按其作用原理分为：

①细胞毒素类药物：为烷化剂类，如环磷酰胺、氮芥、异环磷酰胺、噻替哌等。

②抗代谢类药物：如甲氨蝶呤、5 - 氟尿嘧啶（5 - FU）、6 - 巯基嘌呤、阿糖胞苷等。

③抗生素类：如阿霉素、平阳霉素、博来霉素、放线菌素 - D（更生霉素）、丝裂霉素等。

④生物碱类：如长春碱、长春新碱、依托泊苷、紫杉醇、替尼泊苷等。

⑤激素类：主要是雌激素，如他莫昔芬（三苯氧胺）、己烯雌酚、黄体酮等。

⑥其他：如顺铂（DDP）、卡铂（CBP）、奥沙利铂（OXA）等。

（2）给药途径：①全身用药：包括静脉注射或滴注、肌内注射、口服；②局部用药：包括肿瘤内注射、腔内（胸腔、腹腔等）注射、局部涂抹、动脉内注射及局部灌注等。同一种药物，给药途径不同，所起作用也各异。

（3）给药方法：化疗药物的原则是尽量消除肿瘤细胞，但减少对正常细胞的损害。可供选择的给药方法有：①序贯投药：指先后使用几种不同的药物，以提高疗效；②联合用药：在患者能够耐受的情况下，联合使用几种不同作用的药物以提高疗效，减轻副反应；③周期同步化：使所有癌细胞都处于一个周期，便于使用药物杀灭该周期的癌细胞。

3. **放射治疗**　放射治疗简称放疗，是利用各种放射线直接抑制或杀灭肿瘤细胞。放射治疗给予一定体积的肿瘤组织准确而均匀的剂量，而周围正常组织剂量很小，故而在正常组织损伤很小的情况下根治恶性肿瘤，既能保证患者的生存，又能保证患者的生存质量。照射方法有外照射（用各种治疗机）与内照射（如组织内插植镭针）。各种肿瘤细胞对放射线的敏感性不一。分化程度低、代谢旺盛的癌细胞，对放射线高度敏感，宜选用放疗；鳞状上皮癌及部分未分化癌，对放射线中度敏感，可作为综合治疗的一部分；胃肠道腺癌、软组织及骨肉瘤等对放射线低度敏感，放疗效果不佳，不宜选用放疗。

4. **介入治疗**　介入治疗是指在医学影像设备（如 X 线、B 超等）引导下，经皮肤血管或经某些生理或病理腔隙插入穿刺针，或引入导丝、导管到肿瘤前端血管或肿瘤内，再用化疗药物或其他物质进行灌注或栓塞等，以杀灭肿瘤细胞的方法。

5. **生物治疗**　生物治疗是应用生物学方法（疫苗、基因）改善宿主个体对肿瘤的免疫应答反应及直接效应的治疗手段，主要是通过非特异性和特异性免疫疗法，调节机体的免疫系统，提高其对肿瘤细胞的识别和反应能力，达到消灭肿瘤细胞的目的。

6. 中医治疗　中医治疗是应用中医的扶正祛邪、软坚散结、清热解毒、祛湿化痰、通经活络、以毒攻毒等原理，用中草药对机体进行全面调理，以提高机体免疫力，抑制肿瘤细胞生长或杀灭肿瘤细胞而起到抗癌的作用。配合放疗、化疗或手术治疗，还可减轻毒副作用。

7. 预防　肿瘤是由外界因素和机体内在因素等多种因素相互作用而引起，其中约1/3的癌症能够得以预防，1/3的癌症若能获得早期诊断可以治疗，1/3的患者能得以改善症状、延长生命。因此，应加强公众健康教育，广泛开展相关卫生知识宣传，以预防肿瘤的发生并改善其预后。肿瘤的预防措施可分为以下三级。

（1）一级预防：是消除或减少可能致癌的因素，防止癌症发生，为病因预防。其目的是降低肿瘤的发病率。其措施包括：保护环境，控制大气、水源及土壤等污染；改变不良的饮食习惯及生活方式，如戒烟、酒，多食新鲜蔬菜和水果，忌食高盐、霉变食物，坚持锻炼等；减少职业性暴露于致癌物，如石棉、苯及某些重金属等；接种疫苗等。

（2）二级预防：指肿瘤的早期发现、早期诊断和早期治疗。其目的是提高癌症患者生存率和降低其死亡率。其主要方法为：对无症状的自然人群进行以早期发现癌症为目的的普查和针对某种肿瘤高发区及高危人群进行定期筛查，从中发现癌前病变及早期肿瘤，并及时治疗。

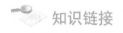

知识链接

良性肿瘤与恶性肿瘤的主要区别

良性肿瘤	恶性肿瘤（癌）
生长缓慢	生长迅速
有包膜，膨胀性生长，摸之有滑动	侵袭性生长，与周围组织粘连，摸之不能移动
边界清楚	边界不清
不转移，预后一般良好	易发生转移，治疗后易复发
有局部压迫症状，一般无全身症状	早期即可能有低热、食欲差、体质量下降，晚期可出现严重消瘦、贫血、发热等
通常不会引起患者死亡	如不及时治疗，常导致死亡

（3）三级预防：为诊断和治疗后的康复，目的是提高癌症患者的生存质量，减轻痛苦，延长生命。其主要方法是对症治疗。癌肿切除术后并发症的预防、世界卫生组织提出的癌症三级阶梯止痛治疗方案以及临终关怀等措施，均有利于改善晚期癌症患者的生活质量。

六、护理评估

（一）术前评估

1. 健康史　询问患者年龄、职业、发病情况、病程长短等；评估过去史、个人史、家族史以及个人生活习惯、特殊嗜好、生活和工作环境有无易患肿瘤高危因素等；女性患者需询问月经史、婚育史，评估有无发病的相关因素等。

2. 身体状况

（1）症状：评估患者有无疼痛及疼痛的部位、性质与程度；有无肿瘤坏死、溃疡、出血及空腔脏器梗阻等症状；评估肿块部位、大小、形状、软硬度、界限及活动度；了解患者有无肿瘤引起的相应器官功能改变和全身性表现，如颅内肿瘤引起的颅内高压和定位症状等。

（2）体征：评估有无颈部、锁骨上、腋下、腹股沟区淋巴结肿大，患者有无消瘦、乏力、低热、体质量下降、贫血、下肢水肿、恶病质等晚期体征表现。

（3）辅助检查：了解肿瘤的定性、定位诊断检查及有关脏器功能检查，包括实验室检查结果、B超、X线、CT、MRI、放射性核素扫描、内镜检查、病理组织检查结果、营养评价指标及心、肺、肾等重要脏器功能检查结果等。

3. 术后评估　了解手术和麻醉方式、术中情况、引流管安置部位、肿瘤的临床分期及预后、术后康复情况、心理反应等。

4. 化疗后反应的评估　评估患者是否出现静脉炎、静脉栓塞、恶心、呕吐、腹泻、腹痛、骨髓抑制、药物外渗引起的皮肤软组织损伤、神经系统毒性反应及心、肝、肺、肾等器官功能损害、脱发、色素沉着等毒性反应。

5. 放疗后反应的评估　评估有无骨髓抑制、皮肤黏膜改变和胃肠道反应等毒副反应。

（二）心理—社会状况

1. 认知程度　患者对肿瘤诱因、性质、常见症状、各种检查和治疗方式、过程及可能引起的并发症、疾病预后、出院后康复知识的认知水平、治疗和护理的配合程度。

2. 心理反应　肿瘤患者因其年龄、性别、职业、个性心理特征、文化背景、疾病性质、病程发展程度、检查和治疗方式以及对疾病的认知程度不同，会产生不同的复杂心理反应。

肿瘤患者大致可经历以下5期的心理变化。

（1）震惊否认期：患者初悉病情后，感到非常震惊，表现出面无表情、眼神呆滞、不言不语、知觉淡漠甚至昏厥，继而极力否认，怀疑医生诊断的正确性，存有侥幸心理，可能辗转多家医院就诊、咨询。此期是患者面对疾病应激产生的保护性心理反应，对缓解其恐惧及焦虑程度有帮助，但却会延迟患者的治疗时机。

（2）愤怒期：当患者确信癌症诊断后，会感到非常愤怒，表现为容易发脾气、恐慌、哭泣、烦躁不安、不满、常迁怒于亲属及医务人员，甚至百般挑剔、无理取闹。此期属适应性心理反应，但若长期存在，必将出现心理障碍。

（3）磋商期：患者开始接受癌症诊断和治疗，但对其进行"讨价还价"，常心存幻想，访名医、求偏方，希望寻找更好的治疗方法以治愈疾病或延长寿命。进入此期，患者开始树立与疾病抗争的信念，容易接受他人的劝慰和指导，有良好的遵医行为。

（4）抑郁期：当治疗副反应大、治疗效果不理想、肿瘤复发、病情恶化或疼痛难忍时，患者往往对治疗失去信心，感到绝望和无助。表现为悲伤抑郁、沉默寡言，黯然泪下，拒绝治疗，不听劝告，不遵医嘱，甚至有自杀倾向。

（5）接受期：经过反复的痛苦而激烈的内心挣扎，患者接受现实，心境变得平和，不再自暴自弃，能够积极配合治疗和护理，且能坦然面对人生的最后阶段。此期患者多处于消极被动的应付状态，不再关注自我角色，不再考虑对家庭和社会所承担的义务，专注于自身症状和体征，处于一种平静、无望的心理状态。

3. 经济和社会支持状况　评估患者个性心理特征及其对告知癌症诊断的承受能力，家属对疾病及其治疗方法、预后的认知程度及心理承受能力，家属对患者手术、放疗、化疗等治疗的经济承受能力，单位对患者的经济支持程度，家属与患者的关系及其对患者的态度等。

七、常见护理诊断

1. 焦虑　与疾病诊断、担心疾病预后、担忧家庭经济负担、害怕肿瘤复发及死亡、脱发引起形象改变等有关。

2. 营养失调：低于机体需要量　与肿瘤引起的高代谢状态，摄入减少、吸收障碍，癌肿破裂出血，化疗、放疗引起味觉改变、食欲减退、进食困难及恶心呕吐等有关。

3. 慢性疼痛　与肿瘤侵犯神经、肿瘤压迫及手术创伤有关。

4. 潜在（手术治疗）并发症　感染、出血、切口裂开、肺不张和肺炎、尿路感染、深静脉血栓形成等。

5. 潜在（化疗）并发症　骨髓抑制、消化道反应、脱发、免疫力降低、静脉炎和局部组织坏死等。

八、护理目标

（1）患者的焦虑、恐惧程度减轻。

（2）患者的营养状况得以维持或改善。

（3）患者的疼痛得以有效控制，自身舒适感增强。

（4）患者未发生手术并发症或并发症得到及时发现和处理。

（5）患者未发生化疗并发症，或并发症得到及时发现和处理。

九、护理措施

（一）心理护理

1. 建立良好护患关系　公众中普遍存在着"谈癌色变"的心理。而面对癌症诊断，不同的个性心理特征、不同文化背景和不同病情的患者会产生不同的心理反应。肿瘤患者的心理状态直接影响其康复和生存质量。如何帮助肿瘤患者接受现实，以积极而平和的心态来配合各种治疗，是护理人员应该认真考虑的问题。良好的护患关系、耐心倾听并安慰患者、观察患者异常情绪反应、讲解患者及家属担忧的问题、介绍成功实例等，都能帮助患者减轻焦虑与恐惧心理，树立战胜疾病的信心。

2. 进行心理疏导　针对不同患者的心理反应进行心理疏导，以消除负性情绪的影响。在震惊否认期，应鼓励家属给予心理上的援助和生活上的关心。对处于愤怒中的患者，应通过交谈诱导患者表达内心感受和想法，介绍成功治疗和应对的经验。在磋商期，患者具有良好遵医行为的特点，应注意维护患者自尊，满足其身心需求。对抑郁期的绝望患者，引导其发泄内心的不满，鼓励家属陪伴。对进入被动接受期的患者，应尊重其意愿，提高其生命终末期的生活质量。

3. 做好解释　肿瘤患者在治疗过程中也会产生复杂而强烈的心理反应，既渴望手术或放疗、化疗根除肿瘤，又惧怕手术不安全或放、化疗引起不适反应，往往情绪多变。一些特殊部位手术，可能会导致患者身体形象改变、身体功能障碍甚至肢体残障等，应耐心解释手术的重要性、必要性和术后可能带来的改变和相应对策等，取得患者理解和配合。

4. 应用社会支持系统　对肿瘤患者非常重要，是肿瘤患者能否顺利完成治疗的关键。应动员社会支持系统的力量来关爱患者，并提供经济上的保障；同时，鼓励患者的亲朋好友给患者提供更多的关心和照顾，增强其自尊感和被爱感，提高其生活质量。在患者康复阶段，应介绍患者参加一些癌症康复团体，使其在与其他癌症患者的交流中找到自信，并通过为他人提供帮助重新体验自身的社会价值观。

（二）营养支持

肿瘤患者因疾病消耗、慢性失血、食欲减退、消化道梗阻、恶心呕吐等，多伴有体质量下降、贫血、低蛋白血症等营养不良症状及水电解质紊乱，在整个治疗过程中都须重视其营养支持，纠正其营养不良，以提高其对手术和治疗的耐受性及抗感染能力。应设法为其创造愉快而舒适的就餐环境，鼓励增加蛋白质、糖类和维生素的摄入。肿瘤患者应戒烟、酒，忌刺激性食物。对因疼痛或恶心不适而影响摄入者，可适当用药物控制症状；对不能经口进食或经口摄入不足者，应酌情采取肠内或肠外营养支持保证营养供给。术后患者在消化道功能恢复前，可予以胃肠外营养支持提供所需能量和营养素，以利创伤修复，也可经鼻饲方法提供肠内营养，促进胃肠功能恢复。术后胃肠道功能恢复后，应鼓励患者尽早经口进食，给予易消化且富含营养素的饮食。消化功能较差者及康复期患者宜少食多餐，循序渐进恢复到正常饮食。

（三）疼痛的护理

疼痛是导致许多晚期肿瘤患者产生恐惧、痛不欲生的一个重要因素，控制疼痛是对患者最人性化的护理。癌症患者疼痛多因肿瘤浸润神经或压迫邻近器官所致，护士应作好评估，给予正确的指导和护理。

1. 评估疼痛　评估内容为：①疼痛的部位、性质、程度及止痛效果。评估疼痛可用各种量表，常用0～10数字评估量表来描述疼痛，0级代表无疼痛，1～4级为轻度疼痛（如不适、重物压迫感、钝性疼痛、炎性痛），5～6级为中度疼痛（如跳痛和痉挛、烧灼感、挤压感和刺痛、触痛和压痛），7～9级为严重疼痛（如妨碍正常活动），10级为剧烈疼痛（无法控制）；②疼痛加重的因素：疼痛持续、再发的时间；③影响患者表达疼痛的因素：如性别、年龄、文化背景、教育程度和性格等；④疼痛对睡眠、进食、活动等日常生活的影响程度。

2. 用药护理

（1）疼痛明显患者：疼痛过于明显可影响患者的日常生活，应及早建议使用有效的止痛药物治疗，用药期间应取得患者及家属的配合，以确定有效的药物和剂量。尽量口服给药，有需要时应按时给药，即3～6 h给药1次，而不是在疼痛发作时再给药。

（2）应用止痛药：止痛药剂量应当根据患者的需要由小到大直至患者疼痛消失为止。

给药时应遵循世界卫生组织提出的癌症三级阶梯镇痛方案：①一级镇痛法：疼痛较轻者，可采用阿司匹林等非阿片类消炎镇痛剂；②二级镇痛法：中度持续性疼痛者，采用可待因等弱阿片类镇痛剂；③三级镇痛法：疼痛剧烈，改用强阿片类镇痛剂，如吗啡、哌替啶等。

（3）注意观察用药效果：了解疼痛缓解程度和镇痛作用持续时间，对生活质量的改善情况。当所制订的用药方案已不能有效止痛时，应及时通知医生并重新调整止痛方案。注意预防药物的不良反应，如阿片类药物有便秘、恶心、呕吐、镇静和精神错乱等不良反应，应嘱患者多进食富含纤维素的蔬菜和水果，或服番泻叶冲剂等措施，缓解和预防便秘。

3. 患者自控镇痛（PCA）　该方法是用计算机化的注射泵，经由静脉、皮下或椎管内连续性输注止痛药，并且患者可自行间歇性给药。晚期患者疼痛严重且持续，应用常规给药方法不能有效控制疼痛时，对于有条件的患者可建议采用PCA，并指导患者掌握操作方法。

4. 心理护理　倾听患者的诉说，教会患者正确描述疼痛的程度及转移疼痛注意力的技巧，帮助患者找出适宜的减轻疼痛的方法。疼痛剧烈时可引起患者烦躁不安、恐惧，而不良情绪反应又加重疼痛，因而护理人员应及时干预与安慰患者，为患者提供一个舒适和安静的环境，避免精神紧张和消除恐惧，与患者家属配合做好患者的心理护理，分散注意力，调整好患者的情绪和行为。

（四）化疗患者的护理

1. 化疗前的准备与评估　向患者介绍拟定的化疗方案，使患者做好心理准备，并有效配合。协助患者完成各项常规检查，测定体质量，为准确计算药物剂量提供可靠数据。当患者存在下列情况时，应禁忌化疗：①年老、体衰、营养状况差、恶病质；②白细胞 $< 3 \times 10^9/L$，血小板 $< 80 \times 10^9/L$ 或有出血倾向；③肝功能障碍或严重心血管疾病；④骨髓转移；⑤贫血及低蛋白血症。

2. 化疗药物的使用与护理

（1）药物准备：①配药时严格无菌技术操作，严格执行三查七对制度；根据药性选用适宜的溶酶稀释；严格按医嘱剂量配药，现配现用。②配药人员应戴手套、眼罩等，做好自我防护。③完成药物配制后，应按要求在相应的输液瓶上套避光罩。

（2）保护静脉血管：化疗药物大多经静脉输注，由于化疗药物对血管壁刺激性较大，可引起静脉炎和静脉栓塞等并发症，应加强静脉保护。具体包括以下措施。

1）静脉血管的选取：有计划地由远端开始合理选用静脉，并注意保护血管。

2）减少静脉损伤：输液前10 min热敷双手和（或）双脚，使远端浅表静脉扩张充盈，以利提高一次穿刺成功率，减少对静脉的损伤。

3）妥善固定：静脉穿刺成功后，妥善固定针头以防针头滑脱或穿破血管造成药液外溢。

4）合理安排给药顺序：采取正确的给药方法，用药前、后应输入不含抗癌药物的液体，以减少抗癌药液对血管壁的刺激。

（3）严格控制用药速度：不同的化疗药物要求输入的速度各异，应按医嘱调节输液速度，并加强巡视。必要时使用输液泵，以保证药液匀速、按时输入。

（4）防止药液渗漏造成局部组织损害：在使用对局部组织破坏性较大的药物过程中，应特别注意观察穿刺局部有无液体渗漏及红肿、疼痛等局部组织损害现象。一旦发现异常须立即处理：①立即停止输液，连接注射器回抽皮下药液，并根据药液性质给予相应解毒剂局部注射，然后拔针；②立即局部封闭：用生理盐水 10 mL 加体积分数为 2% 的普鲁卡因 2 mL 放射状注射于药物渗漏的皮下区域，以降低局部药物浓度、缓解疼痛，局部用纱布包扎，连续 3 d 局部封闭 1 次/d；③24 h 内禁止热敷，可予以局部冷敷或冰敷。

3. 化疗副反应的观察与护理

（1）骨髓抑制的观察与护理：骨髓抑制是临床上最常见的化疗反应。大多数具有骨髓抑制作用的药物在给药后 6~12 d 可引起急性白细胞减少症，在 10~14 d 内可恢复；血小板的减少常发生在白细胞减少后 4~5 d。患者表现为软弱乏力、反应迟钝等，在血细胞恢复后以上症状可自然消失。白细胞减少可导致机体防御功能减退，患者易并发感染。应每周检查血常规 1~2 次，发现白细胞计数 < $3.5×10^9/L$，应暂停化疗或减量；若白细胞计数 < $1.0×10^9/L$，血小板计数低于 $80×10^9/L$ 时应做好保护性隔离，以防止交叉感染。具体措施：①保持环境清洁、空气清新，严格控制探视人员，对大剂量强化治疗者实施严密的保护性隔离或置于层流室内；②密切观察患者有无咽痛、咳嗽、口腔溃疡、皮肤溃破、尿频、尿急、尿痛等感染征象，发现异常及时报告医生予以处理；③加强全身支持，必要时遵医嘱给予抗生素、升白细胞药物和成分输血，提高机体抵抗力；④严重的血小板降低者，可出现全身出血倾向，引起失血性休克甚至死亡，应注意观察有无皮肤瘀斑、齿龈出血、鼻出血、便血、阴道流血等症状，若发现异常，应及时报告医生，并积极配合抢救；⑤告知患者注意保暖和自身保护，避免感冒和受伤；⑥尽量避免肌内注射及硬毛刷刷牙，以防出血不止。

（2）消化道副反应的观察及护理：

1）恶心、呕吐的护理：恶心、呕吐是化疗最常见的副反应之一。持续的恶心、呕吐可造成代谢性碱中毒、低血钾及脱水等，影响患者的营养状况及治疗效果。①应注意了解患者恶心、呕吐情况及进食情况，观察并记录呕吐物的性质和量，及时处理呕吐物以减少对患者的恶性刺激；②鼓励患者进食，给予清淡易消化饮食；③少食多餐，并注意调整食物的色香味；④选择在用药前或用药后进食，必要时遵医嘱给予止吐药物，保持口腔清洁，以增进食欲；⑤对严重呕吐、腹泻者，予以静脉补液，防止水电解质酸碱失衡；⑥必要时予以肠内或肠外营养支持；⑦密切观察患者有无低钾、低钠及脱水征象，发现异常及时报告医生处理。

2）口腔溃疡的护理：化疗药物可造成口腔黏膜损伤而导致味觉改变、口腔炎、口腔溃疡等，严重影响患者进食，加重营养不良。①应指导其保持口腔清洁以增进食欲，用药期间选用软毛刷刷牙，进食后应用清水或生理盐水漱口；②告知禁忌辛辣、油腻等刺激性食物，忌烟、酒，可多饮水，多食蔬菜、水果等保护口腔黏膜的食物，食物温度不应过热或过冷；③注意了解患者有无味觉改变、口腔溃疡及咽部疼痛等，并观察患者口腔黏膜有无发红、溃疡等改变；④对发生口腔溃疡者应加强口腔护理，以及时清除口腔内脱落黏膜、黏液及腐败物质，维持口腔清洁，预防感染并促进黏膜再生。严重口腔溃疡引起疼痛者，可适当给予止痛药物，尤其是在进餐前，可用体积分数为 1%~2% 的丁卡因局部喷雾，以缓解疼痛，帮助进食。

（3）肝、肾功能损害的观察与护理：大剂量化疗可引起肝、肾功能不同程度的损害。注意密切观察患者病情变化，了解患者不适主诉，定期监测肝、肾功能，准确记录出入量；鼓励患者多饮水、碱化尿液，必要时静脉输入液体；注意观察患者有无皮肤巩膜黄染、尿量减少及血尿等肝、肾功能损害征象，发现异常及时报告医生，并遵医嘱给予药物治疗。

（4）脱发的护理：化疗后脱发是造成许多患者对化疗产生恐惧心理的原因之一，尤其是年轻女性对自身形象的改变更是难以接受，往往心理压力很大。应及时了解患者的情绪变化，并应向其讲解化疗引起脱发的原因，强调脱发是暂时性的，停用药物后头发会很快再生，以消除其顾虑。化疗时可使用冰帽局部降温，以预防脱发。指导并协助其选购合适的假发、帽子等修饰物，以弥补脱发引起的外观改变，增进患者的自尊。

（五）放疗患者的护理

放射治疗是一种无选择性的损伤性治疗，在治疗肿瘤的同时也对正常组织器官产生破坏作用，引起一系列毒副反应，应注意加强防护与护理。

1. 患者准备与休息指导

①嘱患者在照射前、后静卧30 min，不可进食，以免引起条件反射性厌食。

②告知患者进入放射治疗室前摘下金属饰物，以减少射线的吸收，注意保持照射界线清楚，切勿洗掉照射野标记。

③鼓励患者多饮水，维持每天饮水量3 000 mL，以增加尿量，以利毒素排出。

④注意保证充足的休息睡眠，避免不必要的操作或噪声、异味等干扰。

2. 放疗前评估　当患者存在下列情况时，应禁忌放疗：①晚期肿瘤，伴严重贫血、恶病质；②出现严重并发症；③白细胞 $< 3 \times 10^9/L$，血小板 $< 80 \times 10^9/L$；④伴有严重心、肺、肾疾病；⑤接受过放疗的组织器官已有放射性损伤。

3. 饮食指导　鼓励患者进食高蛋白、高热量、富含维生素且易消化的清淡食物，忌粗糙、辛辣及油腻食品，忌烟、酒；少量多餐，注意调节食物的色香味；口干者多饮水及富含维生素C的果汁，多吃水果；口腔黏膜溃疡严重者，进微凉、无刺激的流质或软食；有咀嚼或吞咽困难者给予流质饮食。

4. 照射野皮肤/黏膜的护理

（1）皮肤护理：皮肤损害多发生于腹股沟、腋窝及会阴部等皮肤皱褶、潮湿处。放疗皮肤反应分为以下三度。

Ⅰ度：皮肤出现红斑、有烧灼感或刺痒感，继续照射由鲜红色逐渐变为暗红色，以后脱屑，称为干性皮炎（干反应）。

Ⅱ度：皮肤高度充血、水肿，有水疱形成，有渗出液及糜烂，称湿反应。

Ⅲ度：皮肤有溃疡形成或坏死，侵犯到真皮引起放射性损伤，难以愈合。慢性皮肤反应可在放疗后数月或更长时间出现，表现为照射区域皮肤萎缩、变薄，毛细血管扩张、淋巴回流障碍、水肿及深棕色斑点色素沉着等，应加强照射野皮肤的保护。其护理要点包括：①穿着柔软、宽松、吸湿性强的棉质衣物，勤换洗内衣；②保持皮肤清洁干燥，避免摩擦及理化刺激，禁用肥皂、粗毛巾擦洗或热水浸泡，可用温热软毛巾轻轻蘸洗，勿用热敷或理疗；③禁贴胶布，忌用刺激性化妆品、消毒剂，避免冷热刺激或刺激药物等，禁用碘酒、酒精等涂擦；④局部皮肤出现瘙痒时切忌搔抓，有脱皮时应让其自然脱落，禁用手撕剥；⑤头颈部受照射部位禁用刀片剃毛发，宜用电剃须刀，以防损伤皮肤导致感染；⑥外出时注意戴帽子或打伞，防止日光直接照射皮肤，禁风吹。

（2）黏膜护理：局部黏膜损害表现为口、鼻腔及阴道等黏膜充血、水肿，出现白点或散在白斑，白斑连成一片则称为白膜（由白细胞、渗出物、脱落上皮及细菌等形成）。长期黏膜损害可导致黏膜干燥和萎缩，引起食管狭窄或阴道黏膜粘连、闭锁等。其护理要点为：①加强局部黏膜清洁：采用1∶5 000呋喃西林液或生理盐水口腔含漱、坚持阴道冲洗、照射时注意保护身体、保持角膜和鼻腔黏膜湿润、行眼或外耳道冲洗、使用抗生素及润滑剂滴鼻等，以预防感染；②避免黏膜刺激：餐后用软毛牙刷刷牙，戒烟、酒，进食清淡、细软、无刺激性食物，避免过冷、过硬、过热食物，忌辛辣食品，经常饮水，防止口干。

5. 照射器官反应及护理　受射线影响，肿瘤所在器官及照射野内的正常组织可发生一系列毒副反应，如胸部照射后引起放射性肺纤维变可出现呼吸困难，胃肠道照射后可引起出血、溃疡及放射性肠炎等，膀胱照射后可引起血尿，盆腔照射后可出现阴道流血及放射性膀胱炎等。应加强对照射器官功能状态的观察，发现异常及时报告医生，对症处理，有严重副反应时应暂停放疗。

6. 感染预防

（1）有效杜绝感染易患因素，保持室内空气新鲜，每日通风换气2次。

（2）严格执行各项无菌操作，防止交叉感染。

（3）指导患者注意个人清洁卫生。

（4）外出时注意保暖，避免感冒诱发肺部感染。

（5）严密监测体温变化，注意观察有无感染征象。

（6）每周检测血常规1～2次，一旦发现白细胞计数极低，应实行保护性隔离措施，限制人员探视，并按医嘱予以升白细胞药物治疗。

7. 健康指导

（1）心理指导。保持情绪稳定，避免不必要的情绪刺激和情绪波动。针对不同的心理反应进行心理疏导，以消除负性情绪的影响。鼓励患者的亲朋好友给患者提供更多的关心和照顾，增强其自尊感和被爱感，提高其生活质量。

（2）饮食指导。加强营养，均衡膳食，改变不良饮食习惯。摄入高热量、高蛋白、高维生素、富含膳食纤维的食物，多吃新鲜水果和蔬菜，饮食宜清淡，易消化。

（3）休息与活动指导。注意休息，避免过劳，但应适当运动，以促进康复。

（4）功能训练指导。尽早鼓励并指导患者进行残障肢体功能锻炼及障碍器官功能训练，如全喉切除术后食管发音训练、人工结肠造口术后排便功能训练、截肢术后义肢锻炼、乳腺癌切除术后患肢功能锻炼等，防止或减少手术所致器官或肢体残缺造成自理能力下降。

（5）继续治疗相关知识介绍。介绍继续治疗，如放疗、化疗等的相关知识，告知继续治疗的意义、方法、常见不适和并发症及应对措施等，使其有足够的思想准备克服放疗、化疗带来的不适反应，提高其对治疗的依从性，保证治疗顺利进行。鼓励患者积极配合并坚持放疗、化疗等综合治疗。

（6）自护指导。教会患者及家属自我保健和自我护理的方法和技巧，如人工肛门的自我管理等，使其具备基本的自我护理知识和技能。

（7）随访指导。告知应终身坚持定期门诊随访，在手术治疗、化疗及放疗后最初1年内应每月随访1次，3年内至少每3个月随访1次，3年后每半年复查1次，5年后每年复查1次。也可根据肿瘤的性质、分期、治疗效果进行适当调整。解释定期随访对于减轻其对癌症的恐惧感、帮助早期发现复发或转移征象并及时治疗的重要性，使患者主动遵守随访要求。

（李书琴）

任务三　良性肿瘤患者的护理

良性肿瘤可发生于全身不同的组织和器官，因肿瘤来源和发生部位不同，其病理生理改变和临床表现各异。临床多分为各脏器良性肿瘤和常见体表良性肿瘤等。前者因所在器官不同，其临床特点和治疗原则也不同。本节着重介绍体表良性肿瘤。

体表肿瘤指来源于皮肤、皮肤附件、皮下组织等浅表软组织的肿瘤，需与非真性肿瘤的肿瘤样肿块相鉴别。

1. **皮肤乳头状瘤（skin papilloma）**　由表皮乳头样结构的上皮增生所致，同时，向表皮下乳头状延伸，有蒂，单发或多发，表面常有角化，伴溃疡。好发于躯干、四肢及会阴部，易恶变为皮肤癌。首选治疗方法是手术切除。

2. **黑痣（black nevus）**　为良性色素斑块，分皮内痣、交界痣和混合痣三种。皮内痣可高于皮肤，表面光滑，有汗毛，较稳定，很少恶变。交界痣位于基底细胞层，向表皮下延伸，痣体呈扁平状，色素较深，多位于手、足，易受刺激而恶变。混合痣同时存在皮内痣和边界痣，当出现色素加深、痣体变大或瘙痒、疼痛时，可能为癌变，应及时行完整切除，切忌作不完整切除或化学烧灼。

3. **脂肪瘤（lipoma）**　为脂肪组织的瘤状物，好发于四肢和躯干，多为单发，也可多发。质地柔软，边界清楚，呈分叶状，可有假囊性感，无痛，生长缓慢。位置深者可恶变，应及时清除。多发者瘤体常较小，呈对称性，可伴疼痛，常有家族史。

4. **纤维瘤（fibroma）**　位于皮肤及皮下的纤维组织肿瘤。瘤体不大，呈单个结节状，质硬，边界清，活动度大，生长缓慢，极少恶变。可手术切除。

5. **神经纤维瘤（neurofibroma）**　来源于神经鞘膜的纤维组织及鞘组织，常位于四肢屈侧较大的神经干上，多发、对称，大多无症状，少数伴明显疼痛或痛觉敏感。

6. **血管瘤（hemangioma）**　多为先天性，生长缓慢，按结构分为以下三类。

（1）毛细血管瘤（capillary hemangioma）：多见于女婴的面部，出生时即有皮肤红点或小红斑，出生后逐渐增大，且颜色加深并隆起。瘤体边界清楚，压之可稍褪色，放手后可恢复红色。若增大速度快于婴儿发育速度，则为真性肿瘤。多为错构瘤，1年内可停止或者消退。早期瘤体较小时采取手术切除或液氮冷冻治疗均良好。

（2）海绵状血管瘤（cavernous hemangioma）：由小静脉和脂肪组织构成，多见于皮下组织或肌肉，少数位于骨或内脏。皮肤色泽正常或呈青紫色。肿块质地柔软，边界不太清楚，可有钙化结节和触痛。应及早手术切除，以免增大而影响局部组织功能。

（3）蔓状血管瘤（racemose hemangioma）：由较粗的迂回血管组成，肿瘤范围较大。大多来自静脉，也可来自动脉或动静脉瘘。除可发生于皮下或肌组织外，还常侵入骨组织。外观常见蜿蜒的血管，有明显的压缩性和膨胀性，可闻及血管杂音或触及硬结。应争取手术切除，术前行血管造影检查了解病变范围，并做好充分的术中止血和输血等准备工作。

7. **囊性肿瘤及囊肿**

（1）皮样囊肿（dermoid cyst）：为囊性畸胎瘤，好发于眉梢或颅骨骨缝处，呈圆珠状，质地硬。囊肿可与颅内交通呈哑铃状，手术切除前应做充分估计和准备。

（2）皮脂囊肿（sebaceous cyst）：为非真性肿瘤，系皮脂腺排泄受阻而形成的囊肿。囊内为油脂样"豆腐渣"，易继发感染而伴奇臭，多见于头面部及背部，应行手术切除完整囊肿。

（3）表皮样囊肿（epidermoid cyst）：由外伤导致表皮移位于皮下而生成囊肿，多见于臀、肘等易受外伤或磨损的部位，应采取手术切除治疗。

（4）腱鞘或滑液囊肿（synovial cyst）：为非真性肿瘤，为浅表滑囊经慢性劳损而形成的黏液样变，多见于手腕、足背肌腱或关节附近，屈曲关节时有坚硬感，可予以加压挤破或抽出囊液，但易复发，手术切除治疗较彻底。

（邹　维）

思考与练习

1. 肿瘤化疗最常见的主要限制毒性反应为　　　　　　　　　　　　　　　　（　　）

A. 骨髓抑制　　　　　B. 疼痛　　　　C. 恶心　　　　D. 呕吐　　　　E. 脱发

2. 下列属于恶性肿瘤的是　　　　　　　　　　　　　　　　　　　　　　（　　）

A. 子宫肌瘤　　　　　　　　　　B. 纤维囊性乳腺病

C. 皮肤乳头状瘤　　　　　　　　D. 无性细胞瘤

E. 脂肪瘤

3. 疼痛按阶梯给药顺序是　　　　　　　　　　　　　　　　　　　　　　（　　）

A. 可待因—吗啡—阿司匹林　　　　B. 吗啡—阿司匹林—可待因

C. 吗啡—可待因—阿司匹林　　　　D. 阿司匹林—可待因—吗啡

E. 以上都错

4. 良、恶性肿瘤最大的区别是是否出现　　　　　　　　　　　　　　　　（　　）

A. 肿块　　　　　　B. 疼痛　　　　C. 出血　　　　D. 溃疡　　　　E. 转移

项目十三　颅内压增高患者的护理

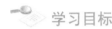学习目标

知识目标

1．掌握颅内压增高与脑疝的临床表现及护理措施。

2．了解颅内压增高与脑疝的病因及发病机制。

技能目标

能运用护理程序，为颅内压增高、脑疝患者制订护理计划并实施整体护理。

任务一　颅内压增高患者的护理

颅内压是指颅内容物对颅腔内壁所产生的压力，通常以人体侧卧位腰椎穿刺时测得的脑脊液压力来表示，成年人正常颅内压为 70 ~ 200 mm H_2O，儿童为 50 ~ 100 mm H_2O。颅内压增高是由于颅腔内容物体积增加或颅腔容积减小超过颅腔可代偿的容量，导致颅内压持续超过 200 mm H_2O，并出现头痛、呕吐和视乳头水肿三大病症。颅高压是颅脑外伤、炎症、肿瘤、出血等常见疾病的共有征象，多数病情危重，发展快，病理过程复杂。临床上若得不到及时诊断并积极采取措施，患者往往因脑疝而死亡。

一、病因与病理生理

引起颅内压增高的病因可分为两大类。

1．颅腔内容物体积或量增加

（1）脑体积增加：如脑组织损伤、缺血、缺氧、炎症、中毒等导致脑水肿。

（2）脑脊液增多：脑脊液分泌吸收失衡或循环障碍所致。

（3）脑血流量增加：如高碳酸血症、血液中二氧化碳分压增高、脑血管扩张、脑血流量增多等。

2. 颅腔容积缩小

（1）先天性畸形：如狭颅症、颅底陷入症。

（2）后天性因素：颅内占位性病变，如颅内血肿、脑脓肿、脑肿瘤等或大片凹陷性骨折，均可导致颅内空间相对变小。

颅腔内容物包括脑组织、脑脊液及血液，正常情况下它们的总体积与颅腔容积相适应，通过生理调节可维持动态的平衡。当颅内出现占位性病变或脑组织肿胀如脑挫裂伤、缺氧、脑炎等引起颅腔容积与颅内容物体积之间平衡失调，超过生理调节的限度时便可引起颅内压增高。颅内压的调节功能存在一个临界点，当颅内容积的增加超过该临界点后，即使仅有微小的变化，也可引起颅内压的迅速上升，从而导致脑疝，危及患者生命。

颅内压持续增高可引起一系列中枢神经系统功能紊乱和病理生理改变，主要是脑血流量减少和形成脑疝，而两者的最终结果都是导致脑干呼吸及心血管运动中枢衰竭（图13-1）。

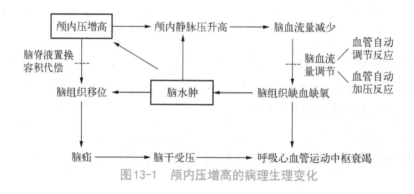

图13-1　颅内压增高的病理生理变化

二、临床表现

1. 头痛　是最常见的症状，以早晨和晚间较重，多位于前额及颞部。头痛程度随颅内压的增高而加重，当咳嗽、打喷嚏、用力动作、弯腰低头时头痛加重。

2. 呕吐　多呈喷射状，常与剧烈头痛伴发，与进食无关，呕吐后头痛可缓解。

3. 视乳头水肿　是颅内压增高的重要客观指标之一。患者常有一过性的视力模糊。早期视力无明显下降，晚期可因视神经萎缩而致失明。

头痛、呕吐、视乳头水肿是颅内压增高的"三主征"，是最典型最重要的临床表现。

4. 意识障碍　是急性颅内压增高的重要临床表现之一。患者意识由嗜睡、反应迟钝逐渐发展至昏迷状态。慢性颅内压增高的患者不一定出现昏迷，随着病情发展，可出现淡漠和呆滞。

5. 生命体征变化　颅内压增高代偿期可出现典型的生命体征变化，即库欣反应，表现为血压升高，以收缩压升高为明显，脉压大，脉搏缓慢有力，呼吸深慢等。

6. 其他症状和体征　头晕、耳鸣、猝倒、精神异常、智力和记忆力下降、患者眼球外展受限，且有复视的主诉。婴幼儿颅内压增高时可表现出头皮静脉怒张、囟门饱满、张力增加、骨缝分离的症状。

三、辅助检查

1. 影像学检查 X片对诊断颅骨骨折有重要价值；CT是诊断颅内占位性病变的首选辅助检查措施，通常显示病变的位置、大小和形态，对判断引起颅内压增高的原因有重要参考价值。CT不能确诊时，可进行MRI检查。

2. 脑血管造影 主要用于疑有脑血管畸形或颅内动脉瘤等疾病者。

3. 腰椎穿刺 可测定颅内压力，要同时取脑脊液作检查，但有明显颅内压增高症状和体征的患者，腰穿易引发脑疝，应视为禁忌。

四、治疗原则

首先是处理原发疾病，急性颅内压增高造成脑疝时，应紧急手术处理。

1. 非手术治疗 适用于颅内压增高原因不明或一时不能解除病因者。

（1）脱水治疗：常用的药物有高渗性脱水剂、利尿性脱水剂和碳酸酐酶抑制剂。高渗性脱水剂常用药物有20%甘露醇、甘油果糖和人体清蛋白。20%甘露醇脱水作用强且快，成人每次250 mL，15~30 min内滴完，必要时可重复使用。利尿性脱水剂常用呋塞米（速尿）20~40 mg，口服、静脉或肌内注射，每日2~4次。目前认为，对于急性颅高压，20%甘露醇、呋塞米和清蛋白联合应用是最理想的脱水治疗方法。

（2）激素治疗：肾上腺皮质激素可通过稳定血—脑屏障、预防和缓解脑水肿而达到改善颅高压症状。常用地塞米松5~10 mg，静脉或肌内注射，每日2~3次；或氢化可的松100 mg静脉注射，每日1~2次；或泼尼松5~10 mg口服，每日1~3次。治疗期间应严密观察有无因应用激素诱发应激性溃疡和感染等不良反应。

（3）抗生素治疗：伴有颅内感染者，使用抗生素治疗感染。

（4）辅助过度换气：可增加血液中的氧分压、排出CO_2，使脑血管收缩，减少脑血流量，从而使颅内压相应降低。

（5）冬眠低温疗法或亚低温疗法：应用药物和物理方法降低患者体温，以降低脑耗氧量和脑代谢率，减少脑血流量，改善细胞膜通透性，增加脑对缺血缺氧的耐受力，防止脑水肿的发生和发展，同时有一定的降低颅内压的作用。

（6）对症治疗：疼痛者可给予镇痛剂，但忌用吗啡和哌替啶等类药物，以防止对呼吸中枢的抑制作用。有抽搐发作者，应给予抗癫痫药物治疗；烦躁患者，给予镇静剂。

2. 手术治疗 颅内占位性病变，首先考虑做病灶切除术；有脑积水者，可行脑脊液分流术；若难以确诊或虽确诊但仍无法切除者，可行脑室体外引流术、病变侧颞肌下减压术等来缓解颅内高压。

五、护理评估

（一）术前评估

1. 健康史 评估患者有无脑外伤、颅内炎症、脑肿瘤及高血压、脑动脉硬化病史，初步判断颅内压增高的原因；有无合并其他系统疾病，如尿毒症、肝性脑病、毒血症、酸碱平衡失调等；有无呼吸道梗阻、便秘、剧烈咳嗽、癫痫等导致颅内压急骤升高的因素存在。

2. 身体状况

（1）症状：了解患者头痛的部位、性质、程度、持续时间及变化，有无诱因及加重因素，头痛是否对患者的休息和睡眠造成影响；是否因呕吐影响进食；患者有无因肢体功能障碍而影响自理能力。

（2）体征：了解患者是否有血压升高等生命体征变化，评估婴幼儿患者是否有头皮静脉怒张、头颅增大、囟门隆起、颅缝增宽或分离等体征。

（3）辅助检查：了解患者有无水、电解质紊乱，CT或MRI检查是否证实颅内出血或占位性病变。

3. 心理—社会状况　了解患者及家属有无因头痛、呕吐等不适所致烦躁不安、焦虑、恐惧等心理反应，了解患者及家属对疾病的认知和适应程度。

（二）术后评估

了解手术类型，注意患者生命体征、意识、瞳孔及神经系统症状和体征，判断颅内高压变化情况；观察伤口及引流情况，判断有无并发症发生。

六、常见护理诊断

1. 有脑组织灌注无效的危险　与颅内压增高、脑疝有关。
2. 急性疼痛　与颅内压增高有关。
3. 有体液不足的危险　与长期不能进食、剧烈呕吐及应用脱水剂有关。
4. 潜在并发症　脑疝。

七、护理目标

1. 患者脑组织灌注正常，未因颅内压力增高造成脑组织进一步损害。
2. 患者主诉头痛减轻，舒适感增强。
3. 患者的水、电解质维持平衡，生命体征平稳，无脱水症状和体征。
4. 患者未出现脑疝或出现脑疝征象时被及时发现和处理。

八、护理措施

（一）术前准备和非手术患者的护理

1. 一般护理

（1）体位：床头抬高15°~30°，以利于颅内静脉回流，减轻脑水肿，从而降低颅内压。昏迷患者取侧卧位，便于呼吸道分泌物排出。

（2）给氧：持续或间断给氧，改善脑缺氧，使脑血管收缩，降低脑血流量。

（3）饮食与补液：不能进食的患者应予补液，补液量应以维持出入量的平衡为度，补液过多可促使颅内压增高恶化。成人每日补液量不能超过2 000 mL，其中等渗盐水不超过500 mL；控制输液速度，一般为15~20滴/min，防止短时间内输入大量液体加重脑水肿。可以进食的患者应减少饮水量。神志清醒者给予普通流食，但需适当限盐。

（4）维持正常体温和防治感染：中枢性高热的患者应以物理降温为主、药物降温为辅，必要时亚低温冬眠疗法。体温38.5 ℃时，可置头部冰枕；超过38.5 ℃时，应予全身物理降温，防止体温过高，机体及大脑代谢增加，造成脑缺氧而加重脑水肿。遵医嘱应用抗生素预防和控制感染。

（5）加强生活护理：满足患者日常生活需要，注意保护患者，避免意外损伤。

2. 疼痛的护理　根据患者的具体情况可用止痛剂，但禁用吗啡，以免抑制呼吸。

3. 药物治疗的护理

（1）脱水治疗的护理：脱水治疗期间，准确记录24 h出入液量。注意输液的速度，观察脱水治疗的效果，使用高渗性液体后，血容量突然增加，可加重循环系统负担，有导致心力衰竭或肺水肿的危险，尤应注意儿童、老人及心功能不全者，应注意观察脱水治疗的副作用。

（2）激素治疗的护理：遵医嘱用药，注意观察有无因应用激素诱发应激性溃疡出血、感染等不良反应。

（3）辅助过度换气的护理：过度换气的主要副作用是减少脑血流量、加重脑缺氧，因此，过度换气持续时间不宜超过24 h，以免引起脑缺血。维持患者PaO_2于90～100 mmHg、$PaCO_2$于25～30 mmHg为宜。

4. 冬眠低温治疗的护理

（1）做好环境和物品准备：将患者安置于单人房间，由专人护理。室内光线宜暗，室温18～20 ℃。室内备氧气、吸引器、血压计、听诊器、水温计、冰袋或冰毯、导尿包、集尿袋、吸痰盘、冬眠药物、急救药物及器械和护理记录单等。

（2）降温方法：根据医嘱给予足量冬眠药物，常用的药物有冬眠Ⅰ号合剂（氯丙嗪、异丙嗪及哌替啶），待自主神经被充分阻滞、患者御寒反应消失、进入昏睡状态后，方可加物理降温措施。否则，患者一旦出现寒战，可使机体代谢率增高、耗氧量增加、无氧代谢加剧及体温升高，进而增高颅内压。为增加冬眠效果，减轻御寒反应，可酌情使用苯巴比妥钠或水合氯醛。物理降温可采用头部戴冰帽，在颈动脉、腋动脉、肱动脉、股动脉等主干动脉表浅部放置冰袋。降温速度以每小时下降1 ℃为宜，体温以降至肛温32～34 ℃较为理想。体温过低易诱发低血压、心律失常、凝血障碍等并发症，体温高于35 ℃则疗效不佳。冬眠药物最好经静脉滴注，便于调节给药速度、药量及控制冬眠深度。

（3）严密观察病情：观察并记录生命体征、意识状态、瞳孔和神经系统症状，作为治疗后观察对比的基础。降温一般持续3～5 d。冬眠低温治疗期间，若脉搏超过100次/min；收缩压低于100 mmHg，呼吸次数减少或不规则时，应及时通知医生，停止冬眠疗法或更换冬眠药物。

（4）复温：停用冬眠低温治疗时，应先停物理降温，再逐渐减少药物剂量或延长相同剂量药物维持时间直至停用；为患者加盖被毯，让体温自然回升。复温不可过快，以免出现颅内压"反跳"、体温过高或酸中毒等。

5. 预防颅内压骤然升高的护理

（1）卧床休息：保持病室安静，清醒患者不可突然坐起。

（2）稳定患者情绪：告知患者应避免情绪激动，以免引起血压骤升，增加颅内压。

（3）保持呼吸道通畅：及时清除呼吸道分泌物和呕吐物；防止颈部过屈、过伸、扭曲或胸部受压；舌根后坠者可托起下颌或放置口咽通气管；意识不清或咳痰困难者，应及早行气管切开术；按时翻身叩背，以防肺部并发症发生。

（4）避免剧烈咳嗽和预防便秘：剧烈咳嗽和用力排便均可使胸腹内压骤然升高而导致脑疝，所以，应预防和及时治疗感冒，避免咳嗽。鼓励患者进食粗纤维丰富的食物，并给缓泻剂以防止便秘。对已有便秘者，给予开塞露或低压小剂量灌肠，禁忌大剂量灌肠。

（5）躁动的预防和护理：对于躁动患者应积极寻找并解除引起躁动的原因，适当加以保护以防外伤及意外，不能盲目使用镇静剂或强制性约束，以免患者因挣扎而使颅内压进一步增高。

（6）预防和控制癫痫发作：癫痫发作可加重脑缺氧及脑水肿，遵医嘱正确使用抗癫痫药物。

6. 脑疝的急救与护理

（1）脱水治疗：快速静脉输入体积分数为20%的甘露醇、甘油果糖等脱水剂并观察脱水效果。

（2）保持气道通畅：对呼吸功能障碍者，要及时做好人工气道，必要时机械通气。

（3）严密观察：应密切观察患者意识、瞳孔、生命体征等情况。对于枕骨大孔疝患者，应迅速备好穿刺用物及器械，配合医生行脑室穿刺引流术。

（4）术前准备：根据患者病情变化，需要手术的患者遵医嘱及时做好术区皮肤准备，同时备血，进行药物过敏试验并记录。

7. 密切观察病情变化　凡有颅内压增高的患者，应留院观察。密切观察患者的意识状态、生命体征及瞳孔变化，警惕脑疝发生。

（1）意识状态：目前临床对意识状态的分级方法不一。传统方法分为清醒、模糊、浅昏迷、昏迷和深昏迷五级。

Glasgow昏迷评分方法：评定睁眼（E）、语言（V）及运动（M）反应，三者得分相加表示意识障碍程度。最高15分，表示意识清醒；8分以下为昏迷；最低3分。分数越低表明意识障碍越严重（表13-1）。

表13-1　Glasgow昏迷指数

睁眼反应	语言反应	运动反应
自动睁眼　4	回答正确　5	遵命动作　6
呼唤睁眼　3	回答错误　4	定痛动作　5
痛时睁眼　2	吐词不清　3	肢体回缩　4
不能睁眼　1	有音无语　2	异常屈曲　3
	不能发音　1	异常伸直　2
		无反应　1

（2）生命体征：在严重颅内压增高出现急性脑受压时，早期表现为脉搏缓慢、呼吸深慢、血压升高，应予警惕。

（3）瞳孔变化：正常瞳孔等大、同圆，在自然光线下直径3～4 mm，直接、间接对光反应灵敏。小脑幕切迹疝时瞳孔患侧瞳孔先缩小后散大；双侧瞳孔散大，对光反射消失是脑疝晚期或脑干损伤的表现，病情十分危急。

（4）颅内压监测：有条件者可作颅内压监测，可较早发现颅内压增高，及时采取措施将颅内压控制在一定程度以内。若发现颅内压呈进行性升高表现，应及时报告医生。

（二）术后护理

1. 严密观察生命体征　密切观察术后患者的意识、瞳孔和肢体活动变化，警惕颅高压危象的发生，及时发现和预防并发症。

2. 脑室引流的护理　脑室引流是经颅骨钻孔或椎管穿刺侧脑室，放置引流管，将脑脊液引流至体外。

（1）引流管的固定：引流管开口需高于侧脑室平面10～15 cm，以维持正常的颅内压。

（2）控制引流速度和量：正常脑脊液每日分泌400～500 mL，故每日引流量以不超过500 mL为宜；颅内感染的患者，因脑脊液分泌增多，可相应增加引流量。引流过多、过快引起脑压骤然下降，导致意外发生，可适当抬高或降低引流瓶的位置，以控制引流量和速度。

（3）保持引流通畅：妥善固定引流管，防止引流管受压、扭曲、成角、折叠。适当限制患者头部的活动，各种操作均应避免造成引流失效。搬动患者时，应将引流管暂时夹闭，防止脑脊液逆流引起逆行性感染。引流管无脑脊液流出的原因有颅内压降低、引流管放置过深、在脑室内屈曲、管口吸附于脑室壁、小血块或挫裂的脑组织堵塞。

（4）观察并记录脑脊液的颜色、量及性状：正常脑脊液无色透明，无沉淀。术后1～2 d脑脊液可略呈血性，以后转为橙黄色。如发现脑脊液中有大量鲜血，且颜色逐渐加深，常提示脑室内出血，急需行手术止血。若脑脊液混浊呈毛玻璃状或有絮状物，提示有颅内感染。

（5）严格无菌操作：更换引流瓶1次/d，更换时应先夹闭引流管以避免管内脑脊液逆流入脑室。注意保持整个装置无菌，必要时作脑脊液常规检查或细菌培养。

（6）拔管：开颅术后脑室引流一般为3～4 d，此时脑水肿已逐渐降低；拔管前，可试行抬高引流瓶或夹闭引流管1 d，以了解脑脊液循环是否通畅，如患者出现颅高压症状，应开放引流管重新引流。拔管后，如切口有脑脊液漏，应通知医生处理，防止颅内感染。

3. 并发症的预防　加强肺部护理，定时为患者翻身、叩背、雾化吸入，保持呼吸道通畅，以防肺部并发症。做好生活护理、皮肤护理、口腔护理和导尿管护理等基础护理，防止压疮、全身各系统感染、肢体萎缩等并发症。

（三）健康指导

1. 及时就医　如果患者经常性头痛，并进行性加重，伴有呕吐症状，经一般治疗无效，应及时到医院检查，以排除颅内压增高。

2. 避免危险因素　颅内压增高患者应避免情绪激动、剧烈咳嗽，预防便秘，勿提重物，防止颅内压骤然升高而诱发脑疝。在日常生活中要定时监测血压，防止血压异常升高。有癫痫发作的患者应按时服药，不可随意停药或更改剂量。发作时注意患者安全，保持呼吸道通畅。

3. 加强锻炼　对有神经系统后遗症的患者，要调动他们的心理和躯体的潜在代偿能力，增加其对生活的信心，鼓励其积极参与功能锻炼。

（卢　红）

任务二　脑疝患者的护理

脑疝是由于颅内压增高超过脑部的自身代偿能力，部分脑组织从高压区经过颅内间隙向低压区推移，压迫脑干、血管和神经，出现一系列临床表现。脑疝是颅脑疾患发展过程的最严重情况，因可直接压迫脑的重要结构或生命中枢，如发现或救治不及时，可引起严重后果或死亡。因此，临床上一旦发现有脑疝体征的患者，应急诊处理。

一、病因与分类

颅内占位性病变发展至一定程度均可导致脑疝，常见原因有颅内血肿、颅内占位性病变等。根据移位的脑组织及其通过的硬脑膜间隙和孔道，可分为以下三类（图13-2）。

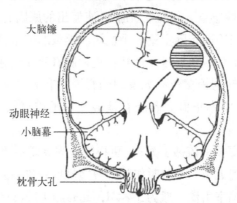

图13-2　小脑幕切迹疝和枕骨大孔疝示意图

1. 小脑幕切迹疝　是因一侧幕上压力增高，使位于小脑幕切迹边缘的颞叶海马回、钩回通过小脑幕切迹被推移至幕下，故又称颞叶沟回疝。

2. 枕骨大孔疝　是小脑扁桃体及延髓经枕骨大孔被推挤至椎管内，故又称小脑扁桃体疝。

3. 大脑镰下疝　由于一侧半球的扣带回经镰下孔被挤入对侧分腔，故又称扣带回疝。

二、临床表现

（一）小脑幕切迹疝

1. 颅内压增高症状　剧烈头痛，进行性加重，伴有躁动不安和频繁呕吐。

2. 进行性意识障碍　由于阻断了脑干内网状上行激动系统的通路，随着脑疝的进展，患者出现嗜睡、浅昏迷、深昏迷。

3. 瞳孔改变　初期，由于患侧动眼神经受刺激导致患侧瞳孔先缩小，对光反射迟钝；随病情进展，患侧动眼神经麻痹，患侧瞳孔又逐渐散大，直接和间接对光反射消失，并伴上睑下垂及眼球外斜症状。若脑疝进一步恶化，对侧动眼神经因脑干移位也受到推挤，或因脑干缺血致动眼神经核功能丧失时，则相继出现双侧瞳孔散大固定、对光反射消失症状。

4. 运动障碍　病变对侧肢体肌力减弱或麻痹，肌张力增高，腱反射亢进，病理征阳性。

5. 生命体征变化　颅内压增高症状进行性加重，小脑幕切迹疝晚期患者深昏迷，双侧瞳孔散大，出现去大脑强直，生命体征严重紊乱，呼吸、心跳相继停止而死亡。

（二）枕骨大孔疝

由于后颅窝容积较小，对颅内高压的代偿能力也小，病情变化更快。患者常有进行性颅内压增高的临床表现：剧烈头痛、频繁呕吐、颈强直或强迫头位；生命体征紊乱出现较早，意识障碍出现较晚。患者早期即可突发呼吸骤停而死亡。

三、治疗原则

1. 关键在于及时发现并处理　患者一旦出现典型的脑疝症状，应立即给予脱水治疗以降低颅内压，争取时间。确诊后，根据病情迅速完成开颅术前准备，尽快手术祛除病因。

2. 姑息性手术　若难以确诊或虽确诊但病变无法去除者，可选用姑息性手术，如脑脊液分流术、侧脑室外引流术或病变侧颞肌下、枕肌下减压术等，以降低颅内高压和抢救脑疝。

四、常见护理诊断

1. 有脑组织灌注无效的危险　与颅内压增高、脑疝有关。
2. 潜在并发症　呼吸、心搏骤停。

五、护理目标

（1）保证脑组织的适当灌注。
（2）未发生并发症或并发症得到及时处理。

六、护理措施

患者一旦发生脑疝，应立即采取紧急降颅压的措施，为手术争取时间。主要方法有快速静脉滴注体积分数为20%的甘露醇250 mL、地塞米松10 mg，暂时纠正脑组织灌注不足；保持呼吸道通畅，防止误吸，给氧，对呼吸功能障碍者立即行气管插管人工辅助呼吸；同时，密切观察患者意识、瞳孔和生命体征变化，迅速做好术前准备。

（卢　红）

✎ 思考与练习

1. 小脑幕切迹疝患者瞳孔变化及肢体瘫痪的特点是　　　　　　　　　　（　　）
A. 病变同侧瞳孔变化及同侧肢体瘫痪
B. 病变同侧瞳孔变化及对侧肢体瘫痪
C. 病变对侧瞳孔变化及同侧肢体瘫痪
D. 病变对侧瞳孔变化及对侧肢体瘫痪
E. 双侧瞳孔变化及对侧肢体瘫痪

2．急性颅内高压早期的生命体征改变是　　　　　　　　　　（　　）

A．血压低、脉搏慢、呼吸慢

B．血压低、脉细速、气促

C．血压高、呼吸慢、体温低

D．血压高、脉搏快、浅昏迷

E．血压高、脉搏慢、呼吸慢

3．脑疝形成的机制是　　　　　　　　　　　　　　　　　　（　　）

A．颅腔内容物体积增大

B．颅内血容量增加

C．颅内脑脊液增加

D．颅内压力分布不均

E．颅内占位性病变

4．颅内压增高三主征是指　　　　　　　　　　　　　　　　（　　）

A．头痛、呕吐、脑膜刺激征

B．昏迷、同侧瞳孔散大、对侧偏瘫

C．头痛、呕吐、视神经乳头水肿

D．血压升高、脉搏慢、呼吸慢

E．血压下降、脉搏快、呼吸浅

5．急性枕骨大孔疝首先采取的措施是　　　　　　　　　　　（　　）

A．行脑脊液分流术

B．快速输入脱水药物

C．钻颅行脑脊液外引流

D．腰椎穿刺脑脊液引流

E．大剂量应用肾上腺皮质激素

项目十四 颅脑损伤患者的护理

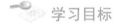 学习目标

知识目标

1. 掌握头皮损伤、颅骨骨折、脑损伤的临床表现、治疗原则和护理措施。
2. 了解头皮损伤、颅骨骨折、脑损伤的分类及常见的护理诊断/问题。

技能目标

能运用护理程序，为脑损伤患者制订护理计划。

任务一　头皮损伤患者的护理

一、头皮血肿

（一）病因与分类

头皮血肿多因钝力直接损伤所致。按血肿的部位分为皮下血肿、帽状腱膜下血肿和骨膜下血肿（图14-1）。①皮下血肿：位于皮下和帽状腱膜之间，多见于撞击伤和产伤；②帽状腱膜下血肿：位于帽状腱膜与骨膜之间，是由于头部受到斜向暴力使头皮发生严重滑动，该层间的血管被撕裂所致；③骨膜下血肿：位于骨膜与骨质之间，多见于颅骨骨折和产伤。

（二）临床表现

1. 皮下血肿　血肿面积小、压力明显，周围组织肿胀隆起，中央反而凹陷，易误认为凹陷性颅骨骨折。

2. 帽状腱膜下血肿　血肿易蔓延，甚至充满整个帽状腱膜下层；因该处骨质疏松，出

血较易扩散，血肿含量可达数百毫升之多，造成头部显著变形。小儿及体弱者，可因此致休克或贫血。

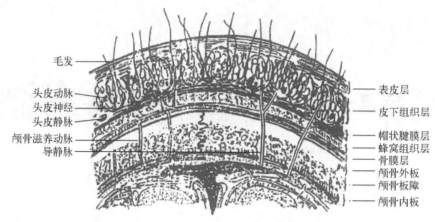

图14-1　头皮各层示意图

（毛发、头皮动脉、头皮神经、头皮静脉、颅骨滋养动脉、导静脉；表皮层、皮下组织层、帽状腱膜层、蜂窝组织层、骨膜层、颅骨外板、颅骨板障、颅骨内板）

3. 骨膜下血肿　以骨缝为界，血肿多局限于某一颅骨范围内。

（三）辅助检查

头皮血肿、严重的头皮开放性损伤应注意检查是否有颅骨骨折和脑损伤，必要时X线摄片、头颅CT扫描检查。

（四）治疗原则

较小的头皮血肿，一般在1～2周内可自行吸收，无须特殊处理；若血肿较大，则应在严格无菌条件下，分次穿刺抽吸后加压包扎。

（五）护理诊断

1. 急性疼痛　与头皮血肿有关。
2. 潜在并发症　感染、出血性休克。

（六）护理目标

（1）患者疼痛得到有效缓解。
（2）患者未发生并发症或并发症及时得到处理。

（七）护理措施

1. 减轻疼痛　早期可冷敷以减少出血和疼痛，24～48 h后可用热敷以促进血肿的吸收。
2. 预防并发症　血肿部位采取加压包扎，嘱患者勿用力揉搓，以免增加出血。注意观察患者的意识状态、生命体征和瞳孔等有无变化，警惕合并颅骨骨折及脑损伤的可能。
3. 健康教育　嘱患者注意休息，避免劳累，合理饮食，避免辛辣刺激食物。遵医嘱服用药物。若出现头痛加剧、呕吐等症状时，应及时就诊。

二、头皮裂伤

头皮裂伤多为锐器或钝器所致。头皮处血供丰富，即使是小伤口，出血较多，也可引起失血性休克。现场紧急处置可采取加压包扎，压迫止血，争取24 h内行清创缝合。常规应用抗菌药物和破伤风抗毒素。

三、头皮撕脱伤

头皮撕脱伤是最严重的头皮损伤，大多由于发辫被卷入转动机器，致使头皮自帽状腱膜下或连同骨膜一并撕脱。剧烈疼痛和大量出血均可导致患者休克。患者现场紧急处理包括加压包扎止血、预防休克，特别注意保护撕脱的头皮，避免污染，用无菌敷料包裹、隔水放置于有冰块的容器内，随患者一同送往医院，可清创后进行再植。手术争取在 6～8 h 内进行，清创植皮后要注意保护局部不受压、不滑动。

（卢　红）

任务二　颅骨骨折患者的护理

颅骨骨折是由于颅骨受暴力作用所致颅骨结构改变。其临床意义不在于骨折本身，而在于骨折所引起的脑膜、脑组织、血管和神经损伤，可合并脑脊液漏、颅内血肿及颅内感染等。

一、分类

颅骨骨折按骨折部位分为颅盖骨折和颅底骨折，按骨折形态分为线性骨折和凹陷性骨折，按骨折是否与外界相通分为开放性骨折和闭合性骨折。

二、临床表现

1. 颅盖骨折　以线性骨折最为常见，表现为局部压痛、肿胀，患者常伴有骨膜下血肿。凹陷性骨折好发于额、顶部，骨片向颅腔凹陷，局部骨折患者仅有内板凹陷。严重时可造成局部脑膜、血管和脑组织损伤，可出现偏瘫、失语、癫痫等神经系统定位病症。

2. 颅底骨折　多因颅底受到强烈的间接暴力作用所致。颅底部的硬脑膜与颅骨贴附紧密，故颅底骨折易造成硬脑膜破裂而引起脑脊液外漏，而成为开放性骨折。依骨折的部位不同可分为颅前窝、颅中窝和颅后窝骨折，临床表现各异（表14-1）。

表14-1　颅底骨折的临床表现

骨折部位	脑脊液漏	瘀斑部位	可能累及的脑神经
颅前窝	鼻、口	眶周、球结膜下（熊猫眼征、兔眼征）	嗅神经、视神经
颅中窝	外耳道	乳突区	面神经、听神经
颅后窝	胸锁乳突肌、乳突部皮下	乳突部、咽后壁	9～12对脑神经

三、辅助检查

1. X线检查　颅盖骨折靠颅骨X线摄片确诊。凹陷性骨折X线摄片可显示骨折片陷入颅内的深度。

2. CT检查　有助于了解骨折情况和有无合并脑损伤。

四、治疗原则

1. 颅盖骨折　单纯线性骨折本身无须特殊处理，合并脑损伤或大面积骨折片陷入颅腔内导致颅内出血，骨折凹陷面积大于5 cm、中心下陷超过1 cm时，则需手术整复或摘除陷入的骨片。

2. 颅底骨折　一般不需要进行特殊处理，主要针对由骨折引起的伴发症和后遗症进行治疗。出现脑脊液漏时即属开放性损伤，应积极使用TAT及抗生素预防颅内感染，大部分脑脊液漏在伤后1~2周可自愈。若4周以上仍未停止，可行手术修补硬脑膜。

五、护理诊断

1. 有感染的危险　与脑脊液外漏有关。
2. 潜在并发症　颅内出血、颅内压增高、颅内低压综合征。

六、护理目标

(1) 患者未发生感染。
(2) 患者未发生并发症或并发症及时处理。

七、护理措施

1. 预防颅内感染，促进漏口闭合
(1) 体位：嘱患者采取半坐卧位或头高足低斜坡卧位，预防脑脊液外漏，促使局部粘连而封闭漏口。
(2) 保持局部清洁：清洁2次/d，消毒外耳道、鼻腔或口腔，注意棉球不可过湿，以免液体逆流入颅。劝告患者勿挖鼻、抠耳。
(3) 避免颅内压骤升：嘱患者勿用力屏气排便、咳嗽、擤鼻涕或打喷嚏等，以免颅内压骤然升降导致气颅或脑脊液逆流。
(4) 预防颅内逆行感染：对于脑脊液鼻漏者，不可经鼻腔进行护理操作，严禁从鼻腔吸氧、吸痰或放置鼻胃管，禁止耳鼻滴药、冲洗和堵塞，禁忌作腰穿。注意有无颅内感染迹象，如头痛、发热等。遵医嘱应用抗生素及破伤风抗毒素。

2. 病情观察　及时发现和处理并发症。
(1) 明确有无脑脊液外漏：患者耳道、鼻腔有血性液体流出，需进行鉴别，可将血性液滴于白色滤纸上，若血迹外周有月晕样淡红色浸渍圈，则为脑脊液漏；或行红细胞计数并与周围血的红细胞比较，以明确诊断；另可根据脑脊液中含糖而鼻腔分泌物中不含糖的原理，用尿糖试纸测定或葡萄糖定量检测以鉴别是否存在脑脊液漏。有时颅底骨折虽伤及颞骨岩部，且骨膜及脑膜均已破裂但鼓膜尚完整时，脑脊液可经耳咽管流至咽部进而被患者咽下，故应观察并询问患者是否经常有腥味液体流至咽部。
(2) 准确估计脑脊液外漏量：在鼻前庭或外耳道口松松地放置适量干棉球，随时更换，记录24 h浸湿的棉球数，以估计脑脊液外漏量。
(3) 注意有无颅内继发性损伤：颅骨骨折患者可合并脑挫伤和颅内血肿，导致癫痫、继发性脑水肿、颅内压增高等。脑脊液外漏可推迟颅内压增高症状的出现，一旦出现颅内压增高的症状，救治更为困难。因此，应严密观察患者的意识、瞳孔、生命体征及肢体活动等情况，以便及时发现颅内压增高及脑疝的早期迹象。

（4）注意颅内低压综合征：若脑脊液外漏多，可致颅内压过低而使颅内血管扩张，出现剧烈头痛、呕吐、眩晕、厌食、反应迟钝、脉搏细弱、血压偏低等症状。头痛在立位时加重，卧位时缓解。若患者出现颅内压过低，可遵医嘱补充大量水分以缓解症状。

3. 健康教育　颅骨缺损患者应注意避免局部碰撞，以免损伤脑组织，告知患者伤后半年左右可行颅骨成形术。

（卢　红）

任务三　脑损伤患者的护理

脑损伤是指脑膜、脑组织、脑血管以及脑神经在受到外力作用后发生的损伤。

一、病因与分类

1. 根据脑损伤病理改变的先后分类　可分为原发性脑损伤和继发性脑损伤。前者是指暴力作用于头部后立即发生的脑损伤，主要有脑震荡、脑挫裂伤等。后者是指头部受伤一段时间后出现的脑受损病变，主要有脑水肿和颅内血肿等。

2. 根据受伤后脑组织是否与外界相通分类　分为开放性脑损伤和闭合性脑损伤。有硬脑膜破裂、脑组织与外界相通者为开放性脑损伤，多由锐器或火器直接造成，常伴有头皮裂伤、颅骨骨折和脑脊液漏。硬脑膜完整的脑损伤为闭合性脑损伤，为头部接触钝性物体或间接暴力所致，无脑脊液漏。

二、临床表现

1. 脑震荡　患者在伤后立即出现短暂的意识障碍，持续数秒钟或数分钟，一般不超过30 min。同时，可出现皮肤苍白、出汗、血压下降、心搏徐缓、呼吸微弱、肌张力减低、各生理反射迟钝或消失。清醒后大多不能回忆受伤前及当时的情况，称为逆行性遗忘。常有头痛、头昏、恶心、呕吐等症状。神经系统检查无阳性体征。脑脊液中无红细胞，头颅CT检查无阳性。

2. 脑挫裂伤　脑挫裂伤是常见的原发性脑损伤，包括脑挫伤及脑裂伤，前者指脑组织遭受破坏较轻，软脑膜完整；后者指软脑膜、血管和脑组织同时有破裂，伴有外伤性蛛网膜下腔出血。由于两者常同时存在，合称为脑挫裂伤。

（1）意识障碍：是最突出的临床表现。伤后立即出现昏迷，其程度和持续时间与损伤程度和范围相关。多数在30 min以上，严重者可长期昏迷。

（2）局灶症状和体征：受伤当时立即出现与受伤部位相应的神经功能障碍或体征，如语言中枢损伤出现失语、运动中枢损伤出现对侧肢体瘫痪等。若仅伤及额、颞叶前端等"哑区"，则可无神经系统缺损的表现。

（3）头痛、呕吐：与颅内压增高、自主神经功能紊乱或外伤性蛛网膜下腔出血有关。

后者还可出现脑膜刺激征，脑脊液检查有红细胞。

（4）颅内压增高和脑疝：继发颅内血肿或脑水肿可致颅内压增高和脑疝，可使早期的意识障碍或偏瘫程度加重，或意识障碍好转后又加重。

脑干损伤是脑挫裂伤中最严重的类型，主要表现为受伤当时立即昏迷，昏迷程度较深，持续时间较长。伤后早期常出现严重的生命体征紊乱，表现为呼吸节律紊乱，心率及血压波动明显；双侧瞳孔时大时小，眼球位置不正或同向凝视；亦可出现四肢肌张力增高，呈去皮质强直发作，伴单侧或双侧锥体束征等；如累及延髓，则出现严重的呼吸循环功能紊乱。

3. 颅内血肿　颅内血肿是颅脑损伤中最常见、最危险的继发性病变。根据血肿引起颅内压增高及早期脑疝的症状所需时间分为急性血肿（3 d 内出现症状）、亚急性血肿（3 d ～ 3周出现症状）、慢性血肿（3周以上出现症状）。根据血肿的来源和部位分为硬膜外血肿、硬膜下血肿及脑内血肿。

（1）硬膜外血肿：出血积聚于颅骨与硬脑膜之间，与颅骨损伤有密切关系。典型的临床表现是在原发性意识障碍之后，经过中间清醒期，再度出现意识障碍，并逐渐加重。两次意识障碍的原因不同，前者是原发性脑损伤引起，后者是继发性血肿及其颅内压增高所致。少数患者可无原发性昏迷，而在血肿形成后出现昏迷。一般成人幕上血肿大于 20 mL、幕下血肿大于 10 mL，即可引起颅内压增高症状。幕上血肿者大多先经历小脑幕切迹疝，然后合并枕骨大孔疝，故患者发生意识障碍和瞳孔改变之后，可能会出现严重的呼吸循环衰竭。幕下血肿者可直接发生枕骨大孔疝，较早发生呼吸骤停。

（2）硬膜下血肿：出血积聚在硬脑膜下腔，是最常见的颅内血肿。急性硬膜下血肿局灶症状类似硬膜外血肿，脑实质损伤较重，原发性昏迷时间长，中间清醒期不明显。慢性硬脑膜下血肿好发于老年人，常有头部轻微外伤史，由于致伤外力小，出血缓慢，患者有慢性颅内压增高的表现，如头痛、恶心、呕吐和视神经盘水肿等，并有间歇性神经定位体征，有时可有智力下降、记忆力减退和精神失常。

（3）脑内血肿：以进行性加重的意识障碍为主，若血肿累及重要脑功能区，可能出现偏瘫、失语、癫痫等症状。由于颅内压进一步增高导致脑疝发生，患者可出现意识丧失、瞳孔不等大、对光反射消失等症状。

三、辅助检查

（1）脑震荡患者CT检查无阳性发现，脑脊液中无红细胞。

（2）CT和MRI可显示脑挫裂伤的部位、范围、脑水肿的程度及有无脑室受压和脑组织中线移位等。

（3）硬膜外血肿CT检查可表现出颅骨内板与脑表面之间有双凸镜形或弓形密度增高影，常伴有颅骨骨折和颅内积气。硬膜下血肿CT检查显示颅骨内膜与脑组织表面之间有高密度、等密度或混合密度的新月形或半月形影。脑内血肿CT检查可在脑挫裂伤灶附近或脑深部白质内见到不规则的高密度血肿影，周围有低密度水肿区。

四、治疗原则

1. 脑震荡　无须特殊处理，一般卧床1～2周，适当给予镇静、镇痛对症处理，预后良好，但禁用吗啡和哌替啶。少数症状迁延者，应加强心理护理，并进一步检查以排除其他继发性损伤的可能。

2. 脑挫裂伤 以非手术治疗为主。治疗脑挫裂伤的关键是脱水、激素或过度换气等方法。可适当应用止血和抗菌药物，使用神经生长因子可促进神经纤维的修复。重度脑挫裂伤者可出现颅内压增高明显，甚至出现脑疝，应行脑减压术或局部病灶清除术。

五、护理评估

（一）术前评估

1. 健康史 了解患者的受伤过程，如暴力大小、方向、性质、速度，患者当时是否有意识障碍出现，其程度及持续时间，患者有无中间清醒期、逆行性遗忘，头面部有无外伤，耳鼻有无液体渗出，有无其他部位的损伤，是否出现头痛、呕吐等情况。初步判断是颅骨伤、脑损伤还是复合伤，是开放性损伤还是闭合性损伤，必要时应了解现场急救情况。同时，了解患者既往史，有无高血压、心脏病及脑血管病史。

2. 身体状况

（1）症状：评估患者头部有无破损、出血，有无颅内压增高和脑疝症状，有无脑脊液外漏，了解患者是否有头痛、呕吐、失语、偏瘫等症状。

（2）体征：评估患者是否出现生命体征紊乱，有无脑膜刺激征、肌张力增高、伴单侧或双侧锥体束征，有无去大脑强直等体征。

（3）辅助检查：了解CT和MRI检查结果，以判断颅脑损伤的严重程度及类型。

3. 心理—社会状况 了解患者及家属的心理反应，了解家属对患者的支持能力和程度。

（二）术后评估

评估患者术后生命体征是否平稳，意识状态程度及切口情况；评估头部引流管是否有效通畅，引流液的颜色、性质和量；评估患者疼痛是否缓解，有无出血、癫痫等并发症发生。

六、常见护理诊断

1. 有脑组织灌注无效的危险 与颅内压增高有关。
2. 清理呼吸道无效 与意识水平降低有关。
3. 急性疼痛 与损伤、颅高压、手术切口有关。
4. 潜在并发症 颅内压增高、脑疝、术后血肿复发。
5. 有失用综合征的危险 与颅脑损伤后意识和肢体功能障碍及长期卧床有关。

七、护理目标

（1）患者脑组织灌注正常，未因颅内压增高造成脑组织的进一步损害。
（2）患者呼吸道通畅，呼吸平稳，无误吸发生。
（3）患者能够自述疼痛症状减轻，舒适感增强。
（4）患者未发生并发症或并发症得到及时发现和处理。

（5）患者未出现因活动受限引起的并发症。

八、护理措施

（一）术前准备和非手术患者的护理

1. 病情观察 观察患者的意识状态、瞳孔的大小及对光反射情况，动态监测患者生命体征变化，监测时为避免患者躁动影响准确性，应先测量呼吸，再测量脉搏，最后测量血压。注意观察神经系统、运动系统症状是否有变化。对于脑脊液漏的患者，要严密观察，做好健康指导，防止逆行感染。

2. 保持呼吸道通畅 保持呼吸道通畅是抢救的首要措施。深昏迷患者放置口咽通气管。必要时应用气管插管，进行辅助呼吸，依据血气分析调整呼吸机参数。及时清除分泌物、呕吐物，保持呼吸道通畅。

3. 保持正确体位 抬高床头15°~30°的斜坡卧位，以利于静脉回流，减轻脑水肿。深昏迷患者取侧卧位或侧俯卧位，以便口腔分泌物的排出，防止误吸。保持头和脊柱在同一条直线上，忌头部过伸或者过屈。搬动患者时动作必须轻稳，避免头颈部扭转或受震动。

4. 防治脑水肿 遵医嘱正确应用脱水剂降低颅内压。限制水分的摄入，保持颅内压在正常范围。

5. 术前准备 术前应协助患者做好各种检查，了解身体状况。进行术区备皮，并涂擦体积分数为75%的乙醇消毒。

（二）术后护理

1. 体位 全麻术后未清醒的患者，应采取平卧位头偏向一侧；意识清醒血压平稳后，应取头高足低斜坡卧位。

2. 营养与饮食 患者术后病情平稳，一日后便可进流质饮食，第二、三日进半流质饮食，以后逐步过渡到普食。不能自主进食、有吞咽障碍或长期昏迷的患者，可采取鼻饲营养。

3. 缓解疼痛 术后脑水肿期患者会出现头痛，可应用脱水剂降低颅压达到止痛的目的。如果是血性脑脊液刺激脑膜所致头痛，应引流血性脑脊液。切口疼痛的患者可应用一般止痛剂，但禁用吗啡及哌替啶。

4. 术后并发症的观察与护理

（1）感染：常见的有切口感染、脑膜炎及肺部感染。切口感染多发生于术后3~5 d，患者感觉切口疼痛，局部表现红、肿、压痛并有脓性分泌物产生。脑膜炎则继发于开放性颅脑损伤，或因感染伴脑脊液漏而致颅内感染，多发生于术后3~4 d，外科热消退后患者再次出现高热或术后体温持续升高，同时伴有颅高压的表现，甚至出现谵妄和抽搐，脑膜刺激征阳性。肺部感染一般在术后1周左右，常为意识不清、全身功能较差的患者。因此，护理患者时要注意隔离、降温，保持呼吸道通畅，并加强营养及基础护理。

（2）出血：是手术后最严重的并发症，多发生于术后24~48 h，如未能及时发现并处理，极易导致脑疝。

（3）尿崩症：多发生于蝶鞍区附近术后，表现为口渴、多饮、多尿，一般尿量在4 000 mL/d，尿比重在1.005以下。应准确记录出入量，必要时记录每小时尿量，同时监测患者的水、电解质及酸碱平衡情况。

（4）上消化道出血：下丘脑及脑干手术可引起胃内应激性溃疡，患者除呕吐大量咖啡色胃内容物外，还伴有呃逆、腹胀和黑便，甚至休克。呕吐量多时，应立即为患者安置胃管，进行胃肠减压护理，抽净胃内容物后少量冰盐水洗胃，也可注入止血药物。

（5）癫痫发作：好发于脑水肿高峰期或术后脑组织缺氧及皮质运动区受到激惹所致。当脑水肿消除，脑血循环得到改善后，癫痫可自愈。对大脑皮质区及附近的手术，术后应常规使用抗癫痫药物预防。癫痫患者应注意休息，避免激动，发作后及时吸氧，按医嘱定时、定量服药，注意安全，防止外伤。

（6）中枢性高热：多由丘脑、脑干及颈髓病变或损伤引起，因体温调节功能紊乱导致，表现为高热，偶有体温不升。中枢性高热多于术后48 h内出现，常伴意识障碍、瞳孔缩小、脉速、呼吸急促等自主神经功能紊乱症状。物理降温对中枢性高热效果不佳，需采用低温冬眠疗法。

（三）健康指导

1. 心理指导　颅脑损伤的高致残率给患者及家属带来沉重的负担。患者及家属经常对脑损伤的恢复存在忧虑心理，担心预后和生活质量。应鼓励患者及家属说出内心的焦虑和恐惧，帮助其接受疾病带来的改变，协助其制订恢复计划，积极学习康复的知识和技能。

2. 康复训练　患者颅脑外伤后可有语言、认知、运动等神经功能障碍的后遗症，在伤后1~2年内有部分恢复的可能，应提高患者及家属的信心，鼓励其应用各种运动疗法、理疗、作业疗法、言语治疗、心理治疗等方法进行康复训练，旨在改善脑损伤患者的各种功能障碍，提高其生活质量，最终帮助患者回归社会。

3. 避免危险因素　外伤性癫痫患者应定期服用抗癫痫药物，不可随意停用，注意休息，保持情绪稳定，避免高空作业、驾驶、游泳等活动。颅骨缺损者注意保护骨窗部位，外出戴防护帽，尽量少去公共场所。

（卢　红）

思考与练习

1. 急性硬脑膜外血肿患者意识障碍的典型表现是　　　　　　　　　　　　（　　）

A. 短暂昏迷 　　　　　　　　　　　B. 中间清醒期

C. 持续昏迷 　　　　　　　　　　　D. 昏迷程度时重时轻

E. 昏迷进行性加重

2. 不符合脑震荡的表现是　　　　　　　　　　　　　　　　　　　　　　（　　）

A. 逆行性健忘 　　　　　　　　　　B. 颅内压增高

C. 意识障碍不超过30 min 　　　　　D. 神经系统检查无异常

E. 脑脊液检查无异常

3. 颅底骨折脑脊液耳漏时下列处理错误的是　　　　　　　　　　　　　　（　　）

A. 应用抗生素 　　　　　　　　　　B. 应用止血剂

C. 抬高床头 　　　　　　　　　　　D. 用酒精棉签清除外耳道污垢

E．用消毒棉球填塞外耳道

4．重症颅脑损伤患者如果没有休克，应取哪种卧位 （ ）

A．头高卧位，将床头抬高30～45 cm   B．头高卧位，头抬高15°～30°

C．平卧位   D．仰卧位

E．头低脚高位

5．某男性，18岁，从墙上掉下，后枕部着地后，有意识障碍约15 min，并有呕吐，清醒后有逆行性遗忘。此患者可能的诊断是 （ ）

A．脑挫伤   B．脑震荡

C．脑干损伤   D．颅内血肿

E．脑水肿

6．某男性，40岁，被重物击中头部，倒地昏迷。治疗过程中，为及时发现颅内病变发展变化，最主要的观察指标是 （ ）

A．意识状态   B．生命体征

C．瞳孔   D．尿量

E．神经系统体征

项目十五 颅脑疾病患者的护理

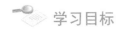 学习目标

知识目标

1. 掌握脑血管疾病、脑脓肿、颅内与椎管内肿瘤、先天性脑积水的临床表现、治疗原则及护理措施。
2. 了解颅内肿瘤的分类，脑脓肿、颅内动脉瘤和先天性脑积水的护理诊断。

技能目标

能运用护理程序为颅脑疾病患者制订护理计划，提供整体护理。

任务一　颅内血管病变患者的护理

脑血管疾病的发病率和死亡率都较高，存活者中50%～70%遗留残疾，严重威胁人类健康，与恶性肿瘤、冠心病共同成为人类死亡的三大疾病。需要接受外科治疗的脑血管疾病主要有颅内动脉瘤、颅内动静脉畸形和脑卒中等。

一、颅内动脉瘤

颅内动脉瘤是由于颅内动脉血管壁的囊性膨出，多因动脉壁局部薄弱和血流冲击而成，极易破裂出血，主要见于40～60岁人群，在脑血管意外中居第三位，仅次于脑血栓形成和高压性脑出血。

（一）病因

病因尚不十分清楚，主要有先天性缺陷和后天性蜕变之说，后者主要指颅内动脉粥样

硬化和高血压使动脉内弹力板破坏，动脉壁逐渐膨出形成囊状动脉瘤。

（二）临床表现

1. 局灶症状　小的动脉瘤可无症状，较大的动脉瘤可压迫邻近结构出现相应的局灶症状，如动眼神经麻痹，表现为患侧眼睑下垂、瞳孔散大，不能内收和上、下视，直接和间接对光反应消失。

2. 动脉瘤破裂出血症状　多突然发生，部分患者有运动、情绪激动、用力排便、咳嗽等诱因，少部分患者则无明显诱因或在睡眠中发生。一旦破裂出血，血液流至蛛网膜下腔，患者可出现剧烈头痛、呕吐、意识障碍、脑膜刺激征等，严重者可因急性颅内压增高而引发枕骨大孔疝，进而呼吸骤停。蛛网膜下腔内的血液可诱发脑动脉痉挛，发生率为21%～62%，多发生于出血后3～15 d。广泛脑血管痉挛可导致脑梗死，患者出现意识障碍、偏瘫、失语，甚至死亡。

（三）辅助检查

数字减影血管造影是确诊颅内动脉瘤最有效的检查方法，可判断动脉瘤的位置、大小、形态、数目等。头部CT及MRI检查也有利于诊断。

（四）治疗原则

1. 非手术治疗　非手术治疗主要是防止出血或再出血及控制动脉痉挛。控制血压，对症处理，卧床休息，降低颅内压。使用钙拮抗剂预防和治疗脑动脉痉挛。使用氨基己酸抑制纤溶酶的形成，预防再次出血。

2. 手术治疗　开颅夹闭动脉瘤蒂是首选方法。也可采用动脉瘤介入栓塞治疗，具有微创、便捷、相对安全、恢复快等优点。

（五）护理诊断

1. 知识缺乏　缺乏颅内动脉瘤破裂的诱因及防治的相关知识。
2. 潜在并发症　颅内动脉瘤破裂、颅内压增高、脑疝、脑缺血。

（六）护理目标

（1）患者获得颅内动脉瘤破裂的诱因及防治的相关知识。
（2）患者未发生并发症，或并发症及时处理。

（七）护理措施

1. 预防出血或再次出血

（1）卧床休息。抬高床头15°～30°以利于静脉回流，减少活动和不良刺激。保持情绪稳定，保证充足睡眠，预防再出血。

（2）维持正常颅内压。首先要防止颅内压骤降，因颅内压骤降会加大颅内血管壁内外压力差，诱发动脉瘤破裂，应维持在100 mm H_2O左右；脱水治疗时要注意输注速度，不可加压输入；行脑脊液引流者，引流速度不宜过快，脑室引流者，引流瓶位置不可过低；避免便秘、咳嗽、癫痫发作等诱因。

（3）控制血压。血压波动可引起动脉瘤破裂，应避免引起血压骤降的因素，血压升高时，注意遵医嘱应用降压药物，使血压平稳下降，避免血压过低而造成脑缺血。

2. 术前护理 行开颅手术者应头部备皮，行介入栓塞治疗者应双侧腹股沟区备皮。Willis 环部位发生动脉瘤破裂的患者，术前应练习颈动脉压迫试验，以建立侧支循环。

3. 术后护理

（1）体位：意识清醒后抬高床头 15°~30°，以利于静脉回流，避免压迫手术切口，介入栓塞治疗患者要绝对卧床休息 24 h，术侧下肢制动 8~12 h。搬动患者时要注意防止头颈部过度扭曲或震动。

（2）一般护理：严密观察生命体征、意识、瞳孔对光反射、肢体活动、伤口及引流液等变化，注意有无颅内压升高或再出血征象；保持呼吸道通畅，吸氧；及时应用抗癫痫药物和抗生素；术后当日禁食水，次日给予流质或半流质饮食，昏迷不能进食者采用鼻饲提供营养支持。

（3）术后并发症的预防及护理。

①脑血管痉挛：由于手术刺激脑血管，易诱发脑血管痉挛，表现为一过性神经功能障碍，如短暂的意识障碍、头痛、肢体麻木或瘫痪、失语等。早期发现和处理，可避免导致脑缺血造成不可逆的神经功能障碍。常用药物为尼莫地平。

②脑梗死：由术后形成血栓或血栓栓塞引起，患者出现一侧肢体无力、偏瘫、失语甚至意识障碍时，应考虑有脑梗死的可能。遵医嘱扩血管、扩容、溶栓治疗，并保持患者绝对卧床休息。

③穿刺点局部血肿：介入栓塞治疗术后 6 h 可发生穿刺点出血。患者动脉硬化、血管弹性差，或术中肝素过量、凝血机制障碍，或术后患者肢体活动频繁局部压迫不够均可导致。穿刺点应加压包扎，并用沙袋压迫止血 8~10 h，绝对卧床 24 h。

（4）健康指导。

①告知颅内动脉瘤破裂的相关知识：避免情绪激动和剧烈运动。控制血压于稳定状态，避免血压大幅波动造成动脉瘤破裂；保持大便通畅，必要时使用缓泻剂；注意安全，尽量不要单独外出活动或反锁门洗澡，以免发生意外时影响抢救。

②疾病知识指导：动脉瘤栓塞治疗后，要定期复查脑血管造影。如有动脉瘤破裂出血表现，如头痛、呕吐、意识障碍、偏瘫时要及时诊治。

二、脑卒中

脑卒中是脑血管疾病急性发作，造成脑的供应动脉狭窄或闭塞以及非外伤性的脑实质性出血，并出现相应临床症状和体征。包括缺血性脑卒中及出血性脑卒中，前者的发病率高于后者。部分脑卒中患者需要外科治疗。

（一）病因

1. 缺血性脑卒中 发病率占脑卒中的 60%~70%，多见于 40 岁以上人群。主要原因是在动脉粥样硬化基础上形成血栓或脑血管痉挛，导致脑的供应动脉狭窄或闭塞，某些使血流缓慢和血压下降的因素是本病的诱因，故患者常在睡眠中发病。

2. 出血性脑卒中 多发生于 50 岁以上的高血压动脉硬化患者，男性较多见，是高血压病死亡的主要原因，常因剧烈活动或情绪激动导致血压突然升高而诱发。出血是由于粟粒状微动脉瘤破裂所致。

（二）临床表现

1. 缺血性脑卒中　依据脑动脉狭窄和闭塞后神经功能障碍的轻重和症状的持续时间，可分为以下三种类型。

（1）短暂性脑缺血发作：患者出现突发的单侧肢体麻木、无力、一过性黑蒙及失语等大脑半球供血不足的表现，或眩晕、步态不稳、复视、耳鸣及猝倒为特征的椎基底动脉供血不足表现，持续时间不超过24 h。症状可反复发作，自行缓解，大多不留后遗症。

（2）可逆性缺血性神经功能障碍：发病与短暂性脑缺血发作相似，但神经功能障碍的持续时间可超过24 h，甚至达数日，也可完全恢复。

（3）完全性脑卒中：症状较上述两类严重，常有意识障碍，神经功能障碍长期不能恢复。

2. 出血性脑卒中　患者突然出现意识障碍和偏瘫，重症者可出现昏迷、去皮质强直、完全性瘫痪和生命体征紊乱。

（三）辅助检查

主要为影像学检查。脑血管造影可发现缺血性脑卒中的病变部位、性质、范围及程度；急性脑缺血性发作24～48 h后，头部CT显示缺血病灶；MRI可提示动脉系统狭窄和闭塞；颈动脉B超检查和经颅多普勒超声探测亦有助于诊断。对于急性脑出血应首选CT检查。

（四）治疗原则

1. 缺血性脑卒中　首先考虑非手术治疗，包括卧床休息、扩张血管、抗凝、血液稀释疗法及扩容治疗等。脑动脉完全闭塞的患者，应在24 h内考虑手术治疗。为改善病变区的血供情况，可采取颈动脉内膜切除术、颅外—颅内动脉吻合术等。

2. 出血性脑卒中　若绝对卧床休息、脱水、止血、降颅压等治疗后，病情仍继续加重，则应考虑手术治疗，可采取开颅血肿清除或锥颅穿刺血肿抽吸加尿激酶溶解引流术。但对于脑出血破入脑室及内侧型脑内血肿患者，手术效果不佳；如病情过重、年龄过大或有重要脏器功能不全者不宜手术治疗。

（五）常见护理诊断

1. 躯体活动障碍　与脑组织缺血或脑出血有关。
2. 急性疼痛　与开颅手术有关。
3. 潜在并发症　脑脊液漏、颅内压增高及脑疝、感染、颅内出血、中枢性高热、癫痫发作等。

（六）护理目标

（1）患者肢体活动能力好转或恢复，生理需求能够得到满足。
（2）患者能够自述疼痛减轻或消失，舒适感增强。
（3）患者未发生并发症，或出现并发症时能及时发现及处理。

（七）护理措施

1. 术前护理 手术治疗除常规术前处置外，还应严格控制患者血压，减轻脑水肿，降低颅内压和促进脑功能恢复等；对进行溶栓、抗凝治疗的患者要注意观察用药效果及有无不良反应发生。

2. 术后护理

（1）加强生活护理，防止意外发生。吞咽困难者，应防止进食时误入气管导致肺部感染或不慎咬伤舌头，注意做好口腔护理；肢体无力或偏瘫者，需要加强生活照料，防止压疮，并积极进行康复训练，还应防止坠床或跌倒及碰伤；语言障碍者，要对患者采取积极的沟通方式，了解患者的需求，给予满足。

（2）有效缓解疼痛。术后患者若主诉头痛，应了解头痛的性质和程度，分析原因，对症处理和护理。

①切口疼痛：多发生于术后24 h内，给予一般止痛剂即可缓解，无须特殊处理。

②颅内压增高引起的头痛：多发生在术后2~4 d脑水肿高峰期，常为搏动性头痛，严重时常伴有烦躁不安、呕吐等症状，可应用脱水剂、激素治疗以降低颅内压，头痛方能缓解。

③术后血性脑脊液刺激脑膜引起的头痛：须于术后早期行腰椎穿刺引流血性脑脊液，不仅可以减轻脑膜刺激症状，还可降低颅内压，至脑脊液逐渐转清，头痛自行消失。但颅内压增高者禁忌。

（3）并发症的观察和护理。

①脑脊液漏：注意观察切口敷料是否完整，有无渗出；观察引流情况。一旦发现脑脊液漏，应及时通知医生妥善处理。为防止颅内感染，使用无菌绷带包扎头部；枕上垫无菌治疗巾并定时更换，观察有无浸湿，并在敷料上标记浸湿范围，估计渗出量。患者取半卧位，抬高头部以减少漏液。

②颅内压增高、脑疝：颅脑手术后均有脑水肿反应，故应适当控制输液量，维持水、电解质平衡；观察生命体征、意识状态、瞳孔、肢体活动状况等。注意有无颅内压增高症状；保持大便通畅，避免用力咳嗽、躁动等引起颅内压增高的因素。

③出血：颅内出血是颅脑手术后最危险的并发症，患者往往先有意识改变，表现为意识清醒后又逐渐嗜睡、反应迟钝甚至昏迷，多发生在术后24~48 h。大脑半球手术后出血常有幕上血肿表现，或出现颞叶沟回疝征象；颅后窝手术后出血具有幕下血肿特点，常有呼吸抑制甚至枕骨大孔疝表现；术后脑室内出血可出现高热、抽搐、昏迷及生命体征紊乱。术后出血的主要原因是术中止血不彻底或电凝止血痂脱落；患者躁动不安、用力挣扎、呼吸道不畅、二氧化碳蓄积等引起颅内压骤然增高也可造成再次出血。故术后应严密观察，避免导致颅内压增高的因素；一旦发现患者有颅内出血征象，应及时报告医生，并做好再次手术止血的准备。

④感染：常见的有切口感染、脑膜脑炎及肺部感染。切口感染多发生于术后3~5 d，表现为切口疼痛缓解后再次疼痛，局部有明显的红肿、压痛及皮下积液，严重的切口感染可波及骨膜，甚至发生颅骨骨髓炎和脑膜脑炎；脑膜脑炎常继发于开放性颅脑损伤后或因切口感染伴脑脊液外漏而导致颅内感染，表现为术后3~4 d外科热消退之后再次出现高热，或术后体温持续升高，伴有头痛、呕吐、意识障碍，甚至出现谵妄和抽搐，脑膜刺激征阳

性。腰椎穿刺见脑脊液混浊、脓性,白细胞计数增加;肺部感染发生于术后1周左右,全身状况差的患者,若未能及时控制,可因高热及呼吸功能障碍导致或加重脑水肿而发生脑疝。预防颅脑手术后感染的主要护理措施有常规使用抗生素,严格无菌操作,加强营养及基础护理。

⑤中枢性高热:下丘脑、脑干及上颈髓病变和损害可导致体温中枢调节功能紊乱,以高热多见,偶有体温过低者。中枢性高热多出现于术后12~48 h,体温可达40 ℃以上,常同时伴有意识障碍、脉搏快速、呼吸急促、瞳孔缩小等自主神经功能紊乱症状。一般物理降温效果差,需及时采用冬眠低温疗法。

⑥癫痫发作:术后2~4 d脑水肿高峰期好发,由于术后脑组织缺氧及皮质运动区受激惹所致。当脑水肿消退、脑循环改善后,癫痫常可自愈。对拟作皮质运动区及其附近区域手术的患者,术前常规给予抗癫痫药物以预防。癫痫发作时,应及时给予抗癫痫药物控制;给予患者吸氧,卧床休息,避免情绪激动,保证睡眠,避免意外伤害;观察发作时表现并详细记录。

3. 健康指导

(1)加强功能锻炼:康复训练应在病情稳定后早期开始,包括肢体的被动及主动练习及语言记忆功能;指导患者翻身、起坐、穿衣、行走及上下轮椅等自我护理方法,加强练习,尽早回归社会。

(2)避免危险因素:出血性脑卒中患者有再出血的危险,患者应避免诱发再出血的因素。高血压患者应保持情绪稳定,注意气候变化,规律服药,将血压控制在正常水平,切忌血压忽高忽低,一旦发现异常应及时就诊。

(卢　红)

任务二　颅内和椎管内肿瘤患者的护理

一、颅内肿瘤

颅内肿瘤包括原发性和继发性两大类。原发性颅内肿瘤起源于脑组织、脑膜、脑垂体、血管及残余胚胎组织等,继发性颅内肿瘤系身体其他部位恶性肿瘤的转移性病变。颅内肿瘤可发生于任何年龄,以20~50岁为多见,大脑半球最好发,其次为鞍区、小脑脑桥角、小脑、脑室及脑干。

(一)分类

1. 原发性肿瘤

(1)神经胶质瘤:来源于神经上皮,多为恶性,占颅内肿瘤的40%~50%。其中,多形性胶质母细胞瘤恶性程度最高,病情进展快,对放、化疗均不敏感;髓母细胞瘤也为高度恶性,好发于2~10岁儿童,多位于后颅窝中线部位,可占据第四脑室、阻塞导水管而引发脑积水,对放射治疗敏感;少突胶质细胞瘤占胶质瘤的7%,生长较慢,分界较清,可行手术切除,但术后往往复发,术后需放疗及化疗;室管膜瘤约占12%,肿瘤与周围组织分界清楚，术后需放疗和化疗；星形细胞瘤在胶质瘤中最为常见，约占40%，恶性程度较低，生长缓慢，呈实质性者与周围组织分界不清，常不能彻底切除，术后易复发，囊性者常分界清楚，若切除彻底有望根治。

（2）脑膜瘤：约占颅内肿瘤的20%，生长缓慢，良性居多，多位于大脑半球矢状窦旁，邻近的颅骨有增生或被侵蚀的迹象。包膜完整，彻底切除可预防复发。

（3）垂体腺瘤：来源于腺垂体，为良性，根据细胞的分泌功能不同，可分为生长激素腺瘤（GH瘤）、催乳素腺瘤（PRL瘤）、促肾上腺皮质激素腺瘤（ACTH瘤）及混合性腺瘤。GH瘤在青春期前发病者为巨人症，成年后发病为肢端肥大症。PRL瘤女性主要表现为闭经、泌乳、不育等，男性表现为性欲减退、阳痿、体质量增加、毛发稀少等。ACTH瘤主要表现为库欣综合征，如满月脸、水牛背、腹壁及大腿皮肤紫纹、肥胖、高血压及性功能减退等。首选的治疗方法为手术切除。若瘤体较小可经蝶窦在显微镜下手术，瘤体较大则需开颅手术，术后行放疗。

（4）听神经瘤：是发生于第Ⅷ脑神经前庭支、位于小脑脑桥角内的良性肿瘤，约占颅内肿瘤的10%。可出现患侧神经性耳聋、耳鸣、前庭功能障碍、同侧三叉神经及面神经受累和小脑功能受损症状。治疗以手术切除为主，肿瘤直径小于3 cm者可用伽马刀治疗。

（5）颅咽管瘤：先天性颅内良性肿瘤，大多为囊性，多位于鞍上区，约占颅内肿瘤的5%，多见于儿童及青少年，男性多于女性，主要表现为视力障碍、视野缺损、尿崩、肥胖和发育迟缓等，以手术切除为主。

2. **转移性肿瘤**　转移性肿瘤多来自肺、甲状腺、乳腺、消化道等部位的恶性肿瘤，大多位于幕上的脑组织内，男性多于女性，可单发或多发。有时脑部症状出现在先，原发灶反而难以发现。

（二）临床表现

1. **颅内压增高**　多数患者会出现颅内压增高症状和体征，通常呈慢性、进行性加重过程，若未能及时治疗，重者可引起脑疝，轻者可引发视神经萎缩，约80%的患者可发生视力减退。

2. **局灶症状与体征**　随不同部位的肿瘤对脑组织造成的刺激、压迫和破坏而出现的局部神经功能紊乱各异，如癫痫发作、意识障碍、进行性感觉障碍或运动障碍、语言障碍及共济失调等。脑干部位肿瘤出现局部症状较早，而颅内压增高症状出现较晚。

（三）辅助检查

CT或MRI为首选方法，两者结合可明确诊断，确定肿瘤位置、大小及瘤周围组织情况。垂体腺瘤还应结合血清内分泌激素的检测以确诊。

（四）治疗原则

1. **降低颅内压**　以缓解症状，争取治疗时间。脱水、激素、冬眠低温和脑脊液外引流等为常用治疗方法。

2. **手术治疗**　手术治疗是最直接、有效的方法，包括切除肿瘤、内减压术、外减压术和脑脊液分流术等，以降低颅内压。

3. **放射治疗**　放射治疗适用于肿瘤位于重要功能区或部位深不宜手术、患者全身情况差不允许手术及对放射治疗较敏感的颅内肿瘤等。

4. 化学治疗　化学治疗逐渐成为重要的综合治疗手段之一。但在化疗过程中需防止颅内压升高、肿瘤坏死出血及其他不良反应。

5. 其他治疗　如免疫治疗、中医药治疗、基因治疗等。

（五）常见护理诊断

1. 自理缺陷　与肿瘤压迫导致肢体瘫痪以及开颅手术有关。

2. 潜在并发症　颅内压增高、脑疝、脑脊液漏、尿崩症。

（六）护理目标

（1）患者生活能够自理。

（2）患者未发生并发症，或并发症及时处理。

（七）护理措施

1. 加强生活护理

（1）口腔和鼻腔的清洁：经口鼻蝶窦入路手术的患者，术前需剃胡须、剪鼻毛，术后注意口腔护理。

（2）体位：幕上开颅术后患者应健侧卧位，避免切口受压。幕下开颅术后早期宜去枕侧卧或侧俯卧位；经口鼻蝶窦入路术后取半卧位，以利伤口的引流。后组脑神经受损、吞咽功能障碍者只能取侧卧位，以免口咽分泌物误入气管。体积较大的肿瘤切除后，因颅腔留有较大空隙，24～48 h 内术区应保持高位，以免突然翻动而发生脑和脑干的移位，引起大脑上静脉撕裂、硬脑膜下出血或脑干功能衰竭。

（3）饮食：术后次日可进流食，再由半流食逐渐转为普食。颅后窝手术或听神经瘤手术后，因舌咽、迷走神经功能障碍而发生吞咽困难、饮水呛咳者，应严格禁食、禁饮，采用鼻饲供给营养，待吞咽功能恢复后再逐渐练习进食。

2. 并发症的观察与护理

（1）颅内压增高、脑疝：主要是由于周围脑组织损伤、肿瘤切除后局部血流改变、术中牵拉导致脑水肿。密切观察生命体征、神志、瞳孔、肢体功能等情况。遵医嘱给予脱水药，降低颅内压。

（2）脑脊液漏：注意伤口、鼻、耳等处有无脑脊液漏。经蝶窦手术后避免剧烈咳嗽，以防脑脊液鼻漏。若出现脑脊液漏应及时通知医生，并做好相应护理。

（3）尿崩症：主要发生于鞍上手术后，患者出现多尿、多饮、口渴，每日尿量可大于4 000 mL，尿比重低于1.005。在给予神经垂体后叶素治疗时，必须准确记录出入液量，根据尿量的增减和血清电解质水平调节用药剂量。尿量增多期间，注意补钾，每1 000 mL 尿量应补充1 g 氯化钾。

3. 健康教育

（1）疾病预防：患者要注意适当休息与活动，坚持锻炼，劳逸结合；鼓励患者保持积极乐观的心态，生活自理；合理饮食，多食高热量、高蛋白、富含维生素和纤维素的食物，少食动物脂肪和腌制品；限制烟酒、浓茶、咖啡、辛辣刺激食物。

（2）疾病康复：有神经功能缺损或肢体活动障碍者，应进行辅助治疗，加强肢体功能锻炼与看护，避免意外伤害。

（3）疾病知识：①用药指导：严格遵医嘱服药，不可随意停药或减少药物剂量；②及时就诊：原有症状加重，如头痛、恶心、呕吐、抽搐、不明原因持续高热、肢体乏力、麻木、视力下降时，应及时就诊；③按时复查：术后3~6 mon后应复查CT或MRI。

二、椎管内肿瘤

椎管内肿瘤又称脊髓肿瘤，是指发生于脊髓本身和椎管内与脊髓邻近组织的原发性或转移性肿瘤，发生率仅占颅内肿瘤的1/10。可发生于任何年龄，以20~50岁多见。除脊膜瘤外，男性多于女性。肿瘤发生于胸段者最多，颈、腰段次之。根据肿瘤与脊髓、脊膜的关系，分为髓外硬脊膜下肿瘤、硬脊膜外肿瘤和髓内肿瘤三大类，以髓外硬脊膜下肿瘤最为常见，多为良性。

（一）临床表现

随着肿瘤增大，脊髓和神经根受到进行性压迫和损害，临床表现可分为以下三期。

1. 刺激期　属早期，肿瘤较小。主要表现为神经根痛，疼痛部位固定且沿神经根分布区域扩散，咳嗽、打喷嚏和用力排便时加重，部分患者可出现夜间痛和平卧痛。

2. 脊髓部分受压期　肿瘤增大直接压迫脊髓，可出现脊髓传导束受压症状，表现为受压平面以下肢体的运动和感觉障碍。

3. 脊髓瘫痪期　脊髓功能因肿瘤长期压迫而完全丧失，表现为压迫平面以下的运动、感觉和括约肌功能完全丧失，直至完全瘫痪。

（二）辅助检查

1. 实验室检查　脑脊液检查显示，蛋白质含量增加，在5 g/L以上，但白细胞计数正常，称蛋白细胞分离现象，是诊断椎管内肿瘤的重要依据。

2. 影像学检查　脊髓MRI检查是目前最有价值的辅助检查方法。X线脊柱平片、CT、脊髓造影等检查也可协助诊断。

（三）治疗原则

手术切除是对椎管内肿瘤唯一有效的治疗手段。恶性椎管内肿瘤经手术大部分切除并作充分减压后辅以放疗，可使病情得到一定程度的缓解。

（四）常见护理诊断

1. 急性疼痛　与脊髓肿瘤压迫脊髓、神经有关。
2. 潜在并发症　截瘫。

（五）护理目标

（1）患者疼痛得到缓解，舒适感增强。
（2）患者未发生并发症，或并发症得到及时处理。

（六）护理措施

1. 缓解疼痛　避免加重患者疼痛的因素，如指导患者选取适当体位，减少神经根刺激，以减轻疼痛。遵医嘱适当应用镇痛剂缓解疼痛。

2. 病情观察　注意患者的肢体运动、感觉及括约肌功能状况。对肢体功能障碍患者应注意满足其日常生活的需求。出现截瘫时做好相应护理。

（1）分流系统堵塞：是最常见的并发症，可出现在术后任何时间段，最常见于术后 6 mon。常因脑脊液蛋白含量过高、脑室内出血以及周围组织粘连包裹或挤入引流管等所致。一旦发生阻塞，患者的脑积水症状和体征即会复发。应分析原因，给予相应处理和护理。

（2）感染：可有伤口感染、脑膜炎、腹膜炎、分流管感染等，多发生在分流术后 2 mon内。一旦出现分流管感染，单纯依靠抗生素治疗通常无效，应协助医生取出分流管并提供对应护理。

（3）脑水肿：严密观察患者是否有颅内压增高的表现，发现异常及时报告医生并协助处理。

3. 健康教育　对于先天性脑积水患儿的家长首先要正视现实，加强看护，给予患儿更多的关爱。加强营养支持，以满足患儿生长发育需求。按时进行康复训练，防止肌肉萎缩，提高生活自理能力及社会适应能力。定期复查，及时就诊。

（卢　红）

任务三　脑脓肿患者的护理

脑脓肿是细菌入侵脑组织引起的化脓性炎症，并形成局限性脓肿，可发生于任何年龄，以中青年多见。

一、病因

1. 耳源性脑脓肿　最多见，常继发于慢性中耳炎或乳突炎；大多发生于同侧颞部，部分发生在同侧小脑半球，多为单发脓肿。

2. 血源性脑脓肿　脓毒血症或体内化脓性感染灶的致病菌经血循环进入脑组织，常为多发脓肿。

3. 其他　外伤性、鼻源性和原因不明的隐源性脑脓肿。

二、临床表现

1. 疾病早期　出现急性化脓性感染的局部和全身症状，如高热、乏力、头痛、呕吐及颈项强直。

2. 脓肿形成后　可出现颅内压增高及局部脑组织受压症状，严重者可致脑疝；若脓肿接近脑表面脑室壁且脓腔壁较薄，可因突然溃破导致急性化脓性脑膜炎或脑室炎，患者表现为突发高热、昏迷、全身抽搐、角弓反张，甚至死亡。

三、辅助检查

1. 实验室检查　血常规检查显示，白细胞计数及中性粒细胞比例增高。早期，脑脊液检查示白细胞数明显增多，而糖及氯化物含量可在正常范围或降低；脓肿形成后，白细胞数可正常或略增高，脑脊液压力显著增高，蛋白含量增高，糖及氯化物含量正常；若脓肿溃破，脑脊液白细胞数增多，甚至呈脓性。

2. CT 是诊断脑脓肿的首选及重要方法，可以确定脓肿的位置、大小、数目及形态。

四、治疗原则

脑脓肿急性期，在严密观察下可使用高效广谱抗生素控制感染，同时，进行降颅压治疗；脓肿局限、包膜形成后，可行脓肿穿刺术或切除术。对已出现脑疝或全身衰竭且脓肿位于脑深部或功能区的患者，则应紧急行颅骨钻孔穿刺抽脓，病情稳定时，再行脓肿切除。

五、护理诊断

1. 体温过高　与颅内感染有关。
2. 潜在并发症　颅内压增高、脑疝。

六、护理目标

（1）患者体温正常，无高热。
（2）患者未发生并发症，或并发症得到及时处理。

七、护理措施

1. 控制感染，降低体温　遵医嘱给予抗菌药控制感染。若出现高热，及时给予药物或物理降温。

2. 做好脓腔引流的护理　患者应取利于引流的体位，引流瓶（袋）应低于脓腔30 cm。引流管的开口位置应在脓腔中心部位，可根据X线检查结果加以调整。为避免颅内感染扩散，须待术后24 h、创口周围初步形成粘连后方可进行囊内冲洗。先用生理盐水缓慢注入腔内，再轻轻抽出，切忌过分加压，冲洗后注入抗生素，然后夹闭引流管2~4 h。待脓腔闭合后拔管。

3. 降低颅内压　密切观察患者生命体征、意识状态、瞳孔大小及反射、肢体功能等情况。遵医嘱采取降低颅内压的措施。

4. 健康指导　指导患者加强营养，以提高机体免疫力，多食高蛋白、高营养、高维生素、易消化的食物；及时治疗其他部位感染；注意加强锻炼，劳逸结合，增强机体抵抗力。术后患儿应于3~6 mon后复查CT或MRI。

（卢　红）

项目十六　颈部疾病患者的护理

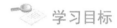 学习目标

知识目标

1．能叙述甲状腺功能亢进的概念。
2．能陈述甲状腺功能亢进患者的护理评估。
3．能陈述颈部常见肿块的主要特点。
4．能举例说明甲状腺功能亢进患者的主要护理问题。
5．能说明甲状腺功能亢进患者的治疗原则。
6．能陈述甲状腺腺瘤与甲状腺癌的区别。

技能目标

1．能运用护理程序对甲状腺功能亢进患者实施整体护理。
2．能为甲状腺功能亢进患者提供健康教育。

任务一　熟悉甲状腺的解剖生理

一、解剖结构

甲状腺分左、右两叶，位于甲状软骨下方、气管两侧，呈"H"形，中间以峡部连接，其位置一般在第二和第三气管软骨环之前。峡部有时向上伸出一锥体叶，为甲状腺舌管的残余物，长者可与舌骨相连。甲状腺由两层被膜包裹：内层被膜很薄，紧贴着甲状腺，称为甲状腺固有被膜；外层被膜较厚，与内层被膜借疏松结缔组织相连，称为甲状腺外科被膜。甲状腺借外层被膜固定于气管和环状软骨上，还借左、右两叶上极内侧的悬韧带悬吊

于环状软骨上。因此，做吞咽动作时，甲状腺亦随之上、下移动。在甲状腺两层被膜之间、甲状腺两叶的背面，附着4个甲状旁腺。

甲状腺的血液供应非常丰富，主要来自于两侧的甲状腺上动脉和甲状腺下动脉。甲状腺上动脉是颈外动脉的分支，甲状腺下动脉起自锁骨下动脉。甲状腺上、下动脉的分支不但在一侧相互有吻合，且与对侧分支间有广泛的沟通，故在施行甲状腺大部切除术时，结扎甲状腺上、下动脉，甲状腺残留部分及甲状旁腺仍有足够的血液供应。甲状腺的静脉主要有甲状腺上、中、下静脉干，甲状腺上、中静脉干汇入颈内静脉，甲状腺下静脉干在气管前汇入头臂静脉。甲状腺的淋巴汇合流入沿颈内静脉排列的颈深淋巴结。

声带的运动由起自迷走神经的喉返神经支配，喉返神经交错于甲状腺下动脉的分支之间。喉上神经亦起自迷走神经，分为两支：内支为感觉支，分布在喉黏膜上；外支为运动支，与甲状腺上动脉贴近，支配环甲肌，使声带紧张。

二、甲状腺的生理功能

甲状腺有合成、贮存和分泌甲状腺素的功能。甲状腺素由食物中摄入的无机碘化物与酪氨酸经过氧化物酶、碘化酶催化合成，主要包括三碘甲状腺原氨酸（T_3）和四碘甲状腺原氨酸（T_4）。甲状腺素与甲状腺球蛋白结合，贮存于甲状腺滤泡内。血液甲状腺激素99.5%以上与血清蛋白结合，其中90%为T_4，10%为T_3。虽然T_3的量较T_4少很多，但T_3与甲状腺球蛋白结合较松，易于分离，且其活性较强，因而其生理作用比T_4高4~5倍。甲状腺素主要参与人体能量代谢和物质代谢，作用包括促进蛋白质、脂肪和碳水化合物的分解，促进人体的生长发育和组织分化，影响体内水和电解质的代谢等。

甲状腺功能的主要调节机制包括下丘脑—垂体—甲状腺轴控制系统和甲状腺腺体内的自身调节系统。当人体由于内在活动或外部环境发生变化，甲状腺素的需要量增加时或甲状腺素的合成发生障碍时，血中甲状腺素的浓度下降，即可刺激垂体引起促甲状腺激素（TSH）的分泌增加（反馈作用），而使甲状腺合成和分泌甲状腺素的过程加快。当血中甲状腺素的浓度增加到一定程度后，它又可反过来抑制TSH的分泌（负反馈作用），使甲状腺合成、分泌甲状腺素的速度减慢。通过这种反馈和负反馈作用，维持着人体内在活动的动态平衡。

（朱彦平）

任务二 甲状腺疾病患者的护理

一、甲状腺功能亢进

甲状腺功能亢进（hyperthyroidism，简称甲亢），是由于各种原因引起循环中甲状腺素分泌过多，出现以全身代谢亢进为主要特征的疾病总称。女性患者较男性患者多，男女之比约为1：4。

（一）分类与病因

1. 分类

（1）原发性甲亢：最常见，甲状腺的肿大和功能亢进症状同时出现。患者年龄多在20～40岁。腺体多呈弥漫性肿大，两侧对称，常伴有眼球突出，故又称"突眼性甲状腺肿"。

（2）继发性甲亢：较少见，由结节性甲状腺肿转变而来，在多年结节性甲状腺肿基础上，逐渐出现功能亢进症状。发病年龄多在40岁以上。腺体呈结节状肿大，两侧多不对称，无眼球突出，容易发生心肌损害。

（3）高功能腺瘤：少见，甲状腺内有单个的自主性高功能结节，结节周围的甲状腺组织呈萎缩改变。患者无眼球突出。

2. 病因　迄今尚未完全明了。目前，多数学者认为原发性甲亢是一种自身免疫性疾病。原发性甲亢患者血中有两类刺激甲状腺的自身抗体，即长效甲状腺激素和甲状腺刺激免疫球蛋白，两类物质都属于G类免疫球蛋白，来源于患者的淋巴细胞，都能抑制TSH，而与TSH受体结合，导致甲状腺分泌大量甲状腺素。继发性甲亢和高功能腺瘤可能与结节本身自主性分泌紊乱有关。

（二）临床表现

轻重不一，典型表现有甲状腺激素分泌过多症候群、甲状腺肿大和突眼征三大主要症状。

1. 甲状腺激素分泌过多症候群

（1）高代谢表现：患者易疲乏、无力、消瘦，怕热多汗、皮肤常较温暖湿润、有低热等现象。

（2）神经系统：患者常有多语、性情急躁、容易激动、失眠、双手常有细速颤动等表现。

（3）心血管系统：患者出现心悸、脉搏快而有力（脉率常在100次/min以上，休息及睡眠时仍快）、脉压增大。脉率增快及脉压增大常可作为判断病情程度和治疗效果的重要标志。当左心逐渐扩张、肥大，心脏听诊可闻及收缩期杂音，严重者出现心律失常、心力衰竭的表现。

（4）其他症状：患者可出现食欲亢进却体质量减轻、肠蠕动加强、腹泻、骨质疏松、女性月经失调、男性阳痿等。少数患者伴有局限性胫前黏液性水肿。

2. 甲状腺肿大　多为弥漫性肿大，两侧对称，质软，无触痛，一般不引起压迫症状。由于腺体的血管扩张和血流加速，甲状腺扪诊可触及明显震颤感，听诊可闻及血管杂音，尤其在甲状腺上动脉进入上极处更为明显。

3. 突眼征　典型者为双侧眼球突出、眼裂增宽。严重者上下眼睑闭合困难，甚至不能盖住角膜；凝视时瞬目减少，眼向下看时上眼睑不随眼球下闭，两眼内聚能力差等。但突眼的严重程度与甲亢的严重程度并无关系。

（三）辅助检查

1. 基础代谢率（BMR）测定　用基础代谢率测定器测定，较可靠。临床上常根据脉压和脉率计算。常用的计算公式为：BMR（%）=（脉率+脉压）-111。基础代谢率须在清晨未起床、空腹、完全安静状态下测定。基础代谢率增高程度与临床症状的严重程度平行，正常值为±10%，轻度甲亢为+20%~+30%，中度甲亢为+30%~+60%，重度甲亢为+60%以上。

2. 甲状腺摄^{131}I率测定　正常甲状腺24 h内摄取的^{131}I量为人体总量的30%~40%，其他的60%~70%在48 h经尿排出。如果2 h内甲状腺摄取^{131}I量超过人体总量的25%，或24 h内超过人体总量的50%，且吸收^{131}I高峰提前出现，均可提示有甲亢，但不能反映甲亢的严重程度。

3. 血清T_3和T_4含量测定　甲亢发生的早期，血清T_3上升较早而快，约高于正常值的4倍；T_4则较缓，仅高于正常值的2.5倍，故T_3测定对甲亢的诊断具有较高的敏感性。促甲状腺激素释放激素（TRH）兴奋试验可在诊断甲亢困难时应用。若静脉注射TRH后，TSH不增高（阴性），则更有诊断意义。

（四）治疗原则

目前，普遍采用抗甲状腺药物治疗、放射性碘治疗和手术治疗三种治疗方法。其中，甲状腺大部切除术对中度以上的甲亢仍是目前最常用且有效的疗法，主要缺点是部分患者术后易复发，少数患者术后发生甲状腺功能减退。

（1）手术适应证：①中度以上的原发性甲亢；②继发性甲亢或高功能腺瘤；③腺体较大伴有压迫症状，或胸骨后甲状腺肿等类型的甲亢；④抗甲状腺药物或放射碘治疗后复发者，或坚持长期用药有困难者。另外，妊娠早、中期的甲亢患者凡具有上述指征者仍应考虑手术治疗。

（2）手术禁忌证：①青少年患者；②症状较轻者；③老年患者或有严重器质性疾病不能耐受手术治疗者。

（五）护理评估

1. 术前评估

（1）健康史：了解患者的发病情况、病程长短；既往有无结节性甲状腺肿大、甲状腺腺瘤或伴有其他自身免疫性疾病病史；有无甲状腺疾病家族史；近期有无精神刺激、劳累、创伤或感染等应激因素；患病后做过何种检查，采取过何种治疗、效果如何，有无手术史。

（2）身体状况：

①全身：了解患者有无性情急躁、多语、激动失眠、两手颤动、怕热多汗、食欲亢进、体质量下降等症状，有无心悸、大便次数增多、肌肉软弱无力、骨质疏松、月经失调等表现。

②局部：甲状腺有无弥漫性、对称性肿块，肿块的大小、形状、质地、活动度，有无触痛、震颤及血管杂音，有无眼球突出、眼裂增宽等。

③辅助检查：了解患者基础代谢率、甲状腺摄^{131}I率、血清T_3和T_4含量、B超等检查结果。

（3）心理—社会状况：了解患者有无人际关系恶化，有无疾病造成的自我形象紊乱；评估患者及家属对甲亢的治疗方案及预后的了解程度、对手术治疗的接受程度、家庭经济承受能力等。

2. 术后评估

（1）术中情况：了解患者采取的麻醉方式与效果，手术方法及病灶处理情况，术中出血与输血、补液等情况。

（2）术后情况：评估患者的神志、生命体征及切口情况；评估切口敷料及引流情况；了解患者是否出现术后常见并发症，有无呼吸困难或窒息、喉返神经损伤、喉上神经损伤、甲状旁腺损伤、甲状腺危象等。

（六）常见护理诊断

1. 营养失调：低于机体需要量　与甲亢导致代谢需求量显著增高有关。

2. 体像紊乱　与甲状腺肿大使颈部增粗、突眼或手术引起瘢痕有关。

3. 清理呼吸道无效　与咽喉部及气管受刺激、分泌物增多及伤口疼痛有关。

4. 潜在并发症　呼吸困难或窒息、喉返神经损伤、喉上神经损伤、甲状旁腺损伤、甲状腺危象等。

（七）护理目标

（1）患者营养状况逐渐改善，体质量得以维持。

（2）患者能接受自我形象的改变。

（3）患者能有效清除呼吸道分泌物，保持呼吸道通畅。

（4）患者未发生并发症，或并发症能被及时发现并处理。

（八）护理措施

1. 术前护理

（1）饮食护理：加强营养支持，给予高蛋白质、高热量、富含维生素的食物，如瘦肉、鸡蛋、牛奶、水果等，保证术前营养。不要进食增加肠蠕动和易导致腹泻的食物（如粗纤维食物）。多饮水，给予足够的液体摄入以补充出汗导致的水分丢失，但有心脏疾病患者不应大量摄入过多液体，以免出现心力衰竭。忌酒、茶、咖啡等对中枢神经有兴奋作用的饮料，不宜进食含碘丰富的食物，如海带、海蜇、紫菜等海产品。

（2）病情观察：监测患者生命体征、体质量、出汗情况、皮肤状况，注意甲状腺肿大和眼球有无变化；准确记录每日出入液量及大便次数，观察有无脱水症状。

（3）配合术前检查：除常规检查外，还应做好颈部摄片、心电图检查、喉镜检查、测定基础代谢率等。

（4）用药护理：药物降低基础代谢率是甲亢患者手术准备的重要环节。常有以下几种方法。

①单用碘剂：常用的碘剂是复方碘化钾溶液，3次/d，口服，第1日每次3滴，以后逐日每次增加1滴至每次16滴为止，然后维持此剂量至手术。服用碘剂2～3周后甲亢症状得到基本控制，表现为患者情绪稳定，睡眠好转，体质量增加，脉率稳定在90次/min以下，脉压恢复正常，基础代谢率+20%以下，手术时机成熟，便可进行手术。碘剂的作用是：抑制蛋白水解酶，减少甲状腺球蛋白的分解，从而抑制甲状腺素的释放，预防术后甲状腺危象的发生；碘剂还能减少甲状腺的血流量，减少腺体充血，使腺体缩小变硬，有利于手术。服用碘剂时要注意：凡不准备施行手术治疗者，不能服用碘剂；为减少对口腔和胃黏膜的

刺激，应把碘剂滴在饼干或面包等食物上，一并服下。

②硫脲类药物加用碘剂：可先服用硫脲类药物（丙硫氧嘧啶、甲巯咪唑），待甲亢症状基本控制后停药，再单独服用碘剂1~2周，然后进行手术。由于硫脲类药物能使甲状腺肿大充血，手术时易发生出血，增加手术困难和风险；而碘剂能减少甲状腺的血流量，减少腺体充血，使腺体缩小变硬，因此，服用硫脲类药物后必须加用碘剂。

③碘剂加用硫脲类药物后再单用碘剂：少数患者服用碘剂2周后症状改善不明显，可加服硫脲类药物，待甲亢症状基本控制后停服硫脲类药物，再继续单独服用碘剂1~2周后手术。

④普萘洛尔：对于常规应用碘剂或合并应用硫脲类药物不能耐受或无效者，有主张单用普萘洛尔或普萘洛尔与碘剂联合应用做术前准备。普萘洛尔的剂量为每6小时口服给药1次，每次20~60 mg，一般服用4~7 d后脉率降至正常水平，即可实施手术。术前1~2 h需再服用1次，术后继续口服4~7 d。服药期间严密观察药物的反应与效果。

（5）环境准备：病室保持安静、室温稍低、色调和谐，必要时可给患者提供单人病房。尽量限制访客，避免过多外来不良刺激。患者的盖被不宜太厚，衣服应轻便宽松，定期沐浴，勤更换内衣。适当卧床休息，以免体力消耗。

（6）心理护理：多与患者交谈，建立良好的护患关系，取得患者的信任，消除患者顾虑和恐惧心理，避免情绪激动；精神过度紧张或失眠者，指导患者进行自我放松训练，遵医嘱应用镇静剂或安眠药物。

（7）突眼的护理：对严重突眼者应帮助患者树立治疗的信心，眼睑不能闭合者经常滴眼药，外出时戴墨镜或使用眼罩以免强光、风沙及灰尘刺激；睡前涂抗生素眼膏，或用油纱布遮盖，以避免角膜过度暴露后干燥受损，发生溃疡。

（8）其他护理：指导患者练习手术时的头颈过伸体位和术后头部转动的方法；腔镜甲状腺手术术前需剃除颈部及胸部的毛发并清洁皮肤；指导患者深呼吸，学会有效咳嗽的方法，有助于术后保持呼吸道通畅；术日晨准备床单位，床旁备引流装置、气管切开包、拆线包及无菌手套等抢救物品。

2. 术后护理

（1）一般护理：

①体位和活动：术后取平卧位，全麻患者清醒和生命体征平稳后，取半卧位，有利于呼吸和渗出液的引流。在床上变换体位、活动，咳嗽时可用手固定颈部于舒适位置，以减少震动而引起疼痛。

②病情观察：定时测体温，30 min监测脉搏、呼吸、血压各1次，直至平稳；与患者交流，观察患者的发音情况；询问患者进食有无不适，以便及时发现术后是否发生呼吸困难、窒息，是否有喉返神经损伤、喉上神经损伤等并发症。

③呼吸道护理：鼓励并协助患者深呼吸及有效咳嗽，及时排出痰液，必要时行雾化吸入。

④切口和引流管护理：术后常规放置乳胶片或乳胶管引流。保持引流通畅，密切观察切口渗血、渗液情况，及时更换污染敷料，预防术后气管受压，估计并记录出血量。引流物一般于术24~48 h后拔除。

（2）用药护理：患者术后要遵医嘱继续服用复方碘化钾溶液，3次/d，每次10滴，共1周左右；或由 3 次/d，每次 16 滴开始，逐日每次减少 1 滴，至病情平稳。术前用普萘洛尔做准备者，术后继续按术前方法服用 4～7 d。

（3）饮食护理：患者全麻清醒后如无呕吐，可进少量温水或凉水；若无不适，逐渐给予微温流质饮食；随病情的恢复逐渐过渡到半流质饮食和软食。饮食的温度避免过热，以防手术部位血管扩张，加重切口渗血。鼓励患者少量多餐。进食时如发生呛咳，可协助患者坐起或给予静脉补液。

（4）并发症的观察与护理：

①呼吸困难和窒息：是术后最危急的并发症，多发生在术后 48 h 内。常见原因为切口内出血压迫气管、喉头水肿、气管塌陷、痰液阻塞气道、双侧喉返神经损伤。表现为进行性呼吸困难、烦躁、发绀，甚至窒息。如因出血引起者，出现颈部肿胀，切口渗出鲜血等。术后护理：严密观察呼吸、脉搏、血压及伤口渗血情况；切口用沙袋压迫 6～8 h，预防手术创面渗血；为防止颈部张力过大引起切口出血，术后 48 h 内应指导患者避免过频的颈部活动、说话、打喷嚏或用力排大便；患者出现烦躁时，最好由专人按压颈部，压迫力量以不影响患者呼吸为度；起床活动时动作要缓慢，注意保护好颈部切口；术后痰多而不易咳出者，进行雾化吸入稀释痰液，保护好伤口后，鼓励和帮助患者咳痰；如发现患者有颈部紧压感、呼吸困难、烦躁、心率加快、发绀等表现，应立即在床旁剪开缝线，敞开伤口，迅速除去血肿；如情况仍无改善，应立即行气管切开，同时吸氧；待患者病情好转后，再送手术室做进一步检查处理。

②喉返神经损伤：暂时性损伤由术中钳夹、牵拉或血肿压迫神经而致，永久性损伤多因不慎切断、缝扎引起。单侧喉返神经损伤大多出现声音嘶哑，双侧喉返神经损伤会发生两侧声带麻痹，导致失音、呼吸困难，甚至窒息。护理：患者清醒后应诱导患者说话，以了解有无喉返神经损伤；如发生损伤应认真做好安慰解释工作；暂时性损伤经针刺、理疗，一般在 3～6 mon 内可逐渐恢复。一侧喉返神经损伤所引起的声嘶，可由健侧声带向患侧过度内收而代偿，遵医嘱给予理疗和神经营养药物等治疗。两侧喉返神经损伤引起失音或呼吸困难，需做气管切开，护士应做好气管切开的护理。

③喉上神经损伤：多由于术中结扎、切断甲状腺上动、静脉时误伤而致。若损伤喉上神经外支，可使环甲肌瘫痪，引起声带松弛，声调降低。如损伤内支，因喉部黏膜感觉丧失，患者进食特别是饮水时，容易发生误咽、呛咳。护理：护士应注意观察患者的发音和进食情况。如患者发生呛咳，应做好解释工作，避免摄入流质饮食，并协助患者进食。遵医嘱行针刺、理疗、给予神经营养药物等治疗后，一般术后数日可自行恢复。

④手足抽搐：手术时甲状旁腺被误切、挫伤或其血液供应受累，均可引起甲状旁腺功能低下。随着血钙浓度下降，神经肌肉的应激性提高，引起手足抽搐。症状多在手术后 1～2 d 出现，轻者仅有面部、唇部或手足部的针刺感、麻木感或强直感，经过 2～3 周后，未受损伤的甲状旁腺增生、代偿，症状即可消失；重者发生面肌和手足伴有疼痛的持续性痉挛，每天发作多次，每次持续 10～20 min 或更长，甚至可发生喉头和膈肌痉挛，引起窒息而死亡。护理：指导患者合理饮食，适当限制肉类、乳品和蛋类等含磷较高的食物，以免影响钙的吸收，多进食绿叶蔬菜、豆制品等；症状轻者可口服葡萄糖酸钙或乳酸钙 2～4 g，3 次/d。症状较重或长期不能恢复者，可加服维生素 D_3，5 万～10 万 U/d，以促进钙在肠道内的吸收。最有效的治疗是口服双氢速固醇油剂，能明显提高血钙含量，降低神经—肌肉

的应激性。抽搐发作时注意避免患者受伤，立即用压舌板或匙柄垫于上下磨牙间，以防咬伤舌头，并遵医嘱立即静脉注射体积分数为10%的葡萄糖酸钙10～20 mL。

⑤甲状腺危象：是甲亢术后的严重并发症之一。危象发生可能与术前准备不充分、甲亢症状未能很好控制及手术应激有关。患者多于术后12～36 h内出现高热（＞39℃）、脉搏快而弱（120次/min以上）、大汗、烦躁不安、谵妄，甚至昏迷，常伴有呕吐、腹泻。如处理不及时或不当，可迅速发展至虚脱、休克、昏迷，甚至死亡。一旦出现上述症状，应立即配合治疗。给予口服复方碘化钾溶液3～5 mL，紧急时将体积分数为10%的碘化钠5～10 mL加入质量分数为10%的葡萄糖溶液500 mL中静脉滴注，以降低循环血液中甲状腺素水平；氢化可的松200～400 mg/d，分次静脉滴注；肾上腺素能阻滞剂：利舍平1～2 mg，肌内注射；或普萘洛尔5 mg加入5%～10%的葡萄糖溶液100 mL中静脉滴注；镇静剂常用苯巴比妥钠100 mg或冬眠合剂Ⅱ号半量，6～8 h肌内注射1次；采用冬眠药物或物理降温等综合措施来降体温，维持患者体温在37 ℃左右，并静脉输入大量葡萄糖溶液，以补充能量；及时给氧，以减轻组织缺氧症状；心力衰竭者，应用洋地黄制剂；安排患者住单人房间，患者绝对卧床休息，呼吸困难时取半卧位，立即吸氧；密切观察病情，定时监测生命体征，准确记录24 h出入量，烦躁不安者防止意外损伤；用药护理：遵医嘱及时用药，注意观察用药效果，保证静脉输液通道畅通，根据病情及时调整滴速，防止液体渗出血管外，预防静脉炎的发生；高热护理：观察降温效果，及时更换潮湿的床单位或衣裤；其他护理：给予患者精神和心理上的支持，鼓励患者多饮水，腹泻严重者便后注意清洁肛门。

3. 健康指导

（1）生活指导：向患者提供控制情绪的方法，保持心情愉快、情绪稳定；保证充足的睡眠，避免劳累。

（2）指导后续治疗：

①用药指导：讲解甲亢术后继续服药的重要性，教会患者正确服用碘剂的方法。

②定期复诊：从手术当日算起，患者术后1 mon进行首次门诊复查，复查当日要空腹。若出现怕热、多汗、脾气暴躁、多食、消瘦、心悸、手震颤或脉搏缓慢、怕冷等症状要及时就诊，以便及早发现和处理甲亢复发或术后甲状腺功能不足。

（3）康复训练：拆线后教会患者练习颈部活动的方法，同时注意术后1 mon内避免颈部活动幅度过大，防止伤口出血。对于声音嘶哑者，指导患者练习发音。

二、甲状腺腺瘤

甲状腺腺瘤是最常见的甲状腺良性肿瘤，按形态学分为滤泡状腺瘤和乳头状囊性腺瘤两种，腺瘤周围有完整的包膜。本病多见于40岁以下的妇女。

（一）临床表现

患者常在无意中发现颈部结节，多为单发、圆形或椭圆形，表面光滑、边界清楚、腺瘤生长缓慢、无压痛，随吞咽上下移动。当乳头状囊性腺瘤因囊壁血管破裂发生囊内出血时，肿瘤可在短期内迅速增大，局部出现胀痛。

（二）辅助检查

1. B超检查　可发现单个、实质均匀、边界清楚的结节；伴囊内出血时，提示囊性变。

2. 放射性 ^{131}I 或 ^{99m}Tc 扫描　多呈温结节，若有囊内出血时则为冷结节或凉结节，一般边缘较清晰。

（三）治疗原则

因甲状腺腺瘤有引起甲亢（发生率约为20%）和恶变（发生率约为10%）的可能，故应早期行包括腺瘤的患侧甲状腺大部切除术（腺瘤小时行患侧甲状腺部分切除术），切除标本必须立即行病理学检查，以判断有无恶变。

护理诊断/问题与护理措施参见甲亢患者的护理。

三、甲状腺癌

甲状腺癌是最常见的甲状腺恶性肿瘤，约占全身恶性肿瘤的1%。除髓样癌外，绝大多数甲状腺癌源于滤泡上皮细胞。

（一）病理

不同病理类型的甲状腺癌，其生物学特性、临床表现相差很大，治疗及预后也各不相同，病理方面可分为乳头状癌、滤泡状癌、未分化癌和髓样癌（表16-1）。

表16-1　四种甲状腺癌比较

病理类型	发病率	年龄	恶性程度	转移	预后
乳头状癌	约占成人的70%，儿童的全部	多见于21~40岁女性	低度	较早出现颈部淋巴结转移	较好
滤泡状癌	约15%	常见于50岁左右女性	中度	常经血行转移至肺、肝、骨及中枢神经系统	不如乳头状癌
未分化癌	5%~10%	多见于70岁左右的老年人	高度	早期经颈淋巴结转移、血行转移	很差
髓样癌	7%		中度	较早出现淋巴结转移和血行转移	不如乳头状癌，略较未分化癌好

（二）临床表现

1. 早期　发病初期多无明显症状，常无意中或普查发现甲状腺组织内出现单个、固定、质硬、表面不光滑的肿块。肿块逐渐增大，吞咽时上、下移动度降低。

2. 晚期　以压迫症状和转移症状为主。压迫喉返神经、气管、食管而引起声音嘶哑、呼吸困难、吞咽困难；如压迫颈交感神经节，可引起Horner综合征（表现为同侧瞳孔缩小、上眼睑下垂、眼球内陷、同侧头面部无汗等）。局部转移常在颈部，出现硬而固定的淋巴结。远处转移多见于扁骨（如颅骨、椎骨和骨盆）和肺。有些患者的甲状腺肿块并不明显，而以颈、肺、骨骼的转移癌为突出症状。因此，当颈部、肺、骨骼有原发灶不明的转移癌存在时，应仔细检查甲状腺。

3. 髓样癌　常有家族史，髓样癌组织可产生5-羟色胺和降钙素，患者出现腹泻、心悸、脸面潮红和血钙降低等症状。

（三）辅助检查

1. **放射性核素扫描** 甲状腺癌呈冷结节，一般边缘较模糊。

2. **B超检查** 区别甲状腺结节是囊性，还是实质性。若实质性结节，并呈不规则反射，则甲状腺癌的可能较大。

3. **细针穿刺细胞学检查** 不但有助于鉴别肿瘤的良、恶性，而且可进一步明确恶性肿瘤的病理类型，正确率达80%以上。

4. **病理切片检查** 每个切除的甲状腺结节标本，均应常规做病理切片检查，如术前怀疑甲状腺癌时，应在术中做冷冻切片检查，以便明确诊断，选择恰当的手术方法。

5. **血清降钙素测定** 有助于诊断髓样癌。

（四）治疗原则

手术切除是除未分化癌以外各型甲状腺癌的基本治疗方法。手术治疗包括甲状腺本身的切除，以及颈部淋巴结清扫。内分泌治疗、放射性核素治疗及外放射治疗需根据患者情况辅助进行。未分化癌通常采用外放射治疗。

（五）护理评估

1. 术前评估

（1）健康史：询问肿块发现的时间、部位、数目、生长速度，既往健康状况，有无甲状腺疾病家族史，患病后的治疗情况等。

（2）身体状况：

①症状：了解肿块的部位、生长速度；有无呼吸困难、吞咽困难、颈部压迫感或其他不适，声调有无改变等；局部有无疼痛或放射痛，特别是耳后、枕部或肩胛等部位的疼痛；有无食欲亢进、消瘦、慢性腹泻史等。

②体征：检查甲状腺肿块的数目、大小、质地、活动度，有无压痛，有无转移征象。

③辅助检查：了解影像学检查、放射性核素扫描等结果。

（3）心理—社会状况：评估患者及家属的心理状态、对疾病治疗方案和预后的了解程度，对治疗、护理的配合；评估家庭经济情况。

2. 术后评估

（1）术中情况：了解患者采取的麻醉方法、手术方式及术中输液情况。

（2）术后情况：评估患者的神志、生命体征及切口情况；评估引流管是否通畅有效，引流液的颜色、性状和量；评估患者疼痛是否缓解，有无并发症的发生；评估患者对自我形象变化的心理反应。

（六）常见护理诊断

1. **焦虑** 与疾病的性质引起患者的担心有关。

2. **有窒息的危险** 与手术部位血肿、喉头水肿等因素有关。

（七）护理目标

（1）患者情绪稳定，焦虑减轻。

（2）患者未发生窒息，或窒息得到及时发现并有效处理。

（八）护理措施

1. 术前护理

（1）心理护理：多与患者沟通，耐心恰当地解答患者提出的问题，向患者及家属介绍治疗方案及其意义、康复预防等知识，减轻患者的思想压力，增强患者对疾病预后的信心。

（2）术前准备：指导患者练习手术时的体位，将软枕垫于肩部，保持头低、颈过伸位。若患者行颈部淋巴结清扫术，术前一日帮助患者剃除其耳后毛发，并清洗干净。

（3）急救物品：床旁准备气管切开包、手套、纱布、12号针头、气管插管盘、咽喉镜、手电筒、氧气、吸痰器等。

2. 术后护理

（1）病情观察：严密观察生命体征，尤其注意呼吸变化，一旦发现有窒息的症状，立即配合医生进行床旁抢救；观察切口处有无渗血和引流液的情况；了解患者的发音和吞咽情况。

（2）体位安置：患者病情稳定后取半卧位，以利于呼吸和有效引流。

（3）饮食护理：甲状腺癌颈部淋巴结清扫术后，因手术创伤较大，患者全身和局部反应较重，多在术后2～3 d才开始进食。禁食期间，应遵医嘱补充水电解质和必需的营养素。开始进食时宜先给少量饮水，若无不适，鼓励患者进流质饮食，逐步过渡为半流质饮食及软食。

（4）加强活动：卧床期间鼓励患者床上活动，术后如无其他并发症可早期下床活动。

（5）特殊用药：甲状腺全切除者应遵医嘱给予甲状腺制剂进行替代疗法。

3. 健康教育

（1）心理调适：帮助患者面对现实，调整心态，积极配合后续治疗。建议患者通过选择高领衣服或扎丝巾等方法掩饰颈部形态缺陷。

（2）后续治疗：指导甲状腺全切除者遵医嘱坚持服用甲状腺制剂，并注意药物过量或不足的症状，术后遵医嘱按时行放疗等。如有喉返神经损伤出现声音嘶哑者，应请耳鼻喉科诊治。

（3）功能锻炼：指导患者头颈部制动一段时间后，开始逐步练习活动，促进颈部的功能恢复。颈淋巴结清扫术者，斜方肌不同程度受损，切口愈合后开始进行肩关节和颈部的功能锻炼，持续至出院后3 mon。

（4）自我护理：教会患者自行检查颈部的方法。喉上神经损伤者应缓慢进餐，以免发生呛咳。

（5）定期复诊：遵医嘱定期复诊，术后随访期限应在10年以上。拆线后若发现伤口红肿、硬结、疼痛、发热或出现颈部肿块、淋巴结肿大等表现，均应及时就诊。

（朱彦平）

任务三　颈部常见肿块患者的护理

颈部肿块在临床上常见，可以是颈部或非颈部疾病的共同表现。

一、病因

引起颈部肿块的病因较多，可能是原发，也可能是由其他部位转移而来。常见病因有以下几种。

1. 先天性畸形　如囊状淋巴管瘤（囊状水瘤）、颏下皮样囊肿、甲状腺舌骨囊肿、胸腺咽管囊肿等。

2. 炎症　以急、慢性淋巴结炎最为常见，其他还有甲状腺、颌下腺和软组织的化脓性感染。结核分枝杆菌侵入可引起颈淋巴结结核。

3. 肿瘤　良性肿瘤包括甲状腺腺瘤、血管瘤、舌下囊肿等，原发性恶性肿瘤有甲状腺癌、恶性淋巴瘤（包括霍奇金病、非霍奇金淋巴瘤）、涎腺癌等，转移性肿瘤的原发病灶多在口腔、鼻咽部、甲状腺、肺、纵隔、乳房、胃肠道、胰腺等部位。

二、临床表现

1. 甲状腺舌管囊肿　本病是先天性发育异常，多见于15岁以下儿童，囊肿一般在颈部正中、舌骨下方，有边界清楚，表面光滑，触之有囊性感，并能随吞咽或伸、缩舌而上下移动，直径为1～2 cm。

2. 慢性淋巴结炎　多继发于头、面、颈部的感染病灶。肿大的淋巴结常散见于颈侧区、颌下颏下区，多如绿豆至蚕豆样大小，表面光滑、中等硬度、轻度压痛或无压痛，能推动，全身症状一般不明显。

3. 恶性淋巴瘤　来源于淋巴组织恶性增生的实体瘤，多见于男性青壮年。无痛性肿大的淋巴结常先出现于颈侧区，散在、稍硬、可以活动，也可相互粘连成团，伴腋窝及腹股沟等全身淋巴结肿大、肝脾大、发热等表现，病情发展迅速。淋巴结病理检查可确诊。

4. 颈部淋巴结结核　多见于儿童和青年。肿大淋巴结多位于颈的一侧或两侧，初期呈散在分布，无痛、可推动，以后彼此融合、与周围组织粘连成团，晚期发生干酪样坏死、液化形成寒性脓肿，破溃而形成经久不愈的窦道或慢性溃疡。

5. 转移性肿瘤　在颈部肿块发病率中仅次于慢性淋巴结炎和甲状腺疾病。85%的转移性肿瘤来自头、面、颈部，尤以鼻咽癌和甲状腺癌转移最为多见。表现为颈侧区及锁骨上窝出现质地坚硬的肿块。初起时单发、无痛，以后变为多个，常侵犯周围组织，质硬而固定、表面不光滑，后期出现坏死和破溃。

三、辅助检查

1. 实验室检查　血常规及肿瘤标记物测定有助于区别恶性肿瘤与炎性肿块。

2. 影像学检查

（1）B超：可确定肿瘤性质为实质性或囊性。

（2）胸部X片：用以排除胸部病变。

（3）CT检查：可确定肿物的部位及其与周围组织的关系。

3. 细胞学检查或活组织检查　可帮助诊断，但对于搏动性肿块不可行此项检查，以免发生难以控制的大出血。

四、治疗原则

根据肿块的性质而采取相应的治疗。

1. 甲状腺舌管囊肿　治疗方法为手术切除。局部感染时先控制炎症，然后再进行手术。

2. 慢性淋巴结炎　主要是治疗原发感染病灶。

3. 恶性淋巴瘤　放、化疗为首选治疗方法。

4. 颈部淋巴结结核　加强营养，给予抗结核药物治疗。局部治疗措施包括：①对于较大而局限，没有液化和可活动的淋巴结结核行手术切除；②有寒性脓肿形成时，行穿刺抽脓，然后向腔内注入抗结核药物，注意穿刺抽脓时尽量抽净脓液，每周2次；③形成窦道和溃疡时行病灶刮除术，使用链霉素溶液冲洗换药。

5. 转移性肿瘤　在治疗原发癌的同时，进行颈淋巴结清除术，再辅以化疗和放疗；原发癌者已失去手术机会，则进行化疗和放疗。

五、护理评估

（一）术前评估

1. 健康史　评估患者肿块出现的时间、生长速度，了解患者是否有其他部位的恶性肿瘤等。

2. 身体状况

（1）症状：了解患者局部是否有红、肿、热、痛，是否伴有发热和全身不适等。

（2）体征：检查肿块的大小、形状、质地、活动度等。

（3）辅助检查：血常规及肿瘤标记物测定，B超、胸部X片、CT检查，细胞学检查或活组织检查等。

3. 心理—社会状况　评估患者及家属的心理状态，对疾病治疗方案和预后的了解程度，对治疗、护理的配合；评估家属能否为患者提供精神支持以及家庭经济条件。

（二）术后评估

1. 术中情况　了解患者采取的麻醉方法、手术方式及术中输液情况。

2. 术后情况　评估患者的神志、生命体征及切口情况；评估引流管是否通畅有效，引流液的颜色、性状和量。

六、常见护理诊断

1. 焦虑　与肿块性质不明引起患者的担心有关。

2. 潜在并发症　呼吸困难和窒息、喉返神经损伤、喉上神经损伤、手足抽搐。

七、护理目标

（1）患者情绪稳定，焦虑减轻或缓解。

（2）患者未发生并发症，或并发症被及时发现和有效处理。

八、护理措施

1. 术前、术后护理　参见本项目任务二的相关内容。

2. 健康教育

（1）定期随访：应加强随访，尽早明确病因，对症治疗。

（2）自我检查：教会患者自我检查颈部的方法，注意观察肿块的生长情况、肿块与全身症状的关系。

（朱彦平）

思考与练习

1. 下列不属于甲亢手术适应证的是　　　　　　　　　　　　　　　　　（　　）

A. 继发性甲亢　　　　　　　　　　　　B. 中度以上甲亢

C. 儿童甲亢　　　　　　　　　　　　　D. 有压迫症状的甲亢

E. 内科治疗效果不佳或复发的甲亢

2. 甲状腺次全切除术后9 h，患者出现颈部迅速肿胀、呼吸困难、烦躁不安，应首先考虑　　（　　）

A. 切口内出血　　　　　　　　　　　　B. 喉部水肿

C. 气管软化塌陷　　　　　　　　　　　D. 喉返神经损伤

E. 甲状腺危象

3. 以下仅见于原发性甲亢的是　　　　　　　　　　　　　　　　　　（　　）

A. 杂音及震颤征　　　　　　　　　　　B. 手颤及舌颤

C. 眼球突出　　　　　　　　　　　　　D. 脉压大

E. 食欲亢进

4. 术后甲状腺危象，多发生在手术后　　　　　　　　　　　　　　　（　　）

A. 6～12 h　　　B. 12～24 h　　　　C. 12～36 h　　　　D. 24～36 h　　　　E. 24～48 h

5. 甲状腺次全切除术后第2日，宜取的卧位是　　　　　　　　　　　（　　）

A. 平卧位　　　　　B. 侧卧位　　　C. 半卧位　　　　D. 头低足高位　　　E. 自主体位

6. 甲亢手术后最危急的并发症是　　　　　　　　　　　　　　　　　（　　）

A. 喉返神经损伤　　　　　　　　　　　B. 呼吸困难和窒息

C. 喉上神经损伤　　　　　　　　　　　D. 手足抽搐

E. 甲状腺危象

7. 甲亢术后患者出现手足抽搐，应限制的饮食是　　　　　　　　　　（　　）

A. 肉、蛋类　　　　B. 钙盐　　　C. 脂肪　　　　D. 碳水化合物　　　E. 维生素

8. 甲状腺癌患者如出现霍纳氏综合征，癌肿可能已经压迫　　　　　　（　　）

A. 气管　　　　　　　　　　　　　　　B. 颈交感神经节

C. 喉返神经　　　　　　　　　　　　　D. 喉上神经

E. 食管

项目十七　乳房疾病患者的护理

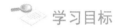 学习目标

知识目标

1．能复述急性乳腺炎及乳腺癌的病因、临床表现。

2．能陈述急性乳腺炎患者及乳腺癌患者的护理评估。

3．能举例说明急性乳腺炎患者、乳腺癌患者的主要护理问题。

技能目标

能运用护理程序对急性乳腺炎患者、乳腺癌患者实施整体护理。

任务一　急性乳腺炎患者的护理

急性乳腺炎（acute mastitis）是乳房的急性化脓性感染，多见于产后 3～4 周的哺乳期妇女，特别是初产妇。

一、病因

急性乳腺炎的发生，除与产后全身抵抗力降低有关外，常见因素还包括以下几种。

1．乳汁淤积　为发病的主要原因。淤积的乳汁是细菌生长繁殖的良好培养基。引起乳汁淤积的原因有：乳管不通畅，影响排乳；乳头发育不良（过小或内陷），妨碍正常哺乳；乳汁分泌过多或婴儿吸乳过少，致乳汁不能完全排空。

2．细菌入侵　致病菌以金黄色葡萄球菌为主。乳头破损或皲裂、乳晕周围皮肤糜烂是细菌入侵感染的主要途径；不良的哺乳习惯（如让婴儿含乳头入睡）或婴儿患口腔感染易致细菌直接侵入乳管，上行至腺小叶而致感染。

二、病理生理

急性乳腺炎初期，乳房局部可出现炎性肿块，数日后可发展为脓肿。表浅的脓肿可自行向外破溃或破入乳管自乳头流出；深部脓肿可穿至乳房与胸肌间的疏松组织中，形成乳房后脓肿。感染严重者可并发脓毒症。

三、临床表现

1. 局部表现　患侧乳房胀痛，局部红肿、发热，有压痛性包块；患侧腋窝淋巴脓肿形成，表浅脓肿有波动性硬块，表面皮肤红肿、发热、结节触痛敏感。

2. 全身表现　体温升高，寒战、高热、脉搏加快、食欲缺乏等。感染严重者并发脓毒症。

四、辅助检查

1. 血常规检查　白细胞计数及中性粒细胞比例均升高。
2. B超检查　可确定有无脓肿形成及脓肿的大小、位置等。
3. 脓肿穿刺　在乳房肿块波动最明显的部位或压痛最显著的区域行诊断性脓肿穿刺，若抽出脓液表示脓肿形成，脓液应做细菌培养及药物敏感试验。

五、治疗原则

急性乳腺炎的治疗原则是消除感染，排空乳汁。脓肿未形成前，以抗生素治疗为主；脓肿形成后，需及时行脓肿切开引流。

1. 早期处理　患乳暂停哺乳，以免影响婴儿健康，同时，采取措施积极排空乳汁，去除乳汁淤积因素。应用质量分数为25%～50%的硫酸镁溶液湿热敷，促进炎症消散。用超短波或红外线理疗。

2. 抗感染处理

（1）抗生素：原则为早期、足量应用抗生素，首选青霉素类抗生素，以后根据脓液性质和培养结果来决定药物种类，避免使用对婴儿有不良影响的药物。

（2）中药治疗：服用清热解毒类中药，如野菊花、蒲公英等。

3. 脓肿的处理　一旦脓肿形成应及早行切开引流术排出积脓。

（1）切口方向：①一般选择以乳头为中心轮辐方向（或称放射状）切口，至乳晕处为止，以避免手术损伤乳管而致乳瘘；②乳晕下脓肿：沿乳晕边缘做一弧形切口；③深部脓肿或乳房后脓肿：沿乳房下缘做弧形切口，经乳房后间隙引流，既可避免乳管损伤，亦有利于引流排脓。

（2）确保引流通畅：①切口要在最低位，必要时行对口引流；②切口要适当大，脓肿切开后应以手指伸入脓腔轻轻分离其间的纤维间隔，以利引流彻底。

4. 终止乳汁分泌　须根据患者情况，在感染严重或脓肿引流后并发乳瘘时才予考虑断乳。常用方法：口服溴隐亭 1.25 mg，2次/d，服用7～14 d；或己烯雌酚 1～2 mg，3次/d，共2～3 d；或肌内注射苯甲酸雌二醇 2 mg，1次/d，至乳汁分泌停止；或中药麦芽每日60 g，用水煎后分两次服用，连服2～3 d。

六、护理评估

（一）术前评估

1. 健康史　询问患者孕产史、分娩的时间、母乳喂养的情况（如乳汁分泌量和婴儿每次吸乳量等），发病前有无乳头凹陷、破损及乳汁淤积情况；了解婴儿有无口腔炎或含乳头睡觉习惯。

2. 身体状况

（1）症状：评估乳房疼痛的部位、性质及程度，局部红肿的情况，有无畏寒、发热、头痛、乏力等全身感染中毒症状。

（2）体征：评估患者生命体征的变化；患乳局部有无红、肿、热、压痛及其位置、范围和严重程度，有无压痛性肿块或波动感；脓肿的部位及范围等；患侧腋窝淋巴结有无肿大、触痛。

（3）辅助检查：了解血常规和诊断性脓肿穿刺的结果，以帮助判断感染程度及脓肿情况等。

3. 心理—社会状况　评估患者及家属对疾病知识、治疗方案及预后的了解程度，患病后的心理反应，对治疗和护理的配合，对急性乳腺炎的预防和康复知识的掌握情况；评估家属能否为患者提供精神支持。

（二）术后评估

1. 术中情况　了解患者术中采用的麻醉类型、脓肿切开方式。

2. 术后情况　评估患者的生命体征及切口情况；评估引流管是否通畅有效，引流液的颜色、性状和量。

七、常见护理诊断

1. 焦虑　与担心婴儿喂养及乳房形态改变有关。

2. 急性疼痛　与乳房感染、脓肿形成后切开引流等因素有关。

3. 知识缺乏　缺乏乳房保健知识、急性乳腺炎预防和治疗知识。

八、护理目标

（1）患者未发生过度焦虑或焦虑减轻。

（2）患者疼痛程度减轻，并逐渐消失。

（3）患者能说出预防和治疗急性乳腺炎的相关知识。

九、护理措施

（一）术前准备和非手术患者的护理

1. 一般护理　密切观察患者体温、脉搏及患乳情况。患者体温升高时应及时给予补充液体、调节室温，高热时行物理降温，必要时遵医嘱给予药物降温。饮食要清淡，保证足量水分的摄入，进食不足者遵医嘱行静脉输液。注意休息，适当活动。养成良好的卫生习惯，勤更衣，定期沐浴。注意房间空气流通。

2. 防止乳汁淤积　急性乳腺炎早期护理主要是使患乳排空乳汁，除应用吸乳器吸净乳汁外，还可采取手法排出乳汁。

3. 缓解疼痛　用稳固的胸罩托起乳房，炎症局部应用湿热敷、理疗或药物外敷等措施，促进局部血液循环和炎症消散，以缓解疼痛。

4. 控制感染　合理使用抗生素可以有效地控制细菌感染。护士应监测患者体温和白细胞计数变化，遵医嘱按时准确应用抗生素和清热解毒类中药，并评估用药效果。每日做好口腔护理，鼓励患者定时翻身、深呼吸、有效咳嗽及排痰，预防口腔和肺部感染。

5. 心理护理　护士应为患者提供舒适安静的治疗环境，多与患者沟通，了解患者感受，耐心恰当地解答患者提出的问题，向患者及家属介绍治疗方案及其意义、康复预防等知识，增强患者对疾病预后的信心，尽可能满足患者生活上的要求。

（二）术后护理

脓肿切开引流后，除做好一般护理和心理护理外，要保持引流通畅，注意观察引流液量、颜色及气味的变化，加强切口护理，定时更换切口敷料。

1. 换药方法　切开术后一般每天换药1次，3~5 d后可适当减少换药次数。换药时，首先除去外置敷料，常规消毒创口外面皮肤，将内置引流物轻轻取出，如有穿通两个创口的引流，应用消毒剪刀剪去一头露在外面的引流物后，才能慢慢从另一头拉出引流物，动作切勿粗暴，以免诱发创口出血。一般换药时创口干净、无脓液，不必过多地用镊子夹棉球到创口内部去擦拭，只需用凡士林油纱布放置到脓腔底部，但勿过紧，以便脓腔内新生的肉芽组织由内向外生长，然后包扎。

2. 注意事项　换药时应仔细观察创口。如果创口无脓液，不必引流。因为黄连膏油纱布是一种异物，在有脓液时可作为引流之物，但若已无脓液，再塞入创口，则会由于异物刺激而产生少量的分泌物，不利于创口愈合。因此，认真观察创口，及时停止放置引流物，是创口尽快愈合的关键。

（三）健康指导

1. 妊娠期　要注意乳头护理。妊娠后期（尤其是初产妇）应每日用温水擦洗乳头以增强皮肤的抵抗力；先天性乳头内陷者每日采用挤捏、提拉乳头的方法进行纠正，但有习惯性流产病史的患者应慎用。

2. 哺乳期

（1）保持乳头清洁：哺乳前后应用温开水清洗乳头，保持局部清洁。

（2）保持正确的哺乳方法：①养成定时哺乳的习惯；②哺乳时婴儿口腔含接乳头及大部分乳晕；③每次哺乳婴儿吸空一侧乳房后再吸另一侧乳房，如有淤积可借吸乳器或手法按摩帮助排空乳汁；④哺乳完毕停止吸吮时乳头不能强行拉出，以免造成损伤；⑤不要让婴儿含乳头睡觉。

（3）乳头破损的处理：①应暂停哺乳，定时用吸乳器吸出乳汁哺育婴儿，破损局部涂抗生素软膏，待伤口愈合后再哺乳；②注意保持婴儿的口腔卫生，并及时治疗其口腔炎症。

（4）及早发现异常症状：在指导母乳喂养时，要告知产妇一旦发现乳房内有硬结并伴红、肿、疼痛时，提示有乳腺炎的可能，应及时就诊和治疗。

（邹　维）

任务二　乳腺癌患者的护理

乳腺癌（breast cancer）是女性发病率最高的恶性肿瘤之一，也是女性最常见的癌症死亡原因。在我国，乳腺癌发病率呈逐年上升的趋势。

一、病因

乳癌的病因尚不清楚。一般认为乳腺癌的发生与下列因素有关：①雌激素作用：研究证实，雌激素在乳癌发病中有重要作用，其中雌酮及雌二醇对乳癌的发病有直接关系。20岁前本病少见，20岁以后发病率迅速上升，45～50岁较高，绝经后发病率继续上升。与西方国家相比，我国乳腺癌的发病年龄更年轻。②遗传因素：一级亲属中有乳癌病史者，发病危险性是普通人群的2～3倍。③月经婚育史：月经初潮年龄早、绝经年龄晚、未孕、初次足月产的年龄超过35岁、未哺乳者发病机会增加。④其他：某些乳房良性疾病、高脂肪饮食、肥胖、胸部多次接受放射线照射、社会心理应激事件、环境和生活方式等与乳癌的发病有一定关系。

二、病理

1. 病理类型　乳癌有多种分型方法，目前国内多采用以下病理分型。

（1）非浸润性癌：包括导管内癌（癌细胞未突破导管壁基底膜）、小叶原位癌（癌细胞未突破末梢乳管或腺泡基底膜）及乳头湿疹样乳癌（伴发浸润性癌者除外）。此型属早期，预后较好。

（2）浸润性特殊癌：包括乳头状癌、髓样癌（伴大量淋巴细胞浸润）、小管癌（高分化腺癌）、腺样囊性癌、黏液腺癌、顶泌汗腺样癌、鳞状细胞癌等。此型分化一般较高，预后尚好。

（3）浸润性非特殊癌：约占乳癌类型的80%，是乳癌中最常见的类型，包括浸润性小叶癌、浸润性导管癌、硬癌、髓样癌（无大量淋巴细胞浸润）、单纯癌、腺癌等。此型一般分化低，预后较上述类型差，尚需结合疾病分期等因素判断预后。

（4）其他罕见癌：如炎性乳癌。

2. 转移途径

（1）直接蔓延：癌细胞直接侵入胸肌筋膜、胸肌等周围组织，继而侵及Cooper韧带和皮肤。

（2）淋巴转移：是最主要的转移途径，常通过淋巴导管转移到同侧腋窝、锁骨下淋巴结、锁骨上淋巴结。其中，腋窝淋巴结转移最多，位于乳房内侧和中央区的乳癌常首先转移到胸骨旁淋巴结。

（3）血行转移：癌细胞除可经淋巴途径进入静脉，也可直接侵入血循环。最常见的远处转移部位依次为肺、骨、肝。

三、临床表现

1. **乳房肿块**　多为无意中发现的无痛性、单发的小肿块，是最早、最常见的症状。肿块多位于乳房外上象限，其次在乳头、乳晕和内上象限。肿块质地硬、表面不光滑、活动欠佳、与周围组织分界不清。

2. **乳房外形改变**

（1）局部隆起：随着肿瘤增大，可引起乳房局部隆起。

（2）酒窝征：肿瘤侵及 Cooper 韧带，使其收缩而失去弹性，牵拉肿瘤表面皮肤，致使局部凹陷，俗称"酒窝征"。

（3）乳头扁平、回缩、凹陷：肿瘤侵及乳管使之收缩所致。

（4）"橘皮样"改变：癌细胞堵塞皮下淋巴管，引起淋巴回流障碍，出现真皮水肿。由于皮肤在毛囊处与皮下组织的联结紧密，淋巴水肿时可见毛囊处出现很多点状凹陷，形似"橘皮样"改变。

3. **晚期局部表现**

（1）肿块固定：肿块晚期侵入胸筋膜、胸肌，以致癌块固定于胸壁而不易推动。

（2）卫星结节和铠甲胸：癌细胞浸润大片乳房皮肤，出现多个坚硬的结节或条索，呈卫星样围绕原发病灶，俗称"卫星结节"。卫星结节可彼此融合成片，并可延伸至背部及对侧胸壁，使胸壁紧缩呈铠甲状，呼吸活动度受限，俗称"铠甲胸"。

（3）皮肤破溃：肿瘤向外生长突破皮肤，坏死后形成菜花样溃疡，易出血及感染，伴有恶臭。

4. **转移症状**

（1）淋巴结肿大：多为同侧腋窝淋巴结转移，少有对侧转移。肿大淋巴结初为散在、无痛、质地硬、活动好，继而逐渐增多并融合成团，甚至可和皮肤及深部组织粘连。晚期可出现上肢淋巴水肿、锁骨上淋巴结肿大。

（2）血行转移：乳癌转移至肺、骨、肝时，可出现相应的症状。例如：肺转移时，可出现胸痛、气急、胸腔积液等；椎骨转移时，可出现患处剧痛，甚至截瘫；肝转移时，可出现肝大、黄疸等。

5. **特殊类型的乳癌**

（1）炎性乳癌：并不多见。特点是发展迅速、转移早、预后差，患者常在发病数月内死亡。局部皮肤呈炎症样表现，出现皮肤发红、水肿、增厚、粗糙、表面温度升高。炎性乳癌对侧乳房常被侵及。

（2）乳头湿疹样乳癌（Paget 病）：少见，恶性程度低，发展慢，淋巴转移出现很晚。初发时乳头刺痒、轻微灼痛，以后表现为乳头和乳晕处呈慢性湿疹样改变：皮肤发红、潮湿、糜烂、有时覆着黄褐色的鳞屑样痂皮，反复交替进行。部分病例于乳晕区可扪及肿块。

四、辅助检查

1. **影像学检查**

（1）X 线：钼靶 X 线摄片可作为乳癌的普查方法，是早期发现乳癌的最有效方法。可发现乳房内密度增高的肿块影，边界不规则，或呈毛刺状，或见细小钙化灶。

（2）B超：可清晰显示乳房各层次软组织结构及肿块的形态和质地。

（3）磁共振：软组织分辨率高，敏感性高于X线检查。

2. 病理学检查

（1）脱落细胞学检查：取乳头溢液行涂片细胞学检查能提供诊断依据。

（2）活体组织切片检查：应做好乳癌根治术的准备。将肿块完整切除，做快速病理检查，如确诊为乳癌，应及时施行根治性手术。

五、治疗原则

现在主张采用以手术为主，辅以化学药物、内分泌、放射、生物的综合治疗方法。

1. 手术治疗　手术方式有乳腺癌根治术、乳腺癌扩大根治术、乳腺癌改良根治术、全乳房切除术及保留乳房的乳癌切除术等。乳腺癌改良根治术保留了胸肌，术后外观效果较好，是目前常用的手术方式。

2. 化学治疗　乳腺癌是实体瘤中应用化疗最有疗效的肿瘤之一，化疗在整个治疗中占有重要地位，常用的有CAF方案（环磷酰胺、多柔比星、氟尿嘧啶）。对肿瘤分化差、分期晚的病例可应用TAC方案（多西他赛、多柔比星、环磷酰胺）。CMF方案（环磷酰胺、甲氨蝶呤、氟尿嘧啶）现已很少使用。

3. 内分泌治疗　乳腺癌中雌激素受体（ER）含量高者，称激素依赖性肿瘤，内分泌治疗有效。而ER含量低者，称激素非依赖性肿瘤，对内分泌治疗反应差，应优先考虑化疗。

4. 放射治疗　放射治疗是乳癌局部治疗的手段之一。在乳癌根治术后的放射治疗，多数人认为对Ⅰ期病例无益，对Ⅱ期以后者可降低局部复发率。

5. 生物治疗　曲妥珠单抗对人类表皮生长因子受体2（HER_2）过度表达的乳癌患者有一定效果。

六、护理评估

（一）术前评估

1. 健康史　评估患者的月经史、乳癌家族史、婚育史、哺乳史、乳房良性疾病史、饮食结构、年龄、生活环境；发现乳房肿块的时间，肿块的部位、大小、活动度、生长速度；有无乳房湿疹或肿块溃烂；有无腋窝淋巴结肿大、咳嗽、咯血、胸痛及骨骼疼痛史；发现肿块后做过何种治疗；了解重要脏器功能状态及营养状况。

2. 身体状况

（1）症状：评估乳房肿块的生长速度，是否伴有疼痛、乳头溢液、溃疡等症状；评估乳房局部是否突起、凹陷，乳头是否扁平、回缩、凹陷，局部皮肤是否水肿；评估患者有无胸痛、气急、局部骨骼疼痛、黄疸等远处转移症状；有无低热、消瘦、乏力、贫血等全身消耗和中毒症状。

（2）体征：检查肿块的部位、大小、质地、光滑度、活动度、有无压痛等，有无腋窝、锁骨上淋巴结肿大。

（3）辅助检查：了解实验室、影像学及病理学等检查结果。

3. 心理—社会状况　评估患者的性格、受教育程度、经济状况、所处的环境、对疾病治疗方案及预后的了解程度，对治疗、护理的配合，对手术后形体改变、接受长期治疗的心理反应，乳癌康复知识的掌握情况，患者接受医疗的付费方式；评估家庭成员对患者所患疾病的认识程度、对患者的关心和支持程度、家庭的经济情况，患者所在工作单位可能提供的支持情况等。

（二）术后评估

1. 术中情况　了解患者采取的麻醉方式、手术类型，病变组织切除情况，术中输血、输液情况。

2. 术后情况　评估患者的神志、生命体征；了解皮瓣和切口愈合情况；评估引流管是否通畅有效，引流液的颜色、性状和量；患肢功能恢复状况。

七、常见护理诊断

1. 焦虑　与乳癌患者担心疾病的预后、对手术造成的身体外观改变有关。
2. 躯体活动障碍　与手术瘢痕牵拉有关。
3. 体像紊乱　与手术造成乳房缺失和术后瘢痕形成有关。
4. 潜在并发症　出血、气胸、皮下积血或积液、皮瓣坏死、上肢水肿等。

八、护理目标

（1）患者情绪稳定。
（2）患者患肢功能逐渐恢复。
（3）患者能正确认识和面对乳房缺失后的形体改变。
（4）患者未发生并发症，或并发症得到及时发现并配合处理。

九、护理措施

（一）术前护理

1. 协助检查　进行全面体格检查，完善术前各项常规化验和准备。

2. 皮肤准备　皮肤准备包括手术要求范围的皮肤及供皮区的皮肤准备；乳房皮肤溃疡者，术前每日换药至创面好转。

3. 心理护理　护士要介绍手术的必要性，解除患者的忧虑、取得患者家庭的支持。请曾接受过类似手术且已痊愈的患者谈经验，增加患者的信心。

4. 饮食指导　鼓励患者进食高蛋白、高热量、富含维生素的饮食。

5. 妊娠与哺乳　妊娠期的乳癌患者应立即终止妊娠，哺乳期的乳癌患者应断乳，以免激素作用加快病情的发展。

（二）术后护理

1. 一般护理　严密观察生命体征，预防和及时发现出血、气胸、切口或肺部感染等并发症；术后患者麻醉清醒、血压平稳后取半卧位，以利呼吸和引流；加强营养。

2. 伤口护理

（1）保持引流通畅：乳癌根治术后，皮瓣下常规放置引流管并接负压引流装置，以便吸出残腔内的积液、积血，使皮肤紧贴胸壁，从而有利于皮瓣愈合。护理时：①标明引流管的名称、放置部位，并与引流装置正确连接，妥善固定；②保持引流管通畅，防止扭曲、堵塞、受压和滑脱，确保有效负压吸引；③定时更换引流装置，注意严格无菌操作；④观察并准确记录引流液的颜色、性状和量，以便了解病情变化。观察有无活动性出血，术后第1～2d，一般每日有50～100 mL血性渗液。术后4～5d若引流液转为淡黄色、每日量少于10～15 mL、创面与皮肤紧贴即可考虑拔除引流管，拔管后继续用绷带加压包扎伤口。

（2）妥善固定皮瓣：①胸带包扎松紧度适宜，以能容纳一手指、维持正常血运、不影响呼吸为宜，保持敷料清洁干燥。②观察皮瓣颜色及创面愈合情况并记录。若发现皮瓣下积液，应在无菌操作下穿刺抽吸，然后再加压包扎；若皮瓣边缘发黑坏死，应予以剪除，待其自行愈合，或待肉芽组织生长良好后再植皮。

3. 患肢血运观察　观察患侧上肢远端的血液供应情况，如脉搏、肢体皮肤颜色及皮温是否正常。若患侧上肢脉搏摸不清、皮肤温度低、发绀等，提示腋部血管受压，应及时报告医生调松绷带。告知患者自己不能随便打开加压包扎的胸带。

4. 功能锻炼　术后应鼓励患者做肢体的功能锻炼，最大限度地恢复肩关节的活动范围。

（1）锻炼方法：①术后24 h内保持肩关节制动，以指、腕关节的运动为主，如伸指、握拳及屈腕等运动，避免外展上臂；②术后2～3 d，可行屈肘、伸臂等锻炼，逐渐过渡到肩关节的小范围前屈（小于30°）、后伸（小于15°）运动，48 h后可下床，活动时用吊带托扶患肢；③术后4～7 d，用患侧手进行洗脸、刷牙、进食等较轻微的活动；④伤口未拆线前（术后2～3周），肩关节只能做前、后的运动（前屈及后伸幅度不宜过大），避免上抬、外展和旋转运动，不要用患肢支撑身体和提重物；⑤伤口拆线后，开始做肩关节的上抬、外展及旋转等运动，如抬高上臂（用健侧手帮助患肢做前面上举动作，直至患侧手举高至与头相平）、触摸对侧耳朵（健侧手捏握住患肢大拇指，帮助患肢向前上抬举，直至超过头顶，尽可能摸到对侧耳朵）、爬墙运动（患肢的手指尖顺着贴在墙上的标尺逐渐向上爬行，逐渐抬高）等锻炼。

（2）注意事项：锻炼次数一般以3～4次/d、20～30 min/次为宜。但锻炼过程要因人而异，循序渐进，避免过度劳累。避免他人强力牵拉，以防造成损伤。

5. 潜在并发症的预防

（1）皮下积液、皮瓣坏死：注意保持引流通畅，胸带包扎松紧度适宜，避免过早外展患侧上肢。及早发现积液并配合医生进行处理。

（2）患肢肿胀：主要是上肢淋巴回流不畅、静脉回流障碍所致。护理措施：①术后在床头做好标记，避免在患侧上肢进行注射、采血、测血压，睡眠时向健侧侧卧；②患侧上肢抬高，手高于肘，肘高于心脏，促进静脉和淋巴的回流；③按摩和适当运动患肢以促进淋巴回流；④一旦发生水肿，可用弹性绷带包扎或佩戴弹力袖。

（3）气胸：观察呼吸变化，患者若感到胸闷、呼吸困难，应及时报告医生，以便早期发现和协助处理气胸。

6. 心理护理　鼓励患者讲出手术对自己性别角色的影响，根据患者的需求做好有关解释和说明，如讲解手术后胸部缺陷的补救方法、化疗后脱发的掩饰措施等，鼓励家庭成员要从语言、行为、感情等方面给患者支持和关爱。

（三）其他治疗的护理

1. 放疗护理　放疗前后30 min不宜进食，以免加重胃肠道反应。应定期检查血常规。放疗前应向患者说明保护照射区皮肤的重要性，观察照射区皮肤有无颜色改变，出现放射性皮炎时，保持皮肤清洁干燥，禁贴胶布，禁用碘酊、刺激性软膏、乳膏、洗剂、粉剂和化妆品，忌用肥皂擦洗，避免阳光照射和各种机械性刺激、冷热刺激。局部皮肤瘙痒时可轻拍止痒，如有结痂，可待其自然脱落。穿着柔软、宽松内衣，不要戴胸罩。鼓励患者多饮水，以促使毒素排出。

2. 化疗护理　为避免感染，可设立单人病室，减少探视。严格执行无菌操作。遵医嘱准确给药，一般在餐后2～3 h应用化疗药物最佳。患者出现消化道反应时注意调整饮食和控制呕吐，必要时暂停用药。化疗期间应每周检查血常规，定期检查肝、肾功能。为避免静脉炎的发生，护士需掌握药物的性质和输液浓度，化疗前、后和输入不同化疗药物时，要用生理盐水50～100 mL冲洗静脉；同时，防止药物外溢，一旦发生应立即停止注药，应用解毒剂。做好口腔护理，嘱患者多饮水，常用淡盐水漱口，如出现口腔溃疡时，用软毛牙刷刷牙，选用茶多酚漱口液、呋喃西林液、过氧化氢溶液含漱冲洗，并结合用抗口炎甘油治疗。化疗前告知患者可能出现脱发，嘱其准备假发、头巾或帽子；睡眠时戴发网或帽子，防止头发掉落床上。晨晚间护理时扫净床上的脱发。头部注意防晒，避免用刺激性洗发液。

3. 内分泌治疗护理　向患者解释治疗目的以及治疗过程中可能出现的情况，鼓励患者遵医嘱按时服药，完成治疗，定期去医院随访。患者服药过程中会出现轻重程度不同的消化道反应，如恶心、呕吐、食欲缺乏，饮食方面注意进食清淡、易消化食物，适当运用食疗进行调理。

（四）健康指导

1. 控制危险因素　教育女性适龄结婚（23岁以后）、适龄生育（24～30岁），提倡母乳喂养；合理调整饮食，避免进食高脂肪食物；保持正常体质量；积极治疗乳房良性疾病；接受放射线检查时做好防护。

2. 指导后续治疗

（1）按计划治疗：指导患者遵医嘱接受化疗、放疗和激素治疗等，按要求定期复查血常规、肝肾功能等。放疗、化疗期间因抵抗力低，应少到公共场所，以减少感染机会。

（2）定期复查：告知患者复查的时间、应带的资料及复查的注意事项。一般术后1 mon复查1次，2年内间隔3 mon复查1次，2年后间隔6 mon复查1次；不到复查时间出现不适症状时，须及时就诊。

（3）避孕：手术后5年内应避免妊娠，以免乳癌复发。

（4）乳房外观矫正方法：①出院时患者即可佩戴"轻质型海绵义乳"，伤口愈合能正常活动后就可以佩戴"硅胶义乳"，预防术后因为切除乳房带来的"失衡后遗症"，如斜肩、颈背疼痛；②介绍假体植入的基本常识，如手术类型、术后可能发生的并发症等。术前可以把不同手术效果的照片给患者看。乳房再造手术后需保持再造体的包扎固定良好，每天观察两侧乳房位置高低，及时调整包扎位置及压力，坚持包扎1 mon（睡觉时也需佩戴）；同时，限制上肢活动，避免上举扩胸运动，以免引起假体移位。1 mon后可不限制活动，但要避免剧烈的上肢体育运动2 mon。鼓励患者坦率地表达对重建乳房的满意度，告诉患者用现实的态度来对待重建的乳房。

3. 加强自我护理

（1）日常护理患肢的知识：保护患肢免受损伤和感染；使用护肤膏擦手，保持皮肤湿润、柔软；衣袖不应过紧，不要戴过紧的手表或首饰；避免患肢搬动或提拉重物，用健侧肩背包；避免患肢长时间暴露于阳光下或浸泡于水中；接触化学制剂（如洗洁精等）及热物品时应戴防护手套；睡觉时用枕头抬高患肢，避免直接压迫患肢；尽量避免对患肢进行各种治疗和护理操作；如有手臂发红、发热、异常变硬、肿胀应及时去医院进行检查。

（2）出院后继续康复训练：术后3 mon内为功能锻炼的关键时期，此期内规律而充分的锻炼，可以防止长时间的关节制动而造成的关节内粘连，扩大上肢活动范围，缩短上肢功能恢复的时间。家庭锻炼的方法，如爬墙运动、举杆运动、转绳运动、滑绳运动、手臂摇摆、挤压橡皮球等，如有特殊情况可减少锻炼次数和时间，但不可间断，至少坚持6 mon ~ 1年。在日常生活中逐渐做一些力所能及的事情，直至功能恢复满意为止。

（3）乳房定期检查：所有超过20岁的妇女，特别是高危人群应1次/mon进行乳房自我检查，超过40岁的妇女应每年拍1次X片。术后患者也应每月自查另一侧乳房及手术区域1次，每年行钼靶X线检查，以便早期发现复发、转移病灶，及早治疗。

乳房自我检查最好选择在两次月经之间进行，此时乳房最松弛，病变易被检出；已经绝经的女性应选择每个月固定同一时间检查。患者应采取坐位或仰卧位，脱去上衣，袒露前胸，在良好的光线下，认真仔细地进行观察和检查。①解开内衣，面对穿衣镜，先两手下垂，仔细观察双侧乳房。注意大小、外形、轮廓、对称性、有无隆起肿块、凹陷或"橘皮样"改变，以及乳房有无溢液、乳头回缩、乳晕有无湿疹等。②两臂高举过头，双手放在头部后面，看乳房外形有无小规则凹陷和凸起。③取仰卧位，肩胛下垫薄枕，左臂高举过头，尽量放松肌肉，使左乳完全平铺于胸壁。将右手的示指、中指和环指并拢，用指腹从乳房外上象限开始，沿顺时针方向以圆圈状触诊方式向内移动，直至触到乳头处，仔细检查乳房各部位有无肿块。用拇指和食指捏挤乳头，观察有无异常溢液或分泌物。④左臂放下，用右手再检查左侧腋窝有无肿块。右侧用同样方法检查。检查时要手法轻柔，不要用手指抓捏，同时，要进行两侧乳房对比检查。若发现肿块和乳头溢液，应及时到医院进行进一步检查。

（邹　　维）

🥄 思考与练习

1. 乳腺癌早期血行转移最常见于　　　　　　　　　　　　　　　　　　　　　　（　　）

A. 肾　　　　　B. 胃　　　　　C. 脑　　　　　D. 肺　　　　　E. 肝

2. 下述哪种肿瘤是良性肿瘤　　　　　　　　　　　　　　　　　　　　　　　　（　　）

A. 淋巴瘤　　　B. 黑色素瘤　　C. 骨髓瘤　　　D. 间皮瘤　　　E. 精原细胞瘤

3. 恶性肿瘤的诊断，最重要的依据是　　　　　　　　　　　　　　　　　　　　（　　）

A. 病理学检查　　　　　　　　　　　　　　　B. 血清酶学及免疫学检查

C．病程短，发展快　　　　　　　　　　　　　D．肿块质硬、固定

E．剧烈疼痛，消瘦

4．在种植性转移中最多见的为　　　　　　　　　　　　　　　　　　　（　　）

A．卵巢癌种植到盆腔　　　　　　　　　　　　B．肺癌种植到胸腔

C．胃癌种植到盆腔　　　　　　　　　　　　　D．肝癌种植到大网膜

E．胆管癌种植到盆腔

5．癌和肉瘤的主要不同点在于　　　　　　　　　　　　　　　　　　　（　　）

A．患者年龄　　　　　　　　　　　　　　　　B．肿块质地

C．组织来源　　　　　　　　　　　　　　　　D．转移途径

E．生长方式

项目十八　胸部损伤患者的护理

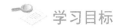 学习目标

知识目标

1. 能列出胸部损伤的分类。
2. 能简述肋骨骨折、血胸、心脏损伤的临床表现和治疗原则。
3. 能比较三种类型气胸的病理生理、临床表现、治疗原则。
4. 能解释肋骨骨折和血胸的病理生理。

技能目标

能对胸部损伤患者进行院前急救护理、手术前后的护理、健康指导。

任务一　熟悉胸部解剖结构

胸部由胸壁、胸膜及胸腔内器官组成，是身体暴露的较大部分，易受损伤，若伤及心肺等重要生命器官极易危及生命。

胸壁由软组织和骨性胸廓组成。软组织包括皮肤、皮下组织、筋膜及肌肉。骨性胸廓包括1块胸骨、12块胸椎、12对肋骨及肋软骨，支撑保护胸内脏器、参与呼吸功能。骨性胸廓发生骨折不仅破坏胸廓的完整性，还可影响呼吸功能，甚至使胸腔内的器官和结构发生移位、损伤，严重影响呼吸、循环功能。

胸膜包括被覆在肺表面的脏胸膜及被覆在胸廓内壁、纵隔侧面、膈上面的壁胸膜，两者在肺根处相互延续，在左、右肺周围分别形成一个胸膜腔。胸膜腔是完全封闭的潜在间隙，其内仅有少量浆液。这种密闭性和浆液分子的内聚力具有重要的生理功能，使肺在呼

吸运动中随胸廓的运动而运动。胸膜腔内压较大气压低，故为负压。胸膜腔内负压作用于肺，牵引肺扩张；同时，作用于胸腔内的其他器官，尤其是腔静脉和胸导管等，影响静脉血和淋巴液的回流。

胸腔两侧容纳左、右肺，中部为纵隔，内有心脏、大血管、气管、食管、胸导管、胸腺、神经、淋巴及脂肪组织等。

（邹　维）

任务二　胸部损伤患者的护理

胸部损伤根据损伤暴力性质不同，分为钝性伤和穿透伤；根据是否穿破壁胸膜，造成胸膜腔与外界相通而分为闭合性损伤和开放性损伤。若胸部损伤合并腹部脏器损伤，则称为胸腹联合伤。

一、肋骨骨折

肋骨骨折在胸部损伤中最常见，常由直接暴力、胸壁受到挤压的间接暴力等所致。第1～3肋骨粗短，有周围组织的保护，不易骨折。第4～7肋骨长薄而固定，最易发生骨折。第8～10肋前端肋骨形成肋弓与胸骨相连，不易折断。第11～12肋前段游离，弹性较大，也不易折断。根据骨折部位分为单根单处、单根多处、多根单处及多根多处肋骨骨折，根据骨折端是否与外界相通分为开放性、闭合性肋骨骨折。

（一）病理生理

单处肋骨骨折处有相邻的肋间肌和肋骨的支持，其上、下仍有完整肋骨支撑胸廓，骨折端移位小，对呼吸功能影响不大，多能自行愈合。

多根多处肋骨骨折可造成局部胸廓失去完整肋骨的支撑而软化，产生反常呼吸运动（图18-1），即软化区的胸壁在患者吸气时内陷，呼气时外凸，此胸廓又称为连枷胸（flail chest）。如果软化区范围较广，呼吸时可造成两侧胸膜腔内压力不平衡，产生纵隔左右摆动，引起体内缺氧和二氧化碳滞留，并影响静脉回流，严重者可导致呼吸、循环功能衰竭。骨折端移位可刺破胸膜、肺组织、肋间血管，可造成气胸、血胸、咯血、皮下气肿等继发性损伤。

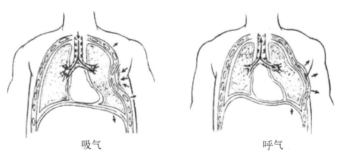

吸气　　　　　　　　　呼气

图18-1　胸壁软化区的反常呼吸运动

（二）临床表现

1. 症状　肋骨骨折断端可刺激肋间神经产生局部疼痛，尤其在深呼吸、咳嗽、转动体位时加重。根据损伤范围的不同，出现不同程度的呼吸困难。损伤严重的患者可有休克。由于咳嗽无力、呼吸变浅而出现痰液增多、潴留，引起肺部感染者可有发热。

2. 体征　骨折部位可有压痛、骨擦音，多根多处肋骨骨折患者可有胸壁畸形。有肺组织损伤的患者可有痰中带血或咯血，有气胸、血胸、皮下气肿等继发性损伤的患者可有相应体征。

（三）辅助检查

胸部X线检查可见肋骨骨折线、断端错位，同时，可判断有无气胸、血胸，但前胸肋软骨骨折征象不能显示。肋骨CT可以更好地显示肋骨骨折情况。

（四）治疗原则

1. 镇痛　疼痛轻者可用镇痛、镇静药物，重者可采用肋间神经阻滞、自控止痛装置，甚至硬膜外置管镇痛。

2. 防治肺部并发症　鼓励患者咳嗽、排痰、深呼吸，预防肺不张和肺部感染，并及时应用有效的抗生素。对反常呼吸明显、呼吸道分泌物增多或血痰较多的患者应采取气管插管或气管切开等紧急措施清理呼吸道，同时给氧、辅助呼吸。

3. 固定胸壁　对闭合性单处肋骨骨折可采用宽胶布、多头胸带、弹性胸带固定胸壁。对闭合性多根多处肋骨骨折，在现场急救或软化范围较小时采用厚敷料垫包扎固定；当软化范围较大时，采用牵引固定法，近几年，也有在胸腔镜下导入钢丝以固定胸壁；对错位大、病情严重的患者，则应开胸内固定。对开放性肋骨骨折，应及时清创，根据骨折范围采取固定方法。

4. 胸膜腔闭式引流　对合并气胸、血胸的患者给予胸膜腔闭式引流。

二、气胸

胸膜腔内积气即称为气胸，其发生率仅次于肋骨骨折，多由于肺组织、支气管破裂，气道内的空气进入胸膜腔，或胸壁伤口穿破胸膜，外界空气进入胸膜腔。胸部X线可见不同程度的胸膜腔积气及肺萎陷。气胸一般分为闭合性气胸、开放性气胸、张力性气胸三种。

（一）闭合性气胸

闭合性气胸即伤后伤口闭合，胸膜腔不与外界相通，多并发于肋骨骨折，由于肋骨断端刺破肺，空气进入胸膜腔所致。

1. 病理生理　闭合性气胸胸膜腔内负压减小，但仍低于大气压。患侧肺部分萎陷使得有效气体交换面积减少，影响肺的通气和换气功能。

2. 临床表现　根据患者胸膜腔内积气的量和速度不同可有不同程度的临床表现。

（1）小量气胸：肺萎陷 < 30%，对呼吸和循环影响小，患者可无明显症状。

（2）中量气胸和大量气胸：肺萎陷在30% ~ 50%为中量气胸，> 50%为大量气胸。患者可有胸痛、胸闷、气促和不同程度的呼吸困难或发绀。气管向健侧移位，患侧胸部饱满，叩诊呈鼓音，听诊呼吸音降低或消失。

3. 治疗原则 小量气胸无须特殊处理，可进行严密观察，一般1~2周内自行吸收。中量以上气胸应进行胸膜腔穿刺抽气或胸膜腔闭式引流排出气体，同时，应用抗生素预防感染。

（二）开放性气胸

开放性气胸即胸膜腔与外界相通，空气经胸膜腔的创口随呼吸运动自由进出胸膜腔，多并发于刀刃锐器或弹片火器等导致的胸部穿透伤。

1. 病理生理 开放性气胸患侧胸膜腔内压力几乎等于大气压，患侧肺将完全萎陷，丧失呼吸功能。患侧胸膜腔内压大于健侧，纵隔向健侧移位，使健侧肺扩张受限，呼吸功能受损。吸气时纵隔移向健侧，呼气时移回患侧，产生纵隔扑动（图18-2），影响静脉回心血量，造成循环功能障碍。

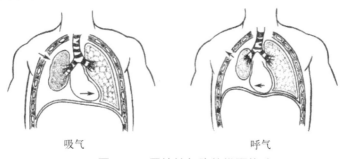

吸气　　　　　　　　　　呼气

图18-2　开放性气胸的纵隔扑动

2. 临床表现 出现明显的呼吸困难、鼻翼扇动、口唇发绀，严重者休克。患者呼吸时可听到空气进出胸膜腔的"吮吸样"声音。患侧胸部饱满，叩诊呈鼓音，听诊呼吸音降低或消失，皮下可有捻发音。气管、心脏向健侧移位，颈静脉怒张。

3. 治疗原则 现场急救时应立即变开放性气胸为闭合性气胸，迅速封闭伤口，并加压包扎。转运途中注意给予吸氧，入院后进一步纠正休克、清创缝合伤口、行胸膜腔闭式引流，应用抗生素防治感染，必要时开胸探查。

（三）张力性气胸

张力性气胸又称高压性气胸，为气管、支气管或肺损伤处形成单向活瓣。吸气时，空气进入胸膜腔，而呼气时活瓣关闭。其主要是由于较大的肺泡破裂伤或支气管破裂所致，可迅速致患者死亡。

1. 病理生理 张力性气胸患侧胸膜腔内空气进行性增多，压力高于大气压，患侧肺严重萎陷，纵隔明显向健侧移位，压迫健侧肺；同时，影响腔静脉回流，患者可迅速出现严重的呼吸、循环功能障碍。高压气体可形成纵隔气肿或面、颈、胸部广泛皮下气肿。

2. 临床表现 患者表现为严重或极度呼吸困难、发绀、烦躁、意识障碍、大汗淋漓。气管、心脏明显向健侧移位，颈静脉怒张。可迅速出现窒息。患侧胸廓饱满，叩诊呈高度鼓音，呼吸音消失。多有皮下气肿，可有面、颈、胸部广泛的捻发音。

3. 治疗原则 急救时应争分夺秒，立即排气，降低胸腔内压力。用粗针头穿刺胸膜腔，使高压气体易于排出，而外界空气不能进入胸膜腔。争取时间后可行胸膜腔闭式引流，目的是排出气体，促使肺复张。持续漏气而肺复张困难时，应立即剖胸探查并修补裂口。

三、血胸

胸膜腔内积血称为血胸，常可与气胸同时存在，称为血气胸。血胸主要来源于肺组织、肋间血管、胸廓内血管、心脏、纵隔内大血管等破裂出血。出血量少而慢的可自行停止，出血量大而急的则可在短时间内致失血性休克死亡。

（一）病理生理

血胸发生后可出现内出血征象，随着积血的增多，胸膜腔内压力增高，患侧肺萎陷，纵隔移向健侧，严重影响呼吸和循环功能。胸膜腔内的积血为不凝血，当短期内有大量出血时，超出了肺、心、膈肌运动的去纤维蛋白作用，则形成凝固性血胸。积血滞留容易并发感染，成为感染性血胸甚至脓胸。胸膜腔内的活动性出血则称为进行性血胸。

（二）临床表现

根据出血量和速度的不同，可有不同的临床表现。

少量血胸出血量 < 500 mL，患者心率增快，轻度呼吸困难，无明显失血症状及体征。中量血胸出血量在 500 ~ 1 000 mL，大量血胸出血量 > 1 000 mL。患者可有失血性休克表现和明显的呼吸困难，纵隔向健侧移位，患侧胸部叩诊呈浊音，呼吸音降低。当胸膜腔闭式引流量减少，而患者体征和影像学检查证实血胸仍然存在，应考虑凝固性血胸。血胸患者多可并发感染，表现为寒战、高热、出汗、乏力等。出现下列征象者提示进行性血胸：进行性心率加快、血压下降，很快出现休克；血红蛋白、红细胞、血细胞比容及中心静脉压进行性下降；虽快速输血、补液，但病情改善不明显，或稍有改善后随即恶化；胸膜腔穿刺抽出的血液很快凝固或因血液凝固而不易抽出；胸膜腔闭式引流量每小时超过 200 mL，持续 3 h。

（三）治疗原则

少量血胸大多能自行吸收，但要密切观察，注意有无继续出血。积血较多时应及时行胸膜腔穿刺抽出积血或胸膜腔闭式引流，及时补充血容量，防止感染。凝固性血胸应待患者情况稳定后尽早手术清除血块和机化的纤维板。感染性血胸应及时行胸膜腔闭式引流，必要时手术治疗。进行性血胸应在抗休克治疗的同时，紧急行剖胸探查术。

四、心脏损伤

心脏损伤可分为钝性心脏损伤和穿透性心脏损伤，包括心脏挫伤、心脏破裂、室间隔破裂、瓣膜撕裂、腱索或乳头肌断裂等。

（一）临床表现

1. 心肌挫伤　轻者无明显症状，重者有胸闷、心悸、气促甚至心前区疼痛等，致死原因为严重的心律失常或心力衰竭。可依靠心电图、血清心肌酶活性测定、超声心动图等传统的辅助检查帮助确诊，近年采用的磷酸肌酸激酶同工酶、心肌肌钙蛋白 I 或 T 检测、食管超声心动图可提高检出率。

2. 心脏破裂　患者的临床表现取决于心包、心脏损伤程度和心包引流情况。心包、心脏裂口较小,血液滞留于心包腔内导致心脏压塞,出现静脉压升高、颈静脉怒张、心音遥远、心搏微弱,脉压及动脉压减小的贝克三联征(Beck's trad)。心脏压塞患者可因急性循环衰竭而死。心包、心脏裂口较大,出血可经体表伤口流出或流入胸膜腔内,患者表现为失血性休克和血胸,因大出血而死。通过心包腔穿刺和二维超声心动图可确诊。但不可因检查而延误抢救。

(二)治疗原则

1. 心肌挫伤 吸氧,卧床休息,严密心电监护。控制心律失常、心功能衰竭等致死性并发症。

2. 心脏破裂 应立即施行手术抢救,心脏压塞者应立即行心包腔穿刺减压以争取剖胸抢救时间。抢救存活后应注意残余病变的确诊与相应处理。

五、胸部损伤患者的护理

(一)护理评估

1. 健康史 了解患者受伤的时间、经过,暴力的性质、作用部位;受伤后是否经过现场急救,急救措施、效果如何;有无胸部以外的其他部位受伤;了解患者既往的心肺功能,有无胸部疾病,有无吸烟习惯等。

2. 身体状况

(1)症状:疼痛的部位、性质、程度。有无呼吸困难、发绀,程度如何。生命体征是否平稳,有无意识障碍、昏迷、休克等。有无其他部位脏器损伤症状,如腹痛、呕吐等。

(2)体征:胸部有无开放性伤口,有无胸廓畸形、反常呼吸运动、皮下气肿、气管心脏移位、颈静脉怒张,有无局部压痛、骨擦音。胸部是否叩诊呈浊音或鼓音,呼吸音是否消失,有无心脏杂音。有无血痰或咯血,咯血量及次数。

(3)辅助检查:了解胸部X线、胸膜腔穿刺、心包腔穿刺、心电图、超声心动图、血常规、心肌酶等检查结果。

3. 心理—社会状况 评估遭受急性创伤后有哪些不良的心理反应,如恐惧、愤怒、悲伤、焦虑等。评估患者胸部损伤及预后的认知和期望,对手术和术后康复情况是否了解,能否配合治疗和护理的实施。评估受伤后对患者工作、生活等的影响。

(二)常见护理诊断

1. 气体交换障碍 与疼痛、胸廓活动受限、肺萎陷等有关。
2. 心排血量减少 与大出血、心脏压塞、心功能衰竭、心律失常等有关。
3. 急性疼痛 与组织损伤有关。
4. 潜在并发症 窒息、肺部感染、休克、心脏压塞等。

(三)护理目标

(1)患者呼吸平稳,维持正常的呼吸功能。

(2)患者能维持有效的循环血量。

(3)患者疼痛减轻。

(4)患者未发生并发症,或并发症得到及时发现和处理。

（四）护理措施

1. 院前急救护理　胸部损伤急救的目的是先抢救生命，再修复损伤的组织器官和恢复生理功能。护士要树立时间就是生命的观念，对危重患者不失时机地进行抢救，提高救治成功率。必要时可不必等待医生的到来，迅速、准确地采取力所能及的抢救措施。急救护理时应做到镇定、有序，快速、准确地采取有效措施积极进行抢救；不可忽视沉默的患者；防止搬运、转送及抢救中的医源性损伤；注意有无胸部以外的损伤。

（1）多根多处肋骨骨折：患者出现反常呼吸运动极易引起呼吸、循环功能障碍，应立即配合医生用厚敷料盖于软化胸壁，并用胶布或胸带加压包扎，以消除或减轻反常呼吸运动，恢复正常的呼吸功能。

（2）开放性气胸：迅速用凡士林纱布及厚棉垫加压封闭伤口，将开放性气胸转变为闭合性气胸。如一时找不到无菌敷料，应随手取物，甚至用手堵住伤口，制止纵隔扑动。

（3）张力性气胸：立即配合医生，用粗针头自患者锁骨中线第2肋间穿刺排气减压，转运途中针栓外接单向活瓣。

（4）窒息、心搏骤停：应立即彻底清除口腔和呼吸道分泌物或异物，口对口呼吸及胸外按压复苏。

（5）其他：胸部较大的异物不宜立即拔出，以免出血不止。外露的骨折断端不可立即还纳，可用无菌纱布覆盖。

2. 手术前护理

（1）吸氧：对呼吸困难、发绀患者及时给予吸氧，观察缺氧的改善情况。

（2）保持呼吸道通畅：及时清除口腔和呼吸道分泌物或异物。血压平稳者取半坐卧位，有利于呼吸、咳嗽、排痰。鼓励并协助患者咳嗽、咳痰，可给予祛痰药物或超声雾化吸入利于痰液排出。痰中带血，提示轻度肺、支气管损伤，应稳定患者的情绪，鼓励患者将血痰咳出。大量咯血的患者，应行体位引流，备好吸引装置，防止窒息，同时，做好剖胸探查修补裂口的准备。

（3）维持有效的循环血量：

①监护生命体征：密切观察患者的神志、呼吸、心率、心律、血压、中心静脉压、尿量等的变化。监测血常规、血细胞比容、心电图、动脉血气分析等。备好各种急救设备和药品。

②防治休克、维持体液和电解质平衡：迅速建立静脉补液和输血通道，及时补充血容量。根据病情及实验室检查结果，随时调整静脉输液、输血的种类、剂量、顺序和速度。如需要大量输液治疗时，应安置中心静脉测压装置，以便能有效地监测并调整液体的输入量及输入速度。肺爆震伤、创伤性窒息及心脏损伤的患者，输血及补液时遵循"宁少勿多"的原则，严格控制输液量及输入速度，避免造成急性心功能衰竭。

③积极防治心律失常、心力衰竭等致死性并发症。

（4）镇痛：诊断明确后，对因胸部伤口疼痛影响呼吸者，遵医嘱给予镇痛。

（5）病情观察：注意神志、腹部和肢体活动情况，及时发现复合伤。严密观察患者生命体征，尤其注意患者的呼吸情况。观察有无心脏压塞、活动性出血等征象。如发现心脏压塞，应立即报告并协助医生行心包腔穿刺；发现胸膜腔内有活动性出血，在积极抗休克的同时迅速做好急诊剖胸术前准备。有其他手术指征的患者积极配合医生做好术前常规准备。

（6）心理护理：胸部损伤往往突然发生，病情往往危急，患者缺乏心理准备，容易遭受沉重的打击。表现为强烈的求生欲及对疾病痊愈的担心和焦虑。一旦病情反复，患者往往忧郁、沮丧。病程较长而近期无明显好转时，则易产生烦躁、绝望等消极情绪。护士在急救的同时应加强与患者的沟通，及时了解其心理活动规律，因势利导，耐心解释有关病情，及时满足患者的合理要求，以恰当的语言安慰患者，使患者情绪稳定、自觉主动地配合治疗与护理。同时，护士在实施护理过程中应急而不慌、忙而不乱，以此影响患者及家属的心理，使其能镇定并增强战胜疾病的信心。护士还应做好患者家属的安慰工作，劝导他们避免在患者面前表现出不良的情绪而干扰患者，并耐心解释有关病情，讲解如何配合医护人员照顾患者，使家属能够安心看护患者，积极促进患者康复。

3. 手术后护理

（1）维持呼吸功能：

①病情观察：观察患者的呼吸频率、幅度，注意有无呼吸困难、缺氧表现。

②促进肺复张：应积极鼓励患者做深呼吸运动、咳嗽或吹气球等以促进肺复张。指导患者采用腹式呼吸，以免因切口疼痛影响呼吸运动。胸带包扎松紧适宜，避免过紧而影响呼吸运动。

③吸氧。

（2）胸膜腔闭式引流的护理：胸膜腔闭式引流的主要目的是排出胸膜腔内的气体、渗液、血液；重建胸内负压，保持纵隔的正常位置，促进肺复张（图18-3）。气胸时常选锁骨中线第2肋间置管引流，血胸则在腋中线和腋后线间的第6~8肋间置管引流，脓胸常选择脓液积聚的最低位置引流。

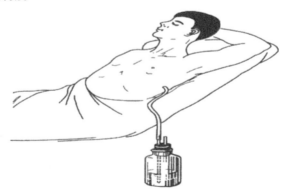

图18-3　胸膜腔闭式引流术

①保持引流系统的密闭：保持引流装置的密闭性才能有效地维持胸膜腔内的负压，将胸膜腔内的液体或气体引流出来，以利于肺膨胀和气体交换。引流管没入瓶中无菌液面下3~4 cm并保持直立。各接口处均应牢固、可靠。床旁常规备止血钳，患者活动、更换引流瓶、接口处意外脱开、引流瓶损坏时，应双重钳闭近胸壁端引流管。若引流管从胸腔脱出，应立即用手捏闭伤口处皮肤，消毒后覆盖凡士林纱布，并报告医生。

②保持引流通畅：随患者呼吸，水封瓶中引流管内的水柱液面会上下波动，波动幅度表示胸膜腔内的负压在呼吸周期中的变化范围，平静呼吸时在4~6 cmH$_2$O。注意观察水柱

的波动幅度，避免引流管扭曲、打折。经常由近及远挤压引流管，以免引流管堵塞。若水柱突然不动，则提示有阻塞物。

③观察并记录引流液的量、颜色、性质：通过对引流液的观察，有助于了解和判断胸腔内脏器的病理改变和治疗效果。一般开胸术后24 h内胸膜腔引流的血性液不超过500 mL，以后引流量递减、色泽变淡。若引流量持续或进行性过多且色泽鲜红，要警惕是否有活动性出血，应密切观察并及时报告医生。

④观察并记录引流气体的情况：气胸患者置管后胸膜腔内的气体将逐渐引流出来，积气较多时平静呼吸水封瓶中即有气泡逸出，以后逐渐减少，仅在深呼吸甚至咳嗽时才有气泡逸出。

⑤防止逆行感染：保持水封瓶应置于胸腔引流水平以下60～100 cm，患者活动时避免提高引流瓶使引流液逆流。定时倾倒引流瓶中的液体并更换无菌生理盐水为底液，严格无菌操作，防止感染。

⑥拔管：置管48～72 h后，引流通畅，水柱波动幅度变小，引流量明显减少且颜色变淡，24 h引流液＜50 mL、脓液＜10 mL，无气体逸出，患者无呼吸困难，X线胸片示肺膨胀良好，即可拔除引流管。拔管时嘱患者深吸气后屏气，协助医生迅速拔管并用凡士林厚纱布覆盖引流口，用胶布固定。拔管后注意观察患者有无胸闷、呼吸困难、皮下气肿、切口处漏气及渗液等。

（3）控制疼痛：根据医嘱应用镇痛、镇静药物。对肋骨骨折进行固定也有助于缓解疼痛。控制疼痛可使患者安静休息，同时，避免患者因疼痛而影响呼吸运动和咳嗽。

（4）预防和治疗肺部感染：

①密切观察体温的变化：遵医嘱及时应用抗生素预防和控制感染，高热患者给予物理或药物降温。

②保持呼吸道通畅，促进肺复张。

③开放性损伤：配合医生及时处理伤口，注意无菌操作，并肌内注射破伤风抗毒血清。

④感染性血胸：血胸患者如出现寒战、高热、胸痛、胸闷、脉速、呼吸困难，血常规检查见白细胞及中性粒细胞增高，胸膜腔穿刺液为血性混浊液或细菌培养阳性，应按急性脓胸处理（参见"脓胸患者的护理"）。

4. 健康指导

（1）休息与营养：指导患者合理休息，加强营养素摄入以补充机体的消耗。

（2）体位与活动：指导病情平稳者采用半卧位，以利于呼吸和引流。术后指导患者早期离床活动，以增加肺活量，促进肺复张。活动中注意患者的耐受性，应循序渐进。同时，避免胸膜腔闭式引流瓶倾斜、脱管等，以免造成开放性气胸。

（3）腹式呼吸及有效咳嗽：患者常因胸部疼痛、包扎等原因使呼吸运动受限、咳嗽无效。指导患者采用腹式呼吸，即通过膈肌的舒缩，吸气时胸部保持不动，腹部隆起，呼气时腹部下降。指导患者在咳嗽时坐起、身体前倾，深吸气后屏气，再用力咳出，为避免损伤部位或切口疼痛，可予以按压。

（4）肋骨骨折：患者伤后3 mon复查胸部X线，了解骨折愈合情况。

（邹　维）

思考与练习

1．反常呼吸常发生于　　　　　　　　　　　　　　　　　　　　　　　　（　　）

A．单处肋骨骨折　　　　　　　　　　B．多根多处肋骨骨折

C．单根肋骨多处骨折　　　　　　　　D．多根肋骨单处骨折

E．胸壁软组织损伤

2．多根多处肋骨骨折发生胸壁软化后的急救措施是　　　　　　　　　　　（　　）

A．止痛　　　　　　　　　　　　　　B．给氧

C．加压包扎固定胸壁　　　　　　　　D．胸腔闭式引流

E．肋骨牵引固定

3．开放性气胸应首先　　　　　　　　　　　　　　　　　　　　　　　　（　　）

A．抗休克　　　　　　　　　　　　　B．封闭伤口

C．清创缝合　　　　　　　　　　　　D．吸氧

E．剖胸探查

4．开放性气胸产生纵隔扑动的主要原因是　　　　　　　　　　　　　　　（　　）

A．伤侧肺萎缩　　　　　　　　　　　B．健侧肺膨胀不全

C．纵隔移向健侧　　　　　　　　　　D．吸气与呼气时两侧胸腔内压力差改变

E．伤侧胸膜腔内压力超过大气压

5．关于血胸的护理，以下哪项不正确　　　　　　　　　　　　　　　　　（　　）

A．建立静脉通路　　　　　　　　　　B．密切观察病情

C．伤侧锁骨中线第2肋间穿刺抽血　　D．及时用止血药

E．准备胸穿用物

6．检查胸腔引流管是否通畅最简单的方法是　　　　　　　　　　　　　　（　　）

A．听患者呼吸音是否正常　　　　　　B．检查引流管有无扭曲

C．观察水封瓶中长玻璃管内水柱波动　D．观察水封瓶内有无引流液

E．观察引流管内有无液体

7．进行性血胸的主要处理措施是　　　　　　　　　　　　　　　　　　　（　　）

A．剖胸探查止血　　　　　　　　　　B．应用升压药

C．输血输液　　　　　　　　　　　　D．胸腔闭式引流

E．吸氧

8．损伤性血胸，胸腔内积血不凝固的原因是　　　　　　　　　　　　　　（　　）

A．凝血因子减少　　　　　　　　　　B．出血量多，血液稀释

C．凝血酶原减少　　　　　　　　　　D．肺、心脏及膈肌活动

E．损伤后发生弥散性血管内凝血

项目十九　肺部疾病患者的护理

 学习目标

知识目标

1．能复述脓胸的病因和分类。

2．能复述肺癌的病理和分期。

3．能简述支气管扩张、肺结核、肺癌、脓胸的临床表现、辅助检查、治疗原则。

4．能解释支气管扩张、肺癌的常见病因。

5．能解释支气管扩张、肺结核的病理生理。

技能目标

1．能对支气管扩张、肺结核患者提供护理措施。

2．能对肺癌、脓胸患者制订护理计划。

任务一　熟悉肺部解剖结构及生理功能

肺位于胸腔内，借助肺根和肺韧带固定于纵隔两侧，左右各一，左肺两叶，右肺三叶。肺一般呈圆锥形，可依空气充盈程度和胸廓的形状而变化。肺门位于纵隔面中部的凹陷处。肺根是由通过肺门的肺静脉、肺动脉、主支气管、淋巴管和神经等组成，其外由结缔组织包绕。肺动脉和肺静脉组成肺循环，是肺的功能血管。支气管动、静脉属于体循环，是肺的营养血管。成年人气管在主动脉弓下缘水平分为左、右主支气管，进入左、右肺，属于一级支气管。左主支气管细长，与中线呈45°。右主支气管是气管的直接延续，短而粗，与中线呈25°。呼吸道内的异物、插管均容易进入右侧。肺叶支气管进入肺叶，左二右三，称为二级支气管。肺段支气管进入肺段，左右各有10个，称为三级支气管。肺段支气管继续分支成呼吸性支气管、肺泡管、肺泡。肺段支气管及其所属的肺组织称为肺段，相邻肺段间有少量结缔组织，易于分离，每个肺段有各自的动脉和肺段支气管，肺静脉的分支走行于相邻的肺段之间。临床上常以肺段为单位进行切除。

气体交换是肺最重要的功能。肺通气过程依靠胸廓节律性呼吸运动产生的压力差实现气体在肺泡与外界的交换，当发生气道阻塞、胸廓和胸膜的完整性破坏、肋间肌和膈肌的运动下降、肺弹性及顺应性下降等情况时，通气量会受到不同程度的影响。

肺换气过程依靠氧气和二氧化碳的压力差实现气体在肺泡和毛细血管间的交换。通气功能，肺泡的面积、厚度，通气、血流比等均能影响肺泡与组织间的气体交换。通过呼吸可以调节血浆中碳酸的含量，使得血 HCO_3^- 与 H_2CO_3 比值在一定范围内，维持人体的酸碱平衡。另外，肺的血容量随呼吸运动变化较大，故肺循环血管起着储存血液的作用。

（谭亚杰）

任务二　支气管扩张患者的护理

支气管扩张（bronchiectasis）是因支气管壁及其周围肺组织的炎症性破坏所造成病变支气管永久性扩张和变形的慢性呼吸道疾病。

一、病因

支气管扩张的病因可分为先天性与继发性两种。先天性支气管发育缺损及遗传因素引起的支气管扩张较少见。继发性支气管扩张的主要发病因素为支气管—肺组织的感染、支气管阻塞，两者互相影响，促使支气管扩张的发生和发展。导致支气管阻塞的原因有痰液积存、支气管肿瘤、结核性肉芽肿、瘢痕性狭窄、异物吸入、管外压迫（肿大的淋巴结、肿瘤）等。多数患者在童年有麻疹、百日咳或支气管肺炎迁延不愈的病史。

二、病理生理

支气管扩张可见支气管壁明显增厚，伴有不同程度的变形，管腔可呈圆柱状和囊状扩张两种，其中后者管壁破坏较重。一般炎症性支气管扩张多见第三、四级支气管分支，好发于下叶、左侧。先天性发育缺损者多为弥漫性支气管扩张。

反复而严重的感染首先使支气管纤毛清除功能降低，继而弹力纤维、平滑肌纤维、软骨遭到破坏，管壁的支撑作用削弱，吸气、咳嗽时管腔内压力增加，管腔扩张，而呼气时不能回缩，分泌物长期积存于管腔内；同时，管壁各层组织被破坏后逐渐为纤维组织所替代，两者均导致支气管逐渐扩张。其他原因导致的支气管阻塞可使支气管腔远端引流不畅发生感染而引起支气管扩张。有的支气管可形成炎症瘢痕和纤维化收缩而闭塞，形成肺不张。扩张的支气管周围可见新生血管。毛细血管扩张可形成血管瘤，导致患者咯血。病变进展严重时，肺泡毛细血管广泛破坏，肺循环阻力增加，最后，可并发肺源性心脏病甚至心力衰竭。

三、临床表现

典型症状为慢性咳嗽伴大量脓痰、咯血，反复发作的呼吸道和肺部感染。患者痰量与体位改变有关，如晨起时咳嗽痰量增多，呈黄绿色脓性黏液，若有厌氧菌感染则有臭味。咯血量与病情严重程度不一致，部分患者痰中带血或大量咯血。病情较重或继发感染时肺部听诊可闻及固定的局限性湿啰音和呼气性啰音。病程久者可能有贫血、营养不良或杵状指（趾）。

四、辅助检查

轻度支气管扩张患者，胸部X线可无明显异常，随着病情程度加重可出现肺纹理增多、紊乱或呈网格、蜂窝状改变或卷发状阴影，感染时其间夹有液平面。胸部CT表现为局限性炎症浸润，肺容积减小，支气管远端呈现柱状或囊状扩张。高分辨CT薄层扫描对支气管扩张患者可以精确显示其病变范围与程度，诊断的敏感性与特异性均很高，是目前支气管扩张最重要的检查手段。支气管造影目前已较少应用。

急性感染时，血白细胞计数和中性粒细胞比例增高。

肺功能检查包括通气、换气功能及血气分析，可以了解患者能否耐受手术，并作为观察手术疗效的标准。

五、治疗原则

支气管扩张的治疗原则是消除病原，促进痰液排出，控制感染等内科治疗，必要时行外科手术治疗。手术治疗是治疗支气管扩张的主要手段，目的是切除病变的组织，保存正常肺组织避免感染和其他并发症；可根据病变部位、程度行肺段或肺叶切除，甚至一侧全肺切除术。对于不宜手术的双侧广泛性病变者，若反复大咯血不止，经内科治疗无效，可行支气管动脉栓塞等介入治疗。

六、常见护理诊断

1. 清理呼吸道无效　与痰液增多或黏稠、体位不当、咳嗽无效、大咯血有关。
2. 营养失调：低于机体需要量　与机体消耗增加、食欲缺乏有关。
3. 潜在并发症　窒息、肺部或胸膜腔感染。

七、护理措施

（一）术前护理

1. 控制感染，保持呼吸道通畅　遵医嘱使用抗生素，控制痰量在50 mL/d，痰液由脓性转为黏液性方可手术。指导患者有效的咳嗽方法，并通过使用祛痰药物、超声雾化吸入、体位引流等方法，促进有效排痰。消除龋齿、扁桃体炎、中耳炎、鼻窦炎等慢性感染灶，以免引起急性呼吸道感染。痰液黏稠者，应保持充分的水摄入，保持室内空气清洁、湿润。

2. 改善营养状况　给予高热量、高蛋白、高维生素、易消化的饮食，必要时遵医嘱给予营养支持治疗。保持口腔清洁，消除口腔异味、增进食欲，尤其在咯血、咳痰后应及时用生理盐水溶液漱口。

3. 病情观察　观察患者的生命体征、咳嗽、咳痰、意识状态等情况，注意有无咯血、窒息、肺部或胸膜腔感染等发生。一旦发现异常表现，及时协助处理。

4. 积极进行术前准备　配合并指导患者进行各种术前检查，如心肺功能检查、痰细菌培养和药物敏感试验等；若术前行支气管造影检查，应指导患者术后多咳嗽以加快造影剂的排出。指导患者术前戒烟，训练腹式呼吸、有效咳嗽。

（二）术后护理

参见肺癌患者的术后护理。

（三）健康指导

（1）指导患者进行呼吸训练，以增加肺活量。指导患者有效咳嗽的方法，促进痰液排出。

（2）出院指导　指导患者出院后加强体育锻炼，生活规律，避免对呼吸道的不良刺激，预防呼吸道感染。

（谭亚杰）

任务三　肺结核患者的护理

肺结核（pulmonary tuberculosis）是由结核分枝杆菌引起的肺部慢性肉芽肿性传染病。排菌的肺结核患者是主要传染源。最常见的传染途径是直接吸入带菌的飞沫。近年来，肺结核的发病率有回升趋势。大多数患者可经内科治疗痊愈，少数内科治疗无效的患者才需进行外科手术治疗。

一、病理生理

肺结核的基本病理改变包括渗出性改变、增生性病变和干酪样坏死。三种改变可以同时存在于同一个肺部病灶中，但通常以一种为主。肺部病灶可发展形成以下三种类型的肺部病变：病灶干酪样坏死，形成空洞；支气管结核引起张力性空洞、支气管狭窄、扩张或者肉芽肿；肺毁损。病变可影响呼吸功能，造成限制性阻塞性通气功能障碍、弥散功能障碍、肺内静脉血分流、肺源性心脏病。

二、临床表现

1. 全身症状　患者常有一些结核中毒症状，发热最多见，一般为午后或傍晚低热。夜间盗汗也是常见的中毒症状。另外，还有疲乏无力、食欲减退、消瘦、失眠等。女性可见月经失调，甚至闭经。

2. 呼吸道症状　咳嗽（多为干咳）、咯血、胸痛，病变广泛而严重的可有呼吸困难。

3. 体征　不明显且缺乏特异性。因成人肺结核好发于肺尖、下叶背段，故在锁骨上下、肩胛间可闻及湿啰音。

4. 并发症　自发性气胸、脓气胸、肺源性心脏病、支气管扩张等，部分病例继发肺外结核。

三、辅助检查

1. 实验室检查　痰中查到结核菌是肺结核确诊的最可靠依据。

2. 影像学检查　胸部X线检查可早期发现肺结核，而且可明确病灶部位、范围、性质、发展情况、临床分型和治疗效果。CT检查可发现微小或隐蔽性的病变。

3. 纤维支气管镜检查　可发现支气管腔内结核病灶，也可取分泌物检查，可与肺癌相鉴别。

四、治疗原则

1. 非手术治疗　非手术治疗包括抗结核化学药物治疗和支持治疗。

2. 外科治疗　外科治疗是肺结核综合治疗的一个组成部分，术前、术后必须应用有效抗结核病药物配合治疗，同时，增强患者的抵抗力，防止和减少手术并发症的发生。常用术式为肺切除术、胸廓成形术。

五、常见护理诊断

1. 营养失调：低于机体需要量　与食欲缺乏、消化不良、代谢增加有关。

2. 气体交换障碍　与肺组织破坏、胸廓活动受限、切口疼痛等有关。

3. 体温过高　与结核感染有关。

4. 潜在并发症　肺部或胸腔继发性感染。

六、护理措施

（一）术前护理

遵医嘱进行抗结核治疗，直至病情平稳，其余护理措施参见"支气管扩张患者的护理"。

（二）术后护理

1. 维持有效的气体交换

（1）体位：麻醉清醒前，去枕平卧，头偏向一侧；麻醉清醒后，生命体征平稳者，取患侧卧位，以减少患侧肺活动并促进愈合。

（2）保持呼吸道通畅：指导患者深呼吸，协助咳嗽、排痰，预防窒息的发生。

（3）给氧：患者出现胸闷、气促、呼吸困难时给予吸氧，注意肺呼吸音的变化，发现异常及时通知医生并协助处理。

2. 饮食护理　术后12 h进流质饮食，24 h进半流质饮食，48 h进普食，以丰富蛋白质、维生素的均衡饮食为宜。

3. 预防继发感染　①诊疗操作严格遵守无菌操作原则；②保持患者清洁卫生和病室空气流通、清新；③遵医嘱使用抗结核、抗感染药物。

其他护理措施参见"肺癌患者的护理"。

（谭亚杰）

任务四　肺癌患者的护理

支气管肺癌（primary bronchogenic carcinoma）简称肺癌（lung cancer），是常见的恶性肿瘤，预后差。全世界肺癌的发病率和死亡率均有逐年上升的趋势，肺癌已成为恶性肿瘤死因中的首位。我国大城市中，肺癌的发病率已居男性肿瘤发病的首位。发病年龄大多在40岁以上，男性肺癌发病率高于女性，但女性肺癌的发病率近年明显增加。

一、病因

肺癌的病因尚未明了。目前认为，长期大量吸烟是肺癌的最重要风险因素。肺癌的发病与吸烟量、烟龄、吸入深度、是否被动吸烟等因素有关。职业致癌因素也是一种肺癌的致病因素，在工作中长期接触石棉、铬、镍、铜、锡、砷、放射性物质等，如从事煤矿、化工、石油工业的人群肺癌发病率较高。此外，空气污染、人体的免疫状态、代谢活动、遗传因素、慢性肺部感染、支气管慢性刺激、结核病史等也可能与肺癌的发病有关。

二、病理

肺癌起源于支气管黏膜上皮，好发部位以右肺多于左肺、上叶多于下叶。临床上按照肺癌的部位分为中心型、周围型。中心型肺癌起源于主支气管、肺叶支气管，位置靠近肺门。周围型肺癌起源于肺段支气管以下，在肺的周围部分。

1. 组织学分类　肺癌通常分为小细胞癌和非小细胞癌两大类。2004年世界卫生组织修订了肺癌的病理分型标准，按细胞类型将之分为九种：①鳞状细胞癌；②小细胞癌；③腺癌；④大细胞癌；⑤腺鳞癌；⑥肉瘤样癌；⑦类癌；⑧唾液腺型癌；⑨未分类癌。临床上常见的肺癌有以下四种。

（1）鳞状细胞癌：与吸烟关系密切，男性占多数，约占50%。大多起源于较大的支气管，多为中心型肺癌。鳞癌生长速度较为缓慢，多经淋巴转移，血行转移发生较晚。

（2）腺癌：近年来，腺癌发病率上升明显，已超越鳞癌成为最常见的肺癌，多为周围型肺癌，发病年龄较小。癌肿生长较慢，早期易发生血行转移，淋巴转移发生较晚。

（3）小细胞癌：与吸烟关系密切。较鳞癌发病率低，多为中心型肺癌，多见于老年男性。癌肿生长快，恶性程度高，早期即可发生淋巴、血行转移。对放疗及化疗较敏感，但预后最差。

（4）大细胞癌：相对少见，与吸烟有关，老年男性、周围型多见。恶性程度高，生长快，预后很差。

2. 转移途径　肺癌的转移途径与癌肿的细胞组织学类型和解剖位置有关，有以下三种。

（1）直接扩散：癌肿可直接沿支气管壁向支气管腔内生长，造成管腔的部分或全部阻塞，也可直接扩散侵入邻近肺组织，继而侵犯胸膜、胸壁、胸内其他组织和器官。

（2）淋巴转移：是常见的扩散方式，先侵入邻近肺段或肺叶支气管周围的淋巴结，然后向同侧或对侧区域淋巴结转移。

（3）血行转移：发生在肺癌晚期，主要由于癌细胞侵入肺静脉，然后随着体循环而转移到全身各处组织、器官。肺癌最常见的远处转移部位是骨、脑、肝、肾上腺等。

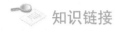 知识链接

肺癌临床分期

肺癌的临床分期对估计肺癌的预后和选择合适的治疗方法有重要意义。目前，各国均采用 2009 年国际抗癌联盟（UICC）修订的肺癌 TNM 分期（第 7 版），T 表示原发肿瘤的大小、位置和侵犯程度，N 表示淋巴结转移情况，M 表示有无远处转移。

分期	T	N	M
0 期	T_{is}	N_0	M_0
Ⅰ A 期	$T_{1a, b}$	N_0	M_0
Ⅰ B 期	T_{2a}	N_0	M_0
Ⅱ A 期	$T_{1a, b}$	N_1	M_0
	T_{2a}	N_1	M_0
	T_{2b}	N_0	M_0
Ⅱ B 期	T_{2b}	N_1	M_0
	T_3	N_0	M_0
Ⅲ A 期	T_1, T_2	N_2	M_0
	T_3	N_1, N_2	M_0
	T_4	N_0, N_1	M_0
Ⅲ B 期	T_4	N_2	M_0
	任何 T 分期	N_3	M_0
Ⅳ 期	任何 T 分期	任何 N 分期	M_{1a}, M_{1b}

T 分期：

T_X：未发现原发肿瘤，或者通过痰细胞学或支气管灌洗发现癌细胞，但影像学及支气管镜无法发现。

T_0：无原发肿瘤的证据。

T_{is}：原位癌。

T_1：肿瘤最大径≤3 cm，周围包绕肺组织及脏层胸膜，支气管镜见肿瘤侵及叶支气管，未侵及主支气管。

T_{1a}：肿瘤最大径≤2 cm，

T_{1b}：肿瘤最大径 > 2 cm，≤3 cm。

T_2：肿瘤最大径 > 3 cm，≤7 cm；侵及主支气管，但距隆突 2 cm 以外；侵及脏胸膜；有阻塞性肺炎或者部分肺不张，不包括全肺不张。符合以上任何一个条件即归为 T_2。

T_{2a}：肿瘤最大径 > 3 cm，≤5 cm，

T_{2b}：肿瘤最大径 > 5 cm，≤7 cm。

T_3：肿瘤最大径 > 7 cm；直接侵犯以下任何一个器官，包括胸壁（包含肺上沟瘤）、膈肌、膈神经、纵隔胸膜、心包；距隆突 < 2 cm，但未侵及隆突；全肺肺不张肺炎；同一肺叶出现孤立性癌结节。符合以上任何一个条件即归为 T_3。

T_4：无论大小，侵及以下任何一个器官，包括纵隔、心脏、大血管、隆突、喉返神经、主气管、食管、椎体；同侧不同肺叶内孤立癌结节。

N 分期：

N_X：区域淋巴结无法评估。

N_0：无区域淋巴结转移。

N_1：同侧支气管周围及（或）同侧肺门淋巴结以及肺内淋巴结有转移，包括直接侵犯而累及的。

N_2：同侧纵隔内及（或）隆突下淋巴结转移。

N_3：对侧纵隔、对侧肺门、同侧或对侧前斜角肌及锁骨上淋巴结转移。

M 分期：

M_X：远处转移不能被判定。

M_0：没有远处转移。

M_1：远处转移。

M_{1a}：胸膜播散（恶性胸腔积液、心包积液或胸膜结节）以及对侧肺叶出现癌结节。

M_{1b}：肺及胸膜外的远处转移。

三、临床表现

肺癌的临床表现缺乏特异性，主要受癌肿部位、组织学分类、是否有扩散等情况影响。

1. 早期表现　早期肺癌患者可以没有任何症状，尤其是周围型肺癌，多数患者在胸部 X 线检查中发现。临床常见症状包括咳嗽、血痰、胸痛、发热、气促。其中最常见的症状是咳嗽，癌肿在较大的支气管内长大后，常出现刺激性咳嗽。血痰常见于中心型肺癌，通常为痰中带血点、血丝或断续地小量咯血，大量咯血则很少见。

2. 晚期表现　晚期癌肿压迫侵犯邻近器官、组织，即产生相应的临床表现，如膈肌麻痹、声带麻痹、声音嘶哑、上腔静脉阻塞综合征、胸膜腔血性积液、吞咽困难、颈交感神经综合征（Homer综合征）等。肺癌发生血行转移时，产生不同器官的转移表现，如肝转移可有肝肿块、厌食、黄疸、腹水等，骨转移可有骨痛、病理性骨折等，脑转移可有神经系统表现。

3. 副瘤综合征　少数肺癌病例，因癌细胞可产生内分泌物质。临床上呈现非转移性的全身症状，如骨关节病综合征（杵状指、骨关节痛、骨膜增生等）、Cushing综合征、重症肌

无力、男性乳腺增大、多发性肌肉神经痛等。这些症状在切除肺癌后可能消失。

四、辅助检查

1. **影像学检查**　胸部X线检查是诊断肺癌的重要方法，而且X线检查简便易行、花费少，是常用的筛查方法。CT检查对发现胸部X线检查隐藏区的早期病变极有帮助，对中心型肺癌有重要诊断价值，还能显示肿瘤有无侵犯邻近器官，有助于制订治疗方案、评价肺癌对化疗和放疗的效果。还可以通过磁共振（MRI）、单光子发射计算机断层显像（SPECT）、正电子发射计算机体层显像（PET）进一步明确诊断。

2. **痰细胞学检查**　癌肿表面脱落的癌细胞存在于痰液中，晨起痰细胞学检查的阳性率可达80%以上，临床上应对疑似患者连续多日送检痰液。

3. **纤维支气管镜检查**　对中心型肺痛诊断阳性率较高，可以获取组织进行病理检查，也可经支气管镜刷检或冲洗气道进行细胞学检查。

4. **其他检查**　包括抽取胸腔积液检查、经胸壁穿刺活检、淋巴及远处转移部位活检，也可采用胸腔镜、纵隔镜、肿瘤标记物检查、正电子发射断层扫描等方法，甚至进行剖胸肺活检。

五、治疗原则

肺癌的治疗方法主要有手术治疗、放射治疗、化学药物治疗、中医中药治疗及免疫治疗等，具体应根据患者的全身状况、肿瘤的病理类型、肺癌的TNM分期等有关因素选择治疗方案。小细胞肺癌远处转移早，除早期（$T_{1\sim2}N_0M_0$）的患者适于手术治疗外，其他应以化疗和放疗为主。非小细胞肺癌的T_{1a}或$T_bN_0M_0$患者以根治性手术治疗为主，而Ⅱ期、Ⅲ期肺癌应采用以手术为主，辅以术前、术后化疗、放疗的综合治疗，Ⅳ期以化疗为主。

1. **手术治疗**　手术的目的是尽量彻底切除肺部原发癌肿，包括局部和纵隔淋巴结，尽可能保留健康的肺组织。肺癌手术方式首选解剖性肺叶切除术和淋巴结清扫。具体手术方式一般取决于病变的部位和肿瘤的大小，以及患者的肺功能和一般状况。常见的手术方式有肺叶切除术、一侧全肺切除术、支气管袖状肺叶切除术、支气管袖状肺动脉袖状肺叶切除术等。

2. **放射治疗**　放疗的作用是消除局部癌肿病灶。对有纵隔淋巴结转移的肺癌，全剂量放射治疗联合化疗是主要的治疗模式；对有远处转移的肺癌、复发病例，放射治疗仅用于对症治疗，是姑息治疗方法，以减轻症状。在各种类型的肺癌中，小细胞肺癌对放疗疗法敏感性较高，鳞癌次之，腺癌和细支气管肺泡癌最差。

3. **化学药物治疗**　化疗可以起到防止癌肿转移复发，提高治愈率的作用。化疗对小细胞肺癌的疗效较好，也单独应用于晚期肺癌患者，或与手术治疗、放疗等综合应用。肺癌的化学治疗分为新辅助化疗（术前化疗）、辅助化疗（术后化疗）和系统性化疗。肺癌的标准化疗方案是下列药物之一与铂类药（顺铂或卡铂）的两药联合方案，包括紫杉醇、多西他赛、培美曲赛、依托泊苷、拓扑替康等。方案的选择应根据肺癌的类型和患者的全身情况而定。

4. **中医中药治疗**　通过辨证论治可以改善肺癌患者的症状，减少化疗和放疗的反应，提高机体的抵抗力。

5. 免疫治疗　如自体肿瘤细胞处理后或加用佐剂后做皮下接种，应用细胞白介素Ⅱ、肿瘤坏死因子、卡介苗、转移因子、干扰素等。

6. 其他治疗　近年来一些局部治疗方法在肺癌治疗中得到应用和发展，如经支气管动脉灌注及栓塞治疗、经纤维支气管镜电刀切除或置入放疗源等。

六、护理评估

1. 健康史　重点了解肺癌的危险因素，如患者的吸烟史、职业接触史、是否患有慢性支气管炎或其他呼吸系统慢性疾病、家族史等。有无其他伴随疾病，如糖尿病、冠心病等。评估患者的营养状态，有无近期体质量下降等情况。

2. 身体状况

（1）症状：评估患者有无刺激性咳嗽，有无咳痰、咯血，痰液是否带血，咯血的量、次数，胸痛的部位、程度。重点评估患者的呼吸情况，有无气促、胸闷、呼吸困难等异常。

（2）体征：评估晚期患者有无癌肿压迫、侵犯邻近器官组织或发生远处转移的相应体征。

（3）辅助检查：影像学、痰脱落细胞、支气管镜等检查的结果，血液检查有无低蛋白、贫血等。

3. 心理—社会状况　评估患者有无不良心理反应、对疾病的认知情况，患者能否配合治疗和护理，有无社会支持，患者家属对患者的关心、支持、照顾程度，以及患者的经济状况等。

七、常见护理诊断

1. 气体交换障碍　与肺组织病变、手术切除全部或部分肺组织等有关。
2. 清理呼吸道无效　与癌肿阻塞支气管及分泌物增多、术后疼痛、咳嗽无力等有关。
3. 疼痛　与肿瘤压迫、侵犯周围器官、组织，或远处转移、手术切口有关。
4. 焦虑与恐惧　与担心手术、疼痛、疾病的预后等因素有关。
5. 潜在并发症　出血、肺部感染、肺不张、支气管胸膜瘘、心律失常等。

八、护理目标

（1）患者呼吸平稳，维持正常的呼吸功能。
（2）患者能够有效排痰，保持呼吸道通畅。
（3）患者主诉疼痛减轻或消失。
（4）患者自述焦虑、恐惧减轻或消失。
（5）患者未发生并发症，或并发症得到及时发现和处理。

九、护理措施

（一）手术前护理

1. 改善呼吸功能

（1）戒烟：入院后即嘱患者戒烟（2周以上），因为吸烟会增加呼吸道分泌物和肺部感染的机会。

（2）机械通气：观察患者的呼吸情况，出现气促、胸闷、呼吸困难、缺氧症状者，酌情给予吸氧，指导患者深呼吸。

（3）控制感染：并发肺部感染者，遵医嘱予以抗生素、支气管扩张剂、祛痰剂等。

（4）防止感冒，注意口腔卫生，若有龋齿或上呼吸道感染应先治疗，以免引起肺部感染。

2. 保持呼吸道通畅　观察患者痰液的量、颜色、黏稠度、气味。若患者痰液较多，指导患者进行有效咳嗽、体位引流；痰液黏稠时，可给予雾化吸入。观察和处理咯血。

3. 改善营养状况　提供高蛋白、高热量、高维生素饮食，保证足够的饮水，忌油腻、辛辣、酒等刺激性食物。对咳脓痰、咯血的患者，要保持口腔清洁以增进食欲；有吞咽困难者，应给流质饮食，采用坐位缓慢进食，避免误吸、呛咳。

4. 心理护理　明显的症状和体征容易导致患者恐惧、焦虑、猜测病情，当得知肺癌的诊断，患者往往难以相信，表现为否认或沉默、暴躁。多数患者就诊时往往已是疾病晚期，有的患者失去了手术的机会，如果再次出现明显的呼吸困难、大量咯血、远处转移的征象，使患者恐惧感强烈，产生懊悔、绝望甚至自杀等现象。面对手术，患者容易担心手术对呼吸功能的影响和手术效果。护士应多与患者及家属交谈，鼓励患者表达自己所关心的问题，适时向患者及家属介绍治疗和护理的有关知识。说明手术的安全性、必要性，并介绍手术成功的实例，以增强患者的信心。解释病情时应避免患者没有心理准备而遭受沉重的打击。巡视病房，及时发现并防止患者的轻生行为。鼓励患者家属在患者的治疗中起到积极的作用。

（二）术后护理

1. 促使肺膨胀和气体交换

（1）严密监测：肺部手术直接影响患者的呼吸功能，应监测患者的呼吸频率、深度、呼吸音、血氧饱和度、血气分析的结果和变化。

（2）吸氧：由于麻醉、切除部分肺组织、术后排痰不畅等原因，患者容易出现不同程度的缺氧，缺氧可影响支气管残端的愈合，还可诱发心律失常、心功能衰竭、呼吸衰竭等危重情况。术后立即给予吸氧，根据缺氧程度调整氧流量为 2 ~ 4 L/min，心肺功能不全者应延长吸氧时间。

（3）保持呼吸道通畅：一般开胸患者在术后 3 ~ 5 d 内，呼吸道分泌物多而黏稠，不易咳出。长期吸烟、肺部原有感染或肺功能较差者，可持续 1 周左右。患者因疼痛、担心震裂切口等原因往往咳嗽无力或不敢咳嗽。患者生命体征平稳后，护士就应鼓励并协助患者进行有效的排痰。如果患者疼痛剧烈，可在给予镇痛剂后进行。协助患者排痰的方法包括：①通过按压胸骨上窝的气管诱发患者的咳嗽反射，为加强咳痰效果，可先进行腹式深呼吸和叩背；②湿化呼吸道：保持室内温度为 20 ~ 25 ℃、相对湿度为 50%±10%；用糜蛋白酶、氨茶碱、地塞米松、抗生素等进行超声雾化吸入，还可起到解痉、抗感染的作用；③环甲膜穿刺气管内药物注入刺激咳嗽；④鼻导管吸痰；⑤纤维支气管镜吸痰；⑥气管切开吸痰。

（4）气管插管的护理：患者如果术后带气管插管回病室，应保证气管插管固定可靠，避免脱出或移向另一侧支气管。吸痰前、后应听诊双肺呼吸音的改变。气管插管内可间断滴入抗生素溶液，起到湿化呼吸道和抗感染的作用。

（5）取合适的卧位：全麻尚未完全清醒的患者，应平卧并头转向一侧，避免误吸。血压平稳后即可改为半卧位，有利于增加肺活量、咳痰和引流。

（6）鼓励患者活动：帮助患者术后逐渐增加活动量，有助于增加肺活量，促使肺膨胀。运动时应密切观察患者是否有气促、呼吸困难、乏力等。

2. 镇痛　开胸手术创伤较大，患者术后疼痛明显，常使患者无法进行咳嗽、深呼吸、翻身、活动、入睡等，这些会导致术后并发症增加，影响患者的康复进程，所以，术后有效的镇痛非常重要。护士应注意观察患者疼痛的程度。疼痛剧烈时遵医嘱给予镇痛药物，用药后观察镇痛效果，注意药物的副作用，如吗啡类药物有抑制呼吸中枢及催吐作用。对能够耐受的疼痛可指导患者采用放松技术。采取措施避免诱发或加重疼痛，指导患者在咳嗽、深呼吸、翻身、活动时保护胸部切口，避免过度牵拉胸部引流管，协助患者采用舒适的体位。

3. 术后并发症的观察和护理

（1）胸腔内活动性出血：多在术后数小时内发生。注意观察患者术后血压、脉搏的变化，尤其应注意观察胸膜腔闭式引流液的颜色和量。

（2）肺部并发症：包括肺部感染炎症、肺不张、呼吸衰竭等，是开胸术后最常见的并发症之一，表现为发热、气促、呼吸困难、痰多且黏稠、发绀、脉速、心律失常等。术前、术后呼吸道的管理是有效的预防措施。一旦发现肺部并发症，应协助医生积极处理，护理措施包括遵医嘱给予抗生素；促使肺膨胀，如咳嗽、深呼吸、吹气球、使用深呼吸训练器等；保持呼吸道通畅等。

（3）支气管胸膜瘘：多出现在术后1~2周内，出现持续高热、患侧胸痛、呼吸困难、刺激性咳嗽、咳脓血性痰并随体位的改变而加重、患侧呼吸音低、呼吸困难时，应疑为支气管胸膜瘘。胸片见患侧液气胸征象。胸膜腔穿刺可抽出大量与患者咳出物性质相同的脓液。如胸膜腔内注入亚甲蓝，患者咳出的痰呈蓝染。一旦发现上述表现，应立即通知医生，并协助患者患侧卧位，防止胸膜腔内脓液涌入健侧或窒息。对胸膜腔闭式引流管拔除者，协助医生重新置管，可按急性脓胸护理。

（4）心脏并发症：患者在术后可能出现心律失常（常见的有心动过速、房颤、室性或室上性期前收缩等）、急性心肌缺血或心肌梗死、急性心功能衰竭等。术后应密切心电监护，及时识别异常心电图；严格控制输液量和速度；必要时遵医嘱应用抗心律失常药物、强心药物等。

4. 胸膜腔闭式引流的护理　参见胸部损伤患者的护理。

5. 全肺切除术后护理

（1）胸膜腔闭式引流：一侧全肺切除后，纵隔可因两侧胸膜腔压力的不平衡而移位。明显、快速的纵隔移位能造成胸内大血管扭曲、心排血量减少、影响健侧肺的通气和换气，甚至可导致循环、呼吸功能衰竭。所以，胸膜腔引流管在术后早期应持续钳闭、间断开放，这样通过术侧胸膜腔内保留的适量气体及液体来维持两侧胸膜腔内压力的相对平衡。开放引流时一定要注意控制引流速度，可逐渐放开引流管，使胸膜腔内液体或气体缓缓引出，并注意观察患者的反应。过快、过多地排出气体和液体，可使纵隔移向患侧，可见患者气管偏向患侧，出现胸痛、胸闷、呼吸困难、心动过速，甚至出现低血压、休克。

（2）观察和维持健侧肺的呼吸功能：术后患者的呼吸功能完全依靠健侧肺。应观察患者的呼吸情况，注意保持呼吸道的通畅，防止发生肺部并发症。尤其警惕健侧有无气胸的发生，应紧急救护，立即行胸膜腔闭式引流术，避免窒息。

（3）体位：半坐卧位或1/4侧卧位。应避免完全卧向患侧，以免使纵隔过度移位；避免完全卧向健侧，以免影响健侧肺的扩张，造成严重缺氧。

（4）控制静脉输液量和速度，避免发生肺水肿及急性心功能衰竭。必要时监测中心静脉压，根据心功能情况确定补液量和速度。一般术后应严格限制钠盐的摄入，24 h补液量在2 000 mL以内，速度在20～30滴/min。

（5）左全肺切除术后，因胃体升高影响患者食物的消化和排空功能，甚至出现胃扩张。术后可禁食1～2 d，待胃肠蠕动恢复后进清淡流质饮食。如胃扩张明显甚至影响呼吸者，应进行胃肠减压。

（三）健康指导

（1）早期诊断。肺癌的早期诊断对于提高治疗效果至关重要。对中年以上成人，尤其是肺癌发病的高危人群，定期进行胸部X线普查，一旦发现阴影应进一步检查，避免误诊。中年以上久咳不愈或出现血痰的患者，应提高警惕。

（2）向患者讲解术前特殊检查的目的和操作方法、检查后的注意事项，以取得患者的配合。指导患者腹式呼吸、咳嗽、深呼吸的方法。

（3）指导患者加强营养，禁烟、酒，避免受凉、感冒，劳逸结合，定期复查。

（4）指导患者在家庭中吸氧的方法和用氧安全。

（5）指导患者坚持化疗和放疗、观察和及时发现副作用。

（6）指导患者活动及手臂和肩部锻炼的方法。

（谭亚杰）

任务五　脓胸患者的护理

脓胸（empyema）是指脓性渗出液积聚于胸膜腔，导致胸膜腔内的化脓性感染，多发生于青壮年。按病理进程分为急性、慢性脓胸，按致病菌分为化脓性、结核性和特异病原性脓胸，按病变范围分为全脓胸、局限性脓胸。

一、病因

脓胸的致病菌多来自肺内感染灶，也有少数来自胸内和纵隔内其他脏器或身体其他部位病灶，直接或经淋巴侵入胸膜引起感染化脓。致病菌以肺炎球菌、链球菌多见。但由于抗生素的应用，这些细菌所致肺炎和脓胸已较前减少，而葡萄球菌特别是耐药性金黄色葡萄球菌却大大增多，尤以小儿更为多见，且感染不易控制。此外，大肠埃希菌、铜绿假单胞菌、真菌等有增多趋势。若为厌氧菌感染，则呈腐败性脓胸。

急性脓胸和慢性脓胸没有截然的分界线，一般急性脓胸的病程不超过3 mon，否则进入慢性脓胸期。

1. 急性脓胸

（1）直接播散：化脓性病灶直接侵入或破入胸膜腔，或因手术、外伤污染胸膜腔。

（2）经淋巴途径侵入：肝脓肿、纵隔脓肿、膈下脓肿等，可通过淋巴管侵犯胸膜腔。

（3）血源性播散：全身性感染时致病菌经血液循环进入胸膜腔。

2. 慢性脓胸

（1）急性脓胸未及时就诊治疗或处理不当。

（2）特殊病原菌长期存在，如结核菌、放线菌等所致慢性炎症。

（3）脓腔内异物残留未及时处理，脓胸合并支气管或食管瘘形成而处理不及时，或邻近的原发病灶未被控制而反复有致病菌感染胸膜腔。

二、病理

1. 渗出期　胸膜感染后，出现充血、水肿，大量胸腔积液渗出，此时脓液稀薄，呈浆液性。

2. 纤维化脓期　随着炎症的发展，胸腔积液转为脓性，纤维蛋白沉积于胸膜表面形成纤维素膜。脏胸膜附着的纤维素膜可限制肺的膨胀。初期的纤维素膜质软易脱落，以后逐渐增厚，且质硬易粘连。以上两期的病理变化基本属于临床的急性期。

3. 机化期　以后，纤维蛋白机化，在胸膜表面形成韧厚的纤维板，牵拉纵隔移位，胸廓和肺扩张进一步受限，从而降低呼吸功能。纤维板成为脓腔壁，脓腔内脓液沉积、肉芽组织生长。此时临床上进入慢性脓胸期。

三、临床表现

1. 急性脓胸　患者急性病容，常有高热、呼吸急促、脉快、食欲缺乏、全身乏力、胸痛等，积脓较多者则有胸闷、咳嗽、咳痰等症状，甚至发绀和休克。患侧呼吸动度减弱、肋间隙饱满，气管向健侧移位，患侧胸部压痛、叩诊呈浊音、呼吸音减弱或消失。

2. 慢性脓胸　患者可出现慢性消耗性症状，表现为低热、乏力、消瘦、贫血、低蛋白血症，有时可有气促、咳嗽、咳脓痰等。患侧呼吸降低、肋间隙变窄、胸廓塌陷，气管向患侧移位，患侧叩诊呈实音、呼吸音减弱或消失，可有杵状指（趾），严重者有脊柱侧凸。

四、治疗原则

1. 急性脓胸

（1）排出脓液：尽早进行胸腔穿刺，彻底排净脓液，并向胸膜腔内注入抗生素，使肺早日复张。脓液黏稠不排出，或发现合并气管、食管胸膜瘘者，应尽早行胸膜腔闭式引流术。

（2）根据病原菌的药物敏感试验选用有效抗生素。

（3）积极治疗原发病灶。

（4）全身营养支持：补充营养和维生素，注意水和电解质的平衡，纠正贫血和低蛋白血症，提高机体免疫力。

2. 慢性脓胸

（1）改善全身情况，消除中毒症状和营养不良。

（2）消灭致病原因和脓腔。

（3）手术治疗，尽早使受压的肺复张，最大限度地恢复肺功能。常用术式有改进引流手术、胸膜纤维板剥除术、胸廓成形术、胸膜肺切除术等。

五、护理评估

1. 健康史　了解发病原因，如有无胸部外伤、异物残留、胸膜邻近器官感染史，有结核病史或接触史等。了解起病情况及治疗经过，效果如何。了解患者的食欲、饮食情况、营养状况等。

2. 身体状况

（1）症状：有无发热及发热的程度和热型，有无胸闷、胸痛、气促，有无咳嗽，咳痰液的颜色、量及性状如何。

（2）体征：有无肋间隙饱满、变窄，气管移位情况，了解有无胸部叩诊、呼吸音异常，有无杵状指（趾）及脊柱侧凸。

（3）辅助检查：胸部 X 线有无积液及其他病理改变，胸腔穿刺有无脓液，了解脓液细菌学培养和药物敏感试验结果。

3. 心理—社会状况　了解患者对疾病的认识程度，有无因脓痰臭味、病程迁延等原因引起的不良心理反应，了解家属对患者的照顾程度、家庭经济条件等。

六、常见护理诊断

1. 气体交换障碍　与脓液积聚压迫肺组织、胸廓及肺扩张受限有关。
2. 清理呼吸道无效　与脓痰较多不易排出、排痰无力有关。
3. 体温过高　与胸膜腔感染有关。
4. 营养失调：低于机体需要量　与感染性消耗及营养摄入不足有关。

七、护理目标

（1）患者呼吸平稳，维持正常的呼吸功能。
（2）患者能够有效排痰，保持呼吸道通畅。
（3）患者体温逐渐恢复正常。
（4）患者营养状态逐步改善。

八、护理措施

（一）术前护理

1. 保持呼吸道通畅

（1）体位：取半坐卧位，以利于呼吸和引流。有支气管胸膜瘘者，取患侧卧位，以免脓液流入健侧或窒息。

（2）保持呼吸道通畅：指导患者有效地咳嗽、排痰，咳痰无力者给予叩背、雾化吸入等方法协助。

（3）严密观察：观察并记录24 h脓痰的颜色、量及性状，听诊双肺呼吸音。

（4）指导并协助体位引流排痰：体位引流的原理是将病变的肺组织置于最高位，利用重力引流肺叶内滞留的分泌物到较大的呼吸道而易于咳出。适用于痰液较多的患者，排痰效果好，而且简单易行，可达到术前控制痰量、减轻肺内感染的目的。对于支气管胸膜瘘、咯血、体质虚弱等患者禁忌体位引流。一般3～4次/d，15～30 min/次，应于餐前1 h或餐后2 h以上进行。应根据患者的病情选择引流时间、次数，根据病变部位确定引流体位。体位引流前给予雾化吸入，引流时鼓励患者做深呼吸、咳嗽，辅以叩背、引流区域的震颤等，均可使痰液易于松动，增强引流效果。引流过程中应观察患者的耐受程度和引流情况，患者出现不良反应时应及时停止引流并通知医生。引流后应协助卧床休息、漱口，观察并记录痰液的情况，听诊肺部呼吸音变化情况。

（5）观察和处理咯血：当感染灶侵蚀大血管时容易发生大咯血。应在床旁备好抢救物品。一旦发生大咯血，护士立即报告医生，同时积极抢救。立即安置患者于患侧卧位，避免血液流向健侧或窒息；尽快协助患者排出血液或用吸引器吸出口腔及上呼吸道中的血液，确保呼吸道通畅；同时，注意稳定患者的情绪，嘱患者尽量平静呼吸，避免屏气；迅速建立静脉通道，应用止血药物、垂体后叶素等，必要时输血；给予高浓度吸氧；严密观察并记录生命体征的变化；必要时做好紧急剖胸的术前准备。

2. 维持正常体温　高热患者应给予物理或药物降温，保证患者足够的饮水量，做好高热的护理。

3. 抗感染　根据脓液的细菌培养和药敏试验选用有效、足量的抗菌药物。

4. 改善营养　患者因感染、高热、食欲下降等原因，处于大量消耗、全身营养状态不佳的情况，术前应尽快补充能量消耗，积极改善营养不良。给予高蛋白、高热量、高维生素的饮食，注意根据患者的口味调整饮食，增进患者的食欲。必要时可通过静脉补充营养，对出现贫血、低蛋白血症的患者酌情给予少量、多次的成分输血。

5. 生活护理　对体质虚弱、重病卧床的患者，应注意避免压疮的发生。及时更换被脓液污染的衣物，咳脓痰后协助患者漱口，必要时给予口腔护理，以减轻口腔异味、预防感染。

6. 心理护理　患者常因病程迁延、治疗费用高等原因产生不良的心理反应，如紧张、焦虑、情绪低落等。脓胸的臭味，甚至有的患者脓胸穿破胸壁，更会使患者感到形象受损，产生自卑、孤独、痛苦等。护士应多与患者接触，了解患者的思想动态，耐心解答患者提问并满足其合理要求。进行生活护理时，应热情主动，避免伤及患者自尊心的言行。

（二）手术后护理

1. 改善呼吸功能

（1）吸氧与体位：根据病情给予吸氧。术后一般取半卧位，利于引流和呼吸。胸廓成形术后取术侧向下卧位，用厚棉垫、胸带加压包扎。

（2）保持呼吸道通畅：参见术前护理相应措施。

（3）排除脓液：协助医生对急性脓胸患者进行胸腔穿刺抽脓，每次不超过1 000 mL，观察患者在穿刺、抽液及抽液后的反应。

（4）有效的胸膜腔引流：对安置胸膜腔闭式引流的患者应保持胸膜腔引流的持续有效，这是保障手术成功、减少术后并发症的关键。彻底排出胸膜腔内的脓液可明显减轻患者的中毒症状，甚至少数患者可达到临床治愈，保持引流管通畅是引流的关键，尤其是对于脓液多而黏稠的患者，应定时挤压引流管。对于胸膜腔开放引流者，应妥善固定引流管，及时更换敷料，涂氧化锌软膏保护引流口周围的皮肤。

（5）促使肺膨胀：应鼓励并协助患者有效地咳嗽、咳痰、深呼吸、吹气球等，以促使肺充分膨胀，消除脓腔。

（6）胸部加压包扎：胸廓成形术后要用大而厚的棉垫加压包扎胸部，以消除反常呼吸运动。加压包扎应松紧适宜，护士应注意患者的主诉和松紧度。过松会使软化胸壁浮起，产生反常呼吸；过紧则可严重限制胸廓运动而导致缺氧。

（7）缓解疼痛：指导患者进行腹式呼吸，减少胸廓的活动。必要时给予药物镇痛，以免因疼痛限制呼吸运动的幅度。

2. 术后常见并发症的观察及护理

（1）胸腔内出血：胸膜纤维板剥除术后患者容易发生大量渗血。应密切观察引流量及颜色，尤其是术后早期数小时内。监测患者的生命体征，及时发现血压变化。如发生进行性血胸而保守治疗效果不佳，即应做好急诊手术准备。

（2）肺不张和肺部感染：术后患者如出现气促、发绀、脉快、气管向术侧移位、术侧肺呼吸音明显降低且叩诊呈实音，则往往提示术侧肺不张。如同时出现高热、咳出脓性痰、血白细胞计数升高，则应考虑为肺部感染。处理方法除应用有效、足量的抗生素对症及支持治疗外，护理的重点是保持患者呼吸道通畅，促使肺复张。

（3）支气管胸膜瘘：参见肺癌患者的护理。

（三）健康指导

（1）营养与活动：禁烟、酒，加强饮食营养，增强体质，避免上呼吸道感染。注意休息，适当增加活动量，逐步进行户外活动。

（2）向患者解释体位引流的目的、过程和配合，指导患者采取适宜的体位。

（3）指导带管出院的患者做好胸膜腔闭式引流的自我护理。

（4）胸廓成形术后患者应早期即开始康复锻炼，避免手术切断某些肌群引起的功能障碍；指导患者采用正确的姿势，如头端正、肩摆平、腰挺直，以避免上体畸形。

（谭亚杰）

思考与练习

1. 肺癌最常见的早期症状是　　　　　　　　　　　　　　　　　　　　　　　　（　　）

A. 刺激性咳嗽　　　B. 咯血　　　C. 脓痰　　　D. 胸背疼痛　　　E. 胸闷

2. 肺癌手术后的护理重点是　　　　　　　　　　　　　　　　　　　　　　　　（　　）

A. 营养支持　　　　　　　　　　　　B. 呼吸道管理

C. 维持循环　　　　　　　　　　　　D. 预防感染

E. 镇静止痛

3. 脓胸患者行闭式胸膜腔引流术后应　　　　　　　　　　　　　　　　　　　　（　　）

A. 注意观察患者反应　　　　　　　　B. 注意观察脓液性状和量

C. 保持胸腔引流管通畅　　　　　　　D. 嘱患者尽量减少咳嗽

E．尽量取半卧位

4．急性脓胸具有确诊意义的是　　　　　　　　　　　　　　　　　　（　　）

A．胸痛、气促　　　　　　　　　　　　B．肋间隙饱满

C．呼吸音减弱　　　　　　　　　　　　D．X线片示大片浓密阴影

E．胸穿抽出脓液

5．对脓胸患者护理错误的是　　　　　　　　　　　　　　　　　　　（　　）

A．心理护理及生命体征监测

B．加强营养及少量多次输血

C．合理使用抗生素

D．脓液引流量每24 h小于100 mL即可拔除引流管

E．胸廓成形术后注意有无 "反常呼吸"

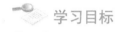

项目二十　食管癌患者的护理

学习目标

知识目标

1. 能说出食管癌的主要发病原因及病理分型。
2. 能简述食管癌的辅助检查和治疗原则。
3. 能比较食管癌不同时期的临床表现特点。

技能目标

能对食管癌患者进行手术前、后的护理及健康教育。

食管癌（esophageal carcinoma）是一种常见的消化道恶性肿瘤。目前，被列为全球第九大恶性疾病。世界范围内食管癌的发病率和死亡率差异较大，每年约有30万人死于食管癌。我国是世界上食管癌高发地区之一，在我国其发病率占各部位癌肿死亡的第二位，仅次于胃癌。发病率以河南省为最高，此外，河北、山西、山东、江苏、福建、安徽、湖北、陕西、广东等省尚有相对集中的高发区。食管癌的发病，男性多于女性；男女比例为1.3～2.7∶1。发病年龄多在40岁以上，以60～64岁年龄组发病率最高。

一、解剖结构

食管是长管状的肌性器官，上端在第6颈椎下缘平面起自咽部，行于气管和脊柱之间，下端与贲门相连。食管全长约25 cm，分为颈段、胸上段、胸中段、胸下段（包括食管腹段）（图20-1）。食管有三个主要的狭窄，分别是咽与食管相连处、左主支气管跨越食管前左方处、食管经膈肌食管裂孔处，三处狭窄分别距中切牙15 cm、25 cm、40 cm。食管的狭窄部位容易滞留异物，也是肿瘤的好发部位，在进行插管时应予注意。食管有沿脊柱颈、胸曲的前后弯曲，也有轻度的左右弯曲。食管壁较薄，缺乏浆膜层，容易穿孔。食管的血液供应呈节段性，动脉间交通支缺乏，故食管手术后愈合较慢。

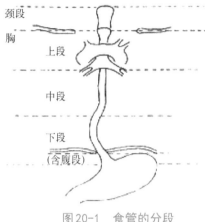

图20-1　食管的分段

二、病因

食管癌的确切病因尚不清楚，有待于深入研究，可能是多方面因素所致的疾病，包括：①长期饮用烈性酒、吸烟、食物过热、过硬、进食过快，食管炎症、创伤或口腔不洁、龋齿等可能与食管癌有关；②化学物质亚硝胺及其前体在自然界分布很广，致癌性强；③缺乏某些微量元素，如钼、铁、锌、氟、硒等在食物和饮水中含量偏低；④缺乏维生素A、B、C及动物蛋白，水果、蔬菜摄入不足；⑤生物因素：真菌，有的真菌自身有致癌作用，有的则通过促使亚硝胺及其前体形成致癌；⑥遗传易感因素。

三、病理

胸中段食管癌较多见，其次为下段，上段较少。

1. 组织学分型　在我国食管癌的高发区以鳞癌为主，占80%以上。食管下段腺癌多来源于贲门部黏膜。

2. 大体分型　髓质型（约占临床病例的60%，多数累及食管周径的全部或绝大部分，恶性程度高）、蕈伞型、溃疡型（溃疡的大小和外形不一，深入肌层，阻塞程度较轻）、缩窄型（即硬化型，累及食管全部周径，较早出现阻塞症状）。

3. 转移途径　癌肿可直接蔓延，最先向黏膜下层扩散，继而向上、下及全层浸润，容易穿过疏松的外膜侵入邻近器官。淋巴转移是主要途径，可向区域淋巴结转移。血行转移发生较晚，主要向肺、肝、肾、肋骨、脊柱等转移。

四、临床表现

1. 症状

（1）早期：症状不明显，仅在吞咽粗硬食物时有不同程度不适，如咽下食物时有哽噎感，胸骨后出现烧灼样、针刺样或牵拉摩擦样疼痛。食物通过缓慢，有停滞感或异物感，饮水后可使哽噎感停止、缓解、消失。上述症状间歇出现，时轻时重。

（2）中晚期：典型症状表现为进行性吞咽困难，从难咽干硬食物到只能进半流质、流质饮食，最后甚至难以下咽水和唾液。患者逐渐消瘦、乏力、贫血，出现明显的脱水及营养不良症状，最后出现恶病质状态。癌肿侵入邻近组织，可产生相应症状，如侵犯喉返神经，可发生声音嘶哑；侵入气管，可出现呼吸困难，形成食管气管瘘者，吞咽食物和水产生剧烈呛咳；侵入主动脉，可引起大量呕血。若发生肝、脑等脏器转移，还可出现昏迷。

2. 体征　中、晚期患者可有锁骨上淋巴结肿大、肝大、腹水、胸水、黄疸等远处转移体征。

五、辅助检查

1. X线　对可疑病例进行食管吞稀钡X线双重对比造影，可见早期或中晚期病变X线表现，出现食管黏膜皱襞紊乱、粗糙或中断现象。

2. 食管拉网脱落细胞检查　用我国创用的带网气囊食管细胞采集器进行食管拉网检查脱落细胞，早期病变阳性率可达90%～95%，是一种简便易行的普查筛选诊断方法。

3. 纤维食管镜　可直视下钳取活组织做病理组织学检查。纤维食管镜检查+活检可以确诊。对临床已有症状或怀疑而又未能明确诊断者，应尽早行纤维食管镜检查。

4. 超声内镜检查（EUS）　近年来，采用的超声内镜检查可用于判断食管癌浸润、扩展程度以及有无纵隔、淋巴结或腹内脏器转移等，对评估外科手术可切除性具有指导意义。

六、治疗原则

食管癌的治疗包括外科治疗、放射治疗、化学治疗和综合治疗，以采用两种以上疗法同时或先后应用的综合治疗效果较好。

治疗食管癌的首选方法是手术。手术径路常用左胸切口，中段食管癌切除术可用右胸切口，联合切口有胸腹联合切口或颈、胸、腹三切口。手术方法应根据病变部位和患者的具体情况而定。根治性切除原则上应切除食管大部分，常用的代食管器官是胃，有时用结肠或空肠；对晚期食管癌，不能根治或放射治疗、进食有困难者，可作姑息性减状手术，达到延长生命、改善营养的目的。

七、护理评估

1. 健康史　了解患者的居住地是否为食管癌的高发地区，有无家族史；了解患者的饮水习惯及饮食性质，有无饮食过硬、过热、进食过快等情况；有无吸烟、饮酒等习惯；有无冠心病、糖尿病、高血压等慢性病史。

2. 身体状况

（1）症状：有无进行性吞咽困难、胸骨后疼痛、脱水、营养不良症状，晚期患者有无癌肿侵入邻近组织、远处转移的相应症状。

（2）体征：有无锁骨上淋巴结肿大、相应的远处转移体征。

（3）辅助检查：了解食管吞稀钡X线双重对比造影、食管拉网脱落细胞、纤维食管镜、超声内镜等检查结果。

3. 心理—社会状况　评估患者是否知道患病及对疾病的认知程度，是否有恐惧、愤怒、悲伤、焦虑等不良的心理反应。评估患者对手术和术后康复情况是否了解，能否配合手术治疗和护理的实施，是否配合禁食和饮食护理。评估患者的工作、医疗费用支付情况，家属对患者的关心、照顾程度等。

八、常见护理诊断

1. 营养失调：低于机体需要量　与进食困难或不能进食、肿瘤消耗等有关。
2. 体液不足　与水分摄入不足、吞咽困难有关。
3. 焦虑　与对恶性肿瘤的恐惧、担心手术及预后有关。
4. 潜在并发症　吻合口瘘、吻合口狭窄、肺部感染、乳糜胸等。

九、护理目标

（1）患者的营养状况改善。
（2）患者的体液维持平衡。
（3）患者的情绪稳定，自述焦虑减轻或消失。
（4）患者未发生并发症，或并发症得到及时发现和处理。

十、护理措施

（一）术前护理

1. 改善营养状况　食管癌患者因长期不同程度的吞咽困难和恶性肿瘤的消耗，往往出现水电解质失衡、不同程度的营养不良，严重影响手术耐受力，所以，在术前应积极改善患者的营养状况，保证足够的营养摄入。指导尚能经口进食的患者进食高热量、高蛋白、维生素丰富的流质或半流质饮食，如鱼汤、肉汤、菜汤、米汤、牛奶、蛋花汤、鸡蛋羹等。注意根据患者进食后的反应及时调整饮食性状。对梗阻严重甚至饮水困难的患者，应禁食、水。可给予全胃肠外营养，也可给予肠内营养。合并低蛋白血症或贫血的患者，应静脉输入白蛋白制剂或输成分血。

2. 缓解疼痛　食管癌患者进食后可引起胸骨后灼痛、钝痛，摄入过热或刺激性食物后更为明显。应避免进食过热、粗糙、辛辣、酸性等刺激性食物，以减少局部刺激。观察患者疼痛的部位、性质、程度及持续时间。教会患者采用自我放松疗法缓解疼痛，疼痛剧烈时遵医嘱给予镇痛药物。

3. 心理护理　进食、饮水是最基本的生理需要，食管癌患者面对进行性加重的吞咽困难、强烈的食欲和饥饿感，同时，感受到体质量日渐减轻，容易对治疗失去信心，预感绝望，对生活失去兴趣，甚至有自杀倾向，不配合治疗和护理。护士应经常巡视患者，取得患者的信赖，充分了解患者的内心感受，分析其心理状况，了解患者及家属对疾病和手术等治疗方法的认知程度。根据具体情况，适时向患者讲解治疗方法及治疗中需要注意的事项等，以临床上一些成功的病例鼓励患者，鼓励亲朋好友对患者进行安慰、陪伴。

4. 术前特殊准备　手术前除一般胸外科常规术前准备外，还有下列特殊准备。

（1）口腔准备：口腔内细菌可随食物或唾液进入食管，在梗阻或狭窄部位造成局部感染，影响术后吻合口的愈合。同时，患者癌肿部位食物滞留会引发口臭。指导患者进食后漱口，并加强口腔护理，保持口腔清洁。对口腔、咽部感染性疾病也应积极治疗。

（2）呼吸道准备：许多食管癌患者有吸烟史，甚至患有慢性肺部疾病，术后容易发生肺部感染和肺不张。对吸烟者,入院后即应劝其严格戒烟;指导并训练患者有效咳嗽、排痰和腹式深呼吸;必要时使用抗生素控制呼吸道炎症。

(3)食管准备:癌肿部位易滞留食物,嘱患者每餐进食后饮水数口以冲洗食管。为减轻和消除癌肿近端食管不同程度的炎症和水肿,术前1周遵医嘱给予患者分次口服抗生素溶液,术前1日晚遵医嘱予生理盐水100 mL加抗生素经鼻胃管冲洗食管及胃。同时,还能起到减少术中污染、预防吻合口瘘的作用。

(4)胃肠道准备:术前3 d进流质饮食,术前1 d禁食。拟行结肠代食管手术的患者,术前3 d进食少渣饮食,并口服抗生素,如甲硝唑、庆大霉素等,术前晚行清洁灌肠或全肠道灌洗后禁食、水,注意肠道准备的效果,良好的肠道准备可以有效预防术后吻合口瘘。手术日晨常规置胃管,遇梗阻插管困难时,不可强行通过,可置于梗阻部位以上,待术中予以调整。

5. 生活护理　对体质虚弱的患者做好生活护理,嘱患者卧床休息,患者活动时应有人陪伴,避免发生意外。

(二)术后护理

1. 改善营养状况

(1)饮食原则:少食多餐、由稀到干、细嚼慢咽,避免进食生、冷、硬及过烫食物。术后饮食的供给应根据患者的具体情况,不必强求一致。

(2)饮食过渡:术后应严格禁食、水,一般禁食3~5 d,在拔除胃管24 h后,排除吻合口瘘,即可开始进食。先试验饮水少量,如无不适,可进流质饮食;术后5~6 d可给予全量清流质饮食,如水、果汁、牛奶、菜汤等,每2 h 100 mL,6次/d;以后逐渐加入半流质饮食,如蛋花汤、烂面条、米粥等;术后2周进软食,术后3周后进普食。

(3)进食后不适的观察与护理:患者可因吻合口水肿或进食过多、过快引起进食后呕吐,护士应指导患者进食时细嚼慢咽,对于呕吐严重者应禁食,给予肠外营养,待3~4 d水肿消退后再继续进食。若患者术后3~4周再次出现吞咽困难,应考虑吻合口狭窄,可行食管扩张术。食管胃吻合术后患者可能有进食后呼吸困难,建议患者少食多餐,经1~2 mon后,此症状多可缓解。合并贲门癌的患者,因手术切除贲门而有反酸、呕吐等症状,应嘱患者饭后2 h内勿平卧,睡眠时将枕头垫高。

2. 保持有效引流

(1)胸膜腔闭式引流管护理:按胸膜腔闭式引流常规护理。注意出现下列引流异常情况应及时报告医生,协助处理:术后3 h内胸膜腔闭式引流量>100 mL/h,颜色鲜红并有较多血凝块,患者出现烦躁不安、脉搏增快、血压下降、尿少等血容量不足的表现,提示活动性出血;引流液中有食物残渣,提示食管吻合口瘘;引流液量多,由清亮渐转浑浊,提示有乳糜胸。

(2)胃肠减压护理:胃代食管术后胃提至胸腔内,需持续胃肠减压,保持胃管通畅,使胃处于空虚状态。这对患者有重要的意义,可以避免吻合口张力增加;避免压迫心肺,影响循环、呼吸功能;避免胃内容物过多,发生呕吐,引起吸入性肺炎甚至窒息。术后6~12 h内可从胃管内抽吸出少量血性液或咖啡色液,以后颜色将逐渐变浅,转为正常胃液。妥善固定胃管,防止脱出,严密观察引流颜色、量、性状并记录。待患者肠蠕动恢复、肛门排气后，可停止减压或拔除胃管。及时发现并处理下列情况：①胃管引流出大量鲜血或血性液，患者出现烦躁不安、血压下降、脉搏增快、尿量减少等，提示吻合口出血，须立即通知医生并配合处理；②发现胃管堵塞，应及时用少量生理盐水低压冲洗并回抽，避免吻合口张力增加而导致吻合口瘘；③胃管不慎脱出时护士应立即通知医生，严密观察病情，如需重新置管，应在术者的指导下进行，动作轻柔，避免戳穿吻合口。

（3）胃肠造瘘管护理：应妥善固定，防止造瘘管脱出、阻塞。造瘘管周围如有胃液漏出，应及时更换敷料，在瘘口周围涂氧化锌软膏或凡士林纱布保护皮肤，防止发生皮炎。

（4）结肠袢内减压管护理：结肠代食管术后需留置结肠袢内减压管，应保持通畅，观察引流液的情况。若从减压管内吸出大量血性液或呕吐大量咖啡样液，并伴有全身中毒症状，应考虑代食管的结肠袢坏死。

3. 结肠代食管患者的护理　注意观察腹部体征。患者术后常嗅到粪便气味，应向患者解释原因，是由于结肠逆蠕动引起的，一般术后6 mon能逐步缓解，指导患者注意口腔卫生，做好口腔护理。

4. 并发症的观察与护理

（1）吻合口瘘：是食管癌手术后极为严重的并发症，死亡率可高达50%，好发于术后5~10 d，主要表现为呼吸困难、胸腔积液及高热、血白细胞计数升高、休克甚至脓毒症等全身中毒症状。一旦发现吻合口瘘，应立即通知医生并配合处理。护理措施包括：①立即嘱患者禁食，直至吻合口瘘愈合，一般需要6周；②及时报告医生，协助行胸膜腔闭式引流，按常规护理；③鼓励患者咳嗽和深呼吸；④遵医嘱及时静脉抗感染治疗及营养支持；⑤严密观察生命体征、肺部及全身情况，若出现休克症状，应积极抗休克治疗；⑥需再次手术者，应积极配合医生完善术前准备。预防吻合口瘘的主要措施是：①指导患者术后禁食期间不可下咽唾液、痰液，以免感染造成吻合口瘘；②胃管、结肠袢内的减压管应保持负压引流持续有效，避免胃肠道功能恢复前脱管；③胃管脱出后不可盲目重新置管，指导患者遵循饮食原则，循序渐进；④餐后饮少量清水，冲下食管表面和吻合口部位的食物残渣。

（2）乳糜胸：多因术中伤及胸导管或其分支所致，多发生在术后2~10 d，少数病例可在2~3周后出现。患者在未进食时发生乳糜胸，胸膜腔闭式引流可为浅黄色液、透明微混，进食后则为乳白色，量可达数百毫升至一两千毫升。乳糜胸患者主要表现为：①压迫症状：乳糜液积聚在胸腔内，压迫肺及纵隔并使之向健侧移位，患者出现胸闷、气促、心悸甚至呼吸困难；②消耗症状：乳糜液中含有大量水，还有脂肪、蛋白质、胆固醇、酶、抗体和电解质，若不及时治疗，患者可出现脱水、全身消耗、衰竭而死亡。护士应密切观察上述症状和胸膜腔闭式引流的情况，一旦出现乳糜瘘应迅速处理，放置胸膜腔闭式引流、禁食，同时，给予全胃肠外营养支持治疗。若10~14 d未愈，应协助医生进行胸导管结扎术的准备。

（3）肺部并发症：食管癌术后患者易发生呼吸困难、缺氧，并发肺不张、肺炎，甚至呼吸衰竭，保持呼吸道通畅是主要的护理措施。应密切观察呼吸频率、节律、双肺呼吸音。注意患者有无呼吸困难、缺氧征兆。术后第1日，间隔1~2 h鼓励患者进行深呼吸、吹气球，使用深呼吸训练器，促使肺的膨胀。痰多、咳痰无力的患者应协助翻身叩背，给予雾化吸入，必要时经鼻导管吸痰，或行纤维支气管镜吸痰、气管切开吸痰。

（三）健康指导

（1）饮食指导：解释术前、术后禁食的目的，取得患者的配合。手术后指导患者遵循饮食原则，逐渐恢复正常饮食，避免因饮食不当引起吻合口瘘和呕吐等情况。告知患者餐后应稍事活动，促进胃肠蠕动，以免胸腔胃对心肺压迫产生胸闷、气短等。压迫症状一般需要 3 mon 尚可缓解，安慰患者不必惊慌。

（2）体位与活动指导：患者术后取半卧位，防止进食后反流、呕吐，利于引流和肺的膨胀。根据患者的耐受情况指导患者术后早期活动，以达到减少肺部并发症、促使肠蠕动恢复、减少下肢静脉栓塞等目的。

（3）术侧肩关节功能锻炼指导：鼓励患者进行术侧肩关节活动，预防关节强直、肌肉萎缩。麻醉清醒后即可被动活动肩关节，术后第 1 日开始进行肩关节的主动运动，如过度伸臂、内收和前屈上肢。

（4）定期复查：出现吞咽困难等食管狭窄的情况，应及时就诊。

（5）坚持放疗、化疗：做好放疗、化疗的自我护理。

（谭亚杰）

思考与练习

1．下列哪项不是早期食管癌的临床表现 　　　　　　　　　　　　　　（　　）

A．咽部不适感　　　　　　　　　　　B．食物停滞感

C．进行性吞咽困难　　　　　　　　　D．进食哽噎感

E．X线钡餐显示食管黏膜紊乱

2．进展期食管癌的典型症状是 　　　　　　　　　　　　　　　　　　（　　）

A．咽下食物哽噎感　　　　　　　　　B．进食后胸骨后刺痛

C．食管内异物感　　　　　　　　　　D．声音嘶哑

E．进行性吞咽困难

3．诊断早期食管癌简便、安全的普查方法是 　　　　　　　　　　　　（　　）

A．食管脱落细胞学检查　　　　　　　B．纤维食管镜检查

C．CT检查　　　　　　　　　　　　D．食管钡餐X线检查

E．B型超声检查

4．女性，42岁，进食后胸骨后刺痛并有哽噎感2月余。X线钡餐检查显示：中段食管黏膜皱襞增粗和断裂，约3 cm。首先应考虑为 　　　　　　　　　　　　　　　　　（　　）

A．早期食管癌　　　　　　　　　　　B．中期食管癌

C．晚期食管癌　　　　　　　　　　　D．食管平滑肌瘤

E．食管炎

5．需进一步检查确定诊断的方法是 　　　　　　　　　　　　　　　　（　　）

A．CT检查　　　　　　　　　　　　B．B型超声

C．核磁共振检查　　　　　　　　　　D．食管脱落细胞学检查

E．纤维食管镜检查

6. 对食管癌患者首选的治疗方法是　　　　　　　　　　　　　　　(　)

A. 根治性食管切除手术　　　　　　　B. 姑息性切除手术

C. 食管腔内置管术　　　　　　　　　D. 胃造口术

E. 食管胃转流吻合术

项目二十一　心脏疾病患者的护理

📖 学习目标

📒 知识目标

1. 能解释体外循环、法洛四联症、冠状动脉粥样硬化性心脏病、胸主动脉瘤的概念及临床表现。
2. 能描述体外循环术后患者的并发症观察及处理。
3. 能复述各种先天性心脏病、后天性心脏病患者的护理评估。
4. 能举例说明各种先天性心脏病、后天性心脏病患者的主要护理问题。
5. 能阐述瓣膜疾病、冠状动脉粥样硬化性心脏病、胸主动脉瘤的病因、病理生理。

📒 技能目标

能运用护理程序对心脏疾病患者实施整体护理。

　　心脏是一个中空的近似圆锥体的肌性纤维性器官，位于胸腔纵隔内。心脏是血液循环的动力装置，将来自静脉系统未氧合的血液泵入肺，形成肺循环；并将氧合的血液泵入全身组织器官，形成体循环，供应全身组织代谢所需的氧和营养素。

任务一　了解体外循环的基本知识

　　体外循环（extracorporeal circulation）是一门新兴的学科，是指将回心的上、下腔静脉血和右心房静脉血引出体外，经人工心肺机进行氧合并排出 CO_2，经过调节温度和过滤后，再由人工心泵输回体内动脉继续血液循环的生命支持技术。

一、体外循环的基本目的

体外循环是通过有效的循环和呼吸支持，代替心肺功能，从而为心脏外科医生创造良好的手术条件。随着对体外循环认识的不断深入，以及方法不断改进、人工材料和检测手段不断完善，体外循环已逐渐向临床各科渗透，甚至走出手术室，并且解决了一些疑难问题。

体外循环分为完全性和部分性两种。完全性体外循环是指心脏停止跳动，全部静脉血引流至体外氧合后再注入体内，主要应用于心脏手术，目的是形成良好的手术视野；部分性体外循环是指心脏跳动时，一部分血液引流至体外再注入体内，主要用于心肺支持，目的是减轻心肺负担，促进功能康复。

二、人工心肺机的基本组成

人工心肺机由血泵、氧合器、变温器、过滤器、血液浓缩器等组成。

1. 血泵　即人工心，是代替心脏排血功能的主要部件，具有驱动体外氧合器内的氧合血单向流动回输入体内动脉，继续参与循环的功能。

2. 氧合器　即人工肺，代替肺进行气体交换的部件，具有氧合静脉血、排出二氧化碳的功能。

3. 变温器　分变温和交换两部分，在水箱内进行水的降温和升温，将一定温度的水经管道输入与氧合器并为一体的冷热交换器内，降低和升高体外循环的血液温度。

4. 过滤器　体外循环的动、静脉系统均有过滤装置，用于有效滤除血液成分，如血小板、纤维素或气体等形成的微栓等。

5. 血液浓缩器　又称血液超滤器。其原理是利用半透膜两侧的压力阶差，滤出水分和小于半透膜孔隙的可溶性中小分子物质。

三、体外循环的建立

心内直视手术一般从胸骨正中切口进入胸腔暴露心脏，阻断上、下腔静脉和升主动脉，随后全身肝素化（体内肝素用量以 2～3 mg/kg 计算）。经升主动脉插管与人工心肺机动脉端连接；经上、下腔静脉分别插入静脉引流管，连接人工心肺机静脉血回收管。监测活化凝血酶时间（ACT），使其延长到 480～600 s，开动心肺机转流，建立体外循环。

为预防重要器官缺血、缺氧，体外循环常以降低体温来提高安全性（将血液降温至 25～30 ℃），以降低代谢率、减少转流量、保证机体有氧代谢、避免血液成分受损和心肌损伤；待手术即将结束，再将血液温度回升至常温。

四、体外循环后的病理生理变化

体外循环作为一种非生理过程，会导致人体产生下列病理生理变化。

1. 凝血机制紊乱　主要为红细胞破坏、血红蛋白下降、溶酶激活、纤维蛋白原和血小板减少等，常引起凝血机制紊乱，导致术后大量渗血。

2. 酸碱失衡　主要为代谢性酸中毒和呼吸性碱中毒，前者是由于组织灌注不良、代谢产物堆积所致，后者则常因过度换气所致。

3. 重要器官功能减退　体外循环对心肌细胞产生损害；长时间的低血压、低灌注量、酸中毒造成脑损伤和脑循环障碍；低灌注量和大量游离血红蛋白等，可影响肾脏功能甚至造成肾衰竭；微栓、氧自由基等毒性物质的释放、炎性反应引起的肺间质水肿、出血和肺泡萎缩等可导致呼吸功能不全，甚至呼吸功能衰竭。

4. 电解质失衡　主要为低血钾，多见于术前长期服用强心、利尿药物而转流过程中尿量多者。

5. 组织器官的损伤　主要有心脏损伤、神经系统损伤、肺损伤、肾脏损伤、肝脏损伤、胰腺损伤、胃肠道损伤、内分泌损伤、血液系统影响、全身炎症反应等。

五、治疗原则

维持血流动力学稳定，保持血容量平衡；应用呼吸机辅助呼吸，促进有效通气；及时纠正水、电解质和酸碱失衡；应用抗生素预防感染。

六、常见护理诊断

1. 焦虑　与心脏疾病和体外循环手术有关。
2. 低效性呼吸形态　与手术、麻醉、人工辅助呼吸、体外循环和术后伤口疼痛有关。
3. 心排血量减少　与心脏疾病、心功能减退、血容量不足、心律失常、水电解质失衡有关。
4. 潜在并发症　急性心脏压塞、肾功能不全、感染、脑功能障碍等。

七、护理措施

1. 心理护理　护士应为患者提供舒适安静的治疗环境，多与患者沟通，了解内心感受，耐心恰当地解答患者提出的问题；向患者及家属介绍治疗方案及其意义、康复预防等知识，介绍与手术成功患者交流，增加对疾病治疗的信心。

2. 加强呼吸系统管理，保持有效通气　体外循环术后患者常规使用机械通气以支持呼吸功能，最终达到改善氧合、减少呼吸肌做功、降低肺血管阻力、促进心功能恢复的目的。

（1）妥善固定气管插管：定时测量气管插管位置，防止气管插管脱出或移位。

（2）密切观察：观察患者有无发绀、鼻翼扇动、点头或张口呼吸；定期听诊双肺呼吸音并记录；注意患者的呼吸频率、节律和幅度，呼吸机是否与其呼吸同步；监测动脉血气分析，根据情况及时调整呼吸机的各项参数。

（3）保持呼吸道通畅，及时清理气道：吸痰前后充分给氧，每次吸痰时间不超过15 s，以免机体缺氧；吸痰时动作要轻柔、敏捷，并注意观察患者反应，出现心电图异常或血氧饱和度持续下降应立即停止吸痰；痰多、黏稠时，可经气管插管滴入糜蛋白酶稀释后再吸痰。拔除气管插管后，给予超声雾化或氧气雾化吸入，减轻喉头水肿、降低痰液稠度；定期吸氧，维持充分的氧合状态；指导患者深呼吸和有效咳嗽，促进排痰。频繁呕吐和腹胀的患者，可行胃肠减压，以免误吸。

3. 监测心功能，维持有效循环

（1）病情观察：监测心率、心律、血压、中心静脉压、肺动脉压、左心房压等数值的变化，发现异常，及时报告医生处理。

（2）观察皮肤色泽相温度：密切观察患者皮肤的颜色、温度、湿度、口唇、甲床、毛细血管充盈和动脉搏动情况，及早发现微循环灌注不足和组织缺氧，给予相应的处理。

（3）监测和记录液体出入量：包括24 h或每小时尿量，评估容量是否充足。

（4）补液的护理：保留必需的静脉输液通道；严格无菌操作；应用血管活性药物时，严格遵医嘱配制药物浓度和剂量，并应用输液泵控制输液速度和用量。

4. 并发症的预防与护理

（1）急性心脏压塞：表现为静脉压升高，心音遥远、心搏微弱，脉压小、动脉压降低的Beck三联征。其主要护理措施包括：①保持引流管通畅，观察并记录引流液的量、性质；②监测中心静脉压，使其维持在5~10 cmH$_2$O；③严密观察病情，若患者出现颈静脉怒张，动脉压降低，心音遥远，中心静脉压≥25 cmH$_2$O，引流量由多突然减少，挤压引流管有血凝块流出等症状应警惕心脏压塞的发生，及时报告医生处理。

（2）肾功能不全：主要表现为少尿、无尿、高血钾、尿素氮和血清肌酐升高等，因此，应密切监测肾功能。其主要护理措施包括：①术后留置无菌导尿管，记录尿量1次/h，4 h测尿pH和比重；②保持尿量在1 mL/（kg·h），观察尿色变化、有无血红蛋白尿等，发生血红蛋白尿者，应给予高渗性利尿或静脉滴注体积分数为5%的碳酸氢钠碱化尿液，防止血红蛋白沉积在肾小管内导致肾功能损害，尿量减少时应及时找出原因，停用肾毒性药物，怀疑肾功能衰竭者应限制水和电解质的摄入，若确诊为急性肾衰竭，应考虑做透析治疗。

（3）感染：主要表现为术后体温上升至38 ℃以上，并且持续不退，伤口局部隆起、触痛明显、并溢出白色分泌物等感染现象。因此，术后应积极采取护理措施预防感染：①密切监测体温变化；②严格遵守无菌操作原则；③保持患者口腔和皮肤卫生；④患者病情平稳后，及时撤除各种管道；⑤合理应用抗生素；⑥加强营养支持。

（4）脑功能障碍：其临床表现与脑病灶的部位、性质和病变程度有关，常见的有清醒延迟、昏迷、躁动、癫痫发作、偏瘫、失语等症状。因此，术后应严密观察患者的意识、瞳孔、肢体活动情况。患者若出现头痛、恶心、呕吐、躁动、嗜睡等异常表现及神经系统的阳性体征时，应及时报告医生处理。

（张永苹）

任务二　先天性心脏病患者的护理

先天性心脏病（congenital heart disease，CHD）简称先心病，是胎儿心脏及大血管在母体内发育异常所造成的先天畸形，是小儿最常见的心脏病。

根据是否存在体循环与肺循环之间的分流，先天性心脏病分为以下三种类型。

（1）左向右分流型（潜伏青紫型）：正常情况下由于体循环压力高于肺循环，平时血液从左向右分流而不出现青紫，当大哭、屏气或其他病理情况下导致肺动脉或右心室压力增高并超过左心室压力时，则可出现血液自右向左分流而出现暂时性青紫，如动脉导管未闭、房间隔缺损和室间隔缺损等。

（2）右向左分流型（青紫型）：当右心室流出道狭窄，致使右心室压力增高并超过左心室时，血流从右向左分流；或大动脉起源异常，使大量静脉血流入体循环，均可出现持续性青紫，如法洛四联症和大动脉转位等。

（3）无分流型（无青紫型）：心脏左、右两侧或动、静脉之间无异常通路、分流，不产生发绀，如肺动脉狭窄和主动脉缩窄等。

一、动脉导管未闭

动脉导管是胚胎时期位于主动脉峡部和肺动脉根部之间的生理性血流通道，是胎儿期血液循环的重要通道。婴儿出生后10～20 h内导管即发生功能性关闭；大约85%婴儿在生后2 mon内动脉导管闭合，形成动脉韧带，逾期不闭合者即成为动脉导管未闭。动脉导管未闭可单独存在，也可合并主动脉缩窄、室间隔缺损、法洛四联症等先天性心血管畸形。

（一）病因

动脉导管未闭与胎儿发育的宫内环境因素和遗传因素有关。

（二）病例生理改变

动脉导管通常位于主动脉峡部和左肺动脉起始处，其粗细、长短不一，一般长2～10 mm，直径4～12 mm，最粗可达20 mm。动脉导管未闭的患儿出生后由于主动脉压力的升高和肺血管压力的下降，无论在收缩期还是舒张期主动脉的压力均超过肺动脉压。故血流持续由主动脉流入肺动脉，形成左向右的分流，肺循环血量增加。分流量取决于主动脉和肺动脉之间的压力差级和导管粗细。为维持全身血循环，左心室增加排血量2～4倍，左心容量负荷加重，导致左心室肥大、肺充血，甚至左心衰竭。血液分流入肺动脉后肺循环血量增加，使肺动脉的压力升高，右心负荷加重，导致右心肥大，甚至右心衰竭。肺小动脉承受大量分流血液后发生反应性痉挛，长期痉挛会导致其管壁增厚和纤维化，致肺动脉压力持续升高，若接近或超过主动脉压力，则左向右分流消失，甚至转为右向左分流，患者出现发绀、杵状指（趾），即艾森曼格综合征（Eisenmenger syndrome），最终可死于肺动脉高压和右心衰竭。

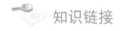 知识链接

艾森曼格综合征

艾森曼格综合征严格的意义上并不能称为先天性心脏病，而是一组先天性心脏病发展的后果。如先天性室间隔缺损持续存在，可由原来的左向右分流，由于进行性肺动脉高压发展至器质性肺动脉阻塞性病变之后，出现右向左分流，从无青紫发展至有青紫时，即称之为Eiesenmenger综合征。

本病变原有的左向右分流流量一般均较大，导致肺动脉压增高，开始为功能性肺血管收缩，持续存在的血流动力学变化，使右心室和右心房压力增高；肺动脉也逐渐发生器质性狭窄或闭塞病变，使原来的左向右分流逆转为右向左分流而出现青紫，均有继发性相对

性肺动脉瓣及三尖瓣关闭不全，此种情况多见于室间隔缺损者，发生时间多在20岁以后。其主要表现为轻至中度青紫，于劳累后加重，逐渐出现杵状指（趾），常伴有气急、乏力、头晕等症状，以后可出现右心衰竭的相关症状。

（三）临床表现

动脉导管未闭患者的临床表现取决于导管粗细、分流量大小和肺动脉高压的程度。

1. 症状　导管细、分流量小者，多数无自觉症状，常在体检时发现。导管粗、分流量大者，可出现易激惹、气促、乏力、多汗以及喂养困难、发育不良等症状。当病情发展为严重肺动脉高压且出现右向左分流时，可表现为下半身发绀和杵状指（趾），称为"差异性青紫"。

2. 体征

（1）心脏杂音：在胸骨左缘第2肋间可闻及粗糙响亮的连续机器样杂音，向颈部和背部传导，局部常可触及震颤；肺动脉高压明显者可闻及收缩期杂音，肺动脉瓣区第二心音亢进；分流量大者，可闻及心尖部柔和的舒张中期隆隆样杂音。

（2）周围血管征：患者舒张压降低，脉压增大，颈动脉搏动加强，四肢动脉搏动处可触及水冲脉、指甲床或皮肤内有毛细血管搏动现象，并可听到股动脉枪击音。

（四）辅助检查

1. 心电图　无异常或显示左室高电压、左心室肥厚，肺动脉高压明显者表现为左、右心室肥大。

2. X线　心影随分流量增加而增大，左心缘向左下延伸；主动脉结突出，可呈漏斗状；肺动脉圆锥平直或隆出，肺血管影增粗。

3. 超声心动图　左心房、左心室内径增大；二锥切面可显示未闭的动脉导管，并可测得其长度和内径；多普勒超声能发现异常血液信号。

（五）治疗原则

主要为手术治疗。

1. 手术适应证　早产儿、婴幼儿反复发生肺炎、呼吸窘迫、心力衰竭或喂养困难者，应及时手术治疗。无明显症状者，多主张学龄前择期手术。

2. 手术禁忌证　并发艾森曼格综合征者，禁忌手术。

3. 手术方法　①动脉导管结扎术；②动脉导管直视闭合术；③肺动脉直视闭合术。

（六）护理评估

1. 术前评估

（1）健康史：了解患者的一般情况，包括年龄、身高、体质量及生长发育情况、疾病发生诊治的经过、家族遗传史、用药史等。

（2）身体状况：

①症状：评估患者有无心悸、气短、乏力、多汗及心肺功能、营养、生长发育等情况。

②体征：评估患者颈静脉搏动是否增强、甲床毛细血管有无搏动征、有无水冲脉和股动脉枪击音等。

③辅助检查：了解各项实验室检查的结果、辅助检查情况等。

（3）心理—社会状况：评估患者及家属对疾病相关知识的了解、家庭情况、经济状况等。

2. 术后评估　评估手术方式、麻醉方式及术中情况，了解引流管放置的位置及引流情况；观察有无并发症的表现。

（七）常见护理诊断

1. 有感染的危险　与心脏疾病引起肺充血和机体免疫力低下有关。

2. 低效性呼吸形态　与缺氧、手术、麻醉、应用呼吸机、体外循环、术后伤口疼痛有关。

3. 潜在并发症　高血压、喉返神经损伤等。

（八）护理目标

（1）患者无感染发生，或感染得到及时发现和处理。

（2）患者能够维持正常的呼吸形态。

（3）患者无高血压、喉返神经损伤等发生，或高血压、喉返神经损伤等得到及时发现和处理。

（九）护理措施

1. 术前护理

（1）注意休息：尽量减少活动量，养成良好的作息习惯。

（2）合理饮食：提供合理的膳食营养结构。

（3）避免感染：保持室内空气新鲜，温度、湿度适宜，注意保暖，防止感冒。

（4）心理护理：向患儿及家属介绍心脏手术相关知识以及手术室、监护室的环境等，消除其恐惧心理。

2. 术后护理

（1）预防感染：防寒保暖，避免感冒；保持手术切口清洁干燥，做好各种管道的护理，严格执行无菌操作技术；遵医嘱合理使用抗生素，监测体温的变化，定期检查血常规了解白细胞计数。

（2）加强呼吸道管理：及时清除呼吸道分泌物，保持气道通畅；病情稳定并完全清醒后，拔出气管插管，改用面罩雾化吸氧，结合有效的肺部体疗，并鼓励患者深呼吸、咳痰，预防肺不张；密切观察呼吸频率、节律、幅度和双肺呼吸音，发现异常，及时报告医生处理。

（3）心包、纵隔引流管的护理：间断挤压引流管，观察并记录引流液的性状及量。若引流量持续 2 h 超过 4 mL/（kg·h），考虑有活动性出血，及时报告医生，做好再次开胸止血的准备。

（4）并发症的预防和护理。

①高血压：导管结扎后会引发体循环血流量突然增大，术后会出现高血压，若血压持续增高可导致高血压危象，表现为烦躁不安、头痛、呕吐，有时伴腹痛。其主要护理措施包括术后密切监测血压变化，并观察患儿有无烦躁不安、头痛、呕吐等高血压脑病的表现；

若血压偏高时，遵医嘱用微量注射泵给予硝普钠等降压药。用药期间观察血压的变化、药物的剂量、疗效和不良反应；硝普钠应现配现用，注意避光，以免药物分解，影响疗效；需要连续使用时，要预先配好药液，更换操作要迅速，避免因药物中断引起血压波动；保持患儿镇静，必要时遵医嘱给予镇静、镇痛药物。

②喉返神经损伤：由于喉返神经的解剖位置，手术中极易误伤，导致左侧声带麻痹，出现声音嘶哑。因此，术后拔除气管插管后，先鼓励患者发音，及时发现异常。若术后 1 ~ 2 d 出现单纯性声音嘶哑，可能与术中牵拉、挤压喉返神经或局部水肿有关，告知患儿应噤声和休息；也可应用激素和营养神经药物，一般 1 ~ 2 mon 后可逐渐恢复。

③观察发现导管再通等问题：当发现导管再通、心杂音再现，或怀疑发生乳糜胸时，应及早报告医生及时处置。

3. 健康指导

（1）加强孕期保健：妊娠早期应积极预防风疹、流感等病毒性疾病，注意避免与发病有关的因素接触，适量补充叶酸，保持健康的生活方式。

（2）合理饮食：进食富含高蛋白、高维生素、易消化的食物，保证充足的营养，以利于生长发育。

（3）休息和活动：养成良好的作息习惯，交代患儿活动的范围、活动量及方法，循序渐进，避免劳累。

（4）遵医嘱服药：严格遵医嘱服用药物，不可随意增减药物剂量，并按时复诊。

（5）自我保健：指导患者及家属学会自我保健。如观察用药后反应、自测尿量、脉搏、体温、血压等，出现不适及时就诊。

二、房间隔缺损

房间隔缺损（atrial septal defect，ASD）是指左、右心房之间的间隔由于先天性发育不全而导致的左、右心房之间的异常交通，占我国先天性心脏病发病率的 5% ~ 10%。

（一）病因与分类

1. 病因　与胎儿发育的宫内环境、母体情况和遗传因素有关。

2. 分类　房间隔缺损分为原发孔缺损和继发孔缺损。原发孔缺损较少见，位于冠状静脉窦前下方，多伴有二尖瓣大瓣裂缺。根据最新的命名分类，原发型房间隔缺损被归入房室间隔缺损（心内膜垫缺损）。继发孔缺损较多见，多位于冠状静脉窦后上方，根据缺损的解剖位置又分为中央型、上腔型、下腔型、混合型。

（二）病理生理

正常左房压高于右房压，因此，心室舒张期时心房水平存在左向右分流，这是房间隔缺损的基本病理生理改变。分流量的大小取决于缺损的大小、肺血管阻力及两心房间的压差。新生儿出生后，两心房压力接近，缺损几乎无分流；随年龄增大，房压差增加，血液自左向右分流量增多，可达体循环血流量的 2 ~ 4 倍。右心容量负荷加重，造成右心房、右心室增大和肺动脉扩张；肺循环血量增多，肺动脉压力逐渐升高，并引发肺小动脉反应性痉挛，长期痉挛引起继发性管壁内膜增生和中层增厚、管腔狭小，肺血管阻力增加，最终导致梗阻性肺动脉高压。当右心房压力高于左心房时，出现右向左逆流，引起艾森曼格综合征，最终可因右心衰竭而死亡。

（三）临床表现

1. **症状**　继发孔房间隔缺损分流量较小的患者，儿童期可无明显症状，常在体检时发现心脏杂音而就诊。部分患者有活动后心悸、气短或呼吸道感染、心力衰竭等症状，多数在成人期发生。少数患者在婴幼儿期出现气促、多汗、活动受限等。原发孔房间隔缺损伴有严重二尖瓣关闭不全者，早期可出现心力衰竭及肺动脉高压等症状。严重肺动脉高压时，可导致右向左分流而引起发绀。

2. **体征**　原发孔缺损心脏明显增大，心前区隆起。继发孔缺损可出现发绀、杵状指（趾）；心前区有抬举冲动感，少数可触及震颤；听诊：肺动脉瓣区可闻及Ⅱ～Ⅲ级吹风样收缩期杂音，伴第二心音亢进和固定分裂；分流量大者心尖部可闻及柔和的舒张期杂音。

（四）辅助检查

1. **心电图**　继发孔房间隔缺损，电轴右偏，不完全性或完全性右束支传导阻滞，P波高大、心室肥大。原发孔房间隔缺损，常呈电轴左偏和P-R间期延长，可有左心室高电压和左心室肥大。

2. **X线**　肺纹理增多，右房、右室增大，肺动脉段突出，主动脉结缩小。

3. **超声心动图**　右心房、右心室增大，室间隔与右心室后壁同向运动。

（五）治疗原则

先天性房间隔缺损几乎没有自行闭合的可能，故确诊后应尽早手术修补缺损，并发艾森曼格综合征者禁忌手术。

房间隔缺损患者的护理参照"体外循环"及"动脉导管未闭"。

三、室间隔缺损

室间隔缺损（ventricular septal defect，VSD）是指室间隔在胎儿期因发育不全导致的左、右心室之间形成的异常交通，在心室水平产生左向右的血液分流。室间隔缺损在所有先天性心脏病中发病率最高，占我国先天性心脏病发病率的20%～30%。根据缺损不同的解剖位置，通常分为膜部缺损、漏斗部缺损和肌部缺损三大类，其中以膜部缺损最为多见。绝大多数缺损为单个，偶尔为多个。

（一）发病机制

室间隔缺损引起血液自左向右分流，分流量取决于左、右心室的压力阶差、缺损大小和肺血管阻力。缺损小、分流量小，不会引起肺动脉压力升高；缺损大、分流量大，右心容量负荷增大，肺动脉压力逐渐增高，加之肺小动脉痉挛，引起梗阻性肺动脉高压，致使左向右分流明显减少，后期当右心室压力超过左心室压力时，出现右向左分流，导致艾森曼格综合征。

（二）临床表现

患者的年龄、病程的长短、室间隔缺损大小、分流量多少和肺动脉高压的程度，决定了临床表现的轻重。

1. 症状　缺损较小、分流量较少者，一般无明显症状，多是在体检时发现心脏杂音；缺损较大、分流量较大者，常有活动后气促和心悸，反复出现肺部感染，并可出现心力衰竭；大型缺损者，常有喂养困难、生长发育迟缓、反复肺部感染和心力衰竭；当肺动脉阻力增高、左向右分流量减少以后，肺部感染和心力衰竭的发生次数将逐渐减少，晚期可出现活动后气促、心悸、发绀甚至咯血等症状。

2. 体征　心前区常有轻度隆起；在胸骨左缘3～4肋间仅在收缩期可闻及Ⅱ～Ⅲ级或Ⅲ级以上喷射性杂音，通常向心前区传导；部分患儿可扪及震颤，震颤很轻；合并严重肺动脉高压的患儿，出现中央性发绀及杵状指（趾）。

（三）辅助检查

1. 心电图　缺损小者，心电图显示正常或电轴左偏；缺损大、肺动脉高压者，心电图显示左心室高电压、左心肥大。严重肺动脉高压者，则示右心肥大或伴劳损。

2. X线　缺损小、分流量小，X线改变不明显；中等以上的缺损和分流量者，心影轻度到中度扩大，左心缘向左下延伸，肺动脉段突出，肺纹理增多。

3. 超声心动图　左心房、左心室内径增大；超声可明确缺损部位及大小；多普勒超声可判断血液分流方向和分流量，并可了解肺动脉压力。

（四）治疗原则

1. 非手术治疗　缺损小、无血流动力学改变者，可门诊随访观察，有自行闭合的可能。

2. 手术治疗

（1）适应证：缺损大和分流量大或伴肺动脉高压的婴幼儿，应尽早手术；缺损较小，但已有房室扩大者需在学龄前手术；合并心力衰竭或细菌性心内膜炎者待症状得到控制后方能手术。

（2）禁忌证：并发艾森曼格综合征者禁忌手术。

（3）手术方法：主要手术方法是在全麻低温体外循环下行心内直视修补术。

（五）护理评估

1. 术前评估

（1）健康史：评估患者的一般情况，包括年龄、身高、体质量及生长发育情况，疾病发生的诊治经过、家族遗传史、用药史等。

（2）身体状况：

①症状：评估患者有无发绀、心悸、气短、乏力、多汗及心肺功能、营养、生长发育情况。

②体征：评估患者有无贫血外观、指甲和口唇有无发绀、心前区是否隆起、能否触及震颤等。

③辅助检查：了解各项实验室检查的结果、辅助检查情况等。

（3）心理—社会状况：评估患者及家属对疾病相关知识的了解、对治疗和预后的期望、对手术风险的预知、家庭情况、经济状况等。

2. 术后评估　评估手术方式、麻醉方式及术中情况、体外循环转流时间、补片修补情况等，观察有无并发症的迹象。

（六）常见护理诊断

1. 生长发展迟缓　与先天性心脏病引起缺氧、疲乏、心功能减退、营养摄入不足有关。

2. 焦虑　与陌生环境、心脏疾病、手术和使用呼吸机等仪器有关。

3. 心排血量减少　与心脏疾病、心功能减退、血容量不足、心律失常、水电解质失衡等有关。

4. 气体交换障碍　与缺氧、手术、麻醉、应用呼吸机、体外循环、术后伤口疼痛等有关。

5. 潜在并发症　感染、心律失常、急性左心衰竭、急性心脏压塞、肾功能不全、脑功能障碍等。

（七）护理目标

（1）患者营养状况得到改善。

（2）患者及家属焦虑、恐惧的情绪减轻或消失。

（3）患者心功能正常，恢复全身有效循环。

（4）患者恢复正常的气体交换

（5）患者未发生并发症，或并发症得到及时发现和处理。

（八）护理措施

参见"动脉导管未闭""体外循环术后护理措施"。并发症的预防与护理如下。

1. 心律失常　以交界性心动过速和右束支传导阻滞、房室传导阻滞多见。与缺损部位离房室结和希氏束较近，手术操作技巧等因素有关。主要护理措施包括：持续心电监护，密切观察患者心律、心率的变化；如出现心律失常，及时报告医生，遵医嘱给予抗心律失常药物；在用药期间应严密观察心律、心率、血压、意识变化，观察药物的疗效及副作用；必要时安置心脏起搏器，按护理常规维护好起搏器的功能。

2. 急性左心衰竭　室间隔缺损修补术后，左向右分流消除，左心血容量增大，当输液量过多、速度过快时均可导致急性左心衰竭。临床表现为呼吸困难、咳嗽、咳痰、咯血等急性肺水肿症状。因此，心功能的维护尤为重要，其主要护理措施包括：持续监测心功能；术后早期应控制静脉输入晶体液，以 $1\ mL/(kg \cdot h)$ 为宜，并注意观察及保持左房压不高于中心静脉压；记录 24 h 出入量；若患者出现左心衰竭时，要绝对卧床休息、给氧、限制钠盐摄入；遵医嘱给予强心、利尿剂，观察用药后的疗效及副作用，特别是洋地黄毒性反应。

3. 感染室间隔缺损　补片修补的患者要严格应用抗生素治疗，避免发生继发感染。

4. 补片残余分流　血流大量冲击补片时易造成补片残余分流，导致红细胞被破坏，释放血红蛋白，形成血红蛋白尿。应给予大量利尿剂碱化尿液，避免对肾功能影响。

5. 健康指导

（1）加强孕期保健：妊娠早期应积极预防风疹、流感等病毒性疾病，避免与发病有关的因素接触，适量补充叶酸，保持健康的生活方式。

（2）合理饮食：食用高蛋白、高维生素、低脂肪的均衡饮食，少食多餐，避免过量进食加重心脏负担。

（3）活动与休息：合理安排生活，根据心功能恢复情况逐渐增加活动量，避免过劳。患儿应尽量和正常儿童一起生活和学习，但要防止剧烈的活动。定期锻炼，提高机体抵抗力。

（4）预防感染：注意个人卫生，预防与病毒性疾病接触；天气变化注意防寒保暖，避免呼吸道感染；勿在寒冷或湿热的地方活动，以防加重心脏负担。

（5）遵医嘱服药：严格遵医嘱服用强心、利尿、补钾药，不可随意增减药物剂量，并教会患者及家属观察用药后反应。

（6）定期复查、不适随诊：如患者发生心悸、气短、尿量减少等不适情况，应及时到医院就诊。

四、法洛四联症

法洛四联症（tetralogy of Fallot，TOF）是一种最常见的发绀型先天性心脏病，占所有先天性心脏病的12%～14%。法洛四联症主要包括四种解剖畸形，即肺动脉狭窄、室间隔缺损、主动脉骑跨和右心室肥厚。

（一）病因

近年来研究认为，与胎儿发育的宫内环境因素、母体情况和遗传基因有关。

（二）发病机制

法洛四联症的病理生理改变取决于肺动脉狭窄和主动脉骑跨的程度，尤其是肺动脉的狭窄程度（与狭窄部位无关）。因主动脉瓣口很靠近室间隔缺损，故左、右心室收缩期峰压相等，而血液经室间隔缺损分流的方向和多少取决于肺动脉狭窄的程度。如肺动脉狭窄轻，则心室水平主要是左向右分流。肺循环血量超过体循环血量，临床称之为淡红色四联症，是轻度的法洛四联症，发绀不明显，在婴幼儿期有的会出现心力衰竭；中等程度的肺动脉狭窄，在心室水平的分流是双向的。小婴儿多在开始行动时才出现发绀；重度肺动脉狭窄的法洛四联症，在心室水平主要是右向左分流，患者发绀明显，行动受限制，常有蹲踞或昏厥现象。

（三）临床表现

1. 症状　发绀、喜蹲踞和缺氧发作是法洛四联症的主要症状。

（1）发绀：是四联症患者的主要症状，大多数患者出生即有呼吸困难，生后3～6 mon出现发绀，并随着哭闹和活动加重，平静时减轻。也有少数在儿童或成人时才产生发绀。常表现在口唇、指（趾）甲、耳垂、鼻尖、口腔黏膜等毛细血管丰富的部位。

（2）蹲踞：蹲踞体位是法洛四联症小儿劳累及缺氧时的习惯性特征姿态。小儿的躯体下蹲两腿尽量弯曲，臀部紧贴脚后跟，头部前倾使下颌抵于膝关节上。这种蹲踞休息体位，既可减少双下肢静脉血回流，减少心脏负荷，同时，又能增加体循环阻力，提高肺循环血流量，从而提高血氧饱和度，缓解缺氧症状。

（3）缺氧：缺氧发作时，发绀加重，呼吸急促，同时有不同程度的意识改变。缺氧发作最常发生于早晨，亦可发生于受外界刺激之后。发病时患儿表现烦躁、发绀加重、呼吸急促，如不及时处理，可发展为呼吸窘迫综合征，最终意识丧失，缺氧性昏厥和抽搐，甚至死亡。

2. 体征 生长发育迟缓，口唇、指（趾）甲床发绀，杵状指（趾）。缺氧越严重，杵状指（趾）越明显。胸骨左缘第2～4肋间可闻及Ⅱ～Ⅲ级喷射性收缩期杂音，肺脉瓣区第二心音减弱或消失，严重肺动脉狭窄者可听不到杂音。

（四）辅助检查

1. 实验室检查 四联症患者动脉血氧饱和度在40%～90%。由于机体缺氧，骨髓造血系统代偿性增生，血常规检查显示红细胞增多症，血红蛋白在150～200 g/L，与发绀成正比，但合并贫血的法洛四联症患者血红蛋白可能并不高。重度发绀患者，可有不同程度的凝血障碍。

2. 心电图 检查结果显示为电轴右偏或右室肥厚。

3. X线 右心室肥厚引起心尖上翘和肺动脉干狭窄使心脏左上缘凹陷形成"靴形心"。心脏大、小基本正常，肺动脉段相对凹陷。升主动脉增宽，肺血管纹理纤细。

4. 超声心动图 大多数法洛四联症可通过超声心动图检查明确诊断。超声心动图可确定室间隔缺损的部位和大小、右室流出道狭窄及其严重程度、主动脉根部扩大情况和主动脉骑跨程度、测算左心室容量和功能以及合并畸形等。

（五）治疗原则

1. 手术适应证 法洛四联症手术无年龄限制。反复缺氧发作、昏迷、抽搐者，需行急诊手术。肺动脉发育良好者，多主张1岁以内（包括新生儿）行一期矫治手术。

2. 手术方法

（1）姑息性手术法：目的是增加肺循环血流量，改善发绀及缺氧症状，促进肺血管和左心室发育，为根治手术创造条件。最常用的姑息性手术有两种：体循环—肺循环分流术、右心室流出道疏通术。

（2）矫治手术法：1岁以上的病例，采用常规体外循环下完成心内手术；1岁以内或体质量＜10 kg者，可在深低温停循环下施行，亦可采用常规体外循环完成。

（六）护理评估

1. 术前评估

（1）健康史：评估患者的一般情况，包括年龄、身高、体质量及生长发育情况，母亲妊娠分娩是否顺利，是否罹患过病毒性疾病以及疾病发生的诊治经过，家族遗传史、用药史等。

（2）身体状况：

①症状：评估患者发绀、缺氧程度、心肺功能情况、营养状态及生长发育延迟情况、活动耐力、是否有晕厥史等。

②体征：评估患者有无贫血外观、血氧饱和度数值，杵状指（趾）的发生程度，有无蹲踞体位等。

③辅助检查：了解血气分析和各项实验室检查的结果、辅助检查情况等。

（3）心理—社会状况：评估患者及家属对疾病相关知识的了解，对治疗和预后的期望，对手术风险的预知，家庭情况、经济状况等。

2. 术后评估　评估手术方式、麻醉方式及术中情况、体外循环转流时间、术中畸形矫正情况等，观察有无并发症的迹象。

（七）常见护理诊断

1. 焦虑　与心脏疾病和体外循环手术有关。

2. 活动无耐力　与发绀和呼吸困难有关。

3. 低效性呼吸形态　与缺氧、手术、麻醉、体外循环和术后伤口疼痛等有关。

4. 心排血量减少　与心脏疾病、心功能减退、血容量不足、心律失常、水电解质失衡有关。

5. 潜在并发症　灌注肺、低心排血量综合征、残余室间隔缺损、乳糜胸等。

（八）护理目标

（1）患者及家属焦虑的情绪减轻或消失。

（2）患者的营养状况得到改善，活动不受限制。

（3）患者恢复正常的呼吸形态。

（4）患者的心功能得到改善，全身各器官功能恢复正常。

（5）患者未发生并发症，或并发症得到及时发现和处理。

（九）护理措施

1. 术前护理

（1）多饮水：防止血液过于浓缩。四联症患儿血红蛋白较高，血液黏稠度大，平时需多饮水。小儿术前3~4 h饮糖水或淡奶1次。

（2）吸氧：常规吸氧2~3次/d，15~30 min/次。当缺氧发作时，应立即吸氧，必要时注射吗啡等制剂以防缺氧性晕厥。

（3）加强营养：饮食要适合患儿口味、易消化、富含营养、高蛋白、高维生素、高热量为主，但避免过饱。

（4）注意休息：限制活动量，避免情绪激动，减少不必要的刺激，以免加重心脏负担，引发急性缺氧性晕厥发作。

（5）预防感染：注意防寒保暖，避免呼吸道感染；注意口腔卫生，防治口腔黏膜感染。

2. 术后护理

（1）灌注肺：是法洛四联症矫治术后的一种严重并发症，临床主要表现为急性进行性呼吸困难、发绀（喷射性血痰或血水样痰）和难以纠正的低氧血症。其主要护理措施：①实施呼吸机辅助通气，采用呼气末正压通气（PEEP）；②密切监测呼吸机的各项参数（每分通气量、气道压力、吸入氧浓度、肺的顺应性等），特别注意气道压力的变化；③保持呼吸道通畅，及时吸出呼吸道分泌物，吸痰次数不要过频，在吸痰过程中使患儿充分镇静，防止躁动；④严格限制入量，经常监测血浆胶体渗透压，在术后急性渗出期，根据血浆胶体渗透压的变化，按医嘱及时补充血浆及清蛋白。

（2）低心排血量综合征：由于术前肺动脉和左心发育欠佳、术中转流时间较长、畸形矫治不彻底等原因，使术后出现低心排血量综合征，表现为低血压、心率快、中心静脉压高、少尿、多汗、末梢循环差、四肢湿冷等，主要护理措施为密切观察生命体征、强心、利尿、营养支持等。

3. 健康指导　参见"室间隔缺损患者的护理"相关内容。

（张永苹）

任务三　后天性心脏病患者的护理

后天性心脏病（acquired heart diease）是指出生后由于各种原因导致的心脏疾病。后天性心脏瓣膜病是临床最常见的心脏病之一，约占我国心脏外科患者的30%，最常见的原因是风湿热所致的风湿性瓣膜病。近年来，由于加强了风湿热的防治，风湿性瓣膜病的发病率有所下降。风湿性瓣膜病最常累及二尖瓣，其次为主动脉瓣、三尖瓣，肺动脉瓣则累及较少。风湿性病变可单独累及一个瓣膜区，也可同时累及几个瓣膜区，以二尖瓣合并主动脉瓣病变较多见。

一、二尖瓣狭窄

二尖瓣狭窄（mitral stenosis）是指二尖瓣瓣膜受损、瓣膜结构和功能异常所导致的瓣口狭窄。发病率女性较高，在儿童和青年期发作风湿热后，往往在20～30岁以后才出现二尖瓣狭窄的临床症状。

（一）病因

风湿热是主要原因。风湿热反复发作并侵及二尖瓣，在瓣膜交界处黏着融合，造成瓣口狭窄，瓣叶增厚、挛缩、变硬和钙化，进一步加重了瓣口狭窄，并限制瓣叶活动致使瓣口面积减小。

（二）发病机制

正常成人二尖瓣瓣口的横截面积为4～6 cm^2，当瓣口面积小至2.5 cm^{2}时可能出现心脏杂音，但无明显临床症状；当瓣口面积小于1.5 cm^2，即可出现血流动力学改变和临床症状；当瓣口面积小于1.0 cm^{2}时，跨瓣压差显著增加，血流障碍更加明显，出现严重的临床症状。此时左心房压力升高，左心房逐渐扩大；肺静脉压升高，肺毛细血管扩张、瘀血，影响气体交换；活动时肺毛细血管压力增高明显，肺顺应性降低，发生劳力性呼吸困难；当肺毛细血管压力升高超过正常血浆胶体渗透压30 mmHg时，即可发生急性肺水肿。二尖瓣狭窄早期的患者经常出现急性肺水肿，晚期由于肺小动脉阻力和肺动脉压力增高，增加右心负荷，右心逐渐肥厚、扩大，最终导致右心衰竭。

（三）临床表现

1. 症状　二尖瓣狭窄临床主要表现为：

（1）呼吸困难：因肺瘀血和肺水肿可出现劳力性呼吸困难、端坐呼吸和夜间阵发性呼吸困难。

（2）咳嗽：是肺静脉高压的常见症状，咳嗽多在活动时或夜间入眠时出现。常为干咳，如伴有急性肺水肿，则咳粉红色泡沫痰。

（3）咯血：二尖瓣狭窄病例中，咯血的发生率为15%～30%，多发生于较严重的瓣口狭窄病例中。

（4）心悸：常因心房颤动或其他心律失常所致。

（5）胸痛：二尖瓣狭窄伴重度肺动脉高压的患者，可出现胸骨后或心前区压迫感或胸部闷痛，历时比心绞痛持久，应用硝酸甘油无效。

2. 体征

（1）视诊：二尖瓣面容，由于肺瘀血及毛细血管瘀血扩张导致颧部及面颊轻度发绀；右心衰竭者，可见颈静脉怒张、肝大、腹水和双下肢水肿。触诊：多数患者在心尖部能扪及舒张期震颤；右心室肥大者，心前区可扪及收缩期抬举搏动。

（2）听诊：二尖瓣狭窄的特征性体征为局限于心尖区的隆隆样或雷鸣样舒张期杂音；心尖部第一心音亢进；在胸骨左缘第3～4肋间可闻及二尖瓣开放拍击音；肺动脉高压和右心衰竭者第二心音亢进，轻度分裂。

（四）辅助检查

1. 心电图　轻度狭窄者心电图正常；而中、重度狭窄者表现为电轴右偏，P波增宽；肺动脉高压者可出现右束支传导阻滞或右心室肥大；病程长者常显示房颤。

2. X线。病变轻者无明显异常，而中度、重度狭窄者常可见到左心房和右心室扩大，心脏显影呈梨形。长期肺瘀血者表现为肺门增大而模糊。

3. 超声心动图　超声可观察到二尖瓣瓣叶活动差、增厚和变形，瓣口狭窄，左心房、右心室、右心房扩大，而左心室正常。

（五）治疗原则

1. 非手术治疗　适用于无症状或心功能Ⅰ级的患者。应注意休息，避免剧烈体力活动，控制钠盐摄入，并积极预防感染，定期（6～12 mon）复查；呼吸困难者口服利尿剂，避免和控制诱发急性肺水肿的因素，如急性感染、贫血等。

2. 手术治疗

（1）适应证：心功能Ⅱ级以上且瓣膜病变明显者，需择期手术。心功能Ⅳ级、急性肺水肿、大咯血、风湿热活动和感染性心内膜炎等情况，原则上应积极内科治疗，病情改善后尽早手术；如内科治疗无效，则应急诊手术。已出现心房颤动的患者，由于心功能进行性减退，易发生血栓栓塞，应尽早手术。

（2）手术方法：在全麻低温体外循环直视下进行二尖瓣交界切开及瓣膜成形术，人工机械瓣膜、生物瓣膜置换术。

（六）常见护理诊断

1. 活动无耐力　与心排血量减少有关。

2. 低效性呼吸形态　与缺氧、手术、麻醉、应用呼吸机、体外循环、术后伤口疼痛有关。

3. 潜在并发症　出血、动脉栓塞。

（七）护理目标

（1）患者循环功能稳定，活动不受限制。

（2）患者恢复正常的呼吸形态。

（3）患者未发生术后并发症，或并发症得到及时发现和处理。

（八）护理评估

1. 术前评估

（1）健康史：评估患者的一般情况，包括年龄、身高、体质量及生长发育情况；居住环境是否寒冷潮湿，有无风湿活动、细菌感染等；本次疾病发生的诊治经过、家族遗传史、用药史等。

（2）身体状况：

①症状：评估患者咳嗽的性质、咳痰颜色、有无夜间憋醒等呼吸困难症状，是否咯血及咯血量，活动耐力，营养状态，烟酒史等。

②体征：评估患者发绀的程度、有无二尖瓣面容、颈静脉是否怒张，有无肝大、腹水、双下肢水肿，杂音的部位和性质等。

③辅助检查：了解各项实验室检查的结果、心电图是否有房颤及辅助检查情况等。

（3）心理—社会状况：评估患者及家属对疾病相关知识的了解，对治疗和预后的期望，对手术风险的预知、手术方案的了解，瓣膜选择的情况，家庭情况，经济状况等。

2. 术后评估　评估手术方式、麻醉方式及术中情况，体外循环转流时间，术中瓣膜应用的类型，开启功能状态是否完好等；观察有无并发症的迹象。

（九）护理措施

1. 术前护理

（1）限制患者活动量：合理安排作息时间，注意休息，避免情绪激动。

（2）改善循环功能、纠正心衰：密切观察心率和血压的变化，改善缺氧情况，限制液体摄入，遵医嘱应用强心、利尿、补钾药物。

（3）加强营养：饮食以高热量、高蛋白、丰富维生素为宜，增强机体免疫力，限制钠盐摄入；低蛋白血症和贫血者，给予输入血清蛋白和新鲜血。

（4）预防感染：指导患者戒烟、酒；冬季注意防寒保暖，预防呼吸道和肺部感染；保持口腔和皮肤清洁，避免黏膜和皮肤损伤；积极治疗感染灶，预防术后感染性心内膜炎的发生。

（5）心理护理：护士应为患者提供舒适安静的治疗休养环境，多与患者沟通，了解其内心感受，给予心理疏导，耐心恰当地解答患者提出的问题；并且向患者及家属介绍治疗方案及其意义、康复预防等知识，介绍与手术成功患者交流，增加对疾病治疗的信心。

2. 术后护理

（1）加强呼吸道管理：对气管插管的患者，及时吸痰和湿化气道；气管插管拔除后定期协助患者翻身、拍背，指导其咳嗽、咳痰，保持气道通畅。

（2）改善心功能和维持有效循环血容量：密切监测生命体征变化，观察尿量、外周血管充盈情况和中心静脉压等变化；监测心电图变化，警惕心律失常出现；补充血容量，维持有效循环；遵医嘱应用强心、利尿、补钾药物，对服用洋地黄的患者，注意观察其有无洋地黄中毒；若发现心率慢、胃肠道不适、黄视、绿视等，立即通知医生；控制输液速度和输液量，记录24 h液体出入量。

（3）引流护理：引流液过多，考虑是否是鱼精蛋白中和不够；引流液量多且有血凝块时，若突然减少应注意观察有无心脏压塞征象（心率快、中心静脉压高、血压低且对升压药反应差、尿少、末梢湿冷等）；引流液大量涌出、颜色红、温度高且难以控制，应高度警惕胸腔内出血的可能，应立即配合医生行床旁紧急开胸止血。

3. 健康指导

（1）疾病预防：注意个人和家庭卫生，减少细菌和病毒侵入；天气变化注意防寒保暖，避免呼吸道感染。出现感染时，及时应用抗生素，直至感染控制满意。

（2）饮食指导：食用高蛋白、丰富纤维素、低脂肪的均衡饮食，少食多餐，避免进食过量而加重心脏负担。少吃维生素K含量高的食物，如菠菜、白菜、菜花、胡萝卜、西红柿、蛋、猪肝等，以免降低抗凝药物的作用。

（3）休息与活动：一般术后休息3~6 mon，避免劳累，保持良好的生活习惯；依据心功能恢复情况，适当进行户内外活动，并逐渐增加活动量，以不引起胸闷、气促为宜，避免剧烈运动和重体力劳动。

（4）防治感染：注意保暖，预防呼吸道感染；如出现皮肤感染、牙周炎、感冒、肺炎及胃肠道感染等症状应及时治疗，避免引起感染性心内膜炎。

（5）遵医嘱服药：按时服用强心、利尿、补钾及抗凝药物，并教会患者及其家属观察药物的治疗及副作用。

（6）抗凝用药指导：

①用药意义：生物瓣抗凝3~6 mon，机械瓣需终身抗凝。指导患者按时服药，不可随意加、减药量，否则会造成瓣膜无法正常工作，引起机体出血或血栓发生。

②定期复查：术后6 mon，每个月定期复查凝血酶原时间（PT）和国际标准比值（INR），根据结果遵医嘱调整药量，6 mon后置入机械瓣膜患者每6个月定期复查。

③药物反应：苯巴比妥类药物、阿司匹林、双嘧达莫（潘生丁）、吲哚美辛（消炎痛）等药物能增强抗凝作用，维生素K等止血药则降低抗凝作用，使用上述药物时，须在医生指导下进行。

④自我监测：如出现牙龈、口腔黏膜、鼻腔出血或皮肤青紫、瘀斑、血尿等情况，考虑抗凝药物过量；若出现下肢厥冷、疼痛、皮肤苍白等现象，则是抗凝剂不足的表现。

⑤及时咨询：若需要做其他手术，应咨询医生，术后36~72 h重新开始抗凝治疗。

（7）婚姻与妊娠：术后不妨碍结婚与性生活，但一般在术后1~2年心功能完全恢复为宜。女性患者婚后一般应避孕，如坚持生育，应详细咨询医生获取保健指导。

（8）自我保健：定期复诊，若出现心悸、呼吸困难、皮下出血等不适时，应及时就诊。

二、二尖瓣关闭不全

二尖瓣关闭不全（mitral insufficiency）是指二尖瓣瓣膜受损害、瓣膜结构和功能异常导致的瓣口关闭不全。

（一）病因及发病机制

先天性二尖瓣关闭不全很少见。后天性二尖瓣关闭不全的病因复杂，常见病因有以下几种。

1. 风湿性疾病　约 1/3 的风湿性二尖瓣狭窄并伴有关闭不全，急性风湿性心肌炎可能遗留左心室和二尖瓣瓣环扩大，导致二尖瓣关闭不全。

2. 二尖瓣脱垂　二尖瓣环、瓣叶和腱索发生黏液样变性，部分胶原被黏多糖酸所代替，造成瓣叶冗长、腱索延长或断裂、瓣环扩大，进而发展为关闭不全。

3. 缺血性心脏病　心肌缺血性梗死可引起乳头肌断裂或缺血后乳头肌延长，收缩功能丧失和二尖瓣环扩大，造成乳头肌瓣环功能障碍。

4. 感染性心内膜炎　细菌感染可导致瓣环周围脓肿、瓣叶穿孔、腱索断裂，甚至瓣膜装置毁损。少见的原因还有创伤、心肌病、结缔组织病、黏液瘤和心内膜弹力纤维增生。根据病程进展快慢，可分为慢性二尖瓣关闭不全和急性二尖瓣关闭不全。

（二）病理生理

左心室收缩时由于二尖瓣关闭不全，部分血液反流入左心房，致使左心房因血量增多而压力升高，逐渐产生代偿性扩大或肥厚。左心室舒张时，左心房过多的血液流入左心室，使之负荷加重，左心室也逐渐扩大和肥厚，进而肺静脉瘀血，肺循环压力升高会引发右心功能不全。左心功能长期负荷过重，最终导致左心衰竭。

（三）临床表现

1. 症状　病变轻、心功能代偿良好者，可无明显症状；病变较重或病程长者，常见症状为心悸、乏力和劳累后气促等。急性肺水肿和咯血较二尖瓣狭窄者少见，患者一旦出现以上临床症状，病情可在短时间内恶化。

（1）呼吸困难：当反流量增加时，患者的表现主要是易疲劳，最终出现左心室损害，发生劳累后呼吸困难、端坐呼吸或夜间阵发性呼吸困难。

（2）心悸：是常见的症状，可以是左心室收缩有力时患者的主观感觉，也可能是房颤的开始，75% 的二尖瓣关闭不全患者伴有房颤。

（3）胸痛：二尖瓣脱垂的患者可主诉不规则胸痛。

2. 体征

（1）心尖搏动增强，并向左下移位。心尖部可闻及全收缩期杂音，向腋部传导，第一心音减弱或消失，肺动脉瓣区第二心音亢进。

（2）晚期患者出现右心衰竭体征，如颈静脉怒张、肝大及周围水肿等。

（四）辅助检查

1. 心电图　轻者可正常，重者显示电轴左偏、二尖瓣型 P 波、左心室肥大和劳损，晚期出现心房颤动。

2. X 线　左心房和左心室均明显扩大。

3. 超声心动图　发现左心房、左心室扩大，二尖瓣活动度大且关闭不全。

（五）治疗原则

1. **手术适应证** 急性二尖瓣关闭不全常导致心源性休克，需急诊手术。慢性二尖瓣关闭不全的手术指征为：无症状，但射血分数降低；出现症状；最近有心房颤动发作；静息状态下出现肺动脉高压。

2. **手术禁忌证** 有严重慢性肝、肾病，心脏性恶病质，出血性疾病不能体外循环者，应列为手术禁忌证。

3. **手术治疗** 症状明显、心功能改变、心脏扩大者，均应及时在体外循环下实施直视手术。

（六）常见护理诊断

主要护理诊断、护理问题和护理措施参见"体外循环"和"二尖瓣狭窄"的相关护理内容。

三、主动脉瓣狭窄

主动脉瓣狭窄（aortic stenosis）是风湿热累及主动脉瓣，导致瓣叶纤维化增厚；粘连和挛缩，使瓣口狭窄。单纯主动脉瓣狭窄较少见，常合并主动脉瓣关闭不全和二尖瓣病变等。

（一）病因及发病机制

主动脉瓣狭窄的病因可分为风湿性主动脉瓣病变、先天性主动脉瓣发育异常和退行性主动脉病变。单纯的风湿性主动脉瓣狭窄很少见，多合并二尖瓣的风湿性改变。主动脉瓣的先天性畸形是年轻患者主动脉瓣狭窄的常见原因，男性较女性多见。退行性主动脉瓣病变多发生在年龄超过65岁的患者中，在年龄超过70岁的主动脉瓣病变的患者中，退行性病变占到病因的70%以上。

（二）病理生理

主动脉瓣狭窄会增加左心室后负荷，并阻碍收缩期左心室的排空。左心室后负荷增加促使左心室收缩压力升高，进而导致左心肥厚。在进行性左心肥厚的代偿期，患者可长期无明显症状。由于左心室肥厚和顺应性降低，心排血量减少，进入冠状动脉和脑的血流量减少，常出现心、脑供血不足的症状。

（三）临床表现

1. **症状** 主动脉瓣狭窄的患者病程早期常无症状，但是在心脏听诊时可发现心脏杂音。约1/3的患者出现主动脉瓣狭窄的临床三联征：劳累性呼吸困难、心绞痛和晕厥。胸痛（心绞痛）作为唯一的临床症状或与其他症状合并出现，发生在50%~70%的患者中。患者一旦出现症状，病程进展迅速加快，病情急剧恶化，甚至出现猝死。

2. **体征** 主动脉瓣狭窄最突出的表现是收缩期喷射性、高调、粗糙的杂音，在胸骨右缘第2肋间隙最为明显，杂音向两侧颈动脉传导。

（四）辅助检查

1. **心电图** 电轴左偏，左心室肥大伴劳损，T波倒置，部分患者可出现左束支传导阻滞、房室传导阻滞或房颤。

2. X线 早期心影无改变；心脏可表现为正常的形态；晚期左心室失代偿者，心、胸比可增大。升主动脉可发生狭窄后扩张。

3. 超声心动图 是最有价值的非侵入诊断方法之一。M型超声心动图检查显示，主动脉瓣叶开放振幅减小，瓣叶曲线增宽；二维或切面超声检查显示，主动脉瓣增厚、变形或钙化，活动度减小和瓣口缩小等征象。

（五）治疗原则

1. 手术适应证 无症状的重度狭窄者，出现劳力性呼吸困难、心绞痛、昏厥或充血性心力衰竭等表现者。

2. 手术方式 包括主动脉瓣切开术和主动脉瓣置换术两大类。

（六）常见护理诊断

主要护理诊断、护理问题与护理措施参见"体外循环"和"二尖瓣狭窄"的相关护理内容。

四、主动脉瓣关闭不全

主动脉瓣关闭不全（aortic incompetence）是指主动脉瓣膜受损害引起的瓣叶变形、纤维化、增厚、钙化，活动受限，影响瓣叶边缘对合，使瓣口关闭不全，常伴有不同程度的主动脉瓣狭窄。

（一）病因

引起主动脉瓣关闭不全的常见病因有特发性主动脉瓣环扩张、先天性主动脉瓣叶畸形（以主动脉瓣二瓣化畸形为主）、组织钙化退行性病变、风湿性心脏病、感染性心内膜炎、高血压病、黏液样变性病、升主动脉夹层、马方综合征，少见病因有主动脉瓣机械性损伤、关节强直性脊柱炎、梅毒性动脉炎、类风湿关节炎、成骨不全病、巨细胞动脉炎以及先天性室间隔缺损导致主动脉瓣叶脱垂。

（二）病理生理

主要病理生理改变为舒张期主动脉血液经主动脉瓣反流至左心室，引起左心室容量负荷过重，左心室代偿性扩大和肥厚。失代偿后可出现左心衰竭。瓣膜关闭不全时，还可引起动脉舒张压显著下降，影响冠状动脉与脑动脉血流，出现心肌与脑供血不足。

（三）临床表现

1. 症状 慢性主动脉瓣关闭不全在很长的代偿期内可无任何症状。在失代偿时，逐渐出现活动后乏力或疲倦、劳累性呼吸困难等。左心功能严重减退时，出现明显的活动后乏力、呼吸困难，甚至出现端坐呼吸和夜间阵发性呼吸困难等。随着病情演变，逐渐出现右心衰竭表现。急性主动脉瓣关闭不全的主要症状是急性左心衰竭和肺水肿。

2. 体征

（1）心脏体征：心界向左下方增大，心尖部可见抬举性搏动。胸骨左缘第3、4肋和主动脉瓣区可闻及叹息样舒张早、中期或全舒张期杂音，向心尖传导。

（2）周围血管征：重度关闭不全者出现周围血管征，包括颈动脉搏动明显，水冲脉，股动脉枪击音，口唇、甲床毛细血管搏动等征象。

（四）辅助检查

1. 心电图　慢性主动脉瓣关闭不全者，主要表现为左心室肥厚伴劳损；病变晚期，可有传导阻滞、室性心律失常表现；急性者，常呈窦性心动过速，S-T段和T波非特异性改变，部分有心肌缺血表现。

2. X线　慢性主动脉瓣关闭不全早期无特殊变化。中、晚期可有特征性的"靴形心"表现，即心影左下扩大，心、胸比扩大。主动脉结隆起，升主动脉弓部增宽，左心室和主动脉搏动幅度增大；左心衰竭可见肺瘀血征象。

3. 超声心动图　超声心动图是诊断主动脉瓣关闭不全最为准确有效的非侵入性检查。M型超声心动图检查显示，主动脉关闭和开放速度均增快，舒张期血液反流入左心室时冲击二尖瓣，左心室扩大；二维或切面超声图显示，主动脉瓣增厚，主动脉瓣叶在舒张期不能完全闭合。

（五）治疗原则

感染性心内膜炎等病因所致的急性主动脉瓣关闭不全，患者可由于充血性心力衰竭而迅速死亡，需尽早手术。内科治疗下，慢性主动脉瓣关闭不全者，发生心绞痛后平均存活期为5年，发生心力衰竭者平均存活期仅为2年。手术的目的为消除主动脉瓣反流，降低左心室舒张期充盈压，改善左心室功能。

1. 手术适应证　出现症状；患者无明显症状，但射血分数降低应考虑手术。

2. 手术方式　目前主要为主动脉瓣置换术，主动脉瓣成形术仅适用于某些病因所致的主动脉瓣关闭不全。

（六）常见护理诊断

常见护理诊断、护理问题与护理措施参见"体外循环"和"二尖瓣狭窄"的相关护理内容。

五、冠状动脉粥样硬化性心脏病

冠状动脉粥样硬化性心脏病（coronary atherosclerotic heart disease）简称冠心病。冠状动脉供应心脏自身血液。冠心病是由于冠状动脉发生严重粥样硬化或痉挛，使冠状动脉狭窄或闭塞，导致心肌缺血、缺氧或梗死的一种心脏病，主要侵及冠状动脉主干及其近段分支，左冠状动脉的前降支和回旋支的发病率高于右冠状动脉。冠心病的主要临床表现是心肌缺血、缺氧而导致的心绞痛、心律失常，严重者可发生心肌梗死，使心肌大面积坏死，危及生命。近20年发病率有明显升高趋势，国内北方的发病率与死亡率明显高于南方，且发病年龄也早于南方。多见于中年以上人群，男性多于女性。

（一）病因及发病机制

冠心病确切的发病机制尚不十分清楚，已公认的主要危险因素有高脂血症、高血压、吸烟和糖尿病。冠状动脉粥样硬化发生在冠状动脉内膜，好发于冠状动脉主干及其主要分支的近段。病变早期为内膜脂质沉着，进而形成黄色斑块，中心坏死且与脂质混合形成粥样斑，粥样斑多呈螺旋状分布，晚期才累及内膜全周。

（二）病理生理

冠状动脉血流量是影响心肌供氧最主要的因素。当冠状动脉粥样硬化使管腔狭窄时，冠状动脉血流量减少，心肌供氧和需氧失去平衡，此时心肌需氧量增加，但冠状动脉供血量不能相应增加，因此，加重心肌缺血、缺氧。粥样硬化斑块破裂和急性冠状动脉血栓形成后可导致相应区域心肌血液供应锐减，并可立即降低心肌工作性能；若心肌梗死后 1 h 内恢复再灌注，部分心肌细胞功能可以恢复，再灌注时间若超过 2 ~ 6 h，则心肌梗死无法逆转。急性心肌梗死可引起严重心律失常、心源性休克、心力衰竭，甚至心室破裂。

（三）临床表现

主要症状为心绞痛，多在运动、情绪激动、寒冷、饱餐时诱发。表现为胸闷、胸骨后压榨感或发作性绞痛，可放射至左侧肩、臂、肘及肢端，休息或服用血管扩张剂后可缓解。

1. 心绞痛　情绪激动、体力劳动或饱餐等情况下，可因心肌需氧量增加而引起或加重心肌供血、供氧不足，出现心绞痛。表现为胸骨后压榨样疼痛，向上、向左放射至左肩、左臂、左肘，甚至小指和环指。

2. 心肌梗死　冠状动脉急性阻塞或长时间痉挛，以及血管腔内血栓形成，引起心肌梗死。心肌梗死时心绞痛时间长，休息和含服硝酸甘油片不能缓解；可伴恶心、呕吐、大汗、发热、发绀、血压下降、心律失常、心源性休克、心力衰竭，甚至猝死。

（四）辅助检查

1. 心电图　心肌缺血发生心绞痛时，心电图以 R 波为主的导联中可见 ST 段压低、T 波低平或倒置；心肌梗死时，表现为坏死性 Q 波、损伤性 ST 段和缺血性 T 波改变。

2. 实验室检查　急性心肌梗死早期磷酸肌酸激酶及其同工酶的活性或质量、肌红蛋白、肌钙蛋白均出现异常改变。

3. 超声心动图　可对冠状动脉、心肌、心腔结构，以及血管、心脏的血流动力学状态提供定性、半定量或定量的评价。

4. 冠状动脉造影术　冠脉造影是诊断冠心病的金标准，可准确了解粥样硬化的病变部位、血管狭窄程度和狭窄远端冠状动脉血流通畅情况。

（五）治疗原则

冠心病的治疗可分为药物治疗、介入治疗和外科手术治疗，应根据患者具体情况选择最佳的治疗方案，以达到缓解症状、提高生活质量及延长寿命的目的。

1. 药物治疗　主要目的是缓解症状、减缓冠脉病变的发展，尽快恢复心肌的血液灌注。

2. 介入治疗　是应用心导管技术，在冠状动脉造影的基础上经皮穿刺血管，将导管送达冠状动脉并以球囊扩张狭窄的病变部位，达到解除狭窄、增加血供和使闭塞的冠状动脉再通的目的。

3. 外科手术治疗　主要目的是通过血管旁路移植绕过狭窄的冠状动脉，为缺血心肌重建血运通道，以改善心肌供血、供氧，缓解和消除心绞痛等症状，提高患者生活质量。

（1）适应证：药物治疗不能缓解的心绞痛，且冠状动脉造影显示，冠状动脉两支或两支以上的狭窄病变大于70%；左冠状动脉主干狭窄和前降支狭窄者；出现心肌梗死并发症，如室壁瘤形成、室间隔穿孔、二尖瓣乳头肌断裂或功能失调、经皮冠状动脉腔内成形术术后狭窄复发者。

（2）手术方式：冠状动脉旁路移植术（简称"搭桥"）是治疗冠心病患者常用的手术方式，即取一段自体静脉血管移植到冠状动脉主要分支狭窄的远端，以恢复病变冠状动脉远端的血流量，改善心肌功能。搭桥手术后有90%以上的患者症状消失或减轻。手术自体血管主要有乳内动脉、桡动脉、胃网膜右动脉、大隐静脉、小隐静脉等。

（六）护理措施

1. 术前护理

（1）心理护理：加强沟通，了解患者心理状态，给予心理疏导；鼓励患者提出疾病、检查和治疗相关问题，并及时解答；为患者介绍手术室及监护室环境，告知其手术简要过程及术后注意事项，消除其焦虑、紧张、恐惧心理；介绍病房同种疾病的成功病例与其交流，增强战胜疾病的信心。

（2）减轻心脏负担：与患者及家属一起制订每日活动量及活动内容，避免劳累，保证充足的睡眠时间；避免情绪波动。

（3）合理膳食：多食高维生素、粗纤维素、低脂的食物，防止便秘发生。

（4）给氧：间断或持续氧气吸入，以保证重要器官心、脑的供氧，预防组织缺氧发生。

（5）戒烟：术前戒烟3周，有呼吸道感染者应积极抗感染治疗。

（6）术前指导：指导患者深呼吸、有效咳嗽，并训练床上大小便，床上腿部肌肉锻炼等。

2. 术后护理

（1）病情监测：密切监测血压变化；观察心率、心律和心电图变化，预防心律失常和心肌梗死的发生；监测血氧饱和度和动脉氧分压，防止低氧血症的发生；监测体温变化，术后早期积极复温，注意保暖，促进末梢循环尽快恢复；观察患者的呼吸功能，呼吸频率、幅度和双侧呼吸音；观察取静脉的手术肢体足背动脉搏动情况和足趾温度、肤色、水肿情况等。

（2）低心排血量的护理：监测心排血量（CO）、中心静脉压、尿量等数值变化，及早发现低心排血量，及时报告医生处理；补充血容量，维持水、电解质及酸碱平衡，纠正低氧血症；及时、合理、有效地使用正性肌力药物，恢复心脏和其他重要器官的供血供氧；当药物治疗不佳或反复出现室性心律失常时，可做经皮主动脉内球囊反搏。

（3）术后功能锻炼：术后2 h对手术肢体可以进行小腿、脚掌和趾的被动功能锻炼；坐位时，注意抬高患肢，避免足下垂；术后24 h根据患者情况鼓励其下床运动，但站立时间勿久；根据患者耐受程度，逐渐进行运动训练。

（4）并发症的预防和护理：

①出血：因术后应用阿司匹林等药物进行抗凝治疗，预防搭桥血管发生梗死，因此，会有局部和全身出血的可能。要密切观察全身皮肤状况及凝血酶原时间；观察切口及下肢取血管处伤口有无渗血；观察并记录引流液的量及性质，判断有无胸腔内出血或心脏压塞

的预兆，发现异常及时报告医生并协助处理。

②肾衰竭：术后加强肾功能监护，密切观察尿量、尿比重、血钾、尿素氮和血清肌酐等指标的变化；疑似肾衰竭者，要限制水和钠的摄入，并禁用肾毒性药物；对急性肾衰竭者，应遵医嘱做透析治疗。

3. 健康指导

（1）均衡饮食、控制体质量：指导患者及家属合理进食，应以低盐、低脂和高蛋白质、丰富维生素的食物为主，少食多餐，忌暴饮暴食；控制体质量，监测血糖的变化。

（2）倡导健康的生活方式：合理安排作息时间，规律生活，避免过劳；戒烟，少量饮酒；适当运动，学会放松技巧，缓解压力，避免情绪激动。

（3）用药指导：出院前详细介绍患者用药的目的及药物的名称、剂量、用法、常见的副作用、用药禁忌，告知患者及家属出现异常及时就诊。

（4）自我保健：术后患者胸骨愈合大约需要 3 mon，在此期间，避免胸骨受到牵张、碰撞等；当身体直立或坐位时，尽量保持上身挺直，两肩后展；每天做上肢水平上抬练习，避免肩部僵硬；促进腿部血液循环，在腿部恢复期可穿弹力护袜，以改善下肢血液供应，休息时，应脱去护袜，抬高下肢；定期复诊，不适随诊，心绞痛发作或心功能不全时应及时到医院就诊。

（张永苹）

思考与练习

1. 风湿性心瓣膜病患者，听诊闻及心尖部舒张期隆隆样杂音，首先考虑　　　　（　　）

A. 三尖瓣狭窄　　　　　　　　　　B. 三尖瓣关闭不全

C. 肺动脉狭窄　　　　　　　　　　D. 主动脉瓣狭窄

E. 二尖瓣狭窄

2. 下列哪一项不是风湿性心脏病二尖瓣狭窄患者的早期表现　　　　　　　　（　　）

A. 心悸　　　　　B. 水肿　　　　　C. 咳嗽　　　　　D. 咯血　　　　　E. 气急

3. 确认肺动脉口狭窄的方法是　　　　　　　　　　　　　　　　　　　　　（　　）

A. 问病史　　　　　　　　　　　　B. 心脏听诊

C. 心电图检查　　　　　　　　　　D. X 线检查

E. 心导管检查

4. 下列哪项不是动脉导管未闭的体征　　　　　　　　　　　　　　　　　　（　　）

A. 水冲脉　　　　　　　　　　　　B. 枪击音

C. 心尖区柔和的舒张期杂音　　　　D. 肺动脉瓣区第二音亢进

E. 胸骨右缘第 2 肋间连续机器样杂音，向右锁骨上窝传导

5. 下列哪项不是法洛四联症引起的病理生理改变　　　　　　　　　　　　　（　　）

A. 肺循环血流量减小　　　　　　　B. 肺动脉压升高

C. 右心室压力上升　　　　　　　　D. 血液由右心向左心分流

E. 发绀

6．风湿性心脏瓣膜病最常累及　　　　　　　　　　　　　　　　　　　（　　）

A．三尖瓣和主动脉瓣　　　　　　　　　　　B．三尖瓣和肺动脉瓣

C．二尖瓣和肺动脉瓣　　　　　　　　　　　D．二尖瓣和主动脉瓣

E．二尖瓣和三尖瓣

7．法洛四联症患儿存在的心脏畸形包括　　　　　　　　　　　　　　　（　　）

A．房缺+室缺+肺动脉瓣狭窄+主动脉骑跨

B．右房肥大+室缺+肺动脉口狭窄+主动脉骑跨

C．室缺+肺动脉口狭窄+主动脉骑跨+右房肥大

D．室缺+肺动脉口狭窄+动脉导管未闭+右房肥大

E．房缺+肺动脉口狭窄+右心室肥大+主动脉骑跨

8．法洛四联症的四个基本畸形中最主要的畸形是　　　　　　　　　　　（　　）

A．肺动脉狭窄　　　　　　　　　　　　　　B．室间隔缺损

C．主动脉骑跨　　　　　　　　　　　　　　D．右心室肥厚

E．杵状指

项目二十二　腹部疾病患者的护理

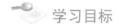 学习目标

📖 知识目标

1. 能叙述腹部损伤的临床表现、护理诊断、现场急救及护理措施。
2. 能描述急性腹膜炎的护理评估及护理措施。
3. 能比较腹股沟斜疝和直疝的区别。

📖 技能目标

能结合临床对腹部疾病患者进行整体护理。

任务一　腹部损伤患者的护理

腹部损伤（abdominal injuries）在外科急症中较为常见，发生率占各种损伤的0.4%～1.8%，战争时可高达50%。腹部损伤常伴有内脏损伤而伤情严重，死亡率为10%左右，致死原因包括休克、大出血、严重腹腔感染或全身感染等。早期正确的诊断和及时、有效的处理是降低腹部损伤患者死亡率的关键。

一、分类

腹部损伤可分为开放性和闭合性两类。

（1）开放性腹部损伤：是指腹壁皮肤破损，多由刀刺、枪弹、弹片、霰弹等锐器或火器伤所致。腹膜穿破者为穿透伤（多伴内脏损伤），无腹膜破损者为非穿透伤（偶伴内脏损伤）。穿透伤中，有入口和出口者为贯通伤，只有入口而无出口者为非贯通伤（也称盲

管伤)。

(2)闭合性腹部损伤：是指腹壁皮肤完整无伤口，常由高空坠落、撞击、打击、挤压、冲击（气浪或水波）、扭转、突然减速、拳打脚踢等钝性暴力伤所致。闭合伤可能仅累及腹壁，也可累及腹腔内脏器。

二、病因

1. 外力因素　腹部损伤的类型、严重程度、是否涉及腹腔内脏器、涉及哪些脏器等情况，很大程度上取决于暴力的强度、速度、着力部位和作用方向及作用方式等因素，此外，还受到解剖特点、内脏原有病理情况和功能状态等因素影响。常见受损腹腔内脏依次是脾、肝、肾、小肠、胃、结肠、大血管等，胰、十二指肠、膈、直肠、肠系膜等由于解剖位置较深，损伤概率较低。随着外科手术、内镜检查和介入性放射学的广泛开展，医源性腹部损伤时有发生，主要由腹腔或相邻部位手术和某些侵入性诊疗操作造成。

2. 内在因素　因腹部解剖特点、内脏原有病理情况和功能状态等内在因素的影响。

(1)肝、脾、肾的组织结构脆弱、血供丰富、位置固定，受暴力撞击后极易破裂。

(2)上腹部受到撞击、挤压时，胃窦、十二指肠水平部、胰腺易断裂。

(3)饱餐后、尿液未排空时，胃、膀胱等空腔脏器极易破裂。

三、临床表现

由于伤情不同，腹部损伤后的临床表现有很大差异，轻微损伤可无明显症状和体征，而严重损伤则可出现休克，甚至死亡。其主要病理变化是腹腔内出血和腹膜炎，以腹痛和压痛、腹膜刺激征、肠鸣音减弱或消失为最常见的症状和体征。

1. 单纯性腹壁损伤　单纯性腹壁损伤常见表现是受伤部位疼痛、局限性腹壁肿痛和压痛，有时可见皮下瘀斑，随时间推移逐渐缓解或缩小。一般无恶心、呕吐等胃肠道症状，肠鸣音存在，无腹膜炎征象。较严重的腹肌挫伤可发生腹壁血肿。开放性损伤腹壁上有伤口，伤口有出血或腹腔液体流出。

2. 腹腔内脏损伤　腹腔内脏如仅有挫伤，伤情通常不重，也无明显的临床表现，如腹腔内脏或血管破裂则病情严重。

(1)实质器官和血管损伤：①失血性表现：以腹腔内（或腹膜后）出血为主要表现，主要表现为面色苍白，脉搏增快、细弱，脉压变小，收缩压下降，甚至发生失血性休克，出血量大于 500 mL 可有腹胀和腹部移动性浊音；②腹痛：多呈持续性，一般不很剧烈，腹肌紧张、压痛、反跳痛也不如空腔脏器破裂时严重，但肝、肾、脾、胰腺破裂时，若有胆汁、尿液或胰液进入腹腔，可出现剧烈的腹痛和明显的腹膜刺激征，肩部放射痛提示肝（右）或脾（左）损伤。

脾是腹部内脏中最容易受损伤的器官，根据脾破裂的部位及范围可分为中央型脾破裂、被膜下脾破裂和真性脾破裂。前两型因脾被膜完整，出血量受到控制而形成血肿，有些血肿可自行吸收。但有些血肿，尤其是被膜下血肿由于腹压增高或在轻微外力的作用下而突然转为真性破裂，出现大出血，应予警惕。临床以真性破裂多见。肝破裂不但损伤肝内血管导致出血，还常同时损伤肝内胆管，引起胆汁性腹膜炎，肝内血肿可继发细菌感染形成肝脓肿。胰腺位于腹膜后，损伤后不易发现，伤后常并发胰瘘。因胰液侵蚀性强，又影响消化功能，故胰腺损伤者死亡率高达20%。

（2）空腔脏器损伤：弥漫性腹膜炎为胃肠道、胆道、膀胱等破裂时的主要症状。患者出现持续性的剧烈腹痛和腹肌紧张、压痛、反跳痛及胃肠症状（恶心、呕吐、呕血、便血等），继而出现体温升高、脉搏增快、呼吸急促等全身感染症状，严重者可发生感染性休克。重要的体征是有明显的腹膜刺激征，其程度因进入腹腔的内容物不同而异，通常是胃液、胆汁、胰液刺激性最强，肠液次之，血液最轻。直肠损伤常可见鲜血便，膀胱破裂可有少尿、血尿或无尿。

十二指肠的大部分位于腹膜后，损伤的发生率较低，仅占腹部外伤的3.7%～5%，但因胰腺、胆总管、胃、肝等重要器官和结构相毗邻，局部解剖关系复杂，故死亡率和并发症发生率都相当高。小肠占据中、下腹的大部分空间，受外伤的机会比较多，小肠破裂后在早期即可出现明显的腹膜炎。结肠因内容物液体成分少而细菌含量多，故腹膜炎出现得较晚，但较严重。

近年来，严重多发性损伤日益增多，临床表现更为复杂。例如，合并严重颅脑损伤者，可出现意识障碍；合并胸部损伤、脊柱或骨盆骨折症状往往掩盖腹部损伤的症状，应予重视。

四、辅助检查

（一）实验室检查

腹腔内实质性脏器破裂大量失血时红细胞、血红蛋白及血细胞比容等数值明显下降。空腔脏器破裂时，白细胞计数和中性粒细胞升高。血、尿淀粉酶升高提示胰腺损伤或胃肠道穿孔或是腹膜后十二指肠破裂。血尿是泌尿系统损伤时的重要标志。

（二）影像学检查

1. X线检查　最常用的是胸片、平卧位及左侧卧位腹平片，可辨别有无气胸、膈下积气、腹腔内积液以及某些器官的大小、形态和位置的改变。条件允许时可行选择性动脉造影。肝、脾破裂时，X线可有右、左横膈抬高的表现，严重时肝、脾的正常外形改变。腹腔游离气体是胃肠道（主要是胃、十二指肠和结肠，少见于小肠）破裂的主要证据，腹部立位片可见膈下新月形阴影。腹膜后积气可有典型的花斑状阴影，常提示腹膜后十二指肠或结、直肠穿孔。

2. B超检查　对肝、脾、肾等实质性脏器损伤的确诊率达90%左右，可提示有无脏器损伤、部位和大致程度。对腹腔积血、积液也具有重要诊断价值。

3. CT检查　对实质性脏器损伤及其范围和程度有重要的诊断价值，精确率可达95%以上；能清晰地显示肝、脾、肾的被膜是否完整，大小及形态结构是否正常，出血量的多少，对显示胰腺损伤及腹膜后间隙的异常变化比B超更准确。

4. 其他影像学检查

（1）选择性血管造影适用于经上述方法未能证实，但仍怀疑肝、脾、胰、肾、十二指肠等脏器损伤者。

（2）MRI对血管损伤和某些特殊部位的损伤（如膈肌破裂和十二指肠壁间血肿）有较高的诊断价值。

（3）磁共振胰胆管造影（magnetic resonance cholangio pancreatography，MRCP）适用于胆道损伤的诊断。

（三）诊断性腹腔穿刺术和腹腔灌洗术

1. 禁忌证　①严重腹腔内胀气者；②大月份妊娠者；③既往手术或炎症造成腹腔内广泛粘连者；④躁动不能合作者。

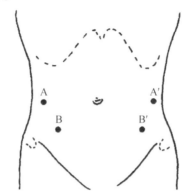

图 22-1　A、A' 经脐水平线与腋前线交点；B、B' 髂前上棘与脐连线中、外 1/3 交点

2. 诊断性腹腔穿刺术　1880年 Mikulicz 首先将腹腔穿刺术应用于临床，本法安全、经济、简便、快速，诊断阳性率可达 90% 以上。穿刺点选择：①脐与耻骨联合上缘间连线的中点上方 1 cm、偏左或右 1～2 cm 处，此处无重要脏器，穿刺较安全且容易愈合。②下腹部穿刺点：脐与髂前上棘连线的中 1/3 与外 1/3 交界处，放腹水时通常选用左侧穿刺点，此处不易损伤腹壁动脉。③侧卧位穿刺点：脐平面与腋前线或腋中线交点处。此处穿刺多适于腹膜腔内少量积液的诊断性穿刺。避开手术瘢痕，肿大的肝、脾，充盈的膀胱及腹直肌。有骨盆骨折者，应在其平面以上穿刺，以免误入腹膜后血肿而误诊为腹腔内出血（图 22-1）。抽到液体后观察其性状以推断哪类脏器受损，肉眼观察不能确定性质时可做液体的涂片检查或对样本作实验室检验：①若为不凝血（因腹膜有去纤维蛋白作用），提示为实质性脏器或大血管破裂所致的内出血；②若抽出血液迅速凝固，多为误入血管或血肿所致；③胰腺或胃、十二指肠损伤时，穿刺液中淀粉酶含量会增高；④若抽出肠内容物或粪样物多为肠管损伤。

穿刺阴性时，可能是穿刺针被大网膜堵塞或腹腔内液体尚未流至穿刺区，不能完全排除内脏损伤的可能，应继续严密观察，必要时重复穿刺或改行腹腔灌洗术。近年来，在B超引导下进行腹腔穿刺，使阳性率得以提高。

3. 诊断性腹腔灌洗术　1965年 Root 首先倡导使用腹腔灌洗术，适用于临床高度怀疑有化脓性腹膜炎而腹腔穿刺阴性者，并可用作连续动态观察。经腹腔穿刺置入的细塑料管，向腹腔内缓慢注入 500～1 000 mL 无菌生理盐水，然后借虹吸作用回流入输液瓶中。取瓶中液体进行肉眼或显微镜下检查，必要时涂片、培养或检测淀粉酶含量。符合下列情况之一者，即为阳性：①肉眼见灌洗液为血性、含胆汁、胃肠内容物，或证明是尿液；②显微镜下，红细胞计数超过 100×10^9/L 或白细胞计数超过 0.5×10^9/L；③淀粉酶超过 100 Somogyi 单位；④沉渣染色涂片找到细菌。

（四）诊断性腹腔镜探查手术

此手术主要用于临床难以决定是否需要剖腹的患者，因为，其损伤比剖腹探查术小得多，诊断价值接近于剖腹探查术，也可直接观察内脏损伤的性质、部位、程度，但患者应符合血流动力学状况稳定、能耐受全身麻醉、腹腔内无广泛粘连等情况。

五、治疗原则

（一）救治原则

腹部损伤往往伴有腹部以外的合并伤，应全面衡量各种损伤的轻重缓急，优先处理对生命威胁最大的损伤，如心跳呼吸骤停、气道梗阻、大出血、张力性气胸或开放性气胸等。在积极控制休克、迅速恢复循环血量的前提下，治疗原发损伤，如休克仍未得以纠正，应在抗休克治疗的同时，积极剖腹探查止血。进展迅速的颅脑外伤，如硬膜外血肿也需紧急处理。实质性脏器损伤常发生威胁生命的大出血，比空腔脏器损伤处理应更为紧急。

（二）非手术治疗

1. 适应证

（1）适用于诊断已明确，为轻度的单纯性实质性脏器损伤，生命体征平稳或仅有轻度变化者。

（2）经过各项检查一时不能确定有无内脏损伤者。

（3）腹膜炎体征者。

（4）尚未发现其他脏器的合并伤。

（5）血流动力学稳定，收缩压＞90 mmHg，心率＜100次/min，应在非手术治疗的同时，进行严密的病情观察，尽早明确诊断。

2. 治疗措施

（1）禁饮食：对确定或疑有空腔脏器破裂或明显腹胀者，应禁食并行持续胃肠减压。

（2）营养支持：维持水电解质及酸碱平衡，给予营养支持。腹部损伤患者因不能正常进食，还有额外丢失，引起体液失衡和营养不足，应予输血、输液，防止休克。

（3）防治感染和休克：腹部损伤有内脏损伤时很容易发生休克和感染。因此，应积极采取抗休克措施，合理选用广谱抗生素。

（4）对症处理：诊断明确后，如疼痛剧烈、患者烦躁，可考虑使用镇静和止痛剂；未明确诊断者，为防止掩盖症状和体征，禁止使用止痛剂。

（5）对腹部损伤严重者，在非手术治疗的同时做好手术准备。

（三）手术治疗

1. 适应证

（1）持续性剧烈腹痛和腹膜刺激征进行性加重或范围扩大并伴恶心、呕吐等消化道症状。

（2）腹部明显胀气，肠蠕动减弱或消失。

（3）全身情况有恶化趋势，出现口渴、烦躁、脉率增快或体温及白细胞计数上升。

（4）肝浊音界缩小或消失，腹部出现移动性浊音，腹部平片膈下见游离气体。

（5）红细胞计数进行性下降。

（6）血压逐渐下降。

（7）受伤后短时间即出现明显的失血性休克的表现，或经积极的抗休克治疗后不见好转并有恶化趋势。

（8）腹腔内穿刺抽出气体、不凝血、胆汁或胃肠内容物。

（9）胃肠道出血得不到有效的控制：便血、呕血或尿血；直肠指检显示，前壁有压痛、波动感或指套染血。

2. 手术方式

（1）清创术：对腹壁伤口应按规定进行清创。穿透性腹壁伤合并腹内脏器损伤的腹壁伤口清创后，另作切口行剖腹手术，以免发生切口愈合不良。

（2）剖腹探查术：是治疗腹内脏器损伤的重要治疗方法，包括止血、修补、切除或清理腹腔及引流有关病灶残留液体。

六、护理评估

（一）术前评估

1. 健康史

（1）一般资料：包括患者姓名、性别、年龄、职业、经济能力、婚姻状况及饮食情况，女性患者有无停经或不规则阴道出血。

（2）受伤经过：询问伤者或现场目击者及护送人员，了解受伤具体经过，包括受伤时间、地点、部位、致伤原、伤情及暴力方向、强度，就诊前的病情变化及急救措施、效果等。

（3）既往史：患者是否有结核病、糖尿病、高血压等慢性病史，是否有酗酒、吸烟和吸毒史，有无腹部手术史及药物过敏史等。

2. 身体状况

（1）症状：①腹壁伤口：对于开放性腹外伤，应观察腹壁伤口部位、大小，腹壁伤口处有无脏器脱出；②腹痛：腹痛的特点、部位、持续时间、伴随症状、有无放射痛和进行性加重；③伴随症状：有无伴随的恶心、呕吐、腹胀、呕血、便血等；④全身症状：面色苍白、出冷汗、昏迷。

（2）体征：①腹膜刺激征：腹部压痛、肌紧张和反跳痛及其程度和范围；②腹部有无移动性浊音；③肝浊音界是否缩小或消失；④肠蠕动是否减弱或消失；⑤直肠指检有无阳性发现；⑥有无合并胸部、颅脑、四肢及其他部位损伤。

（3）辅助检查：评估红细胞计数、白细胞计数、血红蛋白和血细胞比容等数值变化，其他辅助检查和腹腔穿刺/腹腔灌洗、X线、B超、CT、MRI等影像学检查的结果。

3. 心理—社会状况　了解意外的腹部损伤对患者及家属的精神心理刺激强度，了解患者和家属对损伤后的治疗和可能发生的并发症的认知程度、家庭经济承受能力以及对预后的担忧程度。

（二）术后评估

观察患者生命体征的变化，了解红细胞计数、白细胞计数、血红蛋白、血细胞比容、肌酐、血清电解质等数值的变化；了解手术的种类、麻醉方式、术中患者情况以及患者手术耐受程度；了解体腔放置引流的种类及位置，评估术后患者康复情况。

七、常见护理诊断

1. 体液不足　与损伤致腹腔内出血、渗出、失液、呕吐、禁食及严重腹膜炎有关。
2. 急性疼痛　与腹部损伤有关。
3. 焦虑/恐惧　与创伤的刺激、出血及担心预后等有关。
4. 有感染的危险　与伤口污染及腹腔内脏器破裂有可能导致伤口感染和腹腔感染有关。
5. 潜在并发症　腹腔感染、腹腔脓肿、休克及损伤器官再出血。

八、护理目标

（1）患者体液平衡能得到维持，生命体征平稳。
（2）患者腹痛程度缓解。
（3）患者焦虑、恐惧程度减轻或消失。
（4）患者的感染得到有效预防或及时控制。
（5）患者未发生并发症，或并发症得以及时发现并处理。

九、护理措施

（一）现场急救

在急救时应根据腹部多发性损伤的轻、重、缓、急进行施救；首先处理危及生命的创伤，包括：①心肺复苏，保持呼吸道通畅；②合并有张力性气胸，配合医生行胸腔穿刺排气；③立即止血，经静脉采血行血型及交叉配血试验；④有条件的情况下迅速建立2条以上有效的静脉通路，必要时配合医生行锁骨下静脉穿刺置管，根据医嘱及时给予输液、输血等抗休克治疗；⑤密切观察病情变化及伤口情况，若腹部有开放性伤口且有内脏脱出，不能将脱出物强行还纳回腹腔或直接包扎，以免加重腹腔感染或压迫肠管，应用洁净器皿覆盖脱出物，初步包扎后迅速转运。

（二）术前准备和非手术患者的治疗护理

1. 体位与休息　绝对卧床休息，不随意搬动伤者，以免加重病情；给予吸氧，大小便不离床，若病情稳定可取半卧位。
2. 病情观察　①生命体征的变化：间隔15～30 min测量脉搏、呼吸、血压、血氧饱和度1次；②腹部检查：间隔30 min检查1次，注意腹膜刺激征的程度和范围变化，肝浊音界无缩小或消失，有无移动性浊音等体征；③血常规：疑有腹腔内出血者，间隔30～60 min检查1次，动态了解红细胞计数、白细胞计数，血红蛋白和血细胞比容的变化，以判断腹腔内有无活动性出血；④出入量：观察每小时尿量的变化，监测中心静脉压，准确记录24 h的输液量、呕吐量、胃肠减压量等；⑤必要时重复B超、诊断性腹腔穿刺术、腹腔灌洗术或血管造影等检查。

知识链接

中心静脉压

中心静脉压（central venous pressure，CVP）代表了右心房或者胸腔段腔静脉内压力的变化，可反映全身血容量与右心功能之间的关系，是临床观察血流动力学的主要指标之一，它受右心泵血功能、循环血容量及体循环静脉系统血管紧张度三个因素影响。测定CVP对了解有效循环血容量和右心功能有重要意义。CVP的正常值为 $5 \sim 12$ cmH$_2$O。当CVP低于 5 cmH$_2$O 时，表示血容量不足；高于 15 cmH$_2$O 时，则提示心功能不全、静脉血管床过度收缩或肺循环阻力增加；若CVP超过 20 cmH$_2$O 时，则表示存在充血性心力衰竭。临床实践中，通常进行连续测定，动态观察其变化趋势以准确反映右心前负荷的情况。

来源：《外科学》，第8版，人民卫生出版社。

3. 维持体液平衡　禁食期间需补充足够的平衡盐溶液及电解质，防止水、电解质及酸碱平衡失调，肠功能恢复后，可开始进流质饮食。维持有效的循环血量，收缩压 > 90 mmHg以上。

4. 预防感染　应用抗生素防治腹腔感染。

5. 镇静、止痛　诊断未明确以前禁止使用止痛剂，但可以通过分散患者的注意力、改变体位等多种方式缓解疼痛；诊断明确后可遵医嘱给予相应的镇静解痉药和镇痛药物。

6. 胃肠减压　空腔脏器损伤者行胃肠减压可减少胃内容物的漏出并缓解疼痛。注意在胃肠减压期间观察并记录引流情况，同时做好口腔护理。

7. 禁食、禁止灌肠　因腹部损伤患者可能有胃肠道穿孔，故诊断未明确之前应绝对禁食、禁饮、禁灌肠，避免肠内容物进一步溢出造成腹腔污染或加重病情。

8. 心理护理　关心患者，加强交流与沟通。向患者及家属讲解腹部损伤后可能出现的症状、体征及预后情况，使他们清楚地认识到疾病的发展过程；并告知各项检查、治疗和护理的目的、注意事项及手术治疗的必要性，使患者能够积极配合各项检查、治疗和护理。避免在患者面前谈论病情的严重程度，鼓励其说出内心的疑虑及感受，并给予及时的心理疏导，力求缓解患者的焦虑和恐惧心理。

9. 完善术前准备　一旦决定手术，争取时间尽快完成术前准备。

（1）对有休克症状者，迅速建立2条以上有效的静脉通路，根据医嘱快速输血和平衡盐溶液扩充血容量，调整输液的速度和量。

（2）完成交叉配血。

（3）监测中心静脉压。

（4）必要时行导尿术。

（5）做好术前备皮、药物过敏试验的准备。

（6）给予术前用药。

（三）术后护理

1. 体位　应根据麻醉及患者的全身状况、术式、疾病的性质等选择卧式，使患者处于舒适和便于活动的体位。全身麻醉尚未清醒的患者除非有禁忌，均应平卧，头转向一侧，使口腔内分泌物或呕吐物易于流出，避免吸入气管，直到清醒。待全麻清醒或硬膜外麻醉平卧6 h后，血压平稳者可取半卧位，以利于腹腔引流、减轻腹痛，改善呼吸循环功能。蛛网膜下腔阻滞的患者，亦应平卧或头低卧位6～8 h，以防止因脑脊液外渗致头痛。全身麻醉清醒、蛛网膜下腔阻滞6～8 h后，以及硬脊膜外腔阻滞6 h后、局部麻醉等患者，可根据手术需要安置卧式：①施行颅脑手术后，如无休克或昏迷，可取15°～30°头高脚低斜坡卧位；②施行颈、胸手术后，多采用高半坐位卧式，以便于呼吸及有效引流；③腹部手术后，多取低半坐位卧式或斜坡卧位，以减少腹壁张力；④脊柱或臀部手术后，可采用俯卧或仰卧位；⑤腹腔内有污染的患者，在病情许可的情况下，尽早改为半坐位或头高脚低位；⑥休克患者，应取下肢抬高15°～20°、头部和躯干抬高20°～30°的特殊体位；⑦肥胖患者可取侧卧位，有利于呼吸和静脉回流。

2. 观察病情变化　严密监测生命体征的变化，危重患者加强呼吸、循环和肾功能的监测和维护。注意腹部体征的变化，及早发现腹腔脓肿等并发症。

3. 饮食护理　禁食、胃肠减压待肠蠕动恢复、肛门排气后停止胃肠减压，若无腹胀不适可拔除胃管。从进少量流质饮食开始，根据病情逐渐过渡到半流质饮食，再过渡到普食。

4. 静脉输液与用药　禁食期间静脉补液，维持水、电解质和酸碱平衡。必要时给予完全胃肠外营养，以满足机体高代谢和修复的需要，并提高机体抵抗力。使用有效的抗生素，防治腹腔内感染。

5. 鼓励患者早期活动　手术后患者多翻身，及早下床活动，促进肠蠕动恢复，预防肠粘连。

6. 腹腔引流护理　术后应正确连接引流装置，引流管应贴标签注明其名称、引流部位，妥善固定，保持引流通畅。普通引流袋每日更换，抗反流性引流袋可2～3 d更换1次，更换时严格遵守无菌操作原则。引流管不能高于腹腔引流出口，以免引起逆行性感染。观察并记录引流液的性质和量，若发现引流液突然减少，患者伴有腹胀、发热，应及时检查管腔有无堵塞或引流管是否滑脱。

7. 并发症的观察与护理

（1）受损器官再出血：①多取平卧位，禁止随意搬动患者，以免诱发或加重出血。②密切观察和记录生命体征及面色、神志、末梢循环情况，观察腹痛的性质、持续时间和辅助检查结果的变化。若患者腹痛缓解后又突然加剧，同时出现烦躁、面色苍白、肢端温度下降、呼吸及脉搏增快、血压不稳或下降等表现，腹腔引流管间断或持续引流出鲜红色血液，血红蛋白和血细胞比容降低，常提示腹腔内有活动性出血。一旦出现以上情况，报告医生并协助处理。③建立静脉通路，快速补液、输血等，应迅速扩充血容量，积极抗休克，同时做好急症手术的准备。

（2）腹腔脓肿：①剖腹探查术后数日，患者体温持续不退或下降后又升高，伴有腹胀、腹痛、呃逆、直肠或膀胱刺激症状，辅助检查血白细胞计数和中性粒细胞比例明显升高，多提示腹腔脓肿形成。伴有腹腔感染者可见腹腔引流管引流出较多浑浊液体，或有异味。②主要护理措施：合理使用抗生素，较大脓肿多采用经皮穿刺置管引流或手术切开引流，盆腔脓肿较小或未形成时应用40～43 ℃温水保留灌肠或采用物理透热等疗法，给予患者高蛋白、高热量、高维生素饮食或肠内、外营养治疗。

（四）健康指导

1. 科普宣传　加强安全教育，宣传劳动保护、安全行车、交通法规知识学习等。
2. 知识普及　普及急救知识，掌握简单的自救和他救知识。
3. 及时救治　发现腹部外伤后，一定要及时到医院进行全面检查。

（王春桃）

任务二　急性腹膜炎患者的护理

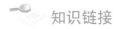 知识链接

你知道吗？

腹膜是一层很薄的浆膜，由间皮细胞组成，表面积几乎与全身皮肤面积相等，可分为两部分，即壁层和脏层。腹膜壁层贴附于腹壁的内表面，其稍深部为疏松结缔组织，含有胶原弹力纤维，其中含有巨噬细胞和网织细胞。腹膜脏层覆盖在内脏表面外，还将内脏器官悬垂或固定于膈肌、腹后壁或盆腔壁，形成网膜和系膜以及多种不同形状的韧带。

腹膜的生理功能：

（1）润滑作用：正常情况下腹腔内含有50～100 mL浆液，具有减少胃肠道蠕动或其他器官移动时接触而产生的摩擦作用。

（2）吸收和渗出作用：腹腔为一潜在空腔，能容纳大量液体，既可以吸收大量的渗液、血液、空气和毒素，以膈腹膜的吸收能力最强，也能渗出大量的电解质和非蛋白氮；腹腔灌洗就是利用腹膜这一作用来达到治疗尿毒症的目的。

（3）防御作用：腹膜能渗出大量吞噬细胞，急性炎症时可以有中性多形核细胞和嗜酸性粒细胞的大量增加，吞噬及包围进入腹腔的异物颗粒和细菌，故腹膜对于感染具有很大的防御作用。

（4）修复作用：腹膜具有很强的修复能力，因此，易形成粘连，故腹部手术时，应尽量保护组织，减少腹膜损伤，避免发生过多粘连。

来源：《外科学》，第8版，人民卫生出版社。

一、概念与分类

腹膜炎（peritonitis）是发生于腹腔壁腹膜与脏腹膜的炎症，可由细菌感染、化学刺激或物理损伤等因素引起。按发病机制分为原发性腹膜炎与继发性腹膜炎，按病因分为细菌性腹膜炎与非细菌性腹膜炎，按炎症波及范围分为弥漫性腹膜炎与局限性腹膜炎，按临床

过程有急性、亚急性和慢性之分，各型之间可以相互转化。临床所称急性腹膜炎多指继发性的化脓性腹膜炎，是一种常见的外科急腹症。

二、病因与发病机制

1. 继发性腹膜炎（secondary peritonitis）　继发性化脓性腹膜炎是外科最常见的腹膜炎。腹腔内空腔脏器穿孔、外伤导致的内脏破裂是继发性化脓性腹膜炎最常见的原因。此外，腹腔内脏器炎症扩散、腹部手术时污染腹腔、胃肠道吻合口瘘等也可引起腹膜炎。主要致病菌是胃肠道内的常驻菌群，其中以大肠埃希菌最多见，其次为厌氧拟杆菌、链球菌、变形杆菌等；大多为混合感染，故毒性较强。引起继发性腹膜炎常见的原因有以下几种。

（1）腹内脏器穿孔或破裂：腹腔内脏器穿孔、损伤引起的腹壁或内脏破裂，是急性继发性化脓性腹膜炎最常见的原因。其中，急性阑尾炎合并穿孔最常见，胃、十二指肠溃疡急性穿孔次之。胃肠内容物流入腹腔，首先引起化学性刺激，产生化学性腹膜炎，继发感染后导致化脓性腹膜炎；急性胆囊炎，胆囊壁的坏死穿孔常造成极为严重的胆汁性腹膜炎；术后胃肠道、胆道、胰腺吻合口渗漏及外伤造成的肠管、膀胱破裂等，均可很快形成腹膜炎。

（2）腹内脏器缺血及炎症扩散：也是引起继发性腹膜炎的常见原因。如绞窄性疝、绞窄性肠梗阻以及急性胰腺炎时含有细菌的渗出液在腹腔内扩散引起腹膜炎。

（3）其他：如腹部手术等原因污染腹腔，细菌经腹壁伤口进入腹膜腔，腹前、后壁严重感染等也可引起腹膜炎。

2. 原发性腹膜炎（primary peritonitis）　原发性腹膜炎又称自发性腹膜炎，腹腔内无原发病灶，较为少见。致病菌多为溶血性链球菌、肺炎双球菌或大肠埃希菌。儿童多见，患者常伴有营养不良或抵抗力低下。细菌经血行、泌尿道、女性生殖道、透壁性感染等途径播散至腹膜腔，引起腹膜炎。感染范围很大，与脓液的性质及细菌种类有关。

三、临床表现

1. 症状　腹膜炎症状依病因不同而异。发病可急可缓，过程可长可短。由空腔脏器破裂、穿孔引起者，发病较突然；因阑尾炎、胆囊炎等引起者，多先有原发病症状，以后才逐渐出现腹膜炎表现。

（1）腹痛：是最主要的表现，一般呈持续性、剧烈腹痛，常难以忍受。深呼吸、咳嗽、腹压增加、变换体位或活动时加剧。疼痛范围多自原发病部位开始，随炎症扩散而波及全腹，但仍以原发病灶最显著。年老衰弱患者，因反应较差，腹痛表现常不很严重。

（2）消化道症状：最初为腹膜受刺激引起的反射性恶心、呕吐，较轻微，以后因感染中毒继发麻痹性肠梗阻可发生大量呕吐，呕吐物为胃内容物，含黄绿色胆汁，甚至呈粪汁样。发生急性腹膜炎后，因肠蠕动减弱，患者多无排气或排便。盆腔腹膜炎或者直肠受到渗出液或脓液的刺激，患者也可有下坠感及便意，或只有排出少量黏液便，便后仍不觉轻快。

（3）体温、脉搏变化：骤然发病的患者，开始时体温正常，后逐渐上升，脉搏逐渐加快，多在 90 次/min 以上。原有炎性病变者，发生腹膜炎时体温已上升，继发腹膜炎后更趋增高。但年老体弱者体温可不升。多数患者的脉搏会随体温升高而加快，但如果脉搏快体温反而下降，是病情恶化的征象之一。

（4）全身中毒表现：随着病情进展，患者可相继出现高热、寒战、脉搏细速、呼吸增快变浅、大汗及口干、血压降低、神志不清等一系列感染中毒症状。病情进一步发展，可出现重度缺水、代谢性酸中毒及感染性休克等表现，如眼窝凹陷、皮肤干燥、舌干苔厚、面色苍白、口唇发绀、手足发冷、呼吸急促、脉细微弱、体温骤升或下降、血压下降、神志恍惚或不清等。

2. 体征

（1）视诊：腹胀明显，腹式呼吸减弱或消失。

（2）触诊：腹部有压痛、反跳痛、肌紧张，称为腹膜刺激征，消瘦患者腹部可出现凹陷，以原发病灶处最明显。胃肠、胆囊穿孔时腹肌可呈板样强直，婴幼儿、老年患者或极度衰弱者，肌紧张不明显，易被忽视。

（3）叩诊：因胃肠胀气叩诊呈鼓音，胃肠穿孔时肠内气体移至膈下，可使肝浊音界缩小或消失。腹腔内积液较多时，可叩出移动性浊音。

（4）听诊：有肠鸣音减弱或消失，系肠麻痹所致。

（5）肛管指诊：前窝饱满并有触痛，提示盆腔感染或脓肿形成。

局限性腹膜炎时，临床表现相对较轻，腹膜刺激征局限于病灶部位。

四、辅助检查

1. 实验室检查

（1）血常规：白细胞计数及中性粒细胞比例增高，病情危重或机体反应能力下降者，白细胞计数可不增高，仅中性粒细胞比例增高，甚至有中毒颗粒。

（2）腹腔穿刺：抽液或腹腔灌洗有助于病情的判断，适于诊断不明确而又有腹腔内积液的病例。

2. 影像学检查

（1）腹部X线检查：腹部立、卧位平片可为腹腔积液、脓肿提供直接或间接依据。腹膜炎时腹脂线及腰大肌影消失，肠麻痹时可有大小肠普遍胀气，并有多个小液平面；立位平片发现膈下游离气体是胃、十二指肠穿孔的特有表现。

（2）B超显示：腹腔内有不等量积液及病变脏器的病理改变等。腹腔脓肿常显示为低回声区，并能通过B超定位和引导进行穿刺抽样检查，但不可鉴别液体的性质。

（3）CT显示：腹腔脓肿为边界清楚的圆形或椭圆形的低密度影，对腹腔内实质性脏器的病变（如急性胰腺炎）有较高诊断价值；并对病变定位及病理信息提供相关的参考，对评估腹腔内有无渗液及其量的判断具有一定的帮助。

五、治疗原则

积极处理原发病灶，消除引起腹膜炎的病因，控制炎症，清理或引流腹腔渗液，促使渗出液局限，形成脓肿者由脓腔引流。化脓性腹膜炎的治疗包括非手术治疗和手术治疗。

1. 非手术治疗

（1）适应证：①对病情较轻或病程较长已超过24 h，且腹膜炎体征已减轻或炎症已有局限化趋势者；②原发性腹膜炎者；③伴有严重心、肺等脏器疾病不能耐受手术者；④伴有休克、严重的营养不良者。

（2）护理措施：①取半卧位，休克患者取中凹位；②禁食、禁饮、行胃肠减压；③静脉补充液体，纠正水、电解质紊乱；④遵医嘱应用抗生素；⑤补充热量和营养支持；⑥镇静、止痛、吸氧等对症治疗。诊断不明或病情观察期间，暂不使用止痛药，以免掩盖病情。

2. 手术治疗　继发性腹膜炎以手术治疗为主，应积极控制感染性休克，尽早施行剖腹探查。手术类型视病情而定，以抢救生命为目的，包括探查和确定病因，处理原发病灶，彻底清洁腹腔，充分引流等。

（1）适应证：①经非手术治疗6～8 h后（一般不超过12 h），腹膜炎症状和体征不缓解反而加重者；②腹腔内原发病严重，如胃肠道、胆囊坏死穿孔、绞窄性肠梗阻、腹腔脏器损伤破裂或胃肠道手术后短期内吻合口瘘所致的腹膜炎；③腹腔内炎症较重，有大量积液，出现严重的肠麻痹或中毒症状，尤其是有休克表现者；④腹膜炎病因不明且无局限趋势者。

（2）手术目的：①腹腔探查：以明确病因，处理原发病灶；②彻底清洁腹腔：可用甲硝唑及生理盐水冲洗腹腔；③充分引流：将引流管放在病灶附近及最低位，以利腹腔内的残留液和继续产生的渗液充分引流，严重感染时，放置两根以上引流管，术后可做腹腔灌洗。

（3）术后处理：①禁食、胃肠减压、补充水和电解质；②加强抗生素的应用和营养支持治疗；③保证引流通畅；④密切观察病情，防止并发症。

六、转归

腹膜炎的转归与患者全身和腹膜局部的防御能力以及污染细菌的性质、数量、时间等相关因素有关。其转归可有：①炎症趋于恶化，腹膜严重充血、水肿并渗出大量液体；引起水、电解质紊乱；细菌入血，毒素吸收，导致感染性休克。②病变轻者，渗出物逐渐吸收、炎症局限形成局限性腹膜炎或脓肿。③腹膜炎治愈后，腹腔内多有不同程度的粘连可导致粘连性肠梗阻。

七、护理评估

（一）术前评估

1. 健康史

（1）了解患者的年龄、性别、职业等一般资料。

（2）了解患者既往史：①注意有无胃、十二指肠溃疡病史，慢性阑尾炎、胆囊炎发作史；②有无其他腹腔器官疾病和手术史；③近期有无腹部外伤史；④对于儿童应注意近期有无呼吸道、泌尿道感染病史、营养不良或其他导致抵抗力下降的情况。

2. 身体状况

（1）症状：①有无腹痛、恶心、呕吐、发热；②有无感染中毒反应，如寒战、高热、脉速、呼吸浅快、面色苍白或口唇发绀等；③有无休克表现，如口干、肢端发冷、血压下降或神志恍惚等。

（2）体征：①腹痛：发生的时间、部位、性质、程度、范围及其伴随症状等；②有无腹膜刺激征及其部位、程度和范围；③生命体征的改变；④患者精神状态、饮食、身体活动。

（3）辅助检查：了解血常规检查、腹部X线、B超、CT检查及诊断性腹腔穿刺等辅助检查的结果。

3. 心理—社会状况

（1）了解患者患病后的心理反应，有无焦虑、恐惧等表现，以及对本病的认知程度和心理承受能力。

（2）评估患者对医院环境的适应和对治疗的合作情况。

（3）了解家属及亲友的态度、经济承受能力等。

（二）术后评估

评估麻醉方式、手术类型、腹腔内炎症情况、原发病变类型，重点了解腹腔引流管放置的作用、部位、引流状况、切口愈合情况等。

八、常见护理诊断

1. 急性疼痛　与腹膜炎症刺激、毒素吸收有关。
2. 体温过高　与腹膜炎毒素吸收有关。
3. 外周组织灌注无效　与炎症渗出，有效循环血量不足有关。
4. 有体液不足的危险　与大量腹腔渗出、高热、体液丢失过多有关。
5. 潜在并发症　腹腔脓肿、切口感染。

九、护理目标

（1）患者疼痛缓解或减轻，舒适感增强。

（2）患者体温恢复至正常范围。

（3）患者组织灌注情况得到良好的改善。

（4）患者水电解质平衡得以维持，没有发生体液不足的危险。

（5）患者未发生并发症，或并发症得以及时发现并处理。

十、护理措施

（一）术前准备和非手术患者的治疗护理

1. 减轻腹胀、腹痛

（1）体位：①无休克情况下一般取半卧位，促进腹腔内渗出液流向盆腔，有利于炎症的局限和引流，以减轻中毒症状；同时，可促使腹内脏器下移，减轻因明显腹胀挤压膈肌而对呼吸和循环造成的影响。取半卧位时腹肌松弛，有助于减轻腹肌紧张引起的腹胀等不适。②休克患者取平卧位或中凹位，尽量减少搬动，以减轻疼痛，待病情稳定后，鼓励患者适当活动。

（2）禁食、胃肠减压：做好口腔护理，同时注意对患者的营养支持，保持水、电解质、酸碱平衡。胃肠减压的目的：①抽出胃肠道内容物和气体；②减少消化道内容物继续流入腹腔；③减少胃肠内积气、积液；④改善胃肠壁的血运；⑤有利于炎症的局限和吸收；⑥促进胃肠道恢复蠕动。

（3）对症护理、缓解不适：①高热患者给予物理降温减轻不适；②已确诊的患者可酌情使用止痛剂以减轻疼痛；③未明确诊断需进一步观察者暂不使用止痛剂，以免掩盖病情；④遵医嘱给予吸氧治疗。

2. 控制感染，增强营养支持

（1）合理使用抗生素控制感染：继发性腹膜炎大多为混合感染，在选择抗生素时，应考虑致病菌的种类，或根据细菌培养出的菌种及药物敏感试验结果选用敏感的抗生素。

（2）营养支持：急性腹膜炎患者的代谢率约为正常人的140%，分解代谢增强。若热量和营养素补充不足，体内大量蛋白质首先被消耗，使患者的防御能力和愈合能力下降。故在补充热量的同时应补充血清蛋白、氨基酸等，静脉输入脂肪乳可获较高热量。对长期不能进食的患者，应尽早实施肠外营养支持，提高机体防御和修复能力。

3. 维持体液平衡和生命体征平稳

（1）静脉输液：应迅速建立静脉输液通道，遵医嘱补充液体和电解质等，以纠正水、电解质及酸碱失衡。补液时根据患者丢失的液体量和生理需要量，计算总补液量（晶体、胶体），安排好各类液体输注的顺序，并根据患者临床表现和补液的监测指标及时调整输液的成分和速度。

（2）维持有效循环血量：病情严重者，必要时输注血浆、血清蛋白或全血，以补充因腹腔内渗出大量血浆引起的低蛋白血症和贫血。急性腹膜炎中毒症状明显并有休克时，给予抗休克治疗。如果输液、输血仍未能改善患者状况，可遵医嘱使用激素，对减轻中毒症状、缓解病情有一定帮助；也可根据患者脉搏、血压、中心静脉压等情况给予血管收缩剂或扩张剂，其中以多巴胺较为安全有效。

4. 病情观察与监测　密切观察病情，给予心电监护，定时测量生命体征，监测尿量，记录液体出入量，必要时监测中心静脉压、血细胞比容、血清电解质、血气分析等，以调整输液的量、速度和种类，维持尿量30～50 mL/h。监测危重患者的循环、呼吸、肾功能，并给予及时有效的处理。倾听患者主诉，动态观察患者腹部体征变化，注意治疗前、后的对比。

5. 心理护理

（1）做好患者及其家属的解释安慰工作，稳定患者情绪，减轻焦虑。

（2）讲解有关腹膜炎的疾病知识，制订合理的健康教育计划，提高其认识并配合治疗和护理。

（3）帮助其面对和接受疾病带来的变化，尽快适应患者角色，增强患者战胜疾病的信心和勇气。

（二）术后护理

1. 体位与活动　患者手术后全麻未清醒者应给予平卧位并使头偏向一侧，注意保持呼吸道通畅。全麻清醒或硬膜外麻醉患者平卧6 h，待生命体征平稳后改为半卧位。鼓励患者多翻身，早期活动，预防肠粘连。

2. 禁食、胃肠减压　术后继续禁食、胃肠减压，肠蠕动恢复后，拔除胃管并逐步恢复经口饮食。禁食、胃肠减压期间保持2次/d口腔护理，促进口腔清洁，预防并发症的发生。

3. 观察病情变化　①术后监测生命体征的变化；②注意腹部情况，观察有无膈下脓肿或盆腔脓肿的表现；③危重患者尤其注意循环、呼吸、肾功能的监测与维护；④观察并记录出、入液体量，注意观察患者尿量变化；⑤观察引流情况及伤口愈合情况。

4. 维持体液平衡和生命体征平稳　根据医嘱合理补液，维持水、电解质、酸碱平衡及有效循环血量，必要时输全血、血浆。

5. 营养支持治疗　及时评估患者的营养状况，给予合理的肠内、外营养支持，预防机体抵抗力和愈合能力下降。

6. 并发症的预防和护理

（1）各种引流护理：①引流管须标明管路名称、引流部位及时间等；②正确连接并妥善固定各种引流装置、引流管，防止脱出、折曲、牵拉、脱垂或受压；③观察引流通畅情况，防止血块、脓痂堵塞，防止腹腔感染；④严密观察引流情况，准确记录引流液的量、颜色和性状；⑤当引流量小于10 mL/d，且引流液非脓性，患者无发热、无腹胀、白细胞计数恢复正常时，可考虑拔管。

（2）切口护理：观察切口敷料是否干燥，如有渗血及时换药，及早发现切口感染的征象。

（三）健康指导

1. 疾病知识指导　提供疾病护理、治疗知识，向患者说明非手术治疗期间禁食、胃肠减压、半卧位的重要性。

2. 饮食指导　解释腹部手术后肠功能恢复的规律，讲解术后饮食从流质开始逐步过渡到半流、软食、普食的知识，进食富含蛋白质、热量、维生素的食物。

3. 运动指导　解释术后早期活动的重要性，鼓励患者卧床期间进行床上翻身活动，根据情况可坐床边和早期下床走动，促进肠功能恢复，防止术后肠粘连。

（王春桃）

任务三　腹外疝患者的护理

一、概念

体内某个脏器或组织离开其正常解剖部位，通过先天或后天形成的薄弱点、缺损或间隙进入另一部位，称为疝（hernia）。疝最多发生于腹部，可分为腹内疝（internal abdominal hernia）和腹外疝（external abdominal hernia），以腹外疝多见。

腹外疝是由腹腔内某一脏器或组织连同腹膜壁层，经腹壁或盆壁薄弱点或间隙向体表突出形成的腹疝，是最常见的外科疾病之一。其通常以疝所在部位命名，如腹股沟疝、股疝、脐疝、切口疝等。

腹内疝是由内脏器官或组织进入腹腔内的间隙囊内而形成，如网膜孔疝。

二、病因与发病机制

腹壁强度降低和腹内压力增高是腹外疝发病的两个基本因素。

1. 腹壁强度降低　引起腹壁强度降低的常见因素有：①某些组织穿过腹壁的部位是先

天形成的腹壁薄弱点，如精索或子宫圆韧带穿过腹股沟管，脐血管穿过脐环，股动静脉穿过股管等处；②腹白线因发育不全也可成为腹壁的薄弱点；③手术切口愈合不良、腹壁神经损伤、外伤、感染、年老、久病、肥胖等所致肌萎缩可使腹壁强度降低。此外，生物学研究发现，胶原代谢紊乱、成纤维细胞异常增生、血浆中促弹性组织离解活性增高等异常改变都会影响筋膜、韧带和肌腱的韧性和弹性，导致腹壁强度降低。

2. 腹内压力增高　腹内压力增高既可引起腹壁解剖结构的病理性变化，又可使腹腔内器官经腹壁薄弱区域或缺损处突出而形成疝。引起腹内压力增高的常见原因有慢性咳嗽（尤其是老年慢性支气管炎）、慢性便秘、排尿困难（如包茎、前列腺增生症、膀胱结石）、腹水、腹内巨大肿瘤、妊娠晚期、重体力劳动、婴儿经常啼哭等。正常人因腹壁强度正常，虽时有腹内压增高的情况，但不至于发生疝。

三、病理解剖

典型的腹外疝由疝环、疝囊、疝内容物和疝外被盖组成。疝囊是壁腹膜憩室样突出部分，由囊颈、囊体组成，其中囊颈是疝囊比较狭窄的部分，是疝环所在的位置。疝环是疝突向体表的门户，又称疝门，是腹壁薄弱区或缺损所在。疝内容物是进入疝囊的腹内脏器或组织，以小肠最为多见，大网膜次之。盲肠、阑尾、乙状结肠、横结肠、膀胱等作为疝内容物进入疝囊较少见。疝外被盖指疝囊以外的各层组织，通常由筋膜、皮下组织和皮肤等组成。

四、临床类型

结合疝内容物的病理状态和临床特点，腹外疝有以下四种临床类型。

1. 易复性疝（reducible hernia）　最常见，疝内容物很容易回纳入腹腔，称为易复性疝。腹外疝在患者站立、行走、奔跑、咳嗽、喷嚏、排便、劳动等所致腹内压增高时突出，于平卧、休息或用手将疝内容物向腹腔推送时可回纳入腹腔，使肿块消失。

2. 难复性疝（irreducible hernia）　滞留的疝内容物不能或不能完全回纳入腹腔内，但并不引起严重症状者，称难复性疝。原因如下。

（1）疝内容物反复突出：致疝囊颈摩擦损伤，产生粘连，导致内容物不能回纳，是较常见的原因。此类疝的内容物多数是大网膜。

（2）疝内容物多：有些病程长、腹壁缺损大的巨大疝，因内容物较多，腹壁已完全丧失抵挡内容物突出的作用，也常难以回纳。

（3）滑动性疝（sliding hernia）：也属难复性疝，常见于病程较长的巨型腹股沟斜疝，因内容物进入疝囊时产生的下坠力量将囊颈上方的腹膜逐渐推向疝囊，尤其是髂窝区后腹膜与后腹壁结合得极为松弛，更易被推移，以致盲肠（包括阑尾）、乙状结肠或膀胱随之下移而成为疝囊壁的一部分。

难复性疝同易复性疝一样，其内容物并无血运障碍，故无严重的临床症状。

3. 嵌顿性疝（incarcerated hernia）　疝环较小而腹内压突然增高时，疝内容物可强行扩张疝囊颈而进入疝囊，随后因囊颈的弹性回缩而将内容物卡住，使其不能回纳，成为嵌顿性疝。疝发生嵌顿后，如其内容物为肠管，肠壁及其系膜可在疝环处受压，静脉回流受阻，导致肠壁瘀血和水肿，疝囊内肠壁及其系膜逐渐增厚，颜色由正常的淡红色逐渐转为深红色；囊内可有淡黄色渗液积聚，使肠管受压加重，更难以回纳。此时肠系膜内动脉的搏动可扪及。嵌顿若能及时解除，病变肠管可恢复正常。

4. 绞窄性疝（strangulated hernia） 疝发生嵌顿后，嵌顿如不能及时解除，肠管及其系膜受压情况不断加重可使动脉血流减少，最后导致完全阻断，即为绞窄性疝。此时肠系膜动脉消失，肠壁逐渐失去光泽、弹性和蠕动能力，最终坏死变黑。疝囊内渗液变为淡红色或暗红色。如继发感染，疝囊内的渗液则为脓性；感染严重时，可引起疝外被盖组织的蜂窝织炎。积脓的疝囊可自行穿破或误被切开引流而发生肠瘘。嵌顿性疝和绞窄性疝实际上是一个病理过程的两个阶段，临床上很难截然区分。肠管嵌顿或绞窄时，可导致急性机械性肠梗阻。但有时嵌顿的内容物仅为部分肠壁，系膜侧肠壁及其系膜并未进入疝囊，肠腔并未完全梗阻，这种疝称为肠管壁疝或 Richter 疝（图 22-2）。如嵌顿的小肠是小肠憩室（通常是 Meckel 憩室），则称为 Littre 疝。嵌顿的内容物通常多为一段肠管，有时嵌顿肠管可包括几个肠袢，形如 W，疝囊内各嵌顿肠袢之间的肠管可隐藏在腹腔内，这种情况称为逆行性嵌顿疝或 Maydl 疝（图 22-3）。因为，逆行性嵌顿疝一旦发生绞窄，不仅疝囊内的肠管可坏死，腹腔内的中间肠袢亦可坏死，甚至有时疝囊内的肠管尚存活，而腹腔内的肠袢已发生坏死。所以，在手术处理嵌顿或绞窄性疝时，应准确判断肠管活力，特别应警惕有无逆行性嵌顿，术中必须把腹腔内有关肠袢牵出检查，以防隐匿于腹腔内的坏死中间肠袢被遗漏。

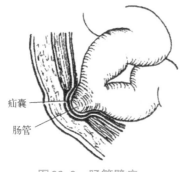

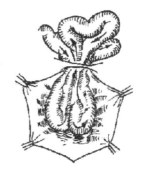

图 22-2 肠管壁疝　　　　　图 22-3 逆行性嵌顿疝

五、常见的腹外疝

（一）腹股沟疝

1. 概念 腹股沟区是位于下腹部前外侧壁、左右各一的三角形区域。其内界为腹直肌外缘，上界为髂前上棘至腹直肌外侧缘的水平线，下界为腹股沟韧带。腹股沟疝（inguinal hernia）就是指发生在这个区域的腹外疝，男性多见，男女发病率之比约为 15∶1，右侧比左侧多见。

腹股沟疝可分为斜疝和直疝两种。疝囊经过腹壁下动脉外侧的腹股沟管深环（内环）突出，向内、向下、向前斜行经过腹股沟管，再穿出腹股沟管浅环（皮下环），并可进入阴囊，称腹股沟斜疝（indirect inguinal hernia）。疝囊经腹壁下动脉内侧的直疝三角区直接由后向前突出，不经过内环，也不进入阴囊，称腹股沟直疝（direct inguinal hernia）。以腹股沟斜疝最多见，占全部腹外疝的 75% ~ 90%，占腹股沟疝的 85% ~ 95%，多见于儿童及成年人；腹股沟直疝多见于老年人。

2. 病因与发病机制　由于腹外斜肌在腹股沟区移行为较薄的腱膜；腹内斜肌在腹股沟韧带的外侧1/2，腹横肌在腹股沟韧带的外侧1/3，两者附着于腹股沟韧带而成为游离缘，在腹股沟内侧 1/2 形成一空隙，无肌覆盖；精索和子宫圆韧带通过股管时形成潜在性裂隙使腹股沟区成为腹前壁的薄弱区域。此外，当人站立时腹股沟所承受的腹内压力比平卧时增加3倍，故腹外疝多发生于此区域。腹股沟疝的发生有先天性和后天性的因素。

（1）腹股沟斜疝：

①先天性因素：胚胎早期，睾丸位于腹膜后第 2～3 腰椎旁，以后逐渐下降，带动内环处腹膜、腹横筋膜以及各肌经腹股沟管逐渐下移，形成腹膜鞘状突，并推动皮肤而形成阴囊。婴儿出生后，若鞘突不闭锁或闭锁不完全，则与腹腔相通，就成为先天性腹股沟斜疝的疝囊；当小儿啼哭、排便等致腹内压力增加时，可使未闭合的鞘突扩大，肠管、大网膜等即可进入鞘突形成疝，鞘突就成为先天性斜疝的疝囊。右侧睾丸下降比左侧略晚，鞘突闭锁也较迟，故右侧腹股沟疝较多。

②后天性因素：主要与腹股沟区解剖缺损、腹壁肌肉或筋膜发育不全有关。此外，腹横肌和腹内斜肌发育不全或萎缩对发病也起重要作用。当腹横筋膜、腹横肌发育不全或萎缩时，在其收缩时就不能牵拉凹间韧带到合适的位置以在腹内斜肌深面关闭腹股沟深环；当腹内压增加时，内环处的腹膜自腹壁薄弱处向外突出形成疝囊，腹腔脏器组织随之疝入。

（2）腹股沟直疝：直疝三角处腹壁缺乏完整的腹肌覆盖，且腹横筋膜较周围部分薄，故易发生疝。老年人由于肌组织发生退行性变而使肌组织更加薄弱，故双侧多见。

3. 临床表现

（1）腹股沟斜疝：多见于青壮年，主要表现是腹股沟区有一突出的肿块。有的患者开始时肿块较小，仅刚通过深环进入腹股沟管，疝环处仅有轻微坠胀感。

①易复性斜疝：腹股沟区有坠胀感伴以该区时隐时现的肿块，并无其他症状。肿块常在站立、行走、咳嗽或劳动时出现，多呈带蒂柄的梨形，可降至阴囊或大阴唇，用手按压肿块同时嘱患者咳嗽，可有膨胀性冲击感。若患者平卧休息或用手将肿块向腹腔推送，肿块向腹腔回纳而消失。回纳后，以手指通过阴囊皮肤伸入浅环，可感觉浅环扩大、腹壁软弱；此时嘱患者咳嗽，指尖有冲击感。用手指紧压腹股沟管浅环，让患者起立并咳嗽，疝块并不出现；一旦移去手指，则可见疝块由外上向内下突出。疝内容物如为肠袢，则肿块触之柔软、光滑，叩之呈鼓音；如为大网膜，则肿块坚韧呈浊音，回纳缓慢。

②难复性斜疝：除坠胀感稍明显外，主要特点是疝块不能完全回纳，同时可伴有胀痛。滑动性斜疝除了疝块不能完全回纳外，尚有消化不良和便秘等症状。

③嵌顿性斜疝：多发生在强体力劳动或用力排便等腹内压骤增时，表现为疝块突然出现，并伴有进行性加重的胀痛，平卧或用手推送不能使之回纳。肿块紧张发硬，有明显触痛。嵌顿内容物如为大网膜，局部疼痛常较轻微；如为肠袢，可伴有腹部发硬、绞痛、恶心呕吐、腹胀、停止排气排便等机械性肠梗阻的表现。若不及时处理，将发展成绞窄性疝。

④绞窄性斜疝：临床症状多较严重。但在肠袢坏死穿孔时，疼痛可因疝块压力骤降而暂时有所缓解，故疼痛减轻而肿块仍存在者应警惕观察。绞窄时间较长者，由于疝内容物发生感染，侵及周围组织而引起疝外被盖组织的急性炎症，严重者可发生脓毒血症。

（2）腹股沟直疝：多见于年老体弱者，主要表现为患者直立时，在腹股沟内侧端、耻骨结节外上方出现一半球形肿块，并不伴有疼痛或其他症状。直疝囊颈宽大，疝内容物又直接由后前突出，故平卧后疝块多能自行回纳腹腔而消失，不需用手推送复位，极少发生嵌顿。腹股沟直疝的临床表现应与腹股沟斜疝相鉴别。

4. 辅助检查

（1）透光试验：因腹股沟斜疝疝块不透明，透光试验呈阴性；鞘膜积液多为透光，呈阳性。此检查方法可与鞘膜积液鉴别。但是幼儿的疝块，因组织菲薄，常能透光呈阳性。

（2）实验室检查：疝内容物发生感染时，血常规检查白细胞计数和中性粒细胞比例升高；粪便检查显示，隐血试验阳性或见白细胞。

（3）X线检查：嵌顿疝或绞窄疝时X线检查可见肠梗阻征象。

5. 治疗原则

（1）非手术治疗：

①棉线束带法或绷带压深环法：婴幼儿腹肌可随躯体生长逐渐强壮，疝有自行消失的可能，故1岁以下婴幼儿可暂不手术，可采用棉线束带或绷带压住腹股沟管深环，阻挡疝块突出。

②医用疝带的使用：适用于年老体弱或伴有其他严重疾病而禁忌手术者。白天可在回纳疝内容物后，将医用疝带一端的软压垫对着疝环顶住，阻止疝块突出。

（2）手术治疗：

手术方法分为传统疝修补术、无张力疝修补术、经腹腔镜疝修补术三种。

腹股沟疝早期手术效果好、复发率低；若历时过久，疝块逐渐增大后，加重腹壁的损坏而影响劳动力，也使术后复发率增高；斜疝常可发生嵌顿或绞窄而威胁患者的生命。因此，除少数特殊情况外，腹股沟疝一般均应尽早施行手术治疗。术前应积极处理引起腹内压力增高的情况，如慢性咳嗽、排尿困难、便秘等，否则术后易复发。

①传统的疝修补术：基本原则是关闭疝门即内环口（高位结扎疝囊），加强或修复腹股沟管管壁。传统的疝修补术存在缝合张力大、局部有牵拉感、疼痛及修补的组织愈合差、易复发等缺点。

②无张力疝修补术（tension-free hernioplasty）：现代疝手术强调在无张力情况下，利用人工高分子修补材料进行缝合修补，具有创伤小、术后疼痛轻、康复快、复发率低等优点。无张力疝修补术不打乱腹股沟区的正常解剖层次，只是在腹股沟管的后壁或腹膜前间隙放置补片。加强了薄弱的腹横筋膜和腹股沟管后壁，纠正了腹股沟区解剖异常和最大限度地恢复腹股沟区正常解剖和生理功能。方法有平片无张力疝修补术、疝环充填式无张力疝修补术、巨大补片加强内脏囊手术、PHS（prolene hernia system）手术及Kuhel手术。但是嵌顿性疝行急诊手术时以及腹股沟管未发育完全的儿童不提倡使用人工补片技术。

③经腹腔镜疝修补术（laparoscopic inguinal herniorrhaphy，LIHR）：其基本原理是从腹腔内部用合成纤维网片加强腹壁的缺损或用钉（缝线）使内环缩小。LIHR手术可同时检查双侧腹股沟疝和股疝，有助于发现亚临床的对侧疝并同时予以修补。但对技术设备要求高，需全身麻醉，手术费用高，目前临床应用较少。

④嵌顿性疝和绞窄性疝的手术处理：原则上需紧急手术治疗，以防疝内容物坏死并解除伴发的肠梗阻。如发生肠管坏死，行肠切除、肠吻合术。嵌顿性疝在下列情况下可先行手法复位：嵌顿时间在3～4 h内，局部压痛不明显，也无腹部压痛或腹肌紧张等腹膜刺激征者；年老体弱或伴有其他较严重疾病而估计肠袢尚未绞窄坏死者。复位方法是将患者取

头低足高位，注射吗啡或哌替啶以止痛、镇静并松弛腹肌，同时用左手轻轻按摩浅环和深环以协助疝内容物回纳。复位手法应轻柔，切忌粗暴，如有腹膜炎或肠梗阻的表现，应尽早手术探查。

（二）股疝

1. 概念　腹腔内脏器官或组织通过股环、经股管向股部卵圆窝突出形成的疝，称为股疝（femoral hernia）。它多见于40岁以上的经产妇，发病率占腹外疝的5%左右。女性骨盆较宽广、联合肌腱和腔隙韧带较薄弱，致股管上口宽大、松弛而易发病。妊娠是腹内压增高引起股疝的主要原因。

2. 股管解剖概要　股管是腹股沟韧带内侧下方一狭长的漏斗形间隙，长1～1.5 cm，内含脂肪、疏松结缔组织和淋巴结。股管有上、下两口，上口称股环，直径1.5 cm，有股环隔膜覆盖；下端为盲端，为腹股沟韧带下方的卵圆窝。

3. 病理生理　腹压增高时，腹内脏器连带壁腹膜和腹膜外脂肪组织进入股管中。疝内容物常为大网膜或小肠。由于股管几乎是垂直的，疝块在卵圆窝处向前转折时形成一锐角；由于股环较小，周围为坚韧的韧带，因此容易嵌顿。它是腹外疝中嵌顿最多者，高达60%。一旦嵌顿，可迅速发展为绞窄性疝。

4. 临床表现　易复性股疝症状较轻微，一般在患者久站、咳嗽等腹内压增高时感到大腿根部及其邻近腹股沟区有坠胀感或疼痛，并出现可复性肿块。疝块往往不大，表现为腹股沟韧带下方卵圆窝处有一半球形的突起。平卧回纳内容物后，疝块可消失。易复性股疝的症状较轻，常不为患者所注意，尤其在肥胖者更易疏忽。部分患者可在久站或咳嗽时感到患处胀痛，应有可复性肿块。股疝若发生嵌顿，除引起局部明显疼痛外，常伴有较明显的急性机械性肠梗阻症状，严重者甚至可以掩盖股疝的局部症状。

5. 治疗原则　股疝容易嵌顿，一旦嵌顿又可迅速发展为绞窄性股疝。无论疝块大小、有无症状，确诊后均需手术治疗。对于嵌顿性或绞窄性股疝，则应紧急手术，目的是封闭股管，以阻断内脏向股管下坠的通道。

（三）其他腹外疝

1. 切口疝　切口疝（incisional hernia）是发生于腹壁手术切口处的疝，指腹腔内器官或组织自腹壁手术切口突出形成的疝。其临床上比较常见，发生率约为腹外疝的第3位，约占腹外疝总数的1.5%。

患者腹壁切口处逐渐膨隆，有肿块出现，平卧时缩小或消失，伴食欲减退、恶心、呕吐、便秘、腹部隐痛等难复性疝表现。多数切口疝无完整的疝囊，疝内容物常与腹膜外腹壁组织粘连而成为难复性疝，因切口疝疝环宽大，很少发生嵌顿。

2. 脐疝　腹腔内脏器或组织通过脐环突出形成的疝称脐疝（umbilical hernia）。脐疝有小儿脐疝和成人脐疝之分，其中小儿脐疝多见，患儿啼哭时脐环脱出，安静时肿块消失；成人脐疝少见，多数是中年经产妇女，由于疝环狭小，发生嵌顿或绞窄者较多。

六、腹外疝患者的护理

（一）护理评估

1. 术前评估

（1）健康史：了解患者一般情况，包括年龄、性别、职业，女性有无生育史，腹股沟疝发生状况、进展及影响；了解患者有无慢性咳嗽、便秘、排尿困难、妊娠、腹水、婴儿啼哭、腹内压增高等情况，有无手术、外伤、切口感染等病史；了解其营养发育及平时身体状况等。

（2）身体状况：

①症状：有无腹部绞痛、恶心、呕吐、肛门停止排气等肠梗阻症状，有无发热、脉搏细速、血压下降等感染征象，有无水、电解质平衡紊乱的征象。

②体征：突出疝块的部位、大小、质地，有无压痛，能否降入阴囊，能否完全回纳。对于能回纳的疝块，了解突出与体位、用力动作等的关系，有无压痛、反跳痛、腹肌紧张等腹膜刺激征及腹腔内感染的征象，有无感染性休克征象。

③辅助检查：了解阴囊透光试验结果、血常规检查结果以及粪便隐血试验是否为阳性，腹部X线检查有无肠梗阻等。

（3）心理—社会状况：患者有无因疝块长期反复突出影响工作、生活，有无因此感到焦虑不安；了解家庭经济承受能力，患者及家属对预防腹内压升高、治疗慢性疾病的相关知识的掌握程度。

2. 术后评估　评估患者手术情况，询问麻醉方式、手术方式，术中情况。观察局部切口的愈合情况，有无发生切口感染、有无发生阴囊水肿、有无腹内压增高因素存在，评估术后患者康复情况。

（二）常见护理诊断

1. 急性疼痛　与疝块嵌顿或绞窄、手术创伤有关。
2. 知识缺乏　缺乏对腹外疝病因、预防腹内压升高及术后康复的有关知识。
3. 舒适度减弱　与腹内压突然增高造成疝内容物嵌顿或绞窄有关。
4. 潜在并发症　术后阴囊水肿、术后疝复发、切口感染。

（三）护理目标

（1）患者疼痛程度减轻或缓解。

（2）患者能说出腹股沟疝的病因、预防腹内压升高、促进术后康复的相关知识。

（3）患者能叙述预防腹内压增高的原因和措施，能配合治疗和护理工作。

（4）患者未发生并发症，或并发症得以及时发现并处理。

（四）护理措施

1. 术前准备和非手术患者的治疗护理

（1）疝块较大者：应减少活动，多卧床休息。患者离床活动时建议使用疝带压住疝环，避免腹腔内容物脱出而造成疝嵌顿。

（2）病情观察及护理：患者若出现明显腹痛，伴疝块突然增大、紧张发硬且触痛明显，不能回纳腹腔，要高度警惕嵌顿疝发生的可能，立即通知医生紧急处理。若发生疝嵌顿、绞窄，引起肠梗阻等情况，应予禁食、胃肠减压，及时纠正水、电解质平衡失调，抗感染，必要时备血，做好急诊手术准备。行手法复位的患者，若疼痛剧烈，可根据医嘱注射吗啡或哌替啶。手法复位后24 h内严密观察患者生命体征，尤其是脉搏、血压的变化，注意观察腹部情况，有无腹膜炎或肠梗阻的表现。

（3）避免腹内压升高：择期手术的患者，若有咳嗽、便秘、排尿困难、妊娠等可引起腹内压升高的因素，应对症处理，控制症状后再手术。指导患者注意保暖，预防呼吸道感染，多饮水、多吃蔬菜等粗纤维食物，保持排便通畅。吸烟者应在术前2周戒烟。对年老、腹壁肌薄弱者或切口疝、复发疝的患者，术前注意加强腹壁肌锻炼，并练习床上排便、使用便器等。

（4）棉线束带或绷带压深环的护理：1岁以内婴幼儿若疝较小或未发生嵌顿或绞窄，一般暂不行手术治疗，可用棉线束带法或绷带压住深环，以防疝块突出。在使用棉线或绷带时应注意局部皮肤的血运情况，睡觉时可暂时不用。避免长时间的哭闹，防止嵌顿疝的形成。

（5）术前准备：

①术前晚灌肠，清除肠内积存粪便，防止术后腹胀及排便困难。

②进入手术室前，嘱患者排尿，以防术中误伤膀胱。

③嵌顿性疝及绞窄性疝患者需急诊手术。除一般护理外，应予禁食、输液、抗感染，纠正水、电解质及酸碱平衡失调，必要时胃肠减压、备血。

④对年老体弱、腹壁肌肉薄弱或复发疝的患者，术前应加强腹壁肌肉锻炼，并练习卧床排便、使用便器等。

⑤术前两周停止吸烟。

⑥服用阿司匹林的患者术前7 d停药，需要抗凝治疗的患者术前根据医嘱停药，或选用合适的拮抗药物。

⑦术前30 min完成阴囊及会阴部的备皮护理。

2. 术后护理

（1）一般护理：

①休息与活动：患者术后取平卧位，膝下垫一软枕，使髋关节微屈，以降低腹股沟切口的张力和减少腹腔内压力，利于切口愈合和减轻切口疼痛。术后1～2 d改半卧位。卧床期间鼓励床上翻身及四肢活动，一般术后3～5 d可考虑离床活动。采用无张力疝修补术的患者可早期离床活动，年老体弱、复发性疝、绞窄性疝、巨大疝等患者适当延迟下床活动。

②饮食指导：术后6～12 h，若无恶心、呕吐，可进流食，次日可逐步改为半流食、软食及普食。行肠切除吻合术者术后应禁食，待肠功能恢复后方可进食。

（2）防止腹内压升高：术后需注意保暖，防止受凉引起咳嗽；指导患者在咳嗽时用手掌按压、保护切口和减轻震动引起的切口疼痛。保持排便通畅，便秘者给予通便药物，避免用力排便。因麻醉或手术刺激引起尿潴留者，积极诱导排尿或针灸，促进膀胱平滑肌的收缩，必要时导尿。

（3）预防并发症：

①阴囊水肿：为避免阴囊内积血、积液和促进淋巴回流，术后可用丁字带托起阴囊，

并密切观察阴囊肿胀情况，预防阴囊水肿。

②切口感染：切口感染是引起疝复发的主要原因之一，绞窄性疝行肠切除、肠吻合术后，易发生切口感染，术后须应用抗生素，及时更换污染或脱落的敷料，一旦发现切口感染征象，应及时处理。

3. 健康指导

（1）疾病相关知识讲解：向患者介绍造成腹外疝的病因、手术治疗的必要性，解除患者的顾虑。

（2）出院指导：

①适当活动：患者出院后应逐渐增加活动量，3 mon 内不能进行重体力劳动或提举重物等。

②降低危险因素：减少或消除引起腹外疝复发的因素，如剧烈咳嗽、用力排便等。

③饮食指导：调整饮食习惯，多吃营养丰富且含粗纤维的食物，保持大便通畅。

④定期随访：若疝复发及早诊治。

（王春桃）

思考与练习

1. 腹腔内脏器损伤发生率最高的是　　　　　　　　　　　　　　　　　　　　（　　）

A. 脾　　　　　　B. 肝　　　　　　C. 胃　　　　　　D. 小肠　　　　　　E. 肾

2. 区别腹腔内实质性脏器和空腔脏器损伤的主要依据是　　　　　　　　　　　（　　）

A. 外伤史　　　　　　　　　　　　　　　　B. 腹痛程度

C. 有无腹膜刺激征　　　　　　　　　　　　D. 有无全身中毒症状

E. 腹腔穿刺抽出物

3. 腹部损伤后，一段肠管突出腹腔外，现场急救处理应　　　　　　　　　　　（　　）

A. 立即送回腹腔　　　　　　　　　　　　　B. 冲洗后送回腹腔

C. 立即送往医院　　　　　　　　　　　　　D. 冲洗后包扎

E. 生理盐水纱布覆盖后，架空包扎

4. 空腔脏器损伤主要临床表现是　　　　　　　　　　　　　　　　　　　　　（　　）

A. 急性腹膜炎　　　　　　　　　　　　　　B. 急性内出血

C. 急性肠梗阻　　　　　　　　　　　　　　D. 剧烈腹痛

E. 恶心、呕吐

5. 能确定实质性脏器损伤的依据是　　　　　　　　　　　　　　　　　　　　（　　）

A. 持续性腹痛　　　　　　　　　　　　　　B. 腹膜刺激征

C. 移动性浊音　　　　　　　　　　　　　　D. 肝浊音界消失

E. 腹腔穿刺抽出不凝固血液

6. 赵某，男，20岁，不慎从2 m高处跌下，即感上腹疼痛，可忍受。次日晨起床下地时突然昏倒，面色苍白，四肢冰冷，脉细速。可能是　　　　　　　　　　　　　　　　　（　　）

A. 肝破裂　　　　　B. 脾破裂　　　　　C. 肠破裂　　　　　D. 胃破裂　　　　　E. 肾破裂

7．原发性腹膜炎与继发性腹膜炎的主要区别在于 （　　）

A．腹痛程度 　　　　　　　　　　　　B．腹痛性质

C．病原菌种类 　　　　　　　　　　　D．腹部体征

E．腹腔内是否有原发病灶

8．急性腹膜炎的并发症中，最常见的腹腔脓肿是 （　　）

A．膈下脓肿 　　　　　　　　　　　　B．盆腔脓肿

C．肠间脓肿 　　　　　　　　　　　　D．肝脓肿

E．腹膜后脓肿

9．下列急性腹膜炎非手术治疗措施哪项是错误的 （　　）

A．禁食 　　　　　　　　　　　　　　B．一般取半卧位

C．肌注新斯的明 　　　　　　　　　　D．应用抗生素

E．胃肠减压

10．急性腹膜炎的主要体征是 （　　）

A．腹痛 　　　　　　　　　　　　　　B．腹部压痛

C．肠鸣音减弱 　　　　　　　　　　　D．移动性浊音

E．腹膜刺激征

11．下列对急性腹膜炎患者采用胃肠减压的作用中哪项是错误的 （　　）

A．减轻腹胀 　　　　　　　　　　　　B．有利于胃肠穿孔的愈合

C．避免胃肠内容物漏入腹腔 　　　　　D．防止胃出血

E．促进胃肠功能恢复

12．长期胃肠减压的患者应加强的护理是 （　　）

A．预防压疮 　　　　　　　　　　　　B．注意口腔护理

C．保持引流通畅 　　　　　　　　　　D．固定引流管

E．记录引流量、性质

13．胃肠减压最可靠的拔管指征是 （　　）

A．体温正常 　　　　　　　　　　　　B．食欲增加

C．腹胀消失 　　　　　　　　　　　　D．肠鸣音恢复

E．引流量减少

14．下列腹膜炎患者取半卧位的目的中，哪项是错误的 （　　）

A．有利于呼吸 　　　　　　　　　　　B．有利于循环

C．有利于炎症局限于盆腔 　　　　　　D．减轻中毒症状

E．加快肠蠕动恢复

15．腹外疝疝囊的主要结构是 （　　）

A．腹壁肌肉 　　　B．壁腹膜 　　　C．腹壁皮肤 　　　D．腹壁筋膜 　　　E．脏腹膜

16．区分腹股沟斜疝与直疝的主要依据是 （　　）

A．发病年龄 　　　　　　　　　　　　B．嵌顿机会的多少

C．压住内环后疝块是否再突出 　　　　D．疝块外形

E．外环是否扩大

17．最常见的腹外疝是 （　　）

A．腹股沟斜疝 　　　　　　　　　　　B．腹股沟直疝

C．切口疝 　　　　　　　　　　　　　D．股疝

E．脐疝

18．必须急诊手术的腹外疝是 （　　）

A．易复性疝　　　B．滑动性疝　　C．绞窄性疝　　　D．难复性疝　　　E．嵌顿性疝

19．最易发生嵌顿的复外疝是 （　　）

A．腹股沟斜疝　　　B．腹股沟直疝　　　C．切口疝　　　D．股疝　　　E．脐疝

20．腹外疝最常见的疝内容物是 （　　）

A．小肠　　　　B．盲肠　　　　C．结肠　　　　D．大网膜　　　　E．膀胱

21．张先生，50岁，腹股沟斜疝发生嵌顿，行手法复位后，护理上应密切观察 （　　）

A．血压　　　B．体温、脉搏　　　C．尿量　　　　D．排便情况　　　E．腹膜炎表现

22．王先生，40岁，6 h前搬重物时，右侧腹股沟斜疝嵌顿，下列哪项表现说明疝内容物发生缺血坏死 （　　）

A．疝块增大，不能回纳　　　　　　　　B．伴有明显腹胀

C．疝块紧张发硬有压痛　　　　　　　　D．全腹有压痛、腹肌紧张

E．阵发性腹痛伴呕吐

项目二十三 胃、十二指肠疾病患者的护理

🥄 学习目标

📖 知识目标

1. 能描述胃、十二指肠溃疡及胃癌的临床表现。
2. 能叙述胃、十二指肠溃疡并发症的临床表现和治疗原则。
3. 能阐述胃、十二指肠疾病的护理措施。

📖 技能目标

能运用护理程序为胃、十二指肠疾病患者制订护理计划,提供整体护理。

任务一　胃、十二指肠溃疡疾病患者的护理

一、胃、十二指肠溃疡

胃、十二指肠溃疡(gastro duodenal ulcer)是指胃、十二指肠局限性圆形或椭圆形的全层黏膜缺损,也称消化性溃疡,主要表现为慢性病程和周期性发作的节律性腹痛。纤维内镜技术的不断完善、新型制酸剂和抗幽门螺杆菌(helicobacter pylori,HP)药物的应用使溃疡病的诊断和治疗有了很大改变。大多数胃、十二指肠溃疡病例经严格内科治疗可以痊愈,外科治疗的主要指征包括急性穿孔、出血、幽门梗阻或药物治疗无效的溃疡病患者以及胃溃疡恶性变等情况。

(一)发病机制

发病机制是多个因素综合作用的结果,最为重要的是幽门螺杆菌感染、胃酸分泌过多

和黏膜防御机制的破坏。

（1）幽门螺杆菌感染：与消化性溃疡密切相关。95%以上的十二指肠溃疡与近80%的胃溃疡患者中检出Hp感染。Hp感染使发生消化性溃疡的危险增加数倍，有1/6左右的Hp感染者发展为消化性溃疡。清除幽门螺杆菌感染可以明显降低溃疡病的复发率。

（2）胃酸分泌过多：溃疡只发生在与胃酸相接触的黏膜，抑制胃酸分泌可使溃疡愈合，充分说明胃酸分泌过多是胃、十二指肠溃疡的病理生理基础。十二指肠溃疡患者的胃酸分泌高于健康人，除与迷走神经的张力及兴奋性过度增高有关外，与壁细胞数量的增加也有关。

（3）黏膜防御机制的破坏：非甾体类抗炎药（NSAID）、肾上腺皮质激素、胆汁酸盐、酒精等均可破坏胃黏膜屏障，造成H^+逆流入黏膜上皮细胞，引起胃黏膜水肿、出血、糜烂甚至溃疡。长期使用NSAID胃溃疡发生率显著增加。

正常情况下，酸性胃液对胃黏膜的侵蚀作用和胃黏膜的防御机制处于相对平衡状态。如平衡受到破坏，侵害因子的作用增强，胃黏膜屏障等防御因子的作用削弱，胃酸、胃蛋白酶分泌增加，最终导致溃疡。在十二指肠溃疡的发病机制中，胃酸分泌过多起重要作用。胃溃疡患者平均胃酸分泌比正常人低，胃排空延缓、十二指肠液反流是导致胃黏膜屏障破坏形成溃疡的重要原因。Hp感染和NSAID是影响胃黏膜防御机制的外源性因素，可促进溃疡形成。

（二）病理生理与分型

典型溃疡呈圆形或椭圆形，黏膜缺损深达肌层。胃溃疡好发于胃小弯，以胃角最多见，胃窦部与胃体也可见，大弯胃底少见。十二指肠溃疡主要发生在球部。胃溃疡发病年龄平均要比十二指肠溃疡早15～20年，发病高峰在40～60岁。约5%胃溃疡可发生恶变，而十二指肠溃疡很少恶变。

胃溃疡根据其部位和胃酸分泌量可分为以下四型。

Ⅰ型：占50%～60%，低胃酸，溃疡位于胃小弯角切迹附近，最为常见。

Ⅱ型：约占20%，高胃酸，胃溃疡合并十二指肠溃疡。

Ⅲ型：约占20%，高胃酸，溃疡位于幽门管或幽门前。

Ⅳ型：约占5%，低胃酸，溃疡位于胃上部1/3，胃小弯高位接近贲门处，常为穿透性溃疡，易发生出血或穿孔，老年患者多见。

（三）临床表现

临床表现主要为慢性病程和周期性发作的节律性腹痛。

1. 症状

（1）胃溃疡：腹痛多发生在进餐后0.5～1 h，持续1～2 h消失。进食后疼痛不能缓解，有时反而加重，服用抑酸药物疗效不明显。

（2）十二指肠溃疡：主要为餐后延迟痛、饥饿痛或夜间痛，进食后腹痛可暂缓解，服用抑酸药物或进食能使疼痛缓解或停止。疼痛多为上腹部或剑突下烧灼痛或钝痛。秋冬季或冬春季好发。

2. 体征　溃疡活动期局部有一固定的局限性轻压痛点，十二指肠溃疡压痛点在脐部偏右上方，胃溃疡压痛点在剑突与脐间的正中线或略偏左。

（四）辅助检查

1. 内镜检查　是确诊胃、十二指肠溃疡的首选检查方法，可明确溃疡部位，并可取活组织进行幽门螺杆菌的检测及病理学检查。

2. X线钡餐检查　可在胃、十二指肠溃疡部位显示一周围光滑、整齐的龛影或见十二指肠球部变形。

（五）治疗原则

无严重并发症的胃、十二指肠溃疡一般均采取内科治疗，外科手术治疗主要针对胃、十二指肠溃疡的严重并发症。

1. 非手术治疗　非手术治疗包括养成规律的饮食作息习惯、劳逸结合、避免精神高度紧张等，使用根除Hp、抑酸及保护胃黏膜等的药物。

2. 手术治疗

（1）适应证：①经严格内科治疗无效的胃、十二肠溃疡，如溃疡不愈合或短期内复发者；②溃疡发生严重并发症如急性大出血、瘢痕性幽门梗阻、急性穿孔；③溃疡巨大（直径＞2.5 cm）或高位溃疡；④胃、十二指肠复合溃疡；⑤溃疡不能排除恶变或已经恶变者。

（2）手术方式：治疗胃、十二指肠溃疡最常见的两种手术方式是胃大部切除术和迷走神经切断术。

①胃大部切除术（subtotal gastrectomy）：在我国是治疗胃、十二指肠溃疡的首选术式。胃大部切除术治疗溃疡的原理是：切除胃窦部，减少G细胞分泌的胃泌素所引起的胃酸分泌；切除大部分胃，壁细胞和主细胞数量减少，胃酸和胃蛋白酶分泌大为减少；切除了溃疡本身及溃疡的多发部位。胃大部切除术的范围是胃远侧2/3 ~ 3/4，包括胃体的远侧部分、胃窦部、幽门和十二指肠球部的近胃部分。胃大部切除术后胃肠道重建的基本方式包括胃、十二指肠吻合即毕（Billroth）Ⅰ式或胃空肠吻合即毕（Billroth）Ⅱ式及胃大部切除术后胃空肠Roux-en-Y吻合（图23-1）。

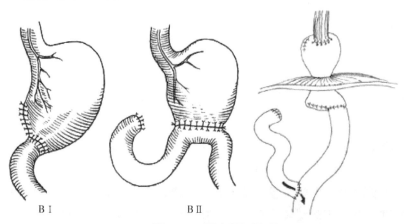

B Ⅰ　　　　　　　B Ⅱ

图23-1　胃大部切除术

②胃迷走神经切断术：此手术方法目前临床已较少应用。胃迷走神经切断术治疗溃疡的原理是：阻断迷走神经对壁细胞的刺激，消除神经性胃酸分泌；阻断迷走神经引起的胃

泌素的分泌，减少体液性胃酸分泌。手术分为三种类型：迷走神经干切断术、选择性迷走神经切断术、高选择性迷走神经切断术。

（六）护理评估

1. 术前评估

（1）健康史：包括年龄、性别、性格特征、职业、饮食习惯、药物使用情况，特别是非甾体类抗炎药和皮质类固醇用药史等。

（2）身体状况：

①症状：评估患者是否有腹痛，若有则需了解腹痛发生在进餐前还是进餐后、腹痛部位、腹痛持续时间，进食后疼痛是否能够缓解。

②体征：评估压痛、发跳痛、肌紧张等腹部体征的部位、范围和程度，有无消瘦、贫血等。

③辅助检查：了解内镜、X线钡餐检查等结果。

（3）心理—社会状况评估：患者及家属对疾病的认知程度和心理反应，家属对患者的关心支持情况，家庭的经济承受能力等。

2. 术后评估

（1）手术情况：患者的麻醉方式、术式、术中失血、补液、输血情况。

（2）康复状况：术后生命体征的变化，胃肠减压引流液的颜色、性质、量，切口愈合情况，肠蠕动恢复情况等。

（3）是否有并发症发生，如术后出血、十二指肠残端破裂、吻合口瘘、术后梗阻等。

（七）常见护理诊断

1. 急性疼痛　与胃、十二指肠黏膜受侵蚀、手术切口有关。

2. 潜在并发症　出血、十二指肠残端破裂、吻合口瘘、术后梗阻、倾倒综合征等。

（八）护理目标

（1）患者疼痛缓解或减轻。

（2）患者并发症得到预防，及时发现和处理并发症。

（九）护理措施

1. 术前准备和非手术患者的护理

（1）心理护理：关心、了解患者，告知有关疾病和手术的知识，术前和术后的配合，解释患者的各种疑问。应根据患者的个体情况提供信息，增强其信心，使患者能积极配合治疗和护理。

（2）饮食和营养：给予高蛋白、高热量、富含维生素、易消化的食物，术前12 h禁食、禁饮。

（3）手术日晨给予患者留置胃管，防止麻醉及手术过程中呕吐、误吸，便于术中操作，减少手术时腹腔污染。

2. 术后护理

（1）病情观察：间隔30 min测量生命体征1次，血压平稳后可延长测量间隔时间。同时，观察患者的神志、肤色、尿量，切口渗血、渗液和引流液情况。

（2）体位：术后全麻未醒采取去枕平卧位，血压平稳后采取低半卧位，可减轻腹部切口张力，减轻疼痛，有利于呼吸和循环，利于引流。

（3）引流管的护理：胃、十二指肠溃疡术后留置多种管道，如胃管、腹腔引流管、尿管等。对各种管道的护理应注意以下几点。

①妥善固定各种管道并准确标记，避免脱出。认真观察胃管留置长度，防止患者因咳嗽、打喷嚏将胃管脱出，更换固定用胶布时，应确保胃管固定在规定的位置。

②保持引流管通畅，避免扭曲、打折、受压，按时挤压引流管。如遇堵塞及时报告医生并配合处理。

③观察引流液的颜色、性质和量并准确记录：留置胃管进行胃肠减压可起到减轻胃肠道张力，利于吻合口愈合的作用。术后24 h内可由胃管内引流出少量血液或咖啡样液体，若有较多鲜血，需及时报告医生并配合处理。

（4）输液护理：禁食期间需静脉补充液体，提供患者所需的水、电解质和营养素。了解患者各项检查结果，为合理补液提供依据。改善患者的营养状况，纠正贫血，以利于吻合口及切口的愈合。禁食者应做好口腔护理，2次/d，保持口腔清洁。

（5）活动：除年老体弱或病情较重者，鼓励患者术后早期活动，促进肠蠕动，预防肠粘连，促进呼吸和血液循环，预防深静脉血栓形成。卧床期间，间隔2 h翻身1次。一般术后第1日可协助患者坐起并做轻微的床上活动，第2日协助患者在床边活动，第3日可在病室内活动。活动量应根据患者个体差异而定。

（6）饮食护理：拔除胃管当日可饮少量水或米汤；如无不适，第2日进半量流质饮食，每次50～80 mL；第3日进全量流质饮食，每次100～150 mL；若进食后无腹痛、腹胀等不适，第4日可进半流质饮食。进食应少量多餐，食物应易于消化。少食牛奶、豆类等产气食物，忌生、冷、硬和刺激性食物。开始时每日5～6餐，以后逐渐减少进餐次数并增加每次进餐量，逐渐恢复至正常饮食。

（7）并发症的观察和处理：

1）胃大部切除术后并发症。

①术后胃出血：胃大部切除术后，可有少许暗红色或咖啡色胃液自胃管引出，一般24 h内不超过300 mL，以后胃液颜色逐渐变少变清，出血自行停止。若术后胃管不断引出新鲜血液，24 h仍未停止，则为术后出血。术后24 h以内的胃出血，多属术中止血不确切；术后4～6 d发生出血，常为吻合口黏膜坏死脱落；术后10～20 d发生出血，常为吻合口缝线处感染或黏膜下脓肿腐蚀血管所致。术后胃出血多可采用非手术疗法，严密观察患者生命体征的变化，观察胃管引流液的颜色、性质和量，若短期内从胃管引出大量鲜血，应立即报告医生处理，遵医嘱给予止血药物和输注新鲜血等。若非手术疗法不能达到止血效果或出血量大时，应积极完善术前准备，再次行手术止血。

②胃排空障碍：发病机制尚不完全明了。术后拔除胃管后，患者出现上腹部饱胀、钝痛，并呕吐带有食物和胆汁的胃液。X线上消化道造影检查，可见残胃扩张、无张力，蠕动波少而胃肠吻合口通过欠佳。处理包括禁食、胃肠减压、肠外营养支持治疗、维持水电解质和酸碱平衡、应用胃动力促进药物等，多数能好转。

③吻合口破裂或瘘：吻合口破裂或瘘多发生在术后1周左右，多数因缝合技术不当、吻

合处张力过大、组织血供不足造成，在贫血、低蛋白血症、组织水肿的患者中更易出现。临床表现有高热、脉速、腹痛以及弥漫性腹膜炎，须立即手术修补、腹腔引流；症状较轻无弥漫性腹膜炎时，可先行禁食、胃肠减压、充分引流、肠外营养、抗感染等综合措施，必要时手术治疗。

④十二指肠残端破裂：是毕Ⅱ式胃切除术后近期的严重并发症，可因缝合处愈合不良或因胃空肠吻合口输入袢梗阻，使十二指肠腔内压力升高而致残端破裂。它一般多发生在术后24~48 h，表现为右上腹突发剧痛、发热、腹膜刺激征，以及白细胞计数增加，腹腔穿刺可有胆汁样液体。一旦确诊，应立即手术处理。术后给予持续减压引流，纠正水、电解质的失衡，给予肠外营养或术中行空肠造瘘术后进行肠内营养。应用广谱抗生素，涂氧化锌软膏保护引流管周围皮肤。

⑤术后梗阻：根据梗阻部位分为输入袢梗阻、吻合口梗阻和输出袢梗阻。

a. 输入袢梗阻：多见于BillrothⅡ式胃大部切除术后，可分为两类：急性完全性输入袢梗阻可因输出袢系膜悬吊过紧压迫输入袢，或输入袢过长，穿入输出袢与横结肠系膜之间的间隙孔形成内疝所致，属闭袢性肠梗阻，易发生绞窄，病情不缓解者应手术解除梗阻。典型症状是患者突然发生上腹部剧痛，呕吐伴上腹压痛，呕吐物量少（多不含胆汁），呕吐后症状不缓解。慢性不完全性梗阻多由于输入袢过长扭曲，或输入袢受牵拉在吻合口处形成锐角，使输入袢内消化液排空不畅而滞留。进食后消化液分泌增加，输入袢内压力突增，刺激肠管而发生强烈的收缩，引起喷射状呕吐，称为输入袢综合征。应采取禁食、胃肠减压、营养支持等治疗，若症状在数周或数月内不能缓解，亦需手术治疗。

b. 吻合口梗阻：可因吻合口过小、吻合口的胃壁或肠壁内翻太多引起，也可因术后吻合口炎症水肿出现暂时性梗阻引起。患者表现为进食后上腹饱胀、呕吐（含或不含胆汁）。X线检查可见造影剂完全停留在胃内，若非手术治疗无效须再次手术解除梗阻。

c. 输出袢梗阻：多由于粘连、大网膜水肿、炎性肿块压迫等所致，表现为上腹饱胀，呕吐食物和胆汁。若非手术治疗无效，应手术解除梗阻。

⑥倾倒综合征（dumping syndrome）：是胃大部切除术和各式迷走神经切断术附加引流性手术后常见的并发症。根据进食后出现症状的时间可分为早期和晚期两种类型，部分患者也可同时出现。

⑦早期倾倒综合征：多发生在餐后30 min内，因胃容积减少及失去对胃排空的控制，大量高渗食物快速进入肠道，引起肠道内分泌细胞大量分泌肠源性血管活性物质，渗透作用使细胞外液转移至肠腔，患者可出现心悸、心动过速、出汗、无力、面色苍白等一过性血容量不足表现，并有恶心、呕吐、腹部绞痛、腹泻等消化道症状。多数患者经调整饮食，症状可减轻或消失。应指导患者少食多餐，避免过甜、过咸、过浓的流质饮食，宜进低碳水化合物、高蛋白饮食，进餐时限制饮水，进餐后半卧10~20 min，多数患者在术后6 mon~1年内能逐渐自愈。极少数症状严重而持久的患者，需手术治疗。

⑧晚期倾倒综合征：又称低血糖综合征，多在餐后2~4 h出现症状，患者出现头昏、苍白、出冷汗、脉细弱甚至晕厥等。为高渗食物迅速进入小肠，快速吸收，引起高血糖，后者致使胰岛素大量释放，发生反应性低血糖。指导患者出现症状时，稍加饮食，尤其是糖类即可缓解。饮食中减少碳水化合物含量，增加蛋白质比例，少量多餐可防止其发生。

2）迷走神经切断术后并发症。

①胃小弯坏死穿孔：是高选择性胃迷走神经切断术后的严重并发症，主要表现为突发上腹部剧烈疼痛和急性弥漫性腹膜炎症状。因手术因素或术中切断了胃小弯侧的血液供应，致局部易缺血坏死甚至形成溃疡。一旦发生，护士须快速完善术前准备，行急诊修补术。

②腹泻：是迷走神经切断术后常见的并发症，以迷走神经干切断术后最为严重多见。与迷走神经切断术后肠转运时间缩短、肠吸收减少、胆汁酸分泌增加以及刺激肠蠕动的体液因子释放等有关。指导患者遵医嘱口服抑制肠蠕动的药物控制腹泻。

③吞咽困难：多见于迷走神经切断术后，与食管下段局部水肿、痉挛或神经损伤致食管弛缓障碍有关。患者在术后早期开始进固体食物时有胸骨后疼痛，X线吞钡见食管下段狭窄、贲门痉挛。多于术后 1~2 mon 能自行缓解。

3. 健康指导

（1）劝导患者生活规律，保持乐观情绪。

（2）告知患者饮酒、吸烟对其疾病的危害性，劝导戒烟、戒酒。

（3）胃大部切除术后1年内胃容量有限，指导患者应少食多餐，进食营养丰富易消化的食物。

（4）告知患者手术后并发症的临床表现和防治方法。

（5）定期门诊随访，若有不适及时就诊。

二、胃、十二指肠溃疡常见并发症

（一）急性胃、十二指肠溃疡穿孔

急性穿孔（acute perforation）是胃、十二指肠溃疡的严重并发症，起病急、病情重、变化快，需要紧急处理，若诊治不当可危及生命。

1. 病因与病理　活动期的胃、十二指肠溃疡可以逐渐向深部侵蚀，穿破浆膜而形成穿孔。90%的十二指肠溃疡穿孔发生于十二指肠球部前壁，而胃溃疡穿孔60%发生在胃小弯，40%发生于胃窦及其他各部。急性穿孔后，有强烈刺激性的胃酸、胆汁、胰液等消化液和食物溢入腹腔，引起化学性腹膜炎，导致剧烈腹痛和大量腹腔渗出液，6~8 h后细菌开始繁殖并逐渐转变为化脓性腹膜炎。因强烈的化学刺激、细胞外液的丢失及细菌毒素吸收等因素，可导致患者休克。

2. 临床表现

（1）症状：多数患者既往有溃疡病史，穿孔前数日溃疡症状加重。情绪波动、过度疲劳、进刺激性饮食或服用皮质激素药物等常为诱发因素。多突然发生于夜间空腹或饱食后，表现为骤起上腹部刀割样剧痛，迅速波及全腹，疼痛难忍，可伴面色苍白、出冷汗、脉搏细速、血压下降等表现。溃疡穿孔后病情的严重程度与患者的年龄、全身情况、穿孔部位、穿孔大小和时间以及是否空腹穿孔密切相关。

（2）体征：患者表情痛苦，仰卧微屈膝，不愿移动，腹式呼吸减弱或消失；全腹有明显的压痛、反跳痛、腹肌紧张呈"板样"强直，以右上腹部最为明显；肝浊音界缩小或消失，可有移动性浊音；肠鸣音减弱或消失。

3. 辅助检查

（1）X线检查：患者站立位X线检查80%可见膈下新月状游离气体影。

（2）实验室检查：血白细胞计数及中性粒细胞比例增高。

（3）诊断性腹腔穿刺：抽出液可含有胆汁或食物残渣。

4. 治疗原则

（1）非手术治疗：

①适应证：一般情况良好，症状体征较轻的空腹状态下的溃疡穿孔；穿孔超过24 h，腹膜炎已局限；胃、十二指肠造影检查证实穿孔已封闭的患者；无出血、幽门梗阻及恶变等并发症。

②治疗措施：禁食、持续胃肠减压，静脉输液以维持水、电解质平衡并给予营养支持，全身应用抗生素控制感染，经静脉给予H_2受体阻断剂或质子泵拮抗剂等制酸药物。若治疗6～8 h后病情仍继续加重，应立即行手术治疗。

（2）手术治疗：

①单纯穿孔缝合术：适应于穿孔时间超过8 h，腹腔感染及炎症水肿严重，有大量脓性渗出液；以往无溃疡病史或有溃疡病史未经正规内科治疗，无出血、梗阻并发症，特别是十二指肠溃疡患者；有其他系统疾病不能耐受急诊彻底性溃疡手术者。

②彻底性溃疡切除术：适应于患者一般情况较好，穿孔时间在8 h内或超过8 h，腹腔污染不严重；慢性溃疡病特别是胃溃疡患者，曾行内科治疗或治疗期间穿孔；十二指肠溃疡穿孔修补术后再穿孔，有幽门梗阻或出血史者。除胃大部切除术外，对十二指肠溃疡穿孔可选用穿孔缝合术加高选择性迷走神经切断术或选择性迷走神经切断术加胃窦切除术。

5. 常见护理诊断

（1）急性疼痛：与胃、十二指肠溃疡穿孔后胃肠内容物对腹膜的强烈刺激及手术切口有关。

（2）有体液不足的危险：与溃疡穿孔后禁食、腹膜大量渗出有关。

6. 护理措施

（1）术前准备和非手术患者的护理：

①病情观察：严密观察患者生命体征及腹部情况的变化，若病情继续加重做好急诊手术准备。

②体位：伴有休克者应将其上身及下肢各抬高20°，生命体征平稳后改为半卧位，利于漏出的消化液积聚于盆腔最低位，减少毒素的吸收，降低腹壁张力，减轻疼痛。

③禁食、胃肠减压：保持胃管通畅和有效负压吸引，可减少胃肠内容物继续流入腹腔。避免胃管扭曲、打折、受压、脱出；观察引流液的颜色、性质和量，并准确记录。

④输液护理：通过静脉输液为患者补充所需的水、电解质和营养素，维持水、电解质和酸碱平衡。

⑤预防和控制感染遵医嘱使用抗生素。

（2）术后护理：参照本任务的第一部分。

（二）胃、十二指肠溃疡大出血

胃、十二指肠溃疡出血是上消化道出血中最常见的原因，占50%以上，约10%的患者需要急诊手术止血。

1. 病因与病理　溃疡基底部的血管壁被侵蚀而导致破裂出血，多数为动脉破裂出血。胃溃疡大出血多发生于胃小弯，出血源自胃左、右动脉及其分支。十二指肠溃疡大出血多发生于球部后壁，出血源自胃、十二指肠动脉或胰十二指肠上动脉及其分支。大出血后血容量减少、血压降低、血流缓慢，可使血管破裂处形成凝血块而暂时止血。由于胃肠道蠕动和胃、十二指肠内容物与溃疡病灶的接触，暂时停止的出血可能再次出血。

2. 临床表现　取决于出血量和出血速度。

（1）症状：患者的主要症状是呕血和排柏油样便。多数患者只有黑便而无呕血，如出血迅猛则为大量呕血与紫黑血便。呕血前常有恶心，便血前后可有心悸、头晕、目眩、乏力、全身疲软、眼前发黑甚至晕厥。多数患者曾有典型溃疡病史。若出血缓慢，患者血压、脉搏改变不明显。若短时间内失血量超过 800 mL，可出现休克症状，表现为焦虑不安、四肢湿冷、脉搏细速、呼吸浅快、血压降低等。

（2）体征：不明显，腹部稍胀，上腹可有轻度压痛，肠鸣音亢进。

3. 辅助检查

（1）纤维内镜检查：可明确出血的原因和部位，出血 24 h 内阳性率可达 70%～80%。

（2）血管造影：选择性腹腔动脉或肠系膜上动脉造影可明确病因与出血部位，并可采取栓塞治疗或动脉注射垂体加压素等介入性止血措施。

（3）血常规检查：大量出血早期，由于血液浓缩，血常规变化不大，以后红细胞计数、血红蛋白、血细胞比容均呈进行性下降。

4. 治疗原则

（1）非手术治疗：

①补充血容量：建立静脉通道，快速补充平衡盐溶液，输血。失血量达全身总血量的 20% 时，应输注羟乙基淀粉、右旋糖酐或其他血浆代用品；出血量较大时，应输注浓缩红细胞，也可输全血，维持血细胞比容不低于 30%。

②禁食、留置胃管：用生理盐水冲洗胃腔，清除血凝块，直至胃液变清，可经胃管注入含去甲肾上腺素的冰生理盐水使血管迅速收缩达到止血目的，间隔 4～6 h 进行 1 次。

③使用止血、制酸、生长抑素等药物：静脉或肌注止血药，应用 H_2 受体拮抗剂如西咪替丁或质子泵抑制剂，静脉使用生长抑素。

④急诊纤维内镜下止血：内镜检查明确出血病灶，同时，可直视下向出血灶注射、喷洒止血药物或电凝、激光灼凝进行止血治疗。

（2）手术治疗：

①手术止血的指征包括：迅猛出血，短期内发生休克或较短时间内（6～8 h）需要输入大量血液（＞800 mL）方能维持血压和血细胞比容者；60 岁以上伴有动脉硬化症的患者，难以自行止血，对再出血耐受性差，应及早手术；近期出现过类似大出血或合并穿孔或幽门梗阻；正在进行药物治疗的胃、十二指肠溃疡患者发生大出血；纤维内镜检查发现动脉搏动性出血，或溃疡底部血管显露再出血危险很大。

②手术方式：包括溃疡在内的胃大部切除术；溃疡底部贯穿缝扎术；对于十二指肠后壁穿透性溃疡出血，先切开十二指肠前壁，贯穿缝扎溃疡底的出血动脉，再行选择性迷走神经切断加胃窦切除或幽门成形术；重症患者难以耐受较长时间手术者，可采用溃疡底部贯穿缝扎止血方法。

5. 常见护理诊断

（1）焦虑/恐惧：与突发胃、十二指肠溃疡大出血有关。

（2）体液不足：与溃疡大出血致血容量降低有关。

6. 护理措施

（1）术前准备和非手术患者的护理：

①心理护理：安慰患者，减轻其焦虑、恐惧心理。

②体位：给予平卧位，有呕血者头偏一侧。

③补充血容量：建立畅通的静脉通路，快速输液、输血，开始输液时速度宜快，休克纠正后减慢输液速度。

④给予止血措施：遵医嘱应用止血药物或给予冰生理盐水洗胃。

⑤饮食：暂禁食，出血停止后，可进流质或无渣半流质饮食。

⑥病情观察：严密观察患者生命体征的变化，若出血持续，及时报告医生，做好急诊手术准备。

（2）术后护理：参照本任务第一部分。

（三）胃、十二指肠溃疡瘢痕性幽门梗阻

由于幽门溃疡或十二指肠球部溃疡的反复发作可形成瘢痕狭窄，合并幽门痉挛水肿而引起幽门梗阻。

1. 病因与病理　溃疡引起幽门梗阻的原因有痉挛、炎症水肿和瘢痕三种。前两种梗阻是暂时的，可逆性的，在炎症消退、痉挛缓解后梗阻解除。瘢痕性幽门梗阻则是永久性的，必须手术解决梗阻问题。梗阻初期，为克服幽门狭窄，胃蠕动增强，使胃壁肌层代偿性肥厚，胃轻度扩大；后期，胃代偿功能减退，失去张力，胃高度扩大，蠕动消失。胃内容物滞留而出现呕吐，引起水、电解质丢失，导致脱水、低钾、低氯性碱中毒。患者因吸收不良，常有贫血、营养障碍。

2. 临床表现

（1）症状：腹痛与反复呕吐是幽门梗阻的主要表现。早期，患者有上腹部饱胀不适感并伴有阵发性胃收缩痛，伴嗳气、恶心、呕吐。呕吐多发生在下午或夜间，量大，一次可达1 000～2 000 mL，呕吐物含大量宿食，有腐败酸臭味，不含胆汁。呕吐后自觉胃部饱胀改善，因此，患者常自行诱发呕吐以缓解症状。长期呕吐患者常有面色苍白、消瘦、皮肤干燥、弹性消失等营养不良表现。

（2）体征：上腹部隆起可见胃型和蠕动波，用手轻拍上腹部可闻及振水音。

3. 辅助检查

（1）纤维胃镜检查：可见胃内有大量潴留的胃液和食物残渣。

（2）X线钡餐检查：可见胃扩大，张力减低，钡剂入胃后有下沉现象。24 h后仍有钡剂存留（正常4 h内排空）提示有瘢痕性幽门梗阻。已明确为幽门梗阻者避免此检查。

4. 治疗原则　瘢痕性幽门梗阻是外科手术治疗的绝对适应证。主要术式是胃大部切除术，也可行迷走神经干切断术加胃窦部切除术。但在年龄较大、身体状况极差或合并其他严重内科疾病者，也可行胃空肠吻合加迷走神经切断术。

5. 常见护理诊断

（1）体液不足：与大量呕吐、胃肠减压引起水、电解质丢失有关。

（2）营养失调，低于机体需要量：与幽门梗阻致大量呕吐、摄入不足、禁食和消耗、丢失有关。

6. 护理措施

（1）术前护理：

①洗胃禁食、胃肠减压：用温生理盐水洗胃以减轻胃黏膜水肿，利于术后伤口愈合。

②静脉输液：根据电解质检测结果，合理纠正脱水和低钾低氯性碱中毒，密切观察出入量，并以此调整输液速度和种类。

③营养支持：非完全性梗阻患者可给予无渣半流质饮食，完全梗阻患者手术前需禁食，以减少胃内容物潴留。根据医嘱给予营养治疗，纠正营养不良、贫血和低蛋白血症。

（2）术后护理：参见本任务第一部分。

（谭亚杰）

任务二　胃癌患者的护理

胃癌（gastric carcinoma）是我国最常见的消化道肿瘤，2005年发病率为32.23/10万，同期胃癌死亡率为23.9/10万，占恶性肿瘤死亡率的第三位；好发年龄在50岁以上，男性发病率明显高于女性，男女比例约为2∶1。

一、病因

胃癌的病因尚未完全清楚，但目前认为与下列因素有关。

1. 地域环境及饮食生活因素　胃癌发病有明显的地域性差别，在我国西北及东部沿海地区胃癌发病率比南方地区明显为高。长期食用盐腌、烟熏、炭烤食品的人群中胃远端癌发病率高，与食品中的亚硝酸盐、真菌毒素、多环芳烃化合物等致癌物或前致癌物含量高有关。

2. 癌前病变　癌前病变指一些使胃癌发病危险性增高的良性胃疾病和病理改变。胃癌的癌前病（precancerous diseases）有慢性萎缩性胃炎、胃息肉及胃部分切除后的残胃。这些病变常伴有不同程度的长期慢性炎症过程及胃黏膜肠上皮增生或非典型增生。癌前病变本身不具备恶性特征，是交界性的病理变化。胃黏膜上皮的异型增生属于癌前病变，根据异型程度可分为轻、中、重三度。重度异型增生易发展成胃癌。

3. 幽门螺杆菌　幽门螺杆菌（Hp）感染是引发胃癌的主要因素之一。我国胃癌高发区人群Hp感染率高，在60%以上。Hp能促使硝酸盐转化成亚硝酸盐及亚硝胺而致癌，Hp感染引起胃黏膜慢性炎症并通过加速黏膜上皮细胞的过度增殖导致畸变致癌，Hp的毒性产物可能具有促癌作用。

4. 遗传和基因　遗传与分子生物学研究表明，与胃癌患者有血缘关系的亲属其胃癌发病率比对照组高4倍。有数据表明，胃癌的发生与抑癌基因p53、APC、DCC杂合性丢失和突变有关。胃癌组织中癌基因 c-met、K-ras 有明显扩增和过度表达。

二、病理生理与分型

胃癌好发于胃窦部，约占 50%；其次为胃底贲门部，约占 1/3；发生在胃体者较少。

1. **大体分型**　大体分型分为早期胃癌和进展期胃癌。

（1）早期胃癌：胃癌仅限于黏膜或黏膜下层，不论病灶大小或是否有淋巴转移。癌灶直径在 10 mm 以下称为小胃癌，5 mm 以下时为微小胃癌。癌灶更小，仅在胃镜黏膜活检时诊断为癌，但切除后的胃标本虽经全黏膜取材未见癌组织，称"一点癌"。早期胃癌根据病灶形态分三型：Ⅰ型为隆起型，癌灶向胃腔突出；Ⅱ型为浅表型，癌灶比较平坦没有明显的隆起与凹陷；Ⅲ型为凹陷型，为较深的溃疡。Ⅱ型分为三个亚型，Ⅱa型为浅表隆起型，Ⅱb型为浅表平坦型，Ⅱc型为浅表凹陷型。

（2）进展期胃癌：分为中期胃癌和晚期胃癌。病变通过黏膜下层侵入胃壁肌层为中期胃癌；病变达浆膜下层或超出浆膜向外浸润至邻近脏器或有转移为晚期胃癌。国际多按 Borrmann 分型法将其分为四型：Ⅰ型（结节型），为边界清楚突入胃腔的块状癌灶；Ⅱ型（溃疡局限型），为边界清楚并略隆起的溃疡状癌灶；Ⅲ型（溃疡浸润型），为边界模糊不清的浸润性溃疡状癌灶；Ⅳ型（弥漫浸润型），癌肿沿胃壁各层全周性浸润生长导致边界不清。若全胃受累胃腔缩窄、胃壁僵硬如革囊状，称皮革胃，几乎都为低分化腺癌或印戒细胞癌引起，恶性程度极高。

2. **组织学分型**　按世界卫生组织提出的分类法，将胃癌分为：腺癌，占绝大多数，包括乳头状腺癌、管状腺癌、低分化腺癌、黏液腺癌和印戒细胞癌；腺鳞癌；鳞状细胞癌；未分化癌。

3. **扩散与转移**

（1）直接浸润：贲门胃底癌易侵及食管下端，胃窦癌可向十二指肠浸润。分化差、浸润性生长的胃癌突破浆膜后，可直接侵犯横结肠系膜、大网膜、肝脏、胰脏、脾脏、横膈等组织。

（2）淋巴转移：胃癌的主要转移途径是淋巴转移，发生较早，早期胃癌即可发生淋巴转移。进展期胃癌的淋巴转移率高达 70% 左右。胃癌的淋巴结转移率和癌灶的浸润深度呈正相关。胃癌的淋巴结转移通常是循序渐进的，但有的癌肿可超越常规转移方式，直接侵及远处淋巴结，即跳跃式转移。恶性程度较高或者较晚期的胃癌可经胸导管转移到左锁骨上淋巴结，或经肝圆韧带转移到脐部。

（3）血行转移：发生于晚期，癌细胞进入门静脉或者体循环向身体其他部位播散，形成转移灶。常见转移的器官有肝、肺、胰、骨骼等，以肝转移为多。

（4）腹膜种植转移：癌肿浸润穿透浆膜层，癌细胞可脱落并种植在腹膜和脏器浆膜上，形成转移结节。腹膜广泛播散可出现大量癌性腹水。

三、临床表现

1. **症状**　早期胃癌多无明显症状，少数患者可有恶心、呕吐或类似溃疡病的上消化道症状，无特异性。因此，早期胃癌的诊断率很低。进展期胃癌最常见的临床症状是疼痛与体质量减轻。患者常有上腹不适，进食后饱胀，而后病情进展出现上腹疼痛加重、食欲下降、乏力、消瘦等。肿瘤的部位不同其临床表现也不尽相同，幽门附近癌有幽门梗阻表现，贲门胃底癌可有胸骨后疼痛和进行性吞咽困难，肿瘤破坏血管可有呕血和黑便等消化道出血症状，晚期胃癌患者常出现贫血、消瘦、营养不良甚至恶病质状态。

2. 体征　早期无明显体征，仅有上腹部深压不适感或疼痛；晚期，可扪及上腹部肿块。若出现肝脏等远处转移时，可有肝大、腹水、锁骨上淋巴结肿大等；发生直肠前凹种植转移时，直肠指诊可摸到肿块。

四、辅助检查

1. X线钡餐检查　采用X线气钡双重造影，通过黏膜相和充盈相的观察可做出诊断。早期胃癌的主要改变为黏膜相异常，进展期胃癌的形态与大体分型基本一致。

2. 纤维胃镜检查　纤维胃镜检查是诊断胃癌的最有效方法，可直接观察病变部位，并做活检确定诊断。超声胃镜能了解肿瘤浸润深度以及周围脏器和淋巴结有无侵犯和转移。

3. 腹部超声　用于观察胃的邻近脏器（尤其是肝、胰）受浸润及淋巴结转移的情况。

4. CT检查　有助于胃癌的诊断和术前做出临床分期。

5. 实验室检查　粪便隐血试验常呈持续阳性，胃液游离酸测定多显示酸缺乏或减少。

五、治疗原则

早期发现、早期诊断和早期治疗是提高胃癌疗效的关键。手术治疗仍是首选的治疗方法。随着医学技术的进展，内镜、腹腔镜治疗应用于早期胃癌的治疗，对进展期胃癌，辅以化疗、放疗、分子靶向治疗及免疫治疗等综合治疗，以提高疗效。

1. 手术治疗　手术治疗分为根治性手术和姑息性手术两类。

（1）根治性手术：原则为整块切除包括癌灶和可能受浸润胃壁在内的胃的部分或全部，按临床分期标准整块清除胃周围淋巴结，重建消化道。切除范围：胃壁的切线必须距肿瘤边缘5 cm以上，十二指肠侧或食管侧的切线应距离幽门或贲门3～4 cm。术式根据肿瘤部位、进展程度以及临床分期来确定。

早期胃癌由于病变局限较少淋巴结转移，可行腹腔镜或开腹胃部分切除术。

扩大的胃癌根治术：适用于胃癌侵及邻近组织或脏器，是指包括胰体、尾及脾的根治性胃大部切除或全胃切除；有肝、结肠等邻近脏器浸润可行联合脏器切除术。

（2）姑息性手术：原发灶无法切除，为了减轻由于梗阻、穿孔、出血等并发症引起的症状而作的手术，如胃空肠吻合术、空肠造口、穿孔修补术等。

2. 化学治疗　应用于根治性手术的术前、术中、术后，以延长生存期。常用的给药方法有口服、静脉、腹腔、动脉插管区域灌注等。

3. 其他治疗　其他治疗包括放疗、热疗、免疫治疗、中医中药治疗等。

六、常见护理诊断

1. 恐惧与焦虑　与患者对癌症的恐惧，担心治疗效果及预后有关。

2. 急性疼痛　与手术切口有关。

3. 营养失调：低于机体需要量　与摄入不足及消耗增加有关。

4. 潜在并发症　出血、十二指肠残端破裂、吻合口瘘、消化道梗阻、倾倒综合征等。

七、护理措施

（一）术前护理

1. 心理护理　关心、了解患者，告知有关疾病和手术的知识，围术期的配合，解释患者的各种疑问。胃癌患者对癌症有很大恐惧，担忧治疗效果及预后，应根据患者的个体情况提供信息，增强其信心，消除消极悲观情绪，使患者能积极配合治疗和护理。

2. 饮食　择期手术患者饮食应少量多餐，给予高蛋白、高热量、富含维生素、低脂肪、少渣易消化的食物。对不能进食者，应遵医嘱予以静脉输液，补充足够的热量，改善患者的营养状态，提高对手术的耐受性。

3. 胃肠道准备　术前 3 d 给患者口服肠道不吸收的抗生素，必要时清洁肠道。对有幽门梗阻的患者，给予禁食及胃肠减压，术前 3 d 起用温生理盐水洗胃，以减轻胃黏膜水肿。

（二）术后护理

1. 病情观察　密切观察生命体征，同时，观察患者的神志、肤色、尿量、切口渗血情况。

2. 体位　全麻清醒前给予去枕平卧位，头偏向一侧。全麻清醒血压平稳后取半卧位，有利于呼吸和循环，可减轻腹部切口张力，减轻疼痛，利于引流。

3. 禁食、胃肠减压　术后早期禁食、胃肠减压可减少胃内积气积液，利于吻合口的愈合。

4. 营养治疗

（1）肠外营养治疗：遵医嘱给予患者肠外营养治疗，改善患者营养状况，促进切口愈合。

（2）肠内营养治疗：术后早期经空肠喂养管输入肠内营养液，可维护肠道屏障功能，促进肠功能早期恢复，增强机体免疫功能，促进切口愈合，改善患者全身营养状况。根据患者情况制订个性化的营养治疗方案。肠内营养的护理要点：① 妥善固定喂养管，避免扭曲、受压、打折、脱出；② 保持喂养管通畅，每次输注营养液前后用生理盐水或温开水 20 ~ 30 mL 冲管，输注过程中间隔 4 h 冲管 1 次；③ 控制营养液的温度、速度、浓度，温度以接近体温为宜，过低会导致腹泻，过高会灼伤肠道黏膜，速度宜先慢后快；④ 观察有无并发症的发生。

（3）饮食：少量多餐，开始时 5 ~ 6 餐/d，以后逐渐减少进餐次数并增加每次进餐量，逐渐恢复正常饮食。忌食生、冷、硬和刺激性食物。全胃切除术后开始宜进食少量、清淡的全流质饮食，避免发生不适。

5. 早期活动　参见本项目任务一。

6. 并发症的观察和护理　参见本项目"胃、十二指肠溃疡疾病"患者的护理。

（谭亚杰）

📝 思考与练习

1. 胃、十二指肠溃疡最严重的并发症是　　　　　　　　　　　　　　　　　　　（　　）

A. 急性大出血　　　　　　　　　　　　　　B. 溃疡恶变

C. 急性穿孔　　　　　　　　　　　　　　　D. 瘢痕性幽门梗阻

E. 溃疡性结肠炎

2. 诊断胃、十二指肠溃疡最有意义的检查是　　　　　　　　　　　　　　　　　（　　）

A. X线钡餐　　　　　　　　　　　　　　　B. 胃酸测定

C. 血常规　　　　　　　　　　　　　　　　D. 大便潜血试验

E. 纤维胃镜

3. 瘢痕性幽门梗阻最典型的表现是　　　　　　　　　　　　　　　　　　　　　（　　）

A. 上腹部胀疼　　　　　　　　　　　　　　B. 大量呕吐宿食

C. 营养不良　　　　　　　　　　　　　　　D. 便秘

E. 上腹部膨隆

4. 对消化性溃疡急性穿孔非手术治疗患者最重要的护理措施是　　　　　　　　　（　　）

A. 禁饮食　　　　　　　　　　　　　　　　B. 有效的胃肠减压

C. 取半卧位　　　　　　　　　　　　　　　D. 输液

E. 及时应用抗生素

5. 提示溃疡急性穿孔最有价值的体征是　　　　　　　　　　　　　　　　　　　（　　）

A. 上腹疼痛加重　　　　　　　　　　　　　B. 出现休克征象

C. 疼痛节律消失　　　　　　　　　　　　　D. 出现腹膜体征

E. 肝浊音界消失

6. 十二指肠残端瘘多发生在毕氏Ⅱ式术后　　　　　　　　　　　　　　　　　　（　　）

A. 1～2 d　　　　　　　　　　　　　　　　B. 2～3 d

C. 3～6 d　　　　　　　　　　　　　　　　D. 6～9 d

E. 10～12 d

7. 张女士，45岁，行毕Ⅱ式胃大部切除术后第1天，护士查房时见胃管内吸出咖啡色胃液约200 mL，应如何处理　　　　　　　　　　　　　　　　　　　　　　　　　　　　　　　　（　　）

A. 输血　　　　　　　　　　　　　　　　　B. 继续观察，不需特殊处理

C. 胃管内灌注冰盐水　　　　　　　　　　　D. 应用止血药

E. 马上做好手术止血的准备

8. 邓先生，50岁，5 h前突感上腹部刀割样剧痛，伴恶心、呕吐，呕吐物为胃内容物，既往有胃、十二指肠溃疡病史。体格检查：体温38.5 ℃，脉搏100次/min，呼吸20次/min，血压110/70 mmHg，急性痛苦面容，巩膜无黄染，心肺正常。腹平坦，腹式呼吸运动消失，全腹压痛、肌紧张、反跳痛，以右上腹为明显，肝浊音界缩小，无移动性浊音，肠鸣音消失。腹部X线透视双侧膈下有大量游离气体。该患者最可能的诊断是　　　　　　　　　　　　　　　　　　　　　　　　　　　　　　　　　　　（　　）

A. 急性阑尾炎　　　　　　　　　　　　　　B. 急性腹膜炎

C. 急性肠梗阻　　　　　　　　　　　　　　D. 溃疡病急性穿孔

E. 急性胆囊炎

9．题8患者行非手术治疗，最重要的护理措施是 （ ）

A．取半卧位

B．输液

C．镇静、止痛

D．禁饮食，胃肠减压

E．使用抗生素

项目二十四　小肠疾病患者的护理

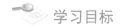 学习目标

知识目标

1. 能简述肠梗阻的病因和分类。
2. 能描述肠梗阻的临床表现。
3. 能叙述肠梗阻的护理措施。
4. 能举例说明单纯性肠梗阻和绞窄性肠梗阻的临床特点。

技能目标

能运用护理程序为小肠疾病患者制订护理计划，提供整体护理。

任务一　熟悉小肠的解剖及生理功能

一、解剖结构

小肠包括十二指肠、空肠及回肠。上始于胃幽门，回肠末端接盲肠，正常成人全长 3~5.5 m，但个体差异较大。十二指肠全长 25~30 cm，呈 C 形。空、回肠间没有明确解剖标志，小肠上段 2/5 称空肠，下段 3/5 称回肠。小肠肠壁的组织结构由内而外分黏膜、黏膜下层、肌层及浆膜四层。

空肠和回肠的血液供应来自肠系膜上动脉，该动脉跨过十二指肠水平部，进入小肠系膜根部；分出胰十二指肠下动脉、中结肠动脉、右结肠动脉、回结肠动脉和 12~16 支空肠、回肠动脉；各支相互吻合形成动脉弓，最后发出直支，到达肠壁。小肠的静脉分布与动脉相似，最后集合形成肠系膜上静脉，与脾静脉汇合而成门静脉干。

空肠黏膜下有散在性孤立淋巴小结，至回肠则有许多淋巴集结（Peyer集结）。小肠淋巴液自黏膜绒毛中央的乳糜管，流经肠系膜根部的淋巴结，再经肠系膜上动脉周围淋巴结、腹腔淋巴结而到达乳糜池。

小肠接受交感和副交感神经支配。交感神经兴奋可使小肠蠕动减弱，血管收缩；迷走神经兴奋则促进肠蠕动，使肠腺分泌增加。小肠的痛觉由内脏神经的传入纤维传导。

二、生理功能

小肠是食物消化和吸收的主要部位。除了接受来自肝、胰腺的消化液外，小肠黏膜还分泌含多种酶的碱性肠液。食糜在小肠内消化分解为葡萄糖、果糖、半乳糖、氨基酸、二肽、三肽、脂肪酸、单酸甘油酯后，由小肠黏膜吸收。小肠还吸收水和电解质，以及包括胃肠道分泌液、脱落的胃肠道上皮细胞的成分在内的大量内源性物质，此外，还有某些微量物质如铜、铁、维生素B等。正常成人每日经小肠重吸收的液体量可达8 000 mL，而仅500 mL左右进入肠，因此，小肠疾病如肠梗阻、肠瘘等发生时，将引起严重的营养障碍和水、电解质失调。

小肠还可分泌多种胃肠激素，如促胰液素、肠高糖素、生长抑素、肠抑胃肽、胃动素、胆囊收缩素、血管活性肠多肽、胃泌素、脑啡肽、神经降压素等。

小肠有丰富的肠淋巴组织，发挥重要的免疫功能，包括抗体介导和细胞介导的免疫防御反应。

（谭亚杰）

任务二　肠梗阻患者的护理

肠内容物不能正常运行、顺利通过肠道，称为肠梗阻（intestinal obstruction），是常见的外科急腹症之一。

一、病因与分类

1. 按肠梗阻发生的基本原因分三类

（1）机械性肠梗阻（mechanical intestinal obstruction）：最常见，是由各种原因引起的肠腔狭小、肠内容物通过发生障碍，包括：①肠腔堵塞，如大结石、粪块、寄生虫、异物等；②肠管受压，如肠扭转、嵌顿疝、肿瘤压迫、粘连压迫等；③肠壁病变，如肿瘤、炎症性狭窄、先天性肠道闭锁等。

（2）动力性肠梗阻（dynamic intestinal obstruction）：是神经反射或毒素刺激引起肠壁肌肉功能紊乱，使肠蠕动消失或肠管痉挛，以致肠内容物无法正常运行，无器质性肠腔狭窄，可分为麻痹性肠梗阻（paralytic ileus）及痉挛性肠梗阻（spastic ileus）两类。前者常见于急性弥漫性腹膜炎、腹膜后血肿或细菌感染及某些腹部手术后等；后者较少见，可继发于慢性铅中毒和肠功能紊乱等。

（3）血运性肠梗阻：是由于肠系膜血管栓塞或血栓形成，使肠管血运障碍，继而发生肠麻痹而使肠内容物不能通过。随着人口老龄化，动脉硬化等疾病增多，此类型已不少见。

2. 按肠壁有无血运障碍分两类

（1）单纯性肠梗阻：只有肠内容物通过受阻，而无肠管血运障碍。

（2）绞窄性肠梗阻：梗阻并伴有肠壁血运障碍，可由肠系膜血管受压，血栓形成或栓塞等引起。

3. 其他分类法　肠梗阻可以根据梗阻部位分为高位肠梗阻（如空肠上段）和低位肠梗阻（如回肠末段与结肠），根据梗阻的程度分为完全性肠梗阻和不完全性肠梗阻，根据梗阻的发展过程分为急性肠梗阻和慢性肠梗阻。当发生肠扭转、结肠肿瘤时，病变肠袢两端完全阻塞称为闭袢性肠梗阻。

随着病情的不断发展变化，某些类型的肠梗阻在一定条件下可以相互转换。

二、病理生理

肠梗阻发生后，会出现肠管局部和全身性的病理和病理生理变化。

1. 肠管局部变化　单纯性机械性肠梗阻发生后，一方面，梗阻以上肠管肠蠕动增加，以克服肠内容物通过障碍；另一方面，肠腔内因液体和气体的积贮而膨胀。肠梗阻部位越低，时间越长，肠膨胀越明显。急性完全性梗阻时，肠管迅速膨胀，肠壁变薄，肠腔压力持续升高，到一定程度时可使肠壁血运障碍。最初主要表现为静脉回流受阻，肠壁的毛细血管及小静脉瘀血，肠壁充血、水肿、增厚，呈暗红色。由于组织缺氧，毛细血管通透性增加，肠壁上有出血点，并有血性渗出液渗入肠腔和腹腔。随着血运障碍的发展，继而出现动脉血运受阻，血栓形成，肠壁失去活力，肠管变成紫黑色。由于肠壁变薄、缺血和通透性增加，腹腔内出现带有粪臭的渗出液，最后，肠管可缺血坏死而破溃穿孔。

慢性肠梗阻多为不完全性梗阻，梗阻以上肠腔有扩张，由于长期肠蠕动增强，肠壁代偿性肥厚。痉挛性肠梗阻多为暂时性，肠管多无明显病理改变。

2. 全身变化

（1）水、电解质、酸碱失衡：胃肠道每日大约分泌 8 000 mL 液体，正常情况下绝大部分被再吸收。急性肠梗阻患者，由于不能进食及频繁呕吐，大量丢失胃肠道分泌液，使水及电解质大量丢失。高位肠梗阻时由于早期频繁呕吐、不能进食，更容易出现脱水，加之酸性胃液及大量氯离子丢失产生代谢性碱中毒。低位肠梗阻时患者呕吐发生迟。其体液的丢失主要是由于肠管活力丧失，无法正常吸收胃肠道分泌的大量液体，丢失的体液多为碱性或中性，丢失的钠、钾离子多于氯离子；加之毛细血管通透性增加，导致血浆渗出，积存在肠腔、腹腔内，即丢失于第三间隙；同时，组织灌注不良导致酸性代谢产物增加，尿量减少等均极易引起严重的代谢性酸中毒；大量的钾离子丢失还可引起肠壁肌张力减退，加重肠腔膨胀，并可引起肌无力及心律失常。

（2）感染和中毒：由于梗阻以上的肠腔内细菌数量显著增加，细菌繁殖产生大量强毒素。由于肠壁血运障碍，通透性增加，肠道细菌移位，细菌和毒素渗透至腹腔内引起严重的腹膜炎和感染、中毒。

（3）休克及多器官功能障碍：水分的严重丢失、血液浓缩、血容量减少、电解质紊乱、酸碱平衡失调以及细菌感染等均可引起严重休克。当肠坏死、穿孔、发生腹膜炎时，全身中毒尤为严重。肠腔大量积气、积液导致腹内压升高，膈肌上升，腹式呼吸减弱，影响肺内气体交换；同时，腹内压增高阻碍了下腔静脉血液回流，从而导致呼吸、循环功能障碍，最后，可因多器官功能障碍乃至衰竭而死亡。

三、临床表现

不同类型肠梗阻的临床表现有其自身的特点，但共同表现为腹痛、呕吐、腹胀及停止肛门排气、排便等。

1. 症状

（1）腹痛：机械性肠梗阻由于梗阻部位以上肠管剧烈蠕动，患者表现为阵发性绞痛。疼痛发作时，患者自觉有"气块"在腹内窜动，并受阻于某一部位，有时可见肠型及肠蠕动波。如腹痛间歇期缩短，呈持续性剧烈腹痛，应警惕可能发展为绞窄性肠梗阻。

（2）呕吐：在肠梗阻早期，呕吐多呈反射性，呕吐物为胃液及食物。一般梗阻部位越高，呕吐发生得越早越频繁。高位肠梗阻呕吐频繁，主要为胃及十二指肠内容物等；低位肠梗阻呕吐出现较迟而少，呕吐物可呈粪样，若吐出蛔虫，多为蛔虫团引起的肠梗阻；麻痹性肠梗阻时呕吐呈溢出性；绞窄性肠梗阻呕吐物为血性或棕褐色液体。

（3）腹胀：程度与梗阻部位有关。高位肠梗阻腹胀较轻，低位肠梗阻腹胀及麻痹性肠梗阻腹胀明显。肠扭转时腹部隆起不均匀对称。

（4）停止肛门排便、排气：完全性肠梗阻多不再排便、排气；但在肠梗阻早期，尤其是高位肠梗阻，由于梗阻以下肠腔内仍残存粪便及气体，可自行或在灌肠后排出，故不应因此而否定肠梗阻的存在；绞窄性肠梗阻可排血性黏液样便。

2. 体征

（1）局部：

①腹部视诊：机械性肠梗阻可见肠型和蠕动波。

②触诊：单纯性肠梗阻因肠管膨胀，可有轻度压痛，但无腹膜刺激征。绞窄性肠梗阻时，可有固定压痛和腹膜刺激征。肿瘤或蛔虫性肠梗阻，常在腹部触及包块或条索状团块。

③叩诊：绞窄性肠梗阻时，腹腔有渗液，移动性浊音可呈阳性。

④听诊：机械性肠梗阻时有肠鸣音亢进，有气过水声或金属音；麻痹性肠梗阻时，肠鸣音减弱或消失。

（2）全身表现：肠梗阻初期，患者全身情况可无明显变化。梗阻晚期或绞窄性肠梗阻患者可出现唇干舌燥、眼窝凹陷、皮肤弹性消失、尿少或无尿等明显缺水征，还可能出现脉搏细速、血压下降、面色苍白、四肢发冷等中毒和休克征象。

四、辅助检查

1. 实验室检查　若肠梗阻患者出现脱水、血液浓缩时可引起血红蛋白、血细胞比容升高，尿比重也增高。白细胞计数和中性粒细胞比例显著升高多见于绞窄性肠梗阻。血气分析、血清离子、血尿素氮及肌酐检查出现异常结果，则表示存在电解质、酸碱失衡或肾功能障碍。呕吐物和粪便检查有大量红细胞或隐血试验阳性，应考虑肠管有血运障碍。

2. X线检查　一般在梗阻发生4~6 h后，腹部立位或侧卧位透视或拍片可见多数液平面及气胀肠袢，对诊断肠梗阻有很大价值。空肠梗阻时，空肠黏膜环状皱襞可显示"鱼肋骨刺"状；当怀疑肠套叠、乙状结肠扭转或结肠肿瘤时，可行钡剂灌肠或CT检查以帮助诊断。

五、治疗原则

治疗原则是纠正肠梗阻引起的全身性生理紊乱和解除梗阻。具体治疗方法应根据肠梗阻的类型、部位以及患者的全身情况而定。

1. 基础治疗　即不论非手术治疗还是手术治疗均需采取的治疗措施，包括禁食、胃肠减压，纠正水、电解质紊乱及酸碱失衡，防治感染和中毒，明确诊断后酌情应用解痉剂、镇静剂等。

2. 解除梗阻

（1）非手术治疗：适用于单纯性粘连性肠梗阻、麻痹性或痉挛性肠梗阻、蛔虫或粪块堵塞引起的肠梗阻、肠结核等炎症引起的不完全性肠梗阻、肠套叠早期等。具体措施除上述基础治疗外还包括中医中药治疗、口服或胃肠道灌注生植物油、针刺疗法，根据不同病因采用低压空气或钡灌肠、腹部按摩等。

（2）手术治疗：适用于各种类型的绞窄性肠梗阻、肿瘤、先天性肠道畸形引起的肠梗阻及非手术治疗无效的患者。手术大体可归纳为以下四种：① 解除引起梗阻的原因：如粘连松解术、肠切开取出异物、肠套叠复位术、肠扭转复位术等；② 肠切除肠吻合术：如肠肿瘤、炎症性狭窄或局部肠袢已失活坏死，则应作肠切除肠吻合术；③ 短路手术：当肠梗阻原因既不能简单解除，又不能切除，如晚期肿瘤已浸润固定，或肠粘连成团与周围组织愈合，则可做梗阻近端与远端肠袢短路吻合术；④ 肠造口或肠外置术：如患者情况极严重或局部病变所限不能耐受和进行复杂手术，可行肠造口术，暂时解除梗阻。对单纯性结肠梗阻，一般采用梗阻近侧（盲肠或横结肠）造口，以解除梗阻。如已有肠坏死，则宜切除坏死肠段并将两断端外置做造口术，以后行二期手术治疗结肠病变。

六、护理评估

（一）术前评估

1. 健康史　了解患者的一般情况，包括年龄、性别、饮食习惯。了解患者既往有无腹部手术、外伤、各种急慢性肠道疾病史等。发病前有无体位不当、饮食不当、饱餐后剧烈活动等诱因。

2. 身体状况

（1）症状：评估腹痛、腹胀、呕吐、停止排气、排便等症状的程度，有无进行性加重；呕吐的频率、量、颜色、性质、气味。

（2）体征：观察患者神志及生命体征的变化情况；有无口唇干燥、眼窝凹陷、皮肤弹性降低、尿少或无尿等缺水征；有无血压下降、四肢冰冷等中毒性休克表现；有无压痛、腹膜刺激征；叩诊时注意肝浊音界大小，有无移动性浊音；听诊肠鸣音有无亢进或减弱、消失。

（3）辅助检查：实验室检查是否提示有水、电解质及酸碱失衡，腹部X线平片检查有无液气平面等异常表现。

3. 心理—社会状况　评估患者的心理情况，有无烦躁、焦虑、恐惧，评估患者及家属是否了解肠梗阻的相关知识；评估家属对患者心理和经济的支持情况等。

（二）术后评估

评估患者麻醉和手术方式、术中失血、补液情况；了解引流管放置的位置、是否通畅；评估引流液的颜色、量、性质；评估切口敷料是否清洁，有无渗血、渗液等情况；了解患者有无腹胀、恶心、呕吐等不适症状；评估切口愈合及术后康复的情况；有无并发症发生等。

七、常见护理诊断

1. 舒适度减弱　腹痛、腹胀与梗阻部位以上肠管膨胀有关。
2. 体液不足　与频繁呕吐、腹腔及胸腔积液、胃肠减压等有关。
3. 潜在并发症　术后肠粘连、腹腔感染、肠瘘。

八、护理目标

（1）患者腹痛、腹胀程度减轻，舒适感增强。
（2）患者体液维持平衡状态，能维持重要器官的有效灌注。
（3）患者未发生并发症，或并发症得到及时发现和处理。

九、护理措施

（一）术前准备和非手术患者的护理

1. 胃肠减压　是治疗肠梗阻的重要方法之一。胃肠减压可减少胃肠道积存的气体、液体，减轻腹胀，降低肠腔压力，减少肠腔内的细菌和毒素，有利于肠壁血液循环的恢复，减轻肠壁水肿；通过降低腹内压，还可改善因膈肌抬高而导致的呼吸与循环障碍。胃肠减压期间应保持胃管通畅和有效的负压，注意观察引流液的颜色、性质、量，并准确记录。如发现血性液体，应考虑肠绞窄的可能。

2. 饮食与营养支持　一般需绝对禁食，应给予胃肠外营养。若梗阻解除，患者开始排气、排便，腹痛、腹胀消失后，可进流质饮食，忌甜食与牛奶等产气食物，以后逐渐过渡到半流质饮食。

3. 体位　生命体征平稳后取半卧位，减轻腹肌紧张，缓解疼痛，使膈肌下降，利于患者的呼吸和循环。

4. 解痉止痛　明确诊断并确定无绞窄或肠麻痹后，可应用阿托品等药物，以解除胃肠道平滑肌的痉挛，缓解腹痛。禁用吗啡类镇痛药，以免掩盖症状，延误治疗。

5. 合理输液　根据病情决定补充液体的量与种类，观察呕吐次数、量、胃肠减压量及尿量；根据出入量、血清电解质、血气分析结果等合理安排输液。必要时遵医嘱给予输血。

6. 按摩或针刺疗法　若为不完全性、痉挛性或单纯蛔虫所致的肠梗阻，可适当顺时针轻柔按摩腹部，并遵医嘱配合应用针刺疗法，缓解疼痛。

7. 对症护理　呕吐时坐起或头偏向一侧，及时清除口腔内呕吐物，以免误吸引起吸入性肺炎或窒息。呕吐后给予漱口，保持口腔清洁，同时，观察和记录呕吐物颜色、性状和量。

8. 严密观察病情变化　定时测量生命体征，观察腹痛、腹胀和呕吐等变化，及时了解患者各项实验室指标。若出现以下情况之一应警惕绞窄性肠梗阻发生的可能，及时报告医师并做好术前准备：① 腹痛发作急骤，发病起始即可表现为持续性剧烈疼痛，或持续性疼痛伴阵发性加重，有时出现腰背痛；② 早期出现频繁而剧烈的呕吐；③ 腹胀不对称，腹部有局限性隆起或触及压痛性包块；④ 呕吐物、胃肠减压液或肛门排出物为血性，或腹腔穿刺抽出血性液体；⑤ 出现腹膜刺激征，肠鸣音可不亢进或由亢进转为减弱甚至消失；⑥ 体温升高、脉率增快、白细胞计数升高；⑦ 病情进展迅速，早期出现休克，抗休克治疗无效；⑧ 经积极非手术治疗而症状体征未见明显改善；⑨ 腹部 X 线检查可见孤立、突出胀大的肠袢，位置固定不变，或有假肿瘤状阴影，或肠间隙增宽，提示腹腔积液。此类患者病情危重，应在抗休克、抗感染的同时，快速做好术前准备。

9. 心理护理　安慰患者，向其讲解疾病相关知识，治疗护理方法，使其配合。

（二）术后护理

1. 体位　全麻术后给予去枕平卧位，头偏向一侧；血压、脉搏平稳后给予半卧位，利于呼吸、引流，减轻疼痛。

2. 饮食　术后禁食期间给予静脉补液。待肠蠕动恢复、肛门排气后可开始进少量流质；进食后若无不适，逐步过渡至半流质。

3. 活动　鼓励患者早期离床活动，促进肠蠕动，防止发生肠粘连。

4. 引流管的护理　妥善固定并保持通畅，观察并记录引流液颜色、性质、量。引流管护理时注意无菌操作。观察切口敷料是否清洁，有无渗血、渗液情况。

5. 病情观察　密切观察患者生命体征，若术后 3～5 d 出现体温升高，切口红肿加剧时应怀疑切口感染；若出现局部或弥漫性腹膜炎表现或腹腔引流管周围流出液体带粪臭味时，应警惕腹腔内有感染或肠瘘的可能。根据医嘱进行积极的全身营养支持和抗感染治疗。引流不畅或感染不能局限者需再次手术处理。

（三）健康指导

（1）鼓励患者术后早期下床活动，防止肠粘连。

（2）指导患者出院后注意调节饮食，不能暴饮暴食，避免饭后剧烈运动。

（3）指导患者自我监测，若出现腹痛、腹胀、呕吐、停止排便等不适，及时就诊。

（谭亚杰）

思考与练习

1. 单纯性肠梗阻与绞窄性肠梗阻的主要区别是　　　　　　　　　　　　　（　　）

A. 梗阻的病因　　　　　　　　　　　　B. 梗阻的部位

C. 梗阻的严重程度　　　　　　　　　　D. 梗阻的时间

E. 肠管壁有无血运障碍

2. 小儿肠套叠大便的特点是　　　　　　　　　　　　　　　　　　　　　（　　）

A. 果酱样血便　　　　　　　　　　　　B. 黏液便

C. 脓血便　　　　　　　　　　　　　　D. 柏油样便

E．白陶土便

3．下列哪种肠梗阻，查体时触不到肿块　　　　　　　　　　　　　（　　）

A．肠套叠　　　　　　　　　　　　　　　B．肠扭转

C．麻痹性肠梗阻　　　　　　　　　　　　D．绞窄性肠梗阻

E．蛔虫性肠梗阻

4．怀疑肠梗阻的患者在观察期间的护理不正确的是　　　　　　　　（　　）

A．禁食　　　　　　　　　　　　　　　　B．胃肠减压

C．半卧位　　　　　　　　　　　　　　　D．应用吗啡止痛

E．纠正电解质紊乱

5．下列哪项不是绞窄性肠梗阻的特点　　　　　　　　　　　　　　（　　）

A．早期出现休克　　　　　　　　　　　　B．腹膜刺激征明显

C．肠鸣音亢进　　　　　　　　　　　　　D．出现气腹征

E．腹腔穿孔抽出血性液体

6．关于急性肠梗阻的叙述错误的是　　　　　　　　　　　　　　　（　　）

A．单纯性肠梗阻腹痛为阵发性　　　　　　B．高位小肠梗阻腹胀明显

C．低位小肠梗阻呕吐较晚　　　　　　　　D．麻痹性肠梗阻腹痛不剧烈

E．绞窄性肠梗阻呕吐物可为血性

项目二十五　阑尾炎患者的护理

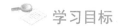
学习目标

知识目标

1．能阐述急性阑尾炎的临床表现。

2．能简述急性阑尾炎的治疗原则。

3．能叙述急性阑尾炎的护理措施。

4．能区分、概括并说明急性阑尾炎的病因及病理分型。

技能目标

能运用护理程序为阑尾炎患者制订护理计划，提供整体护理。

任务一　熟悉阑尾的解剖结构

阑尾（vermiform appendix）位于右髂窝部，形似蚯蚓，长度为 5～10 cm，直径为 0.5～0.7 cm，起自盲肠根部，是 3 条结肠带的会合点。因此，沿三条结肠带向顶端追踪可找到阑尾基底部。其体表投影在脐与右髂前上棘连线中外 1/3 交界处，称为麦氏（McBurney）点，是阑尾手术切口的标记点。绝大多数人的阑尾属于腹膜内器官。由于阑尾基底部与盲肠关系恒定，因此，阑尾的位置随盲肠位置而变异，其尖端指向有六种类型：① 回肠前位；② 盆位；③ 盲肠后位；④ 盲肠下位；⑤ 盲肠外侧位；⑥ 回肠后位。

阑尾系膜为两层腹膜包裹阑尾形成的一个三角形皱襞，其内含有血管、淋巴管和神经。阑尾系膜内的血管主要有阑尾动、静脉。阑尾动脉是回结肠动脉的分支，是无侧支的终末动脉。当有血运障碍时，易致阑尾坏死。阑尾静脉与动脉伴行，血液最终回流入门静脉。

当阑尾炎症时，菌栓脱落可引起门静脉炎和细菌性肝脓肿。阑尾的淋巴管与系膜内的血管相伴行，引流至回结肠淋巴结。阑尾的神经由交感神经纤维经腹腔丛和内脏小神经传入，由于其传入的脊髓节段在第10、11胸节，因此，在急性阑尾炎发病初始，常表现为脐周牵涉痛，属内脏性疼痛。

阑尾黏膜由结肠上皮构成。黏膜上皮细胞能分泌少量黏液。黏膜和黏膜下层中含有丰富的淋巴组织。人在出生后阑尾的淋巴组织就开始出现，12～20岁时达高峰，以后逐渐减少，60岁后完全消失。故切除成人的阑尾，无损机体的免疫功能。阑尾黏膜深部有嗜银细胞，是发生阑尾类癌的组织学基础。

（陈淑瑜）

任务二　急性阑尾炎患者的护理

急性阑尾炎（acute appendicitis）是最多见的外科急腹症。

一、病因

1. 阑尾管腔阻塞　阑尾管腔阻塞是急性阑尾炎最常见的病因。导致阑尾管腔阻塞的最常见原因是淋巴滤泡明显增生，约占60%，多见于年轻人；粪石也是阻塞的原因之一，约占35%；异物、炎性狭窄、食物残渣、蛔虫、肿瘤等是较少见的原因；因阑尾管腔细，开口狭小，系膜短，使阑尾卷曲，这些都是导致阑尾管腔易于阻塞的原因。

2. 细菌入侵　阑尾管腔阻塞，细菌繁殖，分泌内毒素和外毒素，损伤黏膜上皮导致溃疡形成，细菌穿过溃疡黏膜进入阑尾肌层。阑尾壁间质压力升高，影响动脉血流，造成阑尾缺血，最终造成梗死和坏疽。致病菌多为肠道内的各种革兰阴性杆菌和厌氧菌。

二、病理生理及分型

1. 病理类型　根据急性阑尾炎的临床过程和病理解剖学变化，可分为以下四种类型。

（1）急性单纯性阑尾炎：属轻型阑尾炎或病变早期，病变多局限于黏膜和黏膜下层。阑尾外观轻度肿胀，浆膜充血并失去正常光泽，表面有少量纤维素性渗出物。镜下见阑尾各层均有水肿和中性粒细胞浸润，黏膜表面有小溃疡和出血点。

（2）急性化脓性阑尾炎：也称急性蜂窝织炎性阑尾炎，常由单纯性阑尾炎发展而来。阑尾肿胀显著，浆膜高度充血，表面覆有纤维素性渗出物。镜下阑尾黏膜溃疡面增大并深达肌层和浆膜层，各层均有小脓肿形成，腔内有积脓。阑尾周围的腹腔内有稀薄脓液，形成局限性腹膜炎。

（3）坏疽性及穿孔性阑尾炎：是一种重型阑尾炎，阑尾管壁坏死或部分坏死，呈暗紫色或黑色。由于阑尾管腔内积脓，压力升高，管壁血液循环障碍，严重者发生穿孔，穿孔部位多发生在阑尾根部和尖端。若穿孔后局部未能被大网膜包裹，感染扩散，可引起急性弥漫性腹膜炎。

（4）阑尾周围脓肿：急性阑尾炎化脓、坏疽或穿孔，若此过程进展较慢，大网膜可移至右下腹部，将阑尾包裹并形成粘连，可形成炎性肿块或阑尾周围脓肿（periappendicular abscess）。

2. 转归

（1）炎症消退：一部分单纯性阑尾炎经及时药物治疗后，炎症消退，大部分将转为慢性阑尾炎，易复发。

（2）炎症局限化：部分化脓、坏疽或穿孔性阑尾炎被大网膜包裹粘连后，炎症局限，形成阑尾周围脓肿。常需大量抗生素或中药治疗，治愈缓慢。

（3）炎症扩散：阑尾炎症重，发展快，未及时手术切除，又未能被大网膜包裹局限，炎症扩散，发展为弥漫性腹膜炎、化脓性门静脉炎或感染性休克等。

三、临床表现

（一）症状

1. 腹痛　腹痛发作始于上腹部，逐渐移向脐周，数小时（6～8 h）后转移并局限于右下腹，70%～80%的患者具有此典型的转移性腹痛特点。腹痛的过程长短取决于病变发展的程度和阑尾位置。部分患者也可在发病初即表现为右下腹痛。

不同位置的阑尾炎腹痛部位不同，如盲肠后位阑尾炎表现为右侧腰部疼痛，盆位阑尾炎表现为耻骨上区疼痛，肝下区阑尾炎可引起右上腹痛，极少数左下腹部阑尾炎表现为左下腹痛。

不同类型阑尾炎的腹痛特点也不同，如单纯性阑尾炎仅有轻度隐痛；化脓性阑尾炎表现为阵发性胀痛和剧痛；坏疽性阑尾炎呈持续性剧烈腹痛；穿孔性阑尾炎因阑尾腔压力骤减，腹痛可暂时减轻，但出现腹膜炎后，腹痛又持续加剧。

2. 胃肠道症状　发病早期可有厌食、恶心或呕吐，但程度较轻。有些患者可发生腹泻，如盆位阑尾炎时，炎症刺激直肠和膀胱，引起排便、里急后重症状。弥漫性腹膜炎可致麻痹性肠梗阻，表现为腹胀、排气、排便减少。

3. 全身症状　早期乏力。炎症重时出现中毒症状，可表现心率增快、发热，体温升高达38℃。阑尾穿孔后体温会更高，可达39℃或40℃。若发生门静脉炎则可出现寒战、高热和轻度黄疸。

（二）体征

1. 右下腹压痛　右下腹压痛是急性阑尾炎的最常见的重要体征。压痛点通常位于麦氏点，可随阑尾的解剖位置变异而改变，但压痛点始终在一个固定位置，在腹痛转移至右下腹之前右下腹便可出现固定压痛，压痛程度与病变程度相关。当炎症加重波及周围组织时，压痛范围亦相应扩大，但仍以阑尾所在部位的压痛最明显。

2. 腹膜刺激征　腹膜刺激征包括腹肌紧张、反跳痛和肠鸣音减弱或消失等，是壁腹膜受到炎症刺激的一种防御性反应，常表示阑尾炎症加重、有化脓、坏疽或穿孔等病理改变。但在小儿、老人、孕妇、肥胖、虚弱者或盲肠后位阑尾炎时，腹膜刺激征不明显。

3. 右下腹包块　查体时如在右下腹触及压痛性包块，边界不清，固定，可考虑阑尾周围脓肿形成。

4. 辅助诊断的其他体征

（1）结肠充气试验（Rovsing征）：患者仰卧位，检查者右手压迫左下腹，再用左手挤压近端结肠，结肠内气体可传至盲肠和阑尾，引起右下腹疼痛者为阳性。

（2）腰大肌试验（psoas征）：患者左侧卧位，后伸右大腿，引起右下腹痛者为阳性，提示阑尾位于腰大肌前方，为盲肠后位或腹膜后位。

（3）闭孔内肌试验（obturator征）：患者仰卧位，屈曲右髋和右大腿，然后被动向内旋转，引起右下腹痛者为阳性，提示阑尾靠近闭孔内肌。

（4）直肠指检：引起炎症阑尾所在位置有压痛。压痛常位于直肠右前方。当阑尾穿孔时，直肠前壁压痛广泛；当形成阑尾周围脓肿时，有时可触及痛性肿块。

四、辅助检查

1. 实验室检查　大多数急性阑尾炎患者白细胞计数和中性粒细胞比例增高。但老年患者或部分单纯性阑尾炎患者，白细胞可无明显升高。

2. 影像学检查

（1）腹平片：可见盲肠扩张和液气平面，偶见钙化的粪石和异物影。

（2）B超检查：有时可发现肿大的阑尾或脓肿。

（3）CT检查：可获得与B超检查相似的结果，有助于阑尾周围脓肿的诊断。

以上三项检查对于急性阑尾炎的诊断并不是必需的，诊断不明确时可选择使用。

3. 腹腔镜检查或后穹隆镜检查　可用于急性阑尾炎的诊断，并可同时做阑尾切除术。

五、治疗原则

1. 手术治疗　一旦确诊，绝大多数急性阑尾炎应早期手术治疗。因其临床类型不同，选择手术方法也不同。

（1）急性单纯性阑尾炎：行阑尾切除术，切口一期缝合。有条件时也可采用腹腔镜阑尾切除术。

（2）急性化脓性或坏疽性阑尾炎：行阑尾切除术，若腹腔有脓液，应仔细清除，用纱布蘸净脓液后关腹。术中注意保护切口，一期缝合。

（3）穿孔性阑尾炎：宜采用右下腹经腹直肌切口切除阑尾，术中注意保护切口，清除腹腔脓液或冲洗腹腔后，冲洗切口，一期缝合，根据情况放置腹腔引流。

（4）阑尾周围脓肿：阑尾脓肿未破溃穿孔时按急性化脓性阑尾炎处理。如阑尾周围脓肿病情稳定，先行抗生素治疗或同时联合中药治疗促进脓肿吸收消退，或在超声引导下穿刺抽脓或置管引流。脓肿扩大无局限趋势者，宜先行B超检查确定切口部位，再行手术切开引流，以引流为主。如阑尾显露方便，也应切除阑尾。术后正确合理使用抗生素。

2. 非手术治疗　适用于单纯性阑尾炎及急性阑尾炎的早期阶段，患者拒绝手术治疗或客观条件不允许，或伴有其他严重器质性疾病有手术禁忌证者。治疗上选择有效的抗生素和补液治疗等。

六、护理评估

（一）术前评估

1. 健康史　了解患者性别、年龄，女性患者妇产科疾病病史及手术治疗史；评估有无不洁饮食史、急性胃肠炎病史；既往有无胃、十二指肠疾病等。老年人还需了解是否有心血管、肺部等方面的疾病，以及有无肾功能不全的病史。

2. 身体状况

（1）症状：评估有无转移性右下腹痛，有无胃肠道及全身症状。

（2）体征：有无右下腹固定压痛、腹膜刺激征、腹部包块及辅助诊断的其他体征。

（3）辅助检查：评估血白细胞计数和中性粒细胞比例，了解影像学检查结果等。

3. 心理—社会状况 了解患者及家属对阑尾炎的认知及对手术的认知程度，患者及家属术前术后配合治疗护理的相关知识的了解程度，患者及家属的心理、经济承受能力。

（二）术后评估

评估患者麻醉和手术方式、术中失血、补液情况。留置引流管的患者，了解引流管放置的位置、是否通畅，评估引流液的颜色、量、性质，评估切口敷料是否清洁，有无渗血、渗液情况等。评估术后切口愈合情况，有无并发症发生等。

七、常见护理诊断

1. 急性疼痛 与阑尾炎症刺激腹膜及手术创伤有关。

2. 体温过高 与阑尾炎症有关。

3. 潜在并发症 出血、切口感染、阑尾残株炎、粘连性肠梗阻及粪瘘等。

八、护理目标

（1）患者疼痛减轻或缓解。

（2）患者体温接近正常。

（3）患者未发生并发症，或并发症得到及时发现和处理。

九、护理措施

（一）术前准备和非手术患者的护理

1. 病情观察 严密观察患者的生命体征、腹痛及腹部体征，尤其注意腹痛变化。非手术治疗期间，出现右下腹痛加剧、发热、血白细胞计数和中性粒细胞比例上升，应做好急诊手术准备。

2. 控制感染 遵医嘱按时使用有效的抗生素；脓肿形成者可配合医生行脓肿穿刺抽液，根据脓液的检查结果选用有效的抗生素。

3. 缓解疼痛 给予患者半卧位，可使腹肌放松，减轻腹部张力，缓解腹痛。已明确诊断或已决定手术的患者疼痛明显时可遵医嘱给予解痉剂或止痛药，以缓解疼痛。

4. 心理护理 向患者及家属讲解疾病相关知识，减轻或消除其恐惧心理，使其更好地配合治疗与护理。

5. 对症处理 予以禁食，通过静脉输液保持水、电解质平衡，同时，给予肠外营养；高热患者给予物理降温；便秘者禁用泻药及灌肠，以免刺激肠蠕动，增加肠内压力，导致阑尾穿孔或炎症扩散。

6. 并发症的观察和护理

（1）腹腔脓肿：是阑尾炎未经及时、有效治疗的结果。以阑尾周围脓肿最常见，也可在腹腔其他部位如盆腔、膈下或肠间隙等处形成脓肿。临床表现有压痛性包块、麻痹性肠梗阻的腹胀表现，也可出现全身中毒症状等。B超和CT检查可协助定位。一经诊断应立即在超声引导下穿刺抽脓冲洗或置管引流。必要时手术切开引流。

（2）化脓性门静脉炎（suppurative pylephlebitis）：急性阑尾炎时阑尾静脉中的细菌栓子脱落可沿肠系膜上静脉至门静脉导致化脓性门静脉炎。患者表现为寒战、高热、轻度黄疸、剑突下压痛等。若进一步加重可致感染性休克和脓毒症，延误可发展为细菌性肝脓肿。行阑尾切除并使用大剂量抗生素治疗有效。

（二）术后护理

1. 观察病情变化　定时监测生命体征并准确记录；观察患者腹部体征等变化，发现异常及时通知医生。

2. 体位　全麻术后未清醒或硬膜外麻醉去枕平卧6 h，待血压、脉搏平稳后改为半卧位，以减轻腹壁切口张力，减轻切口疼痛，有利于呼吸和引流，并可预防膈下脓肿的形成。

3. 引流管的护理　妥善固定引流管，防止扭曲、受压、打折、脱出；保持通畅，按时挤压引流管，防止引流管堵塞；观察并记录引流液的颜色、性质及量；保持切口敷料清洁干燥，有污染及时通知医生。

4. 饮食　术后给予禁食、胃肠减压，待肠蠕动恢复，肛门排气后，可进流质饮食，避免进食牛奶或甜饮料等产气食物引起腹胀；无不适后逐步恢复至正常饮食。

5. 并发症的观察和护理

（1）出血：多因阑尾系膜结扎线脱落导致系膜血管出血，表现为腹痛、腹胀和失血性休克等症状。一旦发生出血，应立即输血、补液，紧急再次手术止血。

（2）切口感染：是术后最常见的并发症，多见于化脓性或穿孔性阑尾炎。近年来，随着外科技术的提高和抗生素的有效应用，已少见。表现为术后2～3 d体温升高，切口胀痛或跳痛，局部红肿、压痛等。治疗原则是先行试穿抽出脓液，或在波动处拆除缝线，排出脓液，放置引流定期换药。

（3）粘连性肠梗阻：也是较常见的阑尾切除术后并发症。与局部炎症、手术损伤、切口异物、术后长期卧床等很多因素有关。术后早期离床活动可预防肠粘连的发生。

（4）阑尾残株炎：阑尾残端保留过长超过1 cm或粪石残留，术后残株易复发，症状为阑尾炎表现，钡剂灌肠检查可明确诊断。症状较重者，应再次手术切除阑尾残株。

（5）粪瘘：非常少见。产生粪瘘的原因有多种，如残端单纯结扎致结扎线脱落，盲肠原有结核或癌症，因盲肠组织水肿脆弱手术缝合时损伤等，可见切口处排出粪便样物。经非手术治疗后，粪瘘多可自行闭合，长期不愈合需手术修补。

6. 活动　鼓励患者术后早期离床活动，以促进肠蠕动恢复，减少肠粘连等并发症发生。

（三）健康指导

1. 疾病知识指导　告知患者阑尾炎的相关知识及术后康复方面的相关知识。提醒阑尾周围脓肿未切除阑尾的患者3 mon再行阑尾切除术。

2. 出院指导　患者出院后自我监测，若出现腹痛、腹胀等不适，应及时就诊。

（陈淑瑜）

任务三　其他常见类型阑尾炎患者的护理

一、特殊类型急性阑尾炎

（一）新生儿急性阑尾炎

新生儿阑尾呈漏斗形，不易发生由淋巴滤泡增生或者粪石所致阑尾管腔阻塞。因此，新生儿急性阑尾炎很少见。由于新生儿不能提供病史，早期临床表现仅有厌食、恶心、呕吐、腹泻和缺水等症状，无特殊性临床表现，发热及白细胞升高均不明显，因此，早期诊断较困难，穿孔率高达80%，病死率也较高。查体时应认真检查患儿的右下腹压痛和腹胀等体征。应早期手术治疗。

1. 常见护理诊断

（1）体液不足：与高热、呕吐、腹泻有关。

（2）体温过高：与阑尾炎症有关。

（3）潜在并发症：弥漫性腹膜炎。

2. 护理措施

（1）及时纠正水电解质酸碱失衡。

（2）采取有效措施给予患儿降温。

（3）其他护理同急性阑尾炎患者的护理。

（二）小儿急性阑尾炎

小儿大网膜发育不全，不能起到足够的保护作用。患儿也不能够清楚地提供病史，早期诊断困难。其临床特点如下。

病情发展快且较重，早期即出现高热、呕吐等症状；右下腹体征不明显、不典型，但有局部压痛和肌紧张，是小儿阑尾炎的重要体征；穿孔率较高。治疗原则为早期手术、配合输液、纠正脱水、应用广谱抗生素等。

1. 常见护理诊断　同急性阑尾炎。

2. 护理措施　同急性阑尾炎。

（三）妊娠期急性阑尾炎

妊娠期急性阑尾炎较常见。妊娠期盲肠和阑尾被增大的子宫推挤，向右上腹移位，压痛点随之上移。腹壁被抬高，炎症阑尾刺激不到壁腹膜，故压痛、反跳痛、肌紧张均不明显。大网膜不易包裹住阑尾，腹膜炎不易被局限，易在腹腔内扩散。炎症刺激子宫，易引起流产或早产，威胁母子安全。治疗原则为早期手术切除阑尾，围术期加用黄体酮，尽量不用腹腔引流。临产期急性阑尾炎如并发阑尾穿孔、全身感染症状严重时，可考虑经腹剖宫产术，同时切除阑尾。

1. 常见护理诊断

（1）焦虑/恐惧：与阑尾炎刺激子宫可能导致早产或流产有关。

（2）潜在并发症：弥漫性腹膜炎。

2. 护理措施

（1）遵医嘱正确使用抗生素。

（2）手术前后遵医嘱应用黄体酮肌内注射，减少子宫收缩，防止流产和早产发生。

（3）其他护理同急性阑尾炎患者的护理。

（四）老年人急性阑尾炎

随着人口老龄化，老年人急性阑尾炎发病率呈明显升高趋势。老年人对疼痛感觉迟钝，腹肌薄弱，防御功能减退，因此，主诉不强烈，体征不典型，临床表现轻而病理改变重。体温和白细胞升高不明显，易延误诊断和治疗。老年人多伴动脉硬化，阑尾动脉亦有相应变化，易导致阑尾缺血坏死。老年人常伴发心血管疾病、糖尿病、肾功能不全等，使病情更趋复杂严重，治疗原则为一旦诊断明确，及时手术治疗，同时处理伴发的内科疾病。

1. 常见护理诊断　同急性阑尾炎。

2. 护理措施

（1）术前检查重要脏器功能。

（2）其他护理同急性阑尾炎患者的护理。

（五）AIDS/HIV感染患者的阑尾炎

临床表现及体征与免疫功能正常者相似，但不典型，患者的白细胞计数不高，常被延误诊断和治疗。B超和CT检查有助于诊断。治疗原则为早期手术治疗，可获较好的短期生存，否则穿孔率较高（占40%）。不应将AIDS/HIV患者视为阑尾炎切除术的手术禁忌证。

二、慢性阑尾炎

慢性阑尾炎（chronic appendicitis）多由急性阑尾炎转变而来，少数病变开始呈慢性过程，主要病理改变是阑尾壁有程度不同的纤维化和慢性炎性细胞浸润。多数慢性阑尾炎患者由于阑尾腔内有粪石或粘连、淋巴滤泡过度增生，导致阑尾管腔变窄。由于阑尾纤维组织增生、脂肪增多和管壁变厚，导致管腔狭窄甚至闭塞，妨碍了阑尾排空并压迫阑尾壁内神经而引起疼痛等症状。

（一）临床表现

1. 症状　患者既往有急性阑尾炎发作病史，经常右下腹疼痛，部分患者只有隐痛或不适，剧烈活动或饮食不洁可诱发急性发作。

2. 体征　阑尾部位的局限性压痛，位置较固定。左侧卧位时右下腹可扪及阑尾条索。

（二）辅助检查

X线钡剂灌肠检查：可见阑尾不充盈或充盈不全，阑尾腔不规则，72 h后透视复查阑尾腔内仍有钡剂残留，即可诊断为慢性阑尾炎。

（三）治疗原则

诊断明确后手术切除阑尾，并行病理检查证实诊断。

（四）常见护理诊断

1. 慢性疼痛　与阑尾慢性炎症刺激有关。
2. 潜在并发症　出血，粘连性肠梗阻及粪瘘等。

（五）护理措施

同急性阑尾炎护理措施。

（陈淑瑜）

思考与练习

1. 急性阑尾炎患者的典型症状是　　　　　　　　　　　　　　　　　　　　　（　　）

A. 恶心、呕吐　　　　　　　　　　　　　B. 转移性右下腹疼痛

C. 发热　　　　　　　　　　　　　　　　D. 腹泻或便秘

E. 里急后重

2. 急性阑尾炎患者出现寒战、高热、黄疸时应警惕　　　　　　　　　　　　　（　　）

A. 脓毒血症　　　　　　　　　　　　　　B. 膈下脓肿

C. 化脓性胆管炎　　　　　　　　　　　　D. 化脓性门静脉炎

E. 盆腔脓肿

3. 关于小儿急性阑尾炎临床特点的描述不正确的是　　　　　　　　　　　　　（　　）

A. 早期高热　　　　　　　　　　　　　　B. 典型症状是转移性右下腹痛

C. 呕吐和腹泻　　　　　　　　　　　　　D. 极易穿孔

E. 宜及早手术

4. 急性阑尾炎最重要的病因是　　　　　　　　　　　　　　　　　　　　　　（　　）

A. 阑尾腔梗阻　　　　　　　　　　　　　B. 阑尾损伤

C. 神经反射　　　　　　　　　　　　　　D. 全身感染

E. 急性腹膜炎扩散

5. 张先生，45岁，转移性右下腹痛3 h。查体：体温38 ℃，血压正常，右下腹固定性压痛，无腹肌紧张及反跳痛，临床诊断为急性阑尾炎。该患者的阑尾病变属于　　　　　　　　　（　　）

A. 单纯性阑尾炎　　　　　　　　　　　　B. 化脓性阑尾炎

C. 坏疽性阑尾炎　　　　　　　　　　　　D. 阑尾周围脓肿

E. 慢性阑尾炎

6. 王先生，30岁，5 h前感脐周阵发性疼痛，2 h前疼痛转至右下腹，为持续性，伴恶心、呕吐。查体：体温38.5 ℃，脉搏90次/min，呼吸20次/min，血压100/80 mmHg，急性痛苦面容，巩膜无黄染，心肺正常，腹平坦，腹式呼吸运动减弱，右下腹麦氏点处固定压痛，伴肌紧张及反跳痛，无移动性浊音，肠鸣音稍弱。该患者最可能的诊断是　　　　　　　　　　　　　　　　　　　　　　（　　）

A. 急性阑尾炎　　　　　　　　　　　　　B. 溃疡病急性穿孔

C. 急性梗阻　　　　　　　　　　　　　　D. 急性胰腺炎

E．急性胆囊炎

7．题6患者的主要诊断依据是　　　　　　　　　　　　　　　　　（　　）

A．发热　　　　　　　　　　　　　　　B．转移性右下腹痛

C．肌紧张及反跳痛　　　　　　　　　　D．右下腹麦氏点处固定压痛

E．肠鸣音稍弱

知识目标

1. 能复述大肠癌、痔、肛裂、肛瘘、直肠肛管周围脓肿患者护理评估的主要内容。
2. 能阐述大肠癌、痔、肛裂、肛瘘、直肠肛管周围脓肿患者护理诊断及常见的护理问题。
3. 能解释大肠癌、痔、肛裂、肛瘘、直肠肛管周围脓肿的概念。

技能目标

1. 能运用大肠癌、痔、肛裂、肛瘘、直肠肛管周围脓肿患者的护理措施，并对护理状况进行初步评价。
2. 能运用护理知识对大肠癌、痔、肛裂、肛瘘、直肠肛管周围脓肿的患者进行正确的健康教育指导。

任务一　熟悉结肠、直肠、肛管的解剖结构及生理功能

一、结肠解剖和生理

1. **结肠的解剖**　结肠位于小肠与直肠之间，包括盲肠、升结肠、横结肠、降结肠和乙状结肠。正常成人的结肠全长约1.5 m，由结肠袋、结肠带及肠脂垂三个解剖标志组成。结肠的肠壁组织从内至外由黏膜、黏膜下层、肌层和浆膜构成。在末端回肠进入盲肠处，有黏膜和环形肌折叠成的回盲瓣，能阻止大肠内容物反流入小肠，并控制食物残渣进入大肠的速度，保证食物在小肠内充分消化吸收；回盲瓣的存在也使结肠梗阻容易发展为闭袢性肠梗阻。升结肠在肝下方延续为横结肠，其交界处称为肝曲；横结肠与降结肠在脾下方相延续，交界处称为脾曲；肝曲和脾曲位置相对固定；升结肠和降结肠仅前面和两侧有腹膜

覆盖，当结肠后壁受外伤穿孔时，可引起严重的腹膜后感染。盲肠、横结肠和乙状结肠具有系膜，活动度大。

（1）结肠的血液供应与回流：左、右结肠各不相同。右半结肠的血液由肠系膜上动脉的分支：回结肠动脉、结肠右动脉和结肠中动脉供应，左半结肠的血液供应则源自肠系膜下动脉分出的结肠左动脉和数支乙状结肠动脉。结肠的静脉与动脉分布形式，分别经肠系膜上、下静脉汇入肝门静脉。

（2）淋巴回流：结肠的淋巴管穿出肠壁后与血管伴行，沿途分四组淋巴结：结肠上淋巴结、结肠旁淋巴结、中间淋巴结和中央淋巴结。中央淋巴结位于结肠动脉根部及肠系膜上、下动脉的周围，再引流至腹主动脉周围的腹腔淋巴结。

（3）神经支配：结肠接受交感神经和副交感神经的双重支配，左、右半结肠有所不同。右半结肠的神经支配来自迷走神经，左半结肠则由盆腔神经支配。交感神经分别来自肠系膜上、下神经丛。

2. 结肠的生理功能　结肠的主要生理功能是吸收水分及部分电解质和葡萄糖，并为食物残渣提供暂时的储存和转运场所。吸收部位主要在结肠上段。结肠黏膜表面的柱状上皮细胞及杯状细胞还能分泌碱性的黏液以保护黏膜并润滑粪便。结肠腔内的大量细菌能分解和发酵食物残渣及膳食纤维，并利用肠内物质合成人体所需的维生素 K、维生素 B 复合物，产生短链脂肪酸等，供人体代谢利用。

二、直肠肛管解剖和生理功能

1. 直肠　位于盆腔的后下部，上接乙状结肠，沿骶、尾骨腹面下行至尾骨平面与肛管相连，形成90°的弯曲，全长为12~15 cm。直肠上端管径与结肠相似，下部则扩大形成直肠壶腹，是粪便排出前暂存的部位。直肠以腹膜返折为界，分为上、下两段。上段直肠的前面和两侧有腹膜覆盖，前面腹膜返折成直肠膀胱陷凹或直肠子宫陷凹，为腹膜腔的最低位；下段直肠完全位于腹膜外，使直肠在腹腔内外各占一半。直肠肌层分为外层纵肌和内层环肌两层。环肌层在直肠下端增厚成为肛管内括约肌，有协助排便的功能，但无括约肛门的功能。纵肌层下端与肛提肌和内、外括约肌相连。直肠黏膜较厚，在壶腹部形成上、中、下三个半月状皱襞，称直肠瓣，有阻止粪便排出的功能。直肠下端由于与口径较小的肛管相接，在括约肌收缩状态下，其黏膜出现8~10个隆起的纵形皱襞，称为肛柱。相邻两个肛柱基底之间有半月形皱襞相连，称肛瓣。每一肛瓣与直肠下端黏膜围成袋状小窝，称为肛窦（或称隐窝），深3~5 mm，底部有肛腺开口，肛窦易因粪屑积堵而发生感染。在肛管与直肠柱连接的部位，有三角形乳头状隆起，称为肛乳头。肛瓣边缘和肛柱下端共同在直肠与肛管交界处形成一条锯齿形的环行线，称齿状线；齿状线是直肠与肛管的交界线，其上、下的组织结构，血液供应，神经及淋巴来源都不同，有重要的临床意义。

2. 肛管　肛管上起齿状线，下至肛缘，长为3~4 cm。肛管周围有肛管内、外括约肌环绕。肛管内括约肌属不随意肌，为直肠下端延伸增厚的环肌。肛管外括约肌属随意肌，是围绕内括约肌外下方的环形横纹肌，分为皮下部、浅部和深部三部分。位于直肠周围的肛提肌与尾骨肌共同形成盆膈肌层，并分为耻骨腓肠肌、耻骨尾骨肌及髂骨尾骨肌。肛管外括约肌深部、耻骨直肠肌、肛管内括约肌和直肠纵肌下部共同组成肛管直肠环，发挥肛管括约肌功能，若手术过程中不慎完全切断，可致大便失禁。

3. 直肠肛管的生理功能　　直肠的主要功能是排便。齿状线以上直肠肛管的血液供应来自直肠上、下动脉和骶正中动脉。齿状线以下的血液由肛管动脉供应。这些血管之间有丰富的吻合。直肠肛管有直肠上静脉丛、直肠下静脉丛两个静脉丛，最终分别汇入门静脉和下腔静脉。直肠肛管的淋巴引流分为两组。齿状线以上的一组淋巴引流有三个途径，其中向上沿直肠上动脉、肠系膜下动脉旁淋巴结引流至腹主动脉旁淋巴结的这条途径，是直肠癌的主要转移途径，齿状线以下为一组，上、下组淋巴网有吻合支。齿状线以上的直肠黏膜由自主神经系统支配，无痛觉；而齿状线以下的肛管皮肤则由体神经系统的脊神经支配，痛觉敏感。

（陈淑瑜）

任务二　直肠肛管良性疾病患者的护理

一、直肠肛管周围脓肿

直肠肛管周围脓肿（perianal abscess）是指发生在直肠肛管周围软组织内或其周围间隙发生的急性化脓性感染，并形成脓肿，多见于青壮年。

（一）病因

直肠肛管周围脓肿多数由肛腺感染引起，少数可继发于外伤、肛裂或痔疮药物注射治疗等。肛腺开口于肛窦，肛窦呈袋状向上开口，容易被较硬的粪便擦伤而发生感染并累及肛腺。由于直肠肛管周围间隙为疏松的脂肪结缔组织，肛腺感染极易蔓延扩散，向上、下、外扩散到直肠肛管周围间隙，形成不同部位的脓肿（图26-1），如不及时处理，脓肿容易穿破间隙扩散或形成肛瘘。

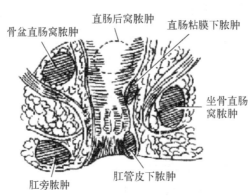

图26-1　直肠肛管周围脓肿的位置

（二）临床表现

因脓肿部位不同，有不同的临床表现。

1. 症状

（1）肛门周围脓肿：以肛门周围皮下脓肿最多见，位置表浅，全身症状不明显，以局部症状为主。肛周持续跳动性疼痛，排便、局部受压、摩擦或咳嗽时加重。患者行动不便，坐立不安。

（2）坐骨肛管间隙脓肿：又称坐骨直肠窝脓肿，比较常见，因坐骨肛管间隙较大，形成的脓肿也较大，全身感染症状较重。发病初期即有全身感染性症状，如乏力、食欲减退、恶心、寒战、高热等。

（3）骨盆直肠间隙脓肿：又称骨盆直肠窝脓肿，较少见，此间隙位置较深，空间较大，因此，全身性感染症状明显而局部症状不典型。早期即可出现持续高热、头痛、恶心等，严重者可发生脓毒症。

2. 体征

（1）早期：局部红肿、发硬、有压痛，脓肿形成后可有波动感。

（2）局部：从持续性胀痛逐渐加重为明显跳痛，有些患者可出现直肠或会阴部坠胀感、里急后重、排尿困难。直肠指诊，患侧有明显深压痛或扪及压痛性肿块。较大脓肿可穿入肛管周围间隙，穿透皮肤，形成肛瘘。

（三）辅助检查

1. 直肠指检　对直肠肛管周围脓肿有重要意义。病变位置表浅的可触及压痛性肿块，可有波动感，深部脓肿可有患侧深压痛，有时可扪及局部隆起。

2. 实验室检查　血常规可见白细胞计数和中性粒细胞比例增高。

3. B超　可协助判断深部脓肿。

4. 诊断性穿刺　局部穿刺抽到脓液即可确诊。

（四）治疗原则

1. 非手术治疗　包括：① 抗感染治疗；② 温水坐浴；③ 局部理疗；④ 保持大便通畅，口服缓泻剂或液状石蜡以减轻排便时疼痛。

2. 手术治疗　为主要方法，一旦明确脓肿形成，即应切开引流。

（五）护理评估

1. 术前评估

（1）健康史：了解患者饮食习惯，询问患者是否有慢性病史，评估患者有无肛腺感染、肛周皮肤感染、损伤、肛裂、内痔等疾病。

（2）身体状况：

①症状：了解肛周脓肿的部位，有无持续跳动性疼痛，排便、局部受压、摩擦或咳嗽时是否加重；有无乏力、食欲减退、恶心、寒战、高热等全身感染症状。

②体征：了解局部体征，尤其是有无明显跳痛、压痛，有些患者可出现直肠或会阴部坠胀感、里急后重、排尿困难。

③辅助检查：直肠指检有无发现肿块，白细胞计数是否升高，穿刺检查是否抽出脓液。

2. 心理—社会状况　患者和家属是否了解疾病和手术治疗及术后护理的相关知识，患者对肛周脓肿的健康教育内容了解和掌握程度等。患者和家属是否接受手术及手术可能导致的并发症，了解患者和家属的焦虑和恐惧程度。

3. 术后评估

（1）术中情况：了解麻醉方式、出血量、手术方式等。

（2）术后情况：评估患者的伤口情况、生命体征，观察引流液的颜色、性质、量，评估患者的疼痛情况。

（六）常见护理诊断

1. **急性疼痛**　与感染有关。
2. **体温升高**　与肛腺感染有关。
3. **便秘**　与肛周疼痛惧怕排便有关。

（七）护理目标

（1）患者疼痛缓解或减轻。
（2）患者体温下降或基本正常，感染得到及时控制。
（3）患者便秘得到缓解。

（八）护理措施

1. **术前准备和非手术患者的护理**　急性炎症期应卧床休息；控制感染；遵医嘱进行抗感染治疗；进行肛门坐浴；调节饮食，少吃辛辣刺激性食物，避免饮酒；多饮水，多食新鲜蔬菜、水果。

2. **术后护理**　加强病情观察；做好切口护理，及时更换敷料；放置引流管者应观察引流液性质、量，保持引流通畅；后期创面表浅可定时坐浴使其自然愈合。排便后应先坐浴再换药。

3. **健康指导**　保持大便通畅，防止便秘；注意饮食卫生，防止腹泻。出现肛门不适、疼痛及时就诊。坚持热水坐浴。

二、肛瘘

肛瘘（anal fistula）是肛管或直肠下部与肛周皮肤相通的感染性肉芽肿性管道，由内口、瘘管、外口三部分组成。其内口常位于肛管或直肠下部，多为一个；外口在肛周皮肤上，可为一个或多个，经久不愈或间歇性反复发作，多见于青壮年男性，是常见的直肠肛管疾病之一。

（一）病因与分类

1. **按瘘管位置高低分**
（1）低位肛瘘瘘管位于外括约肌深部以下。
（2）高位肛瘘瘘管位于外括约肌深部以上。

2. **按瘘管多少分**
（1）单纯性瘘仅有一个内口、一个外口和一个瘘管。
（2）复杂性瘘一个内口，多个外口和瘘管。

（二）临床表现

1. **症状**　肛门周围的外口不断有少量脓、血性分泌物排出，刺激肛门周围皮肤引起瘙痒不适或湿疹。较大的高位肛瘘外口常有粪便或气体排出。当外口暂时封闭或假性愈合时，可再次形成脓肿，瘘管内脓液不能排出，出现直肠肛管周围脓肿症状，随脓肿破溃脓液外流后，症状缓解。脓肿反复形成及破溃是肛瘘的特点。

2. 体征　外口呈红色乳头状突起，可见一个或多个。压外口可有少量脓液或脓血性分泌物排出，可有压痛。外口周围可有湿疹。

（三）辅助检查

1. 肛镜检查　有时可发现内口。

2. 特殊检查　自外口注入亚甲蓝溶液，观察填入肛管及直肠下段白纱布条蓝染部位可判断内口位置。

3. 碘油瘘管造影　碘油瘘管造影是临床常规检查方法。

4. 探针检查　从外口插入探针，沿瘘管探入，可经内口进入直肠腔或肛管内。

（四）治疗原则

手术切开或切除瘘管。原则是切开瘘管，敞开创面，促进愈合，保护括约肌的完整性和肛门功能。

1. 肛瘘切开术　将瘘管全部切开，并去除边缘的瘢痕组织，保持引流通畅，靠肉芽组织生长使伤口愈合，适用于低位肛瘘。

2. 肛瘘切除术　将瘘管壁全部切除直至健康组织，创面敞开，使其逐渐愈合，适用于低位单纯性肛瘘。

3. 挂线疗法　挂线疗法适用于高位单纯性肛瘘。当瘘管经过肛管括约肌上 1/2，单纯的瘘管切开会引起肛门失禁，挂线疗法是利用橡皮筋或有腐蚀作用的药线的机械性压迫作用，缓慢切开肛瘘，可防止术后肛门失禁。现在外科应用的不同的挂线方法包括化学挂线、挂线引流、挂线切割和二期挂线瘘管切开（图26-2）。

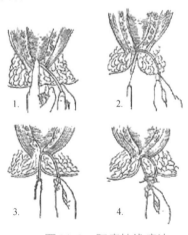

图26-2　肛瘘挂线疗法

（五）护理评估

1. 术前评估

（1）健康史：了解患者的年龄、性别、居住环境及饮食习惯，是否经常进食高脂肪、高动物蛋白、低纤维素饮食，询问患者有无慢性病史；评估患者既往是否有直肠肛管周围脓肿疾病。

（2）身体状况：

①症状：了解肛瘘主要症状，如外口有无脓血性分泌物，肛周有无湿疹，患者有无寒战、高热、乏力等全身感染症状。

②体征：了解局部体征，肛周皮肤有无外口，在指检时是否触及条索状瘘管。

③辅助检查：探针检查、亚甲蓝或碘油造影时是否发现瘘管。

（3）心理—社会状况：患者和家属是否了解疾病的相关知识，患者对肛瘘的了解程度等。患者和家属对于肛瘘治疗的支持程度，了解患者和家属的焦虑和恐惧程度。

2. 术后评估

（1）术中情况：了解麻醉方式、出血量、手术方式等。

（2）术后情况：评估患者的伤口情况、生命体征，观察引流液的颜色、性质、量，评估患者的疼痛情况。

（六）常见护理诊断

1. 急性疼痛　与感染有关。

2. 便秘　与肛周疼痛惧怕排便有关。

3. 舒适度减弱　与肛门周围有湿疹有关。

（七）护理目标

（1）患者疼痛缓解或减轻。

（2）患者便秘得到缓解。

（3）患者肛门周围湿疹症状缓解，较舒适。

（八）护理措施

1. 术前准备和非手术患者的护理　保持排便通畅，术前2～3 d行肠道准备，保持肛门周围清洁。急性炎症期间，遵医嘱应用抗生素。

2. 术后护理

（1）病情观察：由于创面容易渗血或结扎线脱落造成出血，应注意观察敷料渗湿及出血情况。

（2）术后坐浴：便后及时清洗，保持局部清洁舒适，必要时用1∶5 000高锰酸钾溶液3 000 mL坐浴，控制温度在43～46 ℃，2～3次/d，20～30 min/次。

（3）挂线疗法的护理：间隔2～3 d检查一次结扎线松紧度，如有松弛时应进行紧缩。观察创面肉芽生长是否健康，伤口能否如期愈合。术后疼痛者适当应用止痛剂。

（4）肛门失禁的观察和护理：手术中如切断肛门直肠环，将造成肛门失禁。一旦发生应保持肛周皮肤清洁、干燥，局部涂氧化锌软膏保护，勤换内裤。轻度失禁者，手术后进行肛门收缩舒张运动；严重失禁者，行肛门成形术。

3. 健康指导　指导患者保持会阴部清洁，经常坐浴、更换内裤。术后发现异常及时就诊。

三、肛裂

肛裂（anal fissure）是指齿状线下肛管皮肤全层裂伤后形成的小溃疡，多见于青、中年，绝大多数肛裂好发于肛管后正中线（图26-3）。

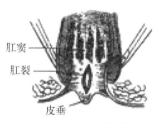

图26-3　肛裂

（一）病因

长期便秘、粪便干结引起排便时的机械性创伤是肛裂形成的直接原因。

（二）临床表现

1. 症状

（1）疼痛：典型的、反复发作的肛门剧烈疼痛为主要症状，排便时出现烧灼样或刀割样疼痛，便后稍微缓解，数分钟后由于肛门括约肌的反射性痉挛，再次出现剧痛，往往持续30 min至数小时，直至括约肌松弛后，疼痛再次缓解。

（2）便秘：肛裂患者常有便秘史，形成肛裂后患者因疼痛惧怕排便，反而更加重便秘，形成恶性循环。

（3）出血：每次排便时由于粪便擦伤溃疡面或撕拉裂口，创面常有少量出血，可见于粪便表面、便纸上或便时滴出。

2. 体征　如果早期肛裂得不到及时治疗，会出现肛管溃疡（溃疡纤维化）、肛乳头肥大（裂口上端齿线处息肉样增生）和哨兵痔（裂口下端肛缘皮赘）三种病症，这三种征象同时出现被称为"肛裂三联征"。

（三）辅助检查

肛门检查可发现肛管后正中线有一单发的、纵行的梭形裂口或溃疡面。但已确诊肛裂的患者，不宜再行直肠指诊或肛镜检查，以免增加患者痛苦。

（四）治疗原则

1. 非手术治疗

（1）保持大便通畅。

（2）坐浴：便后用1：5 000高锰酸钾溶液坐浴。

（3）扩肛疗法：局部麻醉下，先用示指扩肛，逐渐伸入中指，持续扩张5 min。此法可解除括约肌痉挛，但复发率高。

2. 手术疗法　适用于非手术治疗无效、经久不愈的陈旧性肛裂，手术方式如下。

（1）肛裂切除术。

（2）肛门内括约肌切断术：治愈率高，但有导致肛门失禁的可能。

（五）护理评估

1. 术前评估

（1）健康史：评估患者的饮食习惯及排便习惯，是否有习惯性便秘等。

（2）身体状况：

①症状：了解患者疼痛的性质和时间，是否出现便秘及出血的症状。

②体征：了解局部体征，尤其是"肛裂三联征"。

③辅助检查：直肠指检和肛门镜检查有无发现溃疡面。

（3）心理—社会状况：由于肛裂的症状很明显，其疼痛和出血的症状非常严重，患者和家属是否了解肛裂的相关知识；患者对肛裂的健康教育内容了解和掌握程度等；患者和家属是否接受手术后肛门失禁的危险。

2. 术后评估

（1）术中情况：了解麻醉方式、出血量、手术方式等。

（2）术后情况：评估患者的伤口情况、生命体征、疼痛情况。

（六）常见护理诊断

1. 急性疼痛　与肛管裂伤及感染有关。

2. 便秘　与肛周疼痛惧怕排便有关。

3. 有出血的危险　与肛管裂伤出血有关。

（七）护理目标

（1）患者疼痛缓解或减轻。

（2）患者排便保持通畅。

（3）患者出血得到缓解或控制。

（八）护理措施

1. 术前准备和非手术患者的护理

（1）保持大便通畅：鼓励患者多饮水，多进食新鲜蔬菜、水果、粗纤维食物，养成良好排便习惯，防止便秘。便秘者服用缓泻剂。

（2）坐浴：每次排便后应坐浴。

（3）疼痛护理：遵医嘱适当应用止痛剂，如肌注吗啡、吲哚美辛肛栓等。

（4）肠道准备：术前3日少渣饮食，术前1日流质饮食，术前1日晚灌肠，尽量避免术后3日内排便，有利于切口愈合。

2. 术后护理　术后观察有无出血、血肿、肛瘘、脓肿、痔脱垂和尿潴留并发症发生，如有及时报告医生，并协助处理。

3. 健康指导　保持大便通畅。术后防止肛门狭窄或大便变细，可于手术后5~10 d内行扩肛治疗。肛门括约肌松弛者，手术3 d后做肛门收缩舒张运动，大便失禁者应再手术。出院后发现异常及时就诊。

四、痔

痔（haemorrhoid）是直肠上静脉丛或（和）直肠下静脉丛瘀血、扩张和迂曲所形成的静脉团块,是最常见的直肠肛管疾病,随着年龄的增长,发病率增高。

(一)病因与分类

1. 病因 目前病因尚未完全明确,可能与多种因素有关,目前主要有以下两种学说。

(1)肛垫下移学说:肛垫位于直肠末端,由平滑肌、弹性组织、结缔组织和静脉丛构成,起闭合肛管,协助排便作用。由于反复便秘、腹压增高等因素,肛垫弹性回缩作用减弱,肛垫充血、下移形成痔。

(2)静脉曲张学说:直肠静脉与肛管静脉为门静脉和下腔静脉吻合交通支。直肠上下静脉无静脉瓣,静脉丛管壁薄、位置浅,末端直肠黏膜下组织松弛。如长期的坐立、便秘、妊娠、盆腔巨大肿瘤等腹内压增高因素可致静脉回流受阻,瘀血、扩张而形成痔。

2. 分类 按痔发生部位分内痔、外痔和混合痔。

(1)内痔:最多见,位于齿状线以上,是直肠上静脉丛扩张、迂曲所致,表面为直肠黏膜所覆盖。内痔分四度:Ⅰ度:排便时带血、滴血或喷射状出血,无痔块脱出肛门;Ⅱ度:常有便血,排便时痔块脱出,排便后可自行还纳;Ⅲ度:偶有便血,排便、久站、咳嗽、负重时痔块脱出,需用手辅助方可还纳;Ⅳ度:偶有便血,痔块脱出不能还纳或还纳后又脱出。

(2)外痔:位于齿状线以下,是直肠下静脉丛扩张、迂曲所致,表面覆盖肛管皮肤。

(3)混合痔:位于齿状线上、下,由直肠上下静脉丛相互吻合、扩张、迂曲形成,表面为直肠黏膜和肛管皮肤覆盖(图26-4)。

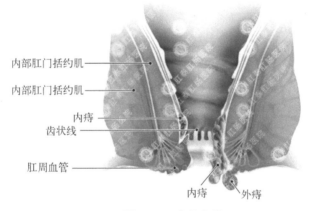

内部肛门括约肌
内部肛门括约肌
内痔
齿状线
肛周血管
内痔 外痔

图26-4 痔的分类

(二)临床表现

1. 症状

(1)便血:内痔和混合痔的常见症状,表现为间歇性便后无痛性出血。轻者大便带鲜血或便纸带血,重者出血呈喷射状,可自行停止。便秘、饮酒或进刺激性食物可诱发出血。严重者可导致贫血。

(2)疼痛:单纯性内痔无疼痛。当内痔或混合痔合并血栓形成、嵌顿、感染时可出现疼痛。若形成血栓性外痔,疼痛剧烈,排便、咳嗽时加剧。

(3)瘙痒:痔块脱出时常有黏液分泌物流出,可刺激肛门周围皮肤引起瘙痒或湿疹。

2. 体征 痔块脱出,Ⅱ期以上内痔或混合痔可有痔块脱出肛门。轻者自行回纳,重者需用手辅助方可回纳或回纳后又脱出，较大的痔块若不能回纳可发生嵌顿，引起充血、水肿和坏死。

（三）辅助检查

直肠指检或肛门镜检查，了解内痔痔块情况。肛门直肠检查可以明确诊断。肛门镜检查可了解内痔、混合痔痔块情况。对有痔块脱出者，蹲位或排便后可观察到痔块大小、数目及部位。

（四）治疗原则

痔的治疗遵循三个原则：无症状的痔无须治疗；有症状的痔重在减轻或消除症状，而非根治；保守治疗为主。

1. 非手术治疗

（1）一般治疗：① 改变不良排便习惯，保持大便通畅；② 热水坐浴；③ 肛管内纳入含有消炎止痛的油膏或有润滑和收敛作用的栓剂；④ 血栓性外痔可先局部热敷，外敷消炎止痛剂，疼痛缓解可不手术；⑤ 嵌顿性痔初期，也采用一般治疗方法，用手轻轻将脱出痔块还纳，阻止再脱出。

（2）注射疗法：适用于 Ⅰ、Ⅱ 度出血性内痔，效果较好。将硬化剂注射于痔基底部的黏膜下层，产生无菌性炎症反应，组织纤维化，痔块萎缩。

（3）红外线凝固疗法：适用于 Ⅰ、Ⅱ 度内痔。通过红外线照射，使痔块发生纤维增生，硬化萎缩。但复发率高，临床应用少。

（4）胶圈套扎疗法：适用于 Ⅰ、Ⅱ、Ⅲ 度内痔。将特制的胶圈套入到内痔的根部，利用胶圈的弹性阻断痔的血运，从而使其痔缺血、坏死、脱落而愈合。

2. 手术疗法

（1）单纯性痔切除术：主要适用于 Ⅱ、Ⅲ 度内痔和混合痔。

（2）吻合器痔固定术：也称吻合器痔上黏膜环切术，适用于 Ⅲ 度、Ⅳ 度内痔，非手术疗法失败的 Ⅱ 度内痔和环状痔。

（3）血栓外痔剥离术。

（五）护理评估

1. 术前评估

（1）健康史：了解患者的饮食习惯，是否长期进食辛辣刺激性食物或饮酒；了解患者的工作性质，是否长期处于坐位或者立位；是否患有其他腹部疾病，导致腹内压增高等。

（2）身体状况：

①症状：了解患者便血情况、便血量及与便血有关因素，患者的疼痛情况，在感染时是否加剧，肛门部位皮肤有无湿疹等症状。

②体征：了解局部体征，尤其是痔块脱出情况，有无坏死或嵌顿。

③辅助检查：直肠指检发现痔块的位置及脱出情况。

（3）心理—社会状况：评估患者和家属了解疾病和手术治疗相关知识的程度，患者及家属对有关痔的健康教育内容了解和掌握程度等，评估患者和家属是否能够接受手术及手术可能导致的并发症，了解患者和家属的焦虑和恐惧程度。

2. 术后评估

（1）术中情况：了解麻醉方式、出血量、手术方式等。

（2）术后情况：评估患者的伤口情况、生命体征，评估患者的疼痛情况。

（六）常见护理诊断

1. 急性疼痛　与疾病的类型有关。

2. 舒适度减弱　与肛周潮湿不洁、瘙痒有关。

3. 知识缺乏　缺少有关疾病的治疗和术后预防复发的康复知识。

（七）护理目标

（1）患者焦虑减轻或消失。

（2）患者肛周清洁舒适。

（3）患者能说出痔相关防治知识。

（八）护理措施

1. 术前准备和非手术患者的护理

（1）饮食：保持排便通畅，忌食辛辣刺激性食物，忌酒。

（2）观察患者便血情况：观察排便时有无出血，出血量、颜色、便血持续时间。

（3）缓解疼痛：对有剧烈疼痛者，给予止痛剂处理，肛管内应用消炎止痛栓。

（4）坐浴：每次排便后应坐浴，清洁溃疡面或创面，减少污染，促进创面愈合。

（5）术前准备：术前1日半流质饮食，可给予缓泻剂，必要时清洁灌肠。

2. 术后护理

（1）一般护理：保持局部清洁，术后2～3 d服阿片酊减少肠蠕动，术后3 d尽可能不排大便。每次排便后应先清洗后坐浴，再换药。

（2）并发症的观察和护理：排便困难、大便变细者，术后5～10 d可行扩肛；肛门括约肌松弛者，术后3 d指导患者进行肛门肌收缩舒张运动。

3. 健康指导

（1）养成良好的排便习惯，保持大便通畅。

（2）保持肛门卫生。

（3）多饮水，多食蔬菜水果；少吃辛辣食物，不饮酒。

（4）避免长时间站立或久坐。

（陈淑瑜）

任务三　大肠癌患者的护理

一、结肠癌

结肠癌（carcinoma of colon）是胃肠道肿瘤中常见的恶性肿瘤，多发年龄为40～50岁。在我国大肠癌发病中，以直肠癌占第一位，占56%～70%；其次是乙状结肠癌，占12%～14%。近年来，我国尤其是大都市，结肠癌发病率明显上升，且有超过直肠癌的趋势。

（一）病因

病因尚不清楚，可能与下列因素有关：如高脂肪、高蛋白、低纤维素的饮食，缺乏运动和遗传易感性。

1. 饮食和运动　摄入过多含动物脂肪和动物蛋白食物，缺少新鲜的蔬菜和纤维素食品；缺乏适度的体力活动，导致肠道的蠕动功能下降，肠道菌群改变，肠道中胆酸和胆盐含量增加，以致引起或加重肠黏膜损害。

2. 遗传易感性　有些疾病已被公认为癌前期疾病，如家族性肠息肉、溃疡性结肠炎、结肠腺瘤及结肠血吸虫病肉芽肿，与结肠癌发病有一定的关系。

（二）病理和分期

1. 病理与分型　根据肿瘤的大体形态特征可分为以下三种类型。

（1）肿块型（也称菜花型）：肿瘤向肠腔内生长呈菜花状，表面易溃烂、发生溃疡，伴出血、感染和坏死，其生长较慢、恶性程度较低、转移较晚。好发于右侧结肠，尤其是回盲部。

（2）浸润型：肿瘤沿肠壁呈环状浸润，易致肠腔狭窄或梗阻；转移较早。好发于左侧结肠，特别是乙状结肠。

（3）溃疡型：肿瘤向肠壁深层生长并向四周浸润；早期可有溃疡，边缘隆起，中央凹陷；表面易糜烂、出血、感染或穿孔；转移较早，恶性程度高，是结肠癌最常见类型。

显微镜下组织学分类较常见的是：腺癌，占结肠癌的大多数；黏液癌，预后较腺癌差；未分化癌，预后最差。

2. 临床病理分期　结肠癌的分期普遍采用Dukes法。

A期：癌肿局限于肠壁，可分为三个分期：A_1期，癌肿侵及黏膜或黏膜下层；A_2期，癌肿侵及肠壁浅肌层；A_3期，癌肿侵及肠壁深肌层。

B期：癌肿穿透肠壁或侵及肠壁外组织、器官，尚可整块切除，无淋巴结转移。

C期：癌肿侵及肠壁任何一层，但有淋巴结转移。

D期：有远处转移或腹腔转移，或广泛侵及邻近器官无法切除。

3. 扩散和转移方式　结肠癌主要转移途径是淋巴转移；首先转移到结肠壁和结肠旁淋巴结，再到肠系膜血管周围和肠系膜血管根部淋巴结。血行转移多见于肝，其次为肺、骨等。结肠癌也可直接浸润邻近器官和腹腔种植。

（三）临床表现

1. 症状　早期患者多无特异性症状或症状易被忽视。排便习惯、粪便性状改变和腹痛常是最早出现的症状，多表现为大便次数增多、腹泻、便秘，粪便带血、脓或黏液。腹痛常为定位不确切的持续性隐痛或仅为腹部不适、腹胀感，程度多数较轻。晚期可出现肠梗阻的症状以及恶病质。右半和左半结肠癌因位置不同，症状有所差异。右半结肠肠腔较大，肿瘤多突出于肠腔，呈菜花状；粪便稀薄，可有腹泻、便秘交替出现；血与粪便混合。左半结肠肠腔较小，肿瘤多呈浸润生长引起环状狭窄，肠腔内水分多已吸收，肠内粪便成形，故以肠梗阻症状较常见。

2. 体征

（1）腹部包块：为瘤体或与网膜、周围组织浸润的肿块，质硬，形体不规则，有的可随肠管有一定的活动度，晚期时肿瘤浸润严重，肿块可固定。

（2）体检：可见腹隆、肠型、局部有压痛，并可闻及亢进的肠鸣音。

（四）辅助检查

1. 大便隐血试验　大便隐血试验可作为高危人群的初筛方法和普及手段。结肠癌早期可能有少量出血，故隐血试验多阳性。

2. 内镜检查　直肠镜、乙状结肠镜或纤维结肠镜检查可直视病灶并取活组织作病理学检查，是诊断大肠癌最有效、可靠的方法。有泌尿系统症状的男性患者，还应做膀胱镜检查，以了解肿瘤浸润程度。

3. 血液检查　癌胚抗原（CEA）测定对结肠癌的诊断有一定价值，虽诊断特异性不高，但有助于判断患者预后、疗效和复发的可能。

4. 影像学检查　B超和CT检查可提示腹部肿块、腹腔内肿大淋巴结和有无肝内转移等，有助于了解大肠癌的浸润程度和淋巴转移情况。

（五）治疗原则

结肠癌患者的治疗以手术治疗为主，辅以手术前、后的放疗或（和）化疗。

（1）结肠癌根治性手术：术式包括右半结肠切除术、横结肠切除术、左半结肠切除术及乙状结肠切除术。

（2）结肠癌并发急性肠梗阻的手术：左半结肠癌发生梗阻是右半结肠癌的9倍。右半结肠癌梗阻较适合作一期切除肠吻合术；若患者全身情况差，可先行切除肿瘤、肠道造瘘或短路手术；待病情稳定后，再行二期手术。分期手术常适用于左半结肠癌致完全性肠梗阻的患者。

（3）化学药物治疗：是根治性手术的辅助治疗方法，能提高患者的五年生存率。目前，常采用以氟尿嘧啶为基础的联合化疗方案。

二、直肠癌

直肠癌（carcinoma of rectum）是乙状结肠、直肠交界处至齿状线之间的恶性肿瘤，是消化道常见的恶性肿瘤之一。其发病率仅次于胃和食管癌，是大肠癌的最常见部位（占60%左右），绝大多数患者在40岁以上，30岁以下者约占15%，男性较多见，男女之比为 2.3 ∶ 1。

（一）病因和病理

1. 病因　直肠癌的发病原因尚不清楚，可能的相关因素包括饮食及致癌物质，直肠慢性炎症，遗传易感性，以及癌前期疾病如家族性肠息肉病、直肠腺瘤，尤其是绒毛状腺瘤。

2. 大体分型　根据大体形态特征可分为以下几种类型。

（1）肿块型：肿瘤向肠腔生长，浸润浅表而局限，预后较好。

（2）溃疡型：占 50% 以上，肿瘤向肠壁深层生长并向四周浸润，易出血、感染或穿孔，转移较早。

（3）浸润型：肿瘤沿肠壁呈环状浸润，易致肠腔狭窄或梗阻，淋巴转移较早，预后差。

3. 组织学分类

（1）黏液腺癌：癌细胞不同程度地分泌黏液，细胞核被黏液挤到一边，癌瘤呈胶冻状。其恶性程度高，易复发。

（2）腺癌：占大多数，癌体有腺管排列结构，依分化程度可分为Ⅰ、Ⅱ、Ⅲ级。其恶性程度有较大差异。

（3）鳞癌：癌肿或呈边缘隆起的溃疡形，或呈斑块及结节状，亦可呈菜花状，多发生于肛门部。

（4）未分化癌：癌细胞呈圆形或不规则形，排列不规则，易侵入血管和淋巴管，极易转移，预后极差。

4. 临床病理分期　直肠癌的分期也是采用 Dukes 法。

5. 扩散和转移方式　主要包括以下三种。

（1）直接蔓延：癌肿先沿着黏膜直接向周围及深层蔓延，蔓延肠道并环状进行，故容易形成肠腔狭窄。直接蔓延的速度较慢，临床数据显示，癌肿侵及肠壁 1/4 环时，约需时 6 mon；环绕肠管 1 周，需时 18～24 mon。后期可穿过肠壁，蔓延至邻近器官。

（2）淋巴转移：是直肠癌主要的转移途径，直肠癌侵入肠壁淋巴组织后，可沿淋巴组织向上、下、前、后以及两侧方向扩散。

（3）血行转移：癌细胞可通过直肠上静脉、肠系膜下静脉、门静脉转移至肝脏。

直肠癌晚期如浸润其他脏器及组织，可引起该处病变症状，侵犯骶神经丛可使骶部及会阴部疼痛，类似坐骨神经部疼痛；侵犯膀胱、前列腺，可引起膀胱炎、尿道炎、膀胱直肠瘘、尿道直肠瘘，女性可引起阴道直肠瘘，阴道部排出粪便及黏液脓血。

（二）临床表现

早期直肠癌仅有少量便血或排便习惯改变，也容易被忽视。当癌肿并发感染时，才出现显著症状。黏液血便是直肠癌患者最常见的临床症状，80%～90% 患者在早期即有便血。癌肿刺激直肠产生便意频繁，引起便前肛门下坠、里急后重、排便不尽感等排便习惯的改变。

后期可有粪便变细、排便困难等慢性肠梗阻症状以及其他转移症状。由于急性或慢性出血，患者可表现出贫血的症状。直肠癌晚期，患者可出现食欲减退、消瘦、乏力、贫血、黄疸或腹水等。

（三）辅助检查

1. 直肠指检　诊断直肠癌的最直接和主要的方法。我国低位直肠癌占直肠癌75%以上，可通过直肠指检初步了解癌肿和肛缘的距离、大小、硬度、形态以及与其周围组织的关系。女性直肠癌患者还应结合阴道检查和双合诊检查。

2. 大便隐血试验　可作为高危人群的初筛方法和普及手段。大肠癌早期可能有少量出血，故隐血试验多阳性。

（四）治疗原则

1. 非手术治疗

（1）化疗：作为根治性手术的辅助治疗可提高结、直肠癌患者的五年生存率，给药途径包括区域动脉灌注、门静脉给药、静脉给药、术后腹腔留置导管灌注给药等方法。

（2）放射治疗：对于部分不能手术的晚期直肠癌，可于术前行放射治疗，再行根治性切除。术后放射治疗仅适用于晚期患者、手术未达到根治或局部复发的患者。

2. 直肠癌的手术治疗　凡能切除的直肠癌，又无其他手术禁忌证，都应尽早施行直肠癌根治术。手术方式的选择根据癌肿所在部位、大小、活动度等因素综合判断，包括以下四种。

（1）局部切除术：适用于早期瘤体小、局限于黏膜或黏膜下层、分化程度高的直肠癌。

（2）经腹直肠癌切除术（Dixon手术）：适用于直肠癌下缘距肛缘5 cm以上的直肠癌，能保留患者肛门，是较为理想的手术。

（3）腹会阴联合直肠癌根治术（Miles手术）：主要适用于腹膜返折以下的直肠癌，即直肠癌下缘距肛缘5 cm以内的患者。该手术不能保留肛门括约肌，需在左下腹做永久性的人工肛门。

（4）经腹直肠癌切除、近端造口、远端封闭手术（Hartmann手术）：适用于身体状况差，不能耐受Miles手术或因急性肠梗阻不宜行Dixon手术的患者。

（五）护理评估

1. 术前评估

（1）健康史：了解患者年龄、性别、饮食习惯，既往是否患过结、直肠慢性炎性疾病，结、直肠腺瘤，以及手术治疗史；有无家族性结肠息肉病，家族中有无患大肠癌或其他恶性肿瘤者；行手术治疗的手术方式、麻醉方式、术中情况、术后恢复情况、并发症及预后等情况。

（2）身体状况：

①症状：了解结肠癌出现的最早症状及全身表现，如排便的习惯，粪便的形状，腹痛的性质、程度、时间及部位，腹壁压痛情况，是否出现发热及消瘦等；了解直肠癌患者直肠刺激症状、直肠狭窄症状及是否有溃烂破溃。

②体征：了解局部体征，尤其是有无明显跳痛，有些患者可出现直肠或会阴部坠胀感、里急后重、排尿困难。

③辅助检查：B超及CT检查情况，直肠指检有无发现肿块，内镜检查情况，大便隐血检查。

（3）心理—社会状况评估：患者和家属是否了解疾病和手术治疗的相关知识，患者及家属对有关结肠、直肠癌的健康教育内容了解和掌握程度等；患者和家属是否接受手术及手术可能导致的并发症，了解患者和家属的焦虑和恐惧程度；家庭对患者手术及进一步治疗的心理和经济承受能力。

2. 术后评估

（1）术中情况：了解麻醉方式、出血量、手术方式等。

（2）术后情况评估：患者的伤口情况、生命体征；引流管通畅情况，引流液的色、质、量；评估患者的疼痛情况。

（六）常见护理诊断

1. 焦虑　与癌症、手术及担心造成影响生活、工作和预后等有关。
2. 知识缺乏　缺乏疾病和手术的相关知识。
3. 如厕自理缺陷　与手术创伤、术后引流及结肠造口有关。
4. 体像紊乱　与结肠造口的建立和排便方式改变有关。

（七）护理目标

（1）患者焦虑缓解或减轻。

（2）患者了解疾病、手术及康复的相关知识。

（3）患者能自理或自理能力提高。

（4）患者能适应自我形象的变化。

（八）护理措施

1. 术前准备和非手术患者的护理

（1）心理护理：应了解患者的心理状况，根据患者具体情况做好安慰解释工作，真实而有技巧地回答患者的问题，解释治疗过程，给予必要的健康教育，尤其是结肠造口的患者。同时，帮助患者寻求可能的社会支持，以帮助其增强战胜疾病的信心。

（2）维持足够的营养：患者术前应补充高蛋白、高热量、丰富维生素、易消化的少渣饮食。对于贫血、低蛋白血症的患者，应给予少量多次输血；对于脱水明显的患者，应注意纠正水、电解质及酸碱平衡的紊乱，以提高患者对手术的耐受力。

（3）肠道准备：目的是避免术中污染、术后腹胀和切口感染等。

①传统肠道准备法：控制饮食，术前3日进少渣半流质饮食，术前2日起进流质饮食；清洁肠道，术前3日番泻叶6 g泡茶饮用或术前2日口服泻剂硫酸镁15～20 g或蓖麻油30 mL，每日上午服用。术前2日每晚用体积分数为0.1%～0.2%的肥皂水灌肠1次，术前1日晚清洁灌肠；药物使用，口服抗生素，抑制肠道细菌，如卡那霉素1 g，2次/d，甲硝唑0.4 g，4次/d；因控制饮食及服用肠道杀菌剂，使维生素K合成及吸收减少，术前应补充维生素K。

②全肠道灌洗法：患者手术前12～14 h开始服用37 ℃左右等渗平衡电解质液（由氯化钠、氯化钾、碳酸氢钠配制），引起容量性腹泻，以达到清洁肠道目的。一般3～4 h完成灌洗全过程，灌洗液量不少于6 000 mL。可根据情况，在灌洗液中加入抗生素。对于年老体弱，心、肾等器官功能障碍和肠梗阻者，不宜使用。

③口服甘露醇肠道准备法：患者术前1日午餐后0.5～2 h内口服体积分数为5%～10%的

甘露醇1 500 mL左右。高渗性甘露醇，口服后可吸收肠壁水分，促进肠蠕动，起到有效腹泻而达到清洁肠道的效果。另外，因甘露醇在肠道内被细菌酵解，术中使用电刀易引起爆炸，应予注意。对年老体弱者，心、肾功能不全者禁用。

（4）术前其他准备：

①术前应检查心、肺、肝、肾等脏器的功能和凝血机制，有贫血者应纠正，特别是年老体弱者，发现异常需及时治疗。

②手术日晨放置胃管和留置导尿管。若患者有梗阻症状，应早期放置胃管，减轻腹胀。如癌肿已侵及女患者的阴道后壁，患者术前3日每晚应行冲洗阴道。

③教会患者深呼吸、咳嗽、翻身和肢体运动方法。

2. 术后护理

（1）一般护理：首先应了解患者手术时的麻醉、手术方式、术中出血情况，有无输血，手术过程有无意外及放置引流管的种类、部位和引流状况。

①体位：术后24 h后如病情平稳，可改为半卧位，以利于呼吸和腹腔引流。

②饮食：患者术后禁食、胃肠减压，由肠外营养和肠内营养补充水、电解质、维生素和机体所需要的营养。一般术后2～3 d待肠蠕动功能恢复、肛门排气或造口开放后即可拔除胃肠减压，进流质饮食。若无不良反应，进半流质饮食，1周后进少渣饮食，2周左右可进普食。食物应以高热量、高蛋白、高维生素、低渣为主。

（2）严密观察病情变化：

①严密观察生命体征的变化：术后间隔30 min要监测血压、脉搏、呼吸1次，4～6次以后改为1次/h，病情平稳后延长间隔时间。

②观察腹部及会阴部切口敷料：若渗血较多，应估计量，做好记录，并通知医生给予处理。

③及时发现切口感染、腹腔脓肿及吻合口瘘。

④观察腹胀，注意肠梗阻发生。

（3）引流管的护理：

①保持腹腔及骶前引流管通畅，妥善固定，避免扭曲、受压、堵塞及脱落；观察记录引流液的颜色、质、量；及时更换引流管周围渗湿和污染的敷料。骶前引流管一般保持5～7 d，引流液量减少、色变淡，应考虑拔除。

②术后常规留置导尿管，注意尿管的护理，导尿管留置10 d左右。

（4）结肠造口的护理：结肠造口又称人工肛门，是近端结肠固定于腹壁外而形成的粪便排出通道。

1）造口开放前应外敷凡士林或生理盐水纱布，及时更换外层渗湿敷料，防止感染，并观察有无肠段回缩、出血、坏死等现象。

2）造口一般于术后2～3 d，肠蠕动恢复后开放。观察有无肠黏膜颜色变暗、发紫、发黑等异常，防止造口肠管坏死、感染。

3）造口开放：患者应取造口侧卧位，防止造口流出物污染腹部切口敷料。用塑料薄膜隔开造口与腹壁切口，保护腹壁切口。

4）造口开放初期：保持造口周围皮肤清洁、干燥，及时用中性皂液或体积分数为0.5%的氯己定（洗必泰）溶液清洁造口周围皮肤，再涂上氧化锌软膏；观察造口周围皮肤有无红、肿、破溃等现象。每次造口排便，以凡士林纱布覆盖外翻的肠黏膜，外盖厚敷料，起到保护作用。

5）正确使用人工肛门袋：①选择袋口合适的造口袋；②及时更换造口袋，造口袋内充满1/3排泄物，应更换造口袋；③除使用一次性造口袋外，患者可备3~4个造口袋用于更换。

6）注意饮食卫生：避免进食胀气性、刺激性、腐败及易引起便秘的食物。

7）造口并发症的观察与预防：①造口狭窄：造口处拆线愈合后，每日扩肛1次，指套涂液状石蜡，沿肠腔方向逐渐深入，动作轻柔，避免暴力，以免损伤造口或肠管；②肠梗阻：观察患者有无恶心、呕吐、腹痛、腹胀、停止排气、排便等症状；③便秘：患者术后1周后，应下床活动，锻炼定时排便习惯。若进食后3~4 d未排便或因粪块堵塞发生便秘，可将粗导尿管插入造口，一般深度不超过10 cm灌肠，常用液状石蜡或肥皂水，但注意压力不能过大，以防肠道穿孔。

8）帮助患者接受造口现实，提高自护能力：①帮助患者及家属逐渐接受造口，并参与造口护理；②鼓励患者逐渐适应造口，恢复正常生活，参加适量的运动和社交活动；③护理过程中保护患者的隐私和自尊；④指导患者自我护理的步骤。

（5）并发症的预防和护理：

1）切口感染：①监测体温变化及局部切口情况；②及时应用抗生素；③保持切口周围清洁、干燥，尤其会阴部切口；④会阴部切口可于术后4~7 d用1：5 000高锰酸钾温水坐浴，2次/d。

2）吻合口瘘：①观察有无吻合口瘘；②术后7~10 d不能灌肠，以免影响吻合口的愈合；③一旦发生吻合口瘘，应行盆腔持续滴注、吸引，同时，患者禁食，胃肠减压，给予肠外营养支持。

3．健康指导

（1）帮助患者了解结、直肠癌的癌前病变，如结直肠息肉、腺瘤、溃疡性结肠炎等，多食粗纤维食物。

（2）对疑有结、直肠癌或有家族史及癌前病变者，应行筛选性及诊断性检查。

（3）做好造口护理的健康宣教。

（陈淑瑜）

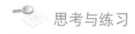 思考与练习

1．大肠癌好发于　　　　　　　　　　　　　　　　　　　　　　　　　　　　　（　　）

A．升结肠　　　B．横结肠　　　C．降结肠　　　　D．直肠　　　　E．乙状结肠

2．结直肠癌最早出现的症状是　　　　　　　　　　　　　　　　　　　　　　　（　　）

A．腹部肿块　　B．腹部隐痛　　C．排便习惯改变　　D．肠梗阻　　　E．发热

3．对疑有直肠癌的患者首先进行　　　　　　　　　　　　　　　　　　　　　　（　　）

A．化验检查　　　　　　　　　　　　　　　　B．内镜检查

C．X线钠餐检查　　　　　　　　　　　　　　D．直肠指检

E. 癌胚抗原检查

4. 结直肠癌护理诊断"自我形象紊乱"的主要相关因素是 （ ）

A. 结肠造口引起的排便方式改变 　　　B. 结直肠癌的诊断

C. 手术切口疤痕 　　　D. 营养失调

E. 手术引流

5. 结直肠癌术前最重要的是 （ ）

A. 术日晨留置胃管和导尿管 　　　B. 输血以纠正贫血

C. 备皮 　　　D. 高热量、高蛋白饮食

E. 充分的肠道准备

6. 关于结肠癌造口护理的措施，以下哪项是正确的 （ ）

A. 乙状结肠造口手术后7 d开放 　　　B. 开放时取右侧卧位

C. 造口袋应长期佩戴 　　　D. 定时自肛管注入等渗盐水1 000 mL

E. 患者已建立定时排便习惯后，只需在排便后用清洁敷料覆盖造口

7. 结直肠癌不正确的术前准备是 （ ）

A. 术前2~3 d进流质 　　　B. 应用维生素K

C. 术前晚服用缓泻剂 　　　D. 术前3 d应用肠道吸收抗生素

E. 术日晨留置导尿管

8. 以下人工肛门护理措施中，哪项不对 （ ）

A. 以锌氧油保护皮肤 　　　B. 造口袋浸泡消毒

C. 数只造口袋轮流使用 　　　D. 定期扩张造瘘口

E. 造口袋应长期坚持使用

9. 肛裂最常发生于 （ ）

A. 前正中线 　　B. 后正中线 　　C. 肛管右侧 　　D. 肛管左侧 　　E. 截石位3点处

10. 一般患者短时间肛门直肠检查最常用的体位是 （ ）

A. 左侧卧位 　　B. 俯卧位 　　C. 膝胸卧位 　　D. 截石位 　　E. 蹲位

11. 关于肛门坐浴的作用，下列哪项是错误的 （ ）

A. 能增进局部血运 　　　B. 有止血作用

C. 缓解肛门括约肌痉挛 　　　D. 清洁作用

E. 促进炎症吸收

12. 肛瘘常继发于下列哪种疾病 （ ）

A. 肛裂 　　　B. 内痔

C. 直肠肛管周围脓肿 　　　D. 血栓性外痔

E. 直肠脱垂

13. 下列肛裂切除术后的护理措施中哪项是不正确的 （ ）

A. 术后2~3 d进半流质饮食 　　　B. 不控制排便

C. 术后3 d未排便者用温盐水灌肠 　　　D. 术后适当应用止痛剂

E. 及时处理尿潴留

14. 痔切除术后最常见的并发症是 （ ）

A. 伤口感染 　　　B. 术后出血

C. 肛门失禁 　　　D. 肛瘘形成

E. 肛门狭窄

项目二十七　门静脉高压症患者的护理

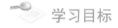
一、病因与病理

门静脉高压症90%以上由肝硬化引起。在南方地区，主要是血吸虫病性肝硬化，其他地区主要是肝炎后肝硬化。亦可见于肝外门静脉阻塞，如门静脉主干的先天性畸形、布加综合征、海绵窦样变等，但比较少见。门静脉系统无静脉瓣，其压力通过流入的血量和流出阻力形成并维持。门静脉血流阻力增加，常是门静脉高压症的始动因素。按引起阻力增加的部位可将门静脉高压症分为肝前、肝内和肝后三型。肝内型又可分为窦前、窦后和窦型。在我国，肝炎后肝硬化是引起肝窦和窦后阻塞性门静脉高压症的常见病因。肝内窦前性阻塞的病因主要是血吸虫性肝硬化。血吸虫卵直接沉积在汇管区门静脉小分支内，引起这些小分支栓塞，周围呈现肉芽肿反应，致门静脉血流受阻和压力增高。

门静脉高压症主要有以下病理改变：①脾大和脾功能亢进；②交通支扩张；③腹水。

二、临床表现

1. 症状

（1）呕血和黑便：食管胃底曲张静脉破裂出血，是门静脉高压症最危险的并发症，一次出血量可达 1 000 ~ 2 000 mL，表现为呕血或便血。少量出血时呈柏油样黑便。由于肝功能损害引起凝血功能障碍及脾功能亢进导致的血小板计数减少，因此，出血不易自止。因大出血引起肝细胞严重缺氧，易诱发肝性脑病。

（2）腹水：是肝功能严重受损的表现，常伴有低蛋白血症和下肢水肿。部分患者大出血后可形成顽固性腹水，甚难消退。

（3）其他：可伴有黄疸、蜘蛛痣、前腹壁静脉曲张、痔、肝掌等。

2. 体征　脾肿大、脾功能亢进：门静脉高压症的早期即可有脾充血、肿大，程度不一，在左肋缘下可扪及；早期质软、活动；晚期，脾内纤维组织增生而变硬，活动度减少，脾窦长期充血使脾内纤维组织增生、脾髓细胞再生、单核-吞噬细胞系统增生和脾脏破坏血细胞的功能增强，使脾功能出现亢进。

三、辅助检查

1. 血常规检查　脾功能亢进时，全血细胞减少，以白细胞和血小板计数下降最为明显。

2. 肝功能检查　常伴有血浆白蛋白降低而球蛋白升高，白蛋白与球蛋白比例倒置，凝血酶原时间延长。肝炎后肝硬化患者血清转氨酶和血胆红素增高明显。

3. 影像学检查

（1）B超检查：可了解肝脏和脾脏的形态、大小，有无腹水及门静脉扩张。

（2）食管吞钡X线检查：可发现食管和胃底静脉曲张的征象。在食管为钡剂充盈时，可见食管黏膜呈虫蚀状改变；排空时，黏膜像则表现为蚯蚓样或串珠状负影。

（3）内镜检查：内镜可见黏膜下曲张静脉或血管团。

（4）腹腔动脉或肝静脉造影：造影剂使门静脉系统和肝静脉显影后，可明确门静脉受阻部位及其侧支回流情况；可为选择手术方式提供参考。

四、治疗原则

门静脉高压症外科治疗的主要目的是制止食管胃底曲张静脉破裂引起的上消化道大出血，解除或改善脾大、脾功能亢进及顽固性腹水。

1. 非手术治疗

（1）紧急处理：绝对卧床休息；立即开通有效的静脉通道，快速输液、输血扩充血容量；维持呼吸道通畅，防止呕吐物误吸引起窒息或吸入性肺炎；严密监测患者生命体征。

（2）药物止血：应用血管升压素收缩内脏血管，可使门静脉血流量减少，降低门静脉压力。常用药物有垂体后叶素、三甘氨酰酸加压素和生长抑素。急性出血控制率可达80%。

（3）内镜硬化剂治疗：经纤维内镜将硬化剂直接注入曲张静脉内，使之闭塞及其黏膜下组织硬化，达到止血和预防再出血的目的，成功率可达80% ~ 90%。其主要并发症是食管黏膜溃疡、狭窄和穿孔。

（4）三腔管压迫止血：利用充气的气囊分别压迫胃底和食管下段的曲张静脉，达到止血目的，以此争取时间做紧急手术准备（图27-1）。

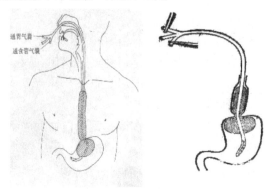

通胃气囊
通食管气囊

图27-1　三腔两囊管压迫止血法

（5）介入放射疗法：经颈静脉途径在肝静脉与门静脉的主要分支间建立通道，并置入支架，实现门体分流，即肝内门体分流术（TIPS）。该疗法适用于食管胃底曲张静脉破裂出血经药物和硬化剂治疗无效、肝功能失代偿、不宜行急诊手术的患者或等待肝移植的患者。

2. 手术治疗

（1）脾切除术：主要用于消除脾肿大、脾功能亢进，特别对晚期血吸虫病性肝硬化引起的脾大、脾功能亢进和脾静脉栓塞引起的门静脉高压症，效果良好。

（2）分流术：通过手术吻合血管的方法，使门静脉血液分流到压力较低的腔静脉内，以降低门静脉压力，制止出血。术式有：①门腔静脉分流术；②脾肾静脉分流术；③脾腔静脉分流术；④肠系膜上静脉—下腔静脉分流术。分流手术后氨直接进入体循环，可引起肝性脑病甚至昏迷，因此，分流术仅适用于无活动性肝病及肝功能代偿良好者。

（3）断流术：是指在脾切除的同时，阻断门—奇静脉交通支的反常血流，达到止血的目的。断流手术术式较多，目前，以脾切除加贲门周围血管离断术最为有效。

（4）腹水的外科治疗：对肝硬化引起的顽固性腹水，有效的治疗方法是肝移植。其他疗法包括肝内门体分流术（TIPS）和腹腔—静脉转流术。

（5）肝移植：是治疗终末期肝病并发门静脉高压、食管胃底静脉曲张破裂出血以及难治性腹水、肝性脑病的理想方法，它既替代了病肝，又可使门静脉系统的血流动力学恢复正常。

五、护理评估

（一）术前评估

1. 健康史　询问患者既往是否有肝炎病史及血吸虫病病史及诊疗经过；对没有肝炎或血吸虫病史且肝功能检查正常的患者，应注意询问有无急性阑尾炎、胰腺炎等腹腔感染史。

2. 身体状况

（1）症状：了解生命体征的变化和肝性脑病的症状；黄疸、肝掌、蜘蛛痣及皮下出血点；有无呕血、黑便，呕吐物或排泄物的色、质、量。

（2）体征：了解局部体征及脾大、脾功能亢进情况。

（3）辅助检查：血常规、肝功能的变化，B超及内镜检查。

3. 心理—社会状况　因肝硬化是导致门静脉高压症的主要病因，且是一个慢性疾病过程，经久不愈，患者多有不同程度的焦虑表现。若合并上消化道大出血时，则精神紧张，有恐惧感。对术后的种种顾虑，常使患者情绪消沉、悲观、食欲减退，甚至表现出不合作的言行。应该使家属了解疾病的治疗方法、疾病预后的情况，增强对疾病的认知程度和心理承受能力。了解家庭对患者手术治疗等的经济承受能力。

（二）术后评估

1. 术中情况　评估麻醉、手术方式，术中出血、输血、输液情况。
2. 术后情况　评估神志、脉搏、血压和呼吸的变化。

六、常见护理诊断

1. 焦虑　与呕血、便血造成精神刺激和对治疗效果及担心预后有关。
2. 体液过多　与肝功能损害致低蛋白血症、血浆胶体渗透压降低及醛固酮分泌增加有关。
3. 营养失调：低于机体需要量　与肝功能减退、营养摄入不足、消化吸收障碍有关。
4. 知识缺乏　缺乏预防上消化道出血、肝脏疾病的有关知识。

七、护理目标

（1）患者焦虑、恐惧缓解或减轻，积极配合治疗和护理。
（2）患者的腹水减少，体液平衡得到维持。
（3）患者能主动进食富含蛋白、能量、膳食纤维等营养均衡的食物或接受营养支持治疗。
（4）患者能正确叙述预防上消化道出血、肝脏疾病的有关知识。

八、护理措施

（一）术前准备和非手术患者的护理

1. 一般护理
（1）休息与活动：绝对卧床休息，迅速将患者安置于有抢救设备、安静的病房，头偏向一侧以防误吸；给予吸氧；卧床休息可以增加肝脏的血流量，有助于肝细胞功能的恢复，减轻腹水和水肿。活动要适度，避免劳累，以防肝脏病变的加重。
（2）饮食：应给予低脂、高糖、高维生素饮食，一般要限制蛋白质，但肝功能较好者可给予富含蛋白质的饮食，营养不良、低蛋白血症者可静脉输入支链氨基酸、人体白蛋白。指导患者避免进食粗糙或刺激性强的或过热食物。
（3）口腔护理：注意口腔护理，呕吐者及时清理血迹和呕吐物，保持口腔清洁。
2. 病情观察　严密观察生命体征，准确记录尿量、中心静脉压及体液平衡情况，注意有无水电解质或酸碱平衡失调，严密观察皮肤、牙龈有无出血情况，有无呕血、黑便，若有出血征象，及时报告医生。
3. 大出血患者的护理　对于大出血的患者，要迅速建立有效静脉通道，输液、输血，恢复血容量。最好输新鲜血，患者出血量较多输血有困难时，可给予白蛋白、血浆、羧甲淀粉，以提高胶体渗透压并维持循环血容量。并采取以下止血措施。

（1）药物止血：遵医嘱应用止血药，并密切观察其疗效和副作用。

（2）局部灌洗：用冰盐水或冰盐水加血管收缩剂，如肾上腺素，作胃内灌洗。

（3）三腔两囊管压迫止血的护理。

①准备：此管有三个腔，一个腔通圆形的胃气囊，充气后压迫胃底；一个椭圆形通食管的气囊，充气后压迫食管下段；一个管通胃腔，经此管可进行吸引、冲洗和注入止血药。置管前先检查三腔管有无老化、漏气，向患者解释放置三腔管的目的、意义、方法和注意事项，以取得患者的配合；先将食管气囊和胃气囊分别注入约150 mL和200 mL气体，观察充盈后的气囊是否膨胀均匀，弹性良好，有无漏气，然后抽空气囊，并分别做好标记备用。

②插管方法：将管壁涂上液状石蜡后，经患者一侧鼻孔轻轻插入，边插边嘱患者做吞咽动作，直至插入50～60 cm，用注射器从胃管内抽得胃液后，提示管端已达胃腔，然后向胃气囊注入150～200 mL空气，用止血钳夹闭管口，将三腔管向外提拉，感到有阻力感时，表明胃气囊已压于胃底贲门部，利用滑车装置在管端悬以0.5 kg重物作牵引压迫。随后抽取胃液观察止血效果，若仍有出血，再向食管气囊注入100～150 mL空气以压迫食管下端。置管后，胃管接胃肠减压器或用生理盐水反复灌洗，观察胃内有无新鲜血液吸出。若无出血，同时脉搏、血压渐趋稳定，说明出血已得到控制；反之，表明三腔管压迫止血失败。

③置管后护理：患者取半卧位或头偏向一侧，及时清除口腔、鼻咽腔内分泌物，防止吸入性肺炎；保持鼻腔黏膜湿润，可涂液状石蜡，观察调整牵引绳松紧度，防止鼻黏膜或口腔长期受压发生糜烂、坏死；三腔管压迫期间应每隔12 h放气20～30 min，使胃黏膜局部血液循环暂时恢复，避免黏膜因长期受压而糜烂、坏死；观察、记录胃肠减压引流液的量、颜色，判断出血是否停止，这是决定是否需要紧急手术的关键；床旁备剪刀，若气囊破裂或漏气，气囊可上移阻塞呼吸道，引起呼吸困难甚至窒息，应立即用剪刀将三腔管剪断；拔管指征：三腔管放置时间不宜超过3 d，以免食管、胃底黏膜长期受压而缺血、坏死；气囊压迫48～72 h（或止血24 h后），可考虑拔管。拔管注意事项：首先放松牵引，先抽空食管气囊，再抽空胃气囊，然后继续观察12～24 h，若无出血即可拔管，拔管时让患者口服液状石蜡30～50 mL，缓慢拔出三腔管；若气囊压迫48 h后，胃管内仍有新鲜血液抽出，表明压迫止血无效，应立即拔管并紧急手术止血。

（4）手术治疗：非手术止血的同时应做好术前准备，当非手术止血失败时应及时手术治疗。

4. 预防肝性脑病　为减少肠道细菌数量，避免胃肠道残血被分解产生氨，诱发肝性脑病，可服用肠道不吸收的抗生素如新霉素或链霉素等抑制肠道细菌，用缓泻剂或生理盐水灌肠刺激排泄以减少肠道细菌进而减少氨的产生。

5. 心理护理　耐心、细致地做好患者的心理护理，给患者以安慰、解释，稳定患者情绪，以免情绪紧张而加重出血。关心、体贴患者，减轻患者的焦虑恐惧心理，必要时遵医嘱给予镇静剂，使之能够积极配合各项治疗和护理。

6. 术前护理

（1）除常规术前准备外，术前2～3 d口服肠道不吸收的抗生素，以减少肠道氨的产生，预防术后肝性脑病。

（2）术前1 d晚作清洁灌肠，避免术后因肠胀气而导致血管吻合口受压破裂出血。

（3）脾—肾静脉分流术前应明确肾功能是否正常。

（4）术前一周应用维生素K，改善凝血功能，同时，要注意纠正低蛋白血症等。

（5）术前一般不放置胃管，必要时选用细软胃管涂液状石蜡，以轻巧手法协助患者缓慢吞入。

（二）术后护理

1. 一般护理

（1）饮食：术后禁食，静脉补充营养，待肠蠕动恢复，肛门排气后给予流质饮食，指导患者从流质饮食开始逐步过渡到正常饮食。分流术后患者应限制蛋白质饮食，忌食粗糙和过热食物，禁烟、酒，禁输库存血。

（2）体位与活动：分流术后48 h内，患者取平卧位或15°低坡卧位，2~3 d后改为半卧位；避免过多活动，翻身时动作宜轻柔；手术后不宜过早下床活动，一般需卧床1周，以防血管吻合口破裂出血。

（3）基础护理：注意生活护理和口腔护理，防止压疮发生，抵抗力较差者可进行病室隔离，防止交叉感染。

2. 病情观察　密切观察患者神志，严密监测患者生命体征等。

3. 引流管的护理　保持引流管的通畅，观察胃肠减压和腹腔引流液的性状与量；若引流出新鲜血液量较多，应考虑是否发生出血。

4. 保护肝脏　缺氧可加重肝功能损害，因此，术后应予吸氧；加强保肝治疗，禁用或慎用对肝有损害的药物，如吗啡、巴比妥类、盐酸氯丙嗪等。

5. 并发症的观察和预防

（1）肝性脑病：分流术后部分门静脉血液未经肝脏解毒直接进入体循环，同时，因肝功能受损解毒功能下降，使血氨含量升高，术后易诱发肝性脑病。若发现患者出现神志淡漠、嗜睡、谵妄，应立即通知医生，遵医嘱测定血氨浓度，应用谷氨酸钠或谷氨酸钾降低血氨水平；限制蛋白质的摄入，减少血氨的产生，可给予导泻，弱酸性溶液灌肠，忌用肥皂水灌肠，以减少氨的吸收。

（2）静脉血栓形成：患者脾切除术后血小板迅速增高，有诱发静脉血栓形成的危险；术后勿使用维生素K和其他止血药物，以防止血栓形成。术后2周内每日或隔日复查1次血小板，若血小板超过$600×10^9$/L应立即通知医生，协助抗凝治疗并注意应用抗凝药物前后凝血时间的变化。

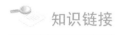 知识链接

肝硬化患者能饮酒吗？

因乙醇对肝细胞有直接毒性损害，可导致脂肪肝病和酒精性肝炎，嗜酒患者常有慢性消化道炎症和饮食不调，并伴随有营养不良，从而增加肝脏的损害。营养不良，特别是缺乏蛋白质和维生素，除引起肝细胞变性和坏死外，还降低肝对某些毒性物质的抵抗力，最后形成肝硬化，所以，肝硬化患者要绝对禁酒，避免食用损害肝脏的食物，如腌制食品、

煎炸的食物、防腐剂食品等，限制吸烟，最好不吸烟。

（三）健康指导

（1）合理休息与适当运动，避免过度劳累。

（2）禁烟、酒，少喝咖啡和浓茶，避免进食粗糙、干硬、带刺、油炸等食物。

（3）避免引起腹内压升高的因素，如剧烈咳嗽、用力排便等，以免引起曲张静脉破裂出血。

（4）观察有无黑便，皮肤、牙龈出血等。

（陈淑瑜）

思考与练习

1．在我国，引起门静脉高压症的最常见原因是   （   ）

A．门静脉先天畸形   B．门静脉血栓形成

C．肝硬化   D．门静脉炎

E．肿痛压迫

2．门静脉高压症的表现中，对患者生命威胁最大的是   （   ）

A．腹水   B．脾肿大

C．脾功能亢进   D．食管胃底曲张静脉破裂出血

E．肝大

3．对门静脉高压症患者的饮食护理，正确的是   （   ）

A．高热量、高脂、高蛋白   B．高热量、低脂、高蛋白

C．高热量、高脂、适量蛋白   D．低热量、高脂、高蛋白

E．高热量、低脂、适量蛋白

4．对门静脉高压症患者的手术前护理措施中哪项是错误的   （   ）

A．注意休息   B．高热量、低脂、适量蛋白饮食

C．常规放置胃管   D．避免干硬及刺激性食物

E．注意纠正贫血

5．对门静脉高压症患者的手术后护理措施中哪项是错误的   （   ）

A．密切观察病情   B．早期下床活动

C．注意预防感染   D．限制蛋白摄入

E．忌食粗糙食物

6．门静脉症患者行分流术后，一般要卧床   （   ）

A．2 d   B．1周   C．5 d   D．2周   E．1 mon

项目二十八 肝脏疾病患者的护理

任务一 熟悉肝脏的解剖结构特点及生理功能

一、肝脏的解剖结构特点

肝是人体最大的实质性器官，重1 200～1 500 g。肝外形略呈楔形，大部分位于右上腹部的膈肌下和季肋深面，其左外叶横过腹中线达左季肋部；肝上界相当于右锁骨中线第5～6肋间，下界与右肋缘平行。正常肝于右肋缘下不能触及。肝以正中裂为界，分成左、右两半；左右半肝又以叶间裂为界，分成左外叶、左内叶、右前叶、右后叶和尾状叶。肝的脏面和前面经左右三角韧带、冠状韧带、镰状韧带和肝圆韧带与膈肌和前腹壁固定；肝的脏面还有肝胃韧带和肝十二指肠韧带，后者包含门静脉、肝动脉、胆总管、淋巴管、淋巴结和神经，又称肝蒂。门静脉、肝动脉和肝总管在肝的脏面横沟内各分出左、右侧支进出肝实质，称第一肝门。在肝实质内门静脉、肝动脉和肝胆管三者的分布行径大致相同，且被

Glisson纤维鞘包裹，因此，可以用门静脉的分布来代表，称为门静脉系统。右纵沟的后上端为肝静脉系统汇入下腔静脉处，称第二肝门。肝静脉系统是肝内血液输出道，与门静脉系统分布不一致；三条主要的肝静脉在第二肝门处注入下腔静脉后入心脏。

肝血液供应丰富，25%~30%来自肝动脉，70%~75%来自门静脉。肝动脉压力大、血液含氧量高，供给肝所需氧量的40%~60%。

二、肝脏的生理功能

1. 代谢功能

（1）葡萄糖代谢：食物在消化、吸收后，由门静脉带到肝，在肝内进行代谢。从消化道吸收入血的葡萄糖在肝内转化为糖原贮存在细胞中。一般成人肝内糖原约含100 g，仅够禁食24 h之用。当血糖水平下降时，肝糖原又被分解为葡萄糖释放入血液。肝糖原在调节血糖浓度以维持其稳定中有重要作用。饥饿状态下和创伤、手术后，在无外源性供给时，体内能源来自蛋白质和脂肪的分解，肝是糖异生的主要器官。

（2）蛋白质代谢：肝起合成、脱氨和转氨作用。肝利用经消化道吸收和体内蛋白质分解产生的氨基酸重新合成人体代谢所需的多种蛋白质，如清蛋白、凝血因子、凝血酶原。此外，肝内储存的维生素K对凝血酶原和凝血因子Ⅶ、Ⅸ、Ⅹ的合成亦必不可少。若肝严重受损，可出现低蛋白血症和凝血功能障碍。代谢过程中产生的氨大部分经肝合成尿素，由肾排出；若肝细胞受损，脱氨或转氨作用减退，血氨即可升高。肝细胞内多种转氨酶，在肝细胞受损时被释放入血液，故血中转氨酶含量升高常提示肝功能受损和肝疾病。

（3）脂肪代谢：肝在脂肪代谢中对维持体内各种脂质，如磷脂和胆固醇的恒定并保持一定的浓度和比例起重要作用。

（4）维生素的代谢：肝可将胡萝卜素转化为维生素A并储存，其他可被肝储存的维生素还有维生素B族、维生素C、维生素D、维生素E和维生素K。

（5）胆红素的生物转化：红细胞破坏释放的游离胆红素在肝细胞内与葡萄糖醛酸结合，形成水溶性结合型胆红素，小部分结合型胆红素被吸收入血，大部分与胆汁一起排入胆道或肠道，在肠道细菌作用下，变为尿胆原，一部分随粪便排出，大部分由肾分泌入尿液，还有一部分通过肠肝循环再次进入肝。

2. 分泌作用　肝细胞能不断地生成胆汁酸和分泌胆汁。胆汁中的主要成分胆盐在肝内由从小肠吸收后运送到肝的胆固醇或肝在脂肪代谢过程中合成的胆固醇转变而来。肝每天分泌600~1 000 mL胆汁，经胆管流入十二指肠，帮助脂肪消化及脂溶性维生素的吸收。

3. 解毒作用　肝通过分解、氧化和结合等方式使体内代谢过程中产生的毒素，或外来有毒物质失去毒性或排出体外。其中结合脂溶性药物和毒素的许多化学成分，如血浆、蛋白质等都由肝合成。体内蛋白质氧化脱氨以及肠道内细菌分解含氮物质所产生的氨是一种有毒的代谢产物，氨的解毒主要通过在肝内合成尿素随尿排出体外。

4. 灭活作用　肝对雌激素和血管升压素具有灭活作用。肾上腺皮质醇和醛固酮的中间代谢过程大部分在肝内进行。肝硬化时灭活作用减退，致体内雌激素增多而可引起蜘蛛痣、肝掌和男性乳房发育等；血管升压素和醛固酮增多则促使体内水钠潴留，导致腹水和水肿。

5. 免疫功能　肝通过肝血窦内具有吞噬作用的巨噬细胞将细菌、抗原抗体复合物、色素和其他碎屑从血液中排出。肝是产生免疫球蛋白和补体的主要器官，也是处理抗原、抗体的重要场所，对机体免疫起重要作用。

6. 肝的储备与再生　肝有巨大的储存和再生能力。动物实验证明将正常肝切除70%～80%，仍可维持正常的生理功能，且能在6周后修复生长到将近原来的重量。人体行肝部分切除后，1 mon后可见残余肝叶明显增大，6 mon后可恢复到术前大小。但肝细胞对缺氧非常敏感，常温下阻断肝血流超过一定时限，会导致肝细胞不可逆地缺氧和坏死，故在肝外科临床实践中，常温下一次阻断入肝的血流以不超过10～20 min为宜。

（卢　芳）

任务二　肝脓肿患者的护理

一、细菌性肝脓肿

化脓性致病细菌侵入肝脏引起肝组织出现化脓性炎症，组织坏死液化所形成的肿块，称细菌性肝脓肿。

（一）病因与病理

1. 病因　由于肝有双重血液供应，又通过胆道与肠道相通，因而受细菌感染的机会多。病原菌入侵肝的常见病因和途径如下。

（1）胆道系统：是最主要的入侵途径和最常见的病因。胆囊炎、胆道蛔虫病或胆管结石等并发急性化脓性胆管炎时细菌沿胆管上行、感染肝而形成肝脓肿。胆道疾病所致的肝脓肿常为多发性，以左外叶多见。

（2）肝动脉：体内任何部位的化脓性病变，如急性上呼吸道感染、肺炎、骨髓炎、亚急性细菌性心内膜炎、痈等，病原菌均可能随肝动脉入侵而在肝内形成多发性脓肿。

（3）门静脉系统：化脓性阑尾炎、细菌性痢疾、痔核感染及化脓性盆腔炎等可引起门静脉属支的血栓性静脉炎及脓毒栓子脱落进入肝引起肝脓肿。

（4）淋巴系统：肝毗邻部位的感染，如膈下脓肿或肾周脓肿时，细菌可经淋巴系统入侵肝。

（5）肝开放性损伤：细菌直接从伤口入侵。

2. 病理　细菌进入肝后，即引起肝的炎症反应。在机体抵抗力低下或治疗又不及时的情况下，炎症将进一步扩散。随着肝组织的感染和破坏，可以形成单发或多发的脓肿。由于肝血供丰富，一旦脓肿形成后，大量毒素被吸收入血，临床出现严重的毒血症表现。当脓肿转为慢性后，脓肿壁肉芽组织生长及纤维化形成，临床症状可逐渐减少或消失。肝脓肿如果未能得到适当的控制，可向膈下、腹腔、胸腔穿破。因胆道感染而引起的肝脓肿还可伴发胆道出血。

（二）临床表现

1. 症状

（1）寒战和高热：是最常见的早期症状，体温可高达39～40 ℃，一般为稽留热或弛张热，伴多汗，脉率增快。

（2）肝区疼痛：由于肝大、肝包膜急性膨胀和炎性渗出物的局部刺激，多数患者出现肝区持续性胀痛或钝痛，有时可伴有右肩牵涉痛或胸痛。

（3）消化道及全身症状：由于细菌毒素吸收及全身消耗，患者有乏力、食欲减退、恶心、呕吐，少数患者可有腹泻、腹胀及难以止住的呃逆等症状。患者常在短期内呈现严重病情。

2. 体征　最常见的为肝区压痛和肝大，右下胸部和肝区有叩击痛。若脓肿位于肝前下缘比较表浅部位，可伴有右上腹肌紧张和局部明显触痛；巨大的肝脓肿使右季肋呈饱满状态甚至局限性隆起；局部皮肤呈凹陷性水肿。严重者可出现黄疸，病程较长者，常有贫血。

3. 并发症　细菌性肝脓肿可引起严重并发症，死亡率极高。脓肿可自发性穿破进入游离腹腔引起腹膜炎。右肝脓肿向上穿破可形成膈下脓肿，也可向右胸穿破。向胸内破溃时患者常有突然出现的剧烈胸痛、寒战、高热、气管向健侧移位、患侧胸壁凹陷性水肿，胸闷、气急伴呼吸音减低或消失，不明原因的缺氧或心力衰竭表现及难以纠正的休克。左肝脓肿可穿破心包，发生心包积液，严重者导致心脏压塞。少数肝脓肿可穿破血管壁引起上消化道大出血。

（三）辅助检查

1. 实验室检查

（1）血白细胞计数增高，中性粒细胞可高达90%以上，有核左移现象和中毒颗粒；有时血细胞比容下降。

（2）肝功能检查可见轻度异常。

2. 影像学检查

（1）X线检查：显示肝阴影增大、右膈肌抬高和活动受限。

（2）B超：能分辨肝内直径2 cm的液性病灶，并明确其部位和大小。

（3）放射性核素扫描、CT、MRI和肝动脉造影对诊断肝脓肿有帮助。

（四）治疗原则

早诊断，早治疗，包括处理原发病，避免并发症。

1. 非手术治疗　非手术治疗适用于急性期尚未局限的肝脓肿和多发性小脓肿。

（1）支持治疗：包括肠内、外营养支持；纠正水、电解质、酸碱失衡；必要时反复多次输血，纠正低蛋白血症；改善肝功能和增强机体抵抗力。

（2）应用抗生素：大剂量、联合应用抗生素。一般选用青霉素、氯霉素、氨苄西林、先锋霉素等，或根据细菌培养及药物敏感试验结果选择有效抗生素。

（3）经皮肝穿刺脓肿置管引流术：单个较大的脓肿可在B型超声引导下穿刺抽脓，抽出脓液后可向脓腔注入抗生素，或用细硅胶管作持续引流。

（4）中医中药治疗：多给予抗生素和手术治疗配合应用，以清热解毒为主。

2. 手术治疗

（1）脓肿切开引流术：适用于较大的脓肿，估计有穿破可能或已并发腹膜炎、脓胸以及胆源性胰腺炎者。常用的手术途径有经腹腔、经前侧腹膜外和经后侧腹膜外脓肿切开引流术。如果脓肿已向胸腔穿破，或由胆道感染引起的肝脓肿，应同时行胸腔引流和胆道引流。

（2）肝叶切除术：适用于慢性厚壁肝脓肿切开引流术后长期不愈或肝内胆管结石合并左外叶多发性肝脓肿且该肝叶功能丧失者。

二、阿米巴性肝脓肿

阿米巴性肝脓肿是肠道阿米巴病最常见的并发症，大多为单发性的大脓肿，好发于肝右叶，尤以右肝顶部多见。

（一）病因与病理

阿米巴原虫从结肠溃疡处经门静脉血液、淋巴管或直接侵入肝门。原虫产生溶组织酶，可致肝细胞坏死，液化的组织和血液组成脓肿。阿米巴脓肿的脓腔较大，充满脓液，典型的脓液为果酱色，较黏稠，无臭，无菌。

（二）临床表现

1. 症状

（1）发热：体温持续于38～39 ℃，弛张热或间歇热；伴畏寒、多汗。

（2）全身表现：可有恶心、呕吐、食欲缺乏、腹胀，甚至腹泻、痢疾等症状，体质量减轻、消瘦、贫血也较常见。

2. 体征 肝脏肿大，局部有明显压痛和叩击痛。

（三）辅助检查

WBC升高，血清阿米巴抗体检测阳性；粪便中也可找到阿米巴滋养体；部分患者乙状结肠镜检、溃疡面刮片可找到阿米巴滋养体。

（四）治疗原则

1. 非手术治疗 非手术治疗主要为抗阿米巴药物（甲硝唑、氯喹、依米丁）治疗，必要时反复穿刺抽脓及支持疗法。

2. 手术治疗 切开引流，经皮肝穿刺置管闭式引流：病情重、脓腔较大者，或非手术治疗脓腔未见缩小者，可行套管针穿刺留置导管作闭式引流。

三、肝脓肿的护理

（一）护理评估

1. 术前评估

（1）健康史：有无细菌性肠炎和体内化脓性病史。

（2）身体状况：

①症状：了解肝区疼痛的范围，全身症状，如寒战、发热、恶心、呕吐等。

②体征：了解肝区肿大的范围，有无压痛出现及局限性隆起等腹部体征。

③辅助检查：血培养结果，脓液的性状、有无臭味及细菌，患者营养状况等。

（3）心理—社会状况：评估患者及家属对本病的认知程度，对治疗方案、疾病预后和康复知识的掌握程度；患者的心理承受能力，是否会出现恐惧、焦虑等，患者家庭对本病治疗的经济承受能力如何。

2. 术后评估

（1）术中情况：评估患者的手术及麻醉方式，出血量。

（2）术后情况：评估患者术后生命体征、腹部伤口及术后引流情况。

（二）常见护理诊断

1. 体温过高　与肝脓肿及其产生的毒素吸收有关。

2. 有感染的危险　与肝脓肿有关。

3. 营养失调：低于机体需要量　与进食减少、感染引起分解代谢增加有关。

（三）护理目标

（1）患者体温降低。

（2）患者未发生腹膜炎、膈下脓肿等其他部位的细菌感染。

（3）患者营养状况得到改善。

（四）护理措施

1. 术前准备和非手术患者的护理

（1）病情观察：肝脓肿可并发脓毒症、休克、急性化脓性胆管炎等危及患者生命的严重并发症，应密切观察患者生命体征变化及腹部体征，预防和及时发现并发症，及时处理。长期应用抗生素治疗的患者，应注意观察有无继发伪膜性肠炎及二重感染的表现。

（2）高热的护理：

①物理降温：保持病室内空气流通，室温18～22 ℃，湿度50%～70%；根据病情给予乙醇擦浴、头枕冰袋或冷生理盐水灌肠等。

②药物降温：细菌性肝脓肿患者，体温多在39～40 ℃，在物理降温的同时可配合使用解热镇痛药，以增强降温效果。

③观察降温效果：监测体温变化，患者出汗时，应及时更换衣服和被单，防止着凉。

④补充水分：鼓励患者多饮水，必要时经静脉补充液体，以防脱水。

⑤控制感染：遵医嘱应用抗生素，控制感染，恢复正常体温。

（3）疼痛护理：随时评估患者疼痛的程度及其对疼痛的耐受情况，协助患者采取舒适体位，必要时遵医嘱应用镇痛剂。

（4）营养支持：根据患者的营养状况和饮食习惯，指导并鼓励患者进食高蛋白、高热量、富含维生素和膳食纤维的食物。必要时经静脉补充营养，适量输注全血、血浆及白蛋白等，以提高机体的免疫力，促进脓肿局限及脓腔闭合。

2. 术后护理

（1）维持有效引流：

①妥善固定引流管，防止滑脱。

②麻醉清醒后，给予半坐卧位，以借助体位的作用充分引流脓腔。

③保持引流，通常每日用生理盐水多次或持续冲洗脓腔，观察并记录引流液的量、色、质。

④每日更换引流瓶或袋，并保持引流瓶或袋低于皮肤切口的位置，防止引流液逆流。

⑤脓腔引流液少于 10 mL/d 时，可考虑改为凡士林纱条引流，适时换药，直至脓腔闭合。

⑥阿米巴性肝脓肿应采用闭式引流，以防继发二重感染。

（2）肝叶切除护理：由于肝脏血管丰富，术后极易出血，故肝叶切除后应密切观察切口敷料有无渗血及腹腔引流管引出液的量、色、质，以及时发现出血的征象；同时，应注意患者腹部情况及生命体征变化，严防腹腔内出血。此外，肝细胞对缺氧耐受力差，术后应给予氧气吸入，保证血氧浓度，促进肝创面愈合。

3. 健康指导

（1）阿米巴性肝脓肿的预防：关键在于防止阿米巴痢疾的感染。严格粪便管理，养成良好的卫生习惯。一旦感染阿米巴痢疾应积极、彻底治疗。

（2）细菌性肝脓肿的预防：积极治疗胆道系统疾病，如胆囊炎、胆道蛔虫等。

（卢　芳）

任务三　肝癌患者的护理

一、原发性肝癌

原发性肝癌（primary hepatic cancer）是我国常见的恶性肿瘤之一，以原发性肝细胞癌（又称肝癌）最常见，高发于东南沿海地区。我国肝癌患者的发病年龄是 40~60 岁，男性多见。

（一）病因与病理

1. 病因　原发性肝癌的病因尚未明确。目前认为，与肝炎病毒感染、黄曲霉素污染、饮用水污染等因素有关。

（1）病毒性肝炎：肝癌患者常有急性肝炎、慢性肝炎、肝硬化的病史。研究表明，乙型肝炎表面抗原阳性者其肝癌发病的危险性 10 倍于乙肝标志物阴性者。提示乙型肝炎与肝癌有一定关系。

（2）黄曲霉素：调查发现，肝癌相对高发区的粮食被黄曲霉素及其毒素污染的程度高于其他地区。黄曲霉素主要来源于霉变的玉米和花生。我国肝癌高发于温湿地带，与进食含黄曲霉素高的面食有关。黄曲霉素能诱发动物肝癌已被证实。

（3）饮水污染：江苏启东、上海崇明和南汇、广西扶绥地区均发现肝癌与不洁饮水有关，污水中已发现有数百种致癌或促癌物质，如六氯苯、氯仿、氯乙烯和苯并芘等，这些都是强致癌物质。

2. 病理类型

（1）按原发性肝癌大体类型分类：可分为三类。①结节型：多见，常为单个或多个大小不等结节散在分布于肝内，多伴有肝硬化，恶性程度高，愈后较差；②巨块型：常为单发，也可由多个结节融合而成，癌块直径较大，易出血、坏死，但肝硬化程度较轻，手术切除率高，预后较好；③弥漫型：少见，结节大小均等，呈灰白色散在分布于全肝，常伴有肝硬化，肉眼难与肝硬化区别，病情发展迅速，愈后极差。

（2）按组织学类型分类：分为肝细胞型、胆管细胞型和混合型三类。我国以肝细胞型为主，约占91.5%。

（3）按肿瘤直径大小分类可分为：①微小肝癌（直径≤2 cm）；②小肝癌（2 cm＜直径≤5 cm）；③大肝癌（5 cm＜直径≤10 cm）；④巨大肝癌（直径＞10 cm）。

3. 转移途径

（1）直接蔓延：癌肿直接侵犯邻近组织、器官，如膈肌、胸腔等。

（2）血运转移：多为肝内转移，癌细胞在生长过程中极易侵袭门静脉的分支，形成门静脉内癌栓，癌栓经门静脉系统在肝内直接播散，甚至阻塞静脉主干，导致门静脉高压。肝外血行转移常见于肺，其次为骨、脑等。

（3）淋巴转移：主要累及肝门淋巴结，其次为胰周、腹膜后及主动脉旁淋巴结，晚期可侵及锁骨上淋巴结。

（4）种植转移：癌细胞脱落可发生腹腔、盆腔乃至胸腔种植转移。

（二）临床表现

1. 症状

（1）肝区疼痛：为最常见的主要症状，半数以上患者以此为首发症状。多呈持续性钝痛、隐痛或胀痛，夜间或劳累后加重。疼痛部位常与肿瘤部位密切相关，位于肝右叶顶部的肿瘤累及横膈，则疼痛可牵涉至右肩背部。

（2）消化道症状：主要表现为食欲减退，部分患者出现腹胀、恶心、呕吐或腹泻等，易被忽视。

（3）全身症状：可有原因不明的持续性低热或不规则发热，抗生素治疗无效；早期患者消瘦乏力不明显；晚期体质量呈进行性下降，可伴有贫血、黄疸、腹水、出血、水肿等恶病质表现。

（4）其他症状：个别患者可有癌旁综合征的表现，如低血糖、红细胞增多症、高胆固醇血症及高钙血症；如发生肺、骨、脑等肝外转移，还可出现相应的临床症状和体征。

2. 体征　肝脏肿大为中、晚期肝癌最常见的临床体征。肝脏呈进行性肿大，质地较硬，表面凹凸不平，有明显的结节或肿块。癌肿位于肝右叶顶部者，肝浊音界上移，甚至出现胸水。

（三）辅助检查

1. 定性诊断

（1）血清甲胎球蛋白（AFP）测定：属于肝癌血清标志物，具有专一性，可用于普查，有助于发现无症状的早期患者，但有假阳性出现，故应作动态观察。AFP对流电泳法持续阳性或放射免疫法测定≥400 μg/L，并排除妊娠、活动性肝炎、生殖腺胚胎性肿瘤后，应高度怀疑为肝细胞肝癌。

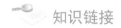

甲胎蛋白

甲胎蛋白（AFP）是一种糖蛋白，分子量为7.2万，含有3%~4%的碳水化合物，主要由肝细胞粗面内质网上的核糖体合成。它只是胎儿时期肝脏内合成的一种糖蛋白，成人后血清中水平很低，而发生恶变的肝细胞则又可恢复其合成的能力。因此，AFP的血清含量变化对于肝癌的早期发现、疗效的检测有着重大意义。目前，AFP含量在癌及癌周组织之间证明存在差异，且有显著性意义。肝癌组织高表达AFP mRNA说明肝癌细胞具有旺盛的复制能力，是肝癌细胞异常增生的表现之一。

（2）血清酶学检查：对原发性肝癌的诊断缺乏专一性和特异性，只能作为辅助指标，常用的有血清碱性磷酸酶（ALK）、γ–谷氨酰转肽酶（γ-CT）、乳酸脱氢酶同工酶、血清5′–核苷酸磷酸二酯酶同工酶（AAT），各种酶的联合检测可提高诊断价值。

2. 定位诊断

（1）B超检查：是目前肝癌首选的定位检查方法，适用于普查，能发现直径为2~3 cm或更小病变，可显示肿瘤的部位、大小、形态及肝静脉或门静脉有无栓塞等情况。诊断准确率90%左右。

（2）CT检查：CT具有较高的分辨率，可检出直径1.0 cm左右的微小肝癌，并能显示肿瘤的位置、大小、数目及与周围器官和重要血管的关系，对判断能否手术切除有帮助。诊断符合率90%以上。

（3）MRI检查：诊断价值与CT相仿，主要用于良、恶性占位性病变，特别是对肝血管瘤的鉴别优于CT。

（4）选择性腹腔动脉或肝动脉造影：肝动脉造影可明确病变的部位、大小、数目和分布范围；对直径＜2.0 cm的微小肝癌，诊断符合率可达90%；对血管丰富的肿瘤，可分辨直径≥1.0 cm的肿瘤；选择性肝动脉造影或数字减影肝血管造影（DSA），可发现直径0.5 cm的肿瘤。有助于评估手术的可切除性和选择治疗方法。

（5）肝穿刺活组织检查：多在B超或CT引导下行细针穿刺活检，可获得病理材料，具有确诊意义，但有出血、肿瘤破裂和肿瘤沿针道转移的危险。

（6）放射性核素检查：放射性核素肝扫描可提高肝癌诊断的符合率。

（7）腹腔镜探查：经各种检查未能确诊而临床又高度怀疑肝癌者，必要时可行腹腔镜探查以明确诊断。

（四）治疗原则

早期诊断、早期治疗是提高疗效的关键，肝癌以手术治疗为主，辅以其他综合治疗。

1. 非手术治疗　方法有：①放射治疗；②化学药物治疗；③中医中药治疗；④生物治疗；⑤基因治疗等。

2. 手术治疗　是目前治疗肝癌最有效的方法，常用手术方式有以下几种。

（1）肝切除术：①肝叶切除；②半肝切除；③肝三叶切除；④肝局部切除。

（2）不能切除的肝癌外科治疗方法：视病情进行单独或联合应用肝动脉结扎或肝动脉栓塞、液氮冷冻、激光气化、微波热凝等方法，有一定疗效；肝动脉结扎或肝动脉栓塞可使肿瘤缩小，部分患者可赢得二期手术切除的机会。

（五）护理评估

1. 术前评估

（1）健康史：了解患者的年龄、性别，有无肝病史，有无长期进食霉变食物史等。

（2）身体状况：

①症状：了解腹痛部位、性质、疼痛时间等局部症状，有无贫血、黄疸、水肿、消瘦、乏力等全身症状。

②体征：了解肿块的大小、部位、质地、表面是否光滑，了解有无腹水、脾大等体征及生命体征的变化情况。

③辅助检查：肝功能变化，肝癌血清标志物及血清酶学检测，B超、CT等检查情况。

（3）心理—社会状况：评估患者对拟采取的治疗方法、疾病预后及手术前有关知识的了解和掌握程度，患者对手术过程及手术可能导致的并发症及疾病预后所产生的恐惧、焦虑程度和心理承受能力。家属对本病及其治疗方法、预后的认知程度及心理承受能力。家庭对患者手术、化疗、放疗等的经济承受能力。应注意患者的心理变化，加强正面引导，使其树立战胜疾病的信心。

2. 术后评估

（1）术中情况：评估手术方式、麻醉方式及术中出血情况。

（2）术后情况：评估患者术后生命体征，引流管情况，引流液的色、质、量。

（六）常见护理诊断

1. 焦虑　与担忧疾病愈后和生存期限有关。

2. 慢性疼痛　与肿瘤生长导致肝包膜张力增加或放疗、化疗后不适及手术有关。

3. 营养失调：低于机体需要量　与食欲减退、腹泻及肿瘤导致的消耗有关。

（七）护理目标

（1）患者焦虑缓解或减轻，能正确面对疾病、手术和预后，积极配合治疗和护理。

（2）患者疼痛缓解。

（3）患者能主动进食富含蛋白、能量、膳食纤维等营养均衡的食物或接受营养支持治疗。

（八）护理措施

1. 术前准备和非手术患者的护理

（1）饮食护理：饮食以富含蛋白、热量、维生素和纤维膳食为原则，鼓励家属按患者饮食习惯提供食物。创造舒适的进餐环境，必要时提供肠内、外营养支持或补充蛋白等。

（2）疼痛护理：半数以上肝癌患者出现疼痛，遵医嘱给予止痛剂或采用镇痛治疗。

（3）心理护理：通过交流和沟通，了解患者及其家属情绪和心理变化，采取诱导方法逐渐使患者接受并正视现实；医护人员应热情、耐心、服务周到，使其增强应对能力，树立战胜疾病的信心，积极接受和配合治疗；实施治疗前向患者及其家属介绍其必要性、方法和注意事项；或请成功患者现身说法，消除不良情绪。对晚期患者应给予情感上的支持，鼓励家属与患者共同面对疾病。

2. 术后护理

（1）体位：术后24 h内应平卧休息，避免剧烈咳嗽。接受半肝以上切除者，间歇给氧3~4 d。为防止术后肝断面出血，一般不鼓励患者早期活动。

（2）病情观察：密切观察患者的心、肺、肝、肾等重要器官的功能变化，生命体征的变化和血清学指标的变化等。

（3）体液平衡的护理：对肝功能不良伴腹水者，积极保肝治疗，严格控制水和钠盐的摄入量，准确记录24 h出入水量，每天测量体质量及腹围的变化并记录。检测电解质，保持内环境的相对稳定。

（4）引流管的护理：肝叶和肝局部切除术后常放置双腔引流管。应妥善固定，避免受压、扭曲和折叠，保持引流通畅；严格遵守无菌原则，每日更换引流瓶；准确记录引流液的量、色、质。若引流液为血性且持续性增加，应警惕腹腔内出血的可能，及时通知医生，必要时完善术前准备行手术探查止血；若引流液含有胆汁，应考虑发生胆瘘。

（5）用药护理：术后遵医嘱应用保肝药和合理应用抗生素预防感染。

（6）肝性脑病的预防和护理：肝性脑病常发生于肝功能失代偿或濒临失代偿的原发性肝癌患者。术后对患者应加强生命体征和意识状态的观察，若出现性格行为变化，如欣快感、表情淡漠或扑翼样震颤等前驱症状时，应及时通知医生。对此类患者护理上应注意以下几点。

①避免肝性脑病的诱因，如上消化道出血、高蛋白饮食、感染、便秘、应用麻醉剂、镇静催眠药及手术等。

②禁用肥皂水灌肠，可用生理盐水或弱酸性溶液（如食醋1~2 mL加入生理盐水100 mL），使肠道pH保持为酸性。

③口服新霉素或卡那霉素，以抑制肠道细菌繁殖，有利于减少氨的产生。

④使用降血氨药物，如谷氨酸钾或谷氨酸钠静脉滴注。

⑤给予富含支链氨基酸的制剂或溶液，以纠正支链/芳香族氨基酸比例失调。

⑥肝性脑病者限制蛋白质摄入，以减少血氨的来源。

⑦便秘者可口服乳果糖，促使肠道内氨的排出。

3. 肝动脉插管化疗患者的护理

（1）向患者解释肝动脉插管化疗的目的及注意事项。

（2）做好导管护理：

①妥善固定和维护导管。

②严格遵守无菌原则，每次注药前消毒导管，注药后用无菌纱布包扎，防止细菌沿导管发生逆行性感染。

③为防止导管堵塞，注药后用肝素稀释液（25 U/mL）2~3 mL冲洗导管。

④治疗期间患者可出现剧烈腹痛、恶心、呕吐、食欲缺乏及不同程度的白细胞数减少，当WBC < $4×10^9$/L时，暂停化疗；若出现胃、胆、胰、脾动脉栓塞导致上消化道出血及胆囊坏死等并发症时，须密切观察生命体征和腹部体征，及时通知医生进行处理。

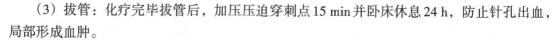

（3）拔管：化疗完毕拔管后，加压压迫穿刺点 15 min 并卧床休息 24 h，防止针孔出血，局部形成血肿。

4. 健康指导

（1）向患者讲解原发性肝癌的可能病因、症状、体征等，以便早发现，早诊断。

（2）避免进食霉变食物，积极治疗肝炎、肝硬化。

（3）肝切除术后的患者应加强肝保护，定期复查 AFP、B 超，发现异常及时就诊。

二、继发性肝癌

继发性肝癌系人体其他部位的恶性肿瘤转移至肝而发生的肿瘤，称转移性肝癌。许多器官的癌肿都可转移到肝，尤其多见于腹腔内器官的癌肿，如胃癌、结肠癌、胰腺癌、胆囊癌、卵巢癌、子宫癌等，其次为乳腺、肺、肾、鼻咽部等部位的癌肿。

（一）病因

恶性肿瘤死亡的患者，约 40% 有肝转移，其发生率仅次于淋巴系统转移。继发性肝癌可以是单个结节，但更多见的为多发结节。癌结节外观呈灰白色，质地颇硬，与周围正常组织分界明显，结节的病理结构和类型与肝外原发肿瘤相似。

（二）临床表现

大多数患者有肝外癌病史，常以原发癌所引起的症状和体征为主要表现，并有肝区疼痛的临床表现。往往在体检或剖腹探查时发现癌肿已转移至肝。若原发癌切除后出现肝区间歇性不适或疼痛，应考虑有肝转移。随病情发展，患者可有乏力、食欲减退、体质量减轻。部分患者出现肝大以及质地坚硬有触痛的癌结节，晚期患者可出现黄疸和腹水等。

（三）治疗原则

处理原发病灶的同时处理肝转移癌灶。

1. 非手术治疗

（1）化学治疗：全身或局部化疗可以控制肿瘤生长，缓解患者的症状，如疼痛、黄疸和发热等。应根据原发癌细胞的生物学特性以及对化疗药物的敏感性选用相应的药物治疗。

（2）间歇性放射治疗：放射治疗很少用于继发性肝癌，因放射治疗的有效治疗量很高，常可造成肝组织的损害（包括肝坏死、胆管纤维化）。有文献报道，在超声引导下采用间歇性放疗的方法在肿瘤部位行大剂量的放射治疗而对周围正常肝组织无损害。

2. 手术治疗　继发性肝癌通常呈多发或弥漫性并累及全肝，能接受手术切除（肝叶切除术）者比例不高。适应证如下。

（1）患者全身情况好，心、肝、肺、肾功能均在正常范围。

（2）原发病灶能被切除或已被切除者。

（3）病变局限于肝小叶而全身其他部位或腹腔内无转移者。

（卢　芳）

思考与练习

1．原发性肝癌患者最早出现的表现是　　　　　　　　　　　　　　　　（　　）

A．肝区疼痛不适　　　　B．全身乏力　　　　C．畏食　　　　D．腹部肿块　　　　E．黄疸

2．下列实验室检查对于原发性肝癌的确诊最有价值的是　　　　　　　　（　　）

A．甲胎蛋白测定　　　　　　　　　　B．癌胚抗原测定

C．碱性磷酸酶测定　　　　　　　　　D．乳酸脱氢酶测定

E．酸性磷酸酶测定

3．原发性肝癌血行转移时，最常见的转移部位是　　　　　　　　　　　（　　）

A．脑　　　　　　B．肺　　　　　　C．骨　　　　　　D．肾　　　　　　E．肠

4．我国原发性肝癌最常见的组织学类型是　　　　　　　　　　　　　　（　　）

A．肝细胞型　　　　　　　　　　　　B．胆管细胞型

C．混合型　　　　　　　　　　　　　D.结节型

E．弥漫型

5．男性，62岁，有肝硬化病史20年余，近3 mon出现右上腹部隐痛不适，B超检查发现肝内有3 cm的占位性病变。为进一步明确诊断，应首选的检查是　　　　　　　　　　　　　（　　）

A．CT　　　　　　　　　　　　　　B．MRI

C．AFP　　　　　　　　　　　　　　D．肝穿刺活组织检查

E．腹腔镜检查

项目二十九　胆道疾病患者的护理

学习目标

知识目标

1. 能描述胆道疾病患者护理评估的主要内容、护理诊断及护理目标。
2. 能简述胆道疾病的病因及胆石的分类。
3. 能列出胆道疾病患者的身体评估、治疗原则、护理要点。
4. 能叙述胆道疾病患者的基本护理措施。

技能目标

能运用所学知识制订相应护理措施。

任务一　熟悉胆道的解剖结构特点及生理功能

一、胆道的解剖

胆道系统起始于肝细胞之间的毛细胆管，在肝内逐渐会合成肝内胆管，于第一肝门处形成肝外左、右肝管，左、右肝管再汇合成肝总管，胆囊管与肝总管连接成胆总管，最后进入十二指肠。胆囊位于肝脏面的前缘，容积30~60 mL，直径3~5 cm，长7 cm左右，分底、体和颈三部分，颈部稍膨大的部分为Hartmann袋，胆囊结石常嵌顿于此，胆囊管即膨大颈部的延续，长2~4 cm。管壁内有黏膜皱襞，可能具有调节胆汁流动的作用，囊管的解剖变异很多，对胆囊管变异的了解，有助于避免在术中误伤肝外管或胆总管。胆总管长6~8 cm，内径0.5~0.8 cm，分为十二指肠上段、后段和胰十二指肠内段三部分。胆总管末端斜行进入十二指肠降部后内侧的中部，70%~80%和主胰管相互汇合构成共同开口，即胆胰管Vater壶腹部，后者将黏膜推向肠腔形成突起，即十二指肠乳头，内有Oddi括约肌围绕壶腹部和胆总管的末端，有调节胆汁引流的作用。

二、生理作用

1. 胆汁的组成和代谢　胆汁是一种复杂的溶液，其三种主要成分是胆盐、胆固醇和磷脂。在胆汁中胆固醇溶解在胆汁酸和卵磷脂中形成微胶粒，这种现象使胆固醇在胆汁中保持相对高的浓度而又呈溶解状态。Admirand和Small用等边三角形坐标代表这三种成分的最高溶解度，这三种成分的任何浓度比例的聚合点（P），均可在三角形坐标范围内标记出。正常胆汁中的三种成分聚合点均落在胆固醇饱和曲线（ABC曲线）内，此时胆固醇在胆汁中呈溶解状态，不易析出结晶。如胆汁中三种成分聚合点落在ABC曲线范围外，此时胆固醇则呈过饱和状态，可沉淀析出结晶，这种胆汁称为致石性胆汁。胆汁酸减少或胆固醇增加，都会导致胆固醇呈过饱和状态而沉淀析出结晶，特别是前一种情况，如回肠切除术后，胆盐不能重吸收回到肝内，胆盐的肠肝循环被破坏，导致胆汁和胆汁酸的分泌减少。这些都会使胆汁中胆盐浓度下降，胆盐和卵磷脂所形成的微胶粒不足，影响了胆固醇的溶解度，胆固醇即呈过饱和状态而析出结晶。

2. 胆囊与胆管的生理功能　两者密切相关，肝细胞分泌胆汁经肝内胆管，再经肝外胆管流入胆囊，胆囊黏膜具有吸收水分的功能，将胆汁浓缩5～10倍，因胆总管开口处的Oddi括约肌在空腹时处于收缩状态，使胆总管内压力升到2.94 kPa（30 cmH$_2$O）左右，相当于胆囊收缩时排胆汁的压力，这样使胆汁得以贮存于胆囊内。胆囊黏膜本身亦每日分泌20 mL的黏液以保护胆囊黏膜。当进食特别是脂类餐饮食以及酸性胃液进入十二指肠后，刺激黏膜分泌胆囊收缩素，胆囊随即收缩，囊内压力可升高到2.94 kPa（30 cmH$_2$O）；而胆囊收缩素却可使Oddi括约肌和十二指肠舒张，胆总管内压力下降到0.98 kPa（10 cmH$_2$O）左右，此时贮存于胆囊内的胆汁即可排空。

（李　琴）

任务二　了解胆道疾病患者的特殊检查方法

20世纪70年代以来，现代影像学诊断技术迅速发展，胆道疾病的诊断有了明显的改善，对检查的准备及配合也提出了不同的要求，目前临床常用的检查有以下几种。

一、超声检查

超声检查是一种安全、快速、经济而又简单准确的检查方法，是普查和诊断胆道疾病的首选方法；对胆囊结石的诊断准确率为95%以上，对胆道结石的诊断准确率为70%～90%；根据胆管有无扩张、扩张部位及程度可对黄疸原因进行定位和定性诊断。

1. 目的　了解肝内、外胆管及胆囊病变部位和大小，引导肝胆管穿刺、引流、取石。
2. 适应证　胆囊结石、胆囊炎、胆道肿瘤、胆道蛔虫、胆道畸形等胆道系统疾病的诊断。

3. 护理

（1）检查前准备：胆囊检查前，常规禁食 8 h 以上。检查前 1 d 晚餐进清淡饮食，以保证胆囊和胆管内胆汁充盈，减少胃肠道内容物和气体的影响；肠道气体过多者可事先口服缓泻或通便，以减少气体干扰。超声检查应安排在其他内镜和钡餐造影检查前或钡餐检查 3 d 后、胆系造影 2 d 后进行。

（2）检查中护理：检查时多取仰卧位，左侧卧位有利于显示胆囊颈及肝外胆管病变，坐位或站位可用于胆囊位置较高者。

二、放射学检查

1. 口服法胆囊造影　　用于检查胆囊的形态、功能及有无结石、肿瘤等。口服碘番酸经肠道吸收后入肝，并随胆汁排入胆囊，含有造影剂的胆汁使胆囊在 X 线下显影。进食高脂肪餐后可观察胆囊的收缩情况。由于此项检查结果易受多种因素的影响，现已基本被 B 超检查所代替。

2. 静脉胆道造影　　用于检查胆道系统有无结石、肿瘤、梗阻、蛔虫等，亦可观察胆囊、胆道的形态及功能情况。造影剂经静脉途径输入人体后随肝脏分泌的胆汁排入胆道，使胆道在 X 线下显影。由于此法显影率较低，已基本被经皮肝穿刺胆道造影、内镜逆行胰胆管造影等方法取代。

3. 腹部 X 线平片　　大多数结石在平片上不能显影，仅有 15% 的胆囊结石可在腹部平片上显影，因其显影率低，一般不作为临床的常规检查。但有的患者可在胸部 X 线检查时无意间发现结石。

4. 经皮肝穿刺胆管造影　　经皮肝穿刺胆管造影是在 X 线透视下或 B 超引导下，用特制穿刺针经皮肤穿入肝胆管，再将造影剂直接注入胆道使整个胆道系统迅速显影的一种顺行性胆道造影方法。本法为有创检查，有可能发生胆瘘、出血、胆道感染等并发症，故术前应做充分的准备，术后加强观察，以及时发现和处理并发症。

（1）目的：了解肝内外胆管的情况、病变部位、范围、程度和性质，必要时可置管引流胆汁。

（2）适应证：①原因不明的梗阻性黄疸行 ERCP 失败者；②术后疑有残余结石或胆管狭窄者；③B 超提示肝内胆管扩张者。

（3）禁忌证：心肺功能不全、凝血时间异常、急性胆道感染及碘过敏者。

（4）护理：①检查前准备：检测凝血酶原时间及血小板计数。有出血倾向者，予以维生素 K 注射，待出血倾向纠正后再行检查；碘过敏试验，需要时行普鲁卡因过敏试验；全身预防性使用抗生素 2～3 d；术前 1 d 晚口服缓泻剂或灌肠，术日晨禁食。②检查中护理：根据穿刺位置采取相应的体位，经肋间穿刺时患者取仰卧位，经腹膜外穿刺时取俯卧位；指导患者保持平稳呼吸，避免屏气或做深呼吸。③检查后护理：术后平卧 4～6 h，监测血压、脉搏 1 次/h 至平稳；严密观察腹部体征，注意穿刺点有无出血；置管引流者应维持有效引流，注意观察引流液的量、颜色及性质；遵医嘱应用抗菌药及止血药。

5. 内镜逆行胰胆管造影（ERCP）　　内镜逆行胰胆管造影是在纤维十二指肠镜直视下通过十二指肠乳头将导管插入胆管或胰管内进行造影的方法。

（1）目的：①直接观察十二指肠及乳头部的病变，对病变部位取材做活检；②收集十二指肠液、胆汁及胰液进行理化及细胞学检查；③通过造影显示和诊断胆道系统和胰管的病变；④用于治疗，如鼻胆管引流、Oddi括约肌狭窄切开术、胆总管T端取石及蛔虫等。

（2）适应证：胆道疾病伴黄疸，疑为胆源性胰腺炎、胆胰或壶腹部肿瘤，先天性胆胰异常。

（3）禁忌证：急性胰腺炎、碘过敏者禁忌作此项检查。

（4）护理：①检查前准备：基本同其他内镜检查前的准备，检查前15 min常规注射地西泮5～10 mg、东莨菪碱20 mg；②检查中护理：插内镜时指导患者进行深呼吸并放松，造影过程中若发现特殊情况应及时终止操作、留院观察并做相应的处理；③检查后护理：造影后2 h方可进食，由于本检查可能诱发急性胰腺炎和胆管炎等并发症，故造影后3 h内及第2日晨各检测血清淀粉酶1次，注意观察患者的体温和腹部情况，发现异常及时处理，遵医嘱预防性应用抗菌药。

6. 电子计算机断层扫描（CT）、磁共振成像（MRI）或磁共振胰胆造影（MRCP）　具有成像无重叠、分辨率高等特点，尤其是MRCP能更好地显示肝内外胆管扩张及梗阻的情况，但由于费用较高，故不作为常规检查的手段。近年来，在MRCP基础上采用的磁共振仿真内镜（MRVC）三维重建技术，能较好地显示胆囊、胆管、胰管尤其是扩张胰胆管腔内的三维解剖及病理改变。

（1）目的：了解肝、胆、胰的形态结构及其内部的结石、肿瘤、梗阻、扩张等情况。

（2）适应证：主要用于B超诊断不清、疑有肿瘤及指导术中定位。

（3）禁忌证：置有心脏起搏器、神经刺激器、人工心脏瓣膜、心脏血管支架、眼球异物、动脉瘤夹及金属节育环等的患者。

（4）护理：①CT检查前2 d进食少渣和产气少的食物，以减少肠道内气体的产生；检查前1 d行碘过敏试验，检查前禁食4 h；近期内曾行钡剂检查的患者，应在钡剂排尽后再行CT检查，以防钡剂形成伪影。腹部CT检查前30 h口服1.5%～3%的泛影葡胺溶液500～800 mL，临检查前再口服200 mL，使造影剂充盈胃及中上段小肠。备好急救器械和药品，以备造影剂引起的过敏反应或休克时紧急使用。②MRI检查前嘱咐患者取下义齿、发夹、戒指、耳环、钥匙、手表、硬币等一切金属物品，以免造成金属伪影而影响成像质量。手机、磁卡亦不能带入检查室。此外，应告知患者检查中梯度场启动可有噪声，使患者有心理准备。幼儿、烦躁不安及幽闭恐惧症患者检查前可给予镇静剂，如水合氯醛或地西泮等。

7. 术中及术后胆管造影　手术中可经胆囊通过胆囊颈插管至胆总管或经T形引流管作胆道造影。术后拔除T管前常规经T管作胆道造影。

（1）目的：了解胆道有无残余结石、异物及通畅情况，了解胆总管与肠吻合口是否通畅。

（2）适应证：①术中疑有胆道残余结石、狭窄或异物者；②胆总管切开留置T管引流者。

（3）护理：①检查前准备：向患者说明检查的目的，以取得合作。T管造影检查一般于术后2周进行，检查前嘱患者排便，必要时给予灌肠。②检查中护理：患者取仰卧位，左侧抬高约15°，将T管的体外部分常规消毒并排除其内空气后，将抽好的造影剂注射器连接T管，使造影剂借助注射器自身重力的作用自行流入胆道。造影剂注入后立即摄片。③检查后护理：造影完毕，即将T管连接引流袋、开放引流24 h以上，以排出造影剂，必要时遵医嘱使用抗菌药。

三、纤维胆道镜检查

纤维胆道镜检查可协助诊断和治疗胆道结石，了解胆道有无狭窄、畸形、肿瘤和蛔虫等；亦可在胆道镜直视下行取石术或取活组织行病理检查。

1. 术中胆道镜（IOC）　通过胆总管切口或胆囊切口经胆囊管插入胆道镜进行检查和治疗。检查顺序为先肝内胆管，后肝外胆管。

（1）目的：①了解胆道有无结石、肿瘤、畸形、狭窄或蛔虫等；②了解胆囊取石术后有无残留结石。

（2）适应证：①术前胆道疾病诊断不明，高度怀疑胆管内肿瘤；②疑有胆管内残留结石；③胆总管下段及肝内主要胆管分支开口处有狭窄；④经胆囊造瘘或腹腔镜胆囊取石术后疑有残余结石者。

（3）护理：操作过程中随时协助吸尽溢出的胆汁和腹腔内渗出物，防止发生并发症。

2. 术后胆道镜（POC）　经T管窦道或皮下空肠盲袢插入纤维胆道镜进行检查和治疗。

（1）目的：诊断和治疗胆道术后的其余问题。

（2）适应证：①胆道术后残余结石、胆道蛔虫、狭窄、出血等；②胆道冲洗或灌注药物。

（3）禁忌证：严重心功能不全、胆道感染或有出血倾向者。

（4）护理：①检查前准备：术后单纯胆道镜检查应于术后4周、胆道镜取石于术后6周方可进行；②检查中护理：患者取仰卧位，T管拔除后从窦道插入胆道镜，检查时注意观察患者反应；③检查后护理：观察患者有无发热、恶心、呕吐、腹泻和胆道出血等，观察患者腹部情况，注意有无腹膜炎的症状和体征，以及时发现和处理。

（李　琴）

任务三　胆石症和胆道感染患者的护理

胆石症（cholelithiasis）是指发生于胆囊和胆管的结石，是腹部外科的常见病、多发病，在急腹症中仅次于急性阑尾炎、肠梗阻而居第三位。自然人群发病率为10%左右，女性发病率高于男性，男女发病率之比为1∶（1.9～3），经产妇或肥胖者也多见。胆囊结石的发病率高于胆管结石，胆固醇结石的发病率高于胆色素结石。从地域来看，在我国、日本原发性结石，特别是肝内结石发病率高，我国南方农村更为常见，而欧美等西方国家较少见。

一、病因

胆结石形成因素复杂，多数学者认为主要与胆道感染和代谢异常等因素密切相关。

1. 病因

（1）胆道感染：胆汁淤积、细菌感染等使可溶性的结合性胆红素水解为非结合性胆红素，与钙盐结合成为胆色素结石。

（2）胆道梗阻：梗阻引起胆汁淤滞，胆汁中的胆色素在细菌作用下分解为非结合性胆红素，形成胆色素结石。

（3）代谢因素：胆汁中浓度过高的胆固醇析出、沉淀、结晶，形成结石。

（4）胆囊功能异常：胆囊收缩功能减弱，使胆汁淤滞有利于胆石形成。

（5）致石基因及其他因素：多因素综合作用结果。

2. 胆石的类型

（1）胆固醇结石：以胆固醇为主要成分，多呈椭圆形（单发者）或多面形（多发者），表面平滑或稍呈结节状，淡灰色，质硬，剖面呈放射状线纹，X线平片上多不显影。此种结石多在胆囊内，约占50%。

（2）胆色素结石：以胆红素为主要成分，多为泥沙样，质软而脆，有的如泥团状，有的如沙粒，为棕黑色或棕红色。大小不等，因含钙少，X线平片上多不显影。多在肝内、外胆管中，约占37%。

（3）混合型结石：由胆固醇、胆色素和钙盐等间隔而成，外形不一，为多面形颗粒，表面光滑，边缘钝圆，呈深绿色或棕色，切面呈环层状。因含钙质较多，在X线平片上有时显影（即称阳性结石）。多在胆囊内亦可见于胆管中，约占6%。

3. 结石的部位

（1）胆囊结石：多数是以胆固醇为主的混合性结石；我国的各类结石中，胆固醇结石约占50%，且80%是胆囊结石。

（2）胆管结石：多数是胆色素结石或以胆色素为主的混合性结石。胆色素结石占各类结石的37%左右，其中75%分布在胆总管中下端。

（3）肝内胆管结石：是原发性结石，在我国较常见。结石性质与肝外胆管的结石相同，左肝管结石多于右肝管，其形成与胆道感染有关，治疗比较困难。

二、胆囊结石及急性胆囊炎

胆囊结石（cholecystolithiasis）及胆囊炎（cholecystitis）常同时存在。

（一）病因和病理

胆囊炎症和结石互为因果关系，结石引起梗阻，导致胆汁淤积，细菌侵入繁殖，而致胆囊感染；炎症刺激胆囊分泌异常，导致胆汁成分和理化性质改变，促使结石形成。

1. 主要致病原因

（1）胆囊管梗阻，如结石等。

（2）细菌感染。

（3）其他：创伤、化学性刺激、手术、长时间应用TPN等引起炎性反应。

常见的致病菌主要为大肠埃希菌，其他有链球菌、葡萄球菌、伤寒杆菌、产气杆菌、铜绿假单胞菌等。各种原因所致胆汁滞留，细菌或寄生虫侵入胆道而致感染时，胆汁内的大肠埃希菌产生的葡萄糖醛酸酶和磷脂酶，能使可溶性的结合胆红素水解为游离胆红素，游离胆红素与钙结合形成胆红素钙，促发胆红素结石形成。虫卵（常见的为蛔虫、中华睾吸虫）和成虫的尸体，感染脱落的细胞，也可作为核心形成结石。

2. 病理　结石刺激胆道黏膜，使其分泌大量的黏液糖蛋白；结石形成后引起胆囊收缩能力减低；胆道阻塞使胆汁淤滞；胆汁引流不畅又有利于结石形成。主要病理变化有以下几种。

（1）单纯性胆囊炎：可见胆囊壁充血，黏膜水肿，上皮脱落，白细胞浸润，胆囊与周围并无粘连，解剖关系清楚，易于手术操作。属炎症早期，可吸收痊愈。

（2）化脓性胆囊炎：胆囊明显肿大、充血水肿、肥厚，表面可附有纤维素性脓性分泌物，炎症已波及胆囊各层，中性多核细胞浸润，有片状出血灶，黏膜发生溃疡，胆囊腔内充满脓液，并可随胆汁流入胆总管，引起 Oddi 括约肌痉挛，造成胆管炎、胆源性胰腺炎等并发症。

（3）坏疽性胆囊炎：胆囊过度肿大，导致胆囊血运障碍，胆囊壁有散在出血、灶性坏死，小脓肿形成或全层坏死，呈坏疽改变。

（4）胆囊穿孔：在坏疽的基础上，胆囊底或颈部出现穿孔，常在发病后 3 d 发生，其发生率为 6%～12%，穿孔后可形成弥漫性腹膜炎、膈下感染、内或外胆瘘、肝脓肿等，但多被大网膜及周围脏器包裹，形成胆囊周围脓肿，呈现局限性腹膜炎征象。此时手术甚为困难，不得不行胆囊造瘘术。

若胆囊颈（管）为结石或炎性粘连压迫引起梗阻，胆汁持久潴留，胆汁原有的胆色素被吸收，代之以胆囊分泌的黏液，为无色透明的液体，称为"白胆汁"，胆囊胀大称为胆囊积液。

（二）临床表现

临床表现取决于结石的大小、部位，是否合并感染、梗阻。

1. 症状

（1）腹痛：为典型症状，于饱餐、进食油腻食物后发生。疼痛多位于上腹部或右上腹部，呈阵发性，可向右肩胛部和背部放射。老年患者有时胆绞痛发作时可诱发心绞痛，须警惕。慢性胆囊炎常表现为右上腹部和肩背部隐痛，易误诊为胃病。

（2）消化道症状：常有食欲缺乏、腹胀、腹部不适、厌食油腻食物等消化道症状。腹痛的同时常伴有恶心、呕吐。

（3）寒战、高热：如因胆囊积脓、坏死穿孔时，可出现寒战、高热，体温可高达 39～40 ℃。

2. 体征　急性期右上腹部有不同程度、不同范围的腹膜刺激征，胆囊肥大时可被触及，并有触痛。急性胆囊炎者，因其炎症波及胆囊周围和腹膜，表现为局部腹膜刺激征，腹式呼吸减弱受限，右上腹或剑突下压痛、腹肌紧张，或有反跳痛，以胆囊区较明显，有 1/3～1/2 的患者可扪及肿大而有压痛的胆囊，墨菲（Murphy）征阳性，即在右肋缘下胆囊区触诊时，嘱患者缓慢深吸气，至胆囊被触及时，患者感到疼痛而停止呼吸。如发生胆囊穿孔，可有弥漫性腹膜炎的体征。慢性期胆囊区有轻压痛和压迫不适感。

（三）辅助检查

1. 血常规　白细胞计数及中性粒细胞升高。

2. 血清学检查　可有血尿胆红素、转氨酶和（或）碱性磷酸酶升高等。

3. B 超　为首选方法，对结石的诊断率为 70%～90%。

4. CT、MRI　清晰显示肝、胆、胰，主要用于B超诊断不清，疑有肿瘤的患者。

5. 核素扫描检查　适用于肝内胆管结石、胆囊炎、胆道畸形黄疸的鉴别诊断。

6. 纤维胆道镜检查

（四）治疗原则

结石直径较小时，可应用非手术治疗。结石性胆囊炎最终需行手术治疗。

1. 非手术治疗　非手术治疗包括禁食、胃肠减压、补液，解痉、止痛，应用抗生素控制感染。胆囊炎症状控制后合并结石者，可行手术治疗。

2. 手术治疗　手术治疗包括胆囊切除术和胆囊造口术。手术时机：①急性胆囊炎无论非手术治疗与否，具备急症手术指征者，在短期术前准备后，宜在发病48 h以内，施行急症手术。已逾48 h者宜非手术治疗，但有不同见解。②慢性胆囊炎胆石症者若无明显禁忌证，胆道影像学证实有结石存在或胆囊不显示者，均应择期施行手术。

（1）胆囊切除术：是胆囊结石、急慢性胆囊炎的主要外科治疗方法，可彻底清除病灶，手术效果满意。但非结石性胆囊炎胆囊切除效果不及结石者，故宜取慎重态度。手术方法有由胆囊底开始的所谓逆行法胆囊切除术和自胆囊颈开始的顺行法胆囊切除术两种。胆囊结石可采用腹腔镜胆囊切除术（LC）。

①腹腔镜胆囊切除术（LC）的适应证：有症状的胆囊结石、慢性胆囊炎；直径 > 3 cm的胆囊结石；急性胆囊炎经过治疗后症状缓解，有手术指征者；胆囊单发息肉直径超过1.0 cm，蒂粗大者，尤其是位于胆囊颈部；胆囊多发息肉合并胆囊结石；有症状，年龄大于50岁；胆囊息肉伴有临床症状。

②腹腔镜胆囊切除术（LC）的禁忌证：伴有严重并发症的急性胆囊炎，如胆囊积脓、坏疽、穿孔等；伴有急性胆管炎、原发性胆总管结石及肝内胆管结石、梗阻性黄疸、胆囊癌；腹腔感染、腹膜炎。伴有出血性疾病、凝血功能障碍。

（2）胆囊造瘘术：仅适用于胆囊周围炎性粘连严重、切除胆囊困难很大，可能误伤胆（肝）总管等重要组织者；胆囊周围脓肿；胆囊坏疽、穿孔、腹膜炎；病情危重者；或年老全身情况衰竭、不能耐受胆囊切除术者。此术的目的是切开减压引流、取出结石，度过危险期后再酌情行胆囊切除术。

三、胆管结石及急性胆管炎

胆管结石及胆管炎常同时存在，胆管结石分肝外胆管结石及肝内胆管结石两种。肝外胆管结石可原发于胆总管或继发于肝内胆管结石，少部分来自胆囊结石。临床上大多发生在胆总管下端。肝内胆管结石则发生于左右肝管汇合部分支以上胆管内，左侧多于右侧，常与肝外胆管结石并存。

（一）病因与病理

1. 病因　胆管结石和胆道蛔虫是最常见的梗阻因素。致病菌常为大肠埃希菌、变形杆菌和产气杆菌，厌氧菌混合感染时病情加重。

2. 病理　主要取决于结石造成梗阻的程度及有无继发感染的发生。

（1）胆管梗阻。

（2）继发感染。

（3）胆管梗阻并发感染，可引起肝细胞损害，甚至发生肝细胞坏死或胆源性肝脓肿；胆管炎症反复发作可致胆汁性肝硬化。

（4）胆石嵌顿于壶腹时可引起急、慢性胰腺炎。

（5）胆道长期受结石、炎症及胆汁中致癌物质的刺激，可发生癌变。

（二）临床表现

临床表现取决于结石的大小、部位，是否合并感染、梗阻。

1. 症状

（1）腹痛：为典型症状，于饱餐、进食油腻食物后发生。疼痛多位于上腹部或右上腹部呈阵发性，可向右肩胛部和背部放射，常伴有恶心、呕吐。

（2）寒战、高热：胆管感染时患者寒战、高热明显，体温可高达 39～40 ℃。

（3）黄疸：胆管梗阻后即可出现黄疸，黄疸时常有尿色变深，粪色变浅。10%～25% 患者出现轻度黄疸，为胆色素通过受损的胆囊黏膜进入血液循环或 Oddi 括约肌痉挛所致。腹痛、寒战、高热和黄疸的典型临床表现称为 Charcot（查科）三联征。

（4）消化道症状：多于进食油腻食物后，出现上腹不适、隐痛、饱胀、嗳气、呃逆等。

2. 体征　胆道结石未合并感染时，仅有剑突下和右上腹部轻深压痛。如胆管内压过高或合并感染时，则剑突下和右上腹部有明显压痛。肝内胆管结石主要表现为肝脏呈不对称性肿大，肝区有压痛及叩击痛。

（三）辅助检查

1. 血常规　白细胞计数及中性粒细胞升高。

2. 血清学检查　可有血尿胆红素、转氨酶和（或）碱性磷酸酶升高等。

3. B 超　为首选方法，对结石的诊断率为 70%～90%。

4. 放射学检查

（1）经皮肝穿刺胆管造影（PTC）：在 X 线透视或 B 超引导下经皮肝穿刺胆管造影。

（2）内镜逆行胰胆管造影（ERCP）：了解胆道胰管有无梗阻、狭窄，取胆道结石等。

（3）CT、MRI：清晰显示肝、胆、胰，主要用于 B 超诊断不清、疑有肿瘤的患者。

（4）核素扫描检查：适用于肝内胆管结石、胆囊炎、胆道畸形黄疸的鉴别诊断。

（四）治疗原则

结石直径较小时，可应用药物排石治疗。目前主要以手术治疗为主，常用手术方法有以下几种。

1. 胆总管切开取石加 T 形管引流术　此手术方法是治疗胆管结石的基本方法。目的是探查胆道通畅的情况，取出其中结石，冲洗胆道，T 管引流，消除胆道感染。胆总管探查的指征是：①有梗阻性黄疸病史；②慢性胆管炎，胆总管扩张 1 cm 以上或胆管壁增厚者；③胆（肝）总管内有结石、蛔虫、肿瘤等；④胆道感染、胆管穿刺抽出的胆汁混浊、呈脓性或有絮状物、残渣等；⑤胆囊内有多数细小结石，有可能下降至胆总管者；⑥肝胆管结石；⑦胆囊与胆总管内虽无结石，但肝脏表面有炎性粘连，有扩张的小胆管，肝纤维组织增多，肝叶（段）有萎缩或肿大者；⑧慢性复发性胰腺炎，或全胰腺肿大、变硬者；⑨静脉胆道造影有"滞留密度增加征"者等。探查应仔细，防止遗漏病变，必要时，配合术中胆道造影或使用胆道镜。

2. 胆肠内引流术

（1）胆总管十二指肠吻合术：分侧吻合与端侧吻合，可使胆汁经短路流入肠道，约86%的病例获得较好的效果。手术指征：①缩窄性十二指肠乳头炎、胆总管明显增粗，直径在1.5～2.0 cm者；②慢性胰腺炎所致的胆总管下端较长范围的管状狭窄与梗阻；③原发性胆管结石、慢性胆管炎、复发性胆管结石等。此术要求吻合口近端不能有梗阻因素存在，如肝内胆管狭窄与结石、胆总管扩张不明显等，否则将发生难以控制的上行感染。吻合口应大于2.0 cm，并应尽量低位，应切除胆囊。

（2）Oddi括约肌切开成形术：当胆总管直径在1.5～2.0 cm时，胆总管下端结石嵌顿，其下端狭窄范围不长者；同时，合并有胰管开口狭窄者，应选此术。

（3）胆管空肠Roux-en-y吻合术：是治疗胆管结石、胆管炎常用的手术方法。其适应证为：①慢性化脓性胆管炎、胆（肝）总管明显扩大者；②复发性胆管结石、胆管明显扩张者；③胆道残余结石合并复发性胆管炎者；④肝内胆管结石、无法清除净的结石或肝内广泛结石者。此术操作复杂，一般在良好的术前准备后择期进行。其吻合方式有端—端、端—侧和侧—侧吻合，其中端—侧、侧—侧吻合较为常用。要求吻合口内放置引流管，防止术后早期胆汁漏、促进吻合口愈合；常规放置腹腔引流，避免膈下胆汁积聚与感染。

3. 肝叶切除术　适用于肝内胆管结石多、局限于一侧肝叶（段）内，不能采用其他手术取净结石或肝组织有萎缩，应切除病变肝叶（段），以根除病灶。

4. 中西医结合治疗　在手术和其他综合治疗的同时，可配合针灸和服用消炎利胆类中药，对控制炎症、排除结石有一定作用。

5. 残石的处理　术后T形管造影发现胆道残留结石时，T形管经其窦道插入纤维胆道镜取石或经T形管注入接触性溶石药物。

6. 经皮肝穿刺胆道引流术（PTCD）　对胆管严重梗阻者或化脓性胆管炎者，可行PTCD术，以引流胆道、降低胆道压力、控制感染、减少死亡率、赢得手术时间等。

四、急性梗阻性化脓性胆管炎

急性梗阻性化脓性胆管炎（acute obstructive suppurative cholangitis，AOSC）亦称急性重症型胆管炎（acute cholangitis of severe type，ACST），是在胆道梗阻的基础上发生的胆道系统的急性化脓性细菌感染性炎症。由于胆管梗阻和细菌感染，胆管内压升高、肝脏胆血屏障受损，大量细菌和毒素进入血循环，造成以肝胆系统病损为主，合并多器官损害的全身严重感染性疾病，是急性胆管炎的严重形式。

（一）病因与病理

最常见原因为胆管结石，其次为胆道蛔虫和胆管狭窄，胆管及壶腹部肿瘤；胆道梗阻后，胆管内压升高，梗阻以上胆管扩张，大量细菌和毒素经肝静脉进入体循环引起全身化脓性感染和多脏器功能损害或衰竭。

（二）临床表现

患者多有胆道疾病史或胆道手术史。发病急剧，病情进展快，并发症严重。除有一般胆道感染的Charcot三联征外，可较快出现休克、神经中枢系统受抑制表现，即Reynolds五联征。

1. 症状

（1）发热：起病初期即出现明显寒战、发热，体温持续升高。

（2）疼痛：肝外梗阻者明显上腹部阵发性剧烈绞痛或持续性胀痛，肝内者较轻或无。

（3）黄疸：多数患者可出现明显黄疸，行胆肠内引流术后的患者黄疸较轻或无。

（4）神经系统症状：淡漠、嗜睡、神志不清、昏迷，合并休克者可表现为躁动、谵妄等。

2. 体征　体温常持续在39～40℃或更高；脉搏快而弱，可达120次/min以上，血压下降，呈急性重病容，可出现皮下瘀斑或全身发紫，腹膜刺激征；可有肝大及肝区叩击痛，Murphy征阳性；有时可扪及肿大的胆囊。

（三）辅助检查

1. 实验室检查　白细胞常大于20×10^9/L，中性粒细胞升高。血小板计数降低，如小于（10～20）×10^9/L表示病情严重，凝血酶原时间延长，肝、肾功能受损。低氧血症、脱水、酸中毒、电解质紊乱较常见，特别是老年人或合并休克者。

2. 影像学检查　以B超为主，必要时可行CT、ERCP等检查进一步明确诊断。

（1）B超：最常应用的简便快捷、无创伤性辅助诊断方法，可显示胆管扩大范围和程度以估计梗阻部位，可发现结石蛔虫、直径大于1 cm的肝脓肿、膈下脓肿等。

（2）胸、腹X线片：有助于诊断脓胸肺炎、肺脓肿、心包积脓、膈下脓肿、胸膜炎等。

（3）CT扫描：不仅可以看到肝胆管扩张、结石、肿瘤、肝脏增大、萎缩等征象，有时尚可发现肝脓肿。若怀疑急性重症胰腺炎，可作CT检查。

（4）经内镜逆行胆管引流（ERBD）、经皮肝穿刺引流（PTCD）：既可确定胆道阻塞的原因和部位，又可做应急的减压引流，但有加重胆道感染或使感染淤积、胆汁溢漏进腹腔的危险。

（5）磁共振胆胰管成像（MRCP）：可以详尽地显示肝内胆管的全貌阻塞部位和范围。图像不受梗阻部位的限制，是一种无创伤性的胆道显像技术，目前已成为较理想的影像学检查手段。

（四）治疗原则

治疗原则是紧急手术解除胆道梗阻，及时而有效地降低胆道压力。

1. 非手术治疗　既是治疗的手段，又可作为术前准备。①抗生素；②纠正水、电解质、酸碱紊乱；③恢复血容量，纠正休克；④对症给予解痉、应用维生素K等处理。非手术方法有胆管减压引流，常用方法有PTCD、经内镜鼻胆管引流术（ENBD）。

2. 手术治疗　目的是解除梗阻，去除病灶，胆道减压，通畅引流。

（1）手术适应证：手术时机应掌握在Charcot三联征至Reynold五联征之间，如在已发生感染性休克或发生多器官功能衰竭时手术，往往为时过晚，恰当地掌握手术时机是提高疗效的关键，延误手术时机则是患者最主要的死亡因素。若出现下列情况时应及时手术：①经积极非手术治疗，感染不易控制，病情无明显好转，黄疸加深、腹痛加剧、体温在39℃以上，胆囊胀大并有持续压痛；②出现精神症状或预示出现脓毒性休克；③肝脓肿破裂、胆道穿孔引起弥漫性腹膜炎。对于年老体弱或有全身重要脏器疾病者因代偿功能差易引起脏器损害，一旦发生，难以逆转，故应放宽适应证，尽早手术。

（2）手术方法：手术方式主要根据患者的具体情况而定，其基本原则是以抢救生命为主，关键是行胆道减压，解除梗阻，通畅胆道。应根据患者具体情况采用个体化的手术方法。

五、护理

（一）护理评估

1. 术前评估

（1）健康史：了解患者年龄、性别、饮食习惯、营养状况、工作环境、妊娠史等，有无反酸、暖气、饭后饱胀、厌油腻食物、进食后引起腹痛发作或不适感史，有无类似发作史，有无粪便排出蛔虫史。了解有无胆道疾病、胆道手术史，有无慢性疾病和重要器官功能不全史，以及家族中有无类似疾病史。

（2）身体状况：

①症状：了解腹痛的诱因、性质、部位、程度，有无放射性痛及疼痛部位的变化，有无伴随消化道症状；有无黄疸，出现的时间、变化过程和程度；有无皮肤瘙痒、尿黄等；有无发热、寒战等症状。

②体征：了解局部有无腹膜刺激征，其部位、范围、程度；有无肝大、肝区压痛和叩击痛；有无胆囊肥大，有无压痛性包块、Murphy征阳性等。

③辅助检查：B超、CT检查阳性发现，血常规、血清学各项检查结果有无异常及其程度，重要器官功能状态。

（3）心理—社会状况：了解患者及其家属对疾病的发生、发展、治疗及护理措施的了解程度；对术前治疗和护理配合知识的掌握程度；了解患者的心理承受能力，家庭经济承受能力，其家属和社会对患者的关心、支持程度。

2. 术后评估

（1）术中情况：麻醉方式、手术名称、引流管的位置。

（2）术后情况：术后疼痛情况、出血情况及生命体征情况。

（二）常见护理诊断

1. 急性疼痛　与炎症反应刺激、胆道梗阻、感染、手术创伤有关。
2. 体温升高　与术前感染、术后炎症反应等有关。
3. 营养失调：低于机体需要量　与摄入量不足、消耗增加等有关。
4. 体液不足　与T形管引流、呕吐、感染性休克等有关。
5. 焦虑　与胆道疾病反复发作、危重症状、担心手术及预后有关。

（三）护理目标

（1）患者疼痛缓解或减轻。

（2）患者体温恢复正常，感染未发生或得到控制。

（3）患者营养状况得到改善，恶心、呕吐消失，消化功能恢复正常。

（4）患者体液维持正常，休克得到控制、纠正。

（5）患者焦虑减轻或消失，心情舒畅，能够积极配合治疗和护理。

（四）护理措施

1. 术前准备和非手术患者的护理

（1）一般护理：急性期或准备手术者，应禁食或胃肠减压。期间应积极补充体液、电解质和足够的热量等，以维持患者水、电解质、酸碱平衡和良好的营养状态。慢性或非手术治疗病情稳定者，给予低脂肪、低蛋白、高热量、高维生素易消化饮食。体温升高者，给予降温处理。

（2）病情观察：胆道疾病多为急、重症，病情变化快，应动态观察患者生命体征，循环血容量，心、肺功能状态变化；定时检查血清学等各项化验指标变化。若出现腹痛加重、腹痛范围扩大等，应考虑病情加重，及时报告医生，并积极配合处理。

（3）防治休克：建立两条以上有效静脉通路，有条件应放置中心静脉导管；快速给予补液，恢复有效循环血容量；留置尿管；准确记录24 h出入量，保持水、电解质和酸碱平衡。

（4）疼痛护理：根据疼痛的部位、性质、程度、诱因，采取积极的护理措施以缓解疼痛。先给予解痉剂扩张胆管，使胆汁得以引流减轻梗阻；抑制胆道收缩，降低胆道内压力，可达到缓解疼痛的目的。明确诊断和治疗方案后或术前给予止痛剂。

（5）防治感染：胆道系统致病菌主要为肠道细菌，以大肠埃希菌和厌氧菌为主，故选用2～3种有效抗生素，遵医嘱联合应用。

（6）术前准备：急诊患者在抢救、治疗的同时，应完善术前各项准备，留置胃肠减压，配血等。需手术治疗的非急诊患者，应行常规术前准备。

（7）心理护理：根据患者及其家属不同的文化层次和病情，耐心倾听患者及其家属的诉说。根据具体情况给予安慰和解释，说明治疗方法的目的、意义、疾病的转归、手术的重要性和必要性，使患者及其家属消除顾虑，能够积极配合治疗和护理。

2. 术后护理

（1）一般护理：胃肠功能恢复后给予流质饮食，3～5 d后给予低脂肪、高蛋白、高维生素易消化食物，禁油腻食物及饱餐。

（2）病情观察：术后早期注意观察患者生命体征变化，腹部症状和体征，有无腹膜刺激征出现，胃肠功能恢复情况。急性梗阻性化脓性胆管炎患者多在术前已发生休克，手术虽使病情缓解，但对重要器官功能仍有损害；术后在严密观察患者生命体征变化的同时，准确记录各项指标；观察引流液的色、量、性质；发现异常及时报告医生，并积极配合医生进行治疗。

（3）防治感染：观察患者体温变化，遵医嘱合理应用抗生素。

（4）维持水、电解质和酸碱平衡：禁食、胃肠减压、胆管引流使消化液和体液丢失较多，应准确记录引流量；及时补充晶体和胶体液，以保持内环境稳定。

（5）引流管的护理：术后常规放置胃肠减压和腹腔引流管，术后2～3 d，胃肠功能恢复后可拔除胃管；腹腔引流液小于10 mL，无腹膜刺激征，可拔除腹腔引流管。若引流液含有胆汁，应考虑胆瘘发生，应妥善固定引流管，保持引流通畅，密切观察腹部体征变化。

3. T形管引流的护理

胆总管探查或切开取石术后常规放置T形管引流（图29-1）。

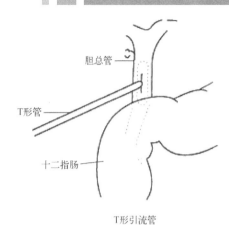

图 29-1　T 形管引流

（1）目的：①引流胆汁；②引流残余结石；③支撑胆道。

（2）固定方法：术后除用缝线将 T 形管固定于腹壁外，还应用胶布将其固定于腹壁皮肤。但不可固定于床上，以防因翻身、活动、搬动时受到牵拉而脱出。对躁动不安的患者，应有专人守护或适当加以约束，避免将 T 管拔出。

（3）保持有效引流：平卧时引流袋应低于腋中线，站立或活动时应低于腹部切口，以防胆汁逆流引起感染。若引流袋的位置较低，可使胆汁流出过量，影响脂肪的消化和吸收。避免 T 形管受压、扭曲、折叠，经常给予挤捏，保持引流通畅。

（4）观察并记录引流液的颜色、量和性状：术后 24 h 内引流量较少，常呈淡红色血性或褐色、深绿色，有时可含有少量细小结石和絮状物；以后引流量逐渐增加，呈淡黄色，逐渐加深呈橘黄色，清亮；随胆道末端通畅引流量逐渐减少。若胆汁突然减少甚至无胆汁流出，则可能有受压、扭曲、折叠、阻塞或脱出，应立即检查，并通知医生及时处理；若引流量较多，常提示胆道下端引流不畅或梗阻。

（5）预防感染：长期置管者，每周更换无菌引流袋 1～2 次。引流管周围皮肤每日用体积分数为 75% 的乙醇消毒，管周垫无菌纱布，防止胆汁浸润皮肤引起红肿、糜烂。行 T 形管造影后，应立即接好引流袋进行引流，以减少造影剂对胆道的刺激和继发胆道感染。

（6）拔管：术后放置 10～14 d；患者无腹痛、发热，黄疸已消退；血常规、血清黄疸指数正常；胆汁引流量减少至 200～300 mL/d，引流液呈黄色清亮、无沉渣；胆管造影或胆道镜证实胆管无狭窄、结石、异物、通畅良好；试夹管 24～36 h 无不适可考虑拔管。拔管前引流管应开放 2～3 d，使造影剂完全排出。拔除后残留窦道用凡士林纱布填塞，1～2 d 可自行闭合。

4. 健康指导

（1）饮食指导：选择低脂、高糖、高蛋白、高维生素易消化的食物，避免暴饮暴食。

（2）培养良好的卫生习惯：做到餐前、便后洗手，有排虫卵史者及时驱虫。

（3）出院指导：戴 T 形管出院患者，告知出院注意事项，妥善固定引流管，按时更换引流袋，注意观察引流液的颜色、量和性质，发现异常及时就诊和复查。

（李　琴）

任务四　胆道蛔虫病患者的护理

胆道蛔虫病（biliary ascariasis）是指肠道蛔虫上行钻入胆道后所引起的一系列临床症状。以青少年和儿童多见，农村发病率高于城市。随着卫生条件的改善，近年来本病发生率已有明显下降。

一、病因与病理

蛔虫寄生于中下段小肠内，喜碱厌酸。当其寄生环境改变时，如胃肠道功能紊乱、饥饿、发热、驱虫不当等，蛔虫可上行至十二指肠，如有Oddi括约肌功能失调，有钻孔习性的蛔虫即可钻入胆道。蛔虫钻入刺激Oddi括约肌引起强烈痉挛诱发胆绞痛，亦可诱发急性胰腺炎。虫体带入的细菌可引起胆道感染，甚至引起急性梗阻性化脓性胆管炎、肝脓肿等。蛔虫若经胆管钻入胆囊，可引起胆囊穿孔。虫体在胆道内死亡后，其残骸及虫卵可成为结石形成的核心。

二、临床表现

1. 症状　突发性剑突下阵发性钻顶样剧烈绞痛，疼痛向右肩背部放射，患者多坐卧不安、呻吟不止、大汗淋漓；常伴有恶心、呕吐或呕出蛔虫。疼痛可突然缓解，缓解期宛如正常人，片刻后可突然再次发作。

2. 体征　体格检查一般仅有剑突下或稍右方有轻度深压痛。若合并感染、胰腺炎时，出现相应体征。

剧烈的腹部绞痛与腹部体征轻微不相称是本病的特点。

三、辅助检查

B超为本病首选检查方法，胆管内有平行强光带，偶见活虫体蠕动。ERCP偶见胆管开口处有蛔虫，并可行取虫、胆道引流治疗。

四、治疗原则

以非手术治疗为主，仅在非手术治疗无效或出现严重并发症时才考虑手术治疗。

1. 非手术治疗　①解痉止痛；②利胆驱虫；③抗感染治疗；④ERCP取虫。

2. 手术治疗　无并发症者可采用胆总管探查取虫及T形管引流，有并发症时选用相应术式。术中和术后均应行驱虫治疗，以防复发。

五、常见护理诊断

1. 急性疼痛　与蛔虫刺激导致Oddi括约肌痉挛有关。

2. 知识缺乏　缺乏饮食卫生保健知识。

3. 有感染的危险　与蛔虫感染有关。

六、护理目标

（1）患者疼痛减轻或缓解。

（2）患者了解胆道蛔虫病的病因及如何预防。

（3）患者通过抗感染治疗没有发生感染。

七、护理措施

1. 非手术患者护理　减轻或控制疼痛。根据疼痛的程度，采取非药物或药物的方法止痛。

（1）卧床休息：协助患者卧床休息和采取舒适体位，指导患者进行有节律的深呼吸，达到放松和减轻疼痛的目的。

（2）解痉止痛：遵医嘱通过口服或注射等方式给予解痉或止痛药，以缓解疼痛。

2. 手术治疗的护理　对于手术治疗的患者，按胆总管探查及T管引流术后的护理措施进行护理。

（李　琴）

> 思考与练习

1．胆道疾病首选的检查方法是　　　　　　　　　　　　　　　　　　　　　　　（　　）

A．CT 　　　　　　B．MRI 　　　　　C．B超 　　　　　D．PTC 　　　　　E．ERCP

2．出现夏柯氏三联征的胆道疾病是　　　　　　　　　　　　　　　　　　　　　（　　）

A．急性胆囊炎 　　　　　　　　　　B．肝内胆管结石

C．肝外胆管结石并胆管炎 　　　　　D．胆道蛔虫病

E．胆囊结石合并慢性胆囊炎

3．可出现Murphy综合征的胆道疾病是　　　　　　　　　　　　　　　　　　　（　　）

A．急性胆囊炎 　　　　　　　　　　B．胆管炎

C．肝内胆管结石 　　　　　　　　　D．肝外胆管结石

E．胆囊结石

4．出现雷诺五联征的胆道疾病是　　　　　　　　　　　　　　　　　　　　　　（　　）

A．急性胆囊炎 　　　　　　　　　　B．慢性胆囊炎

C．胆管结石 　　　　　　　　　　　D．胆道蛔虫病

E．急性梗阻性化脓性胆管炎

5．胆道疾病患者出现上腹疼痛时，一般不能应用的药物是　　　　　　　　　　　（　　）

A．阿托品 　　　　　　B．654-2 　　　　C．哌替啶 　　　　D．吗啡 　　　　E．布桂嗪

6．关于T管引流的护理措施中错误的是　　　　　　　　　　　　　　　　　　　（　　）

A．注意无菌操作 　　　　　　　　　B．保持引流通畅

C．注意观察病情 　　　　　　　　　D．每日定时冲洗

E．注意妥善固定

7．女性，48岁，进食高脂餐后出现右上腹痛1 d。既往有胆囊结石病史，未行特殊治疗。查体：体温38.5 ℃，出现Murphy征阳性。首先应考虑为　　　　　　　　　　　　　　　　　　　　（　　）

A．急性胰腺炎 　　　　　　　　　　　　　　B．急性胆囊炎

C．急性阑尾炎 　　　　　　　　　　　　　　D．急性胆管炎

E．急性胃肠炎

8．胆道蛔虫病的临床表现中，下列哪项不正确　　　　　　　　　　　　　　　　　　（　　）

A．突然发病，突然缓解 　　　　　　　　　　B．上腹"钻顶样"剧痛

C．恶心、呕吐 　　　　　　　　　　　　　　D．常有明显的腹膜刺激征

E．呕吐物中可见蛔虫

项目三十　胰腺疾病患者的护理

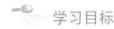 学习目标

知识目标

1. 能叙述急性胰腺炎及胰腺癌的概念、病因及临床表现。
2. 能陈述急性胰腺炎患者的护理评估内容。
3. 能简述胰腺癌患者的临床表现。
4. 能列出急性胰腺炎、胰腺癌患者的主要护理问题。

技能目标

1. 能运用护理程序对急性胰腺炎患者实施整体护理。
2. 针对胰腺癌患者制订合理的护理计划并实施。

任务一　熟悉胰腺的解剖生理

一、胰腺的解剖结构

胰腺（pancreas）是人体内仅次于肝的第二大腺体，属腹膜后器官，斜向左上方紧贴于第1～2腰椎，成人胰腺长为17～20 cm，宽为3～5 cm，厚为1.5～2.5 cm，重为82～117 g。胰腺可分为头、颈、体、尾四部分，各部无明显界限。胰头膨大，嵌入十二指肠环内。胰体位于胰颈和胰尾之间，后方紧贴腰椎体，上腹部发生钝挫伤时受挤压机会最大。胰尾是胰左端狭细部分，行向左上方抵达脾门，脾切除时易损伤胰尾形成胰瘘。

胰管（Wirsung管）也称主胰管，由胰尾至胰头，横贯胰腺全长，直径为2～3 mm，约

85%的人胰管和胆总管汇合形成"共同通道"，下端膨大部称Vater壶腹，开口于十二指肠乳头，内有Ocldi括约肌，部分人胰管与胆总管虽有共同开口，但两者之间仍有分隔；少数人分别开口于十二指肠。副胰管在胰头部主胰管上方，并单独开口于十二指肠，较主胰管细且短。

胰腺血液供应丰富。胰头主要由胃、十二指肠动脉的分支、胰十二指肠上动脉和肠系膜上动脉的分支及胰十二指肠下动脉供血，其前、后分支分别吻合形成十二指肠前弓和后弓。胰腺体尾部由脾动脉分支供血。胰腺淋巴管极为丰富，起自腺泡周围毛细血管，沿血管达胰表面，注入胰上、下淋巴结与脾淋巴结，然后注入腹腔淋巴结。胰腺受交感神经、副交感神经及内脏感觉神经支配。

二、生理功能

胰腺具有外分泌和内分泌功能。

1. 外分泌　产生胰液，主要成分为水、碳酸氢钠和消化酶，每日分泌量为750~1500 mL，为无色透明碱性液体，pH 7.4~8.4。胰液中的消化酶主要包括胰淀粉酶、胰脂肪酶和胰蛋白酶等，还包括糜蛋白酶、胶原酶、磷脂酶等。胰液分泌受迷走神经和体液双重控制，以体液调节为主。

2. 内分泌　胰岛内的多种细胞参与，以B细胞为主，分泌胰岛素，刺激胰液分泌；A细胞分泌胰高血糖素，抑制胰液分泌。

（卢　芳）

任务二　急性胰腺炎患者的护理

急性胰腺炎（acute pancreatitis）是胰腺分泌的消化酶在胰腺内被激活后对自身器官及其周围组织产生自身"消化"作用所引起的急性炎症反应，为外科常见急腹症之一，病死率高达5%~10%。

一、病因

引起急性胰腺炎的因素较多，任何造成胰液外溢和胰酶在腺体内被激活的因素，均可引起胰腺的自身消化，进而发生急性胰腺炎。常见因素有以下几种。

1. 胆道疾病　胆道疾病是最常见的病因，在我国占急性胰腺炎发病原因的50%以上。主要原因有胆总管下端结石嵌顿、胆道蛔虫病、Oddi括约肌水肿（痉挛）及壶腹部狭窄。壶腹部狭窄时，即可引起梗阻。梗阻后可使胆汁逆流入胰管，激活胰酶。同时，梗阻后又使胰管内压力增高，致使胰小管和胰腺腺泡破裂，胰液外溢，被激活的胰酶损害胰腺组织。

2. 饮酒过量　酒精除可直接损害胰腺腺泡细胞外，还可刺激胃酸、促胰液素和胰液分泌增加，引起十二指肠乳头水肿和Oddi括约肌痉挛，阻碍胰液和胆汁引流，进而导致胰管内压增高，胰管和腺泡破裂，胰液外溢。

3. 十二指肠液反流　当十二指肠内压力增高时，十二指肠液可向胰管内逆流，其中的肠酶等物质可激活胰液中的各种酶，从而导致急性胰腺炎。

4. 其他　暴饮暴食、药物、高脂血症、外伤或手术、特异性感染等因素也可导致急性胰腺炎的发生。

二、发病机制

胰酶被激活产生"自身消化"后，胰腺充血、水肿，炎性细胞浸润，偶有轻度出血或局灶性坏死，此时称水肿性胰腺炎，约占80%。若梗阻解除、胰管引流通畅，胰腺分泌和胰酶活性得到有效抑制，炎症较易消退好转。若胰管梗阻无缓解、腺管内压将持续性升高，胰腺分泌和胰酶活性未得到有效抑制，则使胰腺肿胀，血液循环减少，在酶类的进一步作用下造成胰腺出血、坏死，成为出血坏死性胰腺炎。胰酶被激活后除胰腺自身组织被分解外，胰液渗入腹膜后、肠系膜根部、腹腔等胰周组织，引起受侵组织的广泛性充血、水肿，甚至出血、坏死性改变，并在腹膜后和腹腔内渗出大量的血性液体。渗出液及坏死组织因细菌侵入而导致继发感染，感染严重时可形成脓肿。大量胰酶被吸收进入血液循环，可直接或进一步激活体内其他酶类造成重要器官损害，引起多器官功能障碍。脂肪组织坏死溶解与钙离子结合形成皂化斑，为本病的特有病变。患者在早期因渗液造成循环血容量减少，易发生休克。

三、临床表现

1. 症状

（1）急性腹痛：为主要症状，突然发生，非常剧烈，一般止痛剂不能够缓解，位于上腹部正中偏左；严重时，两侧腰背部都有放射痛，大多数以左侧为主。胆源性急性胰腺炎开始于右上腹，后来亦转至正中偏左，并向左肩、左腰背部放射。疼痛的发生大多与饮食有关，如油腻饮食、暴饮暴食和酗酒，但不一定都具有明显的诱因。

（2）腹胀：与腹痛同时存在，大多数急性胰腺炎患者均有此症状。腹胀一般都较严重，有时腹胀对患者的困扰超过腹痛，只有极少数的老年患者只有腹胀没有腹痛。腹胀进一步加重时，表现为腹内高压症状，严重时引起脏器功能障碍，被称为腹腔间隔室综合征（abdominal compartment syndrome，ACS），常见于重症胰腺炎。

（3）恶心、呕吐：发作早，频繁，呕吐后仍不能使腹痛缓解。

（4）发热：在急性胰腺炎的早期，患者只有中度发热，为38 ℃左右。胆源性急性胰腺炎伴有胆道梗阻者，可有高热、寒战症状。胰腺坏死有感染时，高热为主要症状之一。

（5）黄疸：部分患者出现黄疸，程度一般较轻，需要密切观察，因为黄疸常提示有胆道梗阻存在。

（6）休克及脏器功能衰竭：发生急性出血坏死性胰腺炎患者可出现脉搏细速、血压降低，甚至休克。早期主要为低血容量性休克，晚期并发感染可引起感染性休克、心源性休克等。有胰性脑病者，可出现中枢神经系统症状，如感觉迟钝、意识模糊，甚至昏迷等。

2. 体征

（1）腹膜炎体征：急性充血水肿性胰腺炎时，压痛多只限于中上腹部，无明显腹肌紧张。急性出血坏死性胰腺炎时，压痛明显，有肌紧张和反跳痛，逐渐波及至全腹，肠鸣音减弱或消失。

（2）皮下出血：少数急性出血坏死性胰腺炎患者在腰部、季肋部和腹部皮肤出现大片青紫瘀斑，称Grey-Tumer征；若出现在脐周，称Cullen征。其主要由胰液外溢经腹膜后途径渗至皮下，溶解皮下脂肪使毛细血管破裂出血所致。

3. 其他

（1）黄疸：胆道结石嵌顿或胰头肿大压迫胆总管可引起黄疸。

（2）急性出血：坏死性胰腺炎常合并消化道应激性溃疡，引起胃肠道出血时可发生呕血和便血；可导致急性呼吸窘迫综合征（acute respiratory distress syndrome，ARDS）、急性肾功能衰竭、中毒性脑病等多器官功能衰竭，出现呼吸增快、呼吸音减弱、发绀、尿少或无尿、定向力障碍、谵妄等。

四、辅助检查

1. 实验室检查

（1）胰酶测定：血清、尿淀粉酶测定最为常用。血清淀粉酶在发病2 h后升高，24 h达高峰，4～5 d后逐渐降至正常。尿淀粉酶在发病24 h后开始升高，48 h达高峰，1～2周恢复正常。血清淀粉酶值超过500 U/dL（正常值Somogyi法：40～180 U/dL），尿淀粉酶明显升高（尿淀粉酶Somogyi法：正常值80～300 U/dL）有诊断价值，但淀粉酶升高幅度与病变严重程度不一定成正比。如严重的出血坏死性胰腺炎时，胰腺腺泡广泛破坏，胰酶生成减少，故血、尿淀粉酶可不增高。

（2）血清脂肪酶：明显升高，与血清淀粉酶伴行，故两者联合检测可提高诊断的准确性。

（3）其他检查：白细胞增高、血钙下降、血糖升高、肝功能异常、血气分析及DIC指标异常等。

2. 影像学检查

（1）腹部B超：为首选的影像学方法，可发现胰腺水肿、增大和胰周液体积聚，有无出血、坏死，还可了解胆道有无异常。

（2）胸、腹部X线片：胸片可见左肺下叶不张、膈肌抬高、胸腔积液，腹部平片可见肠管积气、积液等。

（3）腹部CT：对急性胰腺炎有重要的诊断价值，可显示胰腺大小、密度是否均匀，有无出血、坏死，胰腺周围组织受侵程度、有无渗液等。

3. 腹腔穿刺　腹腔穿刺若抽出血性渗出液，所含淀粉酶值高时对诊断有帮助。

五、治疗原则

急性胰腺炎尚无继发感染者，均首选非手术治疗。急性出血坏死性胰腺炎继发感染者需手术治疗。

1. 非手术治疗　①禁食、胃肠减压；②补液、防治休克；③抑制胰腺分泌和胰酶活性；④解痉镇痛；⑤营养支持；⑥预防和控制感染；⑦中药治疗；⑧腹腔灌洗。

2. 手术治疗　最常用的是胰周坏死组织清除加引流术，其他术式有：①坏死组织清除术；②腹腔引流术；③胃造瘘、空肠造瘘及胆道引流术；④伴有胆道下端梗阻或胆道感染的重症患者，应急诊或早期（72 h内）行胆管探查术。

3. 常见局部并发症的处理

（1）出血：由于胰液对胰周组织的消化作用，有时会造成腹腔或腹膜后大出血；急性出血坏死性胰腺炎可使胃肠道黏膜防御能力减弱，易引起应激性溃疡出血。主要应用H受体拮抗剂和抗酸药物预防和治疗；胃内出血时可应用血管收缩剂加冰盐水配制的溶液行胃内降温灌注治疗，常需手术止血。

（2）胰瘘：急性出血坏死性胰腺炎经坏死组织清除或引流术后常遗有胰瘘，多数患者在3～6 mon经引流可自行愈合，不能自行愈合者需手术治疗。

（3）肠瘘：为胰腺和胰外坏死组织感染侵犯肠管所致。肠瘘的治疗一般首选非手术方法，将瘘口与敞开的切口隔开，局部可用0.301 0乳酸溶液持续灌洗，部分瘘口可自行愈合。对经久不愈的肠瘘，待病情稳定后行手术治疗。

（4）胰腺假性囊肿：囊肿较小，无感染、全身症状较轻者，可行非手术治疗，但应及时行B超检查，如一旦发现囊肿增大，不能自行消散，应及时手术治疗。

（5）胰腺及胰周脓肿：由胰腺组织和（或）胰周坏死组织液化继发感染所形成的包裹性积脓。

六、护理评估

（一）术前评估

1. 健康史　评估患者既往有无胆道疾病史，近期有无腹部手术、外伤、感染及用药等诱发因素；评估患者的饮食习惯，有无长期大量饮酒、暴饮暴食等。

2. 身体状况

（1）症状：了解腹痛的性质、程度、时间及部位，呕吐次数、呕吐物性状及量；生命体征变化，意识、尿量、皮肤黏膜色泽，有无呼吸增快和呼吸音减弱等。

（2）体征：了解腹部体征，尤其是腹膜刺激征、腹胀及肠鸣音变化，了解腰部、季肋部皮肤有无出现大片青紫瘀斑等。

（3）辅助检查：血、尿淀粉酶值的变化，有无水、电解质失衡及凝血功能障碍，患者营养状况等。

（二）术后评估

了解患者术中所采取的麻醉、手术方式及术中输血、输液等情况；评估患者回病房后的神志、生命体征及切口情况；评估腹腔引流管是否通畅有效，引流液的颜色、性状和量；评估患者疼痛是否缓解，有无休克、出血、多器官功能衰竭、胰瘘等并发症的发生。

（三）心理—社会状况

由于本病（尤其是急性出血坏死性胰腺炎）具有发病急，病情发展快，且凶险大、并发症多、病程长、预后差、易复发、花费大等特点，常使患者及家属产生焦虑、恐惧、失眠等不良情绪反应。评估患者的社会地位、工作职务、经济状况，以及对疾病治疗方案及预后的了解程度；评估患者对治疗、护理的配合，尤其是能否配合改变长期的饮食习惯，对长期接受治疗的心理反应，对防止胰腺炎复发和有关疾病康复知识的掌握情况；评估家属对疾病、治疗方案及预后的了解程度及其反应，是否能为患者提供精神和物质的支持，以及家庭经济条件能否支付治疗花费。

七、常见护理诊断

1. 急性疼痛　与胰腺及其周围组织炎症反应、手术、创伤有关。
2. 有体液不足的危险　与炎症渗出、呕吐、禁食、出血、引流等有关。
3. 体温过高　与组织坏死、感染有关。
4. 营养失调：低于机体需要量　与恶心、呕吐、禁食、机体消耗等有关。
5. 潜在并发症　休克、出血、多器官功能衰竭、胰瘘等。

八、护理目标

（1）患者疼痛减轻或缓解。
（2）患者体液得以维持平衡。
（3）患者感染得到控制，体温逐渐下降并维持在正常范围内。
（4）患者营养状态逐渐得到改善。
（5）患者未发生并发症，或及时发现并配合处理。

九、护理措施

（一）术前准备和非手术患者的护理

1. 卧床休息　保证睡眠，以使胰腺负担减轻和脏器血流量增加，促进组织修复和体力恢复。可取屈膝侧卧位，剧烈腹痛辗转不安者防止发生坠床。

2. 饮食护理　急性胰腺炎发作期，应禁食，使胰液分泌减少，促进胰腺恢复。由于禁食、呕吐和疾病的消耗，患者会出现水、电解质紊乱，营养状态差等。因此，护士通过观察患者体质量、皮肤弹性、24 h出入液体量、电解质检查等结果，了解患者的营养状况和水、电解质水平，为患者禁食期间的营养支持提供可靠依据。当患者症状消退，可进食无脂、低蛋白流质饮食，如藕粉、米汤、果汁；随着患者病情逐步好转，饮食由低脂流质饮食逐渐过渡到低脂半流食，每日5~6餐；痊愈后应禁烟酒，忌辛辣，低脂肪，严禁暴饮暴食，以免复发。

3. 胃肠减压护理　持续胃肠减压可引流出胃液，减少胰酶和胰液的分泌，使胰腺得到休息，并可减轻恶心、呕吐和腹胀。因此，在留置胃肠减压期间应妥善固定，保持通畅，观察胃液的颜色、性质和量并准确记录，确保负压吸引在有效状态。此外，应每日给予患者口腔护理。

4. 疼痛护理　对诊断明确、腹痛较重的患者遵医嘱给予镇痛、解痉药物，如哌替啶、阿托品等，禁用吗啡，以免引起Oddi括约肌痉挛。协助患者变换体位，放松腹肌以减轻疼痛；按摩背部，增加舒适感。遵医嘱准确应用抑制胰腺分泌及抗胰酶药物，以减少胰液的分泌，减轻患者的痛苦。

5. 预防和控制感染　急性胰腺炎患者容易合并细菌感染，引起患者体温升高。合理使用抗生素可以有效地预防和控制细菌感染。因此，护士应监测患者体温和白细胞计数变化，根据医嘱按时准确应用抗生素并评估效果。加强基础护理，协助和鼓励患者定时翻身、深呼吸，有效咳嗽及排痰；每日做好口腔和尿道口的护理，预防口腔、肺部及尿道口感染。

患者体温升高时应及时给予补充液体、调节室温、物理降温，必要时遵医嘱给予药物降温。

6. 病情观察　密切观察患者意识状态、体温、脉搏、呼吸、血压、腹部体征、皮肤黏膜温度和色泽变化；准确记录24 h液体出入量和水、电解质失衡状况；必要时给予留置导尿，观察并记录每小时尿量；防止发生休克，水、电解质失衡及多器官功能衰竭。

7. 心理护理　急性胰腺炎患者因突然发病，病情进展快，多在重症监护病房治疗，患者往往没有准备，容易产生焦虑和恐惧心理；此外，由于病程长、病情不稳定，患者易产生悲观消极情绪，有时甚至不配合治疗。因此，护士应为患者提供舒适安静的治疗环境，多与患者沟通，了解患者感受，耐心恰当地解答患者提出的问题，向患者及家属介绍治疗方案及其意义、康复预防等知识，增强患者对疾病预后的信心。

8. 术前准备　依据患者病情变化，需要手术的患者遵医嘱及时做好皮肤、备血准备，进行药物过敏试验并记录。对非急症手术患者嘱其术前禁食12 h，禁水4 h，并做好肠道准备。同时，护士应对患者及家属说明手术前准备的过程及其意义，使其积极配合；保持环境的安静和整洁，使患者得到充分的休息。术后患者如需回病房按手术要求准备麻醉床、氧气及监护仪等用品。

（二）术后护理

1. 严密观察生命体征　及时发现和预防并发症的发生，如出血、休克、多器官功能衰竭等。

2. 引流管护理　急性胰腺炎患者术后常留置多根引流管，包括胃肠减压管、T形管、腹腔双套管、胰引流管、胃空肠造瘘管和导尿管等。应分别标明每根引流管的名称、放置部位，并与相应引流装置正确连接，妥善固定。保持各引流管通畅，防止扭曲、堵塞、受压和滑脱，确保有效引流。定时更换引流装置，严格无菌操作，观察并准确记录各引流液的颜色、性质和量，动态监测引流液的胰淀粉酶值，以便了解病情变化。

（1）腹腔双套管灌洗引流护理：腹腔双套管灌洗引流可清除腹腔内有害物质，如坏死组织、脓液等，护士在灌洗过程中应注意：①冲洗液应现配现用，常用生理盐水加抗生素，滴速为20～30滴/min为宜；②维持一定的负压，吸引力不宜过大，以免损伤腹腔内脏组织和血管；③保持灌洗引流通畅，如有脱落坏死组织、脓液或血块堵塞管腔，可用生理盐水缓慢冲洗，若疏通困难需协助医生在无菌条件下更换内套管；④观察灌出液的颜色和量，保证灌洗液出入量的平衡；⑤保持引流管周围皮肤清洁干燥，局部可用氧化锌软膏涂抹或凡士林纱布覆盖，防止胰液腐蚀皮肤并发感染；⑥拔管护理：术后10 d左右，如患者体温正常且稳定，白细胞计数正常，引流液少于5 mL/d且淀粉酶值正常后可考虑拔管。拔管后应注意观察拔管处有无渗漏，若有渗出应及时更换敷料。

（2）胃、空肠造瘘护理：胃造瘘可保证胃的减压，空肠造瘘可保证肠内营养（EN）物质的供给。术后从空肠造瘘给予要素饮食时，要现配现用，自小剂量、低浓度开始，逐步递增；温度适宜，以接近正常体温为宜，过高会灼伤胃肠道黏膜，过低则会刺激胃肠道，引起痉挛等；滴速不宜太快，滴注时观察患者的反应，如有无腹痛、腹泻等；滴完后，用清水冲洗管道，滴注瓶每日更换；记录24 h滴注量。

3. 营养支持　由于患者需长时间禁食、留置胃管又有多根引流管，机体消耗较大，因此，要注重及时补充营养，使机体达到正氮平衡，以利于组织修复。向患者讲解禁食的重要性，以取得配合。术后早期给予肠外营养2～3周，以减少对胰腺分泌的刺激，待病情稳定，血、尿淀粉酶恢复正常，肠功能恢复后，可在肠外营养同时，通过空肠造瘘管给予肠内营养3~4周，要素饮食选择要素膳或短肽类制剂为宜，患者若无不良反应，可逐步过渡到肠内营养和经口进食。护士应做好肠外、肠内营养的护理，防止并发症发生。

4. 并发症的观察与护理

（1）术后出血：定时监测血压、脉搏，观察患者呕吐物、排泄物及引流液颜色、性质和量。若腹腔大血管受腐蚀破裂继发出血，则引流液为血性；若因胰腺炎引起应激性溃疡出血，胃肠减压引流液为血性，应及时倾倒引流液和清理血迹，立即通知医生，遵医嘱给予止血药物等，做好急诊手术止血的准备。

（2）多器官功能障碍：常见的有急性呼吸窘迫综合征、休克、急性肾衰竭等。

①观察患者呼吸形态，监测血气分析；有无呼吸困难、发绀、血氧饱和度下降等异常表现。保持呼吸道通畅，及时给予氧气吸入，遵医嘱用药，准备气管插管或气管切开，应用呼吸机辅助呼吸并做好气道护理。

②监测患者生命体征的变化：观察有无脉搏细速、血压下降、面色苍白、四肢厥冷等休克表现。如发生上述症状，立即通知医生，迅速建立静脉通道，快速输液，监测中心静脉压的变化，给予休克体位、保暖，积极抗休克治疗，并备好抢救物品。

③留置导尿护理，保持尿管通畅：观察尿液的颜色、性质和量，如发现患者有少尿或无尿时，应通知医生。遵医嘱给予利尿剂并观察用药后的反应，必要时给予血滤或血液透析。

④观察患者的意识状态：如出现反应迟钝、谵妄、昏迷或出现弥漫性头痛及脑膜刺激症状时，警惕有胰性脑病的发生。

（3）胰瘘或肠瘘：部分急性出血坏死性胰腺炎患者可并发胰瘘或肠瘘。若从腹壁切口渗出或引流管引流出无色透明的液体时，应疑为胰瘘；合并感染时，引流液可呈脓性。若术后腹部出现明显的腹膜刺激征，且引流出胃肠液或输入的肠内营养液样液体时，则应考虑肠瘘。除观察和保持引流通畅外，还应涂氧化锌软膏保护切口周围皮肤，防止胰液、肠液腐蚀皮肤。同时，要加强营养，维持水、电解质平衡，必要时做好手术准备。

（4）胰腺或腹腔脓肿：急性胰腺炎患者术后2周出现发热、腹部可触及包块时，应检查有无胰腺脓肿或腹腔脓肿的发生。

（5）控制感染：遵医嘱应用抗生素，并评估其效果。加强基础护理，预防口腔、肺部和尿路感染的发生。

（三）健康指导

1. 减少诱因　向患者和家属讲解急性胰腺炎的有关知识，帮助患者及家属正确认识胰腺炎易复发的特点，应积极治疗胆道疾病。

2. 配合治疗　对非手术治疗患者应解释禁食、胃肠减压的目的和意义，鼓励患者积极配合治疗，缩短住院时间。

3. 合理膳食　解释暴饮暴食、酗酒与胰腺炎的关系，要养成良好的饮食习惯。

4. 出院指导　告知患者出院后4~6周应避免过度劳累和举重物，要保持良好的情绪，适当参加活动。教会患者自我观察，如发现有腹部肿块并有腹痛、腹胀、呕吐等症状，需及时就诊。

（卢　芳）

任务三　胰腺癌患者的护理

胰腺癌（pancreatic carcinoma）是消化系统较常见的恶性肿瘤，在我国发病率有逐年上升的趋势。好发年龄在40岁以上，男女发病比例为1.5∶1，90%的患者在确诊后1年内死亡，5年存活率仅1%~3%。

一、病因与病理

病因尚不确定。嗜酒、吸烟，高蛋白和高脂肪饮食成为胰腺癌的危险因素；糖尿病、慢性胰腺炎和胃大部切除术后的患者，胰腺癌的发病率高于一般人群；也有遗传因素等。

胰腺癌包括胰头癌和胰腺体尾部癌，其中胰头癌是最常见的一种，占胰腺癌的70%~80%，其次为胰腺体尾部癌。以来自导管立方上皮细胞的导管腺癌多见，其次是黏液性囊腺瘤、腺泡细胞癌和胰母细胞癌等。胰头癌转移和扩散的主要途径为淋巴转移和局部浸润，部分经血行转移至肝、肺、骨、脑等处。此外，还可经腹腔种植转移。

二、临床表现

1. 症状　早期多无特异症状，出现临床症状时往往已为晚期。由于癌肿发生部位不同其表现也各不相同，临床表现最为常见的为腹痛、黄疸和消瘦。

（1）上腹饱胀不适、疼痛：是最常见的首发症状。早期因胰管梗阻致管腔内压力增高，甚至小胰管破裂及胰液外溢，患者表现为进行性加重的上腹部闷胀不适，或隐痛、钝痛、胀痛，中晚期可出现持续性剧烈腹痛，疼痛常向腰背部放射，不能平卧，常呈卷曲坐位，影响睡眠和饮食。胰头癌疼痛多位于上腹正中，胰体尾部癌疼痛多位于左上腹部或脐周，出现疼痛时已属较晚期。

（2）黄疸：是主要的症状。约80%胰腺癌患者在发病过程中出现黄疸，以胰头癌最为常见，黄疸进行性加重，可伴有皮肤瘙痒、小便深黄及陶土色大便。少数患者表现为无痛性黄疸。

（3）消化道症状：患者可有食欲缺乏、腹胀、消化不良、腹泻等。部分患者可有恶心、呕吐。晚期癌肿侵及十二指肠可出现上消化道梗阻或消化道出血。

（4）消瘦和乏力：患者因消化不良、饮食减少、睡眠不足及肿瘤消耗等造成消瘦、乏力、体质量下降，同时伴有贫血、低蛋白血症等，晚期可出现恶病质。

（5）其他：患者可出现发热、胰腺炎发作、糖尿病、脾功能亢进及游走性血栓性静脉炎等。

2. 体征　肝及胆囊肥大，胰腺有肿块，并可在左上腹或脐周闻及血管杂音。晚期可出现腹水或扪及左锁骨上淋巴结肿大。

三、辅助检查

1. 实验室检查

（1）血清生化学检查：血、尿淀粉酶可有一过性升高，少数患者空腹或餐后血糖升高。胆道梗阻时血清总胆红素、直接胆红素、碱性磷酸酶、转氨酶可轻度升高，尿胆红素阳性。

（2）免疫学检查：多数血清学标记物升高，包括糖类抗原19-9（CA19-9）、血清癌胚抗原（CEA）、胰胚抗原（POA）等，其中CA19-9是最常见的辅助诊断和随访项目。

2. 影像学检查　影像学检查是胰腺癌定位和定性诊断的重要手段。

（1）B超：可显示肝内、外胆管及胰管扩张、胆囊增大，胰头部占位病变及有无淋巴结或肝转移；内镜超声优于普通B超。

（2）CT检查：胰腺区动态薄层扫描可获得优于B超的效果，对判断肿瘤可切除性有重要意义。

（3）胃肠道钡餐造影：胰头癌在胰头处可见十二指肠曲扩大，局部黏膜皱襞异常、充盈缺损、不规则、僵直等；低张力造影可提高阳性发现率。

（4）内镜逆行胰胆管造影（ERCP）：可直接观察十二指肠乳头区的病变，可显示胆管或胰管的狭窄或扩张等，并能进行活检；也可在胆管内置入内支撑管，达到术前减轻黄疸的目的。但此检查可引起急性胰腺炎或胆道感染，应予以注意。

（5）磁共振胰胆管造影（MRCP）：能显示胰、胆管梗阻的部位和扩张的程度，具有无创性、多维成像、定位准确、无并发症等优点。

（6）经皮肝穿刺胆管造影（PTC）：可显示梗阻上方肝内、外胆管扩张情况，对判定梗阻部位，胆管扩张程度有重要价值。

3. 细胞学检查　收集胰液查找癌细胞。在B超或CT指引下，经皮细针穿刺胰腺病变组织，涂片行细胞学检查。

四、治疗原则

最有效的方法是手术切除，辅以放疗或化疗，以延长患者生存时间，改善质量。

1. 根治性手术

（1）胰头十二指肠切除术（Whipple手术）：适用于无远处转移的胰头癌。手术切除范围包括胰头（含钩突部）、远端胃、十二指肠、上段空肠、胆囊和胆总管。同时，清除周围淋巴结，切除后再将胰、胆、胃与空肠吻合，重建消化道。

（2）保留幽门的胰头十二指肠切除术（PPPD）：适用于对无幽门上下淋巴结转移、十二指肠切缘无癌细胞残留者。

（3）胰体尾部切除术：适用于胰体尾部癌，原则上作胰体尾部及脾切除。

2. 姑息性手术　对于高龄、已有肝转移、肿瘤不能切除者或合并严重心肺功能障碍不能耐受较大手术者可采用姑息手术，包括胆肠吻合术以解除胆道梗阻、胃空肠吻合术解除或预防十二指肠梗阻等，以减轻疼痛。对不能切除者可作区域性介入治疗。

3. 辅助治疗　可在术前作区域性介入治疗、放疗、化疗，对胰腺癌有一定的治疗作用，争取手术的机会。常用化疗药物以5-氟尿嘧啶和丝裂霉素为主，辅以其他抗癌药物。此外，可用免疫疗法、基因治疗等。

五、护理评估

（一）术前评估

1. 健康史　评估患者的饮食习惯，是否长期进食高蛋白、高脂肪饮食；是否有长期吸烟、饮酒史，每天吸烟量；是否有糖尿病、慢性胰腺炎等病史；有无胰腺肿瘤或其他肿瘤家族史。

2. 身体状况

（1）症状：评估患者腹痛的部位及特点，影响疼痛的因素及药物镇痛的效果，是否伴有腹胀、恶心、呕吐；是否能触及肿大的肝脏及胆囊；是否有消化道症状及黄疸出现的时间和程度，有无皮肤瘙痒。

（2）体征：评估患者是否有肝大、胆囊肿大、胰腺肿块体征，能否在左上腹或脐周闻及血管杂音，了解患者是否出现腹水或扪及左锁骨上淋巴结肿大。

（3）辅助检查：了解实验室检查、影像学检查及细胞学检查各种结果有无异常。

（二）术后评估

了解患者的麻醉方式、术式及术中情况，手术过程是否顺利，有无输血及其用量；评估患者生命体征是否平稳，有无留置引流管，留置引流管的位置，引流液的颜色、性状及量，引流管是否通畅；有无出血、胰瘘或肠瘘、感染、血糖异常等并发症发生。

（三）心理—社会状况

评估患者是否有不良心理反应，如抑郁、焦虑、恐惧、悲观等；是否了解有关术前及术后护理配合的知识；患者及家属对术后康复过程及出院健康教育知识的掌握程度。患者家庭经济承受能力及家属对患者的关心、支持程度。

六、常见护理诊断

1. 焦虑　与对癌症的诊断、治疗过程及对预后的担心有关。
2. 急性疼痛　与胰管梗阻，癌肿侵犯腹膜后神经丛及手术创伤有关。
3. 营养失调：低于机体需要量　与食欲下降、消化不良、呕吐和癌肿消耗有关。
4. 潜在并发症　胰瘘、胆瘘、出血、感染、血糖异常等。

七、护理目标

（1）患者焦虑减轻。
（2）患者疼痛缓解或消失。
（3）患者营养状况得到改善。
（4）患者的并发症得到预防、及时发现并得到控制。

八、护理措施

（一）术前准备和非手术患者的护理

1. 心理护理　多数患者就诊时已处于中晚期，很难接受胰腺癌的诊断，常会出现否认、悲哀、畏惧和愤怒等不良情绪，对治疗及疾病预后缺乏信心。护理人员应多与患者及家属进行沟通和交流，鼓励患者表达内心真实感受，以同情、理解的心态对待患者，满足患者的需要。向患者及家属讲解有关疾病和手术知识时要慎重，对于那些对自己真实病情不了解的患者，作宣教时内容不宜过于真实、详尽，以保守为宜，但需将治疗方案及预后向家属讲解清楚。每次检查及护理前给予详细解释，帮助患者和家属进行心理调节。鼓励家属给予患者积极的心理支持，使患者逐渐地正视现实，树立战胜疾病的信心，积极地配合治疗和护理。

2. 疼痛护理　对于疼痛剧烈的胰腺癌患者，及时给予有效的镇痛治疗，评估镇痛药的效果，可指导患者采取舒适卧位，以减轻疼痛。改善病房环境，分散患者注意力，以缓解疼痛。

3. 改善营养状况　给予高蛋白、高热量、高维生素和低脂饮食；营养不良或饮食不足者给予肠外营养支持，低蛋白血症时应用白蛋白。术前改善患者的营养状况对于减少术后并发症和降低死亡率有很重要的作用。营养支持治疗期间，应注意观察患者营养状况，关注与营养相关的检测指标和人体测量指标，如血清蛋白水平、皮肤弹性、体质量等。

4. 改善肝功能　由于胆汁不能进入十二指肠，影响脂肪和脂溶性维生素K的吸收，患者会出现出血倾向。因此，需要补充维生素K，以改善凝血功能，提高手术耐受力。遵医嘱给予保肝药、复合维生素B等，静脉输入高渗葡萄糖可以起到保肝作用。

5. 皮肤护理　由于胆道梗阻，部分胰腺癌患者伴有皮肤瘙痒，护士应告知患者勤沐浴，勤更衣。瘙痒时，可用温凉水擦拭或用手拍打，切忌搔抓，以免抓伤皮肤。

6. 肠道准备　需手术治疗的患者，术前3 d口服抗生素以抑制肠道细菌，预防术后感染；术前2 d给予流质饮食；术前12 h禁食；术前晚清洁灌肠，以减少术后腹胀和并发症的发生。

7. 术前常规准备　如备血、抗生素皮试、腹部备皮、术晨留置胃管及尿管。

（二）术后护理

1. 观察病情　严密监测生命体征，若发现患者脉搏细速、血压下降、面色苍白，引流液增多并呈血性时，应及时报告医生给予处理，同时，做好配合抢救的准备，并做好记录。观察患者黄疸消退及粪便颜色改变情况，监测血、尿胆红素的含量，了解胆道通畅情况。

2. 引流管护理　胰十二指肠切除术后，一般放置有胰肠引流管、胆肠引流管、"T"管引流、留置胃管及尿导管等（引流管护理参见"急性胰腺炎患者的护理"）。

3. 控制血糖水平　动态监测血糖，对合并高血糖者，应注意调节饮食，遵医嘱应用胰岛素，将血糖控制在适当的水平；出现低血糖者，适当补充葡萄糖。

4. 营养支持　术后禁食，胃肠减压，由静脉及时补充营养物质，以保证机体的需要。对体质虚弱、营养不良者可行完全肠外营养支持，待肠功能恢复后拔出胃管。可先进食少量流质饮食，逐渐过渡到半流质饮食、普食。饮食以高热量、低脂、少量多餐为宜。护士应注意观察患者进食后的反应，有无食欲缺乏、腹胀、腹痛等症状；若发现异常，及时通知医生予以处理。

5. 并发症的观察与护理

（1）出血：术后密切观察生命体征、伤口渗血及引流情况，准确记录液体出入量。有出血倾向者，遵医嘱补充维生素K和维生素C，预防出血发生。术后1～2d和1～2周时均可发生出血，一般为经引流管引出血性液、呕血、便血等，患者同时出现出汗、脉搏细速、血压下降等现象。少量出血者给予静脉补液、应用止血药、输血等治疗，大量出血者需手术止血。

（2）感染：由于患者体质较差，手术暴露时间长，易发生感染，更换伤口敷料时，要注意无菌操作。遵医嘱合理应用抗生素，控制感染。胰十二指肠切除术后，一般放置有T管、腹腔引流管、烟卷引流管、胰腺断面引流管等引流。需妥善固定各种引流管，保持引流通畅，注意观察引流液的量和性质；若引流液浑浊或呈脓性，需考虑吻合口瘘或继发感染的可能，应及时通知医生并协助处理。

（3）胰瘘：多发生在术后1周左右，常与胰腺残端及空肠吻合不严密、吻合口张力过大、患者贫血或低蛋白血症及吻合口处感染等有关；表现为患者突发剧烈腹痛、持续腹胀、发热、伤口流出清亮液体，腹腔引流液增多，引流液淀粉酶值增高。须严密观察引流液情况，记录引流液的颜色、性质和量。保证引流通畅，可采用双套管冲洗或负压吸引。多数患者可自愈。遵医嘱应用抑制胰腺分泌的药物，如生长抑素。保持皮肤清洁，用氧化锌软膏保护瘘口周围皮肤，避免胰液侵蚀皮肤。

（4）胆瘘：多发生于术后5～10d，常与胆管及空肠吻合不严、吻合口张力过大、"T"管脱出、胆总管下端梗阻、患者贫血或低蛋白血症等因素有关。其主要表现为发热、右上腹痛及腹膜刺激征阳性；"T"管引流液突然减少；在腹腔引流管或腹壁伤口可见溢出黄绿色胆汁样液体。应保持"T"管引流通畅，注意观察和记录；给予腹腔引流，加强支持治疗；同时，配合医生做好手术准备。

（三）健康指导

1. 自我监测　对短期内出现持续性上腹疼痛、闷胀、食欲减退、消瘦、年龄在40岁以上者，建议行胰腺疾病筛查。

2. 饮食与活动　宜低脂、高蛋白、富含维生素易消化的食物。少食多餐，禁烟酒，避免暴饮暴食。

3. 按计划放疗、化疗　化疗期间定期复查血常规。

4. 定期复查　术后3～6mon复查1次，出现进行性消瘦、贫血、乏力、发热等症状应及时就诊。

（卢　芳）

思考与练习

1. 胰腺癌患者最早出现的症状是　　　　　　　　　　　　　　　　　　　　（　　）

A. 上腹饱胀不适和上腹痛　　　　　　　　B. 畏食、消化不良

C. 腹部肿块　　　　　　　　　　　　　　D. 发热

E. 消瘦和乏力

2. 胰腺癌多发生在胰腺的　　　　　　　　　　　　　　　　　　　　　　　（　　）

A. 头部　　　　　　　　　　　　　　　　B. 体部

C. 尾部   D. 全胰腺

E. 体部和尾部

3. 早期胰腺癌的治疗一般首选   (   )

A. 放疗   B. 化疗

C. 手术治疗   D. 中医治疗

E. 免疫疗法

4. 胰腺癌患者术前护理错误的是   (   )

A. 做好心理准备   B. 改善凝血功能

C. 做好肠道准备   D. 高热量、高脂肪饮食

E. 注意保肝治疗

5. 怀疑胰腺癌的患者，首选的辅助检查是   (   )

A. B超   B. MRCP   C. PTC   D. CT   E. ERCP

项目三十一　周围血管疾病患者的护理

学习目标

知识目标

1．能简述下肢静脉曲张、血栓闭塞性脉管炎患者护理评估的主要内容、主要的护理诊断及医护合作性问题。

2．能叙述下肢静脉曲张、血栓闭塞性脉管炎的病因与发病机制。

3．能描述大隐静脉和交通支瓣膜功能试验、深静脉功能试验的检查方法和意义。

技能目标

能运用护理程序对下肢静脉曲张、血栓闭塞性脉管炎患者进行整体护理。

任务一　下肢静脉曲张患者的护理

原发性下肢静脉曲张（primary lower extremity varicose veins）是指下肢浅静脉系统因血液回流障碍处于静脉伸长、迂曲而呈曲张的状态。晚期常并发小腿慢性溃疡，是外科的一种常见病、多发病。多发生于从事持久站立的工作及强体力劳动者或久坐少动的人，以中年女性多见，严重影响患者的工作及生活。

一、病因与发病机制

引起下肢静脉曲张的基本原因如下。

1．先天性因素　先天性静脉壁薄弱、静脉瓣膜缺损以及浅静脉内压力升高。静脉壁薄弱和静脉瓣膜缺陷是全身结缔组织薄弱的一种表现，与遗传因素有关。

2. 后天因素　长期站立工作、重体力劳动、妊娠、慢性咳嗽、习惯性便秘等，都可使瓣膜承受过度的压力，逐渐松弛，瓣膜正常关闭功能受到破坏，当循环血量长期超过回流的负荷，可造成压力升高，静脉扩张，致瓣膜相对性关闭不全。

下肢静脉曲张按其发病原因，分为原发性和继发性。原发性较继发性多见。原发性（单纯性）静脉曲张是因下肢浅静脉本身的病变或解剖因素所致，如先天性静脉壁薄弱、瓣膜发育不良、长期站立引起的静脉压力增高及从事负重工作因腹压增高而使下肢静脉血回流受阻等；继发性下肢静脉曲张（代偿性）是因深静脉病变，如下肢深静脉因炎症、血栓形成而阻塞，先天性深静脉瓣膜缺如综合征等，继发于深静脉以外的病变，如盆腔肿瘤或妊娠子宫等压迫髂静脉均可引起下肢静脉曲张。

二、临床表现

1. 症状　轻度下肢静脉曲张患者在久站后感到下肢沉重、酸胀。病程较长者小腿前内侧浅静脉隆起、扩张，迂曲成团，站立时更明显。静脉曲张，长期瘀血、缺氧，皮肤发生营养障碍，出现色素沉着，缺乏弹性，脱屑，瘙痒和湿疹样改变，溃疡形成，创面可经久不愈。

2. 体征　曲张的静脉易并发血栓性静脉炎，患肢出现红、肿、热、痛。

三、辅助检查

为确定深静脉是否通畅和了解浅静脉及交通支瓣膜功能状态，通常进行以下检查。

1. 深静脉通畅试验（Perthes试验）　在患者大腿上端绑扎止血带以阻断浅静脉的主干，然后嘱患者用力踢腿20次，或连续下蹲3～5次后，此时，由于小腿肌肉泵收缩使浅静脉血液向深静脉回流，使曲张静脉排空。曲张静脉消失或充盈程度减轻，表示深静脉通畅；若静脉充盈不消失或加重，并伴有患肢酸胀不适、胀痛，表示深静脉不通畅。如图31-1所示。

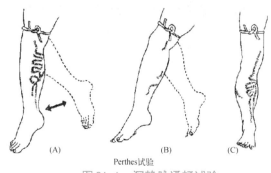

Perthes试验

图31-1　深静脉通畅试验

2. 大隐静脉瓣膜功能试验（Trendelenburg试验）。检查时，让患者平卧，抬高患肢，使曲张静脉血液排空，在大腿根部绑扎止血带以阻断浅静脉的回流，然后嘱患者站立10 s后释放止血带，如出现自上而下的静脉逆向充盈，提示瓣膜功能不全。

目前，检查下肢静脉通畅情况和瓣膜功能的辅助检查方法有下肢静脉压测定、容积描记doppler超声检查等，静脉造影是最可靠的方法。

四、治疗原则

根据病史、症状、体征和辅助检查可明确诊断。治疗方法包括手术治疗和非手术治疗。

1. 非手术治疗

（1）支持疗法：主要是用弹力绷带包扎或穿弹力袜治疗，弹力袜应具有远侧高、近侧低的压力差，以利回流。同时注意休息，抬高患肢。其适用于：①静脉曲张较轻，症状不明显者；②妊娠期静脉曲张，分娩后曲张的静脉有可能恢复；③年老体弱或重要器官功能不良，不能耐受手术者。

（2）硬化疗法：是将硬化剂注入曲张静脉内，产生化学性炎症反应，进而使曲张静脉闭塞。常用的硬化剂有5%的鱼肝油酸钠、酚甘油液等。其适用于少量、局限的病变，亦可作为手术的辅助疗法，以处理残留的曲张静脉。

知识链接

硬化疗法是向曲张静脉内注射硬化剂，如5%的鱼肝油酸钠、酚甘油液等使血管内皮细胞发生无菌性炎变。细胞因酶代谢紊乱，营养障碍而皱缩，最终被纤维结缔组织替代，静脉纤维性闭塞，达到曲张静脉萎缩的目的。多年的实践表明，硬化疗法具有操作简单、痛苦轻、不需住院、费用低、能满足患者不愿破坏肢体美观的心理需要，有一定的应用价值。但硬化疗法注射次数多，复发率高，可发生深静脉血栓形成和肺栓塞等严重并发症，限制了该疗法的发展。

2. 手术治疗　手术是治疗下肢静脉曲张的根本方法，适用于深静脉通畅者，常用的术式为大隐静脉或小隐静脉高位结扎加主干曲张静脉分段剥脱术。结扎功能不全的交通静脉，对合并小腿慢性溃疡者，应在控制局部急性感染后再手术。

五、护理评估

（一）术前评估

1. 健康史　患者是否长期从事负重劳动，是否久站少动，是否妊娠，是否有慢性咳嗽、慢性便秘等，家族中有无类似疾病的发生，是否使用过弹力袜或紧身衣裤等。

2. 身体状况

（1）症状：了解曲张大隐静脉的形状，皮肤有无萎缩、脱屑、瘙痒、色素沉着、皮肤和皮下组织硬结，有无静脉血栓或溃疡形成。

（2）体征：了解局部体征，尤其是有无血栓性静脉炎，患肢是否出现红、肿、热、痛。

（3）辅助检查：深静脉通畅试验及大隐静脉瓣膜功能试验结果。

3. 心理—社会状况　患者下肢酸胀、疼痛或溃疡形成，影响日常生活和工作，且创面经久不愈，容易产生紧张、焦虑和烦躁情绪。对手术及预后的顾虑，常产生恐惧、悲观心理。评估患者对本病相关知识的了解程度。

（二）术后评估

1. 术中情况　评估患者麻醉及手术方式，出血量。
2. 术后情况　评估患肢皮肤颜色、温度及疼痛情况，患者生命体征情况。

六、常见护理诊断/问题

1. 活动无耐力　与静脉回流障碍，静脉瘀血有关。
2. 皮肤完整性受损　与皮肤营养障碍、色素沉着、溃疡形成有关。
3. 知识缺乏　缺乏下肢静脉曲张的防治知识。

七、护理目标

（1）患者的活动耐力逐渐增加。
（2）患者小腿皮肤创面无感染，愈合良好。
（3）患者能掌握下肢静脉曲张的防治知识。

八、护理措施

（一）术前准备和非手术患者的护理

1. 一般护理　行走时，由足背至大腿缚扎弹性绷带或穿弹力袜。避免长时间站立，坐时尽量双膝不要交叉。患肢肿胀时，卧床休息，并抬高患肢20°～30°，保持大、小便通畅，防止腹内压增高。

2. 并发症的护理

（1）小腿慢性溃疡和湿疹：创面湿敷，抬高患肢以利回流，面积较大或深层溃疡，手术治疗同时可清创植皮。

（2）血栓性静脉炎：局部热敷、理疗及应用抗生素，禁止局部按摩。

（3）曲张静脉破裂出血：立即抬高患肢和局部加压包扎，必要时缝扎止血。

3. 术前护理

（1）一般护理：①术前抬高患肢，减轻小腿水肿；②并发小腿慢性溃疡者，保持创面清洁，常规换药，使溃疡缩小，炎症消退。

（2）皮肤准备：清洗肛门、会阴部。备皮范围包括腹股沟部、会阴部和整个下肢。若需要植皮时，应做好供皮区的皮肤准备。

（二）术后护理

（1）一般护理：卧床休息，抬高患肢30°，并指导患者做足背伸屈运动，以促进静脉血回流。如病情无特殊变化，术后24 h即应鼓励患者下床活动，避免深静脉血栓形成。

（2）病情观察：注意观察有无切口或皮下渗血，如果局部红肿、疼痛，体温升高等，应及时报告医生并给予妥善处理。

（3）使用弹性绷带应自下而上包扎，注意保持一定的松紧度，以能扪及足背动脉搏动和保持足部正常皮肤温度为宜。一般需维持2周后方可拆除。

（4）有小腿溃疡者，应继续给予换药，并使用弹性绷带护腿。

（三）健康指导

（1）体位：避免长时间站立，坐时尽量避免双膝交叉过久，休息时患肢抬高。

（2）适当运动：保持大小便通畅，避免肥胖，适当参加体育锻炼，增加血管壁的弹性。

（3）预防复发：手术后应继续用弹性绷带或弹力袜1～3 mon。

（王艳艳）

任务二　深静脉血栓形成患者的护理

深静脉血栓形成（deep venous thrombosis，DVT）是指血液在深静脉腔内不正常凝结，阻塞静脉管腔，导致静脉回流障碍。如不及时治疗，将造成程度不同的慢性深静脉功能不全，影响生活和工作能力，甚至致残。血栓脱落可导致肺动脉栓塞，威胁患者生命。全身主干静脉均可发病，尤其多见于下肢，故本节主要介绍下肢深静脉血栓形成。

一、病因

血流缓慢、内膜损伤和血液高凝状态是下肢深静脉血栓形成的三大要素。长时间制动、卧床致使血流缓慢，血液黏稠度升高，尤其是盆腔手术，若术中髂静脉发生了损伤，则发病率更高。另外，解剖因素也是下肢深静脉血栓形成的重要原因。右髂总动脉和左髂内动脉都在左髂总静脉前面跨过，左髂总静脉有两处同时受压，是下肢深静脉血栓形成好发于左侧的主要原因。

二、临床表现

1. 症状

（1）下肢水肿、浅静脉怒张和患肢胀痛是下肢深静脉血栓形成的三大主要症状。

（2）下肢深静脉血栓形成有三种类型，即周围型、中心型和混合型（图31-2）。

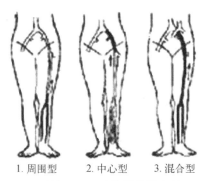

1. 周围型　　2. 中心型　　3. 混合型

图31-2　下肢深静脉血栓

①周围型：也称小腿肌肉静脉丛血栓形成。血栓形成后，因血栓局限，多数症状较轻。经治疗，多数栓子可被吸收或机化，也可自溶。少数未治疗或治疗不当，可向大腿扩展而成为混合型。小栓子脱落可引起轻度肺动脉栓塞，临床上常被忽视。临床主要表现为小腿疼痛和轻度肿胀，活动受限。症状与血栓形成时间一致。

②中心型：也称髂股静脉血栓形成。左侧多见，血栓可向上延伸至下腔静脉，向下可累及整个下肢深静脉，成为混合型。血栓脱落可导致肺动脉栓塞，威胁患者生命。

③混合型：即全下肢深静脉主干均充满血栓，可以由周围型发展而来，开始症状较轻未引起注意，以后肿胀平面逐渐上升，直至全下肢水肿被发现。也可以由中心型向下发展所致，其临床表现不易与中心型鉴别。

2. 体征

（1）周围型下肢深静脉血栓：主要体征为霍夫曼征阳性和尼霍夫征阳性。霍夫曼征（Hoffmann sign）：检查时，检查者用左手轻握被检者腕部，以右手食指及中指轻夹患者中指末端指节，并使腕关节略背屈，各手指轻度屈曲。以拇指迅速向下弹刮被检者中指指甲，正常时无反应，如拇指内收，其余手指也呈屈曲动作即为阳性反应。

（2）中心型下肢深静脉血栓表现为：臀部以下肿胀，下肢、腹股沟及患侧腹壁浅静脉怒张，皮肤温度升高，深静脉走向压痛。

三、辅助检查

1. 彩色多普勒超声检查　通过测定静脉最大流出率可判断下肢主干静脉是否有阻塞，但对小静脉的血栓敏感性不高。

2. 静脉造影　可直接显示下肢静脉的形态，有无血栓存在，血栓的形态、位置、范围和侧支循环。

3. 放射性核素检查　新鲜血栓对^{125}I纤维蛋白原的摄取量远远大于等量血液的摄取量，若摄取量超过正常的5倍，即提示早期血栓形成。

四、治疗原则

治疗与效果根据病变类型和实际病程，可选择非手术疗法或手术取栓术。急性期以血栓消融为主，中晚期则以减轻下肢静脉瘀血和改善生活质量为主。

1. 非手术疗法　非手术疗法包括一般疗法、溶栓疗法、抗凝疗法和祛聚疗法等。非手术治疗后约有半数患者留有后遗症。

（1）一般疗法：卧床休息、抬高患肢、适当应用利尿剂以减轻肢体肿胀。全身症状和局部压痛缓解后，可进行轻便活动。下床活动时，应穿弹力袜或用弹性绷带。

（2）溶栓疗法：适用于病程不超过72 h者，常用药物有尿激酶、重组链激酶、重组组织纤溶酶原激活物等，溶于液体中经静脉滴注。

（3）抗凝疗法：适用于范围较小的血栓。通过肝素和香豆素类抗凝剂预防血栓形成，促进血栓的消融。大多先用肝素，继以香豆素类药物，一般用华法林，维持3～6 mon。

（4）祛聚疗法：祛聚药物包括右旋糖酐、阿司匹林、双嘧达莫（潘生丁）和丹参等，能扩充血容量、稀释血液、降低黏稠度、防止血小板凝聚，常用作辅助疗法。

2. 手术疗法　常用于下肢深静脉，尤其是髂、股静脉血栓形成不超过48 h者。对已出现股青肿征象，即使病期较长者，亦应行手术取栓以挽救肢体。原则是采用Fogarty导管取栓术，术后应辅用抗凝、祛聚疗法，防止再发。

五、护理评估

（一）术前评估

1. 健康史　评估患者是否有久病卧床、肢体固定等制动状态，久坐不动、妊娠、产后或术后、创伤、长期服用避孕药等因素存在。

2. 身体状况

（1）症状：了解肢体胀痛的部位、程度、范围及疼痛加重或缓解的情况，患者有无发热；在溶栓、抗凝和祛聚等非手术治疗期间，注意观察有无出血倾向。

（2）体征：了解局部体征，足背动脉搏动情况及小腿皮肤色泽、温度，浅静脉曲张的程度和范围。

（3）辅助检查：彩色多普勒检查及静脉造影检查情况。

3. 心理—社会状况　评估突发的下肢剧烈胀痛、肿胀有无引起患者的焦虑不安，以及患者和家属对本病的认知程度。

（二）术后评估

1. 术中情况　评估患者麻醉及手术方式，出血量。
2. 术后情况　评估患肢皮肤颜色、温度及疼痛情况，患者生命体征情况。

六、常见护理诊断/问题

1. 急性疼痛　与步行时的循环障碍有关。
2. 外周组织灌注无效　与下肢静脉瘀血有关。
3. 行走障碍　与下肢静脉瘀血、疼痛有关。

七、护理目标

（1）患者自诉疼痛缓解。
（2）患者绝对卧床期间，日常生活需要得到满足。
（3）患者痊愈后行走自如。

八、护理措施

（一）术前准备和非手术患者的护理

1. 一般护理

（1）卧床休息：急性期患者应卧床休息10～14 d，同时，使患肢高于心脏平面20～30 cm，促进血液回流，防止静脉瘀血。嘱患者切忌用手按摩患肢，禁止施行对患肢有压迫的检查，以免血栓脱落。

（2）饮食护理：进食低脂、富含纤维素的饮食，保持大便通畅，避免腹内压和静脉压增高而影响下肢静脉回流。

（3）有效止痛：疼痛剧烈者，可遵医嘱给予有效止痛措施，同时分散患者注意力。

2. 密切观察、预防和处理并发症

（1）肺动脉栓塞：如患者出现呼吸困难、胸痛、咯血、咳嗽、血压下降、脉搏加快等症状时，应考虑并发肺动脉栓塞的可能，立即将患者平卧，避免翻动及深呼吸、咳嗽等剧烈活动，保持呼吸节律正常，给予高浓度氧，报告医生并积极配合抢救。

（2）出血抗凝治疗期间，每天检查凝血时间或凝血酶原时间，判断有无出血倾向。

3. 用药护理　病程不超过72 h者，遵医嘱给予溶栓疗法。常用药物为尿激酶，剂量一般每次8万U，溶于体积分数为5%的葡萄糖溶液250～500 mL中静脉滴注，2次/d，共7～10 d；也可与抗凝药物肝素交替使用。急性期过后，遵医嘱用抗凝药物，如肝素和华法林，后者第1日为10～15 mg，第2日为5 mg，维持量为2.5 mg左右，一般维持治疗2 mon。抗凝药物最严重的并发症为出血，且剂量个体差异很大，必须进行严密的监护。

（二）术后护理

1. 一般护理　按外科手术后常规护理。

2. 病情观察　取栓术后观察患肢远端皮肤的温度、色泽、感觉和脉搏强度，以判断术后血管通畅的程度；观察有无出血倾向。

3. 并发症的预防和护理　术后抬高患肢30°，鼓励患者尽早活动，以免再次形成血栓。恢复期患者逐渐增加活动量，如增加行走距离和锻炼下肢肌肉，以促进下肢深静脉再通和侧支循环的建立。

（三）健康指导

1. 保护患肢　指导患者正确使用弹力袜以减轻症状。避免久坐及长距离行走，当患肢肿胀不适时应及时卧床休息，并抬高患肢高于心脏水平20～30 cm。

2. 饮食指导　进食低脂、高纤维素饮食；保持大便通畅，避免腹内压升高，影响下肢静脉血液回流；戒烟。

3. 适当运动　鼓励患者加强日常锻炼，促进静脉回流，预防静脉血栓形成。避免膝下垫硬枕、过度屈髋、使用过紧的腰带和穿紧身衣物而影响静脉回流。

4. 定期复诊　出院3～6 mon后到门诊复查，告知患者若出现下肢肿胀疼痛，采取平卧或抬高患肢后仍不能缓解，要及时就诊。

（王艳艳）

任务三　血栓闭塞性脉管炎患者的护理

血栓闭塞性脉管炎（thrombosis angiititis obliterans，TAO）又称Buerger病，简称脉管炎，是一种累及血管的炎症性、节段性和周期发作的慢性闭塞性疾病。它主要侵袭四肢中小动静脉，尤其是下肢血管，好发于男性青壮年吸烟者，北方多见。

一、病因与发病机制

本病的病因尚未明确，被认为与多种因素有关，可归纳为以下两个方面。

1. 外在因素　外在因素主要是吸烟，寒冷与潮湿的生活环境，慢性损伤和感染。

2. 内在因素　自身免疫功能紊乱，性激素和前列腺素失调，以及遗传因素。上述众因素中，主动或被动吸烟是参与本病发生和发展的重要环节。患者中大多数有吸烟史，烟碱能使血管收缩，烟草浸出液可致实验动物的动脉发生炎性病变，戒烟可使病情缓解，再度吸烟常导致病情反复。在患者的血清中有抗核抗体存在，罹患动脉中发现免疫球蛋白及C_3复合物，因此，免疫功能紊乱可能是导致本病的重要原因。

二、临床表现

本病起病隐匿，进展缓慢，呈周期性发作，临床表现主要取决于肢体动脉阻塞的程度、范围和侧支循环的多寡及病情进展的速度，按肢体缺血的程度和表现分为以下三期。

第一期，局部缺血期。由于患肢动脉痉挛和狭窄导致供血不足，以功能性变化为主。其表现为肢端发凉、怕冷，有麻木和针刺感等，尤其在行走一定距离后出现小腿肌肉抽搐，被迫停下来，休息后疼痛缓解，但再行走后又可发作，这种现象称为间歇性跛行。患肢皮肤苍白，皮温稍低，足背动脉和胫后动脉搏动减弱。部分患者可反复出现游走性血栓性静脉炎。

第二期，营养障碍期。患肢动脉完全闭塞，仅靠侧支循环维持肢体的血液供应，供血不足继续加重，以器质性变化为主。上述症状继续加重，间歇性跛行越来越明显，常出现静息痛和夜间痛，即处于休息状态时仍疼痛不止，夜间尤甚。患肢皮肤明显苍白或出现发绀，皮温显著降低，皮肤干燥变薄、汗毛脱落伴指甲生长缓慢、增厚变形和肌肉萎缩等，足背动脉和（或）胫后动脉搏动消失。

第三期，坏疽期。患肢动脉完全闭塞，侧支循环不足以代替下肢的血供，肢体远端发生坏死。疼痛剧烈呈持久性，患者夜不能寐，日夜屈膝抚足而坐，或借助下垂肢体以减轻疼痛。皮肤呈暗红或黑褐色，逐渐向上扩展，可形成经久不愈的溃疡。病变继续发展，可出现一个或多个足趾坏疽，继发感染后转为湿性坏疽，可伴有高热、烦躁等脓毒血症的症状。

三、辅助检查

1. 一般检查

（1）测定皮肤温度：如双侧肢体对应部位皮肤温度相差 2 ℃以上，提示皮温降低侧动脉血流减少。

（2）测定跛行距离和跛行时间。

（3）肢体抬高试验（Buerger 试验）：患者平卧，患肢抬高 70°~80°，1 min 后若出现麻木、疼痛、足部皮肤呈苍白或蜡黄色为阳性，提示患肢有严重供血不足。让患者坐起，患肢自然下垂于床沿以下，若足部皮肤色泽不均匀提示患肢有严重的循环障碍。

（4）解张试验：通过蛛网膜下腔或硬膜外腔阻滞麻醉，在患肢相同部位对比阻滞前后的温度变化，阻滞麻醉后皮肤温度升高明显，为动脉痉挛因素；若无明显改变，提示病变动脉已严重狭窄或完全闭塞。

2. 特殊检查

（1）肢体血流图：电阻抗和光电血流检测显示峰值降低、降支下降速度减慢。前者提示血流量减少，后者说明流出道阻力增加，其改变与病变程度成正比。

（2）多普勒超声检查：通过记录动脉血流波形，判断动脉血流是否减少或动脉已闭塞。同时，通过测定节段动脉压，可了解病变部位和缺血的严重程度。

（3）动脉造影：可确定患肢动脉闭塞的部位、范围、程度及侧支循环等情况。患肢中小动脉多节段狭窄和闭塞是血栓闭塞性脉管炎的典型征象。

四、治疗原则

1. 非手术治疗　防止病变进一步恶化，着重改善和促进下肢血液循环，尽可能减少伤残程度。

（1）一般治疗：戒烟，注意患肢保暖，防止受潮及外伤，热疗可使组织需氧量增加，从而加重病情，应禁止使用。通过对患肢进行锻炼，建立侧支循环，对疼痛严重者，可使用非成瘾性止痛药剂。

（2）药物治疗：西药主要有扩张血管及抑制血小板凝集的药物：低分子右旋糖酐、前列腺素 E_1、α-受体阻滞剂、硫酸镁溶液，合并感染者选用广谱抗生素治疗。中药主要有温经散寒、活血化瘀、清热利湿类药物。

（3）高压氧疗法：能提高血氧的浓度，改善组织缺氧程度。

2. 手术治疗　目的是增加肢体血液供应和重建动脉血流通道，改善缺血状态。手术方法有多种，如腰交感神经节切除术、动脉重建术（旁路转流术、血栓内膜剥脱术）、截肢（趾）术等。

五、护理评估

（一）术前评估

1. 健康史　了解患者的年龄、性别和职业；评估患者是否有吸烟史，患者是否长期在潮湿、寒冷的地方工作、生活，是否患有慢性感染性疾病，肢体有无外伤史，家族中有无类似患者。

2. 身体状况

（1）症状：评估患肢情况，包括有无苍白、发凉、麻木、疼痛等症状，皮肤颜色有无改变，有无溃疡发生；了解间歇性跛行出现的距离和时间等。

（2）体征：评估患者局部缺血情况，有无浅表静脉发红，是否有压痛；评估患者局部营养状态及患肢动脉搏动情况。

（3）辅助检查：了解多普勒超声检查情况及 CTA、DSA 情况等。

3. 心理—社会状况　患者可因反复剧烈疼痛及肢端坏死而产生痛苦悲观、暴躁反应，甚至对治疗、生活产生绝望心理；由于经济负担沉重，而产生精神压力增大。

（二）术后评估

1. 术中情况　了解患者采取的麻醉、手术方式及术中输血、输液情况。

2. 术后情况　评估患者的神志、生命体征及切口情况，切口有无渗血和血肿；观察患肢远端的血流情况。

六、常见护理诊断

1. 急性疼痛　与患肢缺血、组织坏死有关。

2. 焦虑　与患肢疼痛、久治不愈，对预后的担心有关。

3. 皮肤完整性受损　与患肢远端供血不足，肢端坏疽有关。

4. 活动无耐力　与患肢远端血液循环障碍有关。

5. 知识缺乏　缺乏疾病防治知识，不了解患肢锻炼方法。

七、护理目标

（1）患者疼痛得到控制和缓解。

（2）患者焦虑及恐惧情绪得到化解。

（3）患者皮肤完整，无破损及继发感染。

（4）患者活动耐力逐渐增强。

（5）患者能叙述本病的预防知识，了解患肢锻炼方法。

八、护理措施

（一）术前准备和非手术患者护理

（1）保持足部清洁、干燥，有足癣者要及时治疗。

（2）皮肤瘙痒时，可涂一些止痒药膏，切忌用手抓痒，以免皮肤破溃形成溃疡。

（3）如皮肤出现溃疡、坏疽时，应保持病损部位的清洁，避免受压及物理化学刺激，创面换药，并遵医嘱使用抗生素。

（4）疼痛护理。

①向患者讲明吸烟可导致血管收缩，加重病情的危害并彻底戒烟。

②注意肢体避免受寒冷刺激，禁用局部加热升温的办法，因可导致组织耗氧增加，加重患肢局部缺血、缺氧。

③对疼痛较轻的患者，可遵医嘱使用血管扩张剂、中医中药来缓解疼痛，对疼痛剧烈难以忍受者，可使用连续硬膜外镇痛泵持续止痛。

（5）术前准备做好手术前的皮肤准备，如需植皮，注意供皮区的皮肤准备。

（二）术后护理

（1）一般护理：静脉血管重建术后，抬高患肢30°，并卧床制动1周。动脉血管重建术后，平放患肢，并卧床制动2周。卧床制动期间，应鼓励患者做足背伸屈活动，以促进局部血液循环。

（2）病情观察：①密切观察生命体征及切口渗血等情况；②对血管重建术后及动脉血栓内膜剥除术后，需观察患肢远端的皮肤温度、皮肤色泽、感觉及足背动脉搏动，来判断是否有动脉栓塞或重建部位的血管发生痉挛以及继发性血栓形成等情况；③常温下患肢皮温一般较正常侧低 2 ℃以上，应定时用半导体测温计测量皮肤温度，两侧对照，做好记录，以观察疗效。

（3）防止感染：保持切口敷料清洁干燥，观察有无出血及渗出，有无红肿、热痛，有无高热，出现感染等症状时，及时报告医生给予相应处理。

（4）心理护理：肢体的剧烈疼痛和肢端坏死，给患者造成巨大的痛苦和沉重心理负担，因备受疼痛煎熬，甚至对治疗、生活丧失信心，应以最大的热情，耐心帮助、关心体贴患者，使其消除悲观情绪，树立战胜病魔的信念，积极配合医护人员的工作。

（三）健康指导

（1）坚决戒烟，以消除烟碱对血管的强烈收缩作用。

（2）指导患者进行 Buerger 运动，促进侧支循环的建立：①平卧，抬高患肢45°，维持2~5 min；②双足下垂床边2~3 min，同时进行足背屈与跖屈和旋转的运动；③患肢平放休息2 min，如此反复运动5~6次，坚持每日数次。

（3）体位：在休息和睡觉时，采取头高脚低位，避免长时间坐位和站位，以免影响血液循环；同时，注意患肢保暖及预防足部真菌感染。

知识链接

血栓闭塞性脉管炎是一种特发的、非动脉粥样硬化性、节段性、阻塞性血管疾病，主要累及肢体中小动脉和静脉。血栓闭塞性脉管炎（TAO）主要发生在东南亚、日本、印度、以色列及东欧等地区，人群以青壮年男性烟民为主。TAO的发病可能与吸烟有关，但确切病因至今不明，发病机制复杂，各家诊断标准不统一，治疗困难。临床上各种治疗方法效果均不理想。目前，妇女的发病率呈上升趋势，可能与女性烟民数量增加有关；也有报道显示，非吸烟妇女中，TAO的发病率也有上升趋势。TAO仍是青壮年肢体缺血及致残的主要原因之一。

（王艳艳）

任务四　动脉硬化性闭塞症患者的护理

动脉硬化性闭塞症（arteriosclerosis obliterans，ASO）是一种全身疾病，是全身性动脉内膜及其中层呈退行性、增生性改变，使血管壁变硬缩小、失去弹性，从而继发血栓形成致使远端血流量进行性减少或中断。其主要表现为动脉内膜增厚、钙化、继发血栓形成等，是导致动脉狭窄、闭塞的一种慢性缺血性疾病。

一、病因及分类

1. 内因　血管内膜的损伤、高血压、高血脂、糖尿病等。
2. 外因　外因主要有吸烟，寒冷、潮湿的生活环境，慢性损伤和感染等。

二、临床表现

症状的轻重与病程进展、动脉狭窄及侧支代偿的程度有关。病程按照 Fontaine 法分为4期。

1. Ⅰ期（轻微症状期）　多数患者无明显临床症状，或者仅有患肢畏冷、行走易疲劳等轻微症状。

2. Ⅱ期（间歇性跛行期）　是 ASO 的特征性表现，主要症状为活动后出现间歇性跛行。患者在行走时，由于缺血和缺氧，小腿的肌肉产生痉挛、疼痛及疲乏无力，必须停止行走，休息片刻，症状缓解后可继续行走，症状反复出现。临床上常以跛行200 m作为间歇性跛行期的分界。

3. Ⅲ期（静息痛期）　以静息痛为主要症状。随着病变进一步发展，病变动脉不能满足静息时下肢血供，因组织缺血或缺血性神经炎引起持续性疼痛，即静息痛，夜间更甚。疼痛时迫使患者屈膝护足而坐，或辗转不安，或借助肢体下垂以减轻疼痛。此期患肢常有营养性改变，表现为皮肤菲薄呈蜡纸样，患足着地时潮红、上抬时苍白，小腿肌肉萎缩等。静息痛是患肢趋于坏疽的前兆。

4. Ⅳ期（溃疡和坏死期）　除静息痛外，症状继续加重，出现趾（指）端发黑、干瘪、坏疽或缺血性溃疡。如继发感染，干性坏疽转为湿性坏疽，出现发热、烦躁等全身毒血症状。病变动脉完全闭塞，侧支循环提供的血流不能维持组织存活。

三、辅助检查

1. Buerger试验　患者平卧并抬高下肢45°，持续60 s，正常者趾（指）皮肤保持淡红色或稍微发白，若呈苍白或蜡纸样色，则提示肢体供血不足；待患者坐起，将下肢垂于床旁，正常人皮色可以在10 s内恢复，如果恢复时间超过45 s，进一步提示下肢供血缺乏，可以明确肢体缺血存在。

2. 下肢节段性测压和测压运动试验　踝/肱指数（ankle/brachial index，ABI），即踝部动脉与同侧肱动脉压比值，正常值≥1.0。若ABI<0.8，则提示动脉缺血，患者即可出现间歇性跛行；若ABI<0.4，则提示严重缺血，患者可出现静息痛。踝部动脉收缩压在30 mmHg以下时，患者会很快出现静息痛、溃疡或者坏疽。

3. 数字减影血管造影（DSA）　数字减影血管造影是诊断ASO的金标准，典型特征为受累动脉严重钙化，血管伸长、扭曲，管腔弥漫性不规则"虫蛀状"狭窄或节段性闭塞。

4. CT血管造影（CTA）　可得到动脉的立体图像。因其无创、血管显影清晰，逐渐成为ASO的首选检查方法。

5. 多普勒超声检查　可显示血管形态、内膜斑块的位置和厚度等，利用多普勒血流射频分辨动脉、静脉，显示血流的速度、方向和阻力等。

四、治疗原则

1. 非手术治疗　非手术治疗主要目的是降低血脂和血压，控制糖尿病，改善血液高凝状态，促进侧支循环的建立。一般治疗包括严格禁烟，进行适当的步行锻炼，注意足部护理，避免损伤。药物治疗适用于早、中期患者，术后患者和无法耐受手术的患者，可使用血管扩张药物、抗血小板药物和降脂药物等。

2. 手术治疗　目的在于通过手术或血管腔内治疗方法，重建动脉通路。临床上手术方法的选取根据患者的动脉硬化部位、范围、血管流入道及流出道条件和全身情况。常见的手术方法有：①经皮腔内血管成形术合并支架术，是目前治疗ASO的首选治疗方法；②动脉旁路手术；③血栓内膜切除术；④静脉动脉化；⑤截肢术。

五、护理评估

（一）术前评估

1. 健康史　了解患者是否有心脏病、高血压、糖尿病和高胆固醇血症，是否有长期大量吸烟史，有无感染史、外伤史，有无长期在湿冷环境下工作。

2. 身体状况

（1）症状：了解患者出现间歇性跛行的时间、次数，静息痛发生的时间，下肢皮肤是否发生溃疡。

（2）体征：了解肢体远端动脉搏动情况，患肢皮温、颜色和侧支循环情况。

（3）辅助检查：了解 Buerger 试验、下肢节段性测压和测压运动试验的结果，数字减影血管造影及多普勒超声检查等结果。

3. 心理—社会状况　患者由于担心疾病的治疗和预后，容易产生抑郁、悲观心理，评估患者对疾病相关知识的了解程度及家庭经济条件，了解患者的社会支持系统情况。

（二）术后评估

1. 术中情况　评估患者手术方式、麻醉方式及出血量。

2. 术后情况　评估患者术后疼痛情况，局部伤口有无出血；评估术后患肢温度、色泽和足背动脉搏动情况。

六、常见护理诊断

1. 慢性疼痛　与患肢缺血、组织坏死有关。
2. 焦虑　与患肢疼痛，对预后的担心有关。
3. 有皮肤完整性受损的危险　与患肢远端供血不足有关。

七、护理目标

（1）患者疼痛得到控制和缓解。
（2）患者焦虑缓解。
（3）患者皮肤完整，无破溃及继发感染。

八、护理措施

（一）术前准备和非手术患者的护理

1. 一般护理　患者卧床休息，取头高脚低卧位，避免长时间站立或双腿交叉坐位及过量活动，彻底戒烟。活动可加重组织耗氧而使坏死加重；另外，还容易使炎症上行扩散，加重感染。吸烟可致血管痉挛，易损伤血管内膜，使血液处于高凝状态，从而诱发动脉血栓。

2. 饮食护理　低盐、低糖、低脂饮食，多吃新鲜水果及蔬菜等营养丰富的饮食。

3. 疼痛护理　疼痛是本病突出的临床表现，在早期时，可以遵医嘱使用血管扩张剂，改善患肢动脉血液供应，缓解疼痛。晚期患者持续剧痛无法休息，甚至彻夜难眠，可以使用麻醉性镇痛剂。

4. 心理护理　患者由于对手术疗效、方法不了解，担心手术失败及治疗费用高等，再加上患肢的剧烈疼痛，会产生不同程度的焦虑、恐惧、紧张等不良心理，患者会出现失眠，对手术甚至生活失去信心，影响手术。因此，术前要主动多关心体贴患者，告知治疗的新进展，详细介绍手术过程及注意事项，以减轻其心理负担取得信任和配合。

5. 患肢的护理　①保暖：避免使患肢暴露于寒冷的环境中，以免血管收缩；保暖可促进血管扩张，但应避免热疗，以免增加组织需氧量，加重肢体病变程度。②保持足部清洁：皮肤瘙痒时，避免用手抓痒，以免造成开放性伤口或继发性感染；如有皮肤溃疡或者坏死，应保持溃疡部位清洁，避免受压及刺激；加强创面换药，并遵医嘱应用抗生素。

6. 术前准备　术前监测血压、心电图、X线胸片、四肢多普勒血流图检查，检查血常规、尿常规、肝肾功能、出凝血时间及测踝/肱动脉压比值。手术区皮肤备皮，评估足背动脉搏动情况，以便术后对照。术前6 h禁食，4 h禁饮。训练患者床上大小便，必要时留置尿管。必要时术前晚遵医嘱给予镇静剂，以保证患者充足睡眠。

（二）术后护理

1. 体位　术后平卧位，卧床制动2周，关节避免弯曲，以免挤压血管，影响预后。

2. 环境　病室温度保持在22~26 ℃，湿度50%~60%。室内严禁吸烟，以防烟碱致血管痉挛。

3. 病情观察　注意观察患者生命体征及患肢的血液循环情况，包括患肢皮温、颜色、足背动脉搏动情况等，如患肢出现麻木、疼痛、皮肤变紫、皮温降低，应及时通知医生做好再次手术的准备。

4. 引流管的护理　观察引流液的色、质、量，保持有效的引流。

5. 并发症的护理

（1）出血：应密切观察伤口情况，敷料有无渗血，血压有无下降。

（2）血栓、移植血管闭塞：观察患肢血液供应情况，如果出现皮温降低、发绀、麻木等及时通知医生。

（3）感染：保持切口清洁干燥，严格无菌操作；观察切口周围有无红、肿、热、痛及体温升高等感染症状。4 h测体温1次，遵医嘱使用抗生素3~5 d。

（三）健康指导

1. 指导用药　旁路术后患者遵医嘱服抗凝剂、降血脂及降压药，服药期间复查凝血及血常规，监测血糖和下肢血管超声情况。

2. 保护患肢　穿宽松鞋袜、保暖，避免寒冷和烟雾刺激，坚持锻炼，保持良好心态。旁路术后患者6 mon内禁止做关节屈曲、过伸动作，以免移植血管闭塞。

3. 饮食及生活习惯　患者进食低盐、低脂、低糖饮食，防止动脉硬化。患者要严格禁烟，吸烟可引起血管痉挛损伤内皮细胞，烟雾中的CO与血红蛋白结合后，降低血液的携氧能力，低氧血症又会加重内皮细胞损伤。

4. 运动　卧床的恢复期患者可以进行Buegrer运动，下床活动者，适当慢步行走可促进肢体血液循环，增加侧支循环的建立和开放，以不出现跛行症状为标准。在行走时，避免外伤。

5. 定期复诊　出院3~6 mon后到门诊复查，以了解血管通畅情况。

（王艳艳）

思考与练习

1. 下肢静脉曲张的临床表现　　　　　　　　　　　　　　　　　　　　（　）

A. 大腿内侧及小腿外侧静脉曲张　　　　　B. 大腿内外侧静脉曲张

C. 全下肢内后侧静脉曲张　　　　　　　　D. 下肢内侧和小腿后侧静脉曲张

E. 大腿内外侧静脉曲张并向腹壁延伸

2. 血栓闭塞性脉管炎的特征是　　　　　　　　　　　　　　　　　　　（　）

A. 没有间歇性跛行　　　　　　　　　　　B. 游走性血栓性浅静脉炎

C. 累及内脏　　　　　　　　　　　　　　D. 肢体皮肤正常

E. 与酒精中毒有关

3. 下肢静脉曲张术后的护理错误的是　　　　　　　　　　　　　　　　（　）

A. 绝对卧床休息　　　　　　　　　　　　B. 抬高患肢30°

C. 应用弹性绷带自下而上包扎　　　　　　D. 弹性绷带维持2周后可拆除

E. 坐时避免双膝交叉

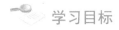 学习目标

知识目标

1．能简述泌尿系统损伤、尿石症、泌尿系统梗阻、泌尿系统肿瘤、肾上腺疾病、勃起功能障碍、男性不育的病因和分类方式。

2．能描述泌尿系统损伤、尿石症、泌尿系统梗阻、泌尿系统肿瘤、肾上腺疾病、勃起功能障碍的临床表现及治疗原则。

3．能提出泌尿系统损伤、尿石症、泌尿系统梗阻、泌尿系统肿瘤、肾上腺疾病的常见护理诊断。

技能目标

能运用护理程序为泌尿、男性生殖系统疾病患者制订护理计划，提供整体护理。

任务一 泌尿系统损伤患者的护理

肾、输尿管、膀胱和后尿道受到周围组织和脏器的良好保护，通常不易受伤。泌尿系统损伤大多是胸、腹、腰部或骨盆严重损伤时的合并伤，以男性尿道损伤较多见，肾和膀胱次之，输尿管损伤较少见。泌尿系统损伤的共同表现是疼痛、血尿、尿外渗。

一、肾损伤

肾损伤（injury of kidney）多见于青壮年男性，儿童的发生率亦较高。肾脏的解剖位置隐蔽，受到腰肌、脊柱、肋骨、腹壁及腹腔脏器的保护，加之其本身有一定的活动度，故不易受伤。但肾实质质地较脆，一旦邻近肾脏的背部、腰部、下胸或上腹部受到暴力打击

时也会发生肾损伤。

（一）病因

肾损伤按暴力方式和损伤程度分为两大类：开放性损伤和闭合性损伤。

1. 开放性损伤　因弹片、刀刃等锐器致伤，可发生肾实质、集合系统和血管等形态及结构破坏，常伴有胸、腹部其他脏器损伤，伤情复杂且严重。

2. 闭合性损伤　直接暴力如腰、腹部受撞击、挤压或肋骨、椎骨横突骨折片刺伤肾；间接暴力如自高处跌下时受到的对冲伤和突然暴力扭转均可致肾损伤，甚至肾蒂断裂。

另外，在进行经皮肾穿刺、腔内泌尿外科检查及治疗等医疗操作过程中也可能发生肾损伤，称作医源性损伤。

（二）分类

根据肾损伤程度，可分为以下四种（图32-1）。

1. 肾挫伤　肾被膜和肾盂黏膜均完整，可伴有包膜下局部瘀血或血肿形成，血尿轻。

2. 肾部分裂伤　除肾实质损伤外，伴有肾盂黏膜或肾被膜破裂，前者以血尿为主，后者形成肾周围血肿和尿外渗。

3. 肾全程裂伤　肾被膜、实质和肾盂黏膜均破裂，引起明显血尿，并伴有大量血、尿外渗。

4. 肾蒂损伤　肾蒂损伤包括肾动、静脉主干或分支血管撕裂或离断，血尿不明显，常因大出血短期内来不及抢救而死亡。

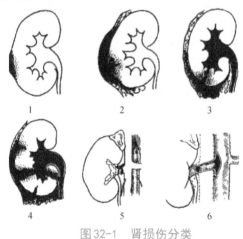

图32-1　肾损伤分类

（三）临床表现

1. 症状

（1）血尿：多为肉眼血尿，血尿的严重程度与肾损伤程度并不一致。如肾蒂血管断裂、肾动脉血栓形成、肾盂破裂及血凝块阻塞输尿管时，血尿轻微，甚至无血尿。

（2）疼痛：肾包膜下血肿、肾周围软组织损伤、出血或尿外渗等可引起患侧腰、腹部疼痛，常为钝痛。血液、尿液进入腹腔或合并腹腔内器官损伤时，可出现腹膜刺激征、全腹痛等。血块通过输尿管时，可引起同侧肾绞痛。

2. 体征　出血和尿外渗可使肾周围组织肿胀，形成腰腹部包块，患者可有明显触痛和肌紧张。外伤处常有皮下瘀斑或擦伤。

3. 并发症

（1）休克：由创伤和失血引起，多发生于重度肾损伤。

（2）感染与发热：血肿及尿外渗易继发感染并导致发热，但多为低热。若继发肾周围脓肿或化脓性腹膜炎，可出现高热、寒战，并伴有全身中毒症状；严重者可发生感染性休克。

（四）辅助检查

1. 实验室检查　尿常规可见大量红细胞，血红蛋白与血细胞比容持续降低提示有活动性出血，血白细胞增多提示并发感染。

2. 影像学检查　CT可作为肾损伤的首选检查，能够清楚显示肾损伤部位、尿外渗及血肿发生部位及范围。MRI对血肿的显示比CT更具特征性。此外，还可以进行X线检查，尿路平片（plain film of kidney-ureter-bladder，KUB）可见严重肾损伤、弹片等残留及脊柱、肋骨骨折等现象，静脉尿路造影（intravenous urography，IVU）可观察两侧肾功能、形态及肾损伤的范围和程度，血管造影（angiography）可显示肾动脉和肾实质损伤情况。

（五）治疗原则

若无合并其他脏器损伤，多数肾损伤可选择非手术治疗，仅少数需手术治疗。

1. 紧急处理　严重休克时应迅速输血和积极复苏。确定肾损伤的程度和范围及有无合并其他脏器损伤，做好急诊手术探查的准备。

2. 非手术治疗　轻度肾损伤及未合并胸腹脏器损伤的患者应绝对卧床休息2～4周，给予抗菌药物预防感染，补充血容量，维持水、电解质平衡，并使用镇痛、镇静和止血药物；同时，严密观察病情。

3. 手术治疗　肾粉碎伤、肾破裂、肾蒂损伤及开放性肾损伤，应尽早手术。出现以下情况的非手术患者也需手术治疗：①积极抗休克后生命体征未改善，怀疑有活动性出血；②血尿进行性加重，血红蛋白与血细胞比容继续降低；③腰腹部肿块明显增大；④怀疑有腹腔内脏器损伤。手术原则为尽量保留肾组织，手术方式包括肾修补、肾部分切除或全肾切除术。血、尿外渗引起肾周脓肿时行肾周引流术。

4. 介入治疗　动脉栓塞术。

（六）护理评估

1. 术前评估

（1）健康史：了解患者的性别、年龄、职业及运动爱好等；致伤因素、时间、部位、姿势、暴力性质及强度，受伤至就诊前的病情变化及就诊前采取的急救措施。

（2）身体状况：

①症状：评估患者有无血尿，是否有腹痛、腰痛及疼痛的性质、程度和持续时间。

②体征：评估患者伤处有无皮肤擦伤或瘀斑，腰、腹部有无包块。

③辅助检查：了解患者血、尿常规变化情况及影像学检查结果。

（3）心理—社会状况：肾损伤常在意外情况下突然发生，患者常有焦虑、紧张等心理变化，应评估患者及家属对伤情的认知程度、对突发事故及预后的心理承受能力、对治疗及护理措施的知晓程度等。

2. 术后评估　了解患者采取的麻醉、手术方式及术中输血、输液情况；评估患者的神志、生命体征及切口情况；观察引流管是否通畅有效，引流液的颜色、性状和量；了解患者尿量及肾功能情况。

（七）常见护理诊断/问题

1. 焦虑　与外伤打击、担心预后有关。
2. 舒适度减弱　与疼痛、卧床有关。
3. 体液不足　与大出血有关。
4. 潜在并发症　感染、出血或再出血。

（八）护理目标

（1）患者焦虑与恐惧减轻，配合治疗与护理。

（2）患者自诉不适感减轻或消失。

（3）患者生命体征平稳，尿量 > 30 mL/h。

（4）患者未发生并发症，或并发症得到及时发现和处理。

（九）护理措施

1. 术前准备和非手术治疗患者的护理

（1）心理护理：及时向患者解释伤势情况、相应临床表现及检查结果，说明治疗及护理措施的必要性及注意事项，鼓励患者表达自身感受，教会患者自我放松，并争取患者家属及朋友的支持与帮助。

（2）卧床休息：绝对卧床休息，非手术治疗患者需绝对卧床2~4周，严禁坐起及不必要的翻动。待病情稳定、尿液检查正常后，方可离床活动。

（3）维持体液平衡：遵医嘱及时输液，保持足够尿量，在病情允许下鼓励患者经口摄入；应用止血药物，及时补充血容量，以预防休克发生。

（4）病情观察：

①定时测量血压、脉搏、呼吸，直到生命体征稳定。

②严密观察尿量、尿色，及时发现进行性血尿。

③准确测量并记录腰腹部肿块和腹膜刺激征，若肿块逐渐增大，提示有活动性出血或尿外渗。

④观察腹部症状和体征，如出现腹痛加重，腹膜刺激征，提示病情加重。

⑤动态监测血红蛋白及血细胞比容，以了解出血情况及其变化。

⑥定时观察体温和血白细胞计数，以判断有无继发感染。

（5）饮食护理：对肾粉碎伤、肾蒂损伤及有严重合并伤者，应禁饮、禁食，静脉补充水、电解质、热量及其他营养物质。非手术治疗期间指导患者进食高蛋白、高热量、高维生素，易消化、富含粗纤维的蔬菜、水果，适当多饮水。保持排便通畅，避免腹压增高导致继发性出血。

（6）术前准备：有手术指征者，在抗休克治疗的同时，紧急做好各项术前准备。完善术前检查，除常规检查外，应注意患者凝血功能是否正常。术前应禁食、禁饮，有条件者术前一天应清洁灌肠。

2. 术后护理

（1）卧位与活动：麻醉作用消失且血压平稳者，取半卧位以利于呼吸和引流；肾部分切除术后患者绝对卧床1～2周，以免发生继发性出血；肾切除术后卧床1～2 d后，可逐步下床活动；卧床期间应给予患者下肢按摩，预防下肢静脉血栓形成。

（2）伤口及引流管护理：保持手术切口清洁干燥，妥善固定导尿管和肾周引流管，保持各引流管的通畅和无菌，定时更换引流袋。鼓励患者多饮水，保持尿量＞2 000 mL/d。

（3）注意观察生命体征、引流量（色）、血尿情况；肾切除患者应注意尿量观察，若术后6 h无尿或24 h尿少，提示健侧肾功能不良，应及时报告医生。

3. 健康教育

（1）自我护理：非手术治疗的肾损伤患者需长期卧床，应定时改变体位和翻身，预防压疮；对带引流管回家患者，说明留置引流管的意义和注意事项，教会患者引流管自我护理方法。

（2）康复指导：非手术治疗患者，出院后3 mon内不宜参加体力劳动和竞技运动，避免挤压、碰撞腰部，以防继发出血。严重损伤致肾脏切除者，应注意保护对侧肾脏，避免服用损害肾功能的药物，如氨基糖苷类、抗结核药物等。

（3）定期复查：术后1 mon超声复查肾脏形态和功能，观察血压变化情况，如出现腰痛及血尿，应及时就诊。

二、膀胱损伤

膀胱损伤（injury of bladder）是指膀胱壁在受到外力的作用时发生膀胱浆膜层、肌层、黏膜层的破裂，引起膀胱腔完整性破坏、血尿外渗。膀胱排空时位于骨盆内，除贯通伤或骨盆骨折外，很少受外界暴力损伤。膀胱充盈时壁薄并伸展至下腹部，遭外力作用时易受损伤。

（一）病因

1. 开放性损伤　由弹片或锐器所伤，常合并腹部其他脏器损伤。

2. 闭合性损伤　膀胱充盈时，下腹部遭撞击或骨盆骨折端刺破膀胱壁所致。

3. 医源性损伤　经尿道膀胱器械检查或治疗，下腹部手术时造成的膀胱损伤。

4. 自发性膀胱破裂　可见于病理性膀胱，如膀胱结核、晚期肿瘤、长期接受放射治疗的膀胱等。

（二）病理

1. 膀胱挫伤　仅伤及黏膜层或肌层，膀胱壁未破，局部出血或形成血肿，可出现血尿。

2. 膀胱破裂　分腹膜内型、腹膜外型（图32-2）和混合型。

（1）腹膜内型：多发生于膀胱充盈时，膀胱壁连同覆盖它的腹膜一并破裂，尿液流入腹腔，引起急性腹膜炎，多见于膀胱顶部和后壁损伤。

（2）腹膜外型：常发生于骨盆骨折时，膀胱壁破裂，尿液外渗至膀胱周围组织，引起盆腔炎或脓肿。

（3）混合型：同时有腹膜内及腹膜外膀胱破裂，多由火器伤、利器伤所致，常合并其他脏器损伤。

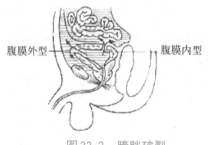

腹膜外型 —— 腹膜内型

图 32-2　膀胱破裂

（三）临床表现

1. 休克　骨盆骨折导致剧痛、大出血，膀胱破裂致尿外渗或腹膜炎时，可发生休克。

2. 疼痛　腹膜外膀胱前壁破裂，尿外渗可引起耻骨上疼痛；后壁破裂可引起直肠周围疼痛。腹膜内膀胱破裂时，尿液流至腹腔可导致急性腹膜炎，引起下腹剧痛。

3. 血尿和排尿困难　患者有尿意，但不能排尿或仅排出少量血尿。

4. 尿瘘　开放性膀胱损伤，可有因体表伤口与膀胱相通而漏尿；若伤口与直肠或阴道相通，则可经肛门或阴道漏尿。闭合性损伤，尿外渗引发感染后可破溃形成尿瘘。

（四）辅助检查

1. 导尿试验　膀胱破裂患者，导尿时仅流出少量血尿或无尿流出。经导尿管注入 200 mL 无菌生理盐水，5 min 后抽出，液体外漏时抽出量会减少，腹腔液体回流时抽出量会增多。若液体进出量有明显差异，提示膀胱破裂。

2. 影像学检查　X 线平片可了解骨盆骨折情况，膀胱造影（cystography）可通过造影剂是否外溢来判断有无膀胱破裂，CT 可发现膀胱周围血肿。

（五）治疗原则

1. 紧急处理　积极抗休克治疗，如输液、输血、镇静及止痛。

2. 非手术治疗　膀胱挫伤或较小的膀胱破裂，留置导尿持续引流尿液 1~2 周，破口可自愈；给予止痛及应用抗生素预防感染。

3. 手术疗法　膀胱破裂伴出血和尿外渗者，应尽早手术，修补膀胱壁缺损，行尿液改道，并充分引流外渗尿液。

（六）护理诊断

1. 焦虑与恐惧　与损伤和担心预后有关。

2. 有体液不足的危险　与出血、尿外渗或腹膜炎有关。

3. 排尿障碍　与损伤、留置导尿或膀胱造瘘有关。

4. 潜在并发症　感染、尿瘘。

（七）护理措施

1. 术前准备和非手术患者的护理

（1）心理护理：主动关心、安慰患者，解释病情及各项处理措施的目的及效果，消除患者和家属的焦虑和恐惧。

（2）病情观察：密切观察生命体征，判断有无休克或感染表现；观察血尿、排尿困难、腹痛及腹膜刺激症状，判断有无再出血发生。

（3）留置导尿管的护理：

①保持留置导尿管通畅，避免导尿管扭曲、折叠，定时挤压。

②嘱患者多饮水，每日尿量达 2 000 ~ 3 000 mL，记录尿液颜色、量及性状。

③定时清洁、消毒尿道外口，定期更换引流袋。

（4）术前准备：有手术指征者，在抗休克治疗的同时，须紧急做好各项术前准备。

2. 术后护理

（1）体位：术后取半卧位，使外渗尿液和腹腔渗液积聚盆腔，利于引流，同时减轻腹膜张力，利于伤口愈合；术后患者如有留置导尿管或膀胱造瘘管者应协助其翻身，并注意防止翻身时引流管脱出。鼓励患者早期下床活动。

（2）耻骨上膀胱造瘘患者的护理：

①保持引流通畅：正确固定引流管，保持引流通畅；防止过度牵拉或脱落；定时观察引流液的量、色、性状及气味。

②预防感染：造瘘口周围定期换药，保持造瘘口周围皮肤清洁、干燥；每周行尿常规化验及尿培养 1 次，酌情进行膀胱冲洗。

③拔管护理：造瘘管留置 10 ~ 12 d 拔管，拔管前先夹管，观察患者排尿通畅后方可拔管，拔管后造瘘口可有少量漏尿，可用纱布适当堵塞并覆盖；长期留置者应定期在无菌条件下更换造瘘管。

3. 健康指导

（1）自我护理：解释留置导尿和膀胱造瘘的意义和注意事项，教会长期置管患者及家属自我护理方法；指导膀胱造瘘患者拔管前、后多饮水，达到冲洗尿路防止感染的目的。

（2）康复指导：骨盆骨折需长期卧床的患者应定时改变体位、翻身，并在床上进行肌肉锻炼。部分骨盆骨折合并膀胱破裂患者由于血管神经损伤，可能发生阴茎勃起障碍，应指导患者进行心理性勃起训练及采取辅助性治疗。

三、尿道损伤

尿道损伤（injury of urethra）是泌尿系统最常见的损伤，主要发生于青壮年男性。男性尿道以尿生殖膈为界分为前、后两段，前尿道包括球部和阴茎部，后尿道包括前列腺部和膜部。前尿道损伤多发生在球部，后尿道损伤则多见于膜部。男性尿道损伤是泌尿外科常见的急症，早期处理不当，易产生尿道狭窄、尿瘘等并发症。

（一）病因

1. 开放性损伤　因锐器、火器伤所致，常伴阴囊、阴茎及会阴部贯通伤。

2. 闭合性损伤　临床上最为常见，多为外来暴力所致的挫伤或撕裂伤。会阴部骑跨伤时，尿道球部被挤压在耻骨与硬物之间，可造成尿道球部挫伤、裂伤或完全断裂。骨盆骨折时，尿生殖膈突然移位，可使尿道膜部断裂。尿道内器械检查、治疗时，若操作不当可引起球膜部交界处尿道损伤。

（二）分类与病理

1. 尿道挫伤　仅有水肿和出血，愈后不会发生尿道狭窄。

2. 尿道裂伤　可致尿道周围血肿和尿外渗，愈后可有瘢痕性尿道狭窄。

3. 尿道断裂　断端退缩、分离，血肿和尿外渗明显，可发生尿潴留。

4. 尿外渗（图32-3）

（1）尿道球部损伤时，尿液渗入会阴浅袋，可致会阴、阴囊、阴茎和下腹壁肿胀、瘀血。若延误治疗，会发生广泛皮肤及皮下组织坏死、感染和脓毒症。

（2）骨盆骨折致尿道膜部断裂时，尿液则外渗至耻骨后间隙和膀胱周围。

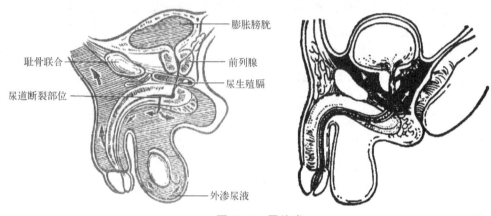

图32-3　尿外渗

（三）临床表现

1. 症状与体征

（1）疼痛：前尿道损伤时，伤处疼痛，排尿时加重，并向尿道口放射；后尿道损伤时，表现为下腹部疼痛、肌紧张及压痛，并可出现腹胀；伴骨盆骨折时，移动时疼痛加剧。

（2）尿道出血：前尿道损伤后，即有鲜血自尿道口溢出或滴出；后尿道损伤时，可无尿道口流血或仅有少量血液流出，患者如能排尿，常有肉眼血尿。

（3）排尿困难与尿潴留：尿道挫裂伤后可因尿道括约肌疼痛性痉挛，发生排尿困难。尿道断裂可导致急性尿潴留。

2. 并发症

（1）休克：骨盆骨折引起尿道损伤时，可因疼痛、出血致休克。

（2）尿外渗与血肿：尿道断裂后，尿液可从裂口处渗入周围组织；如不及时处理，可导致广泛皮肤及皮下组织感染、坏死，甚至发生脓毒血症。

（四）辅助检查

1. 诊断性导尿　可检查尿道的完整性和连续性。严格无菌操作下轻缓插入导尿管，若能顺利插入膀胱，提示尿道损伤不严重，可保留导尿管引流尿液并支撑尿道；如插入困难，提示尿道破裂或断裂，不可重复插管以免加重局部损伤。后尿道损伤伴骨盆骨折时，一般不宜插尿管。

2. 影像学检查　X线平片显示骨盆有无骨折，逆行尿道造影（retrograde urethrography）可确诊损伤部位和程度。

（五）治疗原则

尿道损伤的治疗原则：纠正休克，引流膀胱尿液，恢复尿道连续性，彻底引流外渗尿液，预防尿道狭窄。

1. 紧急处理损伤　严重尿道损伤伴休克者，应给予输血、输液、抗休克治疗；尿潴留不宜行导尿或未能立即手术者，可行耻骨上膀胱穿刺抽出尿液。

2. 非手术疗法　应用抗菌药物预防感染。能自行排尿者不需导尿，嘱患者多饮水，保持排尿通畅，排尿困难但能够插入导尿管者，留置导尿管1~2周。

3. 手术疗法

（1）前尿道裂伤导尿失败或尿道断裂：立即行经会阴尿道修补术或断端吻合术，并留置导尿管2~3周。会阴部形成大血肿及严重尿外渗者，行耻骨上膀胱造瘘术，3 mon后再修补尿道。在尿外渗区，做多个皮肤切口，彻底引流外渗尿液。

（2）骨盆骨折致后尿道损伤：行耻骨上膀胱造瘘术，留置造瘘管，轻者3周内恢复自行排尿。严重者留置造瘘管3 mon，再行尿道瘢痕切除及尿道断端吻合术。为早期恢复尿道连续性，对部分病情稳定者，亦可行尿道会师复位术，术后留置导尿管3~4周，以避免二期尿道吻合术。

（3）预防尿道狭窄：术后定期行尿道扩张术，开始每周1次，以后视排尿情况延长间隔时间。

（六）护理措施

1. 术前准备和非手术治疗患者的护理

（1）心理护理：尿道损伤，特别是合并骨盆骨折、大出血患者，常因疼痛、出血、活动受限等原因导致情绪低落和紧张焦虑。护士应关心和尊重患者，耐心解释病情发展及治疗护理措施，帮助患者解除思想顾虑，树立战胜疾病的信心。

（2）病情观察：观察并记录患者腹部体征，局部出血、排尿及尿外渗情况，必要时会阴局部压迫止血；定时测血压、脉搏，并注意有无休克表现；观察体温及血白细胞变化，及时发现感染征象。

（3）解除排尿困难和尿潴留：先尝试导尿，解除尿潴留，并留置尿管。导尿失败时，嘱患者不要用力排尿，以免加重尿液外渗；同时，做好术前准备，协助医生行耻骨上膀胱造瘘引流尿液。

（4）体位与活动：后尿道损伤合并骨盆骨折患者应平卧硬板床。卧床期间预防压疮，并协助患者活动上肢，按摩下肢。

2. 术后护理

（1）饮食护理：前尿道损伤术后6 h无麻醉反应，即可正常饮食；后尿道损伤术后，须待肠功能恢复正常后，开始进食，鼓励多饮水，进高蛋白、高热量饮食。

（2）尿外渗引流的护理：尿外渗行多处切开者，注意观察伤口引流情况，敷料浸湿时及时更换。耻骨后间隙和会阴、阴囊处的伤口引流术后2~3 d拔除。

（3）留置导尿管的护理：尿道修补或吻合术后，导尿管留置2~3周；尿道会师术后，导尿管需维持牵引1~2周，创伤严重者可酌情延长留置时间；留置期间注意掌握牵引的角度和力度，牵引角度以尿管与体轴呈45°为宜，尿管固定于大腿内侧，牵引力度以0.5 kg为宜；导尿管留置时间一般为4~6周，创伤严重者可酌情延长留置时间。

（4）膀胱造瘘护理：见膀胱损伤。

3. 健康指导

（1）预防尿道狭窄：手术修复后，尿道损伤患者尿道狭窄的发生率较高，需定期进行尿道扩张以避免尿道狭窄。尿道扩张术较为痛苦，应向患者说明该治疗的意义，鼓励患者定期返院行尿道扩张术。

（2）康复指导：部分患者可能发生阴茎勃起功能障碍，指导患者进行心理性勃起训练及采取辅助性治疗。

（田孟真）

任务二　尿石症患者的护理

尿石症（urolithiasis）是泌尿外科常见疾病，包括肾结石、输尿管结石、膀胱结石、尿道结石。按尿结石所在部位分为上尿路结石和下尿路结石，上尿路结石指肾、输尿管结石，下尿路结石指膀胱、尿道结石，以上尿路结石多见。

一、病因

尿路结石的形成机制复杂，受许多因素影响。尿中形成结石的盐类呈过饱和状态、抑制晶体形成物质不足和核基质的存在是结石形成的三大主要因素。上尿路结石与下尿路结石的形成机制、病因、结石成分和流行病学有显著差异。上尿路结石大多数为草酸钙结石，下尿路结石则多见磷酸镁铵结石。

1. 流行病学因素　如年龄、性别、种族、职业、饮食成分和结构、水摄入量、地理环境与气候、代谢和遗传等，均可影响尿路结石的形成。热带和亚热带是其多发地区，在我国，以长江以南地区更为多见。发病的男女比例为2∶1~3∶1，多发于30~50岁人群。

2. 尿液因素

（1）尿液中形成结石的物质增加：尿中钙、尿酸或草酸量增加，长期卧床、甲状旁腺功能亢进者尿钙增高，痛风患者、使用抗结核和抗肿瘤药物者尿酸排出增加。

（2）尿pH改变：碱性尿液中易生成磷酸盐结石，而酸性尿液中易形成尿酸结石和胱氨酸结石。

（3）尿液浓缩：尿量减少和尿液浓缩，致尿中盐类和有机物的浓度增高。

（4）抑制晶体形成的物质不足：枸橼酸、焦磷酸盐等抑制晶体形成的物质含量减少。

3. 泌尿系统局部因素

（1）尿液淤滞：梗阻及肾下垂等导致近端尿路扩张和尿液滞留，尿液水分被吸收；成石物质过饱和；尿液动力学改变，成石物质沉淀；微结石排出受阻，最终形成临床结石。

（2）尿路感染：产生脲酶的细菌分解尿液中的尿素而产生氨，尿液碱化会促成感染性结石（磷酸镁铵和磷酸钙结石）的形成；细菌、感染产物及坏死组织亦可成为结石的核心。

（3）尿路异物：尿路内长期留置的尿管、不可吸收的缝线等可促使尿液中的基质和晶体黏附，且容易因继发感染而诱发结石。

二、病理

尿路结石通常在肾和膀胱形成，绝大多数结石起源于肾乳头，脱落后可移至尿路任何部位并继续长大，如图32-4所示。

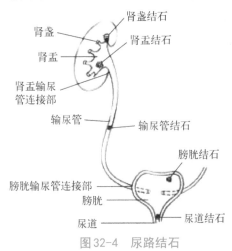

图32-4　尿路结石

尿路结石可以直接引起泌尿系统的损伤、梗阻、感染，甚至恶变。结石本身的直接刺激可造成尿路黏膜充血、水肿，甚至糜烂或脱落。体积较大或嵌顿在管腔内的结石可在局部引起溃疡、肉芽肿或瘢痕性狭窄，偶尔可并发恶变。结石可堵塞尿路造成完全梗阻或不完全梗阻，梗阻以上的尿路可发生扩张和积水，使肾功能受损甚至完全丧失。尿路结石合并梗阻时，由于尿液淤滞，可能会并发尿路感染，而感染又会引发结晶的析出和沉淀，使原有的结石体积迅速增大，结果进一步加重了尿路梗阻，由此形成恶性循环。

🥄 **知识链接**

食用三聚氰胺污染奶粉是近年儿童泌尿系统结石发病的重要原因。三聚氰胺无肾毒性，奶粉受三聚氰胺污染常同时受三聚氰酸污染，两者能够通过氢氧基与氨基之间形成水合键连接，形成难溶于水的网格结构。当这种网格结构被摄入人体后，在胃液酸性作用下，三聚氰胺和三聚氰酸相互解离，可分别被吸收入血，两种物质在肾脏细胞中再相遇，重新形成不溶于水的大分子复合物，并沉积形成结石，造成肾小管阻塞、肾脏积水，最终可导致肾脏衰竭。

三、肾及输尿管结石

肾结石位于肾盂和肾盏中。输尿管结石常停留或嵌顿于生理狭窄处，即肾盂输尿管连接处、输尿管跨越髂血管处及输尿管膀胱连接处，以输尿管下1/3处最为多见。肾及输尿管结石多发生于单侧，双侧占10%。

（一）临床表现

肾和输尿管结石的主要表现是与活动有关的疼痛和血尿，其程度与结石的大小、部位、活动度及有无损伤、感染、梗阻有关。极少数患者可长期无自觉症状，直到出现泌尿系统感染或积水时才发现。

1. 疼痛　结石致肾盏颈部梗阻或肾盂结石移动不大时，引起上腹或腰部钝痛。结石活动引起肾盂输尿管连接处或输尿管完全梗阻时，出现肾绞痛，典型表现为突发性疼痛，多在深夜或凌晨发作，疼痛先从腰部或肋部开始，沿输尿管向下放射到膀胱甚至睾丸。持续数分钟或数小时不等。发作时患者精神恐惧、面色苍白、坐立不安、冷汗，甚至休克，可伴恶心呕吐。输尿管膀胱壁段或输尿管入口处的结石，可伴膀胱刺激征及阴茎头部放射痛。

2. 血尿　活动或绞痛后出现肉眼或镜下血尿，以后者多见。有时活动后镜下血尿是上尿路结石患者的唯一临床表现。

3. 其他症状和体征　结石引起严重肾积水时，可触到增大的肾脏。继发急性肾盂肾炎或肾积脓时，可有发热、脓尿、肾区压痛。双侧上尿路结石导致的梗阻和感染，可以造成肾衰竭，出现一系列肾功能不全的表现。

（二）辅助检查

1. 实验室检查　尿常规可见镜下血尿，伴感染时可有脓尿。此外，还应酌情测定肾功能、血钙、磷、碱性磷酸酶和尿酸，以及尿钙、尿磷、尿酸、草酸等。

2. 影像学检查

（1）KUB：多数结石可在腹部正侧位平片中发现，但纯尿酸结石常不显影。

（2）B超：该法与KUB联合使用是确诊肾结石的常规检查方法，能发现X线平片不能显示的小结石，还能显示有无肾积水等，是肾结石的重要筛查手段。

（3）IVU：可显示结石、尿路的形态和肾脏功能。透光结石可显示充盈缺损。

（4）CT：能发现X线检查不能显示或较小的输尿管中、下段结石。

3. 内镜检查　包括肾镜、输尿管镜和膀胱镜检查，可直接观察到结石，适用于其他方法不能确诊或需同时进行治疗时。

（三）治疗原则

根据结石的大小、数目、位置，患者的肾功能、全身情况以及有无明确病因及感染、梗阻等并发症来确定治疗方案。

1. 非手术治疗　适用于直径 < 0.6 cm、光滑、无尿路梗阻及感染者。治疗方法包括饮食调节、饮水利尿、解痉止痛、药物排石等。

2. 体外冲击波碎石（extracorporeal shock wave lithotripsy，ESWL）　主要适用于结石直径 < 2.5 cm，结石以下输尿管通畅、肾功能良好、未发生感染的上尿路结石患者。在X线、超声定位系统引导下，将冲击波聚焦于结石使之粉碎，然后随尿流排出。必要时可重复治疗，但两次治疗间隔时间不少于7 d。

3. 手术治疗

（1）非开放手术：采用内镜取石或碎石，其优点是损伤小，恢复快。

①经皮肾镜取石或碎石术，适用于一些复杂性肾结石，如 > 2.5 cm的肾结石、鹿角形结

石、多发性肾结石和胱氨酸结石。

②输尿管镜取石或碎石术，适用于中、下段输尿管结石，因肥胖、结石梗阻、停留时间长而用 ESWL 困难者。

③腹腔镜输尿管取石，适用于直径 > 2.0 cm 的输尿管结石，或经 ESWL、输尿管镜手术失败者。

（2）开放性手术：主要术式有输尿管切开取石术、肾盂切开取石术、肾实质切开取石术、肾部分切除和肾切除术。随着内镜取石和 ESWL 技术的普遍开展，绝大多数上尿路结石已不再用开放手术治疗。

（四）护理评估

1. 术前评估

（1）健康史：患者的年龄、职业、生活环境、饮食及饮水习惯；既往发病情况，家族史，有无泌尿系统梗阻、感染史；有无长期卧床、甲状旁腺功能亢进、痛风等病史及用药情况。

（2）身体状况：

①症状：评估与活动有关的疼痛及血尿的特点，其程度是否与结石部位、大小、活动及损伤、感染和梗阻等有关。

②体征：评估有无合并疾病的体征。

③辅助检查：评估实验室及影像学等检查结果，了解治疗前、后结石情况及对尿路的影响。

（3）心理—社会状况：急性期患者可因剧烈疼痛而烦躁不安；疗效不佳或结石复发时，患者可能产生焦躁心理；病情严重影响肾功能时，患者会感到恐惧和无助。故应评估患者及家属对相关知识的掌握程度及对治疗效果的期望。

2. 术后评估　评估手术方式、麻醉方式及术中情况，患者结石排出情况，尿路梗阻是否解除，肾功能恢复情况，感染、"石街"等并发症发生情况。

（五）常见护理诊断

1. 急性疼痛　与结石刺激引起的炎症、损伤及平滑肌痉挛有关。
2. 知识缺乏　缺乏有关结石病因、治疗及预防复发的知识。
3. 潜在并发症　出血、感染、"石街"形成。

（六）护理目标

（1）患者疼痛减轻，自述舒适感增强。
（2）患者能诉说有关结石病因及预防复发的相关知识。
（3）患者未发生并发症，或并发症得到及时发现和处理。

（七）护理措施

1. 术前准备和非手术患者的护理

（1）疼痛护理：发作期指导患者卧床休息，采用分散注意力、深呼吸等非药物性方法缓解疼痛，不能缓解时，遵医嘱应用解痉、止痛药物，必要时静脉补液、使用抗生素等，并观察疼痛的缓解情况。

（2）促进排石：鼓励患者多饮水，病情允许的情况下可适当做些跳跃、改变体位的活动，以利于结石排出。

（3）病情观察：观察患者腰部症状、排尿及体温情况，及早发现感染征象。观察结石排出情况，嘱患者每次排尿于玻璃瓶或金属盆内，以便及时发现排出的结石，并保留结石进行成分分析，从而为结石的防治提供依据。

（4）术前准备：

① ESWL：术前指导患者练习手术配合及固定体位，以确保碎石定位的准确性。术晨再次复查以了解结石是否移动或排出。手术当日空腹禁食。

②内镜碎石术：术前协助做好术前检查，注意患者凝血功能是否正常。指导患者做俯卧位练习，以提高对术中体位的耐受性。术前晚行肠道准备。

2. 术后护理

（1）体位：行碎石术后，若患者无全身反应及明显疼痛，应指导其经常变换体位，适当活动，以促进碎石排出。正确排石体位：①结石位于中肾盏、肾盂、输尿管上段者，碎石后取头高脚低位；②结石位于肾下盏者取头低位；③肾结石碎石后，一般取健侧卧位，同时叩击患侧肾区，利于碎石由肾盏排入肾盂、输尿管；④巨大肾结石碎石后可因短时间内大量碎石突然积聚于输尿管而发生堵塞，引起"石街"和继发感染，严重者引起肾功能改变。因此，巨大肾结石后宜取患侧卧位，防止结石排出过快。

（2）病情观察：严密观察和记录尿液颜色、尿量及患侧肾功能情况；非开放性手术可能会发生肾、输尿管和周围脏器损伤等并发症，应注意观察血压、脉搏及造瘘管引流情况，及时发现肾内出血；碎石术后用纱布过滤尿液，收集结石碎渣做成分分析，定时拍摄腹部平片观察结石排出情况。

（3）引流管护理：术后常见引流管有伤口引流管、导尿管、肾盂造瘘管、双"J"管等。应妥善固定并保持各引流管通畅，同时，密切观察引流液性状及有无出血、感染等发生。

①肾造瘘管：在术后2周内严防脱落，以免尿液外渗至周围组织间隙引起感染，甚至造成瘘管闭合。注意保护造瘘口周围皮肤。肾造瘘管若堵塞，可用手指向远端挤压管道，用无菌注射器抽吸或在医生指导下用生理盐水行造瘘管低压冲洗。

②双"J"管：碎石术后使用，有内引流及内支架作用，有助于小结石排出。术后指导患者卧床休息，取半卧位或健侧卧位，有利于尿液引流；多饮水、勤排尿，避免膀胱过度充盈引起尿液反流。戴管期间不做剧烈运动，排尿时不宜过于用力以免双"J"管滑脱或移位。

3. 健康指导

针对结石形成的主要因素，坚持长期预防，以减少或延迟结石的复发。

（1）饮水与活动：指导患者大量饮水以增加尿量，稀释尿液，从而减少尿中晶体沉积，同时起到冲洗尿路、减少感染发生的作用。成人应保持每日尿量在2 000 mL以上，尤其是睡前和半夜饮水，效果更好。适当运动，有利于结石排出。

（2）饮食指导：根据结石成分调节饮食。含钙结石者应合理摄入钙量，减少牛奶、巧克力、坚果等含钙高的食物；限制浓茶、菠菜等含草酸丰富的食物；避免摄取过量维生素C，因其代谢产物为草酸；食用含纤维丰富食物，避免大量摄入高动物蛋白、高糖、高动物脂肪饮食。尿酸结石不宜服用高嘌呤食物，如动物内脏等。

（3）药物预防：合理用药可降低尿中结石有关成分，调整尿液的酸碱度可预防结石复发。维生素B_6有助于减少尿中草酸含量，氧化镁可增加尿中草酸溶解度。枸橼酸钾、碳酸氢钠等可使尿pH保持在6.5～7.0，对尿酸和胱氨酸结石有预防作用。口服别嘌醇可减少尿酸和含钙结石，口服氯化铵酸化尿液可预防感染性结石。

（4）疾病防治：及时治疗尿路梗阻、感染等，以减少结石形成。伴甲状旁腺功能亢进时，行腺瘤摘除术。指导长期卧床者加强功能锻炼，减少骨脱钙和降低尿钙。嘱患者定期进行尿液化验、X线或B超，观察有无残余结石或结石复发。若出现腰痛、血尿等症状，及时就诊。

（5）定期复查：若患者留有输尿管支架管，应指导患者于术后4～6周回院复查并在膀胱镜下拔除。定期行X线或B超，观察有无残余结石或复发。指导患者学会观察尿液性状，出现异常及时就诊。

四、膀胱结石

膀胱结石分原发性结石和继发性结石，原发性膀胱结石多见于营养不良，特别是缺乏动物蛋白摄入的男孩；继发性膀胱结石多见于成年人，与下尿路梗阻有关，如尿道狭窄、膀胱颈梗阻、前列腺增生等，或因上尿路结石排至膀胱所致。

（一）临床表现

常见症状是下腹部疼痛、排尿困难和血尿。排尿困难是由于结石骤然堵塞膀胱颈而引起，特点是排尿过程中尿流突然中断，改变体位如蹲位或卧位时能缓解。结石对膀胱颈的强烈刺激，可引起阴茎根部和会阴部剧烈疼痛，甚至可放射到背部、髋部、足底部。患儿在发病时常牵拉或揉搓阴茎，并试图改变体位以排出尿液及减轻疼痛。结石刺激膀胱黏膜引起充血、溃疡，导致血尿。结石合并感染时，出现膀胱刺激症状、血尿和脓尿。

（二）辅助检查

1. 实验室检查　尿液分析可见红细胞。如并发感染，可见白细胞，尿培养可有细菌生长。

2. 影像学检查　KUB能显示大多数结石；B超显示膀胱内高回声伴声影，同时可发现前列腺增生等病变。

3. 膀胱镜检查　可直接观察结石的大小、数目、形状及其他病变。

（三）治疗原则

1. 经尿道膀胱镜取石或碎石　应用机械、超声或气压弹道等碎石，并通过腔镜冲洗出体外，适用于直径＜2.0～3.0 cm的单纯膀胱结石，较大的结石需采用液电、超声、激光或气压弹道碎石。

2. 冲击波碎石术（SWL）　适用于体积较小并能一次性粉碎的结石。

3. 耻骨上膀胱切开取石术　适用于有膀胱镜检查禁忌证的患者，取石同时应一并解除病因及相应并发症。

（四）护理措施

1. 经尿道膀胱镜碎石术后护理　嘱患者多饮水，增加尿量；适当变换体位活动，促进排石。观察血尿、腹痛等情况，及早发现膀胱穿孔、尿道损伤等并发症；观察记录排石情况，遵医嘱应用抗生素预防感染。

2. 耻骨上膀胱切开取石术后护理　术后暂时性膀胱造瘘引流尿液，以减轻膀胱张力，促进伤口尽早愈合。保持造瘘管引流通畅，一旦发生阻塞，应在无菌操作下用生理盐水冲洗；保护造瘘口皮肤，保持切口敷料清洁干燥；膀胱造瘘管一般留置1~2周，拔管前夹管观察，患者能自行排尿方可拔管。

3. 健康教育　同肾及输尿管结石。

（田孟真）

任务三　泌尿系统结核患者的护理

泌尿系统结核（urologic tuberculosis）均首发于肾脏，输尿管和膀胱结核是肾结核的次发性病变。病原菌主要来自肺结核，也可来自骨关节结核、肠结核等其他器官。多发于青壮年，平均发病年龄为40岁，男女之比约为2∶1，10岁以下儿童很少发生。

一、病理

结核杆菌经血行进入肾小球血管丛，在双肾皮质形成多发性微小病灶。若患者免疫状况良好，可全部愈合，不出现症状，称病理性肾结核。若患者免疫力较低，肾皮质结核病灶不愈合并发展为肾髓质结核，出现一系列临床表现，称临床型肾结核，多为单侧病变。病理改变主要是结核结节、溃疡、干酪样坏死、空洞及纤维化等。

肾髓质结核呈进行性发展，可扩散并累及全肾，使肾组织出现干酪样坏死、纤维化和钙化。病变向下蔓延，可累及输尿管、膀胱和尿道。纤维化的输尿管管腔狭窄，引起患侧肾积水或积脓。输尿管若完全闭合，含菌尿液不能进入膀胱，膀胱病变反而好转，膀胱刺激症状逐渐减轻，尿液检查趋于正常，称为"肾自截"（autonephrectomy），此时患肾功能已完全丧失。膀胱结核常继发于肾结核，膀胱病变可致输尿管口狭窄，引起上尿路积水。膀胱纤维化严重时，可形成挛缩性膀胱，容量不足50 mL，此时常有健侧输尿管口狭窄或"闭合不全"，引起该侧肾积水。如图32-5所示。

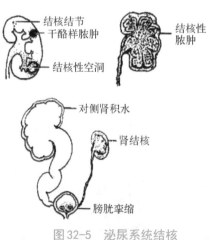

图32-5　泌尿系统结核

二、临床表现

肾结核病灶在肾脏，而典型症状在膀胱。

1. 症状

（1）膀胱刺激症状：是肾结核的典型症状。最早为尿频，逐步出现尿急和尿痛，此为含结核菌的脓尿刺激膀胱黏膜所致。当引起膀胱结核时，膀胱刺激症状加重。晚期膀胱挛缩，每日可排尿数十次，甚至尿失禁。

（2）血尿：常在膀胱刺激症状后出现，多为终末血尿，为存在结核性炎症及溃疡的膀胱排尿终末时收缩出血所致。病变破坏肾、膀胱血管时，可出现全程血尿。

（3）脓尿：镜下脓尿多见。肉眼脓尿者尿液呈淘米水样，内含有干酪样碎屑或絮状物，混有血液时呈脓血尿。脓尿普通细菌培养结果一般为阴性，称为"无菌性脓尿"。

（4）肾区疼痛：少数结核病变波及肾包膜或继发感染时出现腰部酸痛。

（5）全身症状：多不明显。严重肾结核合并其他器官结核时，可出现乏力、消瘦、发热、盗汗等典型结核症状。出现慢性肾功能不全时，可有食欲减退、恶心、呕吐、水肿和贫血等表现。

2. 体征　直径较大的肾积脓或对侧巨大肾积水时，腰部可触及肿块。若肾动脉或其分支发生破坏性改变，可在肾区闻及血管性杂音。

三、辅助检查

1. 尿液检查　对泌尿系统结核的诊断有决定意义。尿液呈酸性，常规检查可见脓细胞、红细胞及蛋白。尿沉渣涂片作抗酸染色，近2/3的患者尿液中可找到结核杆菌。尿结核杆菌培养阳性率可高达90%，但费时较长。

2. 影像学检查　X线检查最为重要。KUB可见肾钙化阴影；IVU可见典型的肾盏虫蚀状破坏，肾盂、肾盏变形甚至消失，肾功能受损，输尿管呈僵直、节段性或全程痉挛，膀胱边缘粗糙、变形、容量缩小、输尿管尿液反流等改变；B超可初步确定病变范围；CT在病变后期诊断价值高于IVU。

3. 膀胱镜检查　可见膀胱黏膜充血水肿、浅黄色粟粒样结节、结核样溃疡、肉芽肿、瘢痕等改变，以膀胱三角区和患侧输尿管口周围较为明显，必要时可取活组织做病理检查。膀胱挛缩或有急性膀胱炎时，不宜做膀胱镜检查。

四、治疗原则

抗结核化疗是泌尿系统结核的基本治疗手段，手术治疗必须在化疗的基础上进行。

1. 抗结核化疗　适用于早期肾结核、病变较轻或病灶局限、无空洞性破坏及结核性脓肿。目前多采用6 mon的短程疗法，常用药物有异烟肼、利福平、吡嗪酰胺和乙胺丁醇等。

2. 手术治疗　抗结核化疗6～9 mon无效，肾结核破坏严重者，应在药物治疗的配合下行手术治疗。术前至少应用足量抗结核药物2周以上，术后继续服药。

（1）肾切除术：适用于肾结核破坏严重，对侧肾功能正常或结核病变较轻者。经积极的药物治疗后，切除破坏严重的肾。如对侧肾积水，应先引流积水肾，再切除结核病肾。

（2）保留肾组织的肾结核手术：适用于肾实质表层结核脓肿或闭合性空洞，如病灶清除术、部分肾切除术等。

（3）成形手术：对于输尿管狭窄患者，可行扩张或内镜切开，亦可采用输尿管膀胱再植术。膀胱挛缩患者应及早行膀胱扩大术。上尿路积水导致严重肾功能不全、输尿管狭窄段过长及膀胱以下尿路严重梗阻患者，应施行肾造口术、输尿管皮肤造口术等尿流改道手术。

五、护理评估

（一）术前评估

1. 健康史　患者的年龄、生活习惯、居住环境等，有无结核病史及治疗情况，周围有无其他结核患者。

2. 身体状况

（1）症状：评估患者是否有膀胱刺激征、血尿、脓尿及严重程度，有无低热、盗汗、乏力等结核中毒的全身表现。

（2）体征：评估患者腰部有无触及肿大的包块，触痛及疼痛的部位、程度等；有无肾外结核及抗结核治疗引起的肝、肾功能损害。了解患者的营养状况和精神状态。

（3）辅助检查：了解尿结核杆菌检查及影像学等检查结果。

3. 心理—社会状况　肾结核病程较长，且抗结核治疗需坚持长期用药，患者易出现焦虑和烦躁情绪。对手术治疗，特别是病肾切除则可能有恐惧心理。应评估患者的心理、社会、经济状况及文化程度，对疾病及治疗方案的认知和接受程度，是否知晓抗结核药物使用方法、副作用及自我护理知识。

（二）术后评估

了解患者的手术方式、术后引流管是否通畅，引流液的量、色及性状，肾功能情况，24 h出入量，有无出血、感染、尿瘘等并发症，术后抗结核治疗的依从性等。

六、常见护理诊断

1. 焦虑　与病程长、病肾切除有关。
2. 排尿障碍　与结核性膀胱炎、膀胱挛缩有关。
3. 知识缺乏　缺乏术后继续抗结核治疗等相关知识。
4. 潜在并发症　出血、感染。

七、护理目标

（1）患者自述焦虑与恐惧减轻。
（2）患者能维持正常排尿。
（3）患者能叙述疾病相关知识。
（4）患者无并发症发生，或并发症得到及时发现和处理。

八、护理措施

（一）术前准备和非手术患者的护理

1. 心理护理　由于结核病病程较长，患者情绪低落，对治疗和生活的信心不足。护士应向患者解释手术的必要性，抗结核药物服用的长期性和重要性，缓解患者的焦虑和恐惧，保持良好的心理状态和愉快的心情，增强其战胜疾病的信心。

2. 一般护理 指导患者进行营养丰富的饮食，多饮水以减轻结核性脓尿对膀胱的刺激。协助患者完成清洁护理，每天进行日光浴，保证休息，适当活动，避免劳累。

3. 用药护理 指导患者按时、足量、足疗程服药，并观察抗结核药物的疗效，及早发现药物的副作用，如对肝、肾功能的损害；如有耳鸣、听力下降等，应及时处理。

4. 术前准备 协助做好实验室检查、泌尿系统造影等。肾积水患者应积极处理，等肾功能好转后再行手术治疗。

（二）术后护理

1. 体位与活动 肾切除患者血压平稳后可取半卧位，鼓励其早期活动。保留肾组织的患者术后应卧床1~2周，减少活动，避免继发性出血。

2. 观察健侧肾功能 观察健侧肾功能是一侧肾切除术后护理最关键的一点，应观察第一次排尿的时间、尿量、颜色，并连续3 d准确记录24 h尿量。若术后6 h仍无排尿或24 h尿量较少，提示可能存在健肾功能障碍。

3. 并发症的观察与护理

（1）出血：观察血压、脉搏及术后出血的迹象。当肾病灶切除和肾部分切除的患者出现大量血尿；肾切除伤口内血性引流液24 h不见减少，且每小时超过100 mL，总量达300~500 mL；患者血压下降、脉搏增快等症状均提示有内出血的可能，应尽快报告医生。

（2）感染：观察体温及白细胞计数变化，遵医嘱合理应用抗生素，及时更换切口敷料，保持引流管通畅，从而预防感染的发生。

（三）健康指导

1. 用药指导 解释抗结核治疗长期持久用药的意义，术后继续抗结核6 mon以上，以防止结核复发。不规则用药可产生耐药性而影响疗效，坚持联合、规律、全程用药，服药期间注意观察药物副作用。勿用或慎用对肾有害的药物，如氨基糖苷类、磺胺类药物等。

2. 康复指导 加强营养，注意休息，避免劳累，增强机体抵抗力。

3. 定期复查 单纯药物治疗者，应定期做尿液检查和泌尿系统造影；手术治疗者，应每月复查尿常规和尿结核杆菌；5年不复发者可视为治愈。

（田孟真）

任务四 泌尿系统梗阻患者的护理

泌尿系统包括尿液形成系统和尿液引流系统两部分。尿液在肾脏生成后，经肾盏、肾盂、输尿管、膀胱和尿道排出体外。尿液排出的任何部位发生障碍都可引起泌尿系统梗阻，也称尿路梗阻（urinary tract obstruction）。梗阻如不及时解除，必将造成梗阻近段的尿液淤积，最终会造成肾积水和肾功能损害。

一、病因

1. 根据梗阻发生部位分类，可分为上尿路梗阻和下尿路梗阻

（1）上尿路梗阻：梗阻部位在输尿管膀胱开口以上，多由肾及输尿管先天性异常如肾盂输尿管交界处狭窄所致，后天性病因见于结石、肿瘤、结核等。腹膜后的病变压迫输尿管时也可发生上尿路梗阻。

（2）下尿路梗阻：梗阻部位发生在膀胱尿道，常见原因为前列腺增生、尿道狭窄等。

2. 根据发生原因分类，可分为机械性梗阻和动力性梗阻

（1）机械性梗阻：泌尿系统管道内或泌尿系统附近器官的病变均可导致尿路机械性梗阻，其中有：①先天性梗阻：如肾盂输尿管交界处狭窄、输尿管膨出症、输尿管异位开口、后尿道瓣膜症等；②后天性梗阻：泌尿系统肿瘤、结石、炎症性狭窄、外伤、泌尿系统外肿瘤浸润压迫等，以及一些医源性损伤因素。

（2）动力性梗阻：由尿道器官的肌肉或其支配的神经病变引起，常见的原因为神经源性膀胱功能障碍。

二、病理生理

基本病理生理改变是梗阻部位以上的尿路扩张和管壁内压增高。肾小球过滤、肾小管重吸收和分泌，以及尿液引流排泄会受到影响，严重时损害肾实质导致肾功能衰竭。

上尿路梗阻时，梗阻近侧压力增高，初期肌肉增生、管壁增厚、收缩力增加，尚能克服梗阻；后期失去代偿能力，管壁变薄、肌萎缩和张力减退。在短期内即可发生肾积水。梗阻发生在膀胱以下，初期有膀胱做缓冲，对肾脏影响较小；后期膀胱失去代偿能力，输尿管口括约肌功能被破坏，尿液可反流至输尿管，引起肾积水和肾功能损害。

尿路梗阻后肾功能变化主要表现为肾小球滤过压降低、滤过率减少。由于部分尿液可通过肾盂静脉、淋巴管和肾小管回流以及经肾窦向肾盂周围外渗，使肾盂和肾小管的压力稍有降低，泌尿功能尚可维持；如果尿路梗阻不解除，肾盂内压升高、肾组织缺氧，肾实质逐渐萎缩。急性完全梗阻时，只引起肾盂扩张，肾实质很快萎缩，因此，肾脏增大不明显。慢性不完全或间歇梗阻可导致肾容积增大，最后全肾成为一个无功能的巨大水囊。

泌尿系统梗阻后常见的并发症是感染，如感染不能控制可加速肾功能损害。梗阻造成尿流停滞与感染可促进结石的形成。

三、肾积水

尿液从肾盂排出受阻，蓄积后内压增高，肾盂肾盏扩张，肾实质萎缩，功能减退，成为肾积水（hydronephrosis）。肾积水在成人超过 1 000 mL，或小儿超过 24 h 尿液总量时，成为巨大肾积水。

（一）病因

肾积水多由上尿路梗阻性疾病所致，常见原因为先天性肾盂输尿管连接部狭窄、输尿管结石等，长期的下尿路梗阻也可导致肾积水，如前列腺增生、神经源性膀胱功能障碍等。

（二）临床表现

1. 症状 由于造成梗阻的病因、梗阻发生的部位、程度以及持续的时间各不相同，肾积水的临床表现存在较大差异，甚至有些无任何症状。如先天性肾盂输尿管连接处畸形、狭窄、异位血管压迫等引起的肾积水，症状不明显或仅有腰部隐痛不适，当严重积水时，可在腹部触及包块。而结石、炎症或结核引起继发性肾积水，多表现为原发病特有的症状。如上尿路结石等急性梗阻时，可出现肾绞痛、恶心、呕吐、血尿等。肾积水并发感染或肾积脓时，可出现寒战、高热、腰痛及尿路刺激等急性肾盂肾炎的症状。肿瘤引起的肾积水，有些症状不明显，有些则伴随肿瘤本身的相应症状。肾积水有时呈间歇性发作，称间歇性肾积水，发作时患侧腰腹部剧烈绞痛，伴恶心、呕吐、尿量减少，发作间歇期排出大量尿液，疼痛可缓解。双侧肾积水或孤立肾完全梗阻时，可出现无尿甚至肾衰竭（图32-6）。

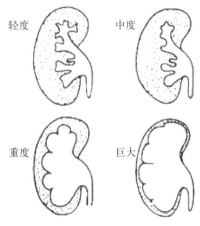

图32-6 肾积水类型示意图

2. 体征 上尿路梗阻引起的肾积水，常表现为肾体积增大，较早出现腹部包块。下尿路梗阻出现尿潴留时，耻骨上区可见到半球形膨胀的膀胱，尿液引出后消失。

（三）辅助检查

1. 超声检查 可辨别肾积水和实质性肿块，简便易行无创伤，应作为首选方法。

2. X线检查 ①KUB可了解积水肾的轮廓及尿路有无阳性结石等；②IVU可观察尿路的形态，了解肾积水的程度和双侧肾的排泄功能。

3. CT、MRI CT经三维重建后可清晰显示肾、输尿管、膀胱形态；MRI水成像检查可了解肾积水的形态学改变，近年来，已逐渐替代逆行性尿路造影和肾穿刺造影。

4. 放射性核素检查 可进行放射性核素肾显像和肾图等检查以判断患侧肾功能。

（四）治疗原则

肾积水的治疗应根据病因、发病缓急和肾功能损害程度等综合考虑。

1. 去除病因 去除病因是最根本的治疗措施。对肾盂输尿管连接部狭窄者，应将狭窄段切除并做肾盂输尿管成形术。肾、输尿管结石可行ESWL或经皮肾镜、输尿管镜碎（取）石。

2. 肾造瘘术 病情危重者先在梗阻以上部位进行引流，待感染控制、肾功能恢复后再施行祛除病因的手术。

3. 肾切除术　重度肾积水，肾实质显著破坏或合并严重感染，而对侧肾功能正常者可行病肾切除术。

4. 置双"J"管　对难以修复的输尿管梗阻，如炎性狭窄、受晚期肿瘤压迫或侵及等引起的肾积水，如能经膀胱镜放置"J"形导管可长期内引流肾盂尿液。

（五）常见护理诊断

1. 急性疼痛　与尿路梗阻有关。
2. 排尿障碍　与尿液潴留于肾盂或手术有关。
3. 潜在并发症　肾脓肿、肾衰竭。

（六）护理措施

1. 术前护理

（1）心理护理：主动与患者沟通，了解患者心理状态，向患者解释引起肾积水的原因及进行相关处理（安置引流）的意义，取得患者的配合。

（2）缓解疼痛：注意观察患者的疼痛部位、程度及引发疼痛的诱因等，可采用缓解疼痛的措施，如改变患者体位、保暖等，必要时遵医嘱给予解痉止痛剂。

（3）排尿障碍的护理：保持各引流管的通畅，做好肾区引流或留置导尿管的护理；严格限制摄入水量，准确记录24 h出入量；注意观察患者的排尿情况，了解腹部肿块的大小，注意体温的变化。

2. 术后护理

（1）肾切除术后护理：见肾结核术后护理。

（2）肾造瘘术的护理：

①防止出血和感染：术后取仰卧位，卧床2周，以防继发出血；保持造瘘口周围皮肤清洁，及时更换敷料；鼓励多饮水，以利于尿路冲洗。

②保持引流管通畅：妥善固定引流管，尤其在2周内要严防脱管，防止尿外漏导致肾周围和腹膜后感染；观察引流液的性质、颜色、量，发现问题及时处理。

③拔管护理：造瘘管一般在置管2周左右拔除，拔管前应先做夹管试验，证明肾盂至膀胱引流通畅后方可拔管。拔管后取健侧卧位，嘱患者在3～4 d内，间隔2～4 h排尿1次，以免膀胱过度膨胀，影响肾盂、输尿管引流。长期造瘘的患者应定期在无菌条件下更换造瘘管。

（3）肾盂输尿管成形术的护理：注意观察有无吻合口瘘，若尿少，吻合口附近引流管有较多淡黄色液体引出，或切口敷料有较多淡黄色液体渗出，应考虑吻合口瘘的可能，须及时报告医生。肾周引流管于术后3～4 d拔除，双"J"管一般于术后1～3 mon经膀胱镜拔除。

3. 健康指导

（1）饮食指导：嘱患者多饮水，进食低盐、低蛋白质、高热量食物。

（2）自我护理：指导长期置管者定期到医院换管，尿袋定期更换；教会患者观察尿液的颜色及性质，发现尿液混浊、有异味、发热及肾区疼痛、尿量减少、排尿困难等应及时就诊。

（3）定期复查：及时了解肾积水减轻程度及肾功能恢复情况。

四、良性前列腺增生

良性前列腺增生（benign prostatic hyperplasia，BPH）简称前列腺增生，是男性老年人常见的疾病。男性在35岁以后前列腺可有不同程度的增生，多在50岁以后出现临床症状。

（一）病因和病理

病因尚未完全清楚，目前，多数学者认为，老龄和有功能的睾丸是前列腺增生发病的重要因素，两者缺一不可。随着年龄的逐渐增大，前列腺也随之增长。前列腺受激素的调控，间质细胞和上皮细胞相互影响，各种生长因子的作用，随年龄的增长体内性激素平衡以及雌、雄激素水平的改变是前列腺增生的重要病因。

前列腺腺体由移行带、中央带和外周带组成。前列腺增生开始于围绕尿道精阜的腺体（位于移行带）、结缔组织和平滑肌的增生。逐渐将外周腺体挤压萎缩形成与增生腺体界限明显的外科包膜。增生的腺体向膀胱内突出，极易造成膀胱出口阻塞；如增生的腺体突向尿道，可使尿道伸长、弯曲、受压变窄，引起排尿困难（图32-7）。

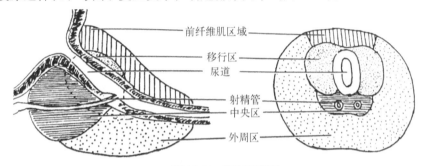

图32-7　前列腺增生

为克服排尿阻力，逼尿肌收缩力增强，逐渐代偿性肥大，加之长期膀胱内高压，膀胱壁黏膜面出现小梁、小室或假性憩室。逼尿肌代偿性肥大可发生逼尿肌不稳定收缩，出现尿频、尿急，可出现急迫性尿失禁。若尿路梗阻持续存在，逼尿肌最终失代偿，不能排空膀胱尿液而出现残余尿。随着残余尿的增加，膀胱逐渐成为无张力、无收缩力的尿液潴留囊袋，可出现充盈性尿失禁及膀胱输尿管尿液反流，导致肾积水及肾功能损害。梗阻引起尿液潴留同时又容易继发感染和结石形成。

（二）临床表现

症状取决于梗阻的程度、病变发展的速度以及是否合并感染，与前列腺体积、大小不成比例。

1. 症状

（1）尿频、尿急：尿频是最常见的早期症状，夜间更为明显。早期是因增生的前列腺充血引起。随着梗阻的加重，残余尿量增多，膀胱有效容量减少，尿频更加明显。由于前列腺充血刺激，患者亦可出现尿急或排尿不尽感。

（2）进行性排尿困难：是最重要的症状，但发展缓慢。典型的表现是排尿迟缓、断续、尿细而无力、射程短、终末滴沥、排尿时间延长。如梗阻严重、残余尿量较多时，常需用力增加腹压帮助排尿，且有尿不尽感。

（3）尿潴留、尿失禁：严重梗阻者，残余尿的增多可使膀胱逼尿肌功能受损，逐渐发生尿潴留或充盈性尿失禁。前列腺增生的任何阶段都可因气候变化、劳累、饮酒、便秘、久坐等因素，使前列腺突然充血、水肿导致急性尿潴留。

2. 体征　直肠指检可触及增大的前列腺，表面光滑、质韧、有弹性，边缘清楚，中央沟变浅或消失。

3. 并发症

（1）前列腺增生合并感染或结石时，可出现尿频、尿急、尿痛等尿路刺激症状。

（2）增生的腺体表面黏膜血管破裂时可出现血尿。

（3）长期梗阻可引起严重肾积水、肾功能损害。

（4）长期排尿困难导致腹压增高，还可引起腹股沟疝、内痔、脱肛等。

（三）辅助检查

1. 影像学检查

（1）B超：可经腹壁、直肠或尿道途径进行，显示增生的前列腺体积大小、形态和内部结构，同时可测残余尿量。

（2）排泄性尿路造影：可显示尿路形态及肾脏的排泄功能。

2. 尿流率检查　可比较准确地判定尿流梗阻的程度。如最大尿流率 < 15 mL/s 表示排尿不畅，< 10 mL/s 则表明梗阻较严重。

3. 血清特异性前列腺抗原（prostate specific antigen，PSA）测定　对排除前列腺癌，尤其前列腺有结节或质地较硬时十分必要。

4. 尿动力学检查　如排尿困难主要是由膀胱逼尿肌功能失常引起，应进行尿动力学检查，以确定有无下尿路梗阻及评估逼尿肌功能。

（四）治疗原则

根据病情发展的不同阶段，可选择非手术治疗、手术治疗或其他治疗方案。

1. 非手术治疗

（1）观察随访：前列腺增生长期无明显症状或症状较轻，不影响正常生活、睡眠，无须治疗，可等待观察。但须密切随访，做好健康指导，如症状加重，应选择其他治疗方法。

（2）药物治疗：适用于刺激期及代偿早期的前列腺增生患者，常用 α 受体阻滞剂、激素、植物类药物等。α_1 受体阻滞剂可降低膀胱颈及前列腺平滑肌张力，常用药物为特拉唑嗪和哌唑嗪；激素类药物以 5α 还原酶抑制剂最常用，它可在前列腺内阻止睾酮转变为双氢睾酮，使前列腺缩小。植物类药物在缓解下尿路症状方面有较好疗效，目前在国内外有较广泛的临床应用。

2. 手术治疗　前列腺增生梗阻严重者，膀胱残余尿量 > 60 mL，且药物治疗效果不好时，应考虑手术治疗。目前，开展的经尿道前列腺电切术（TUR-P），创伤小，易接受。也可根据病情选择耻骨上经膀胱前列腺切除术或耻骨后前列腺切除术。

3. 其他治疗　①激光治疗，目前应用钬（Ho）激光、绿激光等治疗前列腺增生，疗效肯定；②经尿道球囊高压扩张术；③经尿道高温治疗；④前列腺尿道网状支架；⑤体外高强度聚焦超声。后两者适用于不能耐受手术的患者。

（五）护理评估

1. 术前评估

（1）健康史：患者年龄和生活习惯，有无吸烟、饮酒嗜好和性生活状况；饮食、饮水和排尿情况；既往有无高血压、糖尿病及其他心、肺疾病史和家庭史。

（2）身体状况：

①症状：了解排尿困难的程度、夜尿次数，有无急性尿潴留、血尿、膀胱刺激症状。

②体征：了解前列腺增生结节的大小和质地，尿路梗阻的程度及逼尿肌功能情况，有无腹股沟疝、痔疮、脱肛等。

（3）心理—社会状况：前列腺增生的患者由于症状进行性加重，严重影响了生活质量。一方面，来自症状，如夜间尿频对休息和睡眠的影响，严重时出现血尿，给患者身心造成的压力；另一方面，担心手术并发症带来的不良后果，如可能术后会出现尿失禁、性功能障碍等。应评估患者对疾病的认知情况，对术后并发症的认识和接受程度，以及患者的经济状况和家庭支持现状等。

2. 术后评估　评估手术方式、麻醉方式及术中情况；膀胱引流管是否通畅，膀胱冲洗液的颜色、血尿程度及持续时间，切口愈合情况；是否出现膀胱痉挛；水、电解质平衡情况；有无出血、尿失禁、TUR-P综合征等并发症的发生。

（六）常见护理诊断

1. 排尿障碍　与膀胱出口梗阻有关。
2. 急性疼痛　与逼尿肌功能不稳定、导管刺激及血块阻塞引起膀胱痉挛有关。
3. 潜在并发症　TUR-P综合征、出血、感染、尿失禁。

（七）护理目标

（1）患者恢复正常排尿。

（2）患者主诉疼痛减轻或消失。

（3）患者未发生并发症，或并发症得到及时发现和处理。

（八）护理措施

1. 术前准备和非手术治疗患者的护理

（1）营造适宜环境：根据前列腺增生患者年龄和病情特点，创造舒适安全、便捷的环境，协助患者做好生活护理。

（2）观察用药效果：观察记录用药后症状改善的时间、排尿次数、每次尿量等。激素类药物起效缓慢，需在服药 4～6 mon 后才会有明显效果，做好长期服药的用药指导。

（3）保护膀胱功能：

①控制发病诱因：避免着凉、劳累、便秘及饮酒等不良诱因刺激导致前列腺突然充血、水肿发生急性尿潴留。

②饮食指导：指导患者合理饮水，避免在短时间内大量饮水或饮有利尿作用的饮料如咖啡、茶等，使膀胱急剧扩张，致使膀胱张力失调。

③排泄指导：指导患者改变憋尿的习惯，当觉得有尿意时要及时排尿，防止膀胱高度扩张。

④观察排尿情况：观察并记录患者每日排尿的次数、量及性质，出现急性尿潴留时应及时导尿，必要时行耻骨上膀胱穿刺或膀胱造瘘术，以尽快恢复膀胱功能。

（4）术前准备：前列腺增生多为老年患者，常有不同程度的心、脑血管疾病或其他合并症。应协助患者做好各项辅助检查，配合医生实施诊疗措施，纠正全身状况，提高手术的安全性。术前指导患者有效咳嗽、排痰的方法，交代并解释术前禁饮、禁食的重要性。

术前晚灌肠，防止术后便秘。

（5）心理护理：与患者进行良好的沟通，讲解留置导尿的意义以及术后膀胱冲洗及其他预防并发症的措施、注意事项等，使患者调整心态，积极配合治疗。

2. 术后护理

（1）病情观察：患者多为高龄人群，麻醉及手术的刺激容易诱发心、肺疾患，应加强术后巡视，注意观察患者的意识、呼吸、血压、脉搏变化。

（2）膀胱冲洗的护理：术后需生理盐水持续冲洗膀胱3～7 d，以防止血凝块形成堵塞尿管。护理：①冲洗的速度要根据出血量的多少调节，血色深需快速冲洗，血色变浅则减慢冲洗速度；②及时处理管腔阻塞的相关因素，如血块、黏液分泌物、连接管的折曲、导管移位等，保证冲洗系统的畅通；③鼓励患者摄取足够水分，使尿液稀释，减少感染和导尿管阻塞的机会；④观察并记录引流液的性质、颜色、量，实际尿量=引出量-冲洗量；⑤冲洗液温度控制在25～30 ℃，可有效预防膀胱痉挛发生（图32-8）。

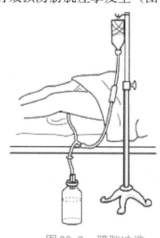

图32-8　膀胱冲洗

（3）并发症的观察与护理：

1）TUR-P综合征：TUR-P手术过程中由于大量冲洗液被吸收，造成血容量急剧增加，导致稀释性低钠血症（TUR-P综合征）。患者在术后几小时内出现烦躁不安、恶心、呕吐、抽搐、昏迷，严重者出现肺水肿、脑水肿、心力衰竭等。因此，TUR-P术后应加强病情观察，注意监测电解质变化。一旦出现上述症状，应立即报告医生，并迅速减慢输液速度，给予脱水剂、利尿剂等对症措施。

2）出血：前列腺术后可利用导尿管的水囊压迫前列腺窝以止血。导尿管需施以一定的牵引力固定在大腿内侧，告知患者不可自行移开，并保持卧床体位，防止因坐起或肢体活动导致气囊移位；保持排便通畅，避免用力排便导致伤口出血；术后早期禁止灌肠或肛管排气；停止膀胱冲洗后应逐渐离床活动。

3）感染：患者因手术创伤及年老体弱，机体免疫力低下，加之留置导尿，容易发生尿路和精道感染。护理时应注意：①每日两次用消毒棉球擦拭尿道外口，及时清除导尿管前端周围和会阴部分泌物，防止尿路逆行感染的发生；②注意观察体温及白细胞变化，如有睾丸红肿、疼痛等急性睾丸炎表现，及时报告医生；③改善全身营养状况，促进伤口愈合。

（4）缓解疼痛：术后疼痛的主要原因是由于逼尿肌不稳定收缩、血块阻塞、导管刺激引起膀胱痉挛所致。患者表现为阵发性剧痛、强烈尿意、肛门坠胀、膀胱冲洗速度减慢、冲洗液颜色加深等。护理：①在术中留置的硬膜外镇痛泵内定时注入小剂量吗啡等麻醉药；②口服镇静剂；③维拉帕米加入生理盐水进行膀胱冲洗；④指导患者放松紧张心情、变换体位或离床做短暂步行。

（5）拔管护理及功能训练：①依据病情及手术方式的不同，确定引流管、导尿管留置时间的长短。耻骨后引流管术后 3～4 d 引流量很少呈淡黄色渗出液时拔除；TURP 术后 5～7 d 尿液颜色清澈，即可拔除导尿管；耻骨上前列腺切除术后 7～10 d 拔除导尿管；耻骨后前列腺切除术后 7～9 d 拔除导尿管。②拔管后患者会有暂时性尿路刺激症状，需指导患者有尿意时及时排尿。拔管后常出现两种情况：第一种，患者仍然排尿困难，并有尿潴留，可采用物理疗法，通过听流水声诱导排尿或放松疗法等协助排尿；第二种，患者出现暂时性尿频或滴尿现象甚至尿失禁，应帮助患者放松紧张情绪，术后 2～3 d 指导患者呼吸时收缩腹肌、肛提肌及肛门括约肌，亦可配合针灸、理疗等措施，一般在 2 周后可逐渐恢复。

（6）饮食护理：术后 6 h，无恶心、呕吐、腹胀等不适，可给流质，逐渐过渡到正常饮食。合理膳食，注意营养搭配，适量进食富含纤维的食物，鼓励患者多饮水，防止便秘。

3. 健康指导

（1）康复指导：

1）术后：TUR-P 术后患者有可能出现尿道狭窄，引起排尿困难，需及时就医，定期进行尿道扩张治疗。

2）预防出血：术后 1～2 mon 内避免剧烈运动，如跑步、骑自行车、性生活等，防止继发出血。

3）持续功能锻炼：术后患者可能有不同程度的溢尿现象，指导患者进行膀胱功能训练和骨盆底部肌肉训练，以增强控制排尿能力。

①膀胱功能训练：建立规律排尿习惯，定时使用便器，初始白天每隔 1～2 h 使用便器 1 次，夜间每隔 4 h 使用便器 1 次，以后逐渐延长间隔时间，以促进排尿功能的恢复。

②锻炼肌肉力量：取立位、坐位或卧位，试做排尿动作，先慢慢收缩肛门，再收缩尿道，产生盆底肌肉上提的感觉，同时放松大腿部肌肉。每次缩紧不少于 3 s，然后慢慢放松。每次 10 s 左右，连续做 10 次。每天训练 5～10 次。

（2）心理和性生活指导：前列腺手术后，可能会出现逆行射精、阳痿等现象，鼓励患者表达内心感受，缓解焦虑情绪，进行有针对性的心理干预和指导。告知患者性生活原则并没有任何改变，但术后初期，身体和心理未完全康复，应给自己及伴侣一段适应的时间，不要操之过急，一般 2 mon 后，可恢复正常。

（3）定期复查：定期复查尿流率及残余尿量，发现异常及时处理。

五、急性尿潴留

尿潴留（retention of urine）是指膀胱内充满尿液不能排出，是由排尿困难发展到一定程度引起。尿潴留分为急性与慢性两种。急性尿潴留（acute urinary retention）发病急，患者痛苦，需紧急处理。

（一）病因和分类

引起尿潴留的病因很多，可分为机械性梗阻和动力性梗阻两类，以机械性梗阻最多见。

1. **机械性梗阻**　导致膀胱颈部及尿道梗阻的病变均能引起急性尿潴留，如前列腺增生、尿道损伤、尿道狭窄、膀胱尿道结石、异物和肿瘤等。

2. **动力性梗阻**　由于排尿动力障碍所致，最常见的原因为中枢或周围神经系统病变，如脊髓或马尾神经损伤、肿瘤、糖尿病引起的神经性膀胱功能障碍，盆腔手术或腰椎麻醉后、应用松弛平滑肌药物如阿托品等，也可见于高热、昏迷、低血钾和不习惯卧床排尿者。

（二）临床表现

1. **症状**　发病突然，膀胱内充满尿液不能排出，腹痛难忍，辗转不安，有时从尿道溢出部分尿液，但不能减轻下腹疼痛。

2. **体征**　耻骨上区可触及半球形膨胀的膀胱，用手按压有明显尿意，叩诊为浊音。

（三）治疗原则

解除病因，恢复排尿。如病因不明或梗阻一时难以解除，应先引出膀胱内尿液，再进一步针对病因治疗。

1. **病因治疗**　针对尿道狭窄、尿道结石、麻醉药物、低血钾引起的尿潴留，可去除病因，恢复排尿。

2. **针灸、穴位注射**　对于病因明确，但在处理尿潴留时不能同时去除病因者，可采用针灸治疗或穴位注射新斯的明的方法缓解尿潴留。

3. **导尿**　导尿是解除急性尿潴留最有效的方法。对于前列腺增生导致的尿路梗阻，应选择前端尖的弯头导尿管。必要时留置导尿。

4. **耻骨上膀胱穿刺/造瘘术**　不能插入导尿管时，可用粗针头作耻骨上膀胱穿刺吸出尿液，缓解患者痛苦；也可行耻骨上膀胱穿刺造瘘术持续引流尿液。

（四）护理措施

1. **解除尿潴留**　对术后动力性尿潴留患者，可采取条件反射诱导排尿，如听流水声或温水冲洗会阴，也可采用针刺中极、曲骨、三阴交穴位或艾灸关元、中级穴位等方法刺激排尿。

2. **避免膀胱出血**　引流尿液时，应间歇缓慢地放出尿液，一次放尿不可超过 1 000 mL，避免膀胱内压骤然降低而引起膀胱内出血。

（田孟真）

任务五　泌尿系统肿瘤患者的护理

一、肾癌

肾癌（renal carcinoma）又称肾细胞癌（renal cell carcinoma，RCC）、肾腺癌等，占原发肾脏恶性肿瘤的85%左右，占成人恶性肿瘤的3%。肾癌的发病率在泌尿系统肿瘤中列在膀胱癌之后，居于第二位，城市高于农村，高发年龄50～70岁，男女之比约为2∶1，无明显的种族差异。

（一）病因与病理

1. 病因　肾癌病因尚未清楚，可能与吸烟、肥胖、环境、职业暴露、染色体畸形、抑癌基因缺失等有密切关系。

2. 病理　绝大多数肾癌发生于一侧肾脏，常为单个肿瘤。瘤体为类圆形实质性肿物，外有假包膜，切面橘黄色、棕色，可有出血、坏死、钙化和纤维化斑块，少数呈囊状结构。组织来源于肾小管上皮细胞，分为三种类型，即透明细胞、颗粒细胞和梭形细胞。透明细胞是其主要构成部分，约50%的肾癌同时有两种细胞，以梭形细胞为主的肾癌恶性程度高，预后差，但较少见。

3. 转移途径　肾癌穿透假包膜后直接侵犯周围筋膜和邻近器官组织，也可直接向静脉内扩展形成癌栓，并延伸进入肾静脉、下腔静脉甚至右心房。远处转移常见部位是肺、脑、骨、肝等，淋巴转移最先到达肾蒂淋巴结。

（二）临床表现

1. 肾癌三联征　血尿、腰痛和腰部肿块被称为肾癌的三联征。血尿为间歇无痛性，若出现则提示肿瘤已侵及肾盂肾盏。疼痛常表现为腰部钝痛或隐痛，为肿瘤生长牵拉肾包膜或侵犯腰大肌所致，血块通过输尿管亦可引发肾绞痛。肿块较大时在腹部或腰部容易被触及。多数患者仅出现上述症状的一项或两项，三项都出现的不到15%。

2. 肾外症状　肾癌可出现多种肾外表现，如发热、高血压、高钙血症、红细胞增多、血沉增快、肝功能异常、同侧精索静脉曲张等，应注意与其他疾病相鉴别。

（三）辅助检查

1. 实验室检查　全血细胞计数、全套代谢指标检查（包括血清钙、肝功能检查、乳酸脱氢酶及血清肌酐）、凝血功能和尿液分析。

2. 影像学检查

（1）B超：无创、简单易行，常在体检中发现无症状的肾肿瘤，还可以鉴别诊断实质性或囊性病变。

（2）X线检查：KUB可见肾外形增大，轮廓改变，偶见肿瘤散在钙化；IVU可发现肾盂肾盏因肿瘤挤压或侵犯，出现不规则的变形、拉长、移位或充盈缺损；了解双侧肾脏的排泄功能，是确定能否手术的重要参考指标。

（3）CT、MRI：CT对肾癌诊断有重要价值，能明确显示肿瘤的大小、部位、与邻近组织器官的关系、局部淋巴结等，有助于确定肿瘤的临床分期；MRI在显示邻近器官有无侵犯、血管显像及判定有无癌栓方面优于CT。

（4）肾血管造影：主要用于需要同时行肾动脉栓塞的病例。

（四）治疗原则

肾癌实行以手术为主的综合治疗，可采取开放性手术或腹腔镜手术进行根治性肾切除术，切除范围包括患肾及肾周筋膜、肾周脂肪、区域淋巴结、髂血管分叉以上输尿管及同侧肾上腺。对于肿瘤＜4 cm的小肾癌、双侧肾癌、孤立肾癌或对侧肾功能低下时，可采取肾部分切除术或肿瘤剜除术。免疫治疗如干扰素（INF-α）、白介素-2（IL-2）对治疗中晚期肾癌有一定疗效。肾癌对放疗、化疗不敏感。

（五）护理评估

1. 术前评估

（1）健康史：了解患者的年龄、性别、体形、饮食习惯和职业环境，有无烟、酒嗜好；既往有无高血压、糖尿病及肾脏病史；家族中有无肾癌发病者及其他病史。

（2）身体状况：

①症状：了解有无血尿及排尿形态的改变，是否有经常性腰痛及肾外症候群的表现，如发热、高血压、高钙血症、红细胞增多、血沉快等。

②体征：了解肿块的位置、大小、是否有触痛。男性患者在病变同侧阴囊内是否可见精索静脉曲张。

③辅助检查：了解实验室和影像学检查结果。

（3）心理—社会状况：肾癌缺乏早期临床表现，多在体检或进行其他疾病检查时发现，患者往往难以接受现实，产生恐惧、悲伤、萎靡不振等心理反应，甚至有轻生的想法。护士应注意评估患者心理承受程度，患者及家属对病情、拟采取的手术方式、术后并发症的认知情况；另外，还应评估患者的家庭经济状况，是否能接受手术和综合治疗。

2. 术后评估　了解患者采取的麻醉、手术方式及术中输血、输液情况；评估患者的切口疼痛情况，是否清洁、干燥；腹腔引流管是否通畅，引流液的颜色、性状及量；尿量、颜色及性状；肾功能情况等。

（六）护理诊断

1. 焦虑与恐惧　与患癌症和手术有关。
2. 营养失调：低于机体需要量　与长期血尿、肿瘤消耗、手术创伤有关。
3. 潜在并发症　出血、感染、气胸、深静脉血栓形成。
4. 知识缺乏　缺乏肾脏保护、肿瘤早期发现、复发、治疗方面的知识。

（七）护理目标

（1）患者的心理压力缓解或减轻，身心舒适感增强。
（2）患者的营养失调得到纠正或改善。
（3）患者未发生并发症，或并发症得到及时发现和处理。
（4）患者了解疾病相关知识，能积极配合治疗和护理。

（八）护理措施

1. 术前护理

（1）心理护理：针对患者突然得知患癌症及即将面临手术产生的恐惧和焦虑，护士应主动与患者沟通，了解其心理变化和心理需求，鼓励患者倾诉自我感受并给予疏导。适当解释病情和治疗方法，使患者了解手术的必要性和较为稳定的疗效。鼓励患者之间增加沟通，以缓解心理压力，树立共同战胜疾病的信心。

（2）改善营养状况：指导患者选择高热量、高蛋白、高维生素、低脂、少渣、易消化的食品，提供适宜配餐和就餐环境，以增进食欲。不能进食者可遵医嘱静脉补充热量及其他营养。

（3）术前肾动脉栓塞患者的护理：对于肿瘤较大的患者，常选择术前肾动脉栓塞，使肿瘤缩小，并减少术中出血。术后为防止出血或形成血肿，穿刺点需加压包扎和制动24 h；同时，注意观察足背动脉搏动情况，皮肤的温度、湿度和色泽，了解血运情况。栓塞后，患者可能会出现腹胀、腰痛、发热等并发症，应密切观察并给予对症处理；补充液体；同时，应用利尿剂，准确记录尿量，防止发生急性肾衰竭。

（4）病情观察：观察患者生命体征、尿量、尿色和使用止血药物的效果，注意对肾功能和电解质的观察。

2. 术后护理

（1）体位与活动：

①根治性肾切除术：术后患者麻醉清醒后采取半卧位，使膈肌下降、腹肌松弛，有利于腹腔引流，改善呼吸和血液循环。协助患者翻身，术后第1日可协助患者床边坐、站立及室内行走。手术2 d后可增加活动范围，根据体力适量增加活动量。

②肾部分切除术：术后需卧床10～14 d，避免过早活动引起出血及肾下垂。期间做好生活护理，防止压疮发生。

（2）饮食护理：术后胃肠功能恢复后开始进流食、半流食，逐渐过渡到普食。保证每日的热量供给。如进食后腹胀明显，可给予热敷、足三里穴位注射或胃肠动力药物等方法，必要时肛管排气。

（3）并发症的观察和护理：

①出血：定时监测血压、脉搏及引流量和颜色的变化，若引流管突然有新鲜血液流出，引流量由少变多，伤口敷料渗血，腰腹部饱满；同时，伴有血压下降，脉搏增快，常提示有急性出血，应立即报告医生。

②感染：观察体温和白细胞的变化，保持引流管通畅，保持手术切口敷料清洁干燥，合理应用抗生素，防止感染的发生。

③气胸：发生在肾上级的肿瘤切除时，容易损伤患侧胸膜，出现气胸。注意观察呼吸的频率、节律，有无憋气、呼吸困难；若出现呼吸异常及时报告医生并行床边X线检查，确诊后协助排出气体，必要时放置胸腔闭式引流。

④深静脉血栓形成：术后早期协助患者活动双下肢，病情允许尽早下床活动。观察患者肢体肿胀、疼痛、活动情况及皮温变化，如出现异常应立即报告医生；同时，嘱患者平卧和制动患肢。

3. 健康指导

（1）保护肾脏：不吸烟、不酗酒，不过多进食高蛋白、高钠饮食，多食用具有抗癌功能的食物如香菇、黄豆等；注意个人卫生、规律排尿，防止尿路感染；定期检查身体，及早诊治各种肾脏疾病。

（2）康复指导：

①心理：调整自我情绪，保持乐观心态接受治疗。

②生活：保证充分休息和睡眠。合理膳食，补充营养，适度身体锻炼，增强体质。加强对健肾的保护，防止意外损伤。保证摄入足够的水分，以利健肾的正常排泄。

（3）用药指导：术后多采用生物治疗，讲解用药的必要性及注意事项。严格在医生的指导下用药，用药期间，如出现明显的不良反应，应及时就医。避免使用对肾脏有损害的药物。

（4）定期复查：肾癌的复发率较高，应定期来院复查，以便及早发现复发或转移病灶。

二、膀胱癌

膀胱癌（carcinoma of bladder）是最常见的泌尿系统肿瘤，发病年龄大多数为 50~70 岁，男性发病率为女性的 3~4 倍。有报告显示，近年来我国膀胱癌发病率有上升趋势。

（一）病因与病理

1. 病因　引起膀胱癌的病因很多，主要与下列因素有关。

（1）吸烟：是目前最为肯定的膀胱癌致病危险因素，30%~50% 的膀胱癌由吸烟引起，吸烟可使膀胱癌危险率增加 2~4 倍，其危险率与吸烟强度和时间成正比。

（2）职业因素：长期接触工业化学产品，如染料、纺织、皮革、橡胶、塑料、油漆、印刷等，发生膀胱癌的危险性显著增加。现已肯定主要致癌物质是 β-萘胺、4-氨基双联苯、联苯胺、α-萘胺等。

（3）其他：慢性感染（细菌、血吸虫及 HPV 感染等）、长期异物刺激、应用环磷酰胺、滥用含有非那西丁的止痛药、盆腔放疗等也是可能的致病因素。另外，膀胱癌还可能与遗传有关，有家庭史者发生膀胱癌的危险性明显增加。

2. 病理和分型　膀胱癌的病理改变常与组织类型、细胞分化程度、生长方式和浸润深度有关，其中细胞分化程度和浸润深度对预后影响最大。

（1）组织类型：膀胱癌 95% 以上为上皮性肿瘤，其中绝大多数为移行细胞乳头状癌，鳞癌和腺癌各占 2%~3%。近 1/3 的膀胱癌为多发性肿瘤。非上皮性肿瘤少见，多数为肉瘤，如横纹肌肉瘤，多发于 4 岁以下儿童。

（2）生长方式：按膀胱癌的生长方式分为原位癌、乳头状癌和浸润性癌。①原位癌局限在黏膜内，无乳头亦无浸润基底膜现象；②移行细胞癌多为乳头状，低分化癌常有浸润；③鳞癌和腺癌为浸润性癌。

（3）膀胱癌的组织学分级和分期：膀胱癌的分级与膀胱癌的复发和侵袭行为密切相关。目前，普遍采用 WHO 分级法，此分级法将尿路上皮肿瘤分为乳头状瘤、乳头状低度恶性倾向尿路上皮肿瘤、低级别和高级别乳头状尿路上皮癌。膀胱癌的分期指肿瘤浸润深度及转移情况，是判断膀胱肿瘤预后最有价值的参数（图 32-9）。

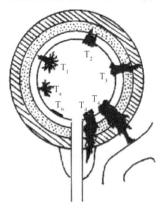

图 32-9　膀胱癌病理分期图

（4）扩散、转移途径：①肿瘤扩散主要是向膀胱壁内浸润，直至累及膀胱外组织和邻近器官；②淋巴转移是最主要的转移途径，主要转移到盆腔淋巴结；③血行转移多在晚期，主要转移至肺、骨和肝等处。

（二）临床表现

1. 症状

（1）血尿：是膀胱癌最常见和最早出现的症状，常表现为间歇全程无痛性肉眼或镜下血尿。血尿严重时伴血块，或排出洗肉水样尿液及腐肉组织。血尿可自行减轻或停止，容易给患者造成"好转"或"治愈"的错觉而贻误治疗。血尿出现时间及出血量与肿瘤恶性程度、分期、大小、数目、形态并不一致。非上皮性肿瘤血尿程度一般较轻。

（2）膀胱刺激症状：尿频、尿急、尿痛，常为肿瘤晚期表现，因肿瘤坏死、溃疡和合并感染所致。少数弥漫性原位癌也可出现膀胱刺激症状。

（3）排尿困难或尿潴留：肿瘤较大或堵塞膀胱出口。

2. 体征　多数患者无明显体征。肿瘤增大到一定程度，下腹部可触及肿块。发生肝或淋巴结转移时，可扪及肿大的肝脏或锁骨上淋巴结。

3. 其他表现　晚期膀胱肿瘤可引起输尿管梗阻、腰痛、尿毒症、腹痛、严重贫血、消瘦等，骨转移患者有骨痛，盆腔广泛浸润时可出现腰骶部疼痛及下肢水肿。

（三）辅助检查

1. 实验室检查　尿常规和尿脱落细胞检查可作为血尿患者的初步筛选。膀胱肿瘤抗原（BTA）和核基质蛋白（NMP-22）可用于膀胱肿瘤的早期诊断。流式细胞计（FCM）可测定肿瘤细胞内的DNA含量，有助于膀胱癌的诊断或了解其生物学特性。

2. 影像学检查

（1）B超：可通过三种途径（经腹、经直肠、经尿道）进行，不仅可以发现膀胱癌，还有助于肿瘤分期，了解有无局部淋巴结转移及周围脏器侵犯，是血尿患者的首选影像学检查。

（2）CT、MRI：除能够观察到肿瘤的大小、位置外，对于浸润性癌，可以判断肿瘤侵及膀胱壁的深度，并可发现盆腔转移肿大的淋巴结，有助于肿瘤的分期。

（3）IVU：可观察肾盂、输尿管有无肿瘤或其他病变以及膀胱肿瘤对上尿路的影响，同时可了解肾脏的排泄功能。

3. 膀胱镜检查　膀胱镜检查是诊断膀胱癌最直接、最重要的方法，可以直接观察到肿瘤的数目、大小、形态、部位及周围膀胱黏膜的异常情况，可以对肿瘤和可疑病变进行活检以明确病理诊断。

（四）治疗原则

膀胱癌以手术治疗为主，化疗、放疗和免疫治疗为辅。

1. 手术治疗

（1）保留膀胱的手术：①经尿道膀胱肿瘤切除术（TUR-Bt）：是膀胱肿瘤治疗的首选方法，尤其适用于表浅膀胱肿瘤（T_{is}、T_a、T_1期），切除范围应距肿瘤周边1.5~2 cm，②膀胱部分切除术：肿瘤较大或不能经尿道手术时可行开放手术切除，适用于肿瘤位于膀胱憩室内、输尿管开口周围或经尿道手术操作盲区，以及严重尿道狭窄和无法承受截石位的患者，切除范围应包括距离肿瘤2 cm以内的全层膀胱壁。

（2）根治性膀胱切除术：是膀胱浸润性癌的基本治疗方法，切除范围包括膀胱及周围脂肪组织、输尿管远端；同时，应行盆腔淋巴结清扫术，男性应包括前列腺、精囊，女性应包括子宫、附件。目前，根治性膀胱切除术的方式可以分为开放手术和腹腔镜手术两种。与开放手术相比，腹腔镜手术具有失血量少、术后疼痛较轻、恢复较快的特点。

（3）尿流改道术：膀胱切除术后须行尿流改道和膀胱替代，可分为：①不可控尿流改道，包括回肠膀胱术和结肠膀胱术，有远处转移、全身状况差的患者可行输尿管皮肤造口术；②可控尿流改道，包括可控回肠膀胱术和输尿管乙状结肠吻合术等；③膀胱重建或原位新膀胱术。

2. 化学治疗和免疫治疗

（1）膀胱灌注化疗：根据膀胱肿瘤容易复发的特点，对保留膀胱手术的患者，术后应经尿道向膀胱内灌注化疗药物或免疫抑制剂，常用丝裂霉素（MMC）、阿霉素（ADM）或卡介苗（BCG）制剂。

（2）全身化疗：多用于已有转移的晚期患者，药物可选用甲氨蝶呤、长春碱、阿霉素、顺铂及5—氟尿嘧啶等，多联合应用。

3. 放射治疗　适用于不愿接受或不能耐受根治性膀胱切除术，以及根治性手术已不能切除肿瘤的浸润性膀胱肿瘤患者。放射治疗可配合化疗以提高疗效。

（五）护理评估

1. 术前评估

（1）健康史：患者的一般状况、年龄、性别、婚姻、饮食习惯和嗜好、是否长期吸烟及吸烟量等；患者的职业，是否有长期接触β-萘胺、4-氨基双联苯等化学致癌物的环境，如从事印染、皮革、橡胶等职业的经历；有无膀胱感染、血吸虫病；是否使用化疗药或止痛药等；既往是否有血尿史，腰、腹部手术史，盆腔放疗史及其他病史；家族中有无类似疾病及其他遗传病史。

（2）身体状况：

①症状：血尿的性状和出现时间，有无排尿困难、腰痛及膀胱刺激症状；肾功能及全身状况。

②体征：有无下腹部肿块、下肢水肿、贫血、消瘦等。

③辅助检查：了解B超、CT等辅助检查结果，特别是膀胱镜所确定的肿瘤的位置、大小、数量，结合临床症状和体征，判定肿瘤局部情况及是否有其他器官的侵及和转移，评估膀胱癌的临床分期及能否耐受手术治疗。

（3）心理—社会状况：患者可表现为对癌症的否认，多次复发、反复手术的患者会对治疗失去信心；而需要进行膀胱全切、尿流改道手术的患者，则难以接受术后排尿形态的改变，产生恐惧、悲伤、焦虑等心理反应。应评估患者心理承受程度，评估患者及家属对病情、拟采取的手术方式、术后可能出现的并发症的认知程度，评估家庭经济状况、家庭成员的支持程度等。

2. 术后评估

（1）术中情况：了解患者采取的手术方式、过程及尿液改道情况，是否进行膀胱灌注化疗，术中输液、输血情况等。

（2）术后情况：评估患者的生命体征、手术切口和腹部造口的情况，各引流管是否标记清楚、固定良好、通畅有效，引流物的量、颜色和性状，有无出血、感染、尿瘘等并发症的发生。

（六）护理诊断

1. 恐惧与焦虑　与患者对病情及治疗缺乏信心有关。
2. 营养失调：低于身体需要量　与长期血尿、肿瘤消耗及手术创伤有关。
3. 体像紊乱　与膀胱全切尿流改道、造瘘或引流装置存在，不能主动排尿有关。
4. 知识缺乏　缺乏自行导尿、护理腹壁造口及术后康复知识。
5. 潜在并发症　出血、感染、尿瘘。

（七）护理目标

（1）患者的恐惧与焦虑减轻或消失。
（2）患者水、电解质失衡及贫血得以纠正，机体抵抗力增强。
（3）患者对自我形象有健康、现实的认识。
（4）患者掌握自行导尿、造口护理知识及术后康复知识。
（5）患者未发生并发症，或并发症得到及时发现和处理。

（八）护理措施

1. 术前护理

（1）减轻恐惧与焦虑：采取有针对性的心理疏导方法主动关心和劝慰患者，介绍手术的必要性、手术过程，术后造口的管理方法及康复病例，告知患者可以逐步恢复正常生活，以消除其恐惧、焦虑、绝望的心理，增强信心，接受手术治疗。对于多次复发并行两次以上手术的患者应讲明膀胱肿瘤虽然易复发，但并不危及生命，并用科学严谨的语言帮助患者消除悲观失望，积极配合手术及膀胱灌注化疗。

（2）营养支持：给予高蛋白、高热量、高维生素且易消化食品，必要时补充白蛋白，纠正营养失调状态。

（3）术前准备：根治性膀胱切除、尿流改道术前应做好术前准备。

①肠道准备：术前 3 d 少渣半流食，术前 2 d 流食，术前 1 d 禁食，术前禁水 4 h，静脉补充水、电解质、维生素等营养物质。术前 3 d 遵医嘱给予肠道抗菌药、维生素 K_1 等，术前 2～3 d 每晚灌肠 1 次，术前 1 d 晚清洁洗肠，术日晨清洁洗肠并留置胃管。

②皮肤准备：备皮范围上至双侧乳头，下至双侧大腿上外 1/3 处，包括会阴部，两侧至腋中线，并清洁脐部。

③造口术前定位：根据造口手术的类别及患者腹部的形状，与患者共同选择适合的造口位置，尽量使患者在采取不同体位时，都能看到造口且便于护理，注意避开手术切口、陈旧瘢痕、皮肤皱褶等。

2. 术后护理

（1）经尿道膀胱肿瘤电切术：

①体位：术后去枕平卧 6 h，6 h 后取半卧位，术后第 1 天可在室内适当活动。

②引流管护理：注意引流管有无弯曲、打折及脱出；注意观察冲洗液颜色，保持膀胱

冲洗通畅，如有异常及时报告医生。

③疼痛护理：出现膀胱痉挛时，嘱患者放松、深呼吸缓解疼痛症状，必要时遵医嘱给予口服或注射解痉药物。

④饮食护理：术后6 h进普食或半流质；停止膀胱冲洗后嘱患者多饮水，保持每日尿量在2 000 mL以上，并保持排便通畅。

（2）回肠膀胱术：

①出血的观察：膀胱全切术创伤大，术后易出血。密切观察病情，若患者出现血压下降、脉搏加快，引流管持续有新鲜血液流出，2 h内引出鲜红色血液 > 100 mL或24 h > 500 mL，伤口敷料持续有新鲜血液渗出，提示有活动性出血，应及时报告医生。

②引流管护理：术后需留置双"J"管、肠代膀胱引流管等，护理时应注意：分别连接各引流管，做好标记；注意观察各管道引流液的颜色、性质，尿液的颜色由血性逐渐转变为淡黄色，并混有肠黏液物，为正常现象，回肠内引流管需经常用生理盐水冲洗，防止黏液阻塞；分别准确记录引流量，以便了解双侧肾功能及肠代膀胱的功能；耻骨后引流管一般在术后3～5 d引流彻底后拔除，双"J"管及肠代膀胱引流管一般在术后10～12 d拔除。

③胃肠减压护理：持续胃肠减压并保持通畅，间隔2 h用生理盐水冲洗胃管1次，密切观察引流液的性质、颜色、量，注意有无腹胀发生。做好口腔护理，预防口腔感染。胃管的留置时间依据胃肠功能恢复和肠吻合口愈合情况而定。

（3）原位新膀胱术：原位新膀胱是利用消化道的某一部分，制成储尿囊，与尿道吻合，从而重建下尿路功能。近年来，原位新膀胱术逐渐成为根治性膀胱全切术后尿流改道的主要手术方式。

①膀胱冲洗：新膀胱内有较多黏液，术后要持续冲洗以利黏液排出，注意防止引流管堵塞、尿液排出不畅等并发症发生。

②功能训练：新膀胱的收缩主要依靠腹腔内压和新膀胱本身的收缩。术后1～2周或遵医嘱定时放尿，间隔30 min开放导尿管放尿，以后逐渐延长。开放尿管时，患者做排尿动作，用手掌按压下腹部；同时，做收缩肛门括约肌及仰卧抬臀动作，以重建排尿功能。当膀胱容量达150 mL左右时即可拔管。

（4）可控回肠膀胱术：可控回肠膀胱术后，代膀胱的回肠具有一定的储尿功能，但需要定时插入导尿管引出尿液。护士应指导患者逐步完成自主操作。

①定时导尿：开始间隔30 min，逐渐间隔1 h，直至延长至4 h。

②导尿前准备：将镊子、导尿管煮沸消毒10～20 min备用，清洗双手。

③导尿操作：用生理盐水或消毒液状石蜡润滑导尿管前端，用镊子或戴无菌手套将导尿管自造口处插入，将尿液引出。

④防止导尿管阻塞：肠道黏液分泌较多时，容易阻塞导尿管，可用生理盐水进行冲洗。

（5）双输尿管皮肤造口术：

①观察皮肤乳头血运：注意观察成形皮肤乳头的颜色及有无回缩现象，如出现乳头回缩、颜色变紫，说明已出现血运障碍，应及时报告医生。

②预防感染：因患者术后带有多种导管，手术创伤较大，而且一般选择这种术式的患者年龄较大，机体免疫功能下降，易合并感染。应注意监测患者体温变化，测体温4次/d，直至平稳。观察伤口及造口愈合情况，保持各管道通畅。协助患者取半卧位，利于呼吸和

引流，减少感染发生。

（6）输尿管乙状结肠吻合术：

①预防逆行感染：手术后使用肛管引流尿液，观察尿液排出状况，注意保持引流通畅，以免尿液逆行流入肾脏引起感染，肠蠕动恢复可拔除肛管；肛管拔除后，指导患者2~3 h排空肠道内容物，夜晚可再插入导管引流尿液，使患者获得安睡；避免增加直肠的压力，如灌肠或使用肛门栓剂、缓泻剂等。

②饮食指导：避免进食产气的食物和吞入空气，如含碳酸饮料、嚼口香糖等；少食含氯的食物，补充碱性食物和药物，以预防血氯过高性酸中毒。

③预防并发症：乙状结肠代膀胱术后主要的并发症是逆行感染所致的肾盂肾炎和电解质紊乱即血氯过高性酸中毒。注意观察临床症状，当出现发热、血尿或季肋部疼痛时，应考虑尿路感染或肾盂肾炎；当出现恶心、呕吐、肌肉无力时，提示有电解质紊乱，应及时报告医生。

（7）造口患者的护理：

①帮助患者适应自我形象改变：术后患者对腹壁造口可能会感到害怕、无奈甚至厌恶，情绪波动较大，出现反常言行，产生焦虑、抑郁心理；有的患者认为自己成了残疾，不愿与他人接触，产生自卑或自闭心理；及时帮助患者克服心理障碍，鼓励其表达内心感受，联合家属共同给予患者心理安慰与支持；引导患者逐渐适应腹壁造口的模式，鼓励患者参与造口的护理，教会其自我护理方法，从而促进患者心理健康，提高其重返社会的信心。

②指导患者正确使用造口用品：

a. 选择合适的造口用品：选择对皮肤刺激小、有防逆流装置的泌尿造口袋。术后早期选用透明度好的造口袋以便于观察，恢复期选用不透明的造口袋，以减少患者不愉快感。造口袋一般有一件式、两件式（造口底盘、集尿袋）两种，可根据自身条件选择。

b. 佩戴造口袋时间：根据造口局部愈合情况而定，一般术后2 d即可开始佩戴造口袋，术后7 d造口肿胀消退后，测量口径更为准确。但在6~8周内，造口仍会持续收缩，要适时调整造口袋开口，使其与造口配合适当。

c. 清洁造口周围皮肤：清洁皮肤前，先取弯腰姿态1 min，使近末端尿液排空，观察造口与皮肤，用棉棒蘸温水轻轻擦拭，若皮肤上有结晶物，可用醋酸溶液清除。

d. 量度造口的大小：用造口度量表测量造口直径，于造口外缘0.3~0.6 cm处画线做标记并修剪。造口袋洞口太大会引起皮肤刺激，太小会妨碍造口的血循环引起损伤。

e. 正确粘贴造口袋底盘：将卷轴纱布或棉花置于造口处以阻止尿液的流出（两件式粘贴方法），将已修剪的造口底盘，撕去粘贴面上的纸片，如有需要可涂上防漏膏，贴在造口的位置上，用手指轻压底盘胶片的内周，确保粘贴紧密。

f. 更换造口袋：将造口袋的底部开口朝向下肢方向，以确保适当的引流。移开卷轴纱布或棉花，将造口袋胶环套在护养胶片的胶环上，轻按可听到"卡拉"声，即已装合好。装好后，轻轻拉动造口袋，检查是否牢固。为避免因尿液重量牵扯粘贴面，可采用腰带或特定的造口护带予以固定。

g. 造口袋更换时间：造口袋至少应维持24 h不发生尿液渗漏现象。尽量保证造口袋底盘黏合紧密，从而延长换袋时间，但最长不要超过7 d，时间过长会出现造口袋异味及结晶形成。

③造口周围皮肤的护理：

a. 避免皮肤损伤：由于集尿袋开口剪裁过大或过小、造口底盘更换过于频繁、动作粗暴等均可导致造口周围皮肤损伤。避免过频更换造口袋，减少对皮肤的刺激；更换底盘时，造口处可喷洒皮肤保护剂；对造口用品过敏时，应及时更换其他造口用品。

b. 防止结晶形成：碱性尿液形成结晶可刺激造口周围皮肤。处置前测量尿 pH，碱性尿液结晶物可用稀醋酸溶液浸泡和酸化尿液治疗。

c. 保持皮肤清洁：用温水清洗造口周围皮肤，避免酒精等刺激性药物涂擦。

④尿路造口并发症的观察：常见的造口并发症有出血、坏死、皮肤与黏膜分离、造口狭窄、回缩、脱垂、造口疝等。

a. 出血：早期观察造口有无出血，出血是由于肠造口黏膜与皮肤连接处的毛细血管及静脉出血或肠系膜小动脉结扎线脱落所致。少量出血用棉球或纱布稍加压迫即可止血；出血较多时可用 1% 的肾上腺素湿纱布压迫或云南白药粉外敷；大量出血应及时报告医生，结扎血管止血。

b. 缺血坏死：注意观察造口外观，指压造口黏膜，放开时观察有无恢复红色，亦可用玻璃试管或纤维肠镜观察肠管内黏膜颜色。

c. 皮肤与肠黏膜分离：通常是由于感染、缺血坏死、腹压过高、营养不良及糖尿病所致，可用生理盐水彻底清洗创口，填塞海藻类敷料或防漏膏，用亲水性敷料覆盖保护黏膜分离处。

⑤促进患者的方便和舒适：患者应穿着柔软棉质内衣，防止造口皮肤磨损。可选择侧方开口的衣物，便于患者更换造口袋。

（8）膀胱灌注化疗的护理：保留膀胱的患者术后应定期行膀胱灌注化疗。嘱患者灌注前 4 h 禁饮水并排空膀胱。药物应自导尿管注入膀胱并保留 1～2 h，协助患者间隔 15～30 min 变换 1 次体位，分别取俯、仰、左、右侧卧位，使药物与膀胱各壁充分接触。灌注后嘱患者多饮水，每日饮水量为 2 500～3 000 mL，起到生理性膀胱冲洗的作用，减少化疗药物对尿道黏膜的刺激。

3. 健康指导

（1）康复指导：保证充分休息和睡眠；合理膳食，加强营养，保证每日摄取足够水分；禁止吸烟，避免接触联苯胺类致癌物质；适度身体锻炼，增强体质。

（2）用药指导：指导保留膀胱手术的患者，术后坚持定期膀胱灌注化疗。初始每周 1 次，共 6～8 次；以后每月 1 次，共 1～2 年。

（3）自我护理指导：指导施行尿路改道手术后腹壁造口的患者学会自我护理，包括正确使用造口用品、更换造口袋的注意事项、造口周围的皮肤保护方法等；指导可控膀胱术后患者自行导尿并讲明注意事项和护理方法，以提高患者的生活质量。

（4）定期复查：膀胱癌治疗后有易复发倾向，定期复查可以早期发现及时处理。再次出现无痛血尿是复发的危险信号，定期做膀胱镜检查是最确切的诊断方法。其他全身系统检查如 B 超、胸部 X 线片，必要时做 CT，有助于及时发现转移及复发征象。保留膀胱手术后，间隔 3 mon 要进行 1 次膀胱镜检查，2 年无复发者改为 6 mon 检查 1 次；根治膀胱手术后，应终身随访。

三、前列腺癌

前列腺癌（carcinoma of prostate）多发生于50岁以上的男性，发病率随年龄增长而增高。世界范围内，前列腺癌发病率在男性所有恶性肿瘤中位居第二。前列腺癌的发病率有明显的地理和种族差异，美国黑人发病率最高，亚洲前列腺癌发病率远远低于欧美国家，但近年来呈上升趋势。

（一）病因

尚未完全明确，遗传和高动物脂肪饮食是被公认的最重要因素之一，其他包括缺乏运动、生活习惯改变、酗酒、过多摄入腌肉制品等。前列腺癌大多数为激素依赖型，一般认为，其发生发展与雄激素的调控关系密切，也有研究认为是基因调控失衡的结果。

（二）病理和发病机制

前列腺腺癌最为常见，占98%，其中75%起源于外周带，20%起源于移行带，5%起源于中央带。有血行、淋巴扩散或直接浸润三种转移方式，其中血行转移至脊柱、骨盆最为常见。

1. 分级　目前，应用最广的是Gleason分级，按照前列腺癌细胞的分化程度由高到低分为1～5级。在此基础上建立Gleason评分系统，一般为2～10分，分数越高则分化越差。2～4分属于分化良好癌，5～7分属于中等分化癌，8～10分属于分化不良癌。

2. 分期　最常采用2002年AJCC的TNM分期系统，即T_0期没有原发瘤的证据，T_1期为不能被扪及和影像发现的临床隐匿肿瘤，T_2期肿瘤限于前列腺内，T_3期肿瘤穿透前列腺被膜，T_4期肿瘤固定或侵犯精囊以外的组织。N、M代表有无淋巴结转移或远处转移。

（三）临床表现

前列腺癌早期无明显症状，往往在体检行前列腺直肠指诊时偶然发现有结节。肿瘤侵犯尿道膀胱时可出现尿路梗阻或膀胱刺激症状，也可出现排尿中断、排尿不尽、排尿困难、尿潴留、尿失禁等症状。晚期可出现腰骶部、腿部疼痛，直肠受累者可表现排便困难或肠梗阻，转移性病变时常有下肢水肿、淋巴结肿大、贫血、骨痛、病理性骨折、截瘫等。

（四）辅助检查

1. 直肠指检　可触及前列腺结节，质地坚硬，应注意前列腺大小、外形、硬度、有无结节、腺体活动度及精囊情况。

2. 实验室检查　最常见的免疫学指标为前列腺特异抗原（prostate specific antigen，PSA），是由前列腺腺泡细胞产生的糖蛋白，正常值为0～4 ng/mg，PSA增高提示，可能存在前列腺癌，是前列腺癌的标记物。

3. 影像学检查

（1）B超：经直肠或腹壁超声检查前列腺可以发现低回声区病变，多位于前列腺外周区，少数为高回声、等回声或混合回声病灶。

（2）CT、MRI：CT可以发现前列腺内占位性病变，主要用于检查前列腺肿瘤是否侵及包膜外及精囊，淋巴结有无转移，有助于分期。MRI可获得清晰的软组织影像，分期优于超声。

（3）X线检查：静脉造影可发现晚期前列腺癌侵及膀胱引起肾、输尿管积水的情况。X线平片可显示骨转移。

4. 放射性核素骨扫描　可较X线平片更早发现前列腺癌的骨转移。

5. 前列腺活检　经直肠B超引导下穿刺活检是诊断前列腺癌最可靠的检查。必要时可重复穿刺。

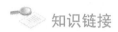
知识链接

前列腺增生和前列腺癌不是一个疾病的两个阶段，而是两个不同的疾病，可以同时存在。前列腺体积随年龄增大，PSA也随之升高。PSA从前列腺上皮产生，很少进入血循环，只有在其结构紊乱时，PSA从腺泡进入基质，经淋巴管和毛细血管进入血循环。PSA是前列腺特异抗原不是前列腺癌特异抗原，PSA密度、PSA速度、PSA年龄特异值、游离PSA和总PSA比值测定可用于区别这两种疾病。在PSA升高时尚需配合影像学和活检方可确诊。

（五）治疗原则

1. 随访观察　前列腺癌一般发展缓慢，对于偶然发现的小病灶且细胞分化好的T_1期癌，可以随访观察而不做处理。

2. 根治性前列腺切除术　根治性前列腺切除术是治愈局限性前列腺癌最有效的方法之一，适用于局限在前列腺内T_2期癌，主要术式有传统的开放性经会阴、耻骨后前列腺根治性切除术和近年开展的腹腔镜前列腺根治术及机器人辅助腹腔镜前列腺根治术等。

3. 内分泌治疗　内分泌治疗包括手术去势及抗雄性激素治疗，适用于T_3、T_4期的前列腺癌。手术去势包括双侧睾丸切除术和包膜下睾丸切除术。抗雄性激素治疗的药物主要有雄激素受体阻滞剂和黄体生成素释放激素类似物（LHRH-a）。

4. 放射治疗　放射治疗有内放射和外放射两种，内放射主要适用于R期以内的前列腺癌；外放射适用于内分泌治疗无效者，能够明显提高晚期前列腺癌的生存率。

5. 化疗　化疗用于内分泌治疗失败者，常用药物有顺铂、雌莫司汀等。

（六）常见护理诊断

1. 焦虑与恐惧　与患者对癌症的恐惧，害怕手术以及术后可能出现排尿和性功能障碍有关。

2. 营养失调：低于机体需要量　与恶性肿瘤及手术创伤有关。

3. 潜在并发症　尿失禁、出血、感染。

4. 知识缺乏　缺乏有关疾病的康复知识。

（七）护理措施

1. 手术治疗患者的护理

（1）术前护理：

①心理护理：针对老年患者的心理特点，解释病情，前列腺癌恶性程度中等，经有效治疗后疗效尚可，五年生存率较高；解释手术的必要性，详细告知治疗方案；解释术后排

尿功能可以通过盆底肌训练逐渐恢复；术后保留一侧或双侧神经血管束，虽然可以保持勃起功能，但也会增加复发的可能性，从而帮助患者稳定情绪，积极配合手术。

②营养支持：根据情况给予高蛋白、高维生素、适当热量、低脂、易消化的少渣食物，多饮绿茶。必要时给予肠内外营养支持。

③病情观察及护理：观察并记录患者排尿情况；消瘦、尿失禁患者注意观察皮肤状况；有骨转移者注意安全护理，防止骨折发生。

④肠道准备：术前3 d进食少渣半流质饮食，术前1～2 d起进食无渣流质饮食，口服肠道不吸收抗生素，术前晚及术晨进行肠道清洁。

（2）术后护理：

①休息与活动：全麻清醒后手术当日可取低半卧位或侧卧位，术后1～2 d可取半卧位，增加床上活动，术后第3日起可床边活动。年老或体弱患者应减慢活动进度。

②饮食护理：术后禁食，肛门排气后开始饮水50 mL/h，3～4 h无恶心、呕吐等不适症状可进食流质饮食，逐渐过渡为半流质饮食、软食与普食。

（3）并发症的观察与护理：

①尿失禁：为术后常见并发症，大部分患者在1年内可改善，部分患者1年后仍会存在不同程度的尿失禁。指导患者保持会阴的清洁干爽，坚持盆底肌肉的康复锻炼及电刺、生物反馈治疗等措施。

②出血：根治手术后有继发出血的可能，若创腔引流管持续有新鲜血液流出，患者血压下降、脉搏增快，2 h内引出鲜红色血液100 mL以上或24 h超过500 mL，伤口局部疼痛、肿胀，提示手术创面出血，应立即报告医生。

③感染：密切监测体温变化及实验室检查结果，保持切口清洁，敷料渗湿及时更换，保持引流管通畅，并遵医嘱使用抗生素，出现异常征象及时报告医生。

2. 健康指导

（1）饮食指导：注意控制食物摄入总量和脂肪量。避免高脂饮食，尤其是动物脂肪及红色肉类。可增加豆类、谷物、蔬菜、水果等富含纤维素食物的摄入。多饮绿茶，增加日光照射，并适当补充钙、维生素D、维生素E、维生素A和类胡萝卜素。

（2）运动指导：指导患者根据体力适当锻炼，增强体质。保持情绪稳定，心情愉快。做提肛运动，每个动作持续10 s，10 min/次，10次/d，以增强盆底肌肉张力，促进尿道括约肌功能的恢复。

（3）用药指导：指导患者遵医嘱完成放疗、化疗、内分泌治疗等后续治疗，注意观察药物的毒副作用。

（4）定期随诊：定期行直肠指诊、PSA检查及前列腺B超等以判断预后及复发情况。

（韩爱丽）

任务六　肾上腺疾病患者的护理

肾上腺位于两侧肾上极附近，组织学结构分为皮质（cortex）和髓质（medulla）两部分。肾上腺各大部位分泌功能异常皆可引起不同的疾病，皮质功能亢进可表现为醛固酮症、皮质醇症及性征异常，髓质功能亢进可引起儿茶酚胺症。

一、皮质醇症

皮质醇症（hypercortisolism）又称库欣综合征（Cushing syndrome，CS），为机体组织长期暴露于异常增高糖皮质激素引起的一系列临床症状和体征。

（一）病因与病理

1. ACTH依赖性皮质醇症（corticotropin dependent Cushing syndrome）

（1）Cushing病：由于垂体瘤或下丘脑—垂体功能紊乱导致腺垂体分泌过量的ACTH，引起双侧肾上腺皮质增生，分泌过量的皮质醇。目前认为，与垂体微腺瘤、垂体ACTH细胞增生和鞍内神经节细胞有关。

（2）异位ACTH综合征（ectopic ACTH syndrome）：指垂体以外的肿瘤组织如小细胞肺癌、胰岛细胞瘤、胸腺瘤、支气管类癌、甲状腺髓样瘤、嗜铬细胞瘤等分泌过多的ACTH或ACTH类似物质刺激肾上腺皮质增生所致。

2. ACTH非依赖性皮质醇症（corticotropin independent Cushing syndrome）

（1）肾上腺皮质腺肿瘤：肾上腺皮质腺瘤和皮质癌分别占皮质醇症的20%和5%左右。肿瘤自主性分泌皮质醇，下丘脑促皮质醇释放激素和ACTH分泌处于反馈抑制状态，由此导致肿瘤以外的同侧及对侧肾上腺皮质处于萎缩状态。腺瘤直径一般为2~4 cm，腺癌则较大。

（2）肾上腺结节或腺瘤样增生：少数库欣综合征患者双侧肾上腺呈结节或腺瘤样增生，但ACTH不高，这些结节具有自主分泌皮质醇的能力，病因尚不明了。

（二）临床表现

本病高发年龄为20~40岁，女性多于男性。其典型表现主要是由于长期高皮质醇血症引起体内三大代谢和生长发育障碍、电解质和性腺功能紊乱等，常见症状有以下几种。

（1）向心性肥胖：其特点是满月脸、水牛背、悬垂腹、锁骨上窝脂肪垫、四肢萎缩，系皮质醇过量引起脂肪分布异常所致。

（2）皮肤菲薄，腹部、股部及臀部可见紫纹，系皮质醇增多，蛋白质分解加强，肌肉萎缩，皮肤弹性纤维减少所致。

（3）性腺功能紊乱：表现为皮肤粗糙、多毛、痤疮，女性可出现月经减少、性功能低下，甚至出现男性化征；男性则有性欲减退、阳痿及睾丸萎缩等。

（4）高血压和低血钾。

（5）糖尿病或糖耐量减低。

（6）精神症状表现为急躁、抑郁、淡漠、沉默寡言及典型精神病等。

（7）其他如全身乏力、腰背疼痛、生长停滞、多血质、免疫反应延迟等。

（三）辅助检查

1. 实验室检查

（1）血浆游离皮质醇增高，且昼夜节律消失。

（2）24 h尿游离皮质醇（UFC）常明显升高。

（3）血浆 ACTH > 50 pmol/L 提示为 ACTH 依赖性疾病。

2. 影像学检查

（1）B超可发现肾上腺区肿瘤。

（2）CT 和 MRI 可发现垂体肿瘤，也可发现肾上腺区肿瘤。

（3）IVU 适用于体积较大的肾上腺腺癌和怀疑癌肿瘤者。

（4）^{131}I-19-碘胆固醇肾上腺核素显像对肾上腺肿瘤诊断率较高，但不作为常规检查。

3. 特殊检查　用于疾病的定性诊断。

（1）小剂量地塞米松试验：服用地塞米松后，可反馈抑制皮质醇的分泌，用于鉴别皮质醇症和单纯性肥胖症。

（2）大剂量地塞米松抑制试验：试验前 1 d 测血及尿皮质醇量，服地塞米松 2 mg，q 6 h 1 次，共 2 d，以后复查血、尿皮质醇并与服药前对比。垂体性肾上腺皮质增生者皮质醇量被抑制超过 50%，肾上腺皮质肿瘤或异位 ACTH 综合征则不受抑制。

（四）治疗原则

皮质醇症的病因不同，其治疗方法也完全不同，因此，正确的病因诊断是治疗成功的先决条件。

1. 非手术治疗　无论何种病因引起的皮质醇症，非手术治疗都只是一种辅助方法，药物治疗是非手术治疗的主要方式，用于手术前准备。常用的药物有氨鲁米特、美替拉酮、米托坦及酮康唑等，这些药物都是肾上腺皮质合成醇过程中某种酶的抑制剂。还有一类药物可作用于下丘脑—垂体水平，如赛庚啶、溴隐亭等，但疗效不稳定。为了防止出现急性肾上腺危象，围术期应用激素十分重要，包括术前、术中和术后的应用，此后还需继续小剂量维持 6 ~ 12 mon，直至下丘脑—垂体—肾上腺功能逐步恢复方可停药。对于有垂体病原者还可以选择放射治疗，包括将放射源植入的内照射和采用钴-60 或电子感应加速器的外照射。

2. 手术治疗

（1）垂体性皮质醇症：通过显微手术的方式经鼻腔蝶窦切除垂体瘤是近年来治疗库欣病的首选方法，此种方法创伤小、并发症少，可最大限度保留垂体分泌功能。

（2）肾上腺肿瘤：肾上腺皮质腺肿瘤应实施腺瘤摘除术。肾上腺皮质癌以手术治疗为主，有远处转移者，亦尽可能地切除原发肿瘤和转移灶，以提高药物治疗或放射治疗的效果。

（3）异位 ACTH 综合征：手术完整切除异位 ACTH 瘤是首选治疗方法。如异位 ACTH 瘤定位不清或肿瘤无法切除，可选择双侧肾上腺全切或一侧全切一侧大部切除，以减轻症状。

（五）护理评估

1. 术前评估

（1）健康史：患者的年龄、性别、饮食、睡眠，有无高血压、糖尿病、骨质疏松等，有无手术创伤及过敏史。

（2）身体状况：

①症状：评估患者是否有高血压、低血钾及糖尿病相关症状，有无失眠、注意力不集

中、记忆力减退等精神神经异常。

②体征：评估患者有无向心性肥胖、皮肤菲薄等表现，女性患者有无胡须、多毛现象，儿童有无生长发育停滞等。

③辅助检查：了解患者血压、血钾、血浆皮质醇及血糖情况，影像学检查结果有无异常。

（3）心理—社会状况：由于皮质醇症会引起多系统的病变，出现皮肤、体型、外表等变化，患者易产生焦虑、烦躁和自卑等不良情绪反应。应评估患者和家属对疾病及预后的认知和态度、对治疗和护理的配合程度及家庭经济承受能力等。

2. 术后评估　了解患者采取的麻醉方式、手术方式、病灶切除情况及术中输血、输液情况，评估伤口愈合情况，监测血浆皮质醇水平，有无继发气胸、感染、邻近脏器损伤和肾上腺功能不全等情况。

（六）常见护理诊断

（1）体像紊乱：与糖皮质激素分泌过多引起的体型变化及性征异常有关。

（2）有受伤害的危险：与肥胖、骨质疏松、高血压急性发作有关。

（3）有皮肤完整性受损的危险：与痤疮、皮肤薄、易皮下出血有关。

（4）潜在并发症：出血、感染、肾上腺危象。

（七）护理目标

（1）患者接受自我形象改变。

（2）患者未发生意外损伤。

（3）患者未发生皮肤破损。

（4）患者未发生并发症，或并发症得到及时发现和处理。

（八）护理措施

1. 术前准备和非手术患者的护理

（1）心理护理：讲解疾病相关知识，告知患者体态和形象紊乱的原因是糖皮质激素升高，只要配合治疗，治愈后形象可以恢复。同时，解释由于内分泌作用，该疾病可引起多系统异常，使其理解术前多项检查和充分准备的必要性，并积极配合治疗和护理。

（2）防止受伤：骨质疏松、高血压等易导致意外伤害发生。应保证周围环境清洁干燥且没有障碍物，密切观察患者血压变化，避免剧烈活动，如厕或外出检查时应及时陪伴，防止发生碰撞或跌倒。

（3）皮肤护理：保持床单位及衣裤的清洁、干燥、平整。注意个人卫生，沐浴时动作轻柔。术前备皮时小心剃净切口周围的体毛，避免损伤皮肤。

2. 术后并发症的观察与护理

（1）肾上腺危象：因手术切除分泌激素的肿瘤或增生腺体导致糖皮质激素水平骤降所致。应每天遵医嘱补充肾上腺皮质激素，并根据病情逐渐减量。一旦发生肾上腺危象，遵医嘱立即静脉补充肾上腺皮质激素，并纠正水、电解质平衡紊乱及低血糖等情况。

（2）感染：患者免疫力低下，易发生感染。应注意观察体温变化及切口情况，遵医嘱使用抗生素。若患者体温升高、伤口处疼痛并伴有血白细胞计数和中性粒细胞比例升高时，多提示有感染，应立即报告医生。

3. 健康指导

（1）生活指导：患者宜进低热量、低糖、高蛋白、高钾、低钠饮食，避免刺激性食物，防止水、电解质失衡；避免情绪激动；根据体力适当活动，避免碰撞或跌倒；保持皮肤清洁，预防感染。

（2）用药指导：坚持规范使用皮质激素，根据病情需要逐渐减量，不得擅自调整剂量或停药。双侧肾上腺全切除的患者需要终生服药。

（3）定期复查：术后定期复查B超、肝功能、血皮质醇水平，观察其变化。

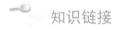 知识链接

肾上腺危象又称急性肾上腺皮质功能减退，是可能危及生命的内分泌急症，指机体在不同原因作用下肾上腺皮质激素绝对或相对分泌不足而出现肾上腺皮质功能急性衰竭所致的临床症候群。其临床表现为神志淡漠、萎靡、躁动不安、谵妄，甚至昏迷、腹痛、发热、脱水、低血压及休克，在体质量降低和厌食基础上出现的恶心、呕吐，难以解释的低血糖、发热、休克，常伴有低钠血症、高血钾、氮质血症、高血钙等电解质紊乱。如未能早期诊断和处理，将危及患者生命。

二、原发性醛固酮增多症

原发性醛固酮增多症（primary hyperaldosteronism，PHA）简称原醛症，是因肾上腺皮质球状带或异位组织分泌过多的醛固酮，产生以高血压、低血钾、低血浆肾素活性、碱中毒及高醛固酮水平为特征的临床综合征，亦称Conn综合征。其发病年龄为30～50岁，女性稍多于男性。

（一）病因与病理

病因不明，可能与遗传有关。大部分由特发性醛固酮增多症引起，其次为肾上腺皮质腺瘤，肾上腺增生及肾上腺皮质腺瘤较少见，家族性醛固酮增多症及异位分泌醛固酮的肿瘤罕见。其病理生理特点是由醛固酮增多导致轻度血钠升高、血容量增加、低血钾和轻度碱中毒。

（二）临床表现

1. 高血压 几乎所有原醛症患者均有高血压，以舒张压增高为主，一般降血压药物效果不佳。

2. 低血钾 约70%患者呈持续性低血钾，30%为间歇性低血钾。患者表现为肌无力，周期性瘫痪。由于长期缺钾，可引起心肌损害，出现心室肥大，心电图呈低血钾表现。

3. 肾浓缩功能下降 表现为多饮、多尿、夜尿增多、尿比重低等。

（三）辅助检查

1. 实验室检查 ①低血钾、高血钠、碱中毒；②24 h排出尿钾超过25～30 mmol/L；

③血、尿醛固酮升高；④血浆肾素降低、肾素活性低于正常。

2. 影像学检查　①肾上腺B超可发现大于1 cm的皮脂腺瘤；②CT对腺瘤的检出率高于B超；③MRI空间分辨率低于CT，可用于CT造影剂过敏者。

3. 特殊检查　螺内酯试验、钠钾平衡试验、体位试验。

（四）治疗原则

1. 药物治疗　适用于术前准备、肾上腺增生性原醛症、不能手术的肾上腺皮质癌或糖皮质激素可控制的原醛症等，常用药物有螺内酯（安体舒通）、氨苯蝶啶及阿米洛利利尿剂、卡托普利、硝苯地平等。

2. 手术治疗　适用于肾上腺皮质腺瘤或癌、肾上腺皮质增生或异位分泌醛固酮的肿瘤等。其中以肾上腺皮质腺瘤治疗效果最好，有望完全治愈。腺瘤以外的腺体有结节性改变时宜将该侧肾上腺切除。单侧原发性肾上腺皮质增生可做同侧肾上腺切除或肾上腺次全切除。肾上腺皮质癌及异位产生醛固酮的肿瘤应尽量切除原发病灶。目前，临床大多采用腹腔镜下肾上腺肿瘤切除术。

（五）常见护理诊断

1. 体液过多　与肾上腺分泌过量醛固酮引起水钠潴留有关。

2. 体液不足　与手术后激素突然减少引起血管扩张，水、电解质紊乱有关。

3. 有受伤害的危险　与醛固酮潴钠排钾，低钾性肌麻痹引起软瘫及服用降压药物引起体位性低血压有关。

（六）护理措施

1. 术前准备和非手术患者的护理

（1）饮食护理：给予高蛋白、低钠、高钾饮食，限制钠摄入量不超过1.5 g/d，必要时口服补充钾。

（2）用药护理：应遵医嘱：①补钾：静脉补钾时应注意钾的浓度及滴速，避免外渗，随时监测患者血钾变化情况；②使用醛固酮拮抗剂，如螺内酯等，用药期间注意观察患者血钠、血钾、血钙、血镁情况，以判断治疗效果，并适当补充钙剂。观察有无胃肠道不适，记录24 h昼夜尿量，以便了解病情变化和用药的治疗效果。

（3）预防跌倒：给予简单安全的环境，避免过多杂物。限制患者活动范围，切忌激烈运动，防止患者因肌无力、周期性瘫痪及体位性低血压等引起跌倒等意外。

2. 术后护理

（1）维持水电解质平衡：手术切除原发病灶后，体内盐皮质激素突然减少，钠大量排出的同时也排出大量水，会出现体液相对不足的情况；大量钾离子随尿液排出，患者容易发生低血压及低钠、低钾。应密切观察血压、尿量及血生化检查结果，遵医嘱根据病情有计划安排输液，纠正水、电解质及酸碱平衡。

（2）并发症的观察与处理：由于术后切除肾上腺组织，患者可能出现恶心、呕吐、全身无力等肾上腺功能不全症状。遵医嘱应用肾上腺皮质激素，并根据病情逐渐减量。

3. 健康指导

（1）生活指导：患者应注意安全，防止跌倒，切忌远行；鼓励生活自理，注意个人卫生，适当锻炼，合理饮食。

（2）用药指导：因高血压继发血管病变，部分患者术后血压未降至正常水平，应遵医嘱服用降压药物治疗。

（3）定期复查：术后定期复查B超、血醛固酮、血钾，以观察病情变化情况。

三、儿茶酚胺增多症

儿茶酚胺是肾上腺素、去甲肾上腺素和多巴胺的总称。儿茶酚胺增多症（catecholaminie）是指由肾上腺嗜铬细胞瘤（pheochromocytoma）、副神经节瘤（paraganglioma）和肾上腺髓质增生症（adrenal medulla hyperplasia）等疾病分泌过多儿茶酚胺（catecholmine），从而引起高血压、高代谢、高血糖等临床症状，统称为儿茶酚胺增多症，多见于青壮年。

（一）病理

1. 嗜铬细胞瘤/副神经节瘤（PHEO/PGL）主要来源于肾上腺髓质及交感神经系统的嗜铬组织，肾上腺嗜铬细胞瘤约占90%。肿瘤圆形或椭圆形，有完整包膜，多为良性肿瘤，恶性发生率不足10%。PHEO/PGL主要分泌儿茶酚胺（CA），极少分泌多巴胺。

2. 肾上腺髓质增生　表现为肾上腺体积增大、增厚，有时可见结节样改变。

（二）临床表现

1. 高血压　表现为阵发性高血压、持续性高血压或持续性高血压阵发性发作三种类型。发作时血压急骤升高可达200 mmHg以上，伴有典型的头痛、心悸、多汗"三联征"，严重者可出现脑出血或肺水肿等高血压危象。发作可由体位突然改变、取重物、咳嗽、情绪波动等因素诱发。

2. 代谢紊乱　大量儿茶酚胺分泌可引起多种代谢紊乱。由于基础代谢增高，肝糖原分解加速和胰岛素分泌受抑制，可出现高血糖、糖尿病和糖耐量下降；由于脂肪代谢加速血中游离脂肪酸和胆固醇浓度增高，少数患者还可出现低血钾表现。

（三）辅助检查

1. 实验室检查　①血儿茶酚胺测定是诊断嗜铬细胞瘤最敏感的方法，高血压期明显增高；②24 h尿内儿茶酚胺及其代谢产物尿香草扁桃酸（VMA）测定适用于低危人群的筛选；③药物试验适用于临床可疑而儿茶酚胺不高的高血压患者。

2. 影像学检查　①B超和CT扫描能清楚显示肾上腺部位的肿瘤，是首选的检查方法；②放射性核素^{131}I-间位碘苄胍（^{131}I-MIBG）扫描可显示肿瘤所在部位，是较准确的诊断方法。该法还可用于治疗。

（四）治疗原则

手术切除嗜铬细胞瘤是唯一有效的治疗手段，可采用经腹腔镜或开放式手术。对不能耐受手术或未能切除的恶性嗜铬细胞瘤以及手术后肿瘤复发等患者，可采取放射性核素治疗、放疗和化疗，亦可使用α-受体阻滞剂、β-受体阻滞剂改善症状。

（五）常见护理诊断

1. 活动无耐力　与严重高血压有关。

2. 体液不足   与手术后激素突然减少引起血管扩张、水电解质平衡紊乱有关。

（六）护理措施

1. 心理护理   大量肾上腺素和去甲肾上腺素的分泌使得患者一直处于高度紧张状态，轻微情绪刺激就可导致血压升高。护士应为患者创造安静、整洁、舒适环境，尽量消除对患者精神上的刺激，如过度兴奋、悲伤和激怒。做好疾病知识健康教育，帮助患者消除恐惧心理，树立战胜疾病信心。

2. 控制血压   术前常规口服"肾上腺素能受体阻滞剂"，测量血压、脉搏4次/d，术前应控制血压至正常范围1周以上。肿瘤切除后，由于血中儿茶酚胺相对不足，导致外周血管扩张，易出现低血压、心动过速等休克症状。故术后48～72 h应严密观察血压、脉搏和心率的变化，准确记录24 h尿量和出入量，出现异常及时处理。

3. 避免不良刺激   当肿瘤受到按摩或挤压等刺激时，储存于瘤体内的儿茶酚胺会大量释放，导致血压骤升。因此，在对患者进行检查操作时应注意避免按压肿瘤区。提示患者避免剧烈运动、提重物、大声咳嗽及用力大小便等，变换体位时动作应缓慢，以防血压骤升。重症患者应绝对卧床休息，必要时给予镇静剂，防止诱发高血压危象。

（韩爱丽）

任务七   男性性功能障碍、不育和节育患者的护理

一、勃起功能障碍

男性性功能障碍（sexual dysfunction）是成年男子的常见病，包括性欲障碍、勃起功能障碍、阴茎异常勃起、射精障碍和性高潮障碍等。其中以勃起功能障碍（ED）的早泄最常见。

阴茎勃起功能障碍是指阴茎不能持续达到或维持足以进行满意性交的勃起，病程在3 mon以上。

（一）病因

ED多数是综合因素导致，但可能以某一种病因为主导。

1. 心理性   工作压力、不良性经历、配偶关系不和谐等因素。
2. 器质性   高血压、血管病变、糖尿病、外伤性及医源性等因素。
3. 其他   如年龄、吸烟、糖尿病及肝肾功能不全等均与勃起功能障碍有关。

（二）临床表现

患者有明确主诉，阴茎完全不能勃起，无法进行性生活。部分患者表现为阴茎部分勃起，但不坚挺，性生活不满意。

（三）辅助检查

1. 实验室检查   下丘脑—垂体—性腺轴激素测定，包括黄体生成素（LH）、卵泡刺激

素（FSH）、催乳素（PRL）等，有助于了解勃起功能障碍的内分泌原因。

2. 勃起功能和心理评估

（1）国际勃起功能评分（international index of erectile function-5，IIEF-5）：是目前国际通用且简单易操作的评估量表，可以用来评估患者勃起功能障碍的严重程度及疗效判断。

（2）夜间阴茎勃起试验（nocturnal penile tumescence，NPT）：主要用于鉴别心理性和器质性勃起功能障碍。

（3）阴茎海绵体注射血管活性药物试验（intracavemous injection，ICI）：主要反映阴茎海绵体血管机制的功能状况。

（四）治疗原则

1. 非手术治疗

（1）性心理治疗：包括系统性知识教育、了解自身疾病、协调配偶关系、解除心理紧张和压力等，并进行松弛训练、性感集中训练等行为疗法。

（2）激素治疗：雄激素替代疗法的目标是维持血清睾酮于生理学范围，如烷基化睾酮和庚酸睾酮等。

（3）非激素类口服药物治疗：包括作用于中枢的药物如酚妥拉明，及作用于外周的药物（如枸橼酸西地那非）等。

（4）其他：如经皮和尿道内给药治疗、真空负压装置治疗、海绵体内药物注射及穴位按摩等。

2. 手术治疗　包括阴茎勃起假体植入术和血管手术，只有在其他治疗方法均无效的情况下才被采用。

（1）阴茎勃起假体植入术。

（2）血管重建术包括动脉旁路、搭桥手术和静脉结扎手术，远期疗效差，目前很少应用。

（五）常见护理诊断

1. 焦虑　与性功能障碍及担心疾病疗效有关。

2. 性功能障碍　与心理和社会改变、身体结构和功能改变有关。

3. 知识缺乏　缺乏勃起功能障碍相关知识。

（六）护理措施

1. 心理护理　性功能障碍患者多合并不同程度心理障碍，应积极寻找相关的精神心理因素进行有效心理疏导，协调配偶关系，提高自信心，同时配合性教育及指导。

2. 其他护理措施　指导患者戒烟，针对高血压、血管病变、糖尿病、外伤性及医源性等致病因素开展相应的护理措施。

二、男性不育

世界卫生组织（WHO）规定，夫妇同居1年以上，未采用任何避孕措施，由于男方因素造成女方不孕者，称为男性不育（male infertility）。

（一）病因

男性不育症是由很多疾病和因素造成的结果，常见病因有：①精液异常，占70%～75%；②生殖器官先天异常，如隐睾症、输精管或附睾梗阻及精索静脉曲张等，占10%～13%；③原发性下丘脑、垂体疾病、肿瘤等；④男性性功能障碍；⑤男性生殖道感染；⑥自身免疫（抗精子抗体）。

（二）辅助检查

1. 实验室检查

（1）精液分析：是判定生育能力的方法之一，检查内容包括精子数、活动力和形态等。正确留取标本方法：禁欲3～7 d，尽可能在实验室采用手淫方法取精液，全部收集到干净玻璃容器内，不要使用避孕套和塑料瓶。标本应保温，30 min内送检。

（2）内分泌检查：包括血清睾酮、LH、FSH、雌二醇（PRL）等，可以鉴别下丘脑—垂体—睾丸性腺轴的功能异常。

（3）染色体分析：颊黏膜涂片检测核染色质及细胞核型分析有助于诊断Klinefelter综合征等染色体异常的疾病。

2. 影像学检查　输精管精囊造影和尿道造影用于检查输精管通畅性，而头颅摄片用以排除垂体肿瘤和颅内占位性病变。

3. 睾丸活检　无精症或少精症患者，睾丸体积15 mL以上，可行睾丸组织活检。

（三）治疗原则

1. 药物治疗　目的是改善生精功能，提高精子活力。方法包括内分泌药物治疗，针对男性生殖系统感染应用抗生素，以及使用维生素C、维生素E、锌及中药等非特异性治疗。

2. 手术治疗　睾丸下降异常患者应行睾丸复位术，主张2岁前手术；精索静脉曲张患者应行精索内静脉高位结扎术；附睾或输精管局限性梗阻及阙如者可行显微外科手术治疗。

3. 辅助受孕技术　此技术包括对精子和（或）卵子的体外处理，目的是提高受孕率和出生率，方法有宫腔内人工授精、体外受精和胎盘移植、配子输卵管移植、卵胞浆内精子显微注射等。

（四）常见护理诊断

1. 焦虑　与不育及担心预后有关。

2. 生育功能障碍　与引起生育能力损害的多种因素有关。

3. 知识缺乏　缺乏男性不育的相关知识。

（五）护理措施

1. 心理护理　主动与患者沟通，让患者充分倾诉并有机会发泄。积极争取患者家属支持，缓解心理压力。讲解不育的原因及治疗等相关知识，使患者对不育症有正确认识，保持乐观心态，增强对治疗的信心。

2. 消除引发生育功能障碍因素

（1）避免接触与不育相关的高危因素，如化学品、辐射、高温环境等。

（2）养成良好生活习惯，戒烟酒，避免熬夜，避免婚外性行为，注意个人卫生，不穿紧身及透气性差的裤子等。

（3）禁服影响生育的药物，积极治疗生殖道和性传播疾病以及其他影响生育能力的疾病。

3. 用药指导　遵医嘱指导患者应用改善生精功能的药物，因此类药物起效慢，应维持足够服用时间，常需服药1年以上才有明显疗效。

三、男性节育

正常男子的生育能力取决于下列三个因素：①正常精液合成甾体和产生精子；②男子的附属性腺促使精子成熟并产生精液；③理想的男性节育方法是不影响性功能，不干扰内分泌的整体平稳，对精子生成和精子功能产生可逆性的抑制作用。

（一）节育措施

1. 避孕套　使用简便，无副作用，效果可靠，同时还可预防性传播疾病，应用非常广泛。

2. 输精管结扎术（vasoligation）　通过手术结扎和切除一小段输精管后，使精子不能进入结扎远端的输精管，而射精过程仍能正常进行，不影响性功能，是最为安全有效的永久性节育方法，也是当前男性计划生育的主要方法。对于有出血倾向、严重神经官能症、精神病、急性病和其他严重慢性疾病以及睾丸、附睾、前列腺、阴囊皮质有炎症者，应暂缓施行手术，而患有严重精索静脉曲张、腹股沟疝、鞘膜积液等可在上述疾病手术同时作输精管结扎术。

（二）常见护理诊断/问题

1. 焦虑　与担心手术及预后有关。
2. 潜在并发症　出血、血肿、感染、痛性结节、附睾淤积症等。

（三）护理措施

1. 术前护理

（1）心理护理：解释男性节育手术的安全性和有效性，解除节育者及配偶思想顾虑，积极配合手术。

（2）术前准备：严格掌握手术适应证，做好手术部位的清洗、备皮准备，精神高度紧张者遵医嘱服用镇静剂。

2. 术后并发症的观察与护理

（1）出血和血肿：术后24 h节育者可出现阴囊皮下瘀血、精索血肿和阴囊血肿，应严密观察，发现出血征象及时报告医生。

（2）痛性结节：输精管结扎术后局部多有结节样改变，一般无症状，若触之有明显疼痛称为痛性结节，多与血肿、感染、线头异物有关，协助医生采用局部封闭、热敷等方式处理，必要时手术切除。

（3）感染：术后2～3 d，若节育术者诉切口疼痛且伴体温升高时应考虑感染，应遵医嘱早期及时应用抗生素，理疗或脓肿切开引流。

（4）附睾淤积：术后局部坠胀不适，疲劳或性生活后加重，系附睾分解吸收睾丸产生的精子和分泌物障碍。应协助医生采用阴囊托起、抗生素、局部微波等温热理疗来抑制生精功能，并改善局部血液循环，无效时可考虑行输精管吻合术或附睾切除术。

（5）勃起功能障碍：与患者对手术认识不足、有顾虑或误解、心理压力过大有关，也可因术后出现痛性结节、附睾淤积以及性生活疼痛等影响勃起功能。应向患者解释手术过程及安全性，并协助医生处理并发症，以改善性功能。

3. 健康教育

（1）自我护理：保持伤口局部清洁、干燥，术后短期内避免骑车等活动以防出血，如有阴囊坠胀感可托起阴囊或穿紧身内裤，避免长时间骑坐。

（2）注意避孕：因为精囊内残留的精子仍可导致再孕，术后短时间内不宜直接进行性生活。

（3）定期复查：3 mon 后复查精子常规，如精子数量仍维持较高水平提示有输精管复通可能，应及时就诊。

（韩爱丽）

思考与练习

1. 肾损伤患者护理错误的是　　　　　　　　　　　　　　　　　　　　（　　）

A. 肾部分切除术后卧床 1～2 周　　　　　　　B. 肾完全切除术后卧床 1～2 d

C. 保持尿量 > 2 000 mL/d　　　　　　　　　D. 非手术患者绝对卧床休息 2～4 周

E. 术后不限制药物的使用

2. 尿道损伤患者以下错误的是　　　　　　　　　　　　　　　　　　　（　　）

A. 膜部损伤最常见　　　　　　　　　　　　　B. 膜部损伤尿外渗在膀胱周围

C. 插导尿管解除尿潴留　　　　　　　　　　　D. 导尿管留置 2～3 周

E. 最常见并发症是尿道狭窄

3. 尿石症患者碎石后的护理错误的是　　　　　　　　　　　　　　　　（　　）

A. 经常变换体位促碎石排出　　　　　　　　　B. 肾碎石术后取患侧卧位

C. 巨大肾碎石后可能出现石街　　　　　　　　D. 碎石术后可用双"J"管引流

E. 碎石术后收集尿液观察结石排出情况

4. 肾结核患者护理措施错误的是　　　　　　　　　　　　　　　　　　（　　）

A. 是继发性结核　　　　　　　　　　　　　　B. 典型症状在膀胱

C. 病理肾结核无临床表现　　　　　　　　　　D. 累及肾髓质可出现肾自截

E. 术后重点观察健侧肾功能

5. BPH 以下错误的是　　　　　　　　　　　　　　　　　　　　　　　（　　）

A. 50 岁以后出现症状　　　　　　　　　　　　B. 好发于移行带

C. 无尿频症状　　　　　　　　　　　　　　　D. 进行性排尿困难最典型

E. TUR-P 术后可导致稀释性低钠血症

6. 膀胱癌以下错误的是　　　　　　　　　　　　　　　　　　　　　　（　　）

A. 移行细胞癌多见　　　　　　　　　　　　　B. 间歇性无痛性全程肉眼血尿

C. 血尿与恶性程度一致　　　　　　　　　　　D. 膀胱镜检查可以确诊

E. 保持尿量通畅

项目三十三 骨折患者的护理

 学习目标

知识目标

1. 能简述骨折的病因、分类、病理生理和辅助检查。
2. 能叙述骨折的定义、临床表现、急救方法、治疗原则和护理措施。
3. 能描述常见四肢骨折、脊柱骨折、脊髓损伤和骨盆骨折的病因、分类和治疗原则。
4. 能比较四肢骨折、脊柱骨折、脊髓损伤和骨盆骨折的临床特点和护理措施。

技能目标

能运用护理程序为骨折患者提供整体护理。

任务一 概述

骨折（fracture）是指骨的完整性和连续性中断。

一、病因

骨折可由创伤和骨骼疾病所致。创伤性骨折多见，如交通事故、坠落或跌倒等。骨髓炎、骨肿瘤等疾病可导致骨质破坏，在轻微外力作用下即可发生的骨折，称为病理性骨折。本项目重点介绍创伤性骨折。

1. 直接暴力　暴力直接作用于局部骨骼使受伤部位发生骨折，常伴有不同程度的软组织损伤。

2. 间接暴力　暴力通过传导、杠杆、旋转和肌肉收缩等方式使受力点以外的骨骼部位发生骨折。如骤然跪倒时，股四头肌猛烈收缩，可致髌骨骨折。

3. 积累性劳损　长期、反复、轻微的直接或间接损伤可致使肢体某一特定部位骨折，又称为疲劳性骨折。如远距离行军易致第2、3跖骨及腓骨下1/3骨干骨折。

4. 病理性骨折　骨质本身的病变，受到轻微外力或肌的拉力而发生的骨折，如骨肿瘤、骨质疏松等引起的骨折。

5. 肌牵拉　肌肉剧烈收缩时拉断附着部位的骨折，如投掷手榴弹用力不当而造成肱骨结节撕脱性骨折。

知识链接

由于暴力作用、肌肉牵拉、骨折远侧端肢体质量的牵引以及不恰当的搬运或治疗等原因，大多数骨折均有不同程度的移位。常见的移位有以下五种，并常同时存在，即：①成角移位；②侧方移位；③缩短移位；④分离移位；⑤旋转移位。如图33-1所示。

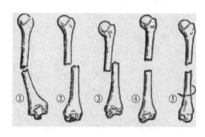

图33-1　骨折的移位

二、分类

可依据骨折的形态、稳定程度以及受影响的组织进行分类。

1. 按骨折的程度与形态分类

（1）不完全骨折：骨折的完整性或连续性部分中断，按形态分为以下两种。

①裂缝骨折：骨折发生裂缝，无移位。

②青枝骨折：骨质与骨膜部分断裂，可有成角畸形，多见于儿童，与青嫩树枝被折相似而得名（图32-2⑤）。

（2）完全骨折：骨的完整性或连续性全部中断，按骨折线的方向及形态可分为以下几种。

①横断骨折：骨折线与骨纵轴接近垂直（图32-2①）。

②斜形骨折：骨折线与骨纵轴呈一定角度（图32-2②）。

③螺旋骨折：骨折线围绕骨纵轴呈螺旋状（图32-2③）。

④粉碎性骨折：骨质碎裂成3块以上（图32-2④）。

⑤嵌入性骨折：骨折片相互嵌入，多见于干骺端骨折（图32-2⑥）。

⑥压缩性骨折：骨质因压缩而变形，常见于松质骨，如脊柱骨折。

⑦凹陷性骨折：骨折片局部下陷，常见于颅骨。

⑧骨骺分离：经过骨骺的骨折（图32-2⑦）。

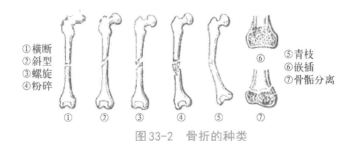

①横断
②斜型
③螺旋
④粉碎
⑤青枝
⑥嵌插
⑦骨骺分离

图33-2　骨折的种类

2. 按骨折的稳定程度分类

（1）稳定性骨折：骨折端不易移位或复位后不易移位者，如青枝骨折、裂缝骨折。

（2）不稳定性骨折：骨折端易移位或复位后再移位，如粉碎性骨折、螺旋骨折。

3. 按受影响组织分类

（1）开放性骨折：骨折处皮肤或黏膜破裂，骨折端与外界相通，感染的可能性比较大。

（2）闭合性骨折：骨折处皮肤或黏膜完整，骨折端与外界不通。

三、骨折愈合

1. 骨折愈合生理过程　骨折愈合是一个复杂而连续的过程，从组织学和细胞学的变化通常分为三个阶段（图33-3）。

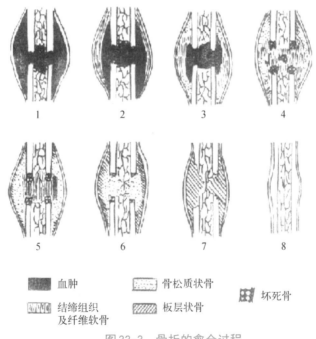

血肿　　　　　骨松质状骨　　　　坏死骨

结缔组织　　　板层状骨
及纤维软骨

图33-3　骨折的愈合过程

（1）血肿炎症机化期：骨折导致骨髓腔、骨膜下和周围组织血管破裂出血，在骨折端及其周围形成血肿，受伤后6～8 h，内外凝血系统激活，骨折端血肿凝结成血块。骨折端少量的骨质坏死，软组织损伤坏死引起局部发生炎症反应，继而形成肉芽组织转化为纤维组织，使骨折两端连接起来称为纤维连接。这一过程大约需要2周。

（2）原始骨痂形成期：骨内、外膜增生，新生血管长入，骨折端附近形成的骨样组织逐渐骨化形成新骨，即膜内成骨，形成内、外骨痂。断端间和骨髓腔内由血肿机化而成的纤维组织，逐渐转化为软骨组织，软骨组织增生、钙化，进而骨化，即骨内成骨，形成环状骨痂和髓腔内骨痂，即为连接骨痂。连接骨痂与内、外骨痂相连形成桥梁骨痂，标志着原始骨痂的形成。这一过程需要4~8周。

（3）骨痂改造塑形期：原始骨痂中新生骨小梁逐渐增粗，排列有序，但不能完全适应生理需要，尚欠牢固。随着肢体的活动和负重，在应力轴线上的骨痂不断得到加强和改造，在应力线以外的骨痂逐渐被清除，使原始骨痂逐渐改为永久骨痂，此为骨性愈合期。此过程需要8~12周。

2. 影响骨折愈合的因素　骨折愈合有三个先决条件，即要有充分的接触面积、坚强的固定和良好的血液供应。

（1）患者因素：①年龄的影响：年龄越小愈合越快，老年人因骨骼中有机盐的沉积，使骨骼变得脆弱，愈合较慢。②患者健康状况：健康状况良好的患者骨折愈合较快。患者患有营养不良、低蛋白血症、钙磷代谢紊乱、糖尿病、恶性肿瘤等疾病时，骨折愈合延迟。

（2）局部因素：①骨折种类：不同种类的骨折断端接触面积不同，接触面积越大愈合速度越快，如过度牵引使断端分离或有软组织嵌入则影响愈合；②固定：骨折部位良好的固定可以促进骨痂的形成，固定不良影响骨折的愈合；③血液的供应：骨折部位良好的血液供应能促进骨折的愈合；④感染：开放性骨折如发生感染可导致化脓性骨髓炎，出现软组织坏死和死骨的形成，严重影响骨折愈合。

（3）治疗方法的影响：反复多次的手法复位、复位动作粗暴、手术失误以及过早或不恰当的功能锻炼，都影响骨折愈合，导致骨折延迟愈合或不愈合。

3. 骨折临床愈合标准

（1）局部无压痛及纵向叩击痛。

（2）局部无反常活动。

（3）X线片显示，骨折线模糊，有连续骨痂通过骨折线。

（4）解除外固定后伤肢能满足如下要求：上肢能向前平举1 kg重量达1 min，下肢不用扶助能在平地连续步行3 min，且不少于30步。

（5）连续观察2周骨折处不变形。

4. 骨折愈合的时间　骨折部位不同，愈合时间也不同。

四、临床表现

（一）全身表现

大多数骨折只会引起局部症状，但严重骨折和多发性骨折可导致全身反应。

1. 休克　多由于出血所致，特别是骨盆骨折、股骨骨折和多发性骨折。严重的开放性骨折或并发重要内脏器官损伤时也可导致休克。

2. 发热　骨折后一般体温正常。股骨骨折、骨盆骨折等骨折的出血量较大，血肿吸收时可出现低热，但一般不会超过38 ℃。开放性骨折出现高热时，应考虑感染的可能。

（二）局部表现

1. 一般表现

（1）疼痛和压痛：骨折和合并伤处疼痛，移动患肢时疼痛加剧，伴明显压痛。由骨长轴远端向近端叩击和冲击时，可诱发骨折部位的疼痛。

（2）肿胀和瘀斑：骨折处血管破裂出血形成血肿，软组织损伤导致水肿，都可使患肢严重肿胀，甚至出现张力性水疱和皮下瘀斑。由于血红蛋白的分解，可呈紫色、青色或黄色。

（3）功能障碍：局部肿胀和疼痛使患肢活动受限。如为完全性骨折，可使受伤肢体完全丧失活动功能。

2. 特有体征

（1）畸形：骨折断端移位可使患肢外形改变，多表现为缩短、成角或旋转畸形。

（2）反常活动：正常情况下肢体非关节部位出现类似于关节部位的活动。

（3）骨擦音或骨擦感：两骨折端相互摩擦时，可产生骨擦音或骨擦感。

具有以上三者之一即可诊断为骨折，但三者都不出现不能排除骨折，如裂缝骨折。应在初次检查时注意是否有反常活动、骨擦音或骨擦感，不可故意反复多次检查，以免加重周围组织损伤，特别是重要的血管、神经损伤。

（三）并发症

骨折常由较严重的创伤所致，有时骨折伴有或所致重要组织、器官的损伤比骨折本身更严重，甚至可能危及患者的生命。

1. 早期并发症

（1）休克：患者发生严重创伤时，骨折引起大出血或重要脏器损伤导致休克。

（2）脂肪栓塞综合征：成人多见，多发生于粗大的骨干骨折，如股骨干骨折。由于骨折部位的骨髓组织被破坏，血肿张力过大，使脂肪滴经破裂的静脉窦进入血液循环，引起肺、脑、肾等部位的脂肪栓塞。通常发生在骨折后48 h内，典型表现有进行性呼吸困难、发绀，胸部摄片有广泛性肺实变。动脉低血氧可致烦躁不安、嗜睡，甚至昏迷和死亡。

（3）骨筋膜室综合征：引起骨筋膜室内压力增高的因素包括内部因素和外部因素，内部因素为骨折的血肿和组织水肿使室内内容物体积增加，外部因素为包扎过紧、局部压迫使室内容积减小。当压力达到一定程度（前臂65 mmHg、小腿55 mmHg），供应肌肉血液的小动脉关闭，可形成缺血—水肿—缺血的恶性循环。

（4）重要周围组织损伤：骨折导致重要血管、周围神经、脊髓等损伤，如脊柱骨折和脱位伴发脊髓损伤。

（5）重要内脏器官损伤：骨折导致肝、脾、肺、膀胱、尿道和直肠等损伤，如骶尾骨骨折导致直肠破裂。

2. 晚期并发症

（1）坠积性肺炎：主要发生于因骨折长期卧床的患者，尤其以老年、体弱和伴有慢性病者多见，有时甚至危及患者生命。

（2）压疮：骨隆突处受压时，局部血液循环障碍易形成压疮，常见部位有骶尾部、髋部、足跟部等。截瘫患者更易发生压疮且更难治愈。

（3）下肢深静脉血栓栓塞症：多见于骨盆骨折、下肢骨折、脊柱骨折、脊髓损伤等卧床时间长的患者。因骨折致机体活动受限，静脉血液回流缓慢，以及创伤导致的血液高凝状态等而引起。

（4）感染：开放性骨折时，由于骨折断端与外界相通，存在感染的风险，严重者可发生化脓性骨髓炎。

（5）缺血性骨坏死：骨折段的血液供应被破坏，导致该骨折段缺血坏死。常见的有腕骨、舟骨骨折后近侧骨折段缺血性坏死，股骨颈骨折后股骨头缺血性坏死。

（6）缺血性肌挛缩：是骨折最严重的并发症之一，是骨筋膜室综合征的严重后果。常见原因是骨折处理不当，特别是外固定过紧，也可由骨折和软组织损伤直接导致。一旦发生则难以治疗，可造成典型的爪形手或爪形足。

（7）急性骨萎缩：是损伤所致关节附近的痛性骨质疏松，又称反射性交感神经性骨营养不良，多发于手、足骨折后，典型症状是疼痛和血管舒缩紊乱。

（8）关节僵硬：由于患肢长时间固定导致静脉和淋巴回流不畅，关节周围组织中浆液纤维性渗出和纤维蛋白沉积，发生纤维粘连，并伴有关节囊和周围肌肉挛缩，致使关节活动障碍。

（9）损伤性骨化：又称骨化性肌炎。关节扭伤、脱位或关节附近骨折时，骨膜剥离形成骨膜下血肿，若血肿较大或处理不当使血肿扩大，血肿机化并在关节附近的软组织内广泛骨化，严重影响关节活动功能。

（10）创伤性关节炎：关节内骨折后若未能准确复位，骨折愈合后关节面不平整，长期磨损易引起活动时关节疼痛，多见于膝关节、踝关节等负重关节。

五、辅助检查

1. 实验室检查

（1）血常规检查：骨折致大量出血时可见血红蛋白和血细胞比容降低。

（2）血钙、血磷检查：在骨折愈合阶段，血钙和血磷水平常升高。

（3）尿常规检查：脂肪栓塞综合征时尿液中可见脂肪球。

2. 影像学检查

（1）X线：凡疑为骨折者应常规进行X线检查，可以显示临床上难以发现的骨折。即使临床上可以确诊骨折，X线检查也有助于了解骨折的部位、类型和移位等，对于骨折的治疗具有重要指导意义。脂肪栓塞综合征时，胸部X线片可见多变的、进行性加重的肺部阴影。

（2）CT和MRI：可发现结构复杂的骨折和其他组织的损伤，如椎体骨折、颅骨骨折、关节韧带损伤等。

（3）骨扫描：有助于确定骨折的性质和并发症，如有无病理性骨折。

六、治疗原则

（一）现场急救

在现场急救时不仅要处理骨折，更要注意全身情况的处理。骨折急救的目的是用最简单有效的方法抢救生命，保护患肢并迅速转运，以便尽快妥善处理。

（二）临床处理

骨折的治疗原则，即复位、固定和功能锻炼。

1. 复位

（1）定义：是将移位的骨折段恢复正常或接近正常的解剖关系，重建骨的支架作用。临床根据对位（两骨折端的接触面）和对线（两骨折段在纵轴上的关系）是否良好衡量复位程度。

（2）复位标准：包括解剖复位和功能复位，前者指骨折段恢复了正常的解剖关系，对位和对线完全良好；后者指骨折段虽未恢复正常的解剖关系，但骨折愈合后对肢体功能无明显影响。

（3）复位方法：包括手法复位（又称闭合复位）和切开复位。手法复位适用于大多数骨折，步骤包括解除疼痛、松弛肌肉、对准方向和拔伸牵引。复位时应争取达到解剖复位或接近解剖复位，如不易达到则功能复位，注意不能为了追求解剖复位而反复进行多次复位。切开复位适用于手法复位失败、关节内骨折经手法复位无法达到解剖复位、手法复位未能达到功能复位、骨折并发主要血管或神经损伤、多处骨折等情况。

2. 固定　将骨折断端维持在复位后的位置直至骨折愈合，是骨折愈合的关键。其常用方法有外固定和内固定两类。

（1）外固定：常用方法有小夹板、石膏绷带、外展架、持续牵引和外固定器固定等。

1）小夹板：①方法是利用有一定弹性的柳木板、竹板或塑料板制成的长、宽合适的小夹板，在适当部位加固定垫，用横带绑在骨折部肢体的外面，以固定骨折。此法主要适用于四肢管状骨骨折者。②优点是能有效地防止移位；外扎横带和固定垫的压力可进一步矫正骨折端侧方或成角移位；固定范围一般不包括骨折的上、下关节，便于及早进行功能锻炼，防止关节僵硬。③缺点是必须掌握正确的原则和方法，绑扎太松或太紧、固定垫应用不当等都不利于骨折愈合（图33-4）。

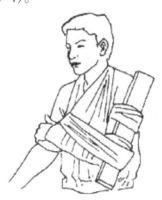

图33-4　小夹板固定

2）石膏绷带：①方法是用熟石膏（无水硫酸钙）的细粉末撒在特制的稀孔纱布绷带上做成。近年来，采用树脂绷带固定者日渐增多。②优点是石膏绷带可根据肢体形状塑形，固定可靠，维持时间较长。③缺点是无弹性，不能调节松紧度，固定范围一般须超过骨折部的上、下关节，无法进行关节活动，易引起关节僵硬。

3）外展架：用铅丝夹板、铝板或木板支撑固定，或可调节的外展架用石膏绷带或粘胶带固定于患者胸廓侧方，可将肩、肘、腕关节固定于功能位。外展架使患肢处于抬高位，有利于消肿、止痛，且可避免因肢体质量的牵拉导致骨折分离移位。

4）持续牵引：包括皮肤牵引、骨牵引和兜带牵引等。

5）外固定器：外固定器主要用于开放性骨折，或闭合性骨折伴有局部软组织损伤或感染灶等情况。

（2）内固定：在切开复位后，采用内固定材料将骨折端固定，成功固定后可早期活动，预防长期卧床引起的并发症。

3. 功能锻炼　功能锻炼是防止并发症和及早恢复患肢功能的重要保证，应遵循动静结合、主动与被动运动相结合、循序渐进的原则。

（1）初期：骨折1～2周，此期功能锻炼的主要目的是促进血液循环，消除肿胀，防止失用综合征。锻炼应以肌肉等长收缩运动为主，而身体其他部位应加强各关节的主动活动。

（2）中期：骨折2周以后，局部疼痛减轻，骨折部位渐趋稳定。此时，应开始骨折上、下关节活动，根据骨折的稳定程度，其活动度和范围应缓慢增加，并在医护人员的帮助和指导下进行。

（3）后期：骨折已达临床愈合标准，锻炼的目的是增强肌力、克服挛缩与恢复关节活动度，要在抗阻力下进行活动锻炼，可借助器械练习，也可辅以理疗、针灸等促进恢复。

七、护理评估

（一）术前评估

1. 健康史　了解患者的年龄、职业特点、运动爱好、日常饮食结构、有无酗酒等；了解患者受伤的原因、部位和时间，受伤时的体位和环境，外力作用的方式、方向与性质，伤后患者功能障碍及伤情发展情况、急救处理经过等；重点了解与骨折愈合有关的因素，如患者有无骨质疏松、骨折、骨肿瘤病史或手术史。

2. 身体状况

（1）症状：评估患者有无发热、疼痛、压痛的症状和威胁生命的严重并发症，评估患者有无低血容量性休克的早期症状。

（2）体征：评估患者骨折部位有无肿胀和瘀斑，是否有畸形表现、反常活动、骨擦音或者骨擦感的体征。

（3）辅助检查：评估患者的影像学和实验室检查结果，以帮助判断病情和预后。

3. 心理—社会状况　患者的心理状态取决于损伤的范围和程度，多发性损伤患者多需住院和手术等治疗，由此形成的压力可影响患者与家庭成员的心理状态和相互关系。故应评估患者和家属的心理状态、家庭经济情况和社会支持系统。

（二）术后评估

1. 固定状况评估　石膏固定、小夹板固定或牵引是否维持于有效状态。

2. 并发症评估　术后是否出现骨折晚期并发症。

3. 康复程度　了解患者是否按计划进行功能锻炼及功能恢复情况。

4. 心理状态与认知程度　评估患者对疾病的心理接受情况和认知程度。

八、常见护理诊断

1. 急性疼痛　与骨折部位神经损伤、软组织损伤、肌肉痉挛和水肿有关。

2. 有外周神经血管功能障碍的危险　与骨和软组织损伤、外固定不当有关。

3. 潜在并发症　休克、脂肪栓塞综合征、骨筋膜室综合征、关节僵硬等。

九、护理目标

（1）患者主诉骨折部位疼痛减轻或消失，感觉舒适。

（2）患者肢端维持正常组织灌注，皮肤温度和颜色正常，末梢动脉搏动有力。

（3）患者未出现并发症，或出现并发症时能被及时发现，及时处理。

十、护理措施

（一）现场急救

1. 抢救生命　骨折患者，尤其是严重骨折者，往往合并其他组织和器官的损伤。应检查患者全身情况，首先处理休克、昏迷、呼吸困难、窒息或大出血等可能威胁患者生命的紧急情况。

2. 包扎止血　绝大多数伤口出血可用加压包扎止血。大血管出血时可用止血带止血，最好使用充气止血带，并记录所用压力和时间。止血带应每 40～60 min 放松 1 次，放松时间以局部血流恢复、组织略有新鲜渗血为宜。若骨折端已戳出伤口并已污染，又未压迫重要血管或神经，则不应现场复位，以免将污物带到伤口深处。若在包扎时骨折端自行滑入伤口内，应做好记录，以便入院后清创时进一步处理。

3. 妥善固定　凡疑有骨折者均应按骨折处理。对闭合性骨折者在急救时不必脱去患肢的衣服，患肢肿胀严重时可用剪刀将患肢衣服剪开。骨折有明显畸形，并有穿破软组织或损伤附近血管、神经的危险时，可适当牵引患肢，使之变直后再行固定。固定物应就地取材，若无任何可利用的材料，可将骨折的上肢固定于胸部，骨折的下肢与对侧健肢捆绑固定。对疑有脊柱骨折者应尽量避免移动，可采用 3 人平托法或滚动法将患者移至硬担架、木板或门板。严禁一人抬头一人抬脚，或用搂抱的方法搬运，以免造成或加重脊髓损伤。颈椎损伤者需有专人托携头部并沿纵轴向上略加牵引，搬运后用沙袋或折好的衣服放在颈两侧以固定头颈部。

4. 迅速转运患者　经初步处理后，应尽快地转运至就近的医院进行治疗。

（二）非手术治疗护理/术前护理

1. 心理护理　向患者及其家属解释骨折的愈合是一个循序渐进的过程，充分固定能为骨折断端连接提供良好的条件，而正确的功能锻炼可以促进断端生长愈合和患肢功能恢复。对骨折后可能遗留残疾的患者，应鼓励其表达自己的思想，减轻患者及其家属的心理负担。

2. 疼痛护理　创伤、骨折所致疼痛多在整复固定后逐渐减轻。疼痛较轻时可鼓励患者听音乐或看电视以分散注意力，也可用局部冷敷或抬高患肢来减轻水肿以缓解疼痛，疼痛严重时可遵医嘱给予药物治疗。护理操作时动作应轻柔准确，严禁粗暴搬动骨折部位。

3. 患肢缺血护理　骨折局部内出血、包扎过紧、不正确使用止血带或患肢严重肿胀等原因均可导致患肢血液循环障碍。应严密观察肢端有无剧痛、麻木、皮温降低、皮肤苍白或青紫、脉搏减弱或消失等血液灌注不足表现，一旦出现应及时处理。若出现骨筋膜室综合征应及时切开减压，严禁局部按摩、热敷、理疗，禁止患肢高于心脏水平，以免加重组织缺血和损伤。

4. **并发症的观察和预防**　观察患者意识和生命体征，患肢远端感觉、运动和末梢血液循环等，若发现骨折早期和晚期并发症应及时报告医生，采取相应处理措施。对长期卧床患者应定时翻身叩背，鼓励咳嗽、咳痰，练习深呼吸，以防发生压疮和坠积性肺炎等并发症。对开放性骨折患者应尽早清创，有效引流，严格按无菌技术清洁伤口和更换敷料，遵医嘱使用抗生素，以预防伤口感染。骨折后遵医嘱抬高患肢或采取相应体位，保证有效固定，积极进行功能锻炼可以预防下肢深静脉血栓、急性骨萎缩和关节僵硬等并发症的发生。

5. **生活护理**　指导患者在患肢固定制动期间进行力所能及的活动，为其提供必要的帮助，如协助进食、排便和翻身等。

6. **加强营养**　指导患者进食高蛋白、高维生素、高热量食物，多饮水。增加晒太阳时间以增加骨中钙和磷的吸收，促进骨折修复。对不能到户外晒太阳的患者要注意补充钙剂等。

7. **外固定护理**　对采用石膏或牵引外固定的患者应行石膏固定或牵引的护理。

（1）石膏固定的护理：

1）石膏固定前护理：在上膏前，应向患者说明上石膏的过程及可能出现的情况，并取得配合。①患者的体位：一般将肢体放在功能位；②皮肤的护理：肢体皮肤清洁，但不需剃毛；③骨突部加衬垫：常用棉织套、纸棉、毡、棉垫等物，保护骨突部的软组织。

2）石膏固定后护理：①患者的搬动：石膏须干硬后才能搬动患者，同时，搬动时只能用手掌托起石膏而不能用手指，以免在石膏上压出凹陷，形成压迫点。石膏完全干固之后，仍需注意保护以防折断。②患肢抬高，适当衬垫给骨突部减压。四肢石膏固定后，须将患肢抬高，以利静脉血和淋巴液回流，减轻肢体肿胀。

3）促进石膏干固：石膏干固后就不易折断与变形，故应促之快干。

4）患肢的观察：石膏固定后，即要用温水将指（趾）端石膏粉迹轻轻拭去，以便观察。①凡新上石膏患者应进行临床交接班，倾听患者主诉，并观察肢端皮肤颜色、温度、肿胀、感觉及运动情况；②观察出血与血浆渗出情况；③有无感染征象：如发热、石膏内发出腐臭气味、肢体邻近淋巴结有压痛等；④预防石膏压迫形成压疮：严密观察石膏固定患肢是否有持续压痛点，警惕石膏压迫压疮的发生，必要时做石膏开窗减压；⑤预防石膏压迫而致神经麻痹。

5）压疮的预防：①定时帮助患者翻身；②局部皮肤按摩；③床单应保持清洁、平整、干燥、无碎屑。

6）石膏型的保护：①防折断；②保持清洁；③足部石膏患者绝不可以不加保护在地上行走，因为石膏被踩软即失去其固定作用。可用步行蹬或木鞋保护。

7）功能锻炼：①石膏固定后即应指导患者进行肌肉等长收缩和未固定关节的功能活动；②在病情允许情况下，鼓励患者下床活动，患者下床活动时，应先扶床站立，或沿床边行走，待适应后再扶拐行走。

（2）牵引的护理：

1）维持有效牵引：①凡新上牵引的患者，应列为交接班项目，每日检查牵引装置及效果、包扎的松紧度、有无滑脱或松动；②应保持牵引锤悬空、滑车灵活；③嘱患者及家属不要擅自改变体位，不能随便增减牵引重量；④为保持牵引的有效性，牵引绳要与患肢在一条轴线上；⑤骨牵引时注意牵引针出入口有无感染，保持针孔处清洁干燥。

2）维持有效血液循环：观察肢体远端的血液循环，有无肿胀、麻木、皮温降低、色泽改变及运动障碍，如发现异常及时报告医生给予处理。

3）生活护理：持续牵引的患者，活动不便，生活不能完全自理，应协助患者满足正常生活所需。

4）长期卧床并发症的预防：①长期卧床牵引的患者容易发生便秘，尤其是老年患者，应指导患者进食高纤维素饮食，如芹菜等。每日做腹部按摩、肛提肌收缩锻炼，防止便秘。②鼓励患者利用牵引床上吊环抬起上身，指导患者练习扩胸、深呼吸、深咳以改善肺功能，预防坠积性肺炎。③鼓励早期功能锻炼，做足底静脉泵治疗，防止下肢深静脉血栓。④注意预防足下垂，下肢牵引时，应在膝外侧垫棉垫，防止压迫腓总神经。

（三）健康指导

1. 安全指导　指导患者及家属评估家庭环境的安全性，妥善放置可能影响患者活动的障碍物，如小块地毯、散放的家具等。指导患者安全使用步行辅助器械或轮椅。行走练习需有人陪伴，以防摔倒。

2. 功能锻炼　告知患者出院后坚持功能锻炼的意义和方法，指导家属如何协助患者进行功能锻炼。

3. 定期复查　告知患者遵医嘱定期复查。如有不适，随时就诊。

（李春蓉）

任务二　常见四肢骨折患者的护理

一、肱骨干骨折

肱骨干骨折（fracture of humeral shaft）是发生在肱骨外科颈下 1 ~ 2 cm 至肱骨髁上 2 cm 段内的骨折。在肱骨干中、下 1/3 段后外侧有桡神经沟，此处骨折容易发生桡神经损伤。

（一）病因

肱骨干骨折可由直接暴力或间接暴力引起。直接暴力常由外侧打击肱骨干中部，致横形或粉碎性骨折。间接暴力常由于手部或肘部着地，外力向上传导，加上身体倾倒所产生的剪式应力，多导致中、下 1/3 骨折。有时也可因投掷运动或"掰腕"引起，多为斜形或螺旋形骨折。骨折端的移位取决于外力作用的大小、方向、骨折的部位和肌肉牵拉方向等。

（二）临床表现

1. 症状　患侧上臂出现疼痛、肿胀、皮下瘀斑，上肢活动障碍。

2. 体征　患侧上臂可见畸形，反常活动，骨摩擦感/骨擦音。若合并桡神经损伤，可出现患侧垂腕畸形，各手指掌指关节不能背伸，拇指不能伸直，前臂旋后障碍，手背桡侧皮肤感觉减退或消失。

（三）辅助检查

X线拍片可确定骨折类型、移位方向。

（四）治疗原则

1. **手法复位外固定**　在止痛、持续牵引和使肌肉放松的情况下复位，复位后可选择石膏或小夹板固定。复位后比较稳定的骨折，可用U形石膏固定。中、下段长斜形或长螺旋形骨折因手法复位后不稳定，可采用上肢悬垂石膏固定，宜采用轻质石膏，以免因重量太大导致骨折端分离。选择小夹板固定者可在屈肘90°位用三角巾悬吊，成人固定6～8周，儿童固定4～6周（图33-5）。

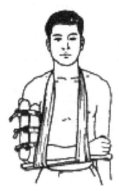

图33-5　股骨干骨折固定法

2. **切开复位内固定**　在切开直视下复位后用加压钢板螺钉内固定或带锁髓内针固定。近年来，采用有限接触钢板固定治疗肱骨干下1/3骨折，因减少了对血供的影响而降低了骨折不愈合的发生率。内固定物可在6 mon以后取出，若无不适也可不取。对于有桡神经损伤的患者，术中探查神经，若完全断裂，可一期修复桡神经。若为挫伤，神经连续性存在，则切开神经外膜，减轻神经继发性病理改变。

3. **康复治疗**　无论是手法复位外固定，还是切开复位内固定，术后均应早期进行康复治疗。在锻炼过程中，要随时检查骨折对位、对线及愈合情况。在锻炼过程中，可配合理疗、中医、中药治疗等。

（五）常见护理诊断

1. **急性疼痛**　与骨折、软组织损伤、肌痉挛和水肿有关。

2. **潜在并发症**　肌萎缩、关节僵硬。

（六）护理措施

1. **减轻疼痛**　及时评估患者疼痛程度；遵医嘱给予止痛药物；可应用无创伤性镇痛措施，如按摩、分散注意力等；在疼痛发生前或加重前遵医嘱给药，可增加治疗效果。

2. **体位**　抬高患肢，可用吊带或三角巾将患肢托起，以促进静脉回流，减轻肢体肿胀疼痛。

3. **指导功能锻炼**　复位固定后尽早开始手指、掌、腕关节屈伸活动，并进行上臂肌肉的主动舒缩运动，加强两骨折端在纵轴上的挤压力，但禁止做上臂旋转运动。2～3周后开始肩、肘关节的练习，肩部的内收、外展、旋转练习，肘关节伸屈练习，双臂上举练习，并逐渐增加活动量和活动频率。6～8周后加大活动量，以防肩关节僵硬或萎缩。

二、肱骨髁上骨折

　　肱骨髁上骨折（supracondylar fracture of humerus）是指肱骨干与肱骨髁交界处发生的骨折。肱骨髁上骨折多发生于10岁以下儿童，占小儿肘部骨折的30%～40%。在肱骨髁内前方有肱动脉和正中神经，肱骨髁的内侧和外侧分别有尺神经和桡神经，骨折断端向前移位或侧方移位时可损伤相应神经血管。在儿童期，肱骨下端有骨骺，若骨折线穿过骺板，可能影响骨骺发育，导致肘内翻或外翻畸形。

（一）病因与分类

　　肱骨髁上骨折多为间接暴力引起。根据暴力类型和骨折移位方向，可分为伸直型和屈曲型。

　　1. 伸直型　伸直型较常见。跌倒时手掌着地，肘关节处于半屈曲或伸直位，暴力经前臂向上传递，同时身体前倾，由上向下产生剪式应力，造成肱骨干与肱骨髁交界处骨折。骨折近端向前下方移位，远折端向后上方移位（图33-6）。

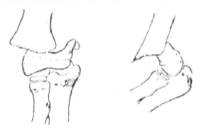

图33-6　伸直型肱骨髁上骨折

　　2. 屈曲型　跌倒时肘后方着地，肘关节处于屈曲位，外力传导致肱骨下端骨折。骨折近端向后下方移位，远端向前上方移位。很少合并神经和血管损伤。

（二）临床表现

　　1. 症状　受伤后肘部出现疼痛、肿胀和功能障碍，肘后凸起，患肢处于半屈曲位，可有皮下瘀斑。

　　2. 体征　局部明显压痛和肿胀，有骨摩擦音及反常活动，肘部可扪到骨折断端，肘后三角关系正常。若正中神经、尺神经或桡神经受损，可有手臂感觉异常和运动功能障碍。若肱动脉挫伤或受压，可因前臂缺血而表现为局部肿胀、剧痛、皮肤苍白、发凉、麻木，桡动脉搏动减弱或消失，被动伸指疼痛等。由于肘后方软组织较少，骨折断端锐利，屈曲型骨折端可刺破皮肤形成开放骨折。

（三）辅助检查

　　肘部正、侧位X线拍片能够确定骨折的存在并判断骨折移位情况。

（四）治疗原则

　　1. 手法复位外固定　对受伤时间短、局部肿胀轻、没有血液循环障碍者，可进行手法复位外固定。复位后用后侧石膏托在屈肘位固定4～5周，屈肘角度以能清晰地扪到桡动脉搏动，无感觉运动障碍为宜。伤后时间较长，局部组织损伤严重，出现骨折部严重肿胀时，应卧床休息，抬高患肢，或用尺骨鹰嘴悬吊牵引，同时加强手指活动，待 3 ~ 5 d 肿胀消退后进行手法复位。

2. 切开复位内固定　手法复位失败或有神经血管损伤者，在切开直视下复位后行内固定。

3. 康复治疗　复位固定后应严密观察肢体血液循环及手的感觉、运动的协调，鼓励患者进行功能锻炼。

伸直型肱骨髁上骨折由于近折端向前下移位，极易压迫或刺破肱动脉，加上损伤后的组织反应使局部严重肿胀，均会影响远端肢体血液循环，导致前臂骨筋膜室综合征。因此，在治疗过程中，一旦确定骨筋膜室高压存在，应实施紧急手术，充分减压，辅以脱水剂、扩张血管药等治疗，则可能预防前臂缺血性肌挛缩的发生。

（五）常见护理诊断

1. 有外周神经血管功能障碍的危险　与骨和软组织损伤、外固定不当有关。
2. 不依从行为　与患儿年龄小、缺乏对健康的正确认识有关。

（六）护理措施

1. 病情观察　肱骨髁上骨折可合并肱动脉损伤，此外，亦可合并神经损伤，其中以正中神经损伤较多见，桡神经次之，观察手部的感觉、运动情况、皮肤温度和颜色，有助于判断有无合并肱动脉及神经损伤。

（1）血管损伤：由于肱动脉受压损伤或严重的软组织损伤可引起前臂骨筋膜室综合征，如不及时处理可引起前臂缺血性挛缩，密切观察以下 5P 征象。

①剧烈疼痛（pain）：一般止痛剂不能缓解，晚期严重缺血后导致神经麻痹即转为无痛。

②肢体苍白（pallor）。

③肌肉麻痹（paralysis）：患肢进行性肿胀，肌腹处发硬，压痛明显，手指处于屈曲位，主动或被动牵拉手指时疼痛剧烈。

④感觉异常（paresthesia）：患肢出现感觉减退或消失，有套状感。

⑤无脉（pulseless）：桡动脉搏动减弱或消失，应紧急处理。

（2）神经损伤：主要因骨折局部压迫牵拉或挫伤所致，护理工作中应密切观察手部的感觉、运动，损伤数周可自行恢复。若伤后 12 周仍无恢复，结合肌电图检查结果可行手术探查，并行适当处理。

2. 体位　用吊带或三角巾将患肢托起，以减轻肢体肿胀疼痛。出现骨筋膜室综合征时，将患肢平放，严禁抬高，避免动脉压降低，肢体血液灌注量减少，加重组织缺血、缺氧。此外，患肢严禁按摩、热敷。

3. 指导功能锻炼

（1）早、中期：复位固定后当日开始做握拳、伸指练习；术后第 2 天增加腕关节屈伸活动，并进行上臂肌肉的主动舒缩运动，有利于减轻水肿；术后患肢戴前臂吊带保护，做肩部前后左右摆动；手术 1 周后增加肩部主动练习并逐渐增加运动幅度。

（2）晚期：术后 2 周即可开始肘关节活动或者遵医嘱进行肘部的伸屈练习。若患者为小儿，应耐心向患儿及其家属解释功能锻炼的重要性，指导锻炼的方法，使家属能协助进行功能锻炼。

三、前臂双骨折

尺桡骨干双骨折（double fracture of shafts of ulna and radius）较多见，占各类骨折的6%左右，以青少年多见。因骨折后常导致复杂的移位，使复位十分困难，易发生骨筋膜室综合征。

（一）病因与分类

1. 直接暴力　多由于重物直接打击、挤压或刀砍伤引起。特点为两骨同一平面的横形或粉碎性骨折，多伴有不同程度的软组织损伤，包括肌肉、肌腱断裂，神经血管损伤等，整复对位不稳定。

2. 间接暴力　常为跌倒时手掌着地，由于桡骨负重较多，暴力作用向上传导后首先使桡骨骨折，继而残余暴力通过骨间膜向内下方传导，引起低位尺骨斜形骨折。

3. 扭转暴力　跌倒时手掌着地，同时，前臂发生旋转，导致不同平面的尺桡骨螺旋形骨折或斜形骨折，尺骨的骨折线多高于桡骨的骨折线。

（二）临床表现

1. 症状　受伤后，患侧前臂出现疼痛、肿胀、畸形及功能障碍。

2. 体征　可发现畸形、反常活动、骨摩擦音或骨擦感。尺骨上1/3骨干骨折合并桡骨小头脱位，称为孟氏（Monteggia）骨折。桡骨干下1/3骨折合并尺骨小头脱位，称为盖氏（Galeazzi）骨折。

（三）辅助检查

X线拍片检查应包括肘关节或腕关节，可发现骨折部位、类型、移位方向，以及是否合并有桡骨小头脱位或尺骨小头脱位。

（四）治疗原则

1. 手法复位外固定　除了要达到良好的对位、对线以外，特别注意防止畸形和旋转。复位成功后可采用石膏固定，即用上肢前、后石膏夹板固定，待肿胀消退后改为上肢管型石膏固定，一般8～12周可达到骨性愈合。也可采用小夹板固定，即在前臂掌侧、背侧、尺侧和桡侧分别放四块小夹板并捆扎，将前臂放在防旋板上固定，再用三角巾悬吊患肢。

2. 切开复位内固定　在骨折部位选择切口，在直视下准确对位，用加压钢板螺钉固定或髓内钉固定。

（五）常见护理诊断

1. 有外周神经血管功能障碍的危险　与骨和软组织损伤、外固定不当有关。

2. 潜在并发症　肌萎缩、关节僵硬。

（六）护理措施

1. **病情观察及体位**　参见肱骨髁上骨折患者的护理。
2. **局部制动**　支持并保护患肢在复位后体位，防止腕关节旋前或旋后。
3. **指导功能锻炼**　复位固定后尽早开始手指伸屈和用力握拳活动，并进行上臂和前臂肌肉的主动舒缩运动。2周后局部肿胀消退，开始练习腕关节活动。4周以后开始练习肘关节屈曲、伸展和肩关节旋转活动，但禁止做前臂旋转活动。8～10周后拍片证实骨折已愈合，才可进行前臂旋转活动，渐进式抗阻力肌力训练及耐力训练，避免负重的日常能力训练。

四、桡骨远端骨折

桡骨远端骨折（fracture of the distal radius）是指距桡骨远端关节面3 cm以内的骨折，常见于有骨质疏松的中老年女性。

（一）病因与分类

多为间接暴力引起。跌倒时，手部着地，暴力向上传导，发生桡骨远端骨折。根据受伤的机制不同，可发生伸直型骨折和屈曲型骨折。伸直型骨折（Colles骨折）多因跌倒后手掌着地、腕关节背伸、前臂旋前而受伤。屈曲型骨折（Smith骨折）常由于跌倒后手背着地、腕关节屈曲而受伤，也可由腕背部受到直接暴力打击发生，较伸直型骨折少见。

（二）临床表现

1. **症状**　伤后腕关节局部疼痛和皮下瘀斑、肿胀、功能障碍。
2. **体征**　患侧腕部压痛明显，腕关节活动受限。伸直型骨折由于远折端向背侧移位，从侧面看腕关节呈"银叉"畸形；又由于其远折端向桡侧移位，从正面看呈"枪刺样"畸形。屈曲型骨折者受伤后腕部出现下垂畸形（图33-7）。

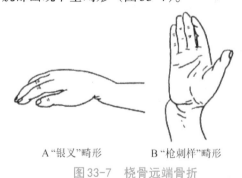

A "银叉"畸形　　　　B "枪刺样"畸形

图33-7　桡骨远端骨折

（三）辅助检查

X线拍片可见典型移位。伸直型骨折者可见骨折远端向背侧和桡侧移位，屈曲型骨折者可见骨折远端向掌侧和桡侧移位。由于屈曲型骨折与伸直型骨折移位方向相反，也称为反Colles骨折。骨折还可合并下尺桡关节损伤、尺骨茎突骨折和三角纤维软骨损伤。

（四）治疗原则

1. **手法复位外固定**　对伸直型骨折者，手法复位后在旋前、屈腕、尺偏位用超腕关节石膏绷带固定或小夹板固定2周。水肿消退后，在腕关节中立位改用前臂管型石膏或继续用小夹板固定。屈曲型骨折的治疗原则基本相同，复位手法相反。

2. 切开复位内固定　严重粉碎性骨折移位明显、手法复位失败或复位后外固定不能维持复位者，可行切开复位，用松质骨螺钉、T形钢板或钢针固定。

（五）常见护理诊断

有外周神经血管功能障碍的危险：与骨和软组织损伤、外固定不当有关。

（六）护理措施

1. 病情观察及体位　参见肱骨髁上骨折。
2. 局部制动　参见前臂双骨折。
3. 指导功能锻炼　复位固定后尽早开始手指伸屈和用力握拳活动，并进行前臂肌肉舒缩运动。肘部伸、屈，肩部内收、外展、旋转活动，避免肩手综合征。4～6周后可去除外固定，逐渐开始腕关节活动。

五、股骨颈骨折

股骨颈骨折（fracture of neck of femur）多发生在中老年人，以女性多见，常出现骨折不愈合（约15%）和股骨头缺血性坏死（20%～30%）。

（一）病因与分类

股骨颈骨折的发生常与骨质疏松导致骨质量下降有关，使患者在遭受轻微扭转暴力时即发生骨折。患者多在走路时滑倒，身体发生扭转倒地，间接暴力传导致股骨颈发生骨折。青少年股骨颈骨折较少见，常需较大暴力才会引起，且多为不稳定型。

1. 按骨折线部位分类　可分为：①股骨头下骨折；②经股骨颈骨折；③股骨颈基底骨折。前两者属于关节囊内骨折，由于股骨头的血液供应大部分中断，因而骨折不易愈合和易造成股骨头缺血坏死。基底骨折由于两骨折端的血液循环良好而较易愈合。

2. 按X线角度分类

（1）内收骨折：远端骨折线与两侧髂嵴连线的夹角（Pauwels角）大于50°。由于骨折面接触较少，容易再移位，故属于不稳定性骨折（图33-8）。

（2）外展骨折：远端骨折线与两侧髂嵴连线的夹角小于30°。由于骨折面接触多，不容易再移位，故属于稳定性骨折。

3. 按移位程度分类　常采用Garden分型，可分为：①不完全骨折；②完全骨折但不移位；③完全骨折，部分移位且股骨头与股骨颈有接触；④完全移位的骨折。

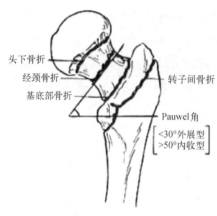

图33-8　股骨颈骨折

（二）临床表现

1. 症状　中老年人有摔倒受伤史，伤后主诉髋部疼痛，下肢活动受限，不能站立和行走。嵌插骨折患者受伤后仍能行走，但数日后髋部疼痛逐渐加重，活动后疼痛加剧，甚至完全不能行走，提示可能由受伤时的稳定骨折发展为不稳定骨折。

2. 体征　患肢缩短，出现外旋畸形，一般 $45°\sim60°$。患侧大转子突出，局部压痛和轴向叩击痛。患者较少出现髋部肿胀和瘀斑（图33-9）。

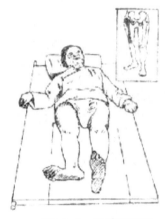

图33-9　股骨颈患肢

（三）辅助检查

髋部正侧位X线片可明确骨折的部位、类型、移位情况，是选择治疗方法的重要依据。

（四）治疗原则

1. 非手术治疗　无明显移位的骨折、外展型或嵌插型等稳定性骨折者，年龄过大、全身情况差或合并有严重心、肺、肝、肾等功能障碍者，可选择非手术治疗。患者可穿防旋鞋，下肢 $30°$，外展中立位皮肤牵引，卧床 $6\sim8$ 周。对全身情况很差的高龄患者应以挽救生命和治疗并发症为主，骨折可不进行特殊治疗。尽管可能发生骨折不愈合，但患者仍能扶拐行走。

2. 手术治疗　对内收型骨折和有移位的骨折，65岁以上老年人的股骨头下型骨折、青少年股骨颈骨折、股骨颈陈旧骨折不愈合以及影响功能的畸形愈合等，应采用手术治疗。

（1）闭合复位内固定：适用于所有类型股骨颈骨折患者。闭合复位成功后，在股骨外侧打入多根空心加压螺钉内固定或动力髋钉板固定。

（2）切开复位内固定：对闭合复位困难或复位失败者可行切开复位内固定术。经切口在直视下复位。

（3）人工关节置换术：对全身情况尚好的高龄患者股骨颈骨折，可选择单纯人工股骨头置换术或全髋关节置换术。

（五）常见护理诊断

1. 躯体活动障碍　与骨折、牵引或石膏固定有关。

2. 有失用综合征的危险　与骨折、软组织损伤或长期卧床有关。

3. 潜在并发症　下肢深静脉血栓、肺部感染、压疮、股骨头缺血坏死、骨折不愈合、关节脱位、关节感染等。

（六）护理措施

1. 护理

（1）搬运和移动：尽量避免搬运或移动患者。搬运时将髋关节与患肢整个托起，防止关节脱位或骨折断端移位造成新的损伤。在病情允许的情况下，指导患者借助吊架和床栏更换体位、坐起、转移到轮椅上，以及使用助行器、拐杖行走的方法。

（2）并发症的预防与观察参见本项目任务一。

2. 健康指导

（1）非手术治疗者：卧床期间保持患肢外展中立位，即平卧时两腿分开30°，两腿间放T形枕，脚尖向上或穿"丁"字鞋。不可使患肢内收或外旋，坐起时不能交叉盘腿，以免发生骨折移位。翻身过程应由护士或家属协助，使患肢在上且始终保持外展中立位，然后在两大腿之间放T形枕以防内收。指导患肢股四头肌等长收缩、踝关节和足趾屈伸旋转运动，以防止下肢深静脉血栓、肌萎缩和关节僵硬。在锻炼患肢的同时，指导患者进行双上肢及健侧下肢全范围关节活动和功能锻炼。

一般8周后复查X线片，若无异常可去除牵引后在床上坐起；3 mon后骨折基本愈合，可先扶双拐患肢不负重活动，后逐渐换单拐部分负重活动；6 mon后复查X线检查显示骨折愈合牢固后，可完全负重行走。

（2）内固定治疗者：卧床期间不可使患肢内收，坐起时不能交叉盘腿。若骨折复位良好，术后早期即可扶双拐下床活动，逐渐增加负重，X线检查证实骨折愈合后可弃拐负重行走。

（3）人工关节置换者：卧床期间两腿间垫T形枕，保持患肢外展中立位，同时进行患肢股四头肌等长收缩、踝关节和足趾屈伸旋转运动。骨水泥型假体置换者术后第1日，即可遵医嘱进行床旁坐、站及助行器行走练习。生物型假体置换者一般于术后1周开始逐步行走练习。根据患者个体情况不同，制订具体康复计划，如果活动后感到关节持续疼痛和肿胀，说明练习强度过大。在手术后3 mon，关节周围软组织没有充分愈合，为避免关节脱位，应尽量避免屈髋大于90°和下肢内收超过身体中线。因此，应避免下蹲、坐矮凳、坐沙发、跪姿、盘腿、过度内收或外旋、交叉腿站立、跷二郎腿或过度弯腰拾物等动作，侧卧时应健肢在下，患肢在上，两腿间夹T形枕。此间排便时应使用加高的坐便器，可以坐高椅、散步、骑车、跳舞和游泳等，上楼时健肢先上，下楼时患肢先下。另外，嘱患者尽量不做或少做有损人工关节的活动，如爬山、跑步等。避免在负重状态下反复做髋关节伸屈动作，或做剧烈跳跃和急停、急转运动。肥胖患者应控制体质量，避免过多负重。

若手术后关节持续肿胀疼痛，伤口有异常液体溢出，皮肤发红，局部皮温较高，应警惕是否为关节感染。若人工关节置换术多年后关节松动或磨损，可在活动时出现关节疼痛、跛行、髋关节功能减退。若患者摔倒或髋关节扭伤后髋部不能活动，伴有疼痛，双下肢不等长，可能是出现了关节脱位。嘱患者出现以上情况应尽快就诊。

六、股骨干骨折

股骨干骨折（fracture of the shaft of the femur）是指股骨转子以下、股骨髁以上部位的骨折，约占全身各类骨折的6%，多见于青壮年。股骨干血运丰富，一旦骨折常有大量失血。骨折也对股部肌肉有所损伤，使肌肉功能发生障碍，从而导致膝关节屈伸活动受限。

（一）病因与分类

股骨是人体最粗、最长、承受应力最大的管状骨，遭受强大暴力才能发生股骨干骨折，同时也使骨折后的愈合与重塑时间延长。直接暴力容易引起股骨干的横形或粉碎性骨折，软组织损伤较重；间接暴力常导致股骨干斜形或螺旋形骨折，软组织损伤较轻。

1. 股骨上1/3骨折　由于髂腰肌、臀中肌、臀小肌和外旋肌的牵拉，使近折端向前、外及外旋方向移位；远折端则由于内收肌的牵拉而向内、后方向移位；由于股四头肌、阔筋膜张肌及内收肌的共同作用而有缩短畸形。

2. 股骨中1/3骨折　由于内收肌群的牵拉，可使骨折向外成角。

3. 股骨下1/3骨折　远折端由于腓肠肌的牵拉以及肢体的重力作用而向后方移位，压迫或损伤腘动脉、腘静脉、胫神经或腓总神经；又由于股前、外、内的肌肉牵拉的合力，使近折端向前上移位，形成短缩畸形。股骨干骨折移位的方向除受肌肉牵拉影响外，还与暴力作用的方向和大小、肢体位置、急救搬运等多种因素有关。

（二）临床表现

1. 症状　受伤后患肢疼痛、肿胀，远端肢体异常扭曲，不能站立和行走。

2. 体征　患肢明显畸形，可出现反常活动、骨擦音。股骨干骨折因失血量较多，可能出现休克表现；若骨折损伤腘动脉、腘静脉、胫神经或腓总神经，可出现远端肢体相应的血液循环、感觉和运动功能障碍。

（三）辅助检查

X线正、侧位拍片可明确骨折的准确部位、类型和移位情况。

（四）治疗原则

1. 非手术治疗

（1）皮牵引：儿童股骨干骨折多采用手法复位、小夹板固定、皮肤牵引维持方法治疗。3岁以下儿童则采用垂直悬吊皮肤牵引，即将双下肢向上悬吊，牵引重量应使臀部离开床面有患儿一拳大小的距离。

（2）骨牵引：成人股骨干骨折闭合复位后，可采用Braun架固定持续牵引或Thomas架平衡持续牵引，一般需持续牵引8～10周。近几年，也有采用手法复位、外固定器固定方法治疗（图33-10）。

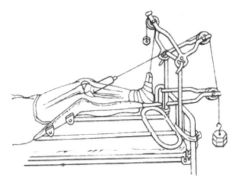

图33-10　固定持续牵引

2. 手术治疗　非手术疗法失败、多处骨折、合并神经血管损伤、老年人不宜长期卧床者、陈旧骨折不愈合或有功能障碍的畸形愈合等患者，可行切开复位内固定。加压钢板螺钉内固定是较常用的方法，带锁髓内钉固定是近几年出现的固定新方法。

（五）常见护理诊断

1. 潜在并发症　低血容量性休克。
2. 躯体活动障碍　与骨折或牵引有关。

（六）护理措施

1. 病情观察　由于股骨干骨折失血量较大，应观察患者有无脉搏增快、皮肤湿冷、血压下降等低血容量性休克表现。因骨折可损伤下肢重要神经或血管，应观察患肢血液供应，如足背动脉搏动和毛细血管充盈情况，并与健肢比较，同时观察患肢是否出现感觉和运动功能障碍等。一旦出现异常，及时报告医生并协助处理。

2. 牵引护理　参照本项目任务一。

3. 健康教育

（1）指导功能锻炼：非手术患者，患肢复位固定后，可在维持牵引条件下做股四头肌等长舒缩运动，并活动足部、踝关节。在X线摄片证实有牢固的骨折愈合后，才能取消牵引，进行较大范围的运动。有条件时，也可在牵引8～10周后，改用外固定器保护，早期不负重活动，以后逐渐增加负重。术后的患者，疼痛减轻后，即可开始进行股四头肌的等长舒缩及踝关节和足部其他小关节活动。协助患者扶拐下地时，患肢不负重，并注意保护，以防跌倒。

（2）出院指导：遵医嘱定期复查，如有不适及时就诊。

七、胫腓骨干骨折

胫腓骨干骨折（fracture of the tibia and fibula）是指胫骨平台以下至踝以上部分发生的骨折，占全身各类骨折的13%～17%，是长骨骨折中最常见的一种，以青壮年和儿童居多。

（一）病因与分类

1. 病因

（1）直接暴力：多为重物撞击、车轮辗轧等直接暴力损伤，可引起胫腓骨同一平面的横形、短斜形或粉碎性骨折。

（2）间接暴力：多在高处坠落后足着地，身体发生扭转所致，可引起胫骨、腓骨螺旋形或斜形骨折，软组织损伤较小，腓骨的骨折线常高于胫骨骨折线。儿童胫腓骨干骨折常为青枝骨折。

2. 分类　胫腓骨骨干骨折可分为：①胫腓骨干双骨折；②单纯胫骨干骨折；③单纯腓骨骨折。前者最多见，由于所受暴力大，骨和软组织损伤重，并发症多，治疗较困难。后两者少见，常因直接暴力引起，移位少，预后较好。

（二）临床表现

1. 症状　患肢局部疼痛、肿胀，不敢站立和行走。

2. 体征　患肢可有反常活动和明显畸形。由于胫腓骨表浅，骨折常合并软组织损伤，形成开放性骨折，可见骨折端外露。胫骨上1/3段骨折可致胫后动脉损伤，引起下肢严重缺血甚至坏死。胫骨中1/3段骨折可引起骨筋膜室压力升高，胫前区和腓肠肌区张力增加。胫骨下1/3段骨折由于血运差，软组织覆盖少，容易发生延迟愈合或不愈合。腓骨颈有移位的骨折可损伤腓总神经，出现相应感觉和运动功能障碍。

（三）辅助检查

X线检查应包括膝关节和踝关节，可确定骨折的部位、类型和移位情况。

（四）治疗原则

目的是矫正畸形，恢复胫骨上、下关节面的平行关系，恢复肢体长度。

1. 非手术治疗

（1）手法复位外固定：稳定的胫骨干横行骨折或短斜形骨折可在手法复位后用小夹板或石膏固定，6～8周可扶拐负重行走。单纯胫骨干骨折由于有完整腓骨的支撑，石膏固定6～8周后可下地活动。单纯腓骨干骨折若不伴有胫腓上、下关节分离，也无须特殊治疗。为减少下地活动时疼痛，用石膏固定3～4周。

（2）牵引复位：不稳定的胫腓骨干双骨折可采用跟骨结节牵引，6周后去除牵引，改用小腿功能支架固定，或行长腿石膏固定，可下地负重行走。

2. 手术治疗　手法复位失败、损伤严重或开放性骨折者应切开复位或行闭合复位外固定架固定术。若固定牢固，手术4～6周后可负重行走。

（五）常见护理诊断

1. 有外周神经血管功能障碍的危险　与骨和软组织损伤、外固定不当有关。

2. 潜在并发症　肌萎缩、关节僵硬。

（六）护理措施

1. 病情观察

（1）较重的患者要进行生命体征、神志的观察，做好观察记录，及时执行医嘱，给予补液、补血、补充血容量等。必要时监测中心静脉压及记录24 h体液出入量，危重患者应及早送入ICU监护。对于意识、呼吸障碍者，必要时施行气管切开，给予吸氧或人工呼吸。伴发休克时，按休克患者护理。

（2）肢体肿胀的患者，注意观察足趾末梢血运情况，警惕小腿骨筋膜室综合征的发生，密切观察5P征象。

（3）腓骨颈有移位的患者可引起腓总神经的损伤，注意观察是否出现足背屈、外翻功能障碍，呈内翻下垂畸形。

2. 指导功能锻炼　复位固定后尽早开始趾间和足部关节的屈伸活动，做股四头肌等长舒缩运动以及髌骨的被动运动。有夹板外固定者可进行踝关节和膝关节活动，但禁止在膝关节伸直情况下旋转大腿，以防发生骨不连。去除牵引或外固定后遵医嘱进行踝关节和膝关节的屈伸练习和髋关节各种运动，逐渐下地行走。

（李春蓉）

任务三　脊柱骨折和脊髓损伤患者的护理

一、熟悉解剖生理概要

每块脊椎骨分为椎体与附件两部分。可以将整个脊柱分成前、中、后3柱。前柱即椎体的前2/3，纤维环的前半部分和前纵韧带；中柱即椎体的后1/3，纤维环的后半部分和后纵韧带；后柱即后关节囊，黄韧带，骨性神经弓，棘上韧带，棘间韧带和关节突集中，中柱和后柱包裹了脊髓和马尾神经，此处损伤可以累及神经系统，特别是中柱的损伤，碎骨片和髓核组织可以突入椎管的前半部导致脊髓损伤，因此，对每个脊柱骨折患者都必须了解有无中柱损伤。胸腰段脊柱（$T_{10} \sim L_2$）处于两个生理弧度的交会处，是应力集中部位，因此，该处骨折十分常见。

二、脊柱骨折

脊柱骨折（fracture of the spine）占全身骨折的5%～6%，其中以胸、腰段脊柱骨折最多见。脊柱骨折可以并发脊髓或马尾神经损伤，特别是颈椎骨折—脱位合并有脊髓损伤者，往往能严重致残甚至危及生命。

（一）病因与分类

多数脊柱骨折因间接暴力引起，少数为直接暴力所致。间接暴力多见于从高处坠落后头、肩、臀或足部着地，由于地面对身体的阻挡，使暴力传导致脊柱骨折。直接暴力所致的脊柱骨折多见于战伤、爆炸伤、直接撞伤等。

1. 胸腰椎骨折的分类　胸腰椎骨折可以有以下六种类型的损伤。

（1）单纯性楔形压缩性骨折：脊柱前柱损伤的结果。

（2）稳定性爆破型骨折：脊柱前柱和中柱损伤的结果。

（3）不稳定性爆破型骨折：前、中、后3柱同时损伤的结果。

（4）Chance骨折：为椎体水平状撕裂性损伤。

（5）屈曲—牵拉型损伤：前柱部分因压缩力量而损伤，中、后柱则因牵拉的张力而损伤。

（6）脊柱骨折—脱位：又名移动性损伤。此类损伤极为严重，伴脊髓损伤，预后差。

2. 颈椎骨折的分类

（1）屈曲型损伤：前柱压缩、后柱牵张损伤的结果。

①前方半脱位（过屈型扭伤）：脊椎后柱韧带破裂的结果。

②双侧脊椎间关节脱位：因过度屈曲后中、后柱韧带断裂，大多有脊髓损伤。

③单纯性楔形（压缩性）骨折：较多见，尤其多见于骨质疏松者。

（2）垂直压缩损伤：多见于高空坠落或高台跳水者。

①第1颈椎双侧性前、后弓骨折：又名Jefferson骨折。

②爆破型骨折：为下颈椎椎体粉碎性骨折。

（3）过伸损伤：

①过伸性脱位：最常发生于急刹车或撞车时，惯性迫使头部过度仰伸后又过度屈曲，使颈椎发生严重损伤。

②损伤性枢椎椎弓骨折：目前多发生于高速公路上的交通事故。

（4）齿状突骨折：受伤机制尚不清楚。

（二）临床表现

1. 症状

（1）局部疼痛：颈椎骨折者可有颈部疼痛，活动受限。若压迫脊髓，则可出现截瘫、呼吸困难、大小便失禁等，甚至危及生命。胸腰椎损伤后，局部疼痛，椎旁肌紧张，腰背活动受限，不能翻身起立。

（2）腹痛、腹胀：腹膜后血肿刺激了腹腔神经节，常出现腹痛、腹胀、肠蠕动减慢等症状。

2. 体征

（1）局部压痛和肿胀：后柱损伤时中线部位有明显压痛、叩击痛，局部肿胀。

（2）活动受限和脊柱畸形：颈、胸、腰段骨折患者常有活动受限，胸腰段脊柱骨折时常可触到后凸畸形。严重者常合并脊髓损伤，造成截瘫。

（三）辅助检查

1. X线　是首选的检查方法，有助于明确骨折的部位、类型和移位情况。

2. CT　凡有中柱损伤或有神经症状者均须作CT检查，可以显示出椎体的骨折情况、椎管内有无出血和碎骨片。

3. MRI　便于观察和确定脊髓损伤的程度和范围。

（四）治疗原则

1. 急救搬运　脊柱损伤患者伴有颅脑、胸、腹腔脏器损伤或并发休克时，首先抢救生命，但不忘保护脊柱。

2. 卧硬板床 胸腰椎单纯压缩骨折时，若椎体压缩高度不到1/5或患者年老体弱，不可卧于软床。

3. 复位固定 对颈椎半脱位者应予以颈托固定 3 mon，以防迟发性并发症。稳定型的颈椎骨折，轻者可采用枕颌带卧位牵引复位，牵引重量3 kg；明显压缩移位者采用持续颅骨牵引复位（图33-11），牵引重量3~5 kg，必要时可增加到6~10 kg。待X线片证实已复位，可改用头颈胸石膏固定约 3 mon，石膏干硬后即可起床活动。胸腰椎单纯压缩骨折时，椎体压缩高度超过1/5的青少年及中年患者可用两桌法或双踝悬吊法过仰复位，复位后即包过伸位石膏背心。石膏干硬后，鼓励患者起床活动，固定约 3 mon。在此期间每日做腰背肌锻炼，并逐日增加锻炼时间。对有神经症状、骨折块挤入椎管内以及不稳定性骨折等损伤严重的患者，应行切开复位内固定术。

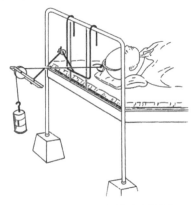

图33-11 颅骨牵引固定

4. 腰背肌锻炼 单纯压缩骨折患者卧床3 d后开始腰背部肌肉锻炼，利用背伸肌的肌力和背伸姿势使脊柱过伸，借助椎体前方的前纵韧带和椎间盘纤维环的张力，使压缩的椎体自行复位，恢复原状。严重的胸腰椎骨折和骨折脱位者也应进行腰背肌功能锻炼。

（五）常见护理诊断

1. 有皮肤完整性受损的危险 与活动障碍和长期卧床有关。
2. 潜在并发症 脊髓损伤。
3. 有失用综合征的危险 与脊柱骨折长期卧床有关。

（六）护理措施

1. 预防压疮

（1）定时翻身：是有效预防压疮的关键，故在卧床期间应间隔2~3 h翻身1次。对于骨折稳定的患者，翻身时采用轴线翻身法：胸腰段骨折者双臂交叉放于胸前，两护士分别托挟患者肩背部和腰腿部翻至侧卧位；颈椎骨折患者翻身时还需一人托挟头部，使其与肩部同时翻动；侧卧时，保持骨折部位稳定，后背部可垫枕头抵住脊柱，以免胸腰部扭曲，上腿屈髋屈膝而下腿伸直，两腿间垫枕以防髋内收。颈椎骨折患者遵医嘱佩戴颈托，限制颈部活动，防止再损伤。

（2）合适的床铺：床单应保持清洁、平整、干燥，使患者舒适；根据骨折情况可选择使用气垫床。

（3）增加营养：保证足够的营养摄入，提高机体抵抗力。

（4）新型敷料应用：对于消瘦、营养不良、老年患者等，骨突处可给予水胶体敷料保护。

2. 脊髓损伤的观察和预防　观察患者肢体感觉、运动、反射和括约肌功能是否随着病情发展而变化，及时发现脊髓损伤征象，报告医生并协助处理。尽量减少搬运患者，搬运时保持患者的脊柱稳定，以免造成或加重脊髓损伤。

3. 指导功能锻炼　脊柱骨折后长期卧床可导致失用综合征，故应根据骨折部位、程度和康复治疗计划，指导和鼓励患者早期活动和功能锻炼。骨折稳定后，遵医嘱及早开始腰背部肌肉锻炼（飞燕式、五点式、四点式、三点式），开始时臀部左右移动，然后要求做背伸动作，使臀部离开床面，随着腰背肌力量的增加，臀部离开床面的高度也逐渐增高。2 mon 后骨折基本愈合，可佩戴支具下地活动但仍以卧床休息为主。3 mon 后逐渐增加下地活动时间，仍以腰背肌锻炼为主，并进行全身各关节的锻炼和日常活动能力的训练，以满足其生活所需。

三、脊髓损伤

脊髓损伤（femoral neck fracture）是脊柱骨折的严重并发症，由于椎体的移位或碎骨片突出于椎管内，使脊髓或马尾神经产生不同程度的损伤，多发生于颈椎下部和胸腰段。

（一）病理

脊髓位于椎管内，上端于枕骨大孔处与延髓相接，下端以脊髓圆锥终止于第1腰椎下缘水平。实际上脊髓仅占据椎管的上2/3，全长为40～45 cm。新生儿可达第3腰椎水平。

脊髓表面无明显的节段性，但内部结构有节段性。通常把每一对脊神经根附着的一段脊髓称为一个脊髓节段。脊髓共分31个节段，包括颈髓8节、胸髓12节、腰髓5节、骶髓5节和1个尾节。成人椎骨与脊髓节段不相对应，一般脊髓节段高于相应的椎骨。

根据脊髓损伤的部位和程度可出现不同病理变化。

1. 脊髓震荡（concussion of spinal cord）　损伤平面以下感觉、运动、反射及括约肌功能全部丧失，在数分钟或数小时内即可完全恢复。

2. 脊髓挫伤　脊髓挫伤是脊髓的实质性破坏，脊髓内可有出血、水肿、神经细胞破坏和神经传导纤维束的中断。

3. 脊髓断裂　脊髓的连续性中断，脊髓断裂后恢复无望，预后极差。

4. 脊髓受压　骨折移位，碎骨片与破碎的椎间盘挤入椎管内可以直接压迫脊髓，而皱褶的黄韧带与急速形成的血肿也可以压迫脊髓，产生一系列病理变化。

5. 马尾神经损伤（cauda equina injury）　第2腰椎以下骨折脱位可产生马尾神经损伤，但马尾神经完全断裂者少见。此外，各种较重的脊髓损伤后均可立即发生损伤平面以下弛缓性瘫痪，这是脊髓失去高级中枢控制的一种病理生理现象，称之为脊髓休克（spinal shock）。2～4周后可根据脊髓实质性损害程度的不同而发生损伤平面以下不同程度的痉挛性瘫痪。因此，脊髓休克与脊髓震荡是两个完全不同的概念。

（二）临床表现

脊髓损伤可因损伤部位和程度不同而表现不同。

1. 脊髓损伤　在脊髓休克期间表现为受伤平面以下弛缓性瘫痪，运动、反射及括约肌功能丧失，有感觉丧失平面及大小便不能控制。2～4周后逐渐演变成痉挛性瘫痪，表现为肌张力增高，腱反射亢进，并出现病理性锥体束征。胸腰段脊髓损伤使下肢的感觉与运动功能产生障碍，称为截瘫（paraplegia）。颈段脊髓损伤后，双上肢也有神经功能障碍，称为四肢瘫痪（quadriplegia）。上颈椎损伤时四肢均为痉挛性瘫痪，下颈椎损伤时由于脊髓颈膨大部位和神经根的毁损，上肢表现为弛缓性瘫痪，下肢仍为痉挛性瘫痪。

2. 脊髓圆锥损伤　正常人脊髓终止于第1腰椎体下缘，因此，第1腰椎骨折可发生脊髓圆锥损伤，表现为会阴部皮肤鞍状感觉缺失，括约肌功能丧失致大、小便不能控制和性功能障碍，双下肢的感觉和运动仍保持正常。

3. 马尾神经损伤　表现为损伤平面以下弛缓性瘫痪，有感觉及运动功能障碍及括约肌功能丧失，肌张力降低，腱反射消失。

（三）辅助检查

参见脊柱骨折部分相关内容。

（四）治疗原则

1. 非手术治疗

（1）固定和制动：一般先采用枕颌带牵引或持续颅骨牵引，以防因损伤部位移位而产生脊髓再损伤。

（2）减轻脊髓水肿和继发性损害：

①激素治疗：遵医嘱给予地塞米松10～20 mg静脉滴注，连续应用3～7 d后，改为口服，3次/d，每次0.75 mg，维持2周左右。

②脱水治疗：遵医嘱给予体积分数为20%的甘露醇250 mL静脉滴注，2次/d，连续3～5 d。

③甲泼尼龙冲击疗法：遵医嘱伤后8 h内应用甲泼尼龙30 mg/kg 1次给药，15 min静脉注射完毕，休息45 min，在以后23 h内以5.4 mg/（kg·h）剂量持续静脉滴注。

④高压氧治疗：是促进脊髓损伤患者功能缺损恢复的有效方法，一般伤后4～6 h内应用。

2. 手术治疗　目前，医学水平还难以使损伤的脊髓完全恢复功能，手术只能解除对脊髓的压迫和恢复脊柱的稳定性。部分不完全性瘫痪者手术后截瘫指数至少可提高1级，但对于完全性瘫痪者作用有限。

手术方式视骨折的类型和程度而定。手术指征包括：①脊柱骨折—脱位有关节突交锁者；②脊柱骨折复位不满意或仍有脊柱不稳定因素存在者；③影像学显示有碎骨片凸出至椎管内压迫脊髓者；④截瘫平面不断上升，提示椎管内有活动性出血者。

（五）护理评估

1. 术前评估

（1）健康史：评估患者是否有严重外伤史，如高空坠落、重物撞击等；应详细了解患者受伤的时间、原因和部位，受伤时的体位、症状和体征，搬运方式、现场及急诊室急救情况，有无昏迷史和其他部位复合伤等；评估患者既往健康状况，有无脊柱受伤或手术史，近期是否因其他疾病而服用激素类药物，以及应用的剂量、时间和疗程。

（2）身体状况：

①症状：评估患者有无受伤平面以下弛缓性瘫痪，运动、反射及括约肌功能丧失，是否出现大、小便失禁等症状。

②体征：评估患者有无皮肤组织破损，肤色和皮温改变，活动性出血及其他复合型损伤的迹象；患者腹部是否有腹胀和麻痹性肠梗阻征象。

脊髓功能丧失程度评估：可以用截瘫指数来表示，"0"代表功能完全正常或接近正常，"1"代表功能部分丧失，"2"代表功能完全丧失或接近完全丧失。一般记录肢体自主运动、感觉及两便的功能情况，相加后即为该患者的截瘫指数，范围在0~6。截瘫指数可以大致反映脊髓损伤的程度、发展情况，便于记录，还可比较治疗效果。

③辅助检查：评估影像学检查和实验室检查结果有无异常，以帮助判断病情和预后。

（3）心理—社会状况：评估患者和家属对疾病的心理承受能力，以及对相关康复知识的认知和需求程度。

2. 术后评估

（1）患者躯体感觉、运动和各项生理功能恢复情况。

（2）患者有无呼吸系统或泌尿系统功能障碍、压疮等并发症发生。

（3）患者是否按计划进行功能锻炼，有无活动障碍引起的并发症。

（六）常见护理诊断

1. 低效性呼吸形态　与脊髓损伤、呼吸肌无力、呼吸道分泌物存留有关。

2. 有体温失调的危险　与脊髓损伤、自主神经系统功能紊乱有关。

3. 尿潴留　与脊髓损伤、逼尿肌无力有关。

4. 便秘　与脊髓神经损伤、液体摄入不足、饮食和活动受限有关。

5. 有皮肤完整性受损的危险　与肢体感觉及活动障碍有关。

（七）护理目标

（1）患者呼吸道通畅，能够维持正常呼吸功能。

（2）患者体温保持在正常范围。

（3）患者能有效排尿或建立膀胱的反射性排尿功能。

（4）患者能有效排便。

（5）患者皮肤清洁、完整，未发生压疮。

（八）护理措施

1. 非手术治疗护理/术前护理

（1）心理护理：帮助患者掌握正确的应对技巧，提高其自我护理能力，发挥其最大潜能。家庭成员和医务人员应相信并认真倾听患者的诉说。可让患者和家属参与制订护理计划，帮助患者建立有效的社会支持系统，包括家庭成员、亲属、朋友、医务人员和同事等。

（2）甲泼尼龙冲击疗法的护理：行甲泼尼龙冲击治疗时，应严格遵医嘱执行，同时，必须使用心电监护仪和输液泵，密切观察患者的生命体征；观察患者有无消化道出血、心律失常等并发症。

（3）并发症的预防和护理：

1）呼吸衰竭与呼吸道感染：呼吸衰竭与呼吸道感染是颈脊髓损伤的严重并发症。颈脊髓损伤时，由于肋间神经支配的肋间肌完全麻痹，胸式呼吸消失，患者能否生存，很大程度上取决于腹式呼吸是否存在。支配膈肌的膈神经由颈髓3~5节段组成，其中颈4是主要成分，因此，损伤越接近颈4，膈神经麻痹引起的膈肌运动障碍导致呼吸衰竭的危险越大。另外，任何阻碍膈肌活动和呼吸道通畅的原因均可导致呼吸衰竭，如脊髓水肿继续上升至近颈4节段、痰液阻塞气管、肠胀气和便秘等。

呼吸道感染是晚期死亡常见原因。由于呼吸肌力量不足，或者患者因怕痛不敢深呼吸和咳嗽，使呼吸道的阻力增加，分泌物不易排出，久卧者容易产生坠积性肺炎。一般在1周内便可发生呼吸道感染，吸烟者更易发生。患者常因呼吸道感染难以控制或痰液堵塞气管窒息而死亡。

护理中应注意维持有效呼吸，防止呼吸道感染：

①病情观察：观察患者的呼吸功能，如呼吸频率、节律、深浅，有无异常呼吸音，有无呼吸困难表现等。若患者呼吸 >22次/min、鼻翼扇动、摇头挣扎、嘴唇发绀等，则应立即吸氧，寻找和解除原因，必要时协助医生行气管插管、气管切开或呼吸机辅助呼吸等。

②吸氧：根据血气分析结果调整吸氧浓度、流量和持续时间，改善机体的缺氧状态。不用重量沉的棉被压盖胸腹，以免影响患者呼吸。

③减轻脊髓水肿：遵医嘱给予地塞米松、甘露醇、甲泼尼龙等治疗，以避免因进一步脊髓损伤而抑制呼吸功能。

④保持呼吸道通畅：预防因气道分泌物阻塞而并发坠积性肺炎和肺不张。指导患者深呼吸和有效咳嗽，间隔2h协助翻身叩背1次，遵医嘱给予雾化吸入，经常做深呼吸和上肢外展运动，以促进肺膨胀和有效排痰。对不能自行咳嗽咳痰或有肺不张者及时吸痰，对气管插管或气管切开者做好相应护理。

⑤控制感染：已经发生肺部感染者应遵医嘱选用合适的抗生素，注意保暖。

2）高热和低温：颈脊髓损伤后，自主神经系统功能紊乱，受伤平面以下毛细血管网舒张而无法收缩，皮肤不能出汗，对气温的变化丧失了调节能力。室温 >32 ℃时，闭汗使患者容易出现高热（>40 ℃）；若未有效保暖，大量散热也可使患者出现低温（<35 ℃），这些都是病情危险的征兆。

患者体温升高时，应以物理降温为主，如冰敷、酒精或温水擦浴、冰盐水灌肠等，必要时给予输液和冬眠药物。夏季将患者安置在阴凉或设有空调的房间。对低温患者应以物理复温为主，如使用电热毯、热水袋或电烤架等逐渐复温，但要防止烫伤，同时注意保暖。

3）尿潴留和泌尿系统感染：排尿的脊髓反射中枢在 S_2 ~ S_4，位于脊髓圆锥内。圆锥以上脊髓损伤者由于尿道外括约肌失去高级神经支配，不能自主放松，因而可出现尿潴留；圆锥损伤者则因尿道外括约肌放松，出现尿失禁。由于患者需长期留置导尿管，容易发生泌尿系统感染与结石。

其主要护理措施包括：

①留置导尿或间歇导尿：在脊髓休克期应留置导尿，持续引流尿液并记录尿量，以防膀胱过度膨胀。2~3周后改为间隔4~6h开放1次尿管，或白天4h导尿1次，晚间6h导尿

1次，以防膀胱萎缩。

②排尿训练：根据脊髓损伤部位和程度不同，3周后部分患者排尿功能可逐渐恢复，但脊髓完全性损伤者则需要进行排尿功能训练。当膀胱胀满时，鼓励患者增加腹压，用右手由外向内按摩下腹部，待膀胱缩成球状，紧按膀胱底向前下方挤压，在膀胱排尿后用左手按在右手背上加压，待尿不再流出时，可松手再加压1次，将尿排尽，训练自主性膀胱排尿，争取早日拔去导尿管，这种方法对马尾神经损伤者特别有效。同时，根据患者病情训练膀胱的反射排尿功能。

③预防感染：鼓励患者多饮水，每日饮水量在3 000 mL以上，但对于低钠血症者，应遵医嘱限制饮水；尽量排尽尿液，减少残余尿；每日清洁会阴部；根据需要更换尿袋及导尿管；必要时做膀胱冲洗，以冲出膀胱中积存的沉渣；定期检查残余尿量、尿常规和中段尿培养，及时发现泌尿系统感染征象。一旦发生感染，报告医生及时处理。须长期留置导尿管而又无法控制泌尿系统感染者，应教会患者遵循无菌操作法进行间歇导尿，也可做永久性耻骨上膀胱造瘘术。

4）便秘：脊髓损伤后，胃肠功能紊乱，胃肠蠕动减慢，加之饮食不科学、不良心理因素、排便体位的改变等都可导致患者便秘。脊髓损伤72 h内患者易发生麻痹性肠梗阻或腹胀。

护士应指导患者多食富含膳食纤维的食物、新鲜水果和蔬菜，多饮水。在餐后30 min做腹部顺时针按摩，沿大肠走行的方向，以刺激肠蠕动。对顽固性便秘者可遵医嘱给予灌肠或缓泻剂。部分患者通过持续的训练可逐渐建立起反射性排便，方法为用手指按压肛门周围或者扩张肛门，刺激括约肌，反射性地引起肠蠕动。当反射建立后用手指按压肛门时即可有大便排出。

5）压疮：参见脊柱骨折患者的护理。

2. 术后护理

（1）体位：瘫痪肢体保持关节功能位，防止关节屈曲、过伸或过展。可用矫正鞋或支足板固定足部，以防足下垂。

（2）观察感觉与运动功能：脊髓受手术刺激易出现水肿反应，术后严密观察躯体及肢体感觉、运动情况；当出现瘫痪平面上升、肢体麻木、肌力减弱或不能活动时，应立即报告医生，及时处理。

（3）引流管护理：观察引流液的量、颜色与性质，保持引流通畅，以防积血压迫脊髓。

（4）活动：对于瘫痪肢体应每日做被动的全范围关节活动和肌肉按摩，以防止肌萎缩和关节僵硬，减少截瘫后并发症。对于未瘫痪部位，可以通过举哑铃和拉拉力器等方法增强上肢力量，通过挺胸和俯卧撑等增加背部力量，为今后的自理活动做准备，增强患者的信心和对生活的热爱。

（5）并发症的预防与护理：参见术前患者的护理。

3. 健康指导

（1）功能锻炼：指导适当功能锻炼是促进脊髓损伤后肢体功能恢复的有效手段之一。脊髓损伤患者的功能恢复和住院时间与康复计划实施有关，康复实施越早，所需住院时间越短，功能恢复越多，并发症越少。功能锻炼采取主动锻炼与被动锻炼相结合。

①主动锻炼：指导和协助患者进行未瘫痪肌的主动锻炼，指导患者利用哑铃或拉簧锻炼上肢力量，在床上可练习自己搬动下肢翻身，练习坐起或坐稳；坐位练习嘱患者练习脱

衣裤、袜子、鞋子等，双上肢撑起躯干，搬动肢体，下肢穿脱支具；站立练习指导患者扶床站立，戴支具站立、站稳，不戴支具站立、站稳；从床上到轮椅，从轮椅上床，在轮椅上完成各种生活需要的动作，如洗漱等。

②被动锻炼：被动锻炼瘫痪肌，瘫痪肢体如长久在某一位置上不活动，该肢体将发生畸形、挛缩。如下肢截瘫患者卧床时，为防止肌肉萎缩，每日被动活动下肢关节，踝关节可行背屈、内收、外展，膝关节可行伸屈活动，髋关节先行屈髋运动，再行内收外展活动。不做被动活动时，应保持瘫痪肢体关节处于功能位。定期按摩下肢肌肉，按摩的手法应刚柔适度，循序渐进。

（2）出院指导：若出现原有脊髓损伤症状加重或并发症时，应立即就诊。

（李春蓉）

任务四　骨盆骨折患者的护理

在躯干骨损伤中，骨盆骨折（fracture of the pelvic）的发生率仅次于脊柱损伤，常合并静脉丛和动脉大量出血，以及盆腔内脏器的损伤。

一、病因

骨盆骨折多由直接暴力挤压骨盆所致。年轻人骨盆骨折主要是由于交通事故和高处坠落引起，老年人最常见的原因是摔倒。

二、分类

1. 按骨折位置与数量分类

（1）骨盆边缘撕脱性骨折：发生于肌肉猛烈收缩而造成骨盆边缘肌肉附着点撕脱性骨折，骨盆环不受影响。

（2）骶尾骨骨折：包括骶骨骨折和尾骨骨折。

（3）骨盆环单处骨折：包括髂骨骨折、闭孔环处骨折、轻度耻骨联合分离。

（4）骨盆环双处骨折伴骨盆变形：包括双侧耻骨上、下支骨折，耻骨上、下支骨折合并耻骨联合分离、合并骶髂关节脱位或合并髂骨骨折，髂骨骨折合并骶髂关节脱位，耻骨联合分离合并骶髂关节脱位等。

2. 按暴力的方向分类

（1）暴力来自侧方（LC骨折）：侧方的挤压力量可以使骨盆的前后部结构及骨盆底部韧带发生一系列损伤。

（2）暴力来自前方（APC骨折）：可分为三类：①APC-Ⅰ型：耻骨联合分离；②APC-Ⅱ型：耻骨联合分离，骶结节和骶棘韧带断裂，骶髂关节间隙增宽，轻度分离；③APC-Ⅲ型：耻骨联合分离，骶结节和骶棘韧带断裂，骶髂关节前、后方韧带都断裂，骶髂关节分离。

（3）暴力来自垂直方向的剪力（VS骨折）：通常暴力大，在前方会发生耻骨联合分离或耻骨支骨折，骶结节和骶棘韧带可以断裂，骶髂关节完全性脱位，一般还带骶骨或髂骨的骨折块，半个骨盆可以向上方或后上方移位。

（4）暴力来自混合方向（CM骨折）：通常是混合性骨折。

上述骨折中以APC-Ⅲ型骨折与VS骨折最严重，并发症也多见，下面的内容主要讲述该两型骨折。

三、临床表现

1. 症状　患者髋部肿胀、疼痛，不敢坐起或站立。有大出血或严重内脏损伤者，可有面色苍白、出冷汗、脉搏细数、烦躁不安等低血压和休克早期表现。

2. 体征

（1）骨盆分离试验与挤压试验阳性：检查者双手交叉撑开两髂嵴，此时两骶髂关节的关节面更紧贴，而骨折的骨盆前环产生分离，如出现疼痛即为骨盆分离试验阳性。检查者用双手挤压患者的两髂嵴，伤处出现疼痛为骨盆挤压试验阳性。

（2）肢体长度不对称：用皮尺测量胸骨剑突与两髂前上棘之间的距离，骨盆骨折向上移位的一侧长度较短；也可测量脐孔与两侧内踝尖端的距离。

（3）会阴部瘀斑：是耻骨和坐骨骨折的特有体征。

四、辅助检查

X线检查可显示骨折类型及骨折块移位情况，但骶髂关节情况以CT检查更为清晰。

五、治疗原则

先处理休克和危及生命的并发症，再处理骨折。

1. 非手术治疗

（1）卧床休息：骨盆边缘性骨折、骶尾骨骨折和骨盆环单处骨折时无移位，以卧床休息为主，卧床3~4周或至症状缓解即可。骨盆环单处骨折者用多头带作骨盆环形固定，可以减轻疼痛。

（2）牵引：单纯性耻骨联合分离且较轻者可用骨盆兜带悬吊固定。但由于治疗时间较长，目前大都主张手术治疗。

2. 手术治疗　对骨盆环双处骨折伴骨盆变形者，多主张手术复位及内固定，再加上外固定支架。

六、常见护理诊断

1. 外周组织灌注无效　与骨盆损伤、出血有关。

2. 潜在并发症　出血性休克、腹腔内脏损伤、膀胱损伤、尿道损伤、直肠损伤或神经损伤等。

七、护理措施

1. 急救处理　有危及生命的并发症时应先抢救生命，对休克患者进行抗休克治疗，然后处理骨折。

2. 并发症的观察和护理　骨盆骨折常伴有严重并发症，如腹膜后血肿、腹腔内脏损伤、膀胱或后尿道损伤、直肠损伤和神经损伤。这些并发症常较骨折本身更为严重，因此应进行重点观察和护理。

（1）腹膜后血肿：骨盆各骨主要为松质骨，邻近又有许多动脉和静脉丛，血液循环丰富。骨折后巨大血肿可沿腹膜后疏松结缔组织间隙蔓延至肾区或膈下，患者可有腹痛、腹胀等腹膜刺激症状。大出血可造成出血性休克，甚至造成患者迅速死亡。护士应严密观察生命体征和意识情况，立即建立静脉输液通道，遵医嘱输血、输液，纠正血容量不足。若经抗休克治疗仍不能维持血压，应配合医生及时做好手术准备。

（2）腹腔内脏损伤：肝、肾、脾等实质脏器损伤可有腹痛与失血性休克，胃肠道的空腔脏器损伤可表现为急性弥漫性腹膜炎。护士应严密观察患者的意识和生命体征，观察有无腹痛、腹胀或腹膜刺激征等表现，及时发现，对症处理。

（3）膀胱或后尿道损伤：尿道的损伤远比膀胱损伤多见。注意观察有无血尿、无尿或急性腹膜炎等表现，及时发现和处理并发症。尿道损伤时需行修补术，留置导尿管2周。注意保持引流管固定、通畅并记录引流液情况，每日进行会阴护理，避免逆行感染，必要时行膀胱冲洗。

（4）直肠损伤：较少见。直肠破裂如发生在腹膜反折以上，可引起弥漫性腹膜炎；如在反折以下，则可发生直肠周围感染。应要求患者严格禁食，遵医嘱静脉补液及应用抗生素。由于行直肠修补术时还需做临时的结肠造瘘口，以利于直肠恢复，因此应做好造瘘口护理。

（5）神经损伤：主要是腰骶神经丛与坐骨神经损伤。注意观察患者是否有括约肌功能障碍、下肢某些部位感觉减退或消失、肌萎缩无力或瘫痪等表现，发现异常及时报告医生。

3. 骨盆兜带悬吊牵引护理　骨盆兜带用厚帆布制成，其宽度上抵髂骨翼，下达股骨大转子，依靠骨盆挤压合拢的力量，使分离的耻骨联合复位。选择宽度适宜的骨盆兜带，悬吊高度以臀部抬离床面5 cm为宜，不要随意移动，保持兜带平整，排便时尽量避免污染兜带。

4. 体位　卧床休息期间，髂前上、下棘撕脱骨折可取髋、膝屈曲位；坐骨结节撕脱骨折者，应取大腿伸直、外旋位。帮助患者更换体位，骨折愈合后才可患侧卧位。

5. 健康指导

（1）功能锻炼：

①早期床上做上肢伸展运动、下肢肌肉收缩、臀部肌肉收缩以及足踝活动，预防深静脉血栓。

②术后指导患者行股四头肌力量的练习，防止肌肉萎缩，术后4 d可应用连续被动运动机（continuous passive motion，CPM）行功能锻炼，2次/d，指导患者进行膝关节、髋关节的被动伸屈活动，动作应轻、稳，幅度由小到大，循序渐进。

③术后2～4周，遵医嘱指导患者床上坐起，继续行髋关节、膝关节伸屈练习。术后6～8周，遵医嘱嘱患者扶拐下床行走，患肢部分负重。指导患者掌握正确使用拐杖的方法及注意事项，防止摔伤，保证患者安全。

（2）出院指导：告知患者定期复查，如有不适应立即就诊。

（李春蓉）

思考与练习

1. 以下能确诊骨折的是 （　　）

A. 疼痛　　　　　　　　　　　B. 功能障碍

C. 反常活动　　　　　　　　　D. 骨擦音

E. 畸形

2. 影响骨折愈合的局部因素最重要的是 （　　）

A. 断端分离　　　　　　　　　B. 固定

C. 感染　　　　　　　　　　　D. 用药

E. 血供

3. 骨折早期并发症有 （　　）

A. 缺血性骨坏死　　　　　　　B. 感染

C. 肌肉挛缩　　　　　　　　　D. 骨筋膜室综合征

E. 骨化性肌炎

4. Colles 骨折最典型的表现是 （　　）

A. 肱动脉损伤　　　　　　　　B. 银叉样畸形

C. 爪形手　　　　　　　　　　D. 垂腕征

E. 猿手

5. 股骨颈骨折错误的是 （　　）

A. 好发于中老年女性　　　　　B. 股骨头骨折易缺血坏死

C. Pauwels 角＜30°稳定性　　　D. 表现为缩短外旋畸形

E. 术后8周复查X线

6. 在接诊外伤患者时见到患者发生了"垂腕征"，损伤的组织是 （　　）

A. 肱动脉　　　　　　　　　　B. 肱静脉

C. 正中神经　　　　　　　　　D. 尺神经

E. 桡神经

7. 下列损伤容易出现骨筋膜室综合征的是 （　　）

A. 股骨干骨折　　　　　　　　B. 尺桡骨双骨折

C. 腕骨骨折　　　　　　　　　D. 肘关节后脱位

E. 肘关节前脱位

8. 前臂缺血性肌挛缩的特有畸形是 （　　）

A. 杵状指　　　　　　　　　　B. 猿手

C. 爪形手　　　　　　　　　　D. 银叉手

E. 锤状手

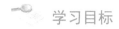学习目标

知识目标

1．能复述关节脱位的概念、分类。

2．能陈述常见关节脱位的临床表现及治疗原则。

3．能举例说明关节脱位患者的主要护理措施。

技能目标

能结合临床正确给予关节脱位患者健康指导。

任务一　概述

关节脱位（dislocation of joint）是指因直接或间接暴力作用于关节，或关节本身存在病理性改变，导致骨与骨之间相对关节面失去正常的对合关系。其多见于青壮年和儿童，创伤性脱位是最常见的原因。四肢大关节中以肩关节和肘关节脱位为最常见，髋关节次之，膝、腕关节脱位则更少见。

一、病因与分类

1．按脱位发生的原因分类

（1）创伤性脱位：主要是由外来暴力间接作用于正常关节引起的，多发生于青壮年。

（2）病理性脱位：关节结构发生病变，骨端遭到破坏，不能维持关节面的正常对合关系，称为病理性脱位，如关节结核或类风湿关节炎所导致的脱位。

（3）先天性脱位：因胚胎发育异常而导致关节先天性发育不良，出生后即发生脱位，且逐渐加重，如由于髋臼和股骨头先天发育不良或异常引起的先天性髋关节脱位。

（4）习惯性脱位：创伤性脱位后，由于关节囊及韧带松弛，或在骨附着处被撕脱，使关节结构不稳定，轻微外力即可导致再脱位，多次复发，1年反复发生3次以上的脱位就形成习惯性脱位，如常见的习惯性肩关节脱位、习惯性颞下颌关节脱位等。

2. 按脱位程度分类　分为全脱位与半脱位，前者指关节面完全丧失对合关系，后者指关节面部分丧失对合关系。

3. 按脱位发生的时间分类　分为新鲜性脱位与陈旧性脱位，前者指脱位时间2周以内，后者指脱位时间超过2周。

4. 按脱位后关节腔是否与外界相通分类　分为闭合性脱位与开放性脱位，前者指局部皮肤完好，脱位处与外界不相通；后者指脱位关节腔与外界相通，容易感染。

此外，还按远侧骨端的移位方向分类，可分为前脱位、后脱位、侧方脱位、中央脱位等。

二、临床表现

1. 症状　关节疼痛、肿胀、局部压痛及关节功能障碍。

2. 特有体征

（1）畸形：肢体出现旋转、内收或外展，外观变长或缩短畸形，与健侧不对称，关节的正常骨性标志发生改变。

（2）弹性固定：由于关节囊周围未撕裂的肌肉和韧带的牵拉作用，使患肢固定在异常的位置，被动活动时感到有弹性阻力。

（3）关节盂空虚：可触到空虚的关节盂，在邻近异常位置可触及移位的骨端。

三、辅助检查

X线检查最常用，可确定有无脱位，脱位的类型、程度、有无合并骨折等；当怀疑血管损伤时，应尽早行血管造影，防止漏诊和误诊；超声检查在小儿关节脱位中也有一定的价值。

四、治疗原则

1. 复位　以手法复位为主，宜在脱位后3周内进行。早期复位容易成功，且功能恢复良好。若脱位时间较长，关节周围组织粘连，继而空虚的关节腔被纤维组织充填，最终导致手法复位难以成功。对于合并关节内骨折、有软组织嵌入及陈旧性脱位经手法复位失败者，应考虑手术切开复位。

2. 固定　复位后用吊带或支具将关节固定于适当位置，使损伤的关节囊、韧带、肌肉等软组织得以修复。固定的时间视脱位具体情况而定，一般为2~3周。陈旧性脱位经手法复位成功后，固定时间应适当延长。

3. 功能锻炼　鼓励早期活动，固定期间经常进行关节周围肌肉和患肢邻近关节的主动活动，防止肌萎缩及关节僵硬；解除固定后，逐步扩大患部关节的活动范围，辅以物理治疗等手段，逐渐恢复关节功能；整个过程切忌粗暴地被动活动，以患者不感到劳累为宜，以免加重损伤。

（李春蓉）

任务二　关节脱位患者的护理

一、肩关节脱位

临床上通常讲的肩关节脱位（dislocation of shoulder joint）实际是指盂肱关节脱位。盂肱关节是全身活动范围最大的关节，由肱骨头和肩胛盂构成。由于肱骨头面大，但肩胛盂关节面小且浅，关节囊和韧带松弛薄弱，这虽有利于肩关节活动，但也导致关节结构不稳定，因而容易发生脱位。

（一）发病机制与分类

在体育运动和生产劳动中，当发生意外事件时，往往可造成肩关节脱位，多发生于青壮年，且以男性居多。间接暴力、直接暴力均可引起，以间接暴力多见。①传导暴力：当身体侧位跌倒时，躯干向前外侧倾斜，手掌或肘部撑地，肩关节处于外展、外旋和后伸位，由手掌传导至肱骨头的暴力突破关节囊前壁，滑出肩胛盂而致脱位；②杠杆暴力：当肩关节极度外展、外旋和后伸时，肱骨颈或肱骨大结节抵触于肩峰时，以此为支点，使肱骨头向盂下滑出发生脱位。而肩关节后方若受到直接暴力的碰撞，直接可使肱骨头向前脱位。

肩关节脱位分为前脱位、后脱位、上脱位和下脱位，且以前脱位多见。根据脱位的方位，肩关节前脱位又可分为盂下脱位、锁骨下脱位、喙突下脱位及胸内脱位，以喙突下脱位最常见。

（二）临床表现

1. 症状　肩关节有瘀伤、疼痛，周围软组织肿胀且活动受限。常用健侧手扶持患侧前臂，头倾向患肩。

2. 体征　肩关节脱位后，出现关节盂空虚，肩峰突出，失去正常饱满圆钝的外形，呈"方肩"畸形；上臂呈轻度外展前屈位；从腋窝可触摸到脱位的肱骨头，Dugas征阳性，即患侧肘部贴近胸壁，患侧手掌不能触及对侧肩，患侧手掌搭到对侧肩，患肘则不能贴近胸壁（图34-1）。

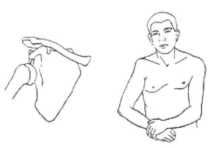

图34-1　肩关节脱位

（三）辅助检查

X线检查：正、侧位片及穿胸位片可明确肩关节脱位的类型、移位方向及有无撕脱骨折。视情况行CT、MRI检查。

（四）治疗原则

1. 复位

（1）手法复位：对于新鲜肩关节脱位，多采用手法复位。常用手牵足蹬法（Hippocrates法，图34-2）、悬垂法（Stimson法）及改良靠背椅复位法。

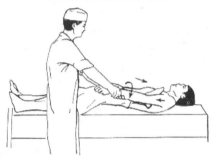

图34-2　手牵足蹬法

（2）开放复位：当合并大结节骨折、肩胛盂骨折、软组织嵌入等时，应积极行手术治疗。

2. 固定　对于单纯肩关节脱位，复位后腋窝及上臂内侧处垫棉垫，同时肘关节屈曲90°，用三角巾悬吊上肢；对关节囊明显破损或有肩关节半脱位者，应将患侧手置于对侧肩上，腋下垫棉垫，上肢以绷带与胸壁固定。一般情况下，固定3～4周。切忌长期制动以避免造成肩关节活动受限。

3. 功能锻炼　固定期间应进行腕关节与手指的活动；局部肿胀缓解后，指导患者用健侧手缓慢将患肢推至外展与内收体位等被动活动练习，以不引起患侧肩部疼痛为度；3～4周固定解除后，开始逐渐做肩部摆动和旋转活动等主动活动练习，配合热疗、体疗等，尽快恢复肩关节功能。

二、肘关节脱位

肘关节是人体比较稳定的关节之一，但肘关节脱位（dislocation of elbow joint）较常见，发生率仅次于肩关节脱位。其常发生于青少年，多为运动损伤或跌落伤。根据脱位后关节远处骨端的位置，可分为后脱位、前脱位、侧方脱位，此外还有肘关节爆裂性脱位，以后脱位最为常见。

（一）病因与发病机制

多由间接暴力所致。跌倒时肘关节处于伸直位，手掌撑地，暴力沿尺、桡骨上端向近端传导，尺骨鹰嘴尖端抵在鹰嘴窝处成为支点，产生杠杆作用，导致肱骨前下端突破薄弱的关节囊前壁，向前方滑行，而尺、桡骨近端同时向肱骨远端后方脱出，形成肘关节后脱位。当呈屈曲90°的肘关节后方受到直接暴力作用时，可导致尺骨鹰嘴骨折和肘关节前脱位。当肘关节处于内翻或外翻位遭到暴力时，可导致肘关节尺侧或桡侧侧方脱位。肘关节脱位还可合并尺神经损伤、桡骨小头骨折及肱骨内上髁骨折等。

（二）临床表现

1. 症状　肘关节疼痛、肿胀、功能障碍。肘关节处于半屈曲近于伸直位，患者用健手托住患肢前臂。若局部明显肿胀，远端感觉异常，应考虑神经或血管受压或损伤。

2. 体征　肘部变粗后突，前臂短缩，肘后三角（鹰嘴突与肱骨内、外上髁）相互关系失常；肘后方可触及鹰嘴突，肘前方可触及肱骨下端。这与肱骨髁上骨折肘后三角关系正常不同（图34-3）。

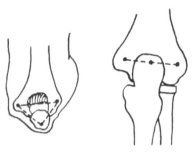

图34-3　肘后三角关系（正常）

（三）辅助检查

X线检查可确诊，并明确移位情况及有无合并骨折。对于陈旧性关节脱位，可了解有无骨化性肌炎或缺血性坏死改变。

（四）治疗原则

1. 复位　多数情况行手法复位。患者取坐位或仰卧位，助手在前臂及上臂做牵引及反牵引，术者从肘后用双手握住肘关节，首先纠正侧方移位，然后双手拇指向前方推压桡骨头或尺骨鹰嘴，在保持牵引的同时逐渐屈肘，至60°～70°出现弹跳感则表示复位成功。对于手法复位失败者，应采取手术复位，切不可强行复位。如合并骨折、神经血管损伤，应充分评估后进行手术复位。

2. 固定　复位后，用超肘关节夹板或长臂石膏托将肘关节固定于屈肘90°功能位，并用三角巾悬吊于胸前，3周后去除固定。

3. 功能锻炼　固定期间，鼓励患者早期进行肩、腕及手指关节活动。去除固定后，练习肘部的伸、屈及前臂旋转活动训练，锻炼肘关节周围肌力，辅助以短波、电脑调制中频、持续被动训练等，以减轻关节疼痛，改善关节功能，通常3～6 mon方可恢复。

三、髋关节脱位

髋关节由股骨头和髋臼组成，是最大的杵臼关节。髋臼为半球形，深而大，容纳大部分股骨头，周围有坚强的韧带和肌肉附着，具有较大的强度和稳定性，只有强大暴力才能导致髋关节脱位（dislocation of hip joint），约50%髋关节脱位可合并骨折，常发生于青壮年。

（一）发病机制与分类

如发生车祸等高能量损伤时，患者处于坐位，髋及膝关节呈屈曲位，暴力由前向后作用于膝部，再经股骨干传达至髋部，股骨头因受杠杆作用，冲破后关节囊向后方脱出；另外，当患者处于下蹲或弯腰，遭遇重物砸击骨盆时，由后向前的外力作用于骨盆，使股骨头相对后移而脱位；当股骨暴力下外展、外旋时，大转子以髋臼缘上为支点，股骨头向前滑出穿破关节囊，发生髋关节前脱位，常脱位于闭孔、会阴或耻骨横支处。

根据脱位后股骨头的位置，可分为前脱位、后脱位和中心脱位（图34-4）。其中后脱位最常见，占急性髋关节脱位的85%~90%。髋关节脱位常造成股骨头骨折、髋臼后壁或股骨颈骨折，及其他部位骨骼和脏器损伤，也可合并坐骨神经挫伤或牵拉伤。

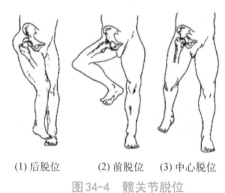

(1) 后脱位　　(2) 前脱位　　(3) 中心脱位

图34-4　髋关节脱位

（二）临床表现

1. 症状　患侧髋关节剧烈疼痛，主动活动功能丧失，拒绝被动运动。

2. 体征　髋关节后脱位时，患肢呈屈曲、内收、内旋和短缩畸形。臀部可触及大转子上移和股骨头。若合并坐骨神经损伤，则表现为相应支配区域的感觉及运动功能异常，足部还可出现神经营养性改变。前脱位时，髋关节呈明显外旋、外展及轻度屈曲畸形，患肢很少短缩，有时甚至较健肢稍长。

（三）辅助检查

X线前、后、侧和斜位片可明确诊断，必要时行CT、MRI了解髋臼、关节内骨折及股骨头供血情况。

（四）治疗原则

1. 复位　不论哪种脱位，力争在24 h内全麻或腰麻状态下进行手法复位。手法复位首选Stimson法，对合并其他脏器疾病者应采用Allis法。下列任何情况均应立即行手术切开复位：创伤性髋关节后脱位伴股骨颈骨折、创伤性髋关节后脱位伴坐骨神经损伤、大血管损伤或开放性的髋关节脱位及经过2次以上闭合复位不成功者。

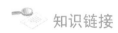　知识链接

髋关节手法复位法

（1）Stimson法（图34-5①）：令患者上半身俯卧于检查床一端，患髋及膝各屈曲90°，一助手通过下压骶骨或抬伸健肢而固定骨盆。术者一手握持患者足踝部，并轻度旋转股骨，一手用力下压小腿近端后部而复位。此法不适用于患髋处于伸展位的耻骨前脱位。

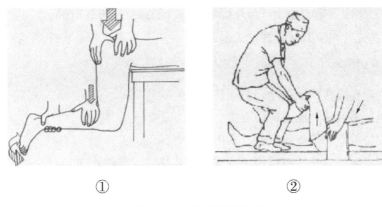

①　　　　　　　　　②

图34-5　髋关节手法复位法

（2）Allis法（图34-5②）：患者仰卧于低床或地上，一助手面向患者足侧蹲位，用一手和前臂向下按住患者骨盆，另一手于患肢股骨近端向外侧持续牵拉股骨。术者面向患者头侧，使患侧髋和膝屈曲接近90°，将患者足踝抵于术者会阴部，用双手或前臂合抱患肢小腿近端，利用腰背肌伸直力量向上提拉患髋，再适度内、外旋股骨复位。

2. 固定　复位后持续皮牵引穿丁字鞋3～4周。后脱位者固定患肢于伸直、外展位；前脱位者固定患肢于伸直、轻度内收、内旋位，以利于关节囊恢复，避免再脱位的发生。

3. 功能锻炼　固定期间，鼓励患者锻炼股四头肌肌力及其他未固定关节活动。解除外固定，可持双拐下地活动，但3 mon内患肢不能负重，以免发生股骨头因受压而变形，甚至出现缺血性坏死。3 mon后进行影像学检查，显示无股骨头坏死时方可逐渐负重活动，双手可扶床边，做下蹲动作，练习髋、膝的屈曲运动。

四、关节脱位患者的护理

（一）护理评估

1. 健康史　了解患者的职业、年龄、出生时的情况、平时运动情况等；评估患者有无突然受伤，受伤后的症状及处理方法等；评估患者以前有无类似外伤史，有无惯性关节脱位，既往脱位后的治疗及恢复情况等。

2. 身体状况

（1）症状：评估患者患处是否疼痛及疼痛的程度、性质，有无肿胀及压痛，有无血管、神经受压的表现等。

（2）体征：评估患者是否存在关节畸形、弹性固定、关节盂空虚等。

（3）辅助检查：X线、血管造影、CT等检查有无异常，是否伴有骨折、其他部位或组织损伤。

3. 心理—社会状况　评估患者的心理状态及对本次治疗有无信心，评估患者所具有的疾病知识和对治疗、护理的期望。

（二）常见护理诊断

1. 急性疼痛　与关节脱位引起局部软组织损伤、神经受压有关。

2. 躯体活动障碍　与关节脱位、疼痛、局部制动有关。

3. 有皮肤完整性受损的危险　与外固定压迫、摩擦局部皮肤有关。

4. 潜在并发症　周围血管、神经受损。

（三）护理目标

（1）患者主诉疼痛症状逐渐减轻甚至消失。

（2）患者脱位关节活动能力得到改善。

（3）患者脱位关节周围皮肤完整，未出现压疮。

（4）患者未出现血管及神经损伤，若发生能被及时发现和处理。

（四）护理措施

1. 术前准备和非手术患者的护理

（1）缓解疼痛：脱位24 h内，予以冷敷，以达到消肿止痛的目的，超过24 h，予以热敷，以减轻因肌肉痉挛引起的疼痛；进行护理操作或移动患者时，应手掌托住患肢，动作轻柔；运用心理暗示、转移注意力等非药物镇痛方法缓解疼痛；必要时遵医嘱使用镇痛剂。

（2）复位与固定：

①复位：诊断明确后协助医生进行手法复位，并做好解释工作。关节脱位复位成功的标志是被动活动恢复正常，骨性标志恢复，X线检查提示已复位。

②固定：向患者及家属说明复位后固定的目的、方法及注意事项。观察患者肢体位置是否正确，注意外固定支具的松紧度，并观察患肢远端血运、感觉、活动、皮肤颜色及温度等情况，确保外固定安全可靠。对使用石膏固定术或牵引术的患者，按相应的护理常规进行护理。

③体位：抬高患肢并保持脱位关节功能位，以利静脉回流，减轻肿胀。

（3）功能锻炼：为了促进关节功能早日恢复，防止关节功能障碍，避免发生再脱位；复位成功后即可开始适当地进行脱位关节远端肌肉的收缩活动，继而进行脱位关节邻近关节的主动运动。

（4）保持皮肤的完整性：避免因外固定物或牵引物压迫摩擦而损伤皮肤；对于髋关节脱位的患者因需卧床时间较长，应经常变换体位并保持床单位整洁，预防压疮的产生。对因脱位关节压迫或牵拉神经，导致感觉功能障碍的肢体，要防止冻伤和烫伤。

（5）心理护理：本病多为意外事故导致，患者常常感到恐慌，应表示理解和同情，给予安慰和鼓励，耐心做好解释工作并给予生活上的帮助，以利于减少由于活动受限带来的心理问题，使其能积极配合治疗和护理。

（6）术前准备：同骨折患者的处理。

2. 术后护理

（1）病情观察：对行手术切开复位的患者，病情观察要点同骨折患者术后。

（2）功能锻炼：与非手术治疗相比，切开复位者应适当延迟功能锻炼的时间。功能锻炼时，以主动锻炼为主，切忌被动强力拉伸关节，以防加重关节损伤。

3. 健康指导

（1）告知患者预防本病最重要的是要加强保护，防止意外创伤。体育锻炼前应进行充分的准备活动，防止损伤；儿童应避免用力牵拉肢体。

（2）告知患者要及时进行复位。向患者及家属讲解关节脱位的相关知识，并使其充分认识患肢固定的目的、意义和固定期间的注意事项。指导并使患者能自觉地按计划进行正确的功能锻炼。

（3）嘱患者患肢固定期间应进行脱位关节周围肌群的舒缩活动及邻近关节的主动活动；解除固定后，逐渐加大关节的活动范围及力度，恢复该关节的功能，防止关节粘连和肌肉萎缩。对于习惯性脱位者，强调保持有效固定和严格遵医嘱坚持功能锻炼的重要性，日常生活中避免发生再脱位的各种诱因。

（李春蓉）

思考与练习

1. 男性，70岁，下楼梯时不慎摔伤右髋部，查体右下肢短缩，外旋50°畸形，右髋肿胀不明显，但有叩痛。该患者最可能的诊断是 （ ）

A．右髋后脱位 　　　　　　　　　　　B．右髋前脱位

C．右股骨颈骨折 　　　　　　　　　　D．右髌骨骨折

E．右股骨干骨折

2. 习惯性脱位好发于 （ ）

A．肩关节 　　　B．肘关节 　　　C．腕关节 　　　D．髋关节 　　　E．膝关节

3. 肩关节脱位以下错误的是 （ ）

A．后脱位最常见 　　　　　　　　　　B．前脱位有方肩畸形

C．复位可以用足蹬法 　　　　　　　　D．屈肘90°悬吊于胸前3周

E．拍X线了解有无合并骨折

4. 肘关节后脱位的特征表现是 （ ）

A．活动障碍 　　　　　　　　　　　　B．疼痛

C．肘后三角关系正常 　　　　　　　　D．肿胀及瘀血

E．尺神经麻痹

项目三十五　骨与关节感染患者的护理

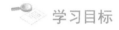学习目标

知识目标

1. 能复述血源性化脓性骨髓炎的概念及临床表现，化脓性关节炎的病理阶段及特点。
2. 能举例说明血源性化脓性骨髓炎和骨关节结核患者的主要护理问题、治疗原则。
3. 能阐明骨关节结核患者抗结核药物的用药护理。

技能目标

能运用护理程序对急慢性血源性化脓性骨髓炎、化脓性关节炎和骨关节结核患者实施整体护理。

任务一　急性血源性化脓性骨髓炎患者的护理

由化脓性细菌感染引起的骨膜、骨皮质和骨髓组织的炎症称为化脓性骨髓炎（pyogenic osteomyelitis）。急性血源性骨髓炎（acute hematogenous osteomyelitis）是身体其他部位的化脓性病灶中的细菌经血流传播引起骨膜、骨皮质和骨髓的急性化脓性炎症，多发生于儿童和少年的长骨的干骺端，以胫骨近端、股骨远端为好发部位，胫骨远端、肱骨近端、桡骨、脊椎骨及髂骨等其他骨骼也可发生。有80%以上急性血源性骨髓炎病例为12岁以下的儿童，男女患病比约为4：1。

一、病因与病理

最常见的致病菌是溶血性金黄色葡萄球菌，其次为β溶血性链球菌和白色葡萄球菌，其他还有大肠埃希菌、铜绿假单胞菌和肺炎双球菌等。

　　在发病前，患者身体其他部位先有明显或不明显的感染病灶，如疖、痈、扁桃体炎、中耳炎或上呼吸道感染等。当处理不当或机体抵抗力下降时，感染灶内致病菌经血液循环至骨组织停留而引起急性感染，而免疫功能缺陷会增加骨髓炎的发病。

　　本病基本病理变化是脓肿、骨质破坏、骨吸收和死骨形成，同时，出现修复反应、新生骨。早期以骨质破坏为主，晚期以修复性骨增生为主。

　　病变多发于长骨的干骺端，大量的细菌在长骨的干骺端的松质骨内停留繁殖，引起一系列炎症反应，如局部充血和白细胞浸润等，阻塞小血管并迅速导致骨坏死，后者与骨碎屑形成小脓肿并逐渐增大，使骨腔内压力增加，压迫其他血管，造成广泛的骨坏死和更大的脓肿。在骨内高压下，脓液可沿哈佛管蔓延至骨膜下间隙，将骨膜掀起成为骨膜下脓肿，造成外层骨密质的血供受阻而使之成为死骨。脓液也可穿破骨膜沿筋膜间隙流注而成为深部脓肿；或穿破皮肤，排出体外，形成窦道；或穿破干骺端的骨密质，再经骨小管进入骨髓腔并随之蔓延，破坏骨髓组织、松质骨和内层密质骨的血液供应，造成大片骨坏死。在坏死骨的周围可形成炎性肉芽组织，病灶周围的骨膜因炎症和脓液的刺激而生成新骨，包在骨干外层，形成骨性包壳。因骨骺板具有屏障作用，脓肿进入邻近关节的可能性较少（图35-1）。

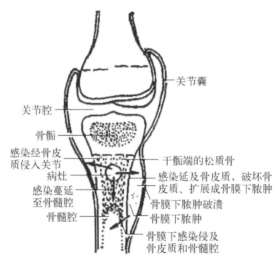

图35-1　急性骨髓炎脓肿形成

二、临床表现

1. 症状

（1）全身症状：起病急，体温常在39 ℃以上，伴寒战；小儿可出现烦躁不安、呕吐与惊厥；病情严重者可发生昏迷或感染性休克。

（2）局部症状：感染早期，局部剧痛，患肢呈半屈曲制动状态，患者因疼痛而拒绝活动和负重；局部皮温升高，数天后局部肿胀、压痛明显。当骨脓肿形成并穿破骨密质到骨膜下时，常伴剧痛，随后骨内压缓解，疼痛也随之减轻，但局部红、肿、热和压痛更明显；附近关节可有反应性积液，若脓液扩散至骨髓腔，则疼痛和肿胀范围更大。

2. 体征　早期压痛不明显，脓肿进入骨膜下时，局部才有明显局限性深压痛，被动活动肢体时疼痛加剧，常引起患儿啼哭。若整个骨干均受破坏，则易继发病理性骨折。

三、辅助检查

1. 实验室检查 白细胞计数一般在 $10 \times 10^9/L$ 以上，中性粒细胞比值增大占 90% 以上。血沉加快，血中 C 反应蛋白水平升高在骨髓炎的诊断中比血沉更有价值，更敏感。在患者高热或应用抗生素之前，可行血培养检查，若为阳性，则有助于诊断及指导合理地选择抗生素治疗。

2. 影像学检查

（1）X 线摄片：早期 X 线平片一般正常。发病 2 周左右，X 线片上出现骨髓端散在虫蛀样骨破坏，并向髓腔扩散，密质骨变薄，并依次出现内层和外层的不规则，可见死骨形成。病变继续发展，可见分层骨膜增生，游离致密的死骨，围绕骨干形成的骨包壳，是转为慢性骨髓炎的表现。

（2）CT 检查：有助于评价骨膜下脓肿、软组织脓肿以及骨破坏的定位。

（3）核素骨显像：也称 ECT，用 ^{99m}Tc，一般于病后 48 h 即可有阳性结果，但仅能间接帮助诊断。

（4）MRI：该检查对病灶敏感性高、特异性强，T_2 像炎症病变信号加强有早期诊断价值。

3. 局部脓肿分层穿刺 对早期诊断有重要价值。在肿胀及压痛最明显处，用粗针头先穿入软组织内抽吸，如无脓液再逐层深入到骨膜下、薄层干骺端皮质和骨，不可一次穿入骨内，以免将单纯软组织脓肿的细菌带入骨内。抽出的穿刺液应及时送检。若涂片检查有脓细胞或细菌则可明确诊断，并同时作细菌培养和药敏试验。

四、治疗原则

关键是早期诊断、早期控制感染防止炎症扩散，及时切开减压引流脓液，防止死骨形成及演变为慢性骨髓炎。

1. 非手术治疗

（1）支持疗法：高热期间予以降温、补液，维持水、电解质平衡，纠正酸中毒；给予高蛋白、高维生素饮食，经口摄入不足时，可经静脉补充营养；为提高机体免疫力，必要时可多次少量输新鲜血或球蛋白。

（2）抗感染治疗：根据细菌培养和药物敏感试验结果，选择敏感的抗生素。由于致病菌大都是溶血性金黄色葡萄球菌，故要联合应用抗生素至少 3 周，直到体温正常，局部红、肿、热、痛等症状减轻或消失。在停止应用抗生素前，实验室检查必须显示血沉和 C 反应蛋白水平正常或明显下降。

（3）局部制动：患肢用皮肤牵引或石膏托固定于功能位，可减轻疼痛，防止关节畸形和病理性骨折。

2. 手术治疗 目的在于引流脓液、减压和减轻毒血症症状，防止急性骨髓炎转变为慢性骨髓炎。若经非手术治疗 2 ~ 3 d 仍不能控制炎症，局部分层穿刺抽出脓液或炎性液体，即应尽早手术治疗。手术分为局部钻孔引流或开窗减压引流。在钻孔或开窗的骨洞内，留置 2 根硅胶引流管作连续冲洗与引流（图 35-2）。近端放置较细的管，连接冲洗用的输液瓶；远端放置较粗的管，并在近侧开数个侧孔，以利于引流，接负压引流瓶。每日连续滴入含抗生素的生理盐水1 500~2 000 mL。引流管一般留置3周，待体温下降、引流液经连续3次细菌培养均为阴性后即可拔除。拔除时先将滴注管拔除，3 d后再考虑拔出引流管。

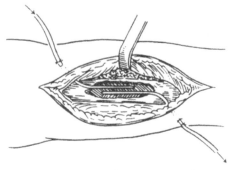

图35-2 急性骨髓炎引流

五、护理评估

（一）术前评估

1. 健康史 评估患者发病前有无其他部位的原发性化脓性感染病灶和外伤史；了解病程长短、有无反复，治疗经过及效果，有无药物过敏史和手术史等。

2. 身体状况

（1）症状：评估患者有无高热、寒战、烦躁不安、呕吐、意识障碍、惊厥等全身中毒或休克症状，评估疼痛部位、性质、持续时间、诱发和缓解的因素。

（2）体征：评估患肢有无红、肿、热、痛及其范围，创面有无恶臭、分泌物或窦道；了解患肢局部活动情况，关节是否处于减轻疼痛的非功能位，有无关节强直；评估有无病理性骨折。

（3）辅助检查：评估各项检验结果，特别是白细胞计数、分类和血沉、C反应蛋白及血培养结果；分层穿刺或关节穿刺抽出液体的量和性质；涂片是否发现脓细胞；X线摄片有无异常发现。

3. 心理—社会状况 评估患者和家属对疾病的治疗、护理的了解及期望程度，患者和家属对此病预后的心理承受能力。

（二）术后评估

1. 术中情况 了解患者采取的麻醉、手术方式及术中输血、输液情况。

2. 术后情况 评估患者的神志、生命体征及创面情况；评估引流液的颜色、性状和量；评估局部制动及固定效果，患者疼痛是否缓解，有无肢体感觉和运动功能的改变等。

六、常见护理诊断

1. 体温过高 与急性化脓性感染有关。

2. 急性疼痛 与局部炎症和手术有关。

3. 营养失调：低于机体需要量 与感染中毒、体温过高和消耗有关。

4. 组织完整性受损 与化脓性感染和骨质破坏有关。

七、护理目标

（1）患者体温维持在正常范围。

（2）患者疼痛减轻或缓解。

（3）患者营养状态逐渐得到改善。

（4）患者感染得到控制，创面得到有效护理，逐渐愈合。

八、护理措施

（一）非手术治疗患者和术前患者的护理

1. 病情观察　加强对出现昏迷、惊厥等中枢神经系统功能紊乱症状患者的观察，详细记录病情变化，应用床档、约束带等保护措施，必要时根据医嘱给予镇静药物。

2. 维持正常体温

（1）休息：患者高热期间，嘱其卧床休息，以保护患肢和减少机体消耗。

（2）降温：可用冰枕、酒精擦浴、冷水灌肠等物理降温措施；根据医嘱应用抗生素和退热药物，观察和记录用药后的体温变化。

（3）控制感染：配合医生及时行局部脓肿分层穿刺，及时送检血培养和脓液培养标本，根据培养结果选用抗生素，以控制感染。用药期间应警惕双重感染的发生，如伪膜性肠炎和真菌性感染引起的腹泻。

3. 疼痛护理　抬高患肢以促进静脉回流；限制患肢活动，用皮肤牵引或石膏托维持肢体于功能位以减轻疼痛；当必须移动患肢时，应做好支撑与支托，尽量减少刺激，避免患处产生应力；通过听音乐、交谈等方式转移患者的注意力；遵医嘱正确给予镇痛药物。

4. 饮食护理　保证能量和蛋白质的摄入量，提供易消化、富含维生素的食物，高热期经口摄入不足时，可经静脉补充能量。

5. 心理护理　与患者建立融洽友好的关系使其积极配合治疗；多与家属交谈，让家属了解疾病相关知识和护理方法，减轻其心理压力，配合和支持治疗。

6. 术前护理　清除皮肤污垢，备皮时避免损伤皮肤；完善术前实验室检查和影像学检查；术前禁食8 h，禁饮4 h。

（二）术后患者的护理

1. 体位护理　小儿手术时多采取全麻，回病房后采取去枕仰卧位，头偏向一侧，以防误吸。术后因行连续引流管冲洗与吸引，需卧床休息，注意保持床单位清洁干燥，定时协助患者翻身，防止压疮的发生。

2. 病情观察　密切观察患者意识状态、生命体征、患肢皮肤黏膜温度和色泽变化，准确记录24 h出入量和水、电解质失衡状况。

3. 引流管护理

（1）妥善固定引流装置，避免折叠、扭曲、受压和脱落；躁动患者适当约束四肢，以防自行拔出引流管。

（2）保持引流通畅，防止引流液逆流；保持引流管与一次性负压引流袋或负压引流瓶紧密相连，并处于负压状态；冲洗管的输液瓶高于伤口60～70 cm，引流袋或负压引流瓶应低于患肢50 cm。

（3）观察记录引流液的颜色、气味、量、性状等，根据冲洗后引流液的颜色和清亮程度调节灌注速度。详细记录冲洗量和引流量，若出入太大，及时判断排查原因，如有无出管堵塞等情况，及时处理。

4. 患肢护理 患肢予石膏托固定，有利于减轻疼痛，防止骨折；若触到骨突部位疼痛明显，表面有石膏压迫现象，需及时处理；注意观察患肢远端血液循环、疼痛和肿胀情况，注意观察皮肤色泽、温度。

5. 饮食护理 麻醉清醒后，给予易消化、高营养食物。因术后卧床制动活动少，应多给予粗纤维食物，多饮水，多吃蔬菜水果防止便秘。

6. 功能锻炼 早期进行患肢肌肉舒缩运动，防止肌肉萎缩和关节粘连；晚期活动范围可扩展到各大关节为主的全面功能锻炼。

（三）健康指导

1. 用药指导 坚持使用抗生素直至体温正常后3周左右，以巩固疗效，防止转为慢性血源性骨髓炎。注意观察药物副作用和毒性反应，一旦出现，应立即停药并到医院就诊。

2. 饮食指导 加强营养支持，增强机体抵抗力，防止疾病反复。

3. 安全指导 防止患肢过早负重，使用辅助器材如拐杖、助行器等，待X线片证实病变已恢复正常时才能开始负重，以免发生病理性骨折。

4. 定期复诊 指导患者及家属学会自我观察，若伤口愈合后又出现红、肿、热、痛、流脓等现象，提示转为慢性血源性骨髓炎，须及时就诊。

（李春蓉）

任务二 慢性血源性化脓性骨髓炎患者的护理

急性血源性骨髓炎在急性感染期未能彻底控制或反复发作，遗留死骨、无效腔和窦道，即为慢性血源性骨髓炎（chronic hematogenous osteomyelitis）。

一、病因

大多数继发于急性血源性化脓性骨髓炎，少数是低毒性细菌感染，在发病时即表现为慢性血源性化脓性骨髓炎。慢性血源性骨髓炎持续不愈的原因主要有异物存留、死骨形成、骨内空腔形成及瘢痕组织使局部血供减少妨碍愈合。

二、病理生理

基本病理变化是病灶区域内有死骨、无效腔和经久不愈的窦道。因骨质感染、破坏和吸收，局部形成无效腔，内有死骨、坏死组织、炎性肉芽组织和脓液积聚，外有骨性包壳，使感染呈慢性过程。小的死骨经窦道排出后，窦道可暂时闭合，但由于无效腔的存在，死骨吸收缓慢，炎症不能被彻底控制。当患者抵抗力降低时，残留在无效腔内的致病菌重新活动，导致炎症急性发作。由于炎症反复发作和分泌物的刺激，窦道周围软组织毁损严重并形成大量瘢痕，皮肤色素沉着。经久不愈的窦道周围皮肤组织可发生恶变。

三、临床表现

1. 症状　在病变静止阶段可无症状，急性发作时有发热、局部胀痛。

2. 体征

（1）急性发作时，患肢局部皮肤红、肿、热及压痛。

（2）畸形：患肢增粗变形，邻近关节畸形。幼年发病者，肢体可有短缩或内、外翻畸形。

（3）瘢痕和窦道：常有多处瘢痕和窦道长久不愈。窦道的肉芽组织突出，排出大量臭味脓液，有时可排出小的死骨片。在死骨排出后窦道再封闭，炎症逐渐消退。周围皮肤有色素沉着或湿疹样皮炎。

四、辅助检查

X线摄片：检查显示骨干失去原有外形，骨膜掀起有新生骨形成，骨质硬化，轮廓不规则，髓腔变窄甚至消失。有骨质破坏吸收的透亮区，有浓白致密的死骨，死骨边缘不整齐，周围有空隙。

五、治疗原则

手术治疗为主，但急性发作期和大块死骨未完全形成骨壳时，禁忌手术。治疗原则是清除死骨、炎性肉芽组织，消灭无效腔，切除窦道。

1. 清除病灶　在骨壳上开洞进入病灶，吸出脓液，清除死骨及炎性肉芽组织。病灶清除是否彻底是决定术后窦道能否闭合的关键。不重要部位的慢性骨髓炎，如肋骨、腓骨、髂骨翼等处的病灶可将病骨整段切除，一期缝合伤口。部分病例病程久已有窦道口皮肤癌变或足部广泛骨髓炎骨质损毁严重，不可能彻底清除病灶者，可施行截肢术。

2. 消灭无效腔

（1）蝶形手术：在清除病灶后，再用骨刀将骨腔边缘削去一部分，使成为平坦的蝶状，用凡士林纱布填平创口，外用管形石膏，间隔4～6周更换1次，待肉芽组织逐渐填平创口而消灭无效腔。此法只用于无效腔不大，削去骨量不多的患者。

（2）带蒂肌瓣填塞：将骨腔边缘略作修整后，用附近肌作带蒂肌瓣填塞，以消灭无效腔。如用腓肠肌内、外侧头肌瓣，填塞胫骨中、上段无效腔。

（3）闭式灌洗：在清除病灶后，伤口内留置灌洗管和吸引管各1根，术后经灌洗管滴入抗生素，持续2～4周待吸引液转为清晰时即可停止灌洗并拔管。此法适合于小儿。

（4）抗生素骨水泥珠链填塞和二期植骨：将敏感抗生素粉剂放入骨水泥中，制成直径7 mm左右的小球，用不锈钢丝穿成珠链，填塞入骨腔，留1粒小珠露于皮肤外。大型的骨腔可在拔除珠链后再次手术植骨。

六、护理评估

参见任务一"急性血源性化脓性骨髓炎患者的护理"。

七、常见护理诊断

1. 焦虑　与炎症反复发作迁延不愈有关。
2. 急性疼痛　与化脓性感染和手术有关。
3. 组织完整性受损　与化脓性感染和骨质破坏有关。

八、护理目标

（1）患者焦虑情绪得到缓解或消除。
（2）患者疼痛减轻或缓解。
（3）患者感染得到控制，创面得到有效护理，逐渐愈合。

九、护理措施

参见任务一"急性血源性化脓性骨髓炎患者的护理"。

（李春蓉）

任务三　化脓性关节炎患者的护理

化脓性关节炎（suppurative arthritis）是指发生在关节内的化脓性感染，好发于髋关节和膝关节，其次为肘、肩及踝关节，其他关节少见，多为单发；多见于5岁以下小儿，尤以营养不良的小儿居多，男性多于女性。

一、病因

金黄色葡萄球菌是最常见的致病菌，约占85%，其次为β溶血性链球菌、白色葡萄球菌、淋病双球菌、肺炎球菌和大肠埃希菌。感染多由身体其他部位化脓性病灶如急性扁桃体炎、皮肤疖肿、毛囊炎或体内潜在的病灶的细菌进入血流，通过血液循环传播至关节，停留在关节滑膜上引起的急性血源性感染；邻近关节附近的化脓性病灶也可直接蔓延至关节；局部注射药物进行封闭治疗、假体置换、开放性关节损伤后继发感染或关节手术后感染可直接引起关节内感染。

二、病理

根据病变的发展过程，一般可分为三个阶段，但无明确的时间界限，并可因细菌毒力、机体抵抗力及治疗情况而互相演变而难以区分。

1. 浆液性渗出期　此期时间短，2~3 d，炎症仅在滑膜浅层。细菌入侵关节腔后滑膜炎性充血、水肿；关节腔内白细胞浸润及浆液性渗出，渗出物内含大量白细胞和红细胞，纤维蛋白少。此期关节软骨尚未被破坏，若能及时、正确治疗，关节功能可完全恢复。

2. 浆液纤维素性渗出期　随着滑膜炎症逐渐加重，渗出增多、浑浊，内含白细胞及纤维蛋白，白细胞释放的大量溶酶体类物质破坏软骨基质；纤维蛋白的沉积影响软骨代谢并造成关节粘连。此期部分病理变化成为不可逆性，可遗留不同程度的关节功能障碍。

3. 脓性渗出期　关节腔内的渗出液转为浓稠的黄色脓性渗出液，内含大量的脓细胞和絮状物，炎症侵及软骨下骨质，滑膜和关节软骨被破坏；关节周围发生蜂窝织炎。全身抵抗力低下，脓肿迁徙可出现多发脓肿。关节脓肿破溃可形成窦道。后期可发生病理性关节脱位、关节纤维性强直或骨性强直，治愈后遗留重度关节功能障碍。

三、临床表现

1. 症状　起病急骤，全身不适，乏力，食欲缺乏，寒战高热，体温可达39 ℃以上；可出现谵妄与昏迷，小儿可出现惊厥。全身中毒症状严重，病变关节处疼痛剧烈。

2. 体征　病变关节功能障碍。

（1）浅表关节病变者：可见关节红、肿、热，局部压痛明显；髌上囊隆起，浮髌试验可为阳性。患者为缓解疼痛，关节多处于半屈曲位。

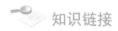 知识链接

浮髌试验：患者取平卧位，下肢伸直放松，医师一手虎口卡于患膝髌骨上极，并加压压迫髌上囊，使关节液集中于髌骨底面；另一手示指垂直按压髌骨并迅速抬起，按压时髌骨与关节面有碰触感，松手时髌骨浮起，即为浮髌试验阳性，提示有中等量以上关节积液（50 mL）。

（2）深部关节病变者：因有皮下组织和周围肌肉覆盖，局部红、肿、热不明显。关节常处于屈曲、外展、外旋位，以增大关节腔容量，减轻疼痛。患者为避免疼痛，常拒绝作相关关节检查。髋关节的位置较深，因而局部肿胀、压痛多不明显，但有活动受限，特别是内旋受限，遇到不能解释的膝疼痛时，应警惕疼痛可能来自髋关节。

四、辅助检查

1. 实验室检查　白细胞计数增高至$10×10^9$/L以上，中性粒细胞占90%以上，常有核左移或中毒颗粒；红细胞沉降率、C反应蛋白升高；当全身中毒症状严重时，70%以上患者血培养阳性。

2. 影像学检查　X线片早期显示关节周围软组织肿胀，关节囊阴影增大，关节间隙增宽。X线片对早期确诊没有帮助，但可以排除骨折或是否为恶性肿瘤。晚期X线片显示关节间隙变窄或消失，骨质破坏。CT、MRI和放射性核素扫描可鉴别关节周围软组织炎症及骨髓炎。

3. 关节穿刺检查　抽出浆液性、纤维蛋白性或脓性关节液；镜检可见大量脓细胞，作涂片可见成堆阳性细菌，血培养可检出致病菌。

五、治疗原则

早期诊断、早期治疗、避免遗留严重并发症是治愈感染、保全关节功能和生命的关键。原则是全身支持疗法，应用广谱抗生素，消除局部感染病灶。

1. 广谱抗生素　在未知感染菌种和药敏结果之前，尽早、足量、全身性使用广谱抗生

素治疗；获得药敏结果后，再依药敏选择和调整抗生素种类。

2. 全身治疗　加强全身支持治疗，高热应予降温，注意维持水电解质的平衡，纠正酸中毒。可少量多次输注新鲜血，以增强抵抗力。指导进食高蛋白、高维生素饮食。

3. 局部治疗　按照病理的不同阶段，应采取相应的处理。

（1）关节腔穿刺减压术：适用于浆液性渗出期。关节穿刺、抽净积液后可注入抗生素。此后1~2次/d，直到关节液清亮，体温和实验室检查正常。

（2）关节腔灌洗：适用于表浅大关节，如膝关节感染者，在膝关节两侧穿刺，插入两根硅胶管，留置在关节腔内，一根为灌注管连接冲洗用的输液瓶，一根为引流管。每日用含抗生素的溶液2 000~3 000 mL关节腔内持续点滴和负压引流治疗，直至引流液清澈、细菌培养阴性后停止灌洗。再引流数日至无引流液吸出，局部症状和体征消退，即可拔管。

（3）关节镜下手术：适用于浆液纤维性渗出期，在关节镜下清除脓苔，彻底冲洗关节腔，并配合灌洗引流处理。

（4）关节切开引流：适用于浆液纤维性渗出期或脓性渗出期，手术彻底清除病灶，并用生理盐水冲洗后，安置灌洗引流装置。

（5）患肢制动：用皮牵引或石膏固定关节于功能位，以减轻疼痛，控制感染扩散，预防畸形。

后期若关节于非功能位强直或有病理性脱位可行矫形手术（如关节融合术或截骨术）来改善功能。

六、护理评估

（一）术前评估

1. 健康史　评估患者发病前有无身体其他部位的化脓性感染病灶，有无开放性关节损伤；了解病程长短、治疗经过及效果，有无药物过敏史和手术史等。

2. 身体状况

（1）症状：评估患者的意识、生命体征、营养状况等，有无病变关节处疼痛和全身中毒症状。

（2）体征：评估有无红、肿、热、痛及其范围；疼痛的部位、性质和持续时间；局部活动情况，关节是否处于减轻疼痛的非功能位，有无关节强直。

（3）辅助检查：评估白细胞计数、分类和血沉、血中C反应蛋白及血培养结果，关节穿刺抽出液体的量和性质，涂片是否发现脓细胞，X线摄片有无异常发现。

3. 心理—社会状况　评估患者和家属对疾病的治疗、护理的了解程度，患者和家属对此病预后的心理承受能力。

（二）术后评估

1. 术中情况　了解患者采取的麻醉、手术方式及术中输血、输液情况。

2. 术后情况　评估患者回病房后的神志、生命体征情况；评估局部伤口及引流情况，引流浓液的颜色、性状和量；评估局部制动及固定效果，患者疼痛是否缓解，有无肢体感觉和运动功能的改变等。

七、常见护理诊断

1. 体温过高　与关节的化脓性感染有关。
2. 急性疼痛　与关节感染有关。
3. 有失用综合征的危险　与活动受限有关。

八、护理目标

（1）患者体温维持在正常范围。
（2）患者疼痛减轻或缓解。
（3）患者未发生肌萎缩，关节粘连减轻。

九、护理措施

参见任务一"急性血源性化脓性骨髓炎患者的护理"相关内容。

（李春蓉）

任务四　骨关节结核患者的护理

骨关节结核（tuberculosis of bone and joint）曾经是一种常见的感染性疾病，与生活贫困有着直接的关系。随着科技的进步、生活水平的提高以及抗结核药物的出现，骨关节结核的发病率明显下降。但随着人口的快速增长、流动人口的大量增加以及耐药菌的出现，骨关节结核的发病率有回升的趋势，应引起重视。

骨关节结核好发于负重、活动多、易发生创伤的部位，其中脊柱结核约占50%，其次为膝关节结核、髋关节结核和肘关节结核。在发达国家中，主要受累人群为老年人，而在发展中国家，青少年患者仍占相当比例，30岁以下患者约占80%。发病的高危人群包括曾感染结核者或从高发区来的移民、糖尿病或慢性肾衰竭者、吸收不良或营养不良者、嗜酒和使用免疫抑制剂者。另外，AIDS患者同时感染骨关节结核者也相当多见。

一、病因

病原菌主要是人型结核分枝杆菌。结核杆菌一般不能直接侵入骨或关节的滑膜引起骨关节结核，而主要是继发病变，约90%继发于肺结核，少数继发于消化道结核或淋巴结核。骨关节结核可以出现在原发性结核的活动期，但多数在原发病灶已经静止，甚至痊愈多年以后才发病。在原发病灶活动期，结核杆菌经血液循环到达骨或关节部位，如干骺端、椎体或关节滑膜，不一定立即发病，可在骨关节内潜伏多年，在机体抵抗力下降，如外伤、营养不良、过度劳累时被诱发。如果机体的抵抗力加强，潜伏的结核杆菌可被抑制甚至被消灭。

二、病理

骨关节结核的最初病理变化是单纯性骨结核或单纯性滑膜结核，以后者多见。在骨结核的发病初期，病灶局限于长骨干骺端，关节软骨面完好。此时如果治疗及时得当，结核将被很好地控制，关节功能可不受影响。如果病变进一步发展，结核病灶便会波及关节腔，使关节软骨面受到不同程度损害，称为全关节结核。早期的单纯性滑膜结核只可表现为关节腔积液。随着病变的发展，滑膜呈乳头样增生并侵犯骨与关节软骨，造成全关节结核。全关节结核若不能控制，可发生继发感染，甚至破溃形成瘘管或窦道，关节完全毁损，将导致各种关节功能障碍。

三、临床表现

1. 症状

（1）全身症状：由于骨关节结核多为单发病灶，起病多较缓慢，症状隐匿，可无明显全身症状或只有轻微结核中毒症状，患者可有低热、疲乏、盗汗，典型病例还可有食欲缺乏、消瘦、贫血等慢性中毒症状。少数起病急骤、伴有高热及毒血症状，多见于儿童。重度混合感染者，慢性消耗、贫血、中毒症状明显，甚至可因肝、肾衰竭而致死。

（2）局部症状：病变部位隐痛，初起不甚严重，活动后加剧。儿童常有"夜啼"。部分患者因病灶脓液破入关节腔而产生急性症状，此时疼痛剧烈。由于髋关节与膝关节神经支配有重叠现象，因此髋关节结核患者也可诉膝关节疼痛。单纯骨结核者因髓腔内压力高、脓液积聚多而疼痛剧烈。

知识链接

夜啼是指小儿白天不能安静入睡，入夜则啼哭不安，时哭时止，或每夜定时啼哭，甚则通宵达旦，以新生儿及婴幼儿多见。其主要原因可分为生理性和病理性两大类。生理性夜啼的特点是哭声响亮，哭闹间隙时精神状态和面色均正常、食欲良好、吸吮有力、发育正常、无发热等，一旦满足了其需求或解除不良刺激后哭闹即止，小儿安然入睡。病理性夜啼多是由于患有某些疾病引起小儿不舒适或痛苦所造成，其哭闹特点为突然啼哭不止，哭声剧烈、尖锐或嘶哑，呈惊恐状，四肢屈曲，两手握拳，有的伴有精神萎靡、烦躁不安、面色苍白、吸吮无力或拒绝吃奶。

2. 体征

（1）关节积液与畸形：浅表关节病变可见关节局部肿胀或关节积液，并有压痛。关节常处于半屈曲状态，以缓解疼痛。晚期患者可见肌肉萎缩，关节呈梭形肿胀。

（2）寒性脓肿：病灶部位常积聚大量脓液、结核性肉芽组织、死骨和干酪样坏死物质，易形成脓肿；由于无红、肿、热等急性炎性反应，称之为"冷脓肿"或"寒性脓肿"。寒性脓肿破溃后出现混合性感染，局部炎症反应加重。

（3）窦道与瘘管：脓肿可经过组织间隙向体表溃破形成窦道。窦道经久不愈，可流出米汤样脓液，有时有死骨及干酪物质排出。脓肿也可以与空腔内脏器官相通成为内瘘，再经皮肤穿出体外，形成外瘘管。脓腔与食管、肺、肠管或膀胱相通，患者可咳出、大便排出或尿出脓液。

（4）截瘫：脊柱结核引起的脓肿、肉芽组织增生和死骨形成，可直接压迫脊髓而发生截瘫。

（5）病理性脱位或病理性骨折：晚期常因骨质被破坏，骨骺生长受影响而形成病理性脱位或骨折。

3. 后遗症　病变静止后可出现各种后遗症，常见的有：关节腔的纤维性粘连，强直而产生不同程度的关节功能障碍，关节挛缩于非功能位，如关节屈曲挛缩畸形、椎体破坏形成脊柱后凸畸形（驼背）、儿童骨骼破坏后发生肢体长度不等。

四、辅助检查

1. 实验室检查

（1）血细胞比容：血细胞比容下降，红细胞沉降率在结核活动期明显增加，静止期一般正常，故血沉可用来监测病变是否静止和有无复发；白细胞计数一般正常，有混合感染时增高。

（2）结核菌素试验：在感染早期或机体免疫力严重低下时可为阴性。骨关节结核患者免疫力低下，因此，结核菌素试验常为阴性。

（3）组织学检查：脓肿穿刺或病变部位的组织学检查是结核感染确诊的重要途径。通过培养或组织学检查，70%～90% 的病例可以确诊，但混合性感染时结核杆菌培养阳性率极低。

2. 影像学检查

（1）X线摄片：有助于诊断骨关节结核，但不能作出早期诊断。一般在起病 6～8 周后方可出现区域性骨质疏松和周围存在少量钙化的破坏性病灶，病灶周围有软组织肿胀影像。随着病变发展，可出现边界清楚的囊性变并伴有明显硬化反应和骨膜炎，可出现死骨和病理性骨折。若发现脓肿壁有萎缩或钙化的倾向，则高度提示结核。

（2）CT检查：可以发现X线片不能发现的病灶，能进一步确定病灶的准确位置，显示病灶周围的寒性脓肿、死骨和病骨。

（3）MRI检查：可以在炎性浸润阶段显示出异常信号，具有早期诊断的价值。脊柱结核的MRI还可以观察脊髓有无受压与变形。

（4）核素骨扫描：可以早期显示病灶，但不能作定性诊断。

3. 超声检查　可探查深部寒性脓肿的位置和大小。

4. 关节镜检查及滑膜活检　对诊断滑膜结核有价值。

五、治疗原则

骨关节结核的治疗应采用综合的治疗方法，包括休息、疗养、营养、标准化疗药物和病灶清除治疗。其中抗结核药物治疗贯穿于整个治疗过程，并在综合治疗中占主导地位。

（一）非手术治疗

1. 全身治疗

（1）支持疗法：在抗结核药物出现以前，约1/3的结核患者可以通过支持疗法，如充分休息、日光照射和合理补充营养等来增强机体抵抗力。贫血严重者可给予少量多次输血。

（2）抗结核药物疗法：骨关节结核的药物治疗应遵循早期、联合、适量、规律和全程用药的原则。第一线抗结核药物包括异烟肼、利福平和乙胺丁醇，以异烟肼和利福平为首选药物。为了提高疗效和防止长期单一用药所产生的耐药性，应选择联合用药。

（3）控制细菌感染：伴有混合感染者，急性期可给予抗生素治疗。

2. 局部治疗

（1）局部制动：有石膏固定和牵引两种，目的是保证病变部位充分休息，减轻疼痛。固定时间一般为1~3 mon。皮肤牵引主要用于解除肌痉挛，减轻疼痛，防止病理性骨折和关节脱位，并可纠正轻度关节畸形。实践证明，全身药物治疗联合局部制动，疗效更好。

（2）局部注射：抗结核药物的局部注射主要用于早期单纯性滑膜结核。特点是用药量小，局部药物浓度高，全身不良反应轻。常用药物为链霉素或异烟肼，或两者合用。穿刺液减少、转清，则表明治疗有效；若未见好转，应选择其他治疗方法。对冷脓肿不主张穿刺抽脓及脓腔注射，原因是可能诱发混合感染和产生窦道。

（二）手术治疗

1. 脓肿切开引流　冷脓肿有混合感染、体温高、中毒症状重，且全身情况差者，可行脓肿切开引流。不能耐受病灶清除术时，可先行脓肿切开引流术，待全身情况改善后，再行病灶清除术。

2. 病灶清除术　一般要将骨关节结核病灶内的脓液、死骨、结核性肉芽组织和干酪样坏死物质彻底清除。由于手术可能造成结核杆菌的血源性播散，因此，从手术的安全性考虑，通常在病灶清除手术前，进行2~4周的全身抗结核药物治疗。

3. 其他　可酌情选择关节融合术、关节置换术、截骨融合术等。

六、护理评估

（一）术前评估

1. 健康史　了解患者的年龄、饮食、活动和居住环境；发病有无诱因，有无结核病史或与结核患者密切接触史；评估疼痛的部位、性质、持续时间，有无放射性疼痛；治疗经过及效果等。

2. 身体状况

（1）症状：患者的生命体征、营养状况、饮食情况等；站立或行走时有无异常姿态；评估肢体的感觉、运动及功能有无改变，是否合并截瘫。

（2）体征：评估有无压痛、肿胀，脊柱和关节有无畸形，是否出现寒性脓肿及出现部位，是否形成窦道及出现部位，有无分泌物及分泌物的性状、颜色、气味和量。

（3）辅助检查：评估各项检查结果，如X线摄片有无异常发现、血沉是否升高等。

3. 心理—社会状况　评估患者、家属对疾病治疗和护理的了解程度，评估患者和家属对此病长期治疗的心理承受能力。

（二）术后评估

1. 术中情况　了解患者采取的麻醉、手术方式及术中输血、输液情况。

2. 术后情况　评估患者的神志、生命体征及引流情况；局部制动及固定效果；患者疼痛是否缓解，有无肢体感觉；运动功能及括约肌功能；抗结核治疗后的反应等。

七、常见护理诊断

1. 急性疼痛   与骨关节结核和手术有关。
2. 营养失调：低于机体需要量   与食欲缺乏和结核有关。
3. 低效性呼吸形态   与颈椎结核及咽后壁寒性脓肿有关。
4. 躯体活动障碍   与结核、石膏固定、手术或截瘫有关。
5. 潜在并发症   抗结核药物不良反应、休克、窒息、瘫痪、气胸。

八、护理目标

（1）患者疼痛减轻或缓解。
（2）患者营养状况改善，维持体质量在正常范围。
（3）患者呼吸功能正常。
（4）患者病变部位功能逐渐恢复。
（5）患者未发生抗结核药物中毒的症状、不良反应及并发症，或发生时能得到及时发现和处理。

九、护理措施

（一）非手术治疗患者的护理

1. 饮食护理   充足的营养是促进结核病治愈的重要措施之一。鼓励患者进食高蛋白、高热量、高维生素饮食，同时注意饮食的多样化。对肝功能和消化功能差的患者，给予低脂、优质蛋白、清淡的饮食，以减轻胃肠及肝脏的负担。若经口摄入不能满足机体需要时，可根据医嘱给予肠内外营养支持。对有严重贫血或低蛋白血症的患者，根据医嘱予以输血或血清蛋白。

2. 体位   保证充足的休息，以减少机体的消耗。脊柱结核患者需卧硬板床休息，可预防瘫痪或瘫痪加重，降低机体代谢，减少消耗。对脊柱、膝关节、髋关节等部位不稳定的患者，可用石膏、皮肤牵引等局部制动，以防病理性骨折、关节畸形、脊髓损伤和截瘫的发生及发展。

3. 皮肤护理   对行石膏固定和皮肤牵引的患者以及需卧床休息的患者，需注意局部皮肤的护理，协助其翻身、充分活动肢体，防止局部皮肤受压或破损；当寒性脓肿向体外穿破形成窦道时，应及时更换敷料，防止脓液侵蚀局部皮肤引起溃烂。

4. 用药护理

（1）大多数抗结核药物对肝脏有一定的毒性作用，应定时进行肝功能监测；严密观察患者用药后是否体温下降、食欲增进、体质量增加、局部疼痛减轻、血沉正常或接近正常。

（2）若患者出现指（趾）末端疼痛、麻木等症状，是异烟肼引起的周围神经炎，可予以维生素 B_6 加以防治。

（3）若患者出现耳鸣、耳聋、眩晕症状，是链霉素、卡那霉素对听神经的损害，应及时停药。

（4）若患者视力有改变，是乙胺丁醇对视神经的损害，应及时停药。

（5）若患者出现胃肠道反应而影响食欲，是对氨基水杨酸钠引起，可使用碳酸氢钠减轻症状。

5. 疼痛护理 轻度疼痛者，指导其采取合适的体位，减少局部压迫和刺激以缓解疼痛；予石膏固定或皮肤牵引等方式局部制动，并根据医嘱使用止痛药物和抗结核治疗，以控制病变发展，减轻疼痛。

6. 心理护理 骨关节结核系慢性病，病程长，加上大部分患者在发病前生活即处于贫困状态，多数体质较差，容易产生悲观厌世情绪。医护人员应耐心向患者及家属解释病情及预后，解除顾虑，取得其支持配合，增强对治疗疾病的信心。

（二）手术治疗患者的护理

1. 术前护理 清除皮肤污垢，备皮时避免损伤皮肤；完善术前实验室检查和影像学检查；术前禁食8 h，禁饮4 h。

2. 术后护理

（1）体位护理：根据麻醉方式选择体位。颈椎结核术后用颈托或沙袋固定颈部，以防颈部扭曲引起植骨块松动、内置物断裂。腰椎结核前路术后需用沙袋压迫伤口，以防病灶处渗血及无效腔形成。膝关节手术后应抬高患肢，密切观察患肢末梢血运情况，重点注意有无腓总神经麻痹表现。根据手术部位与方式决定卧床时间，一般为3～6 mon。

（2）并发症的观察与护理：

①休克：由于脊柱结核患者病程长、手术创面大，术后可能出现低血容量性休克。术后应q1 h监测生命体征，同时，注意观察肢端温度、皮肤弹性和色泽、毛细血管回流反应、尿量等，防止低血容量性休克发生。

②窒息：颈椎结核并有咽后壁脓肿时可出现窒息。应向患者及家属说明咽后壁脓肿时可导致吞咽困难，应选择易消化的食物，进食速度缓慢均匀，防止食物呛入气管而窒息。胸椎结核患者在病灶清除后出现呼吸困难或发绀，应及时吸氧，并立即报告医生配合处理。

③瘫痪：当体位不当致脊髓受压或手术后脊髓水肿等均有可能引起瘫痪或加重原有瘫痪。应观察患者的双下肢运动、感觉反应、大小便等情况。若功能变差，则可能为脊髓水肿等，应立即报告医生做相应处理。

④气胸：由于胸椎结核病灶清除术过程中易致胸膜破裂而出现呼吸困难等，若患者出现呼吸音减弱、呼吸急促、胸闷等缺氧症状，应及时报告医师，并协助做闭式抽气；合并有血气胸时，应做胸腔闭式引流并给予高流量吸氧。

（3）功能锻炼：术后长期卧床者，应主动活动非制动部位。合并截瘫或脊柱不稳者，做抬头、扩胸、深呼吸、咳嗽和上肢运动；同时，进行被动活动并按摩下肢各关节，以防止关节粘连、强直。进行功能锻炼时应根据患者具体情况，循序渐进，持之以恒。锻炼过程中若出现精神不振、疲乏无力、疼痛加剧、病情加重等，应暂停锻炼。

（三）健康指导

（1）适当休息，保证营养供给。

（2）遵医嘱连续服用抗结核药物2年左右，不可擅自停药，并注意观察药物的毒副作用，每月检查血常规、血沉、肝功能和听力等情况。

（3）椎体手术者，术后继续卧硬板床休息3 mon，3 mon后可在床上活动，6 mon后方可离床活动，应注意防止胸腹部屈曲，以免植入骨块脱落或移动。

（李春蓉）

思考与练习

1．骨关节结核最好发部位是　　　　　　　　　　　　　　　　　　　　（　　）

A．踝关节　　　　B．膝关节　　　　C．脊柱　　　D．肘关节　　　　E．腕关节

2．骨关节结核的早期X线主要表现是　　　　　　　　　　　　　　　　（　　）

A．以骨质增生为主　　　　　　　　　B．以骨质破坏为主

C．局限性脱钙　　　　　　　　　　　D．骨质增生与破坏并存

E．关节间隙消失

3．骨关节结核一般首选的检查是　　　　　　　　　　　　　　　　　　（　　）

A．X线　　　　　B．CT　　　　　　C．MRI　　　D．B超　　　　　E．病理检查

4．骨关节结核患者可能出现的临床表现有　　　　　　　　　　　　　　（　　）

A．患儿夜啼　　　　　　　　　　　　B．寒性脓肿

C．鹤膝畸形　　　　　　　　　　　　D．拾物试验阳性

E．托马斯征阳性

项目三十六 颈肩痛与腰腿痛患者的护理

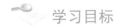学习目标

知识目标

1. 能复述颈椎病的临床分类。
2. 能陈述颈椎病及腰椎间盘突出症的概念、临床表现。
3. 能举例比较腰椎间盘突出症与腰椎管狭窄症的治疗原则。

技能目标

能结合临床正确指导腰椎手术后患者进行功能锻炼。

任务一 颈肩痛患者的护理

颈肩痛和腰腿痛多为慢性劳损及无菌性炎症引起，是一组以患病部位疼痛、肿胀甚至功能受限为主的疾病，包括颈椎病、肩周炎、腰椎间盘突出症、腰肌劳损等常见疾病。此类疾病起病隐匿，症状不典型，疼痛时轻时重，甚至可自行缓解，往往不被重视，常错过了最佳的治疗时机。颈肩痛主要是指颈部及肩关节周围处疼痛，本节着重介绍颈椎病和肩周炎。

一、颈椎病

颈椎病（cervical spondylosis）是指因颈椎间盘退行性病变及继发性椎间关节改变，进而刺激或压迫相邻脊髓、神经、血管等所引起的相应症状和（或）体征。颈椎病是中老年人的常见病、高发病，且呈低龄化趋势，以男性居多，多发部位有颈5~6、颈6~7。

（一）病因

颈椎病的病因尚不完全明了，多数认为是各种因素共同作用的结果，常见因素如下。

1. 颈椎间盘退行性变　此因素是颈椎病发生和发展过程中最基本的原因。随着年龄的增长，椎间盘渐渐发生退行性改变，使椎间隙狭窄，关节囊、韧带松弛，颈椎的生物力学性能被破坏，脊柱活动的稳定性下降，进一步引起椎体、椎间关节及周围韧带等发生变性、增生、钙化，最后导致相邻脊髓、神经、血管受到刺激或压迫而产生症状。

2. 损伤　损伤包括急性损伤和慢性损伤，急性损伤可使退行性变的颈椎和韧带等损害加重，从而诱发颈椎病；慢性损伤是引起颈椎蜕变最常见的原因，可加速颈椎退行性变的发展过程，使症状提前发生。

3. 先天性颈椎管狭窄　颈椎管矢状径的大小与颈椎病的发生发展有密切关系。当先天性颈椎管矢状径小于正常（14～16 mm）时，即使颈椎退行性变较轻微，也可出现相应临床症状和体征。

（二）分类及临床表现

依据受压部位和颈椎病患者临床表现的不同，可将颈椎病分为五种类型：神经根型、脊髓型、椎动脉型、交感神经型及混合型。

1. 神经根型颈椎病　最多见，占50%～60%，主要因椎间盘向后外侧突出，钩椎关节或关节突增生、肥大，刺激或压迫神经根所致。

（1）症状：表现为颈部疼痛及僵硬，短期内可加重并向肩部及上肢放射。用力咳嗽、打喷嚏或颈部活动时，症状加重。可伴有上肢麻木、感觉过敏或减退等改变；受压神经支配区的肌力减退、肌肉萎缩，以大小鱼际肌和骨间肌最明显。

（2）体征：患侧颈部肌肉痉挛，头偏向患侧且肩上耸。颈肩部活动不同程度受限。上肢腱反射减弱或消失，上肢牵拉试验及压头试验呈阳性。

①上肢牵拉试验（Eaton sign）：检查者一手扶患侧颈部，一手握患侧腕部，外展上肢，双手反向牵引，患者出现放射痛与麻木感为阳性，常见于颈椎病。

②压头试验（spurling sign）：患者取坐位，头后仰并偏向患侧，检查者手掌在其头顶加压，出现颈痛并向患侧手臂放射可判定为阳性，常见于神经根型颈椎病。

2. 脊髓型颈椎病　比较多见，占10%～20%，发病率仅次于神经根型，主要是后突的髓核、椎体后缘骨赘、增生肥厚的黄韧带及钙化的后纵韧带压迫脊髓引起，是最严重的类型。

（1）症状：临床以侧束、锥体束受损最明显，表现为手动作不灵活，协调性差，手部麻木；下肢无力，步态不稳，有踩棉花样感觉；后期可出现尿频或排尿、排便困难等大小便功能障碍。随着病情发展，出现自下而上的上运动神经元性瘫痪。

（2）体征：肌力减退，四肢腱反射亢进，肌张力增高；腹壁反射、提睾反射及肛门反射等减弱或消失。Hoffmann征阳性，踝及髌阵挛，重症时Babinski征亦可呈阳性。

3. 椎动脉型颈椎病　由于颈椎退行性变、颈椎稳定性下降，颈椎钩突骨质增生、横突孔增生狭窄，颈交感神经兴奋等刺激或牵拉、压迫椎动脉，使椎动脉痉挛或狭窄，造成椎—基底动脉供血不足所致。

（1）症状：

①眩晕：是本型最常见的症状，头颈部活动或姿势改变可诱发或加重眩晕。

②猝倒：是本型特有的症状，系椎动脉受刺激突然痉挛引起。常常为四肢麻木、软弱无力而跌倒，多在头部旋转时发生，倒地后再站起来可继续进行正常活动。

③头痛：主要为偏头痛，以枕部、顶部为主，发作时可有恶心、呕吐、出汗以及血压改变等自主神经功能紊乱的症状，主要是由于唯一基底动脉供血不足导致侧支循环血管代偿性扩张所致。

④其他：可出现视力减退、复视、短暂失明，耳鸣、听力减退、耳聋，不同程度的运动及感觉障碍等。

（2）体征：颈部压痛，活动受限等。

4. 交感神经型颈椎病　由于颈椎退行性变，刺激交感神经引起交感神经功能紊乱，常见于中老年人。

（1）症状：

①交感神经兴奋症状：偏头痛、头晕，伴恶心、呕吐；眼球胀痛，视物模糊；耳鸣，听力下降；出汗异常；心前区疼痛等。

②交感神经抑制症状：流泪、头晕、眼花、胃肠道胀气等。

（2）体征：瞳孔扩大或缩小，血压升高或降低，心率增加或减慢等。

5. 混合型颈椎病　混合型颈椎病是指同时合并两种及以上症状者。此类患者病程相对较长，多见于中老年人。

（三）辅助检查

1. 实验室检查　脑脊液动力学试验可显示椎管有梗阻现象。

2. 影像学检查

（1）颈椎X线片：可显示颈椎曲度改变，生理前凸变小、消失甚至反常，椎间隙狭窄，椎体前、后缘骨赘形成，椎间孔狭窄。

（2）CT和MRI：可见颈椎间盘突出，颈椎管矢状径变小，脊髓及神经根受压。

（四）治疗原则

神经根型、椎动脉型及交感神经型颈椎病采用非手术治疗为主；已确诊且非手术治疗无效，反复发作症状进行性加重者，应考虑手术治疗；脊髓型颈椎病一经确诊，应及时行手术治疗。

1. 非手术治疗　去除压迫因素，消炎止痛，恢复颈椎的生理曲度。

（1）自我保健疗法：在生活工作中定时改变姿势，纠正不良姿势，做颈部及上肢运动，利于颈、肩肌肉弛张的调节和改善血循环。宜睡平板床，枕头高度适当，避免头部过伸或过屈。

（2）枕颌带牵引：除脊髓型颈椎病外，其余类型均适用。患者取坐位或卧位，头微屈，牵引重量为2~6 kg，每次1~1.5 h，2次/d。可解除肌肉痉挛，增大颈椎间隙，减少椎间盘的压力，减轻对神经、血管的刺激和压迫。

（3）颈围或颈托：限制颈椎过度活动，但不影响患者日常生活。如充气型颈围（托）

除了可固定颈椎，还有一定的牵张作用。

（4）推拿按摩：减轻肌痉挛，改善局部血液循环。应由专业人士操作，手法轻柔，以防造成二次损伤，加重病情。脊髓型颈椎病忌用此法。

（5）理疗：采用热疗、磁疗、超声、红外线疗法等改善颈肩部血液循环，促进炎症吸收、松弛肌肉，减轻疼痛。

（6）药物治疗：目前尚无特效药物，可采用非甾体抗炎药、肌肉松弛剂及镇静剂等对症治疗的药物，但应警惕药物的不良反应，须谨慎用药。

2. **手术治疗**　手术方案应根据颈椎病的类型及临床表现等决定，临床常用的手术方式包括颈椎间盘摘除术、前路侧方减压术、椎间植骨融合术、颈椎半椎管切除减压或全椎板切除术、椎管成形术等，主要是切除突出的椎间盘、骨赘、韧带，使脊髓和神经得到充分减压或者是通过植骨及内固定使颈椎融合，增强稳定性。

（五）护理评估

1. 术前评估

（1）健康史：了解患者的年龄、职业特点，在日常生活、工作中是否存在不良的习惯姿势等；评估患者有无颈部急、慢性损伤史或颈部长期固定史，以往的治疗经过和效果；评估患者有无冠心病、糖尿病等慢性疾病史。

（2）身体状况：

①症状：评估疼痛的部位、性质及范围，诱发及加重疼痛的因素，有无椎动脉和神经受压的伴随症状，有无脊髓损伤症状等。

②体征：评估颈部有无肌痉挛及压痛，颈部和肩关节活动是否受限，上肢牵拉试验、压头试验是否呈阳性，有无四肢感觉、运动、肌力、反射异常情况。

③辅助检查：主要了解颈椎X线、CT、MRI、脊髓造影、脑脊液动力学测定、椎动脉造影等检查结果，以判断病情，采取相应的治疗和护理措施。

（3）心理—社会状况：评估患者及家属对疾病的认识程度，有无焦虑、恐惧等不良情绪，对治疗的期望值，能否配合治疗和护理，社会关系对患者的支持程度。

2. 术后评估

（1）术中情况：了解麻醉方式、手术方式、术中情况，引流管的数量及位置。

（2）术后情况：评估患者生命体征，尤其是呼吸；手术切口、引流管情况，如切口有无渗血、引流管是否通畅、引流液的性状及量是否正常等。

（3）康复情况：评估患者颈肩活动及神经功能恢复情况，是否进行功能锻炼，有无并发症发生。

（六）常见护理诊断

1. 低效性呼吸形态　与颈髓水肿、植骨块脱落或术后颈部水肿有关。

2. 有受伤害的危险　与四肢无力、视力模糊及眩晕有关。

3. 潜在并发症　窒息，喉返神经、喉上神经及脊髓神经损伤。

4. 躯体活动障碍　与颈肩疼痛及活动受限有关。

（七）护理目标

（1）患者能有效、正常呼吸。

（2）患者安全，无意外发生。

（3）患者未出现并发症，或出现后及时发现并妥善处理。

（4）患者能遵循健康指导，促进肢体感觉及活动能力的恢复。

（八）护理措施

1. 术前准备和非手术患者的护理

（1）心理护理：对非手术患者而言非常重要，向患者解释病情，让其了解颈椎病是一个慢性疾病，其康复治疗周期较长，克服患者的急躁情绪，让患者做好充分的思想准备。向患者介绍治疗方案及手术的必要性及优点，介绍目前的医疗护理技术水平，增强其治疗信心，解除恐惧，保持健康心理。

（2）安全护理：患者存在四肢无力时，应预防烫伤和跌倒等不良事件发生，嘱患者不要自行倒开水，穿平跟鞋，并保持地面整洁干燥，走廊、浴室、厕所等场所有扶手，椎动脉型颈椎病患者应避免头部过快转动或屈曲，以防猝倒。

（3）病情观察及康复指导：

①观察患者的颈部、肢体活动情况。

②维持安全有效的牵引。

③用药的患者，应严格遵医嘱给药，并观察给药效果及不良反应。

④纠正日常生活中不良姿势。

⑤适当运动各关节，维持肢体功能，对有脊髓受压症状的患者，指导其进行拇指对指、握拳、拧毛巾等练习。

（4）术前特殊训练：

①呼吸功能训练：颈椎病患者以中老年人居多，由于颈髓受压致呼吸功能降低，且长期吸烟或已患有慢性阻塞性肺病等，常常伴有不同程度的肺功能低下。因此，术前应指导患者进行深呼吸、吹气球等训练，以增加肺部的通气功能；术前1周戒烟。

②气管、食管推移训练：适用于颈椎前路手术患者。此训练可增强患者颈部组织适应性，以适应术中反复牵拉气管、食管的操作，减少术中出血量，降低手术风险。指导患者用自己的2~4指插入手术切口侧的内脏鞘与血管神经鞘间隙处，并持续将气管、食管向非手术侧推移。术前3~5 d开始，开始训练时，3次/d，10~20 min/次，每次间隔2~3 h；以后逐渐加至4次/d，30~60 min/次，使气管推移超过中线。一般训练累计时间达600 min以上即可适应手术。训练中如出现局部疼痛、恶心呕吐、头晕等不适，可休息10~15 min后再继续，直至患者能适应。

③卧位训练：适用于颈椎后路、颈椎前外侧路手术患者，以适应术中长时间俯卧位和侧卧位并预防呼吸受阻。开始30~40 min/次，3~4次/d；以后逐渐增至3~4 h/次，2~3次/d。

④大小便适应性训练：让患者在床上训练排大小便，以防术后因需卧床而致尿潴留、便秘。术前当日尽量排空大便，以减轻术后腹胀，有利于胃肠功能恢复。

（5）术前常规准备：遵医嘱完善各项检查，交叉配血、皮肤过敏试验、备皮等。术前禁食 12 h，禁饮 8 h，保证术前晚充足的睡眠。床旁备好氧气、吸痰器、心电监护仪、气管插管及气管切开包等。

2. 术后护理

（1）密切观察病情变化：

①观察神志、体温、脉搏、呼吸、血压、血氧饱和度和尿量，特别注意呼吸频率、深度的改变，保持呼吸道通畅，给予低流量吸氧。

②观察颈部有无肿胀、增粗增大，敷料有无渗血渗液。

③伤口引流管是否妥善固定、引流是否通畅，以及引流液的量、颜色和性状等。

④观察患者四肢的感觉、运动情况及有无喉上神经、喉返神经的损伤。

（2）体位护理：加强颈部制动，勿使颈部旋转，以防植骨块脱落、移位。患者应取平卧位，颈部稍前屈，颈部两旁放置沙袋或颈围，以固定头部，佩戴颈围松紧要适宜，过松起不到固定作用，过紧会导致呼吸困难。搬动或翻身时，保持头、颈和躯干保持在同一平面上，维持颈部相对稳定，不能扭曲。下床活动时，需佩戴头颈胸外固定支架。

（3）加强基础护理：

①进食高蛋白、高热量、高维生素食物，术后可适当进食冷饮，减轻咽喉部的水肿与充血。

②注意压疮的预防，特殊手术术式患者不允许翻身的，应定时用软枕垫高受压部位，并保持床单位整洁、干燥。

③鼓励患者有效咳嗽及咳痰，积极协助深吸气，预防肺部感染。

④保持大小便通畅，提倡多饮水，预防泌尿系统感染及便秘。

（4）并发症的观察与护理：

①窒息：颈部手术需在全麻下进行，手术操作中会牵拉气管、食管。当患者出现声音嘶哑、憋气、呼吸表浅，提示有喉头水肿的可能，此时易并发窒息，需严密观察并妥善处理。颈椎前路术后出现呼吸困难，并伴有颈部增粗者，多由颈部深处血肿压迫气管所致，必要时在床旁剪开缝线，放出积血，解除压迫，改善通气；对不伴有颈部肿胀的呼吸困难，多因喉头水肿所致，应备气管切开包、呼吸气囊、吸引器等抢救设备器材。

②喉返神经、喉上神经损伤：单侧喉返神经损伤表现为声音嘶哑、憋气、伤侧声带运动麻痹，双侧损伤可表现为失声甚至窒息；喉上神经损伤表现为声调降低、误咽或呛咳等。应密切观察患者是否有上述症状，如出现应立即报告医师处理，并告知患者避免大声说话，快速饮水，进食稠黏食物。

③脊髓神经损伤：手术创伤或刺激脊髓，可出现血肿压迫或水肿反应以致肢体感觉、运动及括约肌功能障碍。一般来说，术后 24 h 内为血肿形成期，术后 48 h 为高峰期，故应密切观察四肢感觉运动及括约肌功能；当出现肢体麻木、肌力减弱时，立即报告医师进行脱水、营养神经等相应处理，必要时行探查及血肿清除术。

（5）功能锻炼：包括呼吸功能、四肢肌力、膀胱功能的训练。指导患者进行适宜的锻炼，循序渐进，促进各种功能的恢复。

3. 健康指导

（1）日常生活指导：

①改善长期低头工作条件，纠正不良姿势。长期伏案工作者，应定期改变姿势，加强

锻炼，以缓解颈部肌肉的疲劳，增强颈部肌肉的力量，保持颈椎的稳定性，并加强颈部保暖。

②保持良好睡眠体位，以保持颈、胸、腰椎自然曲度，髋膝部略屈为佳。枕头的高度以头部压下后一拳高度相等或略低为宜。

③重视颈部外伤的诊断与治疗。

④积极预防和治疗咽喉炎、上呼吸道感染等颈椎病的诱因。

（2）配合治疗与护理：

①该病治疗周期长，应向患者讲解贵在坚持，加强颈椎病健康知识普及，取得配合。

②指导能活动的患者做主动运动，以增强肢体肌肉力量；肢体不能活动者，病情许可时，协助并指导其做各关节的被动运动，以防肌肉萎缩和关节僵硬。术后第1日，即可进行各关节的主被动功能锻炼；术后3～5 d，待引流管拔除后，可佩戴支架下床活动，进行坐位和站立位平稳训练及日常活动能力的训练。

（3）出院指导：

①活动佩戴颈托3 mon，全休6 mon，勿从事重体力劳动，且限制颈部活动。3 mon拍片复查，确定植骨椎间隙已完全融合才可以进行颈部活动。

②继续服用神经营养药，如甲钴胺；饮食上注意补钙，增加蛋白质摄入。

③坚持定期进行四肢功能锻炼，促进肢体感觉和活动能力恢复。

二、肩关节周围炎

肩关节周围炎（scapulohumeral periarthritis）简称肩周炎，是指因肩关节周围肌肉、肌腱、腱鞘、滑囊和关节囊等软组织损伤、退变而引起的肩关节周围软组织病变的一种慢性无菌性炎症。炎症导致关节内外粘连，故而影响肩关节活动。本病多发于50岁左右的人，且女性多于男性，称"五十肩"。因肩关节功能受限，不能活动，好像被冻结或凝固，故又称"冻结肩""凝肩"。

（一）病因

1. 肩关节周围病变

（1）肩关节周围软组织慢性劳损：肩部的慢性炎症和损伤，可波及肩关节囊和周围的软组织，并引起关节囊的慢性炎症和粘连。

（2）肩关节急性创伤：如肩部挫伤、肩关节脱位和肱骨外髁颈骨折，局部可出现肌肉痉挛、炎性渗出，导致肩关节囊和周围软组织粘连。

（3）肩部功能活动减少：肩关节外伤或手术后外固定制动等时间过长，或在固定期间缺乏肩关节功能锻炼。

2. 肩外疾病

（1）颈椎源性肩周炎：是指由颈椎病引起的肩周炎。其特点为先出现颈椎病的症状和体征，后再发生肩周炎。

（2）心、肺、胆道疾病：此类疾病发作时可有肩部牵涉痛，引起肌肉痉挛，缺血，诱发肩周炎。

（二）病理生理

肩关节周围炎早期变化是关节囊纤维化，收缩变小；病变晚期局部血液循环不良，淋巴回流受阻，炎性渗出淤积，除关节囊的严重挛缩外，周围软组织进行性纤维化，失去弹性、短缩与硬化。

（三）临床表现

1. 症状

（1）肩部疼痛：早期呈阵发性疼痛，多数为慢性发作，逐渐加重，昼轻夜重，影响睡眠。

（2）肩关节活动受限：肩关节各方向活动均受限，以外展、上举、内外旋为主。

（3）肩部怕冷：不敢吹风，甚至常年用棉垫包裹肩部。

2. 体征

（1）压痛：肩关节周围有明显的压痛点，压痛点多在肱三头肌长头腱沟及肩峰下滑囊、喙突、冈上肌附着点等处。

（2）肌肉痉挛与萎缩：早期三角肌、冈上肌等肩周围肌肉可出现痉挛，晚期可发生失用性肌萎缩。

（四）辅助检查

肩部X线检查显示骨质疏松征象，肩关节造影可见关节囊体积明显缩小，实验室检查基本正常。

（五）治疗原则

以保守治疗为主，针对病程及其症状的严重程度采取相应的治疗措施。

1. 早期　解除疼痛，预防关节功能障碍。局部制动、温热敷，口服非甾体类抗炎药、外用止痛药或封闭疗法。进行肩关节被动牵拉训练，保持肩关节活动度。

2. 进展期　以恢复肩关节运动功能为主，可以用理疗、推拿按摩、医疗体育等多种措施以解除粘连，促进局部血液循环，扩大肩关节的运动范围，并积极开展主动运动功能训练。

3. 恢复期　以消除残余症状为主。继续加强功能锻炼，增强肌肉力量，恢复肌肉弹性和收缩功能，达到全面康复及预防复发的目的。

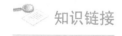 知识链接

肩周炎疗效评定标准

（1）治愈：肩部疼痛完全消失，肩关节活动范围正常或接近正常（外展≥85°，前屈上举≥170°，屈肘内旋达T_8以上）。

（2）显效：肩部疼痛压痛基本消失，关节活动功能明显改善（外展≥75°或＜85°，前屈上举≥150°，＜170°，屈肘内旋达T_2以上）。

（3）有效：疼痛及压痛均减轻，关节活动范围有改善，但尚未达到以上标准。

（4）无效：肩部疼痛及压痛无明显改善，肩关节活动范围较治疗前无变化。

（六）护理评估

1. 健康史 了解患者的年龄、职业特点、自理能力等；评估患者有无肩部急、慢性损伤史和肩部长期固定史，以往的治疗方法和效果等；评估患者有无其他系统疾病史。

2. 身体状况

（1）症状：评估肩部疼痛的部位、性质以及肩关节活动受限的范围。

（2）体征：评估有无明显压痛点，肩关节周围肌肉是否萎缩。

（3）辅助检查：肩部X线检查是否有骨质疏松征象，肩关节造影是否可见关节囊体积明显缩小。

3. 心理—社会支持状况 评估患者及家属对疾病的认识程度，有无因长期疼痛及肢体功能障碍导致的焦虑等不良情绪，对治疗的期望值，能否配合治疗和护理。

（七）常见护理诊断/问题

1. 慢性疼痛 与炎症、肩关节周围组织粘连有关。

2. 穿着/修饰自理缺陷 与肩关节活动受限有关。

3. 知识缺乏 缺乏功能锻炼及疾病预防的有关知识。

（八）护理目标

（1）患者疼痛减轻或消除。

（2）患者日常活动能达到最大程度的自理。

（3）患者能复述功能锻炼及疾病预防的知识并掌握其方法。

（九）护理措施

1. 心理护理 护士运用通俗易懂的语言，将疾病的有关知识和康复治疗措施以及成功治疗的病例讲给患者，使其产生安全感、信任感，树立战胜疾病的信心，取得配合，以达到满意的治疗效果。

2. 疼痛护理 肩关节及周围组织肌肉疼痛呈持久性，且夜间加重，影响睡眠，是早期的主要症状。可遵医嘱口服消炎镇痛、舒筋活血药物，也可外用止痛喷雾剂，适当热疗、电疗也有一定的止痛作用。

3. 保护肩关节 避免长时间患侧肩关节负重，如提举重物等；纠正不良姿势，减轻对患肩的挤压；注意患侧肩关节的休息，防止有过多的运动，避免发生疲劳性损伤；注意天气变化，加强肩部保暖。

4. 功能锻炼 可改善局部血液循环及组织供氧，加快渗出物的吸收，解除粘连，防止肌肉萎缩，减轻疼痛。功能锻炼不仅是一种辅助治疗手段，而且关系到治疗效果的优劣及疗效维持的时间。应逐渐增大肩关节活动范围，协助并指导患者进行穿衣、梳头、洗脸等日常生活能力训练。

5. 健康指导

（1）让患者理解并认识到预防治疗肩周炎的最有效方法是坚持锻炼；嘱患者睡觉时不要将肩部露在外面，注意肩部的保暖；平时要注意劳逸结合，避免突然用力，如提重物，以防肩部发生扭伤；自觉养成良好生活习惯，增强对疾病的认识。

（2）一旦出现肩关节损伤应及时治疗，以免遗留后遗症。

（3）该病病程较长，嘱患者一定要保持乐观情绪，循序渐进，平时加强营养，补充钙质及含蛋白质丰富的食物，预防骨质疏松，增加机体的免疫能力。

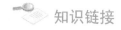 知识链接

常用的锻炼方法

（1）甩手：即手臂进行甩动，要求幅度接近或大于180°，每次甩20～50个来回，2次/d。

（2）摇肩：即进行以肩关节为轴心的手臂画圈运动，要求圆圈半径接近或大于1/2臂长，每次做20～50个来回，2次/d。

（3）爬墙：面向墙壁站立，距离约70 cm，患侧臂稍屈前举，进行肩关节的前屈锻炼，手指摸墙向上爬行，要求爬行最高点时手臂与墙壁角接近或小于45°，使肩关节前屈达到或接近正常，每次做30个来回，2次/d。

（4）展臂：即进行肩关节外展动作，要求外展角度接近或大于90°，每次20～50个来回，2次/d。

（5）拉伸：利用滑轮和绳索行拉伸锻炼，健肢固定滑轮，患肢拉绳索，要求拉伸最高点患肢上臂与水平线角度接近或大于90°，每次20～50个来回，2次/d。

锻炼时采用中等力量，每次约20 min，锻炼过程中以引起轻度疼痛为度。在康复锻炼中，注意纠正错误动作以及动作的质量、时间性和安全性。

（李春蓉）

任务二　腰腿痛患者的护理

腰腿痛是临床常见的一组症候群，主要指下腰、腰骶、骶髂、臀部等处的疼痛，可伴有一侧或双侧下肢放射痛和马尾神经症状。25～50岁长期从事体力劳动或久坐人群为多发。腰腿痛的病因较复杂，主要包括以下几个方面。

1. 腰部本身疾病

（1）损伤性：搬抬重物用力不当、运动量过大、腰部手术等，可导致腰部肌肉、筋膜、韧带等损伤，如腰椎滑脱、骨折，腰椎间盘损伤等。

（2）退行性：腰部长时间承受过重负荷，导致椎间关节、椎间盘发生退行性改变，如腰椎间盘突出症、腰椎管狭窄症、腰椎骨质疏松症等。

（3）先天性畸形：如先天性脊椎裂、脊柱侧凸畸形、腰椎骶化和骶椎腰化等。

（4）姿势性：如姿势性脊柱侧凸、驼背等。

（5）炎症性：如脊柱结核、化脓性脊柱炎、强直性脊柱炎、类风湿关节炎、神经炎等。

（6）肿瘤性：如乳腺癌和前列腺癌转移，或原发于脊柱的肿瘤，如血管瘤、骨巨细胞瘤和脊索瘤等。

2. 内脏疾病

（1）泌尿系统疾病：肾盂肾炎、肾周围脓肿等。

（2）消化系统疾病：消化性溃疡、胰腺癌、直肠癌等。

（3）妇科疾病：子宫体炎、附件炎、子宫脱垂等。

3. 其他

（1）内分泌失调，如甲状旁腺亢进症。

（2）代谢性疾病，如软骨病。

（3）血管疾病和精神因素等。

由于能引起腰腿痛的原因很多，下面以较常见的腰椎间盘突出症为例讲述腰腿痛患者的护理。

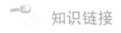

知识链接

腰椎间盘突出症

腰椎间盘突出症（lumbar intervertebral disc herniation）是指由于腰椎间盘变性、纤维环破裂，髓核突出刺激和压迫神经根或马尾神经所引起的一系列症状和体征，是腰腿痛最常见的原因之一，以腰4~5突出最多。腰椎间盘突出症多发于20~50岁的青壮年，男性多于女性。

一、病因

腰椎间盘突出的发病原因，有内因也有外因，内因主要是腰椎退行性改变，外因则有外伤、劳损、受寒受湿等。

1. 腰椎间盘退行性改变　它是本病最基本的病因，人体20岁以后椎间盘即开始逐渐退变，椎间盘缺乏血液供给，修复能力变弱，日常生活中受到各方面的挤压、牵拉和扭转作用，易使腰椎间盘髓核、纤维环及软骨板逐渐老化，导致椎间盘变薄，容易突出。

2. 损伤　由于腰椎前凸，椎间盘前厚后薄的生理结构，导致当腰部损伤，或长期处于坐位及颠簸状态，或经常从事弯腰工作者的腰椎间盘承受的压力过大等时，椎间盘髓核向后移动，而致椎间盘向后突出。

3. 妊娠　妊娠期间，体质量增长过快，盆腔及下腰部组织充血明显，各组织结构相对松弛，使椎间盘易于膨出。

此外，还有其他一些因素，如年龄、身高、遗传、吸烟以及糖尿病等诸多因素。

二、临床表现

1. 症状

（1）腰痛：超过90%的患者均有这种表现。其疼痛范围主要集中在下腰部及腰骶部，以持久性的钝痛最为常见。平卧位时疼痛减轻，站立位及坐位、咳嗽、喷嚏或大便用力等腹压增加时，疼痛加重。

（2）下肢放射痛：一侧下肢坐骨神经区域放射痛是本病的主要症状，疼痛以放射性刺痛为主。疼痛由下腰部开始，逐渐放射至臀部、大腿后侧、小腿外侧，有的可发展到足背外侧、足跟或足掌，严重影响站立和行走。因腰椎间盘突出多单侧发病，故患者多表现为单侧疼痛。中央型腰椎间盘突出症可出现双侧坐骨神经痛，表现为双侧大腿及小腿后侧疼痛。

（3）间歇性跛行：行走时随路程增加，而出现单侧或双侧腰酸腿痛，下肢麻木无力，稍许蹲下或坐下休息片刻后，症状可以很快缓解或消失；缓解后继续行走，上述症状重复出现，称为间歇性跛行。

（4）马尾综合征：中央型椎间盘突出者，由于突出的髓核或脱垂的椎间盘组织压迫马尾神经，可出现鞍区感觉迟钝、大小便功能及性功能障碍。

2. 体征

（1）腰椎变形：是腰椎为减轻神经根受压所引起的姿势性代偿畸形，可表现为腰椎前凸变小或消失，甚至出现侧凸或后凸畸形。

（2）腰部活动障碍与腰背肌痉挛：绝大部分患者都有不同程度的腰部活动受限，尤以前屈受限最明显；部分患者腰部骶棘肌痉挛，腰部处于强迫体位。

（3）压痛与放射痛：在病变椎间隙、棘突间隙处有压痛；棘突旁侧 1 cm 处有深压痛，并向下肢放射，引起坐骨神经痛。

（4）直腿抬高试验及加强试验阳性：患者平卧位，膝关节伸直，被动直腿抬高下肢，至 60° 以内即出现放射痛，称为直腿抬高试验阳性。其主要系神经根受压或粘连使移动范围减小或消失，坐骨神经受牵拉所致。在直腿抬高试验阳性的基础上，缓慢降低患肢高度，至放射痛消失，再被动背屈踝关节以牵拉坐骨神经，若引起疼痛，则称为加强试验阳性。

（5）神经系统表现：由于神经根受压损害，导致其支配的相应区域的感觉异常、反射异常及运动功能减弱甚至丧失，可表现为皮肤麻木，踝反射或肛门反射减弱或消失，肌肉萎缩、肌力下降甚至肌肉瘫痪。

三、辅助检查

1. 实验室检查

（1）脑脊液检查：当椎管完全阻塞者可出现蛋白含量增高、潘氏试验及奎氏试验阳性。

（2）其他：如红细胞沉降率、类风湿因子等化验检查，主要用于与其他疾病的鉴别诊断。

2. 影像学检查　影像学检查是诊断腰椎间盘突出症的最重要手段。

（1）X 线检查：最常见的检查方法，可显示腰椎有无侧弯、椎间隙有无狭窄。

（2）CT：可观察椎管形态，椎间盘有无突出及突出的大小、部位及黄韧带的变化。

（3）MRI：可全面观察腰椎间盘是否病变，显示病变椎间盘突出形态及其与脊髓的关系，对本病有较大诊断价值。

3. 电生理检查　如肌电图可明确神经受损的范围及程度。

四、治疗原则

根据临床表现不同，大体可分为非手术治疗和手术治疗。

1. 非手术治疗　它是腰椎间盘突出症的基本治疗方法，可缓解或消除对神经根的压迫，减轻症状，如卧床休息、牵引、物理治疗及药物治疗等。其适应证有：①初次发作，病程短的患者；②病程虽长，但症状和体征较轻的患者；③经影像学检查，椎间盘突出较小者；④由于全身疾病或局部皮肤病，不能手术者。80%～90%的患者经非手术治疗，病情可得到缓解或治愈。

2. 手术治疗　腰椎间盘突出症诊断明确，经系统的非手术治疗无缓解，严重影响日常生活者，应行手术治疗。手术治疗以摘除病变椎间盘，解除神经根及马尾神经的压迫为目的。可根据病情需要，选择合适的手术方式。

（1）传统手术方法：优点是操作方便、术野清楚，可直接摘除椎间盘，神经根充分减压，疗效确切，但创伤较大。

（2）腰椎融合术：其目的是消除椎间盘手术后腰椎三关节复合体即骨、关节突和椎间盘结构受损而失稳的状态，减轻疼痛症状。

（3）微创治疗术：该手术方式具有创伤小、恢复快、不干扰椎管内结构、不影响脊柱稳定性、并发症少、操作简单等优点，临床已经广泛推广和普及。

（4）人工假体置换术：人工假体具有负重和维持椎间隙高度的作用，对恢复腰椎解剖和功能有一定价值。目前主要包括人工椎间盘置换术和人工髓核置换术。

五、护理评估

1. 术前评估

（1）健康史：了解患者的性别、年龄、职业、营养状况、生活自理能力，作好压疮危险性评分及跌倒/坠床的危险性评分；评估患者是否有先天性的椎间盘疾病；有无腰部外伤、慢性损伤史，有无疼痛及下肢感觉障碍史；是否做过腰部手术，以及治疗经过和效果；评估患者有无急性腰受伤史或本次发病的诱发因素，询问受伤时患者的体位、外来撞击的着力点，受伤后的临床表现和紧急处理；评估患者有无冠心病、高血压和糖尿病等慢性病史；家族中有无类似病史。

（2）身体状况：

①症状：疼痛的部位、性质及范围，是否存在放射痛；诱发及加重的因素；有无马尾神经受压征象等。

②体征：下肢的感觉、运动和反射情况，直腿抬高试验及加强试验是否阳性等。评估时应两侧对比进行。

③辅助检查：腰椎正、侧位片，CT、MRI等各项检查结果有无异常情况。

（3）心理—社会状况：长时间的慢性疼痛给患者带来很多痛苦，严重影响日常生活能力，患者及家属常常存在一系列不良情绪。评估时应了解其对疾病的认知程度、疾病治疗方案及预后的了解程度，有无紧张、恐惧心理；评估患者的社会支持系统对患者的支持帮助能力，以及家庭经济条件能否负担较昂贵的治疗费用等。

2. 术后评估

（1）术中情况：了解麻醉方式、手术名称、术中情况、引流管的位置及数量。

（2）术后情况：动态评估患者的生命体征、伤口情况以及引流液的性状和量，拔出导尿管后患者有无排尿困难、尿潴留情况，神经功能恢复情况，是否能按计划进行功能锻炼，有无并发症发生等。

六、常见护理诊断/问题

1. 慢性疼痛　与椎间盘突出压迫神经有关。
2. 躯体活动障碍　与疼痛、牵引或手术有关。
3. 潜在并发症　神经根粘连、脑脊液漏等。

七、护理目标

（1）患者自述疼痛减轻或消失。

（2）患者能够使用适当的辅助器具增加活动范围，自理能力增强。

（3）患者未发生并发症，或能及时发现并发症并处理。

八、护理措施

1. 术前准备和非手术患者的护理

（1）减轻疼痛：

①采取正确卧位：急性期应绝对卧硬板床休息。卧床时抬高床头20°，使椎间盘压力降低，减小椎间盘后突的倾向，有利于椎间盘周围静脉回流，消除水肿，加速炎症消退，减轻疼痛，增加舒适。

②保持有效牵引：是非手术治疗腰椎间盘突出症的重要方法。多采用骨盆持续牵引，牵引重量一般为7～15 kg，共2周，抬高床脚作反牵引；也可采用骨盆间断牵引，2次/d，1～2 h/次。牵引期间注意保持有效牵引，观察患者的症状是否改善，检查牵引带压迫部位的皮肤有无异常等，并加强基础护理，尽可能满足患者的需要。

③物理治疗：物理疗法常作为辅助治疗手段，目前常用的物理疗法有超短波、微波、低频脉冲电疗、中频电疗等。应协助患者取合适体位进行治疗，感觉异常的患者应防止烫伤。

④药物治疗：腰椎间盘突出症的药物治疗包括中药治疗、西药治疗、局部药物治疗，如硬膜外注射皮质激素法、髓核化学溶解法等。注意观察用药后的效果及不良反应等。

（2）康复指导：

①起床：因卧床时间久，起床时容易出现体位性低血压及肌无力。应正确指导患者起床，首先协助患者戴好腰围，再抬高床头，患者先采取半卧位30 s，然后移坐在床边30 s，无头晕、眼花等不适后，再扶助由坐位改为站立位。躺下时按相反的顺序进行。

②功能锻炼：为预防长期卧床所致的肌肉萎缩、关节僵硬等并发症，宜进行适当的体育锻炼。早期行腰背肌锻炼（具体见后），并指导患者采取正确的姿势。

（3）术前准备：严格手术区域皮肤准备，常规进行肠道准备，指导患者术前3 d开始训练俯卧位，以利手术体位需要，并指导其练习床上排便排尿，避免术后因为不习惯卧床排便排尿而引起便秘和尿潴留。

（4）心理支持：护士应关心、鼓励患者，积极向患者讲解病情，疏导患者情绪，减轻思想负担，并调动社会支持系统，取得配合。

2. 术后护理

（1）观察病情：

①严密监测：术后常规观察T、P、R、BP的变化及切口敷料有无渗血、渗液。如有异常，及时报告医生。

②疼痛的护理：术后伤口疼痛严重者可遵医嘱予以镇痛剂，或使用镇痛泵。

③加强皮肤护理：q 2 h翻身1次，以防压疮，翻身时应保持背部、腰部、臀部呈轴线，避免腰部扭转，加重损伤。

④引流管的护理：观察引流管是否通畅、扭曲、受压、脱出，有无血凝块阻塞造成引流不畅，定时观察引流液的颜色、量，若引流液增多，颜色鲜红，应考虑有活动性出血；若引流液呈淡红色，且患者有恶心、呕吐、头痛等症状，应警惕硬脊膜破裂，立即报告医生处理。

⑤观察双下肢感觉、运动及疼痛情况：下肢感觉异常暂不能完全消失，需要3~6 mon时间的恢复，极少数患者由于神经根受压时间过长而产生变性，麻木感长时间不会消失，应向患者耐心解释，消除顾虑。若术后疼痛加重，下肢不能活动，应考虑血肿形成，立即报告医生处理。注意与健侧、术前进行比较。

（2）功能锻炼：卧床时间过久，容易导致肌肉萎缩、下肢静脉血栓形成、神经根粘连等并发症发生。因此，术后功能锻炼相当重要，护士应在不同的阶段，指导患者以适当的方式进行锻炼，整个过程应遵循先慢后快、先小幅度后大幅度、先局部后整体、先轻后重的原则。

①早期锻炼（术后1~7 d）：术后6 h，即开始股四头肌与腓肠肌收缩与舒张运动，2~4次/d，5~10 min/次，同时进行肘关节、膝关节、踝关节的屈伸活动以及扩胸运动等。目的是在有效预防肌肉萎缩的同时，增强机体血液循环，提高机体抵抗力，以促进疾病愈合及预防并发症的发生。术后24 h开始进行直腿抬高训练。其锻炼方法为：患者平卧，足尖朝上，绷紧腿部肌肉，缓慢抬高，高度距床面20 cm，或保持悬空10 s左右，然后放下，双下肢交替进行，并逐渐增加训练频率和幅度，以预防术后神经根粘连。

②中期锻炼（手术7 d后）：根据手术方式指导患者锻炼腰背肌，包括仰卧法和俯卧法，以增加腰背肌肌力，增强脊柱稳定性。先由飞燕式锻炼开始，然后改为五点支撑法锻炼，2周后改为三点支撑法锻炼，3~4次/d。若患者行内固定物置入或植骨融合术、锻炼后症状加重者应及时终止锻炼，颈椎有病变者不宜采用此类锻炼方法。

③后期锻炼（手术30 d后）：在佩戴腰围的情况下练习下床站立行走活动，即站立时双脚分开与肩同宽，双手叉于腰部，挺胸凸腹，使腰背肌收缩。行走时抬头挺胸收腹，坐位时端正，不弯腰（图36-1）。

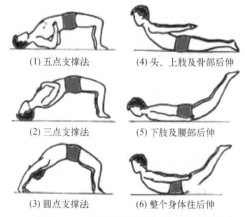

(1) 五点支撑法　　　　(4) 头、上肢及骨部后伸

(2) 三点支撑法　　　　(5) 下肢及腰部后伸

(3) 圆点支撑法　　　　(6) 整个身体往后伸

图36-1　腰背肌锻炼仰卧法和俯卧法

（3）并发症的预防及护理：常见并发症有神经根粘连和脑脊液漏，需予以积极预防。

①神经根粘连：术后早期锻炼是防止神经根粘连的有效措施，术后尽早指导鼓励患者直腿抬高训练，初次由3°开始，逐渐抬高幅度，并可在医生的协助下做压膝、压髋等被动活动，牵拉神经根防止粘连。

②脑脊液漏：多因术中反复牵拉、误伤或撕裂硬脊膜所致。若引流出淡黄色液体，同时出现头痛、呕吐等症状，应考虑脑脊液漏的可能，须立即报告医生予以处理；适当抬高床尾，并探查伤口，行加压包扎或裂口缝合，甚至行硬脊膜修补术，减少脑脊液溢出以免产生低颅压性头痛。脑脊液漏期间，需监测及补充电解质，预防颅内感染发生。

3. 健康指导

（1）日常保健：①坐时腰部贴紧椅背，站立时勿弯腰拱背，保持正常腰椎生理性弯曲；②长时间保持单一姿势体位或长期重复一种单调工作时，要注意定时改变姿势和体位，缓解对腰椎间盘的压力；③避免腰部突然受力，不要搬运重物等。

（2）配合治疗：由于病程漫长、病症反复，因此，指导患者调整心态，积极配合治疗。非手术患者应坚持进行各种针对性治疗；手术患者应做好术前、术后训练，提高手术效果，预防并发症发生，促进康复。

（3）出院指导：嘱患者继续卧硬板床，坚持佩戴腰围3 mon；1年内避免腰部负重，避免腰椎受伤；拾物时采取下蹲屈膝姿势，避免弯腰；加强腰背肌的功能锻炼，以增加腰肌的协调性和脊柱关节的灵活性；注意腰部及下肢的保暖，防寒，防潮。

（李春蓉）

🔑 思考与练习

1. 腰椎间盘突出症突出的诱因是　　　　　　　　　　　　　　　　　　　　　（　　）

A. 积累性损伤　　　　　　　　　　　B. 腰椎间盘退行性变

C. 受凉　　　　　　　　　　　　　　D. 腰椎骨折

E. 遗传因素

2．腰椎间盘突出症多见于 （　　）

A．20~50岁　　　　B．40岁以下　　　　C．30~40岁　　　　D．20~30岁　　　　E．50岁以下

3．膝反射消失见于 （　　）

A．神经根型　　　　　　　　　　　　　　B．脊髓型

C．交感神经型　　　　　　　　　　　　　D．椎动脉型

E．混合型

4．小腿外侧，足部内侧感觉异常及母趾背伸力减弱见于（　　）受压。 （　　）

A．L_3神经根　　　B．L_4神经根　　　C．L_5神经根　　　D．S_1神经根　　　E．S_2神经根

5．什么型的颈椎病护理的时候不能用枕颌带牵引，不能推拿按摩？ （　　）

A．神经根型　　　B．脊髓型　　　C．椎动脉型　　　D．交感神经型　　　E．混合型

项目三十七 骨肿瘤患者的护理

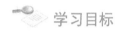 学习目标

知识目标

1. 能复述骨肿瘤的概念和发病特点。
2. 能说出骨肿瘤的外科分期。
3. 能描述骨软骨瘤、骨巨细胞瘤和骨肉瘤的发病特点、症状及体征。

技能目标

能运用护理程序对骨肿瘤患者实施整体护理。

任务一 概述

骨组织包括骨、软骨、纤维组织、造血组织、脂肪组织及未分化的网状内皮组织等。凡是发生在骨内或起源于骨各种组织成分的肿瘤，不论是原发性还是继发性，均统称为骨肿瘤（tumour of bone）。原发性骨肿瘤的发生率为（2~3）/110万人，占全身肿瘤的2%左右，又分为良性和恶性。继发性骨肿瘤是指身体其他部位的肿瘤通过血液或淋巴液转移到骨组织，属于恶性肿瘤。其发病率男性比女性稍高，良性肿瘤以骨软骨瘤常见，恶性肿瘤以骨肉瘤常见。

一、外科分期

外科分期将外科分级 G、外科区域 T 和远处转移 M 结合起来。

G 分良性 G_0、低度恶性 G_1、高度恶性 G_2。

G_0良性：组织学为良性细胞学表现，分化良好，细胞/基质之比为低度到中度；X线表现肿瘤为边界清楚，穿破囊壁或向软组织侵蚀；临床显示包囊完整，无卫星灶，无跳跃转移，极少远隔转移。

G_1（低度恶性）：组织学显示，细胞分化中等；X线表现为肿瘤穿越囊壁，骨密质破坏；临床表现为生长较慢，活动性区域可向囊外生长，无跳跃转移，偶有远隔转移。

G_2（高度恶性）：组织学显示核分裂多见，分化极差，细胞/基质之比高；X线表现为边缘模糊，肿瘤扩散，波及软组织；临床表现为生长快，症状明显，有跳跃转移现象，常发生局部及远隔转移。

T是指肿瘤侵袭范围，以肿瘤囊和间室为分界。T_0：囊内；T_1：间室内；T_2：间室外。

M是转移。M_0：无转移；M_1：转移。

二、临床表现

1. 疼痛　疼痛是由肿瘤组织对骨组织的破坏或对周围组织的刺激引起的。良性肿瘤多无疼痛或仅有轻度疼痛，少数良性骨肿瘤（如骨样骨瘤及血管球瘤）有特殊疼痛症状。疼痛是恶性骨肿瘤的重要症状，夜间疼痛明显，且有局部压痛。

2. 肿块和肿胀　良性骨肿瘤生长缓慢，病程较长，通常被偶然发现；恶性骨肿瘤局部肿胀和肿块常发展迅速，甚至突破表皮，表面可见浅静脉怒张。

3. 功能障碍和压迫症状　肿瘤的位置和大小可产生不同的血管、神经、肌肉压迫症状。如位于骺端和近骨端的骨肿瘤，可使关节肿胀和活动受限；肿块过大时，可压迫周围组织引起相应的症状，如脊柱肿瘤可压迫脊髓，出现截瘫。

4. 病理性骨折　肿瘤生长破坏骨质，轻微外力即引发病理性骨折，良恶性肿瘤均可发生。

5. 其他　晚期恶性肿瘤可出现贫血、消瘦、食欲缺乏、低热等恶病质，可经血流和淋巴向远处转移，如肺转移、肾转移、肝转移等。

三、辅助检查

1. 影像学检查　X线检查对骨肿瘤诊断有重要价值，能判断骨肿瘤的基本病变。良性肿瘤呈地图形改变，边缘清楚；恶性肿瘤呈穿透样破坏或虫蚀样破坏改变。CT、MRI、放射性核素骨扫描显像及彩色多普勒超声检查可显示X线平片无法显示的病变。数字减影血管造影可协助制订治疗方案和术前动脉内化疗。

2. 实验室检查　大多数骨肿瘤常规检查是正常的，但有些特殊肿瘤实验室检查有意义。如浆细胞骨髓瘤患者可有异常免疫球蛋白升高、A/G降低或倒置、尿中Bence-Jones蛋白阳性等。当骨肉瘤、Ewing肉瘤患者出现广泛溶骨性病变时，可有血钙、血清碱性磷酸酶及乳酸脱氢酶升高，老年男性酸性磷酸酶升高对诊断前列腺癌骨转移有意义。

3. 病理学检查　此检查是确诊骨肿瘤的唯一可靠检查，包括大体病理、HE染色检查、免疫组织化学、电子显微镜检查等。

四、治疗原则

以骨肿瘤的外科分期为指导，选择适当的治疗方案，在保护患者生命的基础上解除患者局部症状，尽量恢复功能。

1. **良性骨肿瘤**　以手术治疗为主，常采用囊内切除、边缘切除方法。

2. **恶性骨肿瘤**　以手术为主，术前（术后）化疗、放射治疗和免疫治疗为辅的综合治疗方法。

（1）手术治疗：达到无瘤的外科边界是关键，包括截肢术、保肢术和旋转成形术。

（2）化学治疗：在高度恶性肿瘤的治疗中占重要地位，特别是新辅助化疗（术前化疗—手术—术后化疗）的应用，在保肢治疗和利用肿瘤坏死率评估化疗药物的效果方面有重要意义。

（3）放射治疗：最大的优点是对主要血管、神经、结缔组织及空腔脏器均能治疗，且并发症的发生率相对较低，可抑制和影响恶性骨肿瘤细胞的繁殖速度。

（4）免疫治疗：如非特异性免疫刺激剂及细胞因子治疗、肿瘤疫苗治疗、单克隆抗体治疗等。

知识链接

射频消融（radio frequency ablation，RFA）作为一项有效的微创治疗骨肿瘤的手段日益受到重视。RFA是一种热损毁方法，射频电极使局部温度达到80~90℃，使电极周围的肿瘤组织脱水、干燥，继而产生凝固性坏死，并最终形成液化灶或纤维组织，起到灭活肿瘤组织的作用。同时，肿瘤周围组织凝固坏死形成一个反应带，切断肿瘤血供并防止肿瘤转移。RFA治疗时，组织中热量的积存与电流的强度成正比，而随着传播距离的增大，能量迅速下降，其程度与传播距离的平方成反比。为保证肿瘤细胞彻底灭活，实质脏器肿瘤的消融范围至少包括周围1 cm以上的正常组织。

其适用于：①良性骨肿瘤，如骨样骨瘤、软骨瘤、软骨母细胞瘤、血管瘤等；②转移性恶性骨肿瘤，如皮质完整的椎体转移性肿瘤的RFA（结合或不结合椎体成形术），髂骨、骶骨、坐骨等部位的转移性肿瘤的姑息性治疗；③原发性恶性骨肿瘤（结合或不结合放、化疗及骨水泥充填技术）；④对放、化疗不敏感的骨或软组织肿瘤；⑤没有手术指征的晚期转移性骨肿瘤的止痛治疗。

RFA是一项局部、微创治疗，联合其他方法综合治疗骨肿瘤的方法，能降低肿瘤复发，减少痛苦，延长生命，对临床无法采用其他方法治疗的患者提供了一项有效的治疗选择。其具有以下优点：①经皮穿刺进针，创伤小；②局麻下实施，视情况可选择腰麻和全麻；③可重复性操作；④可选择门诊治疗，减少住院日。

（欧阳诗洁）

任务二　常见骨肿瘤患者的护理

一、骨软骨瘤

骨软骨瘤（osteochondroma）又称外生骨疣，是发生在骨表面的骨性突起，其顶端有一软骨帽覆盖，好发于四肢长骨干骺端，也可见于肩胛骨、骨盆等部位，是最常见的良性骨肿瘤，多发生于青少年，男性多于女性。骨软骨瘤有单发性和多发性之分，单发性患者占绝大多数，多发性患者常有家族史，为常染色体显性遗传，故遗传性多发性骨软骨瘤又称为家族性骨软骨瘤综合征。

（一）临床表现

表现为关节周围生长缓慢的、无痛性的、质地较硬的包块。症状的产生多与肿块对周围软组织的机械压迫有关，如局部发生滑囊炎或出现病理性骨折。若无外伤的突发局部疼痛和肿块增大，应考虑恶变的可能。遗传性多发性骨软骨瘤的患者多矮小，患肢有短缩、弯曲等畸形。

（二）辅助检查

典型X线检查表现为干骺端有骨性突起，隆起方向多与关节方向相反。受累骨与骨软骨瘤的皮质相连，肿块包壳内的松质骨与受累骨骨髓腔松质骨相通。软骨帽和滑囊一般不显影，或呈不规则钙化影。CT可明确软骨帽的厚薄及钙化情况，以及与周围结构和血管神经的关系（图37-1）。

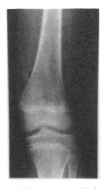

图37-1　X线表现

（三）治疗原则

无症状或发展缓慢者，一般无须手术，但应密切观察随访。手术适应证：局部疼痛不适和功能障碍；纠正及预防畸形；严重影响外观；怀疑有恶变倾向；发生在扁平骨的肿块，如肩胛骨、骨盆上的骨软骨瘤。软骨帽的彻底切除是避免复发的关键。

（四）常见护理诊断

1. 焦虑　与肢体功能障碍及担心疾病预后有关。

2. 躯体活动障碍　与肢体功能受损有关。

3. 潜在并发症　病理性骨折、恶变。

（五）护理目标

（1）患者焦虑减轻或消除。

（2）患者关节活动恢复或重建。

（3）患者未出现并发症，若出现能及时发现并处理。

（六）护理措施

1. 术前准备和非手术患者的护理

（1）心理护理：向患者解释骨软骨瘤属良性骨肿瘤，并告知其治疗方法及预后，以减轻焦虑程度。

（2）避免患肢负重，必要时使用拐杖、轮椅等助行器，预防病理性骨折。

（3）术前准备同骨折患者术前准备。

2. 术后护理

（1）常规护理抬高患肢，促进静脉回流，消除肿胀；观察敷料有无渗血，患肢远端血运、感觉及运动是否正常。如发现异常，立即报告医生协助处理。

（2）疼痛护理为术后患者提供安全舒适的环境，积极应用如放松训练、暗示、转移等非药物方法缓解疼痛。若疼痛仍不能控制，可遵医嘱给予镇痛药物，并观察止痛效果及不良反应。

3. 健康指导　该病是最常见的骨原发良性肿瘤，极少恶变，应告知患者避免过分焦虑；非手术患者应该加强观察，患处出现异常时应立即就医；骨软骨瘤手术对关节功能的影响较小，术后即可开始功能锻炼，以尽快恢复关节功能。

二、骨巨细胞瘤

骨巨细胞瘤（giant cell tumor of bone）是一种比较常见的骨肿瘤，占原发骨肿瘤的10%～20%，是一种侵袭性潜在恶性肿瘤。它多侵犯四肢长骨的末端，以膝关节周围最为多见，绝大部分是单发，多发的骨巨细胞瘤较少见，通常发生在骨骺闭合以后的青壮年时期，高峰年龄是20～40岁。

（一）临床表现

疼痛进行性加重是本病的主要症状，病程持续数月甚至数年不等，邻近关节处可出现肿胀和肿块，有明显压痛。肿块较大时，局部皮温可升高，触之有乒乓球感，病变邻近关节活动受限，疼痛剧烈时关节处于被动屈曲位。瘤内出血或病理骨折时疼痛加重。脊柱肿块的患者可出现神经症状，骶前肿块的患者可出现排便困难等症状。

（二）辅助检查

1. X线检查　对骨巨细胞瘤的诊断能提供重要线索。长骨骨骺处呈偏心性、溶骨性、膨胀性、皂泡样改变，达关节软骨下，可出现边界清楚的溶骨性破坏，横向破坏大于纵向，无硬化，病变与正常骨组织交界处骨膜增厚，但多无骨膜反应。若出现骨膜反应，可有

Codman三角，则提示有恶变可能；合并病理性骨折者可见骨折影像（图37-2）。

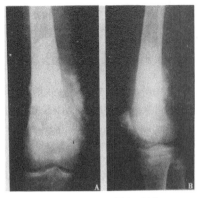

图37-2 骨折影像

2. CT、MRI检查 可显示病变与重要血管和神经的关系，确定肿瘤的骨内、骨外、关节内、椎管内和周围软组织的侵犯情况，有助于肿瘤的分期，对四肢骨巨细胞瘤手术切除方案的确定和实施有重要意义。

（三）治疗原则

由于骨巨细胞瘤的生物学行为特殊，且对放化疗均不敏感，因此，其治疗原则是以外科手术清除肿瘤为主，有效地减少局部复发，并最大限度地保留肢体功能。

常用手术方式包括以下几种。

1. 病灶刮除残腔充填术 适用于宿主骨横截面破坏＜50%或关节面破坏＜25%者。此法简单易行，可应用于任何部位，在彻底刮除肿瘤的基础上，采用物理或化学方法杀灭残留瘤细胞，如骨水泥等，在较好保留关节功能的同时，有效降低局部复发率。

2. 瘤段截除术 适用于宿主骨缺损较大、关节面破坏＞50%者，或Ⅲ期骨巨细胞瘤、恶性骨巨细胞瘤。但广泛切除破坏关节的完整性，必须进行复杂的关节重建术，包括关节切除融合术、人工关节置换术等。

3. 截肢术 适用于反复复发或肿瘤侵犯主要神经、血管者或保肢手术后并发严重感染者。对手术无法达到切除范围要求者，可尝试放疗、动脉栓塞等手段。但应注意骨巨细胞瘤恶变，要加强随访。

（四）护理评估

1. 术前评估

（1）健康史：了解患者的年龄、性别、职业等，有无外伤史，家族中有无类似病史者。

（2）身体状况：

①症状：评估疼痛的部位、性质；是否伴有肢体肿胀，局部压痛及皮温升高；有无病理性骨折等。

②体征：评估关节的活动情况，有无因肿块压迫引起的相应体征。

③辅助检查：影像学检查有无显示溶骨性病灶、骨膨胀、皮质变薄、皂泡样外观等，病理学检查有无异常。

（3）心理—社会状况：骨巨细胞瘤具有潜在侵袭性，对患者的身心健康影响较大，需了解患者的心理问题所在，以及社会支持系统情况。

2. 术后评估

（1）术中情况：了解患者采取的麻醉和手术方式以及术中输血、输液情况。

（2）术后评估：评估患者的生命体征；伤口敷料情况；患肢远端的血运、感觉、活动情况；各引流管道是否通畅、固定良好，引流液是否正常等。

（五）常见护理诊断

1. 慢性疼痛　与肿瘤本身及压迫周围组织有关。
2. 焦虑　与肢体功能障碍及担心疾病预后有关。
3. 躯体活动障碍　与肢体功能受损有关。
4. 潜在并发症　病理性骨折、恶变。

（六）护理目标

（1）患者疼痛症状减轻或消失。

（2）患者焦虑减轻或消除。

（3）患者关节活动恢复或重建。

（4）患者未出现并发症，若出现能及时发现并处理。

（七）护理措施

1. 术前准备

（1）心理护理：由于骨巨细胞瘤的病因及发病机制尚不明确，且其在生物学行为上的不确定性及局部较高的复发率，导致大部分患者情绪均不稳定，应告知患者正面应对，减轻心理负担，保持情绪稳定，配合治疗及护理。

（2）缓解疼痛：与患者讨论疼痛的原因和缓解疼痛的方法。分散注意力，减少不必要的移动，必要时可遵医嘱应用镇痛药物，以减轻疼痛。

（3）预防病理性骨折：避免患肢负重，必要时使用拐杖、轮椅等助行器，对骨破坏严重者，应用小夹板或石膏托固定患肢。一旦发生骨折，按骨折患者进行护理。

（4）常规禁食、禁饮，手术区域备皮、备血等。

2. 术后护理

（1）常规护理：

①病情观察：监测生命体征，观察伤口敷料有无出血，患肢末梢皮肤颜色、温度、感觉及运动情况。保持引流管通畅有效，记录引流液颜色、性状和引流量。

②疼痛护理：术后常规使用镇痛泵止痛，并创造舒适的休养环境，用听音乐、聊天等方法转移注意力。有效镇痛，能保证充足的睡眠和休息，有利于术后恢复。

（2）体位护理：根据手术性质、部位决定术后体位。病灶刮除术后常规抬高患肢；人工膝关节置换术后膝关节屈曲10°，两侧放置沙袋以保持中立位，用丁字鞋固定；人工髋关节置换术后应保持患肢外展中立位，亦予丁字鞋固定。

（3）功能锻炼：鼓励患者早期进行功能锻炼，预防肌萎缩和关节僵硬。麻醉清醒后即可开始末端关节活动和患肢肌肉等长收缩；术后1～2周逐渐开始关节活动，有利于早期下床活动。

（4）其他：若行放疗方案，应向患者解释放疗可能出现的不良反应。放疗期间，保护照射部位皮肤，避免物理、化学因素的刺激；保护性隔离，定期检查白细胞和血小板计数，预防感染。

3. 健康指导　日常生活中避免外伤，若有异常应立即就诊；手术创伤较大，加强营养，并积极进行功能锻炼，循序渐进，尽快恢复关节功能；由于本病复发率高，且有潜在恶变的可能，需定期复查X线，不适时随诊。

三、骨肉瘤

骨肉瘤（osteosarcoma）是最常见的原发性骨恶性肿瘤，起源于间叶组织，其特征是增殖的肿瘤细胞直接形成骨或骨样组织，呈侵袭性生长，可在数月内出现肺转移，恶性程度高，预后差。它好发于10～20岁的青少年，男女比例为（1.5～2）：1，好发于长管状骨干骺端，股骨远端、胫骨近端、肱骨近端是常见发生部位。

（一）临床表现

早期主要症状为疼痛，呈中等程度并间歇发作，活动后加剧；继而转为持续性剧烈疼痛，尤以夜间痛为甚。局部可见肢体肿胀，皮温升高，触痛明显，表面静脉怒张；当病变进展较快时，可导致肿瘤附近关节功能障碍，甚至淋巴结肿大、病理性骨折等。

（二）辅助检查

1. 影像学检查　X线检查表现为成骨性、溶骨性和混合性损害。骨膜下反应性新骨形成，表现为三角状骨膜反应阴影，称Codman三角；当肿瘤生长迅速，超过皮质骨范围，新生骨与长骨纵轴呈直角时，呈"日光放射线"状，但并不是骨肉瘤的特有表现；CT和MRI检查可显示肿瘤的髓内范围、软组织肿块范围以及是否侵及骨骺或关节等；放射性核素骨扫描可提示病变骨的代谢强弱等（图37-3）。

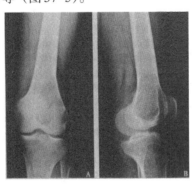

图37-3　X线检查

2. 实验室检查　碱性磷酸酶的测定对骨肉瘤的诊断和预后估计有重要价值，它主要由成骨细胞产生，故骨肉瘤的患者血清碱性磷酸酶升高明显，术后或化疗后可下降，肿瘤复发或转移又可上升。

（三）治疗原则

目前采用以手术和新辅助化疗为主的综合治疗。最常施行的手术有包括瘤段切除加肿瘤型人工假体置换术、截肢术及关节离断术等；新辅助化疗即术前化疗—手术—术后化疗，目的是控制局部肿瘤，明确或缩小反应区范围，利于进行保肢手术，减少复发。根据病理标本进行肿瘤坏死率评价，决定术后化疗疗程和化疗药物的选择。

（四）护理评估

1. 术前评估

（1）健康史：了解患者的年龄、性别、生活环境和日常习惯等，特别注意有无发生肿瘤的诱发因素，如长期接触化学致癌物质、放射线等，有无外伤等。

（2）身体状况：

①症状：评估疼痛的部位、性质、加重或缓解的因素；局部有无肿胀、肿块、压痛、表面静脉怒张和皮温升高等；肢体有无畸形，关节活动是否受限，有无病理性骨折发生等。

②体征：有无因肿块压迫和转移引起的局部体征，有无消瘦、低热、贫血等晚期恶性肿瘤表现。

③辅助检查：影像学检查有无骨质破坏、骨膜反应和软组织影，有无肺部转移；血沉碱性磷酸酶、乳酸脱氢酶是否升高；病理学活体组织检查有无异常；各重要脏器功能是否正常，能否耐受化疗和手术。

（3）心理—社会状况：骨肉瘤恶性程度高、转移早、预后差，确诊前，患者多为青少年，大多紧张焦虑，一旦确诊，又因惧怕截肢和死亡而感到恐惧，甚至会产生轻生的念头。治疗时间持续时间长、费用高，较多患者不能坚持治疗疗程。因此，需进行全面评估，了解患者及家属心理、经济承受程度及所需照顾。

2. 术后评估

（1）术中情况：了解患者采取的麻醉和手术方式，以及术中输血、输液情况。

（2）术后情况：评估患者的生命体征；伤口敷料情况；患肢远端的血运、感觉、活动情况；截肢患者残端情况；各引流管道是否通畅、固定良好，引流液是否正常等。

（五）常见护理诊断

1. 慢性疼痛　与肿瘤浸润压迫周围组织、术后患肢痛有关。
2. 活动无耐力　与疼痛、长期卧床及化疗有关。
3. 恐惧　与担心肢体功能丧失和预后不良有关。
4. 体像紊乱　与截肢和化疗引起的不良反应有关。
5. 潜在并发症　病理性骨折。

（六）护理目标

（1）患者疼痛缓解或消失。

（2）患者体力得到恢复。

（3）患者恐惧减轻或消除。

（4）患者能正确面对自我形象的改变。

（5）患者无病理性骨折发生，或发生后能及时发现和处理。

（七）护理措施

1. 术前准备

（1）心理护理：患者易产生紧张、恐惧、悲观、绝望的心理，因此，护士要进行耐心的解释、亲切的安抚，向患者解释手术程序等，减轻患者精神负担；同时，做好患者家属的工作，取得家属配合以增强患者对医务人员的信任及恢复信心，使患者积极配合化疗和手术，降低机体的应激反应。

（2）缓解疼痛：癌性疼痛严重影响患者的生活质量，应按照WHO推荐的三阶梯止痛方案为患者进行疼痛控制，即：轻度疼痛时，采用非阿片止痛药，即消炎控释片、吲哚美辛等；中度疼痛时，使用弱阿片类药物，如曲马朵、布桂嗪等；剧烈疼痛时，使用强阿片止痛药，如吗啡等。同时，联合采用非药物镇痛方法，施行多模式镇痛方式有效控制疼痛。

（3）增强耐力：护士应对患者的进食习惯充分了解，包括喜好的食物、口味和进食时间等，选择高热量、高蛋白、高维生素、低脂肪、易消化的饮食，制订营养搭配合理的食谱；创造整洁、清静的进餐环境；对于营养状况差又不愿进食的患者，可适当采用静脉营养药物；指导患者可在床上进行肌肉收缩运动，防止肌肉萎缩。

（4）预防病理性骨折：骨肉瘤患者常伴患处局部肿块，为预防病理性骨折的发生，应避免患肢负重，搬运患者动作需轻柔，切忌暴力，活动不便者应协助翻身，对已有骨折的患者在给予石膏固定或牵引后按常规护理。

（5）常规禁食、禁饮，手术区域备皮、备血等；指导患者训练床上排尿、排便以便于术后适应。

2. 术后护理

（1）常规护理：同骨巨细胞瘤患者术后护理。

（2）截肢术后的护理：

①心理护理：患者常有心理上的损失感及不完整感，不仅是肢体的损失，而且是独立生活能力与自我认同等方面的损失感。患者由手术前的悲观、绝望变为抑郁、社交孤立、自卑和自我形象紊乱等。针对患者的心理变化，应及时与患者沟通，讲明手术的必要性，以取得配合。该病多数为青少年患者，应帮助其正视现实，树立正确的人生观，同时给他们讲残疾人的事迹，以增强自我存在价值。

②体位护理：术后早期抬高患肢15°～30°以促进静脉回流、减轻肿胀、缓解疼痛、利于伤口愈合。术后第2天及时将残肢维持在伸展位或功能位。大腿截肢的患者应取患侧在上方的侧卧位，使患肢的髋关节保持在内收的功能位，避免在两腿间摆放枕头，以免出现髋关节外展的情况。小腿截肢的患者可使用石膏或夹板将髋和膝关节固定于伸直位，避免在大腿下垫枕头。

③观察及预防术后出血：术后24 h内密切观察肢体残端的渗血情况，残端可用弹力绷带包缠，以促进组织愈合。床边常规备止血带和沙袋等物品，以防残端血管结扎缝线脱落导致大出血而危及生命。

④幻肢痛的护理：幻肢痛是主观感觉已切除的肢体仍然存在，并有不同程度、不同性质疼痛的幻觉现象，常伴有幻肢觉和残肢痛。幻肢痛是截肢后常见并发症之一，发生率为50%～80%。可采取以下措施：运用心理行为疗法，如音乐疗法、放松疗法、生物反馈疗法等；用手掌轻轻拍打残端3～5次/min，3～6次/d，使残端传送新的末梢部神经冲动以减轻疼痛，同时，减轻感觉过敏；药物治疗，如运用阿片类药物、局麻药及抗惊厥药等；必要时可配合医师行封闭、神经阻滞等；进行残肢功能锻炼，目的是改善患者全身状态，促进残肢定型，增强肌力，提高关节活动力，有利于充分发挥存留肢及假肢的功能，指导患者尽

早床上坐起或下床进行残肢主动运动，上肢残肢1~2 d可以锻炼，下肢2~3 d以后练习坐起，患者情况良好，术后1周开始扶拐走路，但应避免不习惯扶拐失去重心而跌倒。

3. 化疗患者的护理　在短时间内联合应用大剂量如甲氨蝶呤、多柔比星、顺铂和异环磷酰胺等毒副作用较强的化疗药物，可出现骨髓抑制、黏膜损害、消化道反应、肝肾功能及泌尿系统损害、心脏毒性等多种不良反应，应根据患者不同的症状制订合理的、针对性的护理计划。

4. 健康指导

（1）心理指导：介绍类似经历患者的现身说法，消除患者的心理顾忌或障碍。对于化疗后脱发患者，建议戴假发或帽子修饰等；对于截肢患者，可介绍相关辅助器械或义肢等，促进患者对自我形象的认可，早日回归社会。

（2）康复指导：不论患者接受何种治疗方案，均要协助并指导患者按制订的康复计划锻炼，以最大程度恢复患者的生活自理能力。

（3）出院指导：由于骨肉瘤局部复发及转移率较高，故应嘱咐患者定期复诊，按时接受化疗；并教会患者自我检查，发现有肢体肿胀、疼痛或残肢疼痛、皮肤溃疡应立即就医。

（欧阳诗洁）

思考与练习

1. 与骨肉瘤预后无关的因素是　　　　　　　　　　　　　　　　　　　　　　（　　）

A．对于化疗不敏感　　　　　　　　　　　　B．是否进行放疗

C．肺转移　　　　　　　　　　　　　　　　D．骨肉瘤局部复发

E．术前没有进行化疗

2. 骨巨细胞瘤X线表现　　　　　　　　　　　　　　　　　　　　　　　　　（　　）

A．外生性，可见明显破坏　　　　　　　　　B．骨性破坏，可见片状钙化

C．位于干骺端　　　　　　　　　　　　　　D．骨破坏，可见Codman三角

E．偏心性，位于骨端，溶骨性破坏

3. 只有在骨肉瘤X线片中可见的现象是　　　　　　　　　　　　　　　　　　（　　）

A．发生于骨端　　　　　　　　　　　　　　B．有完整囊壁

C．与正常组织界限清楚　　　　　　　　　　D．可见膨胀性生长

E．可见日光照射现象

4. 5岁男童，左手中指近节指骨肿胀、疼痛。体检：左手中指近节指骨膨隆，皮肤颜色正常，轻微压痛，关节运动不受限，可能性最大的诊断是　　　　　　　　　　　　　　　　　　　（　　）

A．骨巨细胞瘤　　　B．骨囊肿　　　C．骨软骨瘤　　　D．内生软骨瘤　　　E．脂肪瘤

项目三十八　皮肤、性病患者的护理

知识目标

1. 能复述皮肤的解剖学特征和生理功能。
2. 能阐述各类皮肤病的临床特征和护理要点。
3. 能比较不同皮肤病的病因及发病机制。
4. 能举例说明各类皮肤病的鉴别诊断。

技能目标

能运用护理程序对皮肤病患者实施整体护理。

任务一　熟悉皮肤的解剖生理

皮肤（skin）覆盖于机体最表面，是人体最大的器官，总重量约占个体质量的16%，正常成人皮肤表面积为1.5~2 m²，新生儿约为0.21 m²，厚度为0.5~4 mm，在口、鼻、尿道口、阴道口、肛门等处与体内各种管腔表面的黏膜互相移行，对人体内环境稳定起到极其重要的作用。

一、解剖概要

皮肤由表皮（epidermis）、真皮（dermis）和皮下组织（subcutaneous tissue）构成，表皮与真皮之间由基底膜带相连接并借助皮下组织与深层组织相连。皮肤中除各种皮肤附属器如指（趾）甲、汗腺、皮脂腺、毛发和毛囊外，还含有丰富的血管、淋巴管、神经、肌肉。

皮肤的颜色因种族、年龄、性别、营养状况及部位的不同而有所差异（图38-1）。

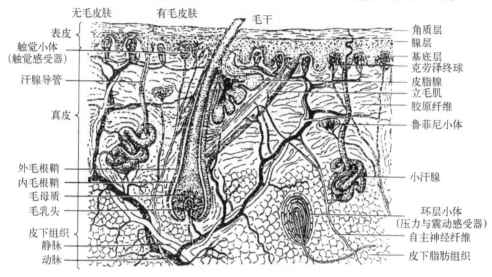

图38-1　皮肤各层组织结构

1. 表皮　位于皮肤的最外层，为角化的复层鳞状上皮组织，表皮没有血管，但是有很多神经末梢，能感知外界刺激，能产生触觉、痛觉、压力、冷热等。表皮主要由角质形成细胞、黑素细胞和朗格汉斯细胞构成，此外，还有未定类细胞及梅克尔细胞。

（1）角质形成细胞：由外胚层分化而来，是表皮的主要构成细胞，数量占表皮细胞的80%以上，具有形成角质的能力，可产生角蛋白，同时又是一种免疫活性细胞，可产生多种细胞因子。根据分化阶段和特点将其分为以下五层。

①基底层：又称生发层，位于表皮最底层，由基底细胞和黑色素构成。正常的表皮能维持其增生和抑制的比例，使新生的细胞与脱落的角质层细胞保持平衡，同时，具有分裂繁殖、修复破损的作用。

②棘细胞层：位于基底层上方，由4～8层多角形细胞构成，相邻细胞间形成桥粒，浅层的棘细胞在皮肤的屏障功能中起着防止水分丢失的作用。棘层中有许多感觉神经末梢，可以感受外界的各种刺激。

③颗粒层：位于棘层上方，由2～4层梭形细胞或扁平细胞组成。该层特征为胞质中有不规则的透明角质颗粒，有折射作用，可以减少紫外线射入体内。

④透明层：位于颗粒层与角质层之间，仅见于掌跖表皮，由2～3层扁平无核细胞构成。此层对水的渗透起到生理屏障的作用。

⑤角质层：位于表皮最外层，由多层扁平的角化细胞组成，是已完全死亡的细胞。此层主要起到机体的防护性作用。

（2）黑素细胞：起源于外胚层的神经嵴，其主要通过合成和分泌黑素，遮挡和反射紫外线，借以保护真皮及深部组织。

（3）朗格汉斯细胞：由胚胎期骨髓产生，后迁移至皮肤，散布于棘细胞层，是皮肤免疫功能的重要细胞，参与病毒抗原和肿瘤抗原的免疫监视。

2. 真皮　位于表皮和皮下组织之间，由中胚层分化而来，由浅至深可分为乳头层和网状层，但两层之间并无明确界限。乳头层紧邻表皮的薄层结缔组织，纤维细密，细胞较多，毛细血管丰富，还有许多游离神经末梢，在触觉灵敏部位可见触觉小体；网状层较厚，位于乳头层下方，有较大的血管、淋巴管和神经穿行，主要由胶原纤维和弹力纤维构成。

3. 皮下组织　位于真皮层下方，由疏松的结缔组织和脂肪小叶构成，含有丰富的血管、淋巴管、神经、汗腺和深部毛囊等。皮下组织与真皮之间没有明确的界限，两者彼此延伸，并与深部筋膜、腱膜或骨膜相连续。

4. 皮肤附属器　由表皮衍生而来，包括毛发、皮脂腺、汗腺和指（趾）甲等。

（1）毛发：根据皮肤是否有毛发附着分为有毛皮肤与无毛皮肤，根据毛发的长短和粗细分为长毛、短毛、毫毛、毳毛等。正常人每日可脱落 70～100 根头发，同时也有等量的头发再生。毛发性状与遗传、性别、年龄、健康状况、激素水平、药物和气候等因素有关。

（2）皮脂腺：开口于毛囊上部，分泌脂质润泽毛发和皮肤，主要受雄激素水平控制，青春期皮脂腺明显增大。

（3）汗腺：分为小汗腺和大汗腺，前者除唇缘、鼓膜、甲床、乳头、包皮内侧、龟头等处外，遍布全身，主要功能是分泌汗液；后者主要分布在腋窝、乳晕、脐周、肛周等处。

（4）指（趾）甲：是覆盖在指（趾）末端伸面的坚硬角质，由多层紧密的角化细胞构成。疾病、营养状况、环境和生活习惯的改变可影响甲的性状和生长速度，使甲凹陷不平。

5. 皮肤的其他结构　包括神经、血管、淋巴管及肌肉。神经传导可使机体感知冷、热觉，痛觉及压觉；血管的主要功能为营养皮肤和调节体温；淋巴管与血管相伴行，汇入淋巴结构成淋巴系统，滤过淋巴液参与免疫；面部的肌肉可以控制表情。

二、生理功能

1. 保护功能　皮肤内大量的胶原纤维和弹力纤维使皮肤受外力摩擦或牵拉后仍能保持完整，并在外力去除后恢复原状。皮肤表面的皮脂膜呈弱酸性，能阻止细菌和真菌的入侵，并有抑菌、杀菌的作用；同时，防止体内水分，电解质及营养物质的丢失。

2. 吸收功能　吸收功能包括三种吸收途径：①角质层，为主要途径；②毛囊、皮脂腺；③汗管，皮肤角质层薄、局部损伤及潮湿的部位吸收能力强，脂溶性物质或环境温度增高吸收性强。

3. 感觉功能　感觉功能分为两类：一类是单一感觉，皮肤中感觉神经末梢和特殊感受器感受体内外的单一性刺激，如触觉、痛觉、压力觉、冷觉和温觉；另一类是复合感觉，皮肤感觉神经末梢感受的刺激传入大脑中枢，经综合分析形成的感觉，如湿、糙、硬、软、光滑等。

4. 分泌和排泄功能　主要通过皮脂腺和汗腺完成。皮脂腺可分泌皮脂，皮脂在皮肤表面与汗液混合，形成乳化皮脂膜，滋润保护皮肤及毛发；皮肤通过汗液排泄体内代谢废物。

5. 体温调节功能　体表散热主要通过辐射、对流、传导和蒸发实现，其中汗液蒸发是环境温度过高时主要的散热方式。

6. 代谢功能　具有其特殊性，可进行糖、蛋白质、脂类、水和电解质等代谢。

7. 免疫功能　其主要作用是识别新的皮肤抗原并做出反应，同时，对原来已接触的抗原做出反应并加以排除。

（谭亚杰）

任务二　接触性皮炎患者的护理

接触性皮炎（contact dermatitis）又称为环境与职业性皮肤病，是一种较为常见的变态反应性皮肤病，由于皮肤或黏膜接触刺激物或致敏物后，在接触部位发生急性或慢性炎症性反应。

一、病因与发病机制

1. 原发性刺激反应　具有强烈刺激性或毒性物质接触人体的皮肤与黏膜导致发病。某些低浓度物质（如肥皂、去污剂）虽然刺激小，但长期接触也会导致皮炎发生。

2. 接触性致敏反应　通常为低分子的化学物质，少数过敏体质人群接触该物质，经过一段时间潜伏，致敏物由半抗原变为全抗原时导致机体致敏。此时若再次接触同一种致敏物，接触部位经过 12～48 h 即发生变态反应性皮炎。

引起接触性皮炎的主要刺激物及致敏物：动物性如皮毛、羽毛等，植物源性如花粉等，化学源性如塑料、染料、橡胶等，金属及其制品如铬酸盐、镍酸盐等，外用药物如抗生素软膏、磺胺类药物等。

原发性刺激反应与接触性致敏反应的区别如表 38-1 所示。

表 38-1　原发性刺激反应与接触性致敏反应的区别

项目	原发性刺激反应	接触性致敏反应
危险人群	任何人	遗传易感性
应答机制	非免疫性、表皮理化性质改变	迟发型超敏反应
接触物浓度	通常较高	可以较低
潜伏期	无一定潜伏期	有一定潜伏期，首次接触后不发生反应，经过 1～2 周后如再次接触同样致敏物才发病
皮损分布	多限于直接接触部位，境界清楚	皮损往往广泛性、对称性分布
诊断方法	试验性脱离致敏原	试验性脱离致敏原和（或）斑贴试验
治疗	保护，减少接触机会	完全避免

二、临床表现

1. 急性期　起病较急，有明确的刺激性或毒性物质接触史，损伤程度与刺激物的浓度、性质及与皮肤黏膜接触的部位有关。损伤轻者常表现为淡红色或鲜红色红斑，有密集型针尖状丘疹；严重损伤部位可出现红肿、水疱和大疱，破溃后呈糜烂面，偶可发生组织坏死或伴有全身症状。去除接触物后积极处理，一般 1～2 周可痊愈。如果疾病反复发作、迁延不愈，将进一步转化为亚急性期和慢性期。

2. 亚急性期和慢性期　亚急性期患者损伤处红肿减轻，有轻度脱屑、糜烂、结痂；长期反复接触可导致皮损慢性化，表现为皮损轻度增生及苔藓化肥厚样变性。其他特殊性接触性皮炎如尿布皮炎、漆性皮炎、化妆品皮炎。

三、辅助检查

斑贴试验是诊断接触性皮炎可靠而简单的方法，激发试验一般用于化妆品或职业性接触所致的湿疹样皮炎，过敏源检查可以寻找致敏原。

四、治疗原则

寻找病因，及时脱离过敏原与毒物，积极对症处理。

1. 内服药物治疗 视病情轻重可内服抗组胺药物或糖皮质激素。

2. 外用药物治疗 急性期有红肿无渗出者可用炉甘石洗剂，有渗出者可用体积分数为3%的硼酸溶液冷湿敷；亚急性期无渗液时可用糖皮质激素霜剂，有少量渗液时可外用糖皮质激素糊剂或氧化锌油剂；有感染时应加用外用抗生素；慢性期一般选用具有抗炎作用的软膏。

五、护理评估

（一）健康史

了解患者的年龄、性别、职业、个人嗜好；评估患者有无接触明确或可疑的刺激物或过敏物史；发病以来是否就诊过，用过何种药物或做何种处理，效果如何；既往有无过敏史和类似发作史；家族中有无类似疾病史。

（二）身体状况

1. 症状 皮损部位有无瘙痒或烧灼感，有无发热、畏寒、恶心及呕吐等全身症状。

2. 体征 接触部位的皮肤有无红斑、丘疹、水疱、坏死或溃疡，皮损范围大小与接触物的关系。

3. 辅助检查 斑贴试验与激发试验是否找到接触性致敏物质，血液中是否找到致敏原。

（三）心理—社会状况

本病发病较急，严重者常出现大疱、局部糜烂及坏死，有反复发作、迁延不愈等特点，特别是皮损位于局部暴露皮肤，容易使患者及家属产生焦虑、失眠等不良情绪。应评估患者对疾病相关知识的了解程度，对治疗与护理的配合程度；评估家属对疾病治疗及预后的了解程度，是否能为患者提供相应的精神和物质支持。

六、常见护理诊断

1. 体像紊乱 与皮损暴露位置引起患者担忧有关。

2. 睡眠形态紊乱 与皮肤瘙痒、损伤引起疼痛有关。

3. 有感染的危险 与皮肤黏膜损伤有关。

七、护理目标

（1）患者情绪平稳，能积极配合治疗，适当遮挡损伤部位。

（2）患者瘙痒、疼痛减轻，睡眠质量提高。

（3）患者皮肤、黏膜愈合，治疗期间未发生继发感染。

八、护理措施

（一）一般护理

向患者介绍疾病的病因和危害，协助患者适当遮挡暴露部位，减轻焦虑心理，心态稳定，积极配合治疗；将已经明确的致敏物质在病历上做好标记并告知患者，防止其再次接触相同物质。

（二）皮损部位护理

保持皮肤清洁、干燥，内衣裤及床上用品应选择棉质、柔软材料；剪短指甲，严禁对皮损处过度搔抓及摩擦，皮肤瘙痒时可局部用体积分数为3%的硼酸或生理盐水冷敷，减轻瘙痒和疼痛，并且安排一些分散患者对瘙痒的注意力的活动，防止皮损进一步扩大及发生继发性感染，提高其睡眠质量。

（三）健康指导

1. 疾病知识指导　向患者及家属介绍接触性皮炎的易患因素及危害，保持皮肤的清洁，选择棉质、柔软衣服，使用新款化妆品前先应进行皮肤测试。

2. 避免诱因　积极寻找致病因素，避免接触已知的致病因素；局部接触致敏物质时应用大量流动清水冲洗，避免热水、肥皂及过度搔抓等刺激；遵医嘱给药并介绍药物使用注意事项；避免食用辛辣、海鲜及酒等刺激性食物，增加富含纤维素及维生素的谷物及水果的摄入，促进皮肤的新陈代谢。

3. 预防复发　疾病治愈后，应告知患者与家属避免再次接触致敏原，以免复发；加强个人防护，如戴手套、口罩等。

（谭亚杰）

任务三　湿疹患者的护理

湿疹（eczema）是一类特殊皮肤炎症性疾患的总称，可累及表皮及真皮浅层，病因复杂，容易反复发作。皮疹呈多样性，急性期以丘疱疹为主，有渗出倾向；慢性期以表皮浸润、肥厚和苔藓样变为主，瘙痒剧烈。

一、病因及发病机制

湿疹是由复杂的内外激发因子引起的一种迟发型变态反应。

1. 内因　内因主要与过敏体质、遗传有关，其他如精神因素、血液循环障碍、过度劳累、内分泌及代谢改变、慢性感染病灶等均可加重湿疹程度。

2. 外因　外因主要是指生活环境、气候条件等因素，其他如食物、吸入物、动物毛皮及某些化学物质可诱发或加重湿疹。

二、临床表现

1. **急性湿疹**　患者发病较急，常见于四肢屈侧、头面部、手足、会阴部、肛门等处，严重者可弥漫全身。皮损特点：常对称分布，呈多形性，损害初期为红斑，很快在红斑基础上出现密集的粟粒大小丘疹、丘疱疹或小水疱，常融合成片，境界不清楚。患者反复搔抓后形成糜烂、渗出和结痂，并逐渐向周围蔓延。如继发感染可形成脓疱、脓痂、淋巴结肿大，甚至全身发热等症状。瘙痒剧烈，可阵发性加重，尤以夜间为甚。

2. **亚急性湿疹**　因急性湿疹炎症迁延而来，表现为红肿及渗出减轻，但仍可有丘疹及少量丘疱疹，皮损呈暗红色，可有少许鳞屑及轻度浸润，患者自觉瘙痒显著。病程一般 3 ～ 6 mon，若未痊愈则发展为慢性湿疹。

3. **慢性湿疹**　由急性、亚急性湿疹转变而成，也可因轻微刺激反复搔抓病情迁延而来。皮损表面粗糙呈苔藓样变，多为对称分布，境界清楚，颜色暗红。皮肤表面可有抓痕、血痂、色素沉着，自觉瘙痒更为剧烈。病程缓慢，可迁延数月或数年。

4. **特殊类型的湿疹**　自身敏感性湿疹、传染性湿疹样皮炎、裂隙性湿疹，及发生在特殊部位如头皮、颜面、手部、乳房、外阴和肛门等部位的湿疹。

三、辅助检查

通过斑贴、划痕试验，组织病理学检查及真菌检查排除接触性皮炎或真菌感染进行诊断。

四、治疗原则

查找原因，去除致敏因素，内外兼顾，防止复发。

1. **局部治疗**　急性期轻度皮损无渗出或极少渗出时可选用炉甘石洗剂或氧化锌油剂，渗出多者可用体积分数为3%的硼酸溶液冷湿敷；亚急性期可选用皮脂类固醇乳剂、糊剂，及使用抗生素类预防及控制继发感染；慢性期可用软膏、硬膏、涂膜剂。顽固性、局限性皮损可用糖皮质激素做皮损内注射，苔藓化皮损可选用体积分数为0.05%～0.1%的维A酸软膏。

2. **全身治疗**　可选用抗组胺及镇静安定药物，湿疹合并感染应给予抗生素治疗，维生素C和体积分数为10%的葡萄糖酸钙可用于非特异性脱敏治疗。

五、护理评估

（一）健康史

了解患者的年龄、性别、职业、婚姻、个人嗜好；评估患者有无接触明确或可疑的刺激物或过敏物史；有无与遗传相关的过敏体质；有无精神、神经影响因素；有无慢性感染病灶、内分泌、血液循环障碍等；评估患者发病以来诊治情况，既往有无过敏史和类似发作史，家族中有无类似疾病史。

（二）身体状况

1. **症状**　皮损部位是否有水疱、糜烂、渗液及瘙痒，有无发热、畏寒、神经紧张及疲惫等全身症状。

2. 体征　皮损的性状及部位，有无红斑、丘疹、水疱、坏死及溃疡，是否出现脓液、脓痂及淋巴结肿大，皮肤表面是否粗糙、肥厚、苔藓样变及色素沉着。

3. 辅助检查　斑贴、划痕试验检查致敏原，组织病理学检查及真菌检查结果。

（三）心理—社会状况

本病皮肤损伤呈多形态性，严重时皮炎可弥漫全身，形成脓疱、渗液、淋巴结肿大及全身发热、瘙痒难耐等症状，易反复发作。特别是皮损位于局部暴露皮肤更容易使患者产生焦虑、舒适度下降等不良感受。应评估患者对疾病相关知识的了解程度，对治疗与护理的配合程度；评估家属对疾病治疗及预后的了解程度，是否能为患者提供相应的精神和物质支持。

六、常见护理诊断

1. 有感染的危险　与皮肤局部破损引起病情加重有关。
2. 焦虑　与皮疹反复发作迁延不愈及缺少相关防护知识有关。
3. 舒适度减弱　与湿疹瘙痒局部疼痛有关。

七、护理目标

（1）患者皮肤愈合，无感染并发。
（2）患者能复述疾病防治知识，心态平稳，积极配合治疗。
（3）患者瘙痒与疼痛减轻，舒适程度提高。

八、护理措施

1. 心理护理　向患者及其家属解释湿疹发生的原因及影响因素，消除患者不良情绪，积极配合治疗，局部暴露部位适当遮挡，保持良好形象。

2. 皮肤护理　消除刺激因素，嘱咐患者勤剪指甲，避免过度搔抓皮肤，必要时可戴手套；调节室内温度及湿度，空调使用时间不宜过长；瘙痒难耐时可用局部冷湿敷，避免使用碱性肥皂及热敷；必要时使用止痒及皮肤保护药物，防止感染。

3. 饮食护理　协助患者保持皮肤清洁、干燥，被褥整洁、无皱褶，避免动物制品、化纤制品直接与患者皮肤接触，提高睡眠质量，劳逸结合，增加舒适度；合理膳食，避免刺激性易致敏性食物的摄入，多食新鲜蔬菜、水果。

4. 健康指导

（1）向患者及家属介绍湿疹的相关知识，避免诱发因素，保持皮肤清洁，直接与皮肤接触的内衣及床上用品应选用柔软、棉质材料。

（2）产生湿疹时，不宜过度搔抓损伤部位，必要时可进行冷敷或局部使用止痒剂及皮肤保护性药物，瘙痒难忍时可进行局部的拍打或按压；药物使用应坚持按时、定量使用，直至痊愈，不能骤然停药引起反复；保持良好的情绪，增进舒适，提高睡眠质量；饮食以清淡易消化为主，少食或不食刺激性食物及海鲜。

（3）湿疹治愈后，应注意避免刺激物质的接触；生活有规律，注意锻炼身体，培养良好的生活习惯；保持平和的心态，避免诱发或加重病情。

（谭亚杰）

任务四　药疹患者的护理

药疹（drug eruption）亦称药物性皮炎，是药物通过不同途径进入人体后引起的皮肤、黏膜炎症性反应。轻者仅表现为皮肤的局部症状，重者可累及全身各个系统，是药物非治疗作用的一种表现。

一、病因及发病机制

药物通过各种途径进入体内引起个体药物敏感性反应。临床常见的致敏药物有抗生素类、解热镇痛类、镇静催眠类、抗癫痫药物类、异种血清制剂、疫苗类及中药类。其作用机制如下。

1. 变态反应　多数药疹属于此类反应。某些大分子药物如血清、疫苗及其他生物制品等，其本身即可作为完全抗原，而多数小分子药物属半抗原，其需要在体内与大分子物质如蛋白等以共价键结合为完全抗原后，才能激发从而引起变态反应。

2. 非变态反应　此类药疹相对少见，某些药物本身固有药理学作用、毒性作用、生态失衡及酶系统的干扰等。

知识链接

药物不良反应（adverse drug reaction，ADR）是指在疾病的预防、诊断、治疗或功能恢复期，所用药物在正常用量情况下引起的一种有害且非预期的反应。由用药不当所引起的反应，如用错药物及剂量、滥用药物、自杀性过量服药等不包括在内。不良反应的具体范围为：①所有危及生命、致残直至丧失劳动能力或死亡的不良反应；②新药投产使用后所发生的各种不良反应；③疑似药品所引致的畸形、突变、癌变；④各种类型的过敏反应；⑤非麻醉药品产生的药物依赖性；⑥疑为药品间互相作用导致的不良反应；⑦其他一切意外的不良反应。据统计，药疹占ADR的1/4～1/3，新加坡卫生部药物警戒权威机构统计2003年药疹占ADR中的46%。药物不良反应由来已久，但在20世纪以来，医药学高度发达，表现得更为突出。不但发病率逐渐增多，新型的药物反应也在不断地出现。因此，ADR是一类不断发展的疾病，需要我们更多地去认识。

二、临床表现

1. 固定型药疹　它常由磺胺类、解热镇痛类或巴比妥类药物等引起，好发于口唇、阴茎包皮和肛门皮肤—黏膜交界处，严重者亦可累及躯干和四肢。此型皮损为圆形或椭圆形境界清楚的水肿性红色斑疹，常单发亦可见数个，分布不对称。严重者红斑上可出现水疱，黏膜皱褶处易糜烂渗出。自觉轻度瘙痒，患者一般无全身症状，停药1～2周后病损痊愈，遗留持久的深褐色色素沉着。

2. 荨麻疹型药疹　它常由青霉素、阿司匹林、血清制品等引起。皮疹表现类似急性荨麻疹，但潮红更为明显，持续时间较长，部分患者同时伴有血清样症状；停药1周至数周上述症状可消失，若致敏药物排泄缓慢或因不断接触微量致敏原，则可表现为慢性荨麻疹。

3. 麻疹型或猩红热型药疹　它常由青霉素、磺胺类、巴比妥类等引起。皮损多在首次用药时突然发病，遍及全身，常有畏寒、发热等症状，其形态与猩红热、麻疹相似，但较麻疹及猩红热轻微。其颜色鲜红，以躯干为多，对称分布，一般不累及内脏。病程为1~2周，皮损消退后可伴糠状脱屑。若不及时治疗，部分患者则可向重型药疹发展。

4. 湿疹型药疹　患者接触外用药如青霉素、链霉素、磺胺等药物后使局部皮肤致敏并引起接触性皮炎，再次使用了相同或结构类似的药物时，在原皮疹部位发生湿疹样皮疹，并可泛发全身，继发糜烂、渗出、脱屑等。病程相对较长，常在1 mon以上。

5. 紫癜型药疹　紫癜型药疹常由抗生素、奎宁、巴比妥类、利尿剂等引起。一类是血小板减少性紫癜，特点为不隆起于皮肤表面，好发于小腿，两侧对称，严重者可累及四肢；另一类是血管炎引起的紫癜，稍隆起，好发于关节周围，常伴发风团或红斑，中心可有水疱或血疱。病情严重者可有关节肿痛、腹痛、血尿、便血等表现。

6. 多形红斑型药疹　它多由磺胺类、解热镇痛类及巴比妥类等引起。根据病情分为轻型和重型，前者多对称分布，好发于四肢两侧、躯干，伴有瘙痒及发热等症状。典型表现为黄豆至蚕豆大小的靶样红斑，境界清楚，边缘色淡，中心色深或有水疱，自觉瘙痒，累及口腔及外生殖器黏膜时可引起疼痛；后者皮损泛发全身出现大疱、糜烂及渗出，出现剧烈疼痛，可伴有高热、外周血白细胞可升高，甚至累及肝、肾功能及继发感染等，病情凶险，可导致患者死亡。

7. 大疱性表皮松解型药疹　重型药疹之一，常由磺胺类、解热镇痛类、抗生素、巴比妥类等引起。病情起病急骤，皮损起初可表现为麻疹样、猩红热样或多形性红斑样，但迅速发展为弥漫性、松弛性水疱，出现糜烂、渗液。表皮出现松解坏死，剥脱面似Ⅱ度烧伤，尼氏征阳性，触痛明显。口腔颊部黏膜、眼结膜、呼吸道黏膜或胃肠道黏膜亦可糜烂、溃疡。全身中毒症状重，病情严重者可导致脏器衰竭死亡。

8. 剥脱性皮炎型药疹　重症型药疹之一，多为长期用药后发生，常由磺胺类、巴比妥类、抗癫痫药、解热镇痛类及抗生素等引起，首次用药其潜伏期约20 d。发病前先有全身不适、发热等前驱症状，全身皮损呈弥漫性潮红、肿胀，尤以面部及手足为重，可伴水疱、糜烂和渗出，2~3周后皮肤红肿渐消退。全身出现大片皮肤脱屑，掌跖部呈手套或袜套状剥脱，头发、指（趾）甲亦可脱落，但病愈后可再生。口腔黏膜、眼结膜受累时出现进食障碍、眼结膜充血和畏光等，严重者伴全身衰竭或继发感染导致死亡（图38-2）。

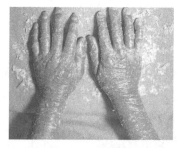

图38-2　剥落性皮炎

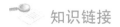
知识链接

药物超敏反应综合征（drug hypersensitivity svndrome，DHS）是一种表现为急性广泛的皮损、全身发热、淋巴结肿大、多脏器受累、嗜酸性粒细胞增多及单核细胞增多等血液异常为特征的严重全身性药物反应。引起DHS的常见药物有磺胺类药物、卡马西平、苯妥英钠等。本病常因致敏药物不同而表现出多种临床症状，致诊断不一致，如磺胺吡啶致敏的血清病样综合征、抗惊厥药过敏综合征、药物伴嗜酸性粒细胞增多和系统症状等。1994年Roujeau首次明确其临床概念，将具有发热、皮疹及内脏受累三联征的急性或潜在致死性、特异性不良反应称之为药物超敏反应综合征。

三、辅助检查

1. 体内试验　皮肤试验以皮内试验较常用，适用于预测皮肤速发型超敏反应。固定性药疹和湿疹型药疹，斑贴试验较有意义；药物激发试验适用于口服药物所致的轻型药疹，应在皮损消退 15 d 后才可进行。

2. 体外试验　安全性高，但试验效果不稳定，包括嗜碱性粒细胞脱颗粒试验、放射变应原吸附试验、淋巴细胞转化试验和琼脂弥散试验。

四、治疗原则

预防为先，尽早消除药物反应，防止和及时治疗并发症。

1. 轻型药疹　多为自限性，停药后很快消退。一般给予抗组胺剂、维生素 C 及钙剂等，必要时给予中等剂量泼尼松。皮疹消退、体温正常后逐渐减量直至停药。局部皮疹部位可给予炉甘石洗剂、糖皮质激素霜剂，面积广泛无糜烂的药疹，可用大量的单纯扑粉或体积分数为 5% 的硼酸消毒扑粉于皮损与床单上。

2. 重型药疹　常合并高热及肝肾等多脏器损害，死亡率高，应及时抢救，降低死亡率。

（1）激素治疗：及早足量使用类固醇皮质激素，最好维持 24 h，病情应在 3～5 d 控制，然后逐渐减量。病情严重患者，可加大剂量，必要时采用冲击疗法。

（2）防止继发感染：消毒房间及床单等物品预防感染，强调消毒隔离，医护人员在治疗和护理过程中要做到无菌操作。选用与致敏药物结构不同的抗生素或较少发生过敏的抗生素。

（3）加强支持疗法：补充热量，维持水电解质平衡，纠正低蛋白血症，维持血容量，注重脏器功能的监测，预防并发症的产生。

五、护理评估

（一）健康史

了解患者的年龄、性别、职业及婚姻；评估患者有无明确或可疑的药物接触史或过敏史；是否为过敏性体质；有无遵照医嘱服药或长期、过量服用药物史；发病以来诊治情况；

既往有无过敏史和类似发作史，有无肝、肾功能不全；家族中有无类似疾病史。

（二）身体状况

1. 症状　皮损的部位，皮疹的数量、颜色；皮肤脱屑程度，是否出现片状脱皮；皮肤瘙痒程度；有无呼吸困难、发热、恶心、呕吐、腹泻、血尿、关节疼痛等全身中毒症状。

2. 体征　皮损处糜烂、剥脱的程度，是否出现渗液；口腔黏膜、眼结膜损伤程度，是否出现肝、肾衰竭等。

3. 辅助检查　斑贴、划痕试验检查致敏原，组织病理学检查及真菌检查结果。

（三）心理—社会状况

本病皮肤损伤呈多形性，严重时可累及人体各个系统，甚至危及生命。重度药疹局部皮肤损伤严重，患者疼痛难忍及其伴随的全身症状使患者产生焦虑、恐惧等不良感受。应评估患者对疾病相关知识的了解程度，心理承受力及对治疗与护理的配合程度；评估家属对患者提供相应的精神和物质支持程度。

六、常见护理诊断

1. 焦虑与恐惧　与发病急骤、病情严重担心预后有关。
2. 营养失调：低于机体需要量　与摄入不足有关。
3. 有感染的危险　与皮肤黏膜产生大面积糜烂，机体抵抗力下降有关。

七、护理目标

（1）患者情绪平稳，能表达其生理、心理舒适程度增加，积极配合治疗。
（2）患者营养、体液均衡，体质量在标准范围内。
（3）患者皮肤及黏膜修复，无感染并发。

八、护理措施

（一）心理护理

提供相关疾病的防治知识，告知本次产生药疹的原因，消除患者思想顾虑，及时解决患者生理及心理上的不适，减轻对疾病的焦虑与恐惧，积极配合治疗。

（二）皮肤护理

皮肤保持清洁干燥，及时更换被汗液浸湿的衣服、床单、被褥；勤剪指甲，避免过度瘙抓皮肤；加强患者眼角膜、口腔黏膜及外阴黏膜的观察和护理，防止压疮产生。

（三）饮食护理

指导患者多饮水及保持足够的输液量以促进药物排泄，饮食宜选择高热量、高蛋白、富含维生素，给予易消化的食物，提高机体抵抗力；异种蛋白过敏者应禁食鱼、虾等海产品及辛辣刺激性食物。

（四）健康指导

1. 用药指导　向患者介绍疾病的诱因及危害，药物使用时应严格遵照医嘱，药物的品种、剂量、使用频率不宜随意调整。

2. 患者发病期间的对症护理

（1）保持呼吸道通畅，鼓励患者勤翻身，协助拍背，促进咳嗽、排痰，保持床单位整洁，定时消毒。

（2）躁动的患者，床边加护栏，防摔伤，必要时给予约束。

（3）高热患者需卧床休息，床单、被罩需严格消毒灭菌，室内紫外线照射，定时通风换气，观察体温变化，禁用乙醇擦浴。

（4）用滴眼液清洁眼部，减少分泌物聚集，用眼药膏涂抹以防眼睑粘连。勤漱口，疼痛明显者，可在漱口液中加入体积分数为2%的利多卡因，用油纱布或油膏涂于口唇周围，防止干裂和粘连。

（5）有表皮松解及大疱患者，可用无菌注射器抽吸疱液。观察病情，详细记录24 h出入量，并监测水、电解质和酸碱平衡的变化以及肝肾功能。

（6）皮疹瘙痒时可口服或外用止痒药物，避免搔抓、热敷及碱性肥皂刺激，防止继发感染。

3. 知识指导　讲解本病的防治知识，将患者致敏性药物记录在患者的病历首页及门诊记录中，叮嘱患者及家属牢记，在每次就诊时告知医生。

（卢　红）

任务五　荨麻疹患者的护理

荨麻疹（urticaria）俗称"风团""风疹块""风疙瘩"，是一种常见的皮肤病，是由各种因素导致皮肤、黏膜及小血管反应性扩张及渗透性增加而产生的一种局限性水肿反应。

一、病因

多数患者不能找到确切原因，尤其是慢性荨麻疹，常见诱因如下。

1. 食物　动物以鱼、虾、蟹、牛奶和蛋类等最为常见，植物如蕈类、草莓、可可、番茄和葱等，其他见于某些香料及调味品。

2. 药物　常见的如青霉素、磺胺类、血清制剂及各种疫苗等通过免疫机制引发荨麻疹；另外，一些药物直接使肥大细胞释放组胺引起，如阿司匹林、吗啡、阿托品、可待因等。

3. 感染　包括各种病毒、细菌、真菌和寄生虫感染引起。

4. 动植物因素　如昆虫叮咬，花粉、羽毛、皮屑吸入引起。

5. 物理因素　如冷热、日光、摩擦及压力等。

6. 其他　如精神因素、疾病因素、植物因素、妊娠及遗传因素等。

二、发病机制

1. 变态反应　多数为Ⅰ型变态反应，少数为Ⅱ型或Ⅲ型。Ⅰ型免疫反应机制为抗原与IgE抗体作用于肥大细胞和嗜碱性粒细胞，使它们的颗粒脱落而产生一系列的化学介质的释放。Ⅱ型变态反应多见于输血反应。Ⅲ型变态反应多见于血清病。

2. 非变态反应　由某些生物的、化学的及物理的因素直接作用于肥大细胞释放组胺使毛细血管扩张性与通透性增强而引起。

三、临床表现

1. 急性荨麻疹　起病常较急，荨麻疹出现前患者常自觉皮肤瘙痒或有刺麻感，很快于瘙痒部位出现大小不等的红色或苍白色风团，可孤立分布或扩大融合成地图状，皮肤表面凹凸不平。皮损持续时间一般不超过24 h，但新皮损可此起彼伏，病情严重者可伴有心慌、烦躁甚至血压降低等过敏性休克样症状；胃肠道黏膜受累时可出现恶心、呕吐、腹痛和腹泻等；累及喉头、支气管时，出现喉头水肿、胸闷、呼吸困难甚至窒息；并发感染者可出现寒战、高热、脉速等全身中毒症状。多数急性荨麻疹在2～3周内消退不再复发。

2. 慢性荨麻疹　皮损反复发作6周以上者称为慢性荨麻疹。患者全身症状一般较轻，风团时多时少，反复发生，常达数月或数年之久，偶可急性发作。

3. 其他类型荨麻疹

（1）人工荨麻疹：亦称皮肤划痕症。其典型的三联征表现为用手指甲或钝器划其皮肤后，沿划痕出现显著的红色条状隆起，伴瘙痒，不久后可自行消退；有些人工荨麻疹患者与病毒感染、抗生素应用有关，停药一段时间即可痊愈。

（2）寒冷性荨麻疹：可分为家族性和获得性。前者临床少见，为常染色体显性遗传，从婴儿期开始，持续终生；遇冷1～4 h后出现迟发性的风团，冰块试验阴性；后者又有原发性和继发性的区别，原发性常在局部遇冷部位诱发风团，继发性如冷球蛋白血症、阵发性冷性血红蛋白尿症等。

（3）胆碱能荨麻疹：多见于青年女性，主要由于机体受热、情绪紧张、运动、进食热饮或乙醇饮料等后，乙酰胆碱作用于肥大细胞导致组胺释放。皮疹常散发于躯干上部和上肢，奇痒无比，偶伴有流涎、头痛、头晕、出汗等全身症状。

（4）少部分患者见于光线性荨麻疹、压迫性荨麻疹、蛋白胨性荨麻疹等。

四、辅助检查

皮肤划痕试验，血常规检查嗜酸性粒细胞数目，冰块、运动、阳光、热水试验和皮肤变应原检测。

治疗原则为抗过敏，降低血管通透性，对症处理，力求祛病因。

1. 局部治疗　使用止痒、消炎的药物，夏季可选用如炉甘石洗剂、锌氧洗剂等，冬季可用止痒的乳剂或无极膏等。

2. 全身治疗

（1）急性荨麻疹：首选没有镇静作用的第二代H_1受体拮抗剂，严重者可用第一代H_1受体拮抗剂；维生素C及钙剂可降低血管通透性；伴腹痛者可给予解痉药物；引起脓毒症者应立即使用抗生素控制感染。针对病情严重，伴有休克、喉头水肿及呼吸困难者，应立即抢救。

（2）慢性荨麻疹：积极寻找病因，以抗组胺药为主，不宜用糖皮质激素。可2～3种药物联用或交替使用，控制后渐减或停用。顽固性荨麻疹可单用、联合或交替使用H_1、H_2受体拮抗剂，还可斟酌选用利舍平、氨茶碱、氯喹、雷公藤等口服。

（3）特殊类型荨麻疹：在服用抗组胺药物的基础上，根据不同类型荨麻疹可联合使用药物。酮替芬可用于皮肤划痕症，酮替芬、赛庚啶可用于寒冷性荨麻疹，西替利嗪、酮替芬、阿托品可用于胆碱能荨麻疹，氯喹可用于日光性荨麻疹，压力性荨麻疹可用羟嗪。

五、护理评估

（一）健康史

了解患者的年龄、性别、职业、婚姻及个人嗜好；评估患者是否进食过鱼、虾、蟹和蛋等易致敏的食物；是否吸入过花粉、动物皮毛、灰尘等致敏物质；是否被昆虫叮咬过；是否发生细菌、病毒感染；局部皮肤是否接触过冷、热、日光等物理刺激因素；有无精神紧张、情绪波动等；有无使用青霉素、血清制剂等致敏性药物；是否有红斑狼疮、恶性肿瘤等全身性疾病；评估患者发病以来诊治情况；既往有无过敏史和类似发作史，发病前有无感染过呼吸道、消化道及内分泌疾病；家族中有无类似疾病史。

（二）身体状况

1. 症状　患者皮肤表面风团的部位、数量及颜色；皮损持续的时间，局部是否出现瘙痒；是否出现发热、恶心、呕吐、呼吸困难等全身症状。

2. 体征　患者是否出现喉头水肿、扁桃体肥大；患者是否出现发绀、心率加快及血压下降等；皮肤划痕后，划痕部位是否隆起且伴有剧烈瘙痒。

3. 辅助检查　皮肤划痕试验是否阳性，血常规检查嗜酸性粒细胞数目是否增多，冰块、运动、阳光、热水试验和皮肤变应原检测结果。

（三）心理—社会状况

本病发病较急，其局限或泛发的皮损及瘙痒使患者舒适程度下降。疾病严重时可导致患者休克、呼吸困难，甚至危及生命。患者及家属产生焦虑、恐惧等不良感受。应评估患者对疾病病因、危害的了解程度、心理承受力及对治疗与护理的配合程度，评估家属对患者提供相应的精神和物质支持程度。

六、常见护理诊断

1. 气体交换障碍　与喉头水肿及呼吸道感染有关。
2. 舒适度减弱　与疾病引起瘙痒及体位不适有关。
3. 焦虑与恐惧　与疾病发生急骤，病情严重有关。

七、护理目标

（1）患者呼吸平稳，血氧饱和度正常。
（2）患者皮肤、黏膜完整，瘙痒减弱，主诉生理、心理舒适度提高。
（3）患者能主诉疾病的病因及防治措施，心理压力减轻，积极配合治疗。

八、护理措施

1. 心理护理　协助患者查找疾病原因，避免患者的再次接触；鼓励患者说出内心体验，减轻心理压力，积极配合治疗与护理，避免情绪激动及剧烈运动等。

2. 加强皮肤护理　避免用力搔抓，防止感染，保持皮肤的完整、清洁、干燥，必要时使用手套或约束带以保护皮肤；患者的内衣裤及床上用品应选用柔软棉质的材料，减少局部摩擦；局部瘙痒严重时，可使用止痒药物或分散其注意力；避免碱性肥皂及湿热对皮肤的刺激。

3. 密切观察病情　注意血氧饱和度的监测，协助患者进行有效的咳嗽、咳痰训练，定时进行翻身、叩背，痰液黏稠时可进行雾化吸入。出现喉头水肿、呼吸困难时应及时通知医师，给予低流量吸氧，准备气管切开，预防过敏性休克。

4. 健康指导

（1）避免诱因：对花粉、尘螨过敏者，应保持室内空气的清新，禁止摆放新鲜花草；避免接触动植物过敏源；消除蚊虫、虱虮等；避免引起局部皮肤瘙痒的不良行为。向患者介绍导致荨麻疹的病因，协助患者积极查找致病因素，避免再次接触；告知患者情绪平稳，积极配合治疗的重要性。

（2）饮食指导：患者的饮食应以清淡、易消化食物为主，忌鱼、虾及辛辣等刺激性食物，忌暴饮暴食和饮酒。

（3）用药指导：注意药物的疗效与副作用，严格遵循医嘱，不能随意增减药量或停用药物。

（卢　红）

任务六　脓疱疮患者的护理

脓疱疮（impetigo）俗称"黄水疮"，是由金黄色葡萄球菌和（或）乙型溶血性链球菌引起的一种皮肤急性化脓性炎症，该病流行于夏、秋季节，多见于儿童。

一、病因及发病机制

该病由金黄色葡萄球菌或溶血性链球菌引起或两者混合感染，疾病通过直接或间接接触的方式传播。瘙痒性皮肤病搔抓后皮肤屏障功能被破坏，长期应用类固醇皮质激素、免疫功能缺陷及儿童皮肤发育不健全等均可使皮肤细菌入侵而引起本病。

二、临床表现

1. 接触传染性脓疱疮　又称寻常型脓疱疮，由链球菌和（或）葡萄球菌混合感染所致，传染性强，皮损好发于皮肤暴露部位，在托儿所及幼儿园中流行。患者自觉皮肤瘙痒，初为红色斑点或小丘疹，迅速转变成脓疱，周围有明显的红晕，疱壁薄而松弛，易破溃、糜烂，脓液干燥后形成蜜黄色厚痂，常因搔抓使相邻脓疱向周围扩散或融合。单个脓疱一般 5~7 d 脱落，不留瘢痕，如不及时治疗可迁延数日。病情严重者可伴发热、淋巴结炎，甚至引起败血症或急性肾小球肾炎。

2. 大疱性脓疱疮　主要由金黄色葡萄球菌所致，多见于儿童，成人也可发生。皮损好发于颜面及四肢，起初为米粒大小水疱或脓疱，迅速变为大疱，疱壁薄，呈上清下浊的半月状，破溃后形成糜烂结痂，壳脱落后留有暂时性色素沉着。

3. 深部脓疱疮　又称臁疮，主要由乙型溶血性链球菌所致，有时与金葡菌混合感染，多见于营养不良的儿童或老人，好发于小腿或臀部。皮损初期为炎性粟粒大小水疱或脓疱，炎症逐渐向深部发展，溃疡边缘陡峭，表面有中心坏死，表面形成黑色蛎壳状厚痂，愈合后形成瘢痕，自觉疼痛明显常伴随周围淋巴结肿大，病程为 2～4 周或更长。严重者可并发脓毒血症或急性肾小球肾炎。

4. 新生儿脓疱疮　起病较急，传染性强。破损为广泛分布的多发性大脓疱，脓疱进展迅速，很快累及全身可伴高热等全身中毒症状，患儿精神萎靡、呕吐、腹泻，病情恶化可导致败血症或脓毒血症而危及生命。

5. 葡萄球菌性烫伤样皮肤综合征　多见于出生后 3 mon 内的婴儿及少数免疫力低下的成人。起病较急，常伴随呼吸道感染或咽部、鼻、耳等处化脓性感染等症状。在红斑基础上发生松弛性水疱，皮损处有明显触痛，尼氏征阳性。皮肤大面积剥脱后留有潮红的糜烂面，似烫伤样外观。口周伴有放射性皲裂。

三、辅助检查

血常规检查显示，白细胞计数及中性粒细胞比例增高。脓液中可分离培养出金黄色葡萄球菌或链球菌，必要时可作菌型鉴定和药敏试验。

四、治疗原则

1. 局部治疗　以杀菌、消炎、干燥、收敛、预防扩散为原则。脓疱疮未破者可外用体积分数为 10% 的硫黄炉甘石洗剂；脓疱破溃者可用 1∶5 000 高锰酸钾溶液清洗湿敷，再外用抗生素软膏。脓疱较大时应先抽取疱液，脓痂较厚时可外涂体积分数为 1% 的新霉素软膏软化痂皮，使其脱落。

2. 全身治疗　根据患者病情选用抗生素，同时，注意营养及支持治疗，必要时可输注血浆或丙种球蛋白。

五、护理评估

（一）健康史

了解患者的年龄、性别、职业、婚姻情况，患者生活的环境是否潮湿、高温；评估患者皮肤是否多汗及卫生情况；患者周围是否有患有类似疾病的人群；近期是否有导致机体抵抗力低下的因素；有无因搔抓或外伤而导致皮肤破损；评估发病以来诊治情况；既往有无过敏史和类似发作史，发病前有无患过上呼吸道感染和葡萄球菌、链球菌皮肤感染史；家族中有无类似疾病史。

（二）身体状况

1. 症状　患者皮肤表面皮损的部位及范围，局部是否出现瘙痒，是否出现发热、厌食、呕吐及腹泻等全身症状。

2. 体征　丘疹水疱的大小，是否破溃、渗液，引起组织损伤的程度；淋巴结是否肿大，尼氏征是否阳性；手足、口周损伤情况。

3. 辅助检查　血常规检查白细胞计数及中性粒细胞比例是否增高。脓液中是否分离培养出金黄色葡萄球菌或链球菌，菌型鉴定和药敏试验结果。

（三）心理—社会状况

本病好发于儿童及老年人，其抵抗力低且配合治疗与护理的能力差。重症患者出现恶心、呕吐、腹泻，甚至继发败血症、肺炎而危及生命，常使患者及家属出现焦虑、恐惧等不良心理体验。应评估患者对疾病病因及危害的了解程度，心理承受力及对治疗与护理的配合程度；评估家属对患者提供相应的精神和物质支持程度。

六、常见护理诊断

1. 体像紊乱　与脓疱疮常出现在暴露部位引起焦虑有关。
2. 舒适度减弱　与皮肤损伤引起的疼痛及瘙痒有关。
3. 潜在并发症　感染、脓毒症、肾衰竭。

七、护理目标

（1）患者情绪稳定，能够接受皮肤损伤的现实，积极配合治疗。
（2）患者疼痛及瘙痒程度减轻，患者主诉舒适程度提高。
（3）患者治疗期间无并发症产生，或发生并发症时能及时采取措施。

八、护理措施

1. 心理护理　注重患者及家属的心理护理，介绍疾病的相关知识，鼓励患者说出内心体验，及时协助解决各种疑难问题。

2. 皮肤护理　嘱患者注意个人卫生，床单位整洁、干燥；勤剪指甲，保护皮肤，避免过度搔抓，瘙痒剧烈者可局部使用止痒剂；注意口腔及眼部清洁，病室定期通风，注意保暖；皮肤大脓疱未破时，用注射器抽出渗出液后干燥处理；遇到厚痂时先用灭菌植物油浸软后除净。

3. 做好消毒隔离　切断接触传播的途径，做好严格消毒隔离。医护人员进行诊治、护理时应穿隔离衣，戴手套，处理完毕后应及时更换；污染敷料进行统一回收，焚烧处理；被褥、衣服及玩具等做好相应的消毒及清洗；换药器械消毒剂浸泡消毒；空气进行紫外线消毒。

4. 病情观察　密切观察病情变化，监测生命体征，积极配合医生进行患者救助。

5. 健康宣教
（1）预防交叉感染：患病期间，患者应注意皮肤保护，防止过度搔抓，减少刺激因素；调节室内温度、湿度，保持床单位整洁，增强患者舒适程度；接触过患者脓液的用物或污染的敷料应做好相应的处理，执行严格的消毒隔离制度；向患者介绍疾病的相关知识，注意个人卫生，勤洗手、洗澡和更换衣服；托儿所、幼儿园如果发现类似疾病的患儿应及时隔离，防止交叉感染。

（2）严密观察：密切观察病情，注意有无体温过高或过低，有无败血症征象；观察患者有无咳嗽、咳痰情况；监测尿常规变化及患者有无水肿发生。

（3）出院指导：患者出院后，叮嘱其适当进行体育锻炼增强体质，营养均衡，提高机体抵抗力；周边有类似疾病患者做好隔离措施；日常做好个人卫生清洁工作，勤换洗衣服，勤洗手。

（卢　红）

任务七　银屑病患者的护理

银屑病（psoriasis）又名牛皮癣，是一种常见的慢性复发性炎症性皮肤病。此病较常见但是无传染性。

一、病因及发病机制

银屑病迄今为止病因不明，遗传、环境及免疫因素都是其影响因素。20%左右的银屑病有家族史；环境因素见于感染、精神紧张、应激事件、外伤、手术、妊娠、吸烟、饮食及某些药物作用等；细胞免疫功能低下，尤其是T淋巴细胞真皮浸润为银屑病的重要病理特征。

二、临床表现

1. 寻常型银屑病　占99%以上，好发于四肢两侧、头部、肘部、膝部、骶尾部。颊黏膜损害为灰白色环状斑块，龟头为暗红色斑块。指甲呈顶针甲，头发呈束状发、银屑冠。患者出现不同程度的瘙痒，病程缓慢，易反复发作，冬重夏轻。皮疹特点为银白色鳞屑的炎性丘疹或斑丘疹，病损有蜡滴现象、薄膜现象及点状出血现象，即Auspitz征。其一般分为三个时期：①进行期：皮疹不断增多、增大，常有同形现象；②稳定期：皮疹保持相对稳定，无新疹出现，旧疹继续扩大；③消退期，皮疹逐渐消退，颜色变淡，数目减少。

2. 脓疱型银屑病　其特点为发病急骤，全身症状重。皮损为红斑基础上，密集无菌性小脓疱形成的脓池，周期性发作，并进行性加剧，常自觉瘙痒或疼痛，患者预后差。其中局限型银屑病，皮疹限于掌、跖部，类似泛发型，指（趾）甲常被累及呈混浊、肥厚，有嵴状隆起。

3. 关节病型银屑病　在寻常型基础上发生非对称性外周小关节炎。关节常肿胀和疼痛，活动受限，甚至畸形。患者常伴有发热及贫血症状，类风湿因子试验阴性。

4. 红皮病型银屑病　全身皮肤呈弥漫性、潮红性浸润，局部肿胀，可有片状正常"皮岛"，病损处反复出现大量糠状鳞屑，指（趾）甲混浊、增厚、变形，伴随畏寒、发热、关节痛、头痛等全身不适症状，病程可迁延数年。

三、辅助检查

X线检查骨质、关节及软组织情况，血常规检查，类风湿因子检查，细菌培养检查及组织病理学检查。

四、治疗原则

局限性损害以外用药物治疗为主，皮损广泛严重时给予全身治疗。

1. 局部治疗　角质促成剂或剥脱剂、类固醇皮质激素霜剂、维生素 D_3 衍生物、维A酸类软膏。

2. 全身治疗　免疫抑制剂，如甲氨蝶呤适用于红皮病型、脓疱型、关节病型银屑病其他治疗效果不佳时使用；抗生素，常见青霉素类适用于脓疱型银屑病合并链球菌感染；类固醇皮质激素，用于红皮病型、关节病型及泛发型、脓疱型；维A酸类软膏适用于脓疱型、红皮病型等严重类型银屑病；维生素制剂作为辅助治疗，维生素A、维生素 B_{12} 用于儿童银屑病；另外，有物理疗法，如紫外线、光化学疗法及浴疗等。

五、护理评估

（一）健康史

了解患者的年龄、性别、职业、婚姻、生育状况及个人嗜好，评估患者有无银屑病的家族史，有无感染、精神紧张和其他应激事件发生，发病前有无创伤、手术、分娩、哺乳、用药等诱发因素，评估发病以来诊治情况，既往有无过敏史和类似发作史，女性月经、妊娠和生育史，家族中有无类似疾病史。

（二）身体状况

1. 症状　患者皮肤表面红斑的部位、范围及颜色，是否出现局部瘙痒，是否出现发热、寒战等全身症状。

2. 体征　患者皮肤斑丘疹分布的位置及皮肤损伤程度，关节累及的部位和肿胀程度，指（趾）甲、舌的状况，淋巴结是否肿大等。

3. 辅助检查　X线检查结果是否出现软骨消失、骨质疏松、关节腔狭窄、关节侵蚀和软组织肿胀；血常规检查结果是否出现中性粒细胞及白细胞计数增多，血沉加快；类风湿因子检查是否阳性；细菌培养检查是否阳性及是否有银屑病特征性的组织病理学改变。

（三）心理—社会状况

本病具有遗传性特征且容易反复发作，其局限或泛发的皮损及瘙痒使患者舒适度下降。疾病严重时可导致活动受限，感染可导致全身脏器衰竭，患者及家属产生焦虑、恐惧等不良感受。应评估患者对疾病病因及其危害的了解程度，心理承受力及对治疗与护理的配合程度；评估家属对患者提供相应的精神和物质支持程度。

六、常见护理诊断

1. 体像紊乱　与疾病反复发作经久不愈，患者外表形象改变有关。
2. 皮肤完整性受损　与银屑病引起皮肤损伤，局部瘙痒搔抓有关。
3. 潜在并发症　关节畸形、骨质疏松。

七、护理目标

（1）患者心态平稳，能接受皮损导致的外表改变，积极配合治疗与护理。

（2）患者的皮损处得以修复，皮肤瘙痒症状减轻。

（3）患者无并发症产生，或并发症发生时能积极采取措施。

八、护理措施

1. 心理护理 向患者介绍疾病的相关知识，加强与患者的沟通，尊重患者，保护患者的隐私，减轻患者心理压力，患者能接受皮肤损伤引起的外表改变，积极配合治疗。

2. 皮肤护理 保持患者皮肤清洁，衣裤及床上用品整洁、干燥，剪短指甲，防止过度搔抓皮肤。皮肤过度瘙痒者遵医嘱给予镇静或抗组胺药物，使用外用药物时，应先去除鳞屑以增加药效；避免刺激性药物的使用，首次用药应从低浓度小范围开始。皮损范围较大时，可分批分区用药，防止药物吸收过多而中毒。

3. 饮食护理 饮食应以清淡为主，避免饮酒，禁浓茶、咖啡及辛辣刺激性食物，少食高脂肪、高胆固醇食物，注重优质蛋白的补充。

4. 锻炼指导 指导患者患侧肢体功能锻炼，逐渐增加关节活动范围，达到生活逐渐自理，防止并发症的产生。

5. 健康指导

（1）知识指导：让患者了解疾病的基本知识，减少其心理压力，保持情绪稳定；指导患者规律生活，劳逸结合；向患者解释戒烟的重要性。

（2）加强皮损处护理：防止过度搔抓及热敷、碱性肥皂的刺激；使用药物时注意其局部不良反应，尽量使用少刺激性药物；给予低脂、高热量、高蛋白、高维生素饮食，忌食海鲜、辛辣刺激性食物及酒；出现咽喉疼痛及其他感染时应及时治疗。

（3）用药指导：叮嘱患者切不可盲目追求彻底治疗而采用可导致严重不良反应的药物，以免加重病情或向其他类型转化。

（4）康复训练：制定相应训练计划，加强患侧肢体运动，增加关节活动度，使其逐渐生活自理。

（卢 红）

任务八 神经性皮炎患者的护理

神经性皮炎（neurodermatitis）又称慢性单纯性苔藓病，是一种皮肤功能障碍性疾病，以阵发性剧烈瘙痒和皮肤苔藓样变为特征的皮肤病。

一、病因及发病机制

尚不完全明确，与个人体质、神经紧张、自主神经功能紊乱有关。当患者出现内分泌紊乱、胃肠功能障碍、日晒、出汗、衣领摩擦、饮酒及进食辛辣等刺激性食物时，可诱发本病或使病情加重。

二、临床表现

1. 局限性神经性皮炎 多见于中青年，好发于摩擦部位。初发时，局部皮肤阵发性剧痒，搔抓或摩擦等机械性刺激后出现丘疹，逐渐融合成片，皮沟加深，皮嵴隆起呈苔藓样变。呈正常肤色或淡红褐色，表面光滑或有少量鳞屑，边缘清晰。病程缓慢，时轻时重，愈后易复发。大多数皮损冬轻夏重，皮损局限于一处或几处。

2. 播散性神经性皮炎　多见于中老年人，与局限性神经性皮炎相似，但皮损分布广泛，皮肤肥厚粗糙，呈苔藓样变色及色素沉着。皮损常因剧痒搔抓或机械性刺激而出现抓痕及血痂，致苔藓化或继发感染等。病程可持续数年，奇痒难忍，严重影响睡眠和工作。

三、治疗原则

避免诱发因素，药物结合物理疗法治疗。

1. 局部治疗　局部瘙痒者可用糖皮质激素类软膏，皮损肥厚者可用体积分数为2%的苯甲醇溶液皮损内注射，其他可用焦油类制剂与糖皮质激素、二碘羟基喹啉联合应用。

2. 全身治疗　瘙痒剧烈者可用抗组胺药物，精神紧张、睡眠障碍者可选用镇静安神药物，泛发性神经性皮炎者可局部封闭减轻瘙痒。

四、护理评估

（一）健康史

了解患者的年龄、性别、职业、婚姻情况，评估患者是否出现内分泌紊乱、胃肠功能障碍等状况，发病前是否有日晒、出汗、衣领摩擦、饮酒及进食辛辣等刺激性食物等诱因，评估患者发病以来诊治情况，既往有无过敏史和类似发作史，家族中有无类似疾病史。

（二）身体状况

1. 症状　患者皮肤皮损的部位、范围及颜色，局部瘙痒程度，是否出现烦躁、失眠等全身状况。

2. 体征　丘疹的范围、形态，皮纹深度及苔藓样变程度；皮损部位颜色、色素沉着范围。

（三）心理—社会状况

本病瘙痒剧烈且容易反复，患者常因瘙痒难耐产生烦躁、失眠等不良状态。应评估患者对疾病病因及其危害的了解程度，心理承受力及对治疗与护理的配合程度；评估家属对患者提供相应的精神和物质支持程度。

五、常见护理诊断

1. 失眠　与皮损引起剧烈瘙痒及担心病情加重有关。
2. 有感染的危险　与机械刺激及搔抓引起皮肤损伤范围扩大有关。

六、护理目标

（1）患者瘙痒程度减轻，心态平稳，积极配合治疗。
（2）患者皮肤、黏膜愈合，无感染发生。

七、护理措施

1. 心理护理　向患者及家属讲解疾病相关知识，消除患者焦虑心理，积极配合治疗。

2. 皮肤护理　保持皮肤清洁、干燥，勤换洗内衣裤，选择宽松、柔软的棉质衣服及床上用品减少局部摩擦。剪短指甲，避免过度搔抓皮肤。忌用热水及肥皂洗擦皮损处，如瘙痒难忍，可局部冷湿敷或使用止痒剂，介绍药物使用的注意事项。

3. 饮食护理　饮食应清淡，忌食刺激性食物，避免饮酒和浓茶，有胃肠功能不良的患者注意饮食及药物调理，避免诱发疾病。

4. 健康指导

（1）避免复发：向患者介绍疾病的诱发因素，注意皮肤的保护，避免机械性刺激及搔抓皮肤诱发疾病，保持良好的卫生习惯、良好的生活规律。

（2）用药指导：发病期间，瘙痒剧烈时可使用皮质类固醇激素及抗组胺类药物，但应严格遵照医嘱，不能随意改变剂量或临时停用药物。

（3）适当运动：病情好转后，应注意保持良好的心态，适当进行体育锻炼，提高机体抵抗能力。

（欧阳诗洁）

任务九　病毒性皮肤病患者的护理

病毒性皮肤病是指由病毒感染引起的以皮肤、黏膜病变为主的一类疾病，根据临床特点，病毒性皮肤病可分为三大类：新生物型（如各种疣）、疱疹型（如单纯疱疹）和红斑发疹型（如麻疹）。

一、疣

疣（wart）是由人类乳头瘤病毒（human papilloma virus，HPV）感染皮肤或黏膜所引起的表皮良性赘生物，临床上分为四型，即寻常疣、扁平疣、跖疣和尖锐湿疣等，疣状表皮发育不良也被认为与 HPV 感染密切相关。

（一）病因及发病机制

疾病的致病病原体是 HPV，HPV 有 100 余种，其中近 80 种与人类疾病相关，主要经直接、间接接触或自身接种的方式传播。当人体免疫功能低下时，HPV 通过皮肤、黏膜微小损伤进入细胞内并进行复制、增殖，导致上皮细胞异常分化和增生。

（二）临床表现

1. 寻常疣　俗称刺瘊或千日疮，好发于手背、手指、足缘，亦可发生在其他身体部位。皮损边界清楚、表面粗糙、坚硬呈乳头状，呈黄豆大小或更大的灰褐色、棕色或皮色丘疹。其特殊类型有甲周疣、甲下疣、丝状疣、指状疣等（图38-3）。

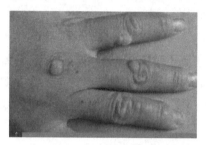

图38-3　手背寻常疣

2. 跖疣　发生于足底的寻常疣，外伤、摩擦、足部多汗等均可促进其发生。

3. 扁平疣　又称为青年扁平疣，多见于面部、手背、颈部。皮损特点为米粒至黄豆大小的扁平光滑丘疹，呈圆形或椭圆形，质硬，呈正常肤色或淡褐色。搔抓后皮损可呈串珠状排列。病程漫长，多可自行消退。

4. 生殖器疣　又称尖锐湿疣，详见本书尖锐湿疣章节。

（三）辅助检查

组织病理学检查棘层、颗粒层、角化等现象。

（四）治疗原则

本病采用消除皮损、内外兼顾的方法。

1. 局部治疗　疣数量少者可用电灼、冷冻、激光、刮除、手术或腐蚀方法，疣数量多者可用酚丁安霜或氟尿嘧啶软膏。

2. 全身治疗　免疫调节剂如干扰素、左旋咪唑等，中药以清热解毒、散风平肝为原则。

（五）护理评估

1. 健康史　了解患者的年龄、性别、职业、婚姻情况；评估患者是否有HPV直接或间接接触史，有无自身接种现象；评估患者发病以来诊治情况及目前患者的抵抗力情况；既往有无过敏史和类似发作史；家族中有无类似疾病史。

2. 身体状况

（1）症状：患者皮肤皮损的部位及大小，局部瘙痒程度。

（2）体征：疣的范围、形态、颜色，是否出现角化、压痛等。

3. 心理—社会状况　评估患者对疾病病因及防护知识的了解程度及治疗与护理的配合程度，评估家属对患者提供相应的精神和物质支持程度。

（六）常见护理诊断

1. 皮肤完整性受损　与局部病毒引起皮肤损伤有关。

2. 知识缺乏　缺乏疾病传播途径及防治相关知识。

（七）护理目标

（1）患者皮肤黏膜愈合，无感染发生。

（2）患者及家属能复述疾病的传播途径及防治措施。

（八）护理措施

1. 局部皮肤护理　保持皮肤的清洁、干燥，床单位整洁、无皱褶；剪短指甲，不过度搔抓皮肤，防止继发感染。患者更换的衣服及可能被病毒污染的物品应消毒清洁后再使用。局部瘙痒显著者遵医嘱外涂止痒剂，由于氟尿嘧啶软膏有色素沉积的影响，患者面部慎用。

2. 心理护理　减轻患者心理负担，向患者及家属讲解疾病相关知识及正确使用药物的方法。

3. 健康指导　向患者及家属介绍疾病的传播途径，嘱其保持皮肤的清洁卫生，防止过度搔抓以免引起自我接种，药物使用时应注意其副作用。告知患者皮肤表面的损伤只是暂时的，消除患者的焦虑情绪，积极配合治疗及护理。疼痛明显的跖疣，可指导患者使用较厚并柔软的鞋垫，增强患者的舒适感觉。指导患者饮食保持清淡，避免继发感染。

二、单纯疱疹

单纯疱疹是由单纯疱疹病毒（herpes simplex virus，HSV）引起的病毒性传播疾病，传染性极强。本病具有自限性，但有复发倾向，90%为隐性感染或亚临床感染。

（一）病因及发病机制

HSV为双链DNA病毒，呈球形，分为HSV-1型和HSV-2型。HSV-1型属于生殖器以外的皮肤、黏膜和器官的感染，一般通过皮肤、黏膜直接接触传播或空气飞沫传播；HSV-2型属于生殖器部位的皮肤、黏膜和新生儿的感染，通过性接触及新生儿围生期在宫内或产道感染。

（二）临床表现

1. 初发型

（1）疱疹性龈口炎：多见于1~5岁儿童。皮损表现为群集性小水疱很快破溃形成浅表溃疡，可伴有发热、咽痛及局部淋巴结肿痛，自然病程1~2周。

（2）新生儿单纯疱疹：多经过产道感染，表现为皮肤、口腔黏膜、眼结膜出现水疱、糜烂，严重者可伴有发热、意识障碍等，预后极差。

（3）疱疹性湿疹：多发生于患湿疹或特应性皮炎的婴幼儿，表现为原皮损处出现散在密集水疱或脓疱，可在1周内泛发全身，并伴发热等全身症状。

（4）疱疹性角膜结膜炎：角膜可形成溃疡，严重者可发生角膜穿孔导致失明，可伴结膜充血和水肿。

2. 复发型　常于同一部位反复发作，多见于成年人。发作初期局部常自觉灼热，随后出现红斑、簇集状小丘疹和水疱，可相互融合，数天后水疱破溃形成糜烂面、结痂，继而愈合，病程1~2周。

（三）辅助检查

病毒培养为重要的检测方法，此外，还可以通过电镜检查病毒颗粒、疱底刮取涂片做细胞学检查、免疫荧光法及血清抗体测定。

（四）治疗原则

以局部干燥、收敛、抗病毒及防止继发感染为原则。

1. 全身治疗　选用阿昔洛韦、吗啉胍、板蓝根等抗病毒药物，重症患者可同时选用丙种球蛋白或干扰素等，以提高疗效。

2. 局部治疗　可选用阿昔洛韦或硫黄炉甘石洗剂；继发感染时可用新霉素、莫匹罗星软膏；对疱疹性龈口炎应保持口腔清洁，并用1：1 000苯扎溴铵溶液含漱。

（五）护理评估

1. 健康史　了解患者的年龄、性别、职业、婚姻；评估患者有无HSV直接或间接接触史；患者是否有呼吸道、消化道或皮肤黏膜传染病史；患者近期是否出现发热、过度劳累、情绪或环境改变等诱因；患者是否与HSV感染者有性接触；患者出生时，其母亲是否感染HSV；评估患者发病以来诊治情况及目前患者的抵抗力情况；既往有无过敏史和类似发作史；家族中有无类似疾病史。

2. 身体状况

（1）症状：患者皮肤皮损的分布及破溃范围，局部瘙痒程度；是否伴有发热、疲劳等症状。

（2）体征：疱疹的范围、形态，是否出现溃疡及溃疡的程度，是否伴淋巴结肿大。

（3）辅助检查：病毒培养结果，电镜是否检查出病毒颗粒；疱底刮取物涂片是否见到多核巨细胞和核内嗜酸性包涵体；免疫荧光法及免疫学诊断结果。

3. 心理—社会状况　本病原发性感染多见于婴幼儿，一旦感染则终身携带病毒，而女性生殖器疱疹常无自觉症状，但容易引起早产、死胎并可诱发宫颈癌，因此，患者及家属常产生焦虑等不良心理状态。应评估患者对疾病病因及危害的了解程度，治疗与护理的配合程度；评估家属对患者提供相应的精神和物质支持程度。

（六）常见护理诊断

1. 体像紊乱　与暴露部位皮肤损害有关。

2. 焦虑　与疾病反复发作及相关知识缺乏有关。

（七）护理目标

（1）患者皮肤损伤愈合，无感染发生。

（2）患者心态平稳，能复述疾病的相关防治知识，积极配合治疗。

（八）护理措施

1. 皮肤护理　保持皮肤的清洁、干燥，垫褥平整，防止摩擦。勤剪指甲，以免抓破疱疹引起细菌感染。患者取健侧卧位，避免对损伤皮肤的压迫。切断病毒传播途径，做好呼吸道、消化道及皮肤、黏膜的防护，避免直接接触患者疱疹脓液。加强口腔护理及眼部护理，减轻疼痛。注意休息，避免劳累；合理饮食，避免辛辣刺激性食物。

2. 心理护理　向患者及家属介绍疾病相关知识，减轻患者压力，积极配合治疗。一旦出现继发感染，配合医生积极处理。注重生命体征及精神状态的观察，指导患者正确的用药方式。

3. 健康宣教

（1）知识指导：向患者及其家属介绍单纯疱疹的防护知识，进行体育锻炼，提高机体抵抗力。

（2）皮肤护理：发病期间加强局部皮肤护理，注意皮肤的清洁、干燥。不要自行处理局部结痂的部位，应让其自行脱落。注意口腔及眼部的护理，协助患者进食流质饮食，以减轻疼痛。

（3）心理护理：解释疾病复发的原因，让患者了解减少复发的方法，减轻心理压力。合理安排膳食，劳逸结合，保持平稳的情绪，维持良好的健康状态。

三、带状疱疹

带状疱疹是由水痘—带状疱疹病毒（varicella-zoster virus，VZV）引起的病毒性皮肤病，发病率随年龄增大而呈显著上升趋势，春、秋季节多见。

（一）病因及发病机制

VZV病毒现已命名为人疱疹病毒3型，即HHV-3。无免疫力或低免疫力的人群感染该病毒后，经呼吸道黏膜侵入体内，通过血清传播，发生水痘或阴性感染。本病愈合后获得较持久的免疫，一般不会再发生。

（二）临床表现

1. 发疹前表现 发疹前可有轻度乏力、发热、食欲缺乏、全身不适等症状，患处皮肤出现刺痛、灼痛及瘙痒感，持续2~5 d，亦可无前驱症状即发疹。

2. 发疹时表现 皮肤出现潮红斑，很快出现粟粒至黄豆大小丘疹，形成簇状水疱，疱液澄清，疱壁紧张发亮，外周红晕，水疱群间皮肤正常；皮损多发生在身体的一侧，一般不超过正中线，神经痛为本病特征之一，病程一般在2~3周。30%~50%的中老年患者遗留顽固性神经痛，个别侵及眶上神经支，导致失明。如果累及膝状神经节，影响运动及感觉神经纤维，可引起面瘫、耳痛及外耳道疱疹三联征称为Ramsey-Hunt综合征。

3. 特殊表现 耳带状疱疹、眼带状疱疹、带状疱疹后遗神经痛；其他可表现为顿挫型、不全型或泛发型，常伴高热、肺炎、脑炎等。

（三）辅助检查

参见单纯疱疹部分。

（四）治疗原则

本病具有自限性，治疗原则为对症治疗，预防并发症。

1. 局部治疗 可选用炉甘石洗剂或阿昔洛韦软膏等，疱疹破溃后可酌情使用体积分数为0.5%的新霉素液湿敷，眼部不适时，可外用阿昔洛韦眼膏、碘苷（疱疹净）滴眼液。

2. 全身治疗 可以选用阿昔洛韦或泛昔洛韦等抗病毒药物，布洛芬、卡马西平等止痛药物，维生素B、维生素C、维生素E等神经营养性药物，转移因子等支持性治疗。

（五）护理评估

1. 健康史 了解患者的年龄、性别、职业、婚姻，评估患者有无VZV直接或间接接触史，患者是否有呼吸道感染病史，患者近期是否出现疲劳、使用免疫抑制剂、放射治疗、外伤及感染等，评估患者发病以来诊治情况及目前患者的抵抗力情况，既往有无过敏史和类似发作史，家族中有无类似疾病史。

2. 身体状况

（1）症状：患者皮肤皮损的分布及破溃范围，局部瘙痒程度；是否伴有发热、疲劳、食欲缺乏及全身不适等症状。

（2）体征：疱疹的范围、形态，是否出现溃疡及溃疡的程度，是否伴淋巴结肿大；肋间神经、三叉神经功能检查、眼部及耳部检查。

（3）辅助检查：病毒培养结果，电镜是否检查出病毒颗粒；疱底刮取物涂片是否觅到多核巨细胞和核内嗜酸性包涵体；免疫荧光法及免疫学诊断结果。

3. 心理—社会状况　本病是由于 VZV 经呼吸道进入体内引起的一系列机体功能障碍，病情急骤、演变多样，常伴随全身症状。因此，患者及家属常产生焦虑、紧张等不良心理状态。应评估患者对疾病病因及危害的了解程度，治疗与护理的配合程度；评估家属对患者提供相应的精神和物质支持程度。

（六）常见护理诊断

1. 皮肤完整性受损　与带状疱疹引起的皮肤损伤有关。
2. 舒适度减弱　与瘙痒、疼痛或患者的被迫体位有关。

（七）护理目标

（1）患者的皮肤损伤愈合，无感染发生。
（2）患者卧位舒适，疼痛及瘙痒减轻或消失。

（八）护理措施

1. 皮损护理　保持皮肤清洁、干燥，垫褥平整，防止皮疹受到摩擦。勤剪指甲，以免抓破皮疹引起细菌感染。患者取健侧卧位，避免对损伤皮肤的压迫。给予相应的药物，减轻患者皮肤的瘙痒和疼痛。加强皮肤观察，一旦发现继发感染，配合医生进行积极的处理。

2. 一般护理　病室内定时通风换气或用紫外线消毒空气，呼吸道分泌物及其污染物均应消毒后及时处理。避免直接接触患者疱疹脓液。保持眼部的清洁卫生，每日用生理盐水洗眼 1～2 次，按时滴眼药水以免引起并发症。注重生命体征、患者食欲状况及精神状态的观察，高热患者进行物理降温并遵医嘱给药。

3. 健康指导

（1）知识指导：向患者及其家属介绍相关带状疱疹的防护知识，治疗期间应注意皮肤、眼睛、口腔的护理；告知患者及家属带状疱疹愈后常有终身免疫，减轻患者心理压力，进行体育锻炼，提高机体抵抗力。

（2）用药指导：遵医嘱给药，并且密切观察疗效，嘱患者不能随意停药或更改药物剂量，疗效欠佳时随时通知医生调整治疗药物。

（3）适当锻炼：病愈后应加强身体锻炼，调整饮食，保持心情舒畅，提高机体抵抗能力。

（欧阳诗洁）

任务十　性传播疾病患者的护理

一、梅毒

梅毒（syphilis）是由苍白螺旋体或梅毒螺旋体（treponema pallidum，TP）感染引起的一种慢性传染性疾病，具有传染性强、病程长、病情隐匿、多器官受累、临床表现多样性等特点。

（一）病因及发病机制

梅毒的病因尚未完全明确，TP表面的黏多糖酶可能与其致病性有关。TP易吸附于皮肤、主动脉、眼周、胎盘、脐带等富含黏多糖的组织，破坏其结构。此外，梅毒发病还与T细胞介导的免疫反应及其强侵袭力有关。

95%以上患者通过性接触传染，早期梅毒患者具有强传染性；绝大多数胎传梅毒源于宫内感染，妊娠4 mon后TP可以通过胎盘及脐静脉由母体传染给胎儿；其他通过血液制品传播，少数患者可以通过口腔、哺乳或接触污染衣物、用品而感染。

（二）临床表现

根据传播途径的不同可以分为获得（后天）性梅毒和胎传（先天）性梅毒，根据病程的不同又可分为早期梅毒（分为一期、二期梅毒，期限小于2年）和晚期梅毒（三期梅毒，期限大于2年）。

1. 获得性梅毒

（1）一期梅毒：潜伏期为2~4周，侵袭部位是皮肤和黏膜，主要表现为硬下疳及硬化性淋巴结炎。典型的硬下疳起初为小片暗红色丘疹，迅速发展成为无痛性炎性丘疹。数天后丘疹扩大形成硬结，表面坏死形成直径为1~2 cm的圆形或椭圆形无痛性溃疡，境界清楚，周边水肿并隆起，基底呈肉红色，传染性极强，一般好发于外生殖器；硬化性淋巴结炎发生于硬下疳出现1~2周后，可累及单侧或双侧。特点为无痛、相互孤立且不粘连，呈质地较硬的隆起，无化脓破溃，表面皮肤无红肿破损，常需要数月消退。

（2）二期梅毒：由于一期梅毒未经治疗或治疗不彻底引起，出现在感染后9~12周，常引起全身淋巴结肿大和广泛性皮肤、黏膜损害。特点为出现梅毒疹、扁平湿疣、梅毒性秃发和黏膜损害；此外，TP可引起骨关节损害、眼损害、神经损害、多发性硬化性淋巴结炎及内脏梅毒等，所有的梅毒实验室诊断均为阳性。

（3）三期梅毒：通常发生于感染后2年以上，未治疗或者疗效不佳的患者，约40%发生三期梅毒，常累及心血管及中枢神经系统，如果不及时治疗会危及生命。皮肤黏膜损害主要为结节性梅毒疹、梅毒性树胶肿和黏膜病变，其他包括骨梅毒、眼梅毒、心血管梅毒及神经梅毒。

2. 先天性梅毒　分为早期先天性梅毒（2岁以内发病）、晚期先天性梅毒（2岁以后发病）和先天性潜伏梅毒。

（1）早期先天性梅毒：常见于早产儿。患儿发育迟滞、营养差、消瘦、脱水、皮肤松弛、貌似老人，哺乳困难，哭声低弱嘶哑，躁动不安。常出现皮肤黏膜损害、梅毒性鼻炎、骨梅毒等，口周及肛周常形成皲裂，愈后遗留放射状瘢痕，具有特征性。此外，常伴随全身淋巴结肿大、肝脾大、肾病综合征、脑膜炎、贫血、黄疸、血小板减少和白细胞增多等。

（2）晚期先天性梅毒：一般5~8岁发病，13~14岁相继出现多种临床表现，以角膜炎、骨损伤和神经系统损害常见，心血管梅毒罕见。患者出现哈钦森三联征，包括间质性角膜炎、哈钦森齿和神经性耳聋。

（3）先天性潜伏梅毒：无临床表现或临床表现消失的先天性梅毒，但梅毒血清学试验阳性。

（三）辅助检查

梅毒螺旋体检查用于早期诊断，梅毒螺旋体抗原血清学试验用于二期、三期和潜伏期梅毒诊断，非梅毒螺旋体抗原血清学试验作为筛选试验或疗效观察，脑脊液检查用于神经梅毒诊断。

（四）治疗原则

早期发现，及时治疗，药物足量，规则全程。

青霉素为首选的驱梅药，常见的有苄星青霉素G、普鲁卡因青霉素G或水剂青霉素G。青霉素过敏者可优先选用头孢曲松钠；四环素类或红霉素类药物亦可作为替代性药物，但肝、肾功能不全者禁用。心血管梅毒患者不使用苄星青霉素G。

（五）护理评估

1. 健康史　了解患者的一般情况，性别、年龄、婚姻和职业；评估患者的性生活与性伴侣情况，有无不洁性交史；有无输血及共用注射器吸毒史；有无与梅毒患者非性接触史，如接触污染的衣物、用具及其他医源性途径等；既往史有无类似发作；有无骨骼关节损伤、心血管疾病、肝胆疾病及神经系统疾病史；评估女性患者的月经、妊娠和生育史；有无智力缺陷；家族中有无患有性病的患者。

2. 身体状况

（1）症状：皮肤损伤处发疹的范围、溃疡糜烂程度，有无硬结，肛周和外阴有无扁平湿疣，有无树胶肿损害。患者是否伴有疼痛、瘙痒、发热及淋巴结肿大。

（2）体征：个体发育是否正常；新生儿有无老人貌，五官是否端正，牙齿有无异常；视力和听力是否损害；心律是否整齐，有无心脏杂音；全身淋巴结、肝脏及脾脏是否肿大。

（3）辅助检查：梅毒螺旋体检查、梅毒血清学检查及脑脊液检查。

3. 心理—社会状况　本病主要通过性接触传播，病变好发于外生殖器，严重者伴有心血管、骨骼及神经系统损害，对机体危害较大。患者和家属常产生巨大的羞耻、焦虑及恐惧等不良情绪。应进行患者的社会地位、工作职务、经济状况评估，对疾病认识及治疗方案配合程度的评估，评估家属对患者的理解程度及能否为患者提供精神和物质上的支持，社会支持系统对该患者的援助情况。

（六）常见护理诊断

1. 焦虑　与不洁性行为、社会歧视及自卑心理有关。
2. 组织完整性受损　与梅毒螺旋体引起皮肤、黏膜损伤及器官衰竭有关。
3. 知识缺乏　缺乏梅毒传播途径及防护知识。

（七）护理目标

（1）患者能正视自己的不良行为带来的后果，积极配合治疗。
（2）患者皮肤损伤逐渐愈合，病情稳定，未并发其他感染。
（3）患者能复述疾病的传播途径和危害，并列举出相应的护理措施。

（八）护理措施

1. 心理护理　尊重患者的人格，鼓励患者及家属说出内心体验并进行正确的引导。保护患者及家属的隐私，使其保持良好的心理状态。

2. 皮肤及脏器护理　切断梅毒螺旋体的传播途径。早期梅毒传染性强，应遵循严格的消毒隔离制度。医护人员按照要求做好自身防护，穿好隔离衣，戴好口罩和手套，严格执行无菌技术要求，避免医源性感染。尽量安排患者住单独的房间，加强消毒隔离措施，患者的衣物、浴巾、浴盆、便具等要按照传染病消毒方法处理。晚期梅毒因为内脏器官受累出现一系列感染和衰竭症状，可进行保护性隔离，嘱咐患者卧床休息，加强胃肠外营养提高抵抗能力。

3. 药物护理　遵医嘱用药，观察药物疗效。为防止或减轻吉一海反应，可在治疗前服用小量泼尼松，并准备好抗过敏药物。但患者发生过敏性休克应立即停药，积极施救，及时通知医生。

4. 健康指导

（1）加强患者疾病预防知识的宣教：避免婚外不洁性行为；严禁使用梅毒螺旋体污染的血液制品或生物制品；严禁重复使用一次性的医疗用品，规范献血制度；严格无菌操作，避免医源性感染；告知患者吸毒的危害，避免共用针头和注射器。

（2）梅毒孕妇知识指导：妊娠初 3 mon 及末 3 mon 各治疗 1 个疗程，监测胎儿发育情况，如有异常及时终止妊娠。梅毒孕妇所生婴儿，出生后应做详细的体检和梅毒血清学试验，并在出生后 1 mon、2 mon、3 mon、6 mon 和 12 mon 进行随访。加强婚前及产前梅毒筛查工作，梅毒治愈后才能结婚或怀孕。严格挑选血源，供血者一律做梅毒血清试验。治疗期间禁止性生活，避免再次感染以及引起他人感染。3 mon 内接触过传染性梅毒的配偶或性伴侣应追踪检查和治疗。

（3）定期随访：治疗后要进行体格检查、血清学检查及影像学检查，至少坚持 3 年。第 1 年内间隔 3 mon 复查 1 次，第 2 年内间隔 6 mon 复查 1 次，第 3 年在年末复查 1 次；神经梅毒患者应每 6 mon 进行 1 次脑脊液检查。

二、淋病患者的护理

淋病（gonorrhea）是由淋病奈瑟菌（简称淋球菌）感染引起的急性化脓性炎症，泌尿生殖系统感染最常见，此外还包括眼部、咽喉、皮肤、直肠、盆腔感染和血行播散性淋球菌感染。淋病潜伏期短、传染性强，可导致严重的并发症和后遗症。

（一）病因及发病机制

淋病主要通过性交接触直接传播，偶有被分泌物污染的用物通过间接接触传播，新生儿淋病主要通过母婴传播。淋球菌对生殖道单层柱状上皮和移行上皮细胞的黏膜有特殊的亲和力，其内毒素及外膜脂多糖与补体结合后产生化学毒素，并能诱导中性粒细胞聚集和吞噬，引起局部急性炎症，出现充血、水肿、化脓和疼痛。如果治疗不及时淋球菌可以进入尿腺体和隐窝，成为慢性病灶。

（二）临床表现

淋病多发于性活跃的中青年，潜伏期一般为2～10 d，平均3～5 d，20%男性和60%女性无明显症状，潜伏期患者具有传染性。

1. 男性淋病　急性淋病患者以排尿困难和尿道脓性分泌物为主要症状。早期出现尿道刺激性症状，很快出现尿道口红肿、发痒、灼热，稀薄黏液流出。24 h后病情加重，红肿蔓延到整个阴茎头端及部分尿道，尿道黏液脓性分泌物增多；包皮过长者可以引起包皮炎、包皮龟头炎，严重者伴随嵌顿性包茎；后尿道受累时可出现终末血尿、会阴部轻度坠胀等，夜间常有阴茎痛性勃起。一般全身症状较轻，少数患者可有发热、食欲缺乏等；慢性淋病通常表现为尿道炎症反复发作，排尿时仅感到尿道灼热或轻度刺痛，常可见终末血尿。患者多伴有腰痛、会阴部坠胀感、夜间遗精、精液带血，常可并发尿道腺炎、尿道周围组织炎和脓肿、包皮腺炎、尿道狭窄甚至尿潴留。

2. 女性淋病　临床症状轻微，容易漏诊。泌尿生殖感染的主要部位是子宫颈内膜和尿道，阴道分泌物增多，尿痛，非经期子宫出血，经血过多等，易与其他妇科疾病混淆。淋菌性宫颈炎患者体检可见宫颈口红肿、触痛、脓性分泌物增多；淋病性尿道炎患者尿道口充血、压痛，有脓性分泌物，伴有尿道刺激性症状；淋菌性前庭大腺炎患者表现为单侧前庭大腺红肿、疼痛，严重时形成脓肿，可有发热等全身症状。淋球菌上行感染引起盆腔炎、子宫内膜炎、输卵管炎等造成不育或宫外孕。儿童淋病多为与患淋病父母密切接触和共用浴室用具而感染，少数因性虐待所致。

3. 非性器官淋病

（1）淋菌性肛门直肠炎：主要见于男性肛交者，女性一般由淋菌性宫颈炎的分泌物直接感染肛门直肠所致。轻者肛门瘙痒、烧灼感，排出黏液和脓性分泌物；重者有里急后重，可排出大量脓性和血性分泌物。

（2）淋菌性咽炎：多见于口交者，患者咽部红肿、咽干、咽痛、吞咽困难，偶伴发热和颈部淋巴结肿大等表现，咽后壁可有黏液样或脓性分泌物。

（3）淋菌性结膜炎：多见于新生儿，由母亲产道传染引起，多为双侧；成人多自我接种或接触被分泌物污染的物品所感染，单侧多见。表现为眼结膜充血水肿，脓性分泌物较多，体检可见角膜呈云雾状，严重时角膜发生溃疡，甚至失明。

4. 播散性淋球菌　感染较为少见，一般见于月经期或妊娠期妇女，潜伏期7～30 d。临床表现有发热、寒战、食欲缺乏及全身不适，可发生关节炎、腱鞘炎、心内膜炎、心包炎、胸膜炎、肝周炎及肺炎等。

（三）辅助检查

淋球菌培养是淋病确诊的重要依据，分泌物涂片检查是否存在革兰阴性双球菌。

（四）治疗原则

及时、足量、规律、全程，首选头孢曲松钠、大观霉素。病情轻者可大剂量单次给药方案，确保有足够的血药浓度以杀死淋球菌；病情重者应采用连续每日给药方案，保证足够的治疗时间，配偶及性伴侣应同时检查、治疗。

（五）护理评估

1. 健康史　了解患者的一般情况，性别、年龄、婚姻和职业；评估患者的性生活与性伴侣情况，有无不洁性交、口交或肛交史；评估患者是否是自然分娩出生，母亲分娩时是否患有淋病；患者有无接触淋球菌污染的衣物、用具及其他医源性途径；既往有无类似发作，有无尿路感染病史，女性有无盆腔及附件感染史；评估女性患者的月经、妊娠和生育史；家族中有无性病患者。

2. 身体状况

（1）症状：患者有无尿道刺激征、分泌物及其他生殖道表现，是否出现肛门瘙痒、咽痛、眼部不适等症状，患者是否出现食欲缺乏、腹痛、发热及全身不适等。

（2）体征：患者尿道口是否出现红肿及黏膜水肿，是否出现局部压痛及脓性分泌物，腹股沟淋巴结是否肿大，是否出现扁桃体肥大及眼结膜充血水肿，视力是否正常。

（3）辅助检查：淋球菌培养是否为阳性，分泌物涂片检查是否发现革兰阴性双球菌。

3. 心理—社会状况　本病主要通过性接触传播，病变好发于泌尿、外生殖器部位。疾病初期尿道刺激征及生殖道症状显著，患者表现出明显的不适，患者和家属有羞耻、焦虑等不良情绪。应进行患者的社会地位、工作职务、经济状况评估，同时，评定患者对疾病危害及治疗方案配合程度的评估；评估家属对患者的理解程度及能否为患者提供精神和物质上的支持；社会支持系统对患者的援助情况。

（六）常见护理诊断

1. 排尿障碍　与淋球菌侵入尿道引起尿道损伤有关。
2. 焦虑　与缺乏疾病相关信息、社会歧视及自尊受损有关。
3. 潜在并发症　失明、不育等。

（七）护理目标

（1）患者尿道刺激征消失，排尿舒适程度提高。
（2）患者能复述淋病传播途径及危害，积极配合治疗，心态平稳。
（3）患者并发症得到有效预防，或出现并发症时能及时进行处理。

（八）护理措施

1. 一般护理　注重个人卫生，个人更换下的内衣裤、洗浴用品及床上用品应做好严格的消毒及清洗。用苯扎溴铵或碘附溶液消毒会阴和尿道口，防止尿道感染影响排尿；鼓励患者多饮水，增加尿量，促进尿路内细菌及分泌物排出。患病的家长应和孩子分床就寝，饮食忌酒、浓茶及辛辣刺激性食物。有并发症者应卧床休息，播散性淋病者应绝对卧床休息。

2. 心理护理　尊重患者人格，保护患者及家属隐私，向患者介绍疾病的相关知识，消除患者顾虑，提高治疗信心。

3. 药物护理　遵照医嘱给药，指导患者应早期、规律、彻底治疗，患者性伴侣应及时检查并治疗。切忌擅自改变药物的剂量和疗程，以免延误治疗时机。

4. 密切观察患者病情　女性患者出现停经、非经期阴道出血或腹痛疼时，应立即就医检查和处理；新生儿淋菌性眼炎患者，除使用抗生素外，定期进行眼部检查，发生并发症时积极采取护理措施。

5. 健康指导

（1）疾病知识指导：加强性传播疾病知识的讲解与宣教，避免婚外不洁性行为；患者的排泄物、分泌物或被血液、体液污染的物品均应严格消毒；严格执行无菌操作，避免医源性感染；注意个人卫生，不与家人尤其是女孩同床、同浴，提倡淋浴；注意手及会阴部的清洁，不要用接触过淋球菌污染物的手直接揉搓眼睛。

（2）指导患者配合治疗：治疗期间应早期诊断、早期治疗，足量、规律用药；停止性行为，性伴侣或配偶应同时接受检查治疗；孕妇应定期做妇科检查，在妊娠早、中、晚期各做一次宫颈分泌物涂片镜检，进行淋球菌培养，确诊并彻底治疗。

（3）出院指导：患者经过系统、正规的治疗后，当症状和体征全部消失4～7 d后进行淋球菌涂片和细菌培养，结果为阴性时表明治愈。出院后，叮嘱患者避免不洁性生活；有效使用安全套可降低淋球菌感染发病率；患者出现尿道刺激性症状或生殖道不适时应立即就医，杜绝到非正规医疗卫生机构就诊。

三、非淋菌性尿道炎患者的护理

非淋菌性尿道炎（nongonococcal urethritis，NGU）是一种以衣原体和支原体为主要致病微生物导致的泌尿、生殖道系统感染，主要传播途径为性接触传播。

（一）病因与发病机制

主要病原体是沙眼衣原体，其次是生殖支原体和解脲支原体，此外，阴道毛滴虫、单纯疱疹病毒、人类乳头瘤病毒和白色念珠菌等亦可引起。病原体通过直接或间接接触侵入患者泌尿生殖系统引起一系列临床表现。

（二）临床表现

1. 男性非淋病性尿道炎症状　与淋病相似，但病情程度较轻。有尿道刺痒、疼痛或烧灼感，少数有尿道刺激征。尿道口可见轻度红肿，有少量浆液性分泌物，患者晨起时尿道口有少量分泌物形成的脓膜封住尿道口，或内裤上有污秽分泌物。部分患者可无明显症状，容易被忽略。少数患者可同时合并淋球菌感染。

2. 女性非淋病性尿道炎　表现为尿道口充血、尿频甚至排尿困难等泌尿系统症状，可并发输卵管炎、子宫内膜炎等导致不育或宫外孕。

3. 新生儿结膜炎、肺炎　经产道感染沙眼衣原体或解脲支原体。前者多在病儿出生后5～14 d出现，后者发生在出生后2～3周，但大多在6周时才确诊。

（三）辅助检查

尿道或宫颈分泌物涂片和培养检查，衣原体聚合酶链式反应，支原体培养。

（四）治疗原则

早期诊断，早期治疗，规律全程用药。初发NGU病例可选多西环素或阿奇霉素，复发性或持续性NGU病例可选用甲硝唑单次使用加红霉素。孕妇NGU病例禁用多西环素，可选用红霉素或阿奇霉素。新生儿眼结膜炎可选红霉素。

（五）护理评估

1. 健康史　了解一般情况，患者的性别、年龄、婚姻及职业；评估患者是否有不洁性生活史；是否接触过衣原体或支原体污染的衣物、用具及其他医源性途径；是否是自然分娩出生，母亲分娩时是否有支原体、衣原体感染；既往有无类似发作史，有无尿路感染病史，女性有无盆腔及附件感染史，是否出现结膜炎或肺炎；评估女性患者的月经、妊娠和生育史；家族中有无性病患者。

2. 身体状况

（1）症状：患者是否有尿频、尿急、尿痛，尿道口是否有分泌物，是否出现会阴、阴茎疼痛。

（2）体征：女性宫颈是否出现水肿或糜烂，尿道口挤压后是否有分泌物溢出，是否发生关节炎、结膜炎或肺炎。

（3）辅助检查：尿道或宫颈分泌物涂片和培养结果，衣原体聚合酶链式反应是否检测出衣原体，支原体培养是否检测出支原体。

3. 心理—社会状况　本病主要通过性接触传播，其尿道、生殖道炎症性反应使患者产生疼痛、焦虑及羞愧的心理。应进行患者的社会地位、工作职务、经济状况评定及患者对疾病认识程度及治疗方案配合情况的评估，评估家属对患者的理解程度及能否为患者提供精神和物质上的支持，社会支持系统对患者的援助情况。

（六）常见护理诊断

1. 排尿障碍　与支原体、衣原体侵犯尿道有关。
2. 急性疼痛　与衣原体、支原体感染引起的疼痛有关。

（七）护理目标

（1）患者排尿时无尿路刺激症状，无尿路感染发生。
（2）患者疼痛减轻或消失，舒适度提高。

（八）护理措施

1. 一般护理　指导患者注意个人卫生，注重会阴部的卫生清洁，勤换洗内衣裤；个人更换下的衣物、洗浴用品及床上用品做好严格的消毒；嘱患者多饮水，增加尿量，促进尿路内细菌及分泌物的排出，减轻尿路感染。

2. 避免不良刺激　尽量减少对会阴部的刺激，避免久坐及长时间骑自行车。会阴部出现明显疼痛患者，应指导其采用分散注意力的方法来缓解，如听音乐、看书等。遵医嘱使用止痛剂及抗生素，密切观察病情，预防并发症的产生，发生并发症时配合医生进行治疗；同时，患者的性伴侣应及时进行检查并治疗，治疗期间严禁性生活。

3. 健康指导

（1）加强性传播疾病知识的讲解与宣教：避免婚外不洁性行为；严格执行无菌操作，避免医源性感染；注意个人卫生，不与家人尤其是女孩同床、同浴，提倡淋浴。

（2）早期诊断、早期治疗、治疗方案个体化：治疗期间，应停止性行为，性伴侣或配偶应同时接受检查与治疗；做好外阴清洁，用体积分数为0.1%的苯扎溴铵溶液清洁会阴和尿道口；新生儿分娩后立即用体积分数为1%的硝酸银溶液滴眼预防新生儿眼炎；患病的家长应和孩子分床就寝；饮食忌酒、浓茶及辛辣刺激性食物。

（3）随访复查：系统治疗结束1周后进行随访复查，了解治疗效果；向患者讲解使用安全套可降低淋球菌感染发病率；患者出现尿道刺激性症状或生殖道不适时应立即就医，杜绝非正规医疗卫生机构就诊。

四、尖锐湿疣患者的护理

尖锐湿疣（condyloma acuminatum，CA）又称性病疣或生殖器疣，是由人类乳头瘤病毒（HPV）引起的性传播疾病，常发生在肛门及外生殖器等部位。

（一）病因与发病机制

通过直接性接触传播或间接污染物接触传播等方式致病。HPV侵入机体后，主要黏附于皮肤和黏膜上皮细胞，在细胞因子的作用下，进入角质形成细胞内进行增殖，使表皮细胞不能及时成熟角化脱落，而导致细胞堆积呈现增生样改变。HPV-16、HPV-18、HPV-45、HPV-56型为最常见的致宫颈癌高危型。

（二）临床表现

本病潜伏期一般为1~8 mon，平均为3 mon。外生殖器及肛门周围皮肤、黏膜湿润区为好发部位，少数患者见于肛门、生殖器以外部位，如口腔、腋窝、乳房、趾间等。皮肤损伤初期为单个或多个散在的淡红色小丘疹，质地柔软，顶端尖锐；后期逐渐增多增大，表面易发生糜烂、渗液，可合并出血及感染。多数患者无明显自觉症状，少数可能有异物感、灼痛刺痒或性交不适，灼痛伴恶臭。部分患者因免疫功能低下或妊娠而发生大体积疣，可累及整个外阴、肛周以及臀沟，称为巨大尖锐湿疣。

亚临床感染患者表现为肉眼不能辨认的皮肤损伤，醋酸白试验阳性或具有典型组织病理学表现；潜伏感染患者局部皮肤、黏膜外观正常且醋酸白试验阴性，但通过分子生物学方法可检测到HPV的存在。

（三）辅助检查

醋酸白试验，人类乳头瘤病毒抗原检测，组织病理学检查。

醋酸白试验方法：用棉拭子蘸体积分数为5%的醋酸涂于可疑皮肤损伤及周围正常皮肤、黏膜上，4~5 min后观察到皮肤损伤变白、周围正常组织不变色为阳性，皮肤变白部位即为尖锐湿疣。

（四）治疗原则

综合、全程、规律治疗。

1. 外用药物治疗　体积分数为0.5%的足叶草毒素酊治愈率较高，但有一定致畸作用，孕妇禁用；体积分数为10%～25%的足叶草酯酊或体积分数为30%～50%的三氯醋酸溶液，注意保护损害周围的正常皮肤黏膜，用药6次未愈则应改用其他疗法。其他方法治愈后可局部应用氟尿嘧啶霜防止复发。

2. 物理治疗　可采用激光、冷冻、电灼等，巨大疣体可用手术切除。

3. 内服药物治疗　对于顽固性、复发性尖锐湿疣，可联合免疫调节剂。

（五）护理评估

1. 健康史　了解一般情况，患者的性别、年龄、婚姻及职业；评估患者是否有不洁性生活史；患者是否接触过HPV污染的衣物、用具及其他医源性途径；既往有无类似发作，有无外生殖器及肛周感染史；评估女性患者有无盆腔及附件感染史；女性患者的月经、妊娠和生育史；家族中有无患有性病的患者。

2. 身体状况

（1）症状：患者外生殖器及肛周皮肤是否出现淡粉色红斑，逐渐增多并伴有瘙痒、灼痛或性交不适，气味恶臭。

（2）体征：患者外生殖器是否出现糜烂、渗液及破溃，是否出现乳头或菜花状赘生物。

（3）辅助检查：醋酸白试验是否为阳性，人类乳头瘤病毒抗原检测结果，组织病理学检查结果。

3. 心理—社会状况　本病主要通过性接触传播，其生殖道、肛周产生的糜烂、破溃甚至巨大的疣状赘生物使患者产生疼痛、焦虑及羞愧的心理。应进行患者的社会地位、工作职务、经济状况评估，评定患者对疾病认识及治疗方案的配合程度，评估家属对患者的理解程度及能否为患者提供精神和物质上的支持，社会支持系统对该患者的援助情况。

（六）常见护理诊断

1. 有感染的危险　与疾病损伤破坏皮肤及黏膜有关。

2. 舒适度减弱　与增生的赘生物压迫局部组织有关。

（七）护理目标

（1）患者能复述疾病的防护措施，无感染等并发症产生。

（2）患者压力缓解，舒适度提高。

（八）护理措施

1. 一般护理　注重个人卫生，更换下的衣物、洗浴用品及床上用品做好严格的消毒及清洗；严格消毒隔离制度，一次性注射器、臀垫、窥阴器及患者用过的敷料等予以销毁。治疗室定期紫外线消毒，及时观察局部皮肤损伤用药后的治疗效果。

2. 增强患者身心舒适　尊重患者人格，保护患者及家属隐私，鼓励患者说出内心感受，缓解患者的压力。注意休息，避免多度疲劳。减少摩擦，少活动，提高患者舒适程度。

3. 健康指导

（1）加强宣教：避免婚外不洁性行为；严格执行无菌操作，避免医源性感染；注意个人卫生，向患者讲解使用安全套可以降低性病传播概率。

（2）早期诊断、早期治疗：女性进行妇科宫颈涂片检查，男性进行尿道口、肛周检查，一经发现及早治疗。治疗期间，应停止性行为，性伴侣或配偶应同时接受检查治疗。注意多休息，减少局部摩擦，保持皮肤干燥。

（3）定期随访：做好药物使用的院外指导。患者出现生殖道或肛周不适时应立即就医，杜绝到非正规医疗卫生机构就诊。

（欧阳诗洁）

参考文献

1. 陈孝平，汪建平. 外科学[M]. 8版. 北京：人民卫生出版社，2013.

2. 芦桂芝. 外科护理学[M]. 3版. 北京：人民卫生出版社，2013.

3. 严鹏霄，王玉升. 外科护理学[M]. 2版. 北京：人民卫生出版社，2008

4. 杨玉南，申飘扬. 外科护理[M]. 北京：人民卫生出版社，2015.

5. 白世新. 外科护理[M]. 北京：科学出版社，2016.

6. 杨松，段明贵. 外科护理学[M]. 北京：中国医药科技出版社，2019.

7. 胡盛寿，王俊. 外科学. 胸外科分册[M]. 北京：人民卫生出版社，2015.

8. 祁佐良，李青峰. 外科学. 整形外科分册[M]. 北京：人民卫生出版社，2016.

9. 李乐之，路潜. 外科护理学[M]. 北京：人民卫生出版社，2021.

10. 邢爱红. 基础护理学[M]. 北京：人民卫生出版社，2018.